T0213312

Pathologisch-anatomische
DIAGNOSTIK

nebst Anleitung zur Ausführung von

Obduktionen

sowie von

pathologisch-histologischen Untersuchungen.

———

Achte,
durchgesehene und vermehrte Auflage.

Pathologisch-anatomische
DIAGNOSTIK

nebst Anleitung zur Ausführung von

Obduktionen

sowie von

pathologisch-histologischen Untersuchungen

von

Dr. Johannes Orth,

o. ö. Professor der allgemeinen Pathologie und pathologischen Anatomie,
Direktor des Pathologischen Institutes in Berlin.

Achte,
durchgesehene und vermehrte Auflage.

Mit 532 Abbildungen.

Springer-Verlag Berlin Heidelberg GmbH
1917

Das Recht der Uebersetzung bleibt vorbehalten.

ISBN 978-3-642-52524-7   ISBN 978-3-642-52578-0 (eBook)
DOI 10.1007/978-3-642-52578-0
Softcover reprint of the hardcover 8th edition 1917

Vorwort.

Vor 40 Jahren habe ich ein Werkchen, wie das Vorwort es nennt, herausgegeben, welches einem praktischen Bedürfnis entsprungen war, das sich mir bei den Vorbereitungen von Kandidaten für die ärztliche Staats- sowie für die Physikatsprüfung ergeben hatte. Aus dem Werkchen ist allmählich ein stattlicher Band geworden, dessen Umfang schon der Grenze der Handlichkeit sich nähert und der schon lange die nicht mehr zutreffende ursprüngliche Bezeichnung als Kompendium abgelegt hat. Die Umfangvermehrung rührt zu einem nicht geringen Teil von der Beigabe von Abbildungen her, welche dank dem Entgegenkommen der Verlagsbuchhandlung in dieser neuen Auflage die Zahl von 532 erreicht haben. Abbildungen können niemals die Gegenstände ganz ersetzen, aber sie können doch wesentlich dazu beitragen, das Verständnis der Gegenstände zu fördern und vor allem die Erinnerung an früher Gesehenes wach und frisch zu erhalten. Darauf aber kommt es an: man muss pathologisch-anatomische Gegenstände gesehen, mit Verständnis gesehen haben, wenn man pathologisch-anatomische Ausbildung haben will. Ich habe immer den Grundsatz verteidigt, nihil est in mente quod non prius fuerit in sensu. Aus Büchern kann man praktische pathologische Anatomie, pathologisch-anatomische Diagnostik nicht lernen, auch nicht mit Hülfe von Abbildungen, aber man kann durch solche früher Gesehenes im Geiste festhalten und man kann die erworbenen Erinnerungsbilder vor dem Verlöschen bewahren. Dies Werk soll also nur ein Hülfsmittel sein zur Förderung und Festhaltung derjenigen Kenntnisse, welche Aerzte und Studenten durch Betrachtung pathologisch-anatomischer Gegenstände erworben haben oder zu erwerben im Begriffe sind. Die zum Studium dienenden Gegenstände müssen in erster Linie frische Leichenpräparate sein, denn nur durch solche kann der wichtigste Zweck des Studiums erreicht werden, der einmal darin besteht, eine möglichst zutreffende Vorstellung davon zu erhalten, wie es wohl im Körper eines Kranken aussehen mag, dann auch darin, befähigt zu sein, Leichenbefunde richtig zu diagnostizieren und zutreffend zu beurteilen, insbesondere in Rücksicht auf die Todesursache und etwaige ursächliche Zusammenhänge zwischen dem Tode und gewissen Vorgängen, die dem Tode oder der Todeskrankheit vorausgingen. Unsere Arbeiterversicherungs-Gesetzgebung bringt immer häufiger die Aerzte in die Lage, über die ursächlichen Beziehungen zwischen gewerblichen Unfällen und dem Tode von Arbeitern den Versicherungsämtern sachverständige Gutachten abgeben zu müssen, sie werden dazu aber nur imstande sein, wenn sie die pathologisch-anatomische Diagnostik beherrschen. Bei der Feststellung der Leichen-veränderungen müssen alle Hülfsmittel angewandt werden, auch die mikroskopische Untersuchung, welche dank der Fortschritte der histo-logischen Technik, besonders auch unter Anwendung des Gefriermikro-toms jetzt in kürzester Zeit ausgeführt werden kann. Ich habe des-halb auch auf die feinere mikroskopische Technik Rücksicht genommen und dies um so mehr, weil in immer zahlreicheren Krankenhäusern auch pathologisch-anatomisch gearbeitet und geforscht wird, wobei den Anfängern ein Hülfsbuch, in dem sie Sektions- und mikroskopische Technik berücksichtigt finden, willkommen sein wird. So hat sich mein Werk allmählich zu einem kurzen Lehrbuch der makroskopischen und mikroskopischen pathologischen Anatomie ausgewachsen, das von anderen Lehrbüchern sich dadurch unterscheidet, dass es auf die prak-tische Seite, die Diagnostik und diagnostische Technik einen besonderen Nachdruck legt. Nach dem seitherigen Erfolg darf ich hoffen, dass auch die neue Auflage Freunde finden und Nutzen stiften wird.

Berlin, Weihnachten 1916.

J. Orth.

Vor Ingebrauchnahme des Buches berücksichtige man folgende Angaben:

Seite 99 im zweiten Absatz muss es heissen: Diastematomyelie.

Seite 215: Zusatz: Besonders an Rippenknorpeln, aber auch an anderen knorpeligen und sehnigen Teilen kommt in seltenen Fällen eine Schwarz- (mikro-skopisch Braun-) Färbung (Ochronose) vor, die einerseits mit Alkaptanurie, anderer-seits mit chronischer Karbolsäurevergiftung in Beziehung gebracht wurde.

Seite 240, Zeile 16 und 17 von oben sind die Worte Leukozyten und Lympho-zyten vertauscht, es muss also heissen: Kerne und Lymphozyten ungefärbt, myeloische und Leukozyten blau gekörnt.

Seite 409: Zusatz zu dem Kleindruck:

Wenn dadurch die Verständigung zwischen den Klinikern und den patho-logischen Anatomen gefördert wird, dass das Wort Nephrosen nicht, wie ursprüng-lich vorgeschlagen war, als allgemeine Bezeichnung für alle chronischen Nieren-erkrankungen, sondern nur für eine bestimmte Gruppe, nämlich für die primär parenchymatösen und wesentlich degenerativen Formen gebraucht wird, so kann ich dem zustimmen, da das Wesentliche der hydronephrotischen Veränderung des Nieren-gewebes eben eine parenchymatöse Degeneration ist, die nach dem neuen Sprach-gebrauch zu den Nephrosen gehört. Wenn auch im allgemeinen die Wortendung ose auf Vermehrung eines Bestandteiles hinweist, so liegt doch in dem Wort Atherose bereits eine eingebürgerte Abweichung vor und die Bezeichnung Nephrosen hat doch vor der auch vorgeschlagenen „degenerative Nephropathien" den grossen Vorzug der Kürze voraus.

Inhalts-Verzeichnis.

Zugleich kurze Rekapitulation des Ganges der Obduktion.

Einleitung.

Die pathologisch-anatomische Diagnostik hat es in erster Linie mit Leichenteilen zu tun, die durch die Leichenöffnung (Sektion, Obduktion, Autopsie, post mortem) gewonnen wurden. Manche für die Diagnose wichtige Verhältnisse können nur bei der Sektion selbst festgestellt werden, es ergibt sich deshalb ganz von selbst, dass mit der Anleitung zur Diagnosenstellung auch eine Anleitung zur Ausführung von Obduktionen verbunden wird. Aber die Diagnostik hat sich auch zu beschäftigen mit allen jenen Dingen, welche vom Lebenden stammen, sei es, dass sie durch natürliche Mittel entfernt, sei es, dass sie durch ärztliche Eingriffe gewonnen wurden. Diesen Teil könnte man die klinische pathologisch-anatomische Diagnostik nennen.

Die Diagnose kann eine makroskopische und eine mikroskopische sein; beide gehören zusammen, es muss also neben der Anleitung zur Diagnosenstellung mit blossem oder höchstens mit einer Lupe bewaffnetem Auge, welche in erster Linie in Betracht kommt, auch noch eine Anleitung zur mikroskopischen Diagnostik gegeben werden, die wiederum mit technischen Anweisungen, mit einer Anleitung zu pathologisch-histologischen Untersuchungen verbunden sein muss.

Da nun nach allen diesen Richtungen hin sowohl allgemeine wie besondere Unterweisungen notwendig sind, so ist die Gliederung dieses Buches in einen allgemeinen und einen besonderen Teil ohne weiteres gegeben. In jenem werde ich allgemeine Angaben machen, einerseits über die Methode der Obduktionen, die dazu nötigen Instrumente und ihren Gebrauch, sowie über die Anstellung makroskopischer Untersuchungen, andererseits über die mikroskopische Technik und die mikroskopische Diagnose, in diesem werde ich dem Gange der Obduktion entsprechend die einzelnen Körperteile bzw. Organe sowohl in Rücksicht auf Sektionstechnik, als auch auf makro- und mikroskopische Untersuchung betrachten, sowohl im allgemeinen, als auch in Rücksicht auf die vorkommenden wichtigsten Veränderungen, so dass damit zugleich ein Grundriss der pathologischen Morphologie des ganzen Körpers gegeben wird. Die Gegenstände der klinischen pathologisch-anatomischen Diagnostik werden bei denjenigen Organen, von welchen sie herstammen, berücksichtigt.

I. Allgemeiner Teil.

a) Allgemeine Sektionstechnik.

Die Oeffnung einer menschlichen Leiche kann in verschiedener Absicht vorgenommen werden und je nach der Absicht kann auch die Methode eine verschiedene sein. Soll bloss die im Leben gestellte Diagnose bestätigt oder eine bestehende Unklarheit über den Zustand eines oder selbst einiger Organe aufgeklärt werden, so genügt es, die betreffenden Teile ohne Rücksicht auf die übrigen herauszuschneiden und zu untersuchen. Sobald man aber nicht bloss die nächsten Bedürfnisse des Praktikers befriedigen, sondern sich vom Standpunkte des pathologischen Anatomen über den Zustand des Körpers unterrichten will, so muss man in streng methodischer Weise den ganzen Körper untersuchen, weil man nur so sich ein Bild über die Gesamtveränderungen, welche irgend eine Krankheit im Körper bewirkt, verschaffen kann, nur so die Verbindungen verschiedener Erkrankungen, die latenten krankhaften Veränderungen an diesem oder jenem Organe usw. kennen zu lernen vermag. Drittens kann eine Obduktion vorgenommen werden, um über die unbekannte Todesursache oder über die unbekannte Krankheit Aufschlüsse zu geben und hierbei muss natürlich erst recht eine genaue und methodische Untersuchung vorgenommen werden, weil sonst zu leicht ein wichtiger Punkt übersehen werden könnte. Es deckt sich zum Teil mit dieser Gruppe die vierte, bei welcher für gerichtliche Zwecke die Obduktion ausgeführt wird. Man hat früher die gerichtlichen Sektionen in Gegensatz gebracht zu den sogenannten pathologischen und die Untersuchung der Organe auf pathologische Veränderungen, die nicht unmittelbar mit der gerichtlichen Frage zusammenhängen, vernachlässigt, allein mit Unrecht, da man nie vorher wissen kann, welche Wichtigkeit die krankhaften Zustände irgend eines Organes im Laufe der Untersuchung noch erlangen können, und da es später nur dann möglich ist, über die Todeskrankheit, die Todesursache, die Zustände einzelner Organe usw. ein sachverständiges Urteil abzugeben, wenn bei der Obduktion das Verhalten sämtlicher Organe festgestellt worden ist. Es haben deshalb die deutschen Vorschriften für das Verfahren der Gerichtsärzte*) eine genaue methodische Untersuchung und Beschreibung sämtlicher Teile der Leiche nach allen Richtungen hin vorgeschrieben, so dass also jetzt eine gerichtliche Obduktion von einer

---

*) Für Preussen ist in Geltung: Vorschriften für das Verfahren der Gerichtsärzte bei den gerichtlichen Untersuchungen menschlicher Leichen. Berlin, Hirschwald, 1905.

pathologischen nur noch dadurch verschieden ist, dass sie alles, was dem gerichtlichen Zwecke dient, mit grösserer Genauigkeit und Vollständigkeit behandelt, als es bei einer gewöhnlichen Sektion nötig ist. Das gleiche gilt für die in neuerer Zeit immer häufiger werdenden Obduktionen in Unfallsachen, bei denen eine genaue und vollständige Untersuchung der ganzen Leiche vorgenommen, aber alles, was auf den vorausgegangenen Unfall Bezug haben könnte, besonders genau festgestellt werden muss. Der Obduzent muss eben in jedem Falle sich stets vor Augen halten, zu welchem Zweck die Obduktion dienen soll, und alles, was auf diesen Zweck Bezug hat, vorzugsweise sorgfältig berücksichtigen.

Das Haupterfordernis einer jeden genauen Obduktion ist das, dass niemals ein Teil aus seiner Lage gebracht wird, bevor nicht sein Verhältnis zur Umgebung festgestellt ist, und dass kein Teil entfernt wird, durch dessen Herausnahme die spätere Untersuchung anderer Teile beeinträchtigt wird.

Die in den preussischen Vorschriften hauptsächlich berücksichtigte Methode entspricht derjenigen, welche durch Virchow*) im pathologischen Institut in Berlin eingeführt worden ist; da sie den oben angegebenen Erfordernissen vollständig gerecht wird, so soll sie den folgenden Anweisungen zu Grunde gelegt werden. Es wird dabei aber ausdrücklich bemerkt, dass diese Methode nur ein allgemeines Schema darstellen soll, von welchem im gegebenen besonderen Falle nicht nur abgewichen werden kann, sondern öfter sogar abgewichen werden muss, um den vorher angegebenen Haupterfordernissen einer guten Sektion Genüge zu leisten bzw. die für die Erklärung des Krankheitsverlaufs oder für die Feststellung der Todesursache wichtigeren Untersuchungen gegenüber den minder wichtigen in den Vordergrund zu schieben.

Es ist nicht möglich die topographischen Verhältnisse an den noch in der Leiche befindlichen Organen nach jeder Richtung klar zu legen, es empfiehlt sich deshalb, wenn es sich in dieser Beziehung um wichtigere Feststellungen handelt, den Gesamthöhleninhalt, der in Betracht kommt, im Zusammenhang herauszunehmen und gegebenenfalls die herausgenommenen Organe in ihrer natürlichen Lage zu härten, ehe man sie weiter zerlegt. Besonders für weiche Gehirne ist die vorgängige Härtung mit Formol für viele Fälle sehr zweckmässig. Auch um kadaveröse Veränderungen hintanzuhalten, kann man vor der Sektion Formol (10 pCt.) einspritzen, z. B. in den Magen, in die Bauchhöhle.

Da wo die nötigen Instrumente (am besten eine elektrische Kreissäge) sowie Gefriervorrichtungen zu Gebote stehen, kann man vortreffliche topographische Uebersichtspräparate mittels horizontaler, sagittaler, frontaler Schnitte durch gefrorene Leichen herstellen. Wenn

---

*) Virchow hat selbst in einem eigenen Schriftchen: Die Sektionstechnik im Leichenhause des Charité-Krankenhauses usw. 4. Aufl. Berlin, Hirschwald, 1893, seine Sektionsmethode ausführlich erörtert und durch Sektionsprotokolle erläutert. Ich selbst habe Erläuterungen zu den neuen Vorschriften für das Verhalten der Gerichtsärzte herausgegeben (Berlin, Hirschwald, 1905), in welchen die Vorschriften selbst abgedruckt sind, während bei Virchow das frühere Regulativ zu finden ist.

man das Skelett mitsamt dem Höhleninhalt subkutan entfernt, kann
das Aeussere der Leiche durch geschicktes Ausstopfen des Balges
wiederhergestellt und somit ein Dauerpräparat gewonnen werden.

Die gewöhnliche **Sektion** gliedert sich zunächst in A. die äussere
Besichtigung nebst Untersuchung der äusseren Bedeckungen, und
B. die innere Besichtigung oder eigentliche Leichenöffnung, bei
welcher der Reihe nach der Wirbelkanal, die Kopf-, Brust- und Bauchhöhle mit ihrem Inhalt, sowie die Gliedmassen berücksichtigt werden.
Der Gang der Sektion für jeden einzelnen Abschnitt ergibt sich aus
dem besonderen Teil: hier sei nur bemerkt, dass man jedes einzelne
Organ für sich herausnehmen und untersuchen kann, dass es aber in
vielen Fällen empfehlenswerter ist, funktionell oder auch nur räumlich
zusammengehörige Organe im Zusammenhang aus der Leiche zu entfernen und dann erst einzeln zu untersuchen.

Ich mache noch darauf aufmerksam, dass das Inhaltsverzeichnis dazu geeignet
ist, schnell den Gang der Obduktion wie der Untersuchung ins Gedächtnis zurück-
zurufen.

Vorbereitungen zur Sektion.

Sehr wichtig ist die Beschaffung eines hinreichend geräumigen,
luftigen und hellen Raumes für die Obduktion, da die feineren Organveränderungen nur bei guter Beleuchtung mit Sicherheit erkannt werden
können. Künstliche Beleuchtung ist nicht gut, weil die Farben durch
das Gelb des Lichtes gänzlich verändert werden und ausserdem störende
Reflexe entstehen; es werden deshalb von den „Vorschriften" Obduktionen
bei künstlichem Lichte, einzelne, keinen Aufschub gestattende Fälle
ausgenommen, als unzulässig erklärt. Muss man bei künstlichem Lichte
arbeiten, so kann eine sogen. Schusterkugel zur stärkeren Beleuchtung
der gerade zu untersuchenden Stellen von Nutzen sein. Man kann sich
eine solche sehr leicht herstellen, indem man ein kugeliges Koch-
kölbchen mit Wasser füllt. Zur Erzielung eines weisseren Lichtes
kann man dem Wasser durch Methylenblau eine hellblaue Farbe verleihen. Eine solche Kugel kann auch zum Mikroskopieren benutzt
werden. Hinsichtlich der Lagerung der Leiche ist darauf zu achten,
dass der Obduzent diese bequem von ihrer rechten Seite her erreichen
könne; ferner dass die Leiche nicht zu niedrig liege, weil es kaum
möglich ist, eine Stunde lang oder noch länger mit gekrümmtem
Rücken zu arbeiten. Freilich ist es oft schwer, in Privathäusern oder
bei gerichtlichen Sektionen, wobei oft unter den ungünstigsten äusseren
Verhältnissen obduziert werden muss, diesen Ansprüchen zu genügen,
und es bleibt der Erfindungsgabe jedes Einzelnen überlassen, sich aus
Tischen, Stühlen, festen Holzblöcken, Brettern usw. ein passendes Lager
für den Kadaver zusammenzusetzen. In den meisten Fällen wird man
sich einen Tisch und einige darüber zu legende Bretter oder eine alte
Türe usw. verschaffen können. Der Kopf (bei Untersuchung des
Gehirns), der Rücken (bei Untersuchung des Halses) werden durch eine
der eigens zu diesem Zwecke konstruierten metallenen oder hölzernen
Nackenstützen oder durch einen Holzklotz, dessen eine Kante abge-

rundet und mit einem konkaven Ausschnitt versehen ist, oder durch jedes beliebige Stück Holz, durch einen Ziegelstein usw. gestützt.

Bei allen mit der Leiche vorzunehmenden Bewegungen, namentlich beim Transport derselben von einer Stelle zur anderen, ist tunlichst darauf zu achten, dass kein zu starker Druck auf einzelne Teile ausgeübt, und dass die Horizontallage der grösseren Höhlen nicht erheblich verändert werde (Vorschr. § 8), weil sonst zu leicht künstliche Zerreissung einzelner Teile, Verschiebung derselben usw. zustande kommen können.

Instrumente zur Sektion und ihr Gebrauch.

Was die Instrumente angeht, so enthält der § 5 der preussischen Vorschriften eine Zusammenstellung der notwendigsten:

Fig. 1.

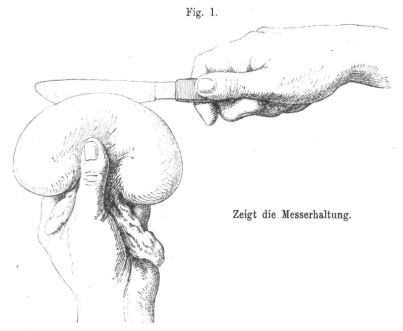

Zeigt die Messerhaltung.

4 bis 6 Skalpelle, davon 2 feinere mit grader und 2 stärkere mit bauchiger Schneide, 1 Schermesser, 2 starke Knorpelmesser, 2 Pinzetten, 2 Doppelhaken, 2 Scheren, 1 stärkere, deren einer Arm stumpf, der andere spitzig ist, und 1 feinere, deren einer Arm geknöpft, der andere spitzig ist, 1 Darmschere, 1 Tubulus mit drehbarem Verschluss, 1 neusilberner Katheter, 1 grobe und 2 feine Sonden, 1 Bogensäge und 1 Stichsäge, 1 Meissel und 1 Schlägel, 1 Knochenschere, 1 Schraubstock, 6 krumme Nadeln von verschiedener Grösse (Packnadeln), 1 Tasterzirkel, 1 Meterstab und 1 metallenes Bandmass mit Einteilung in Zentimeter und Millimeter, 1 Messgefäss mit Einteilung in 100, 50 und 25 Kubikzentimeter, 1 Wage mit Gewichtsstücken bis zu 5 Kilo, 1 gute Lupe, blaues und rotes Reagenzpapier. Es wäre noch hinzuzufügen ein Instrument zur Eröffnung des Rückenmarkskanals (Rhachiotom), wozu gewöhnlich eine gekrümmte, mit 2 parallelen verstellbaren Blättern versehene Säge benutzt wird, mehrere Schwämme und 1 Schöpfgefäss, als welches übrigens jede Tasse usw. dienen kann.

Um die beim Arbeiten mit spitzen Messern so leicht vorkommenden Stichverlet-
zungen zu vermeiden, empfiehlt es sich, Messer mit abgerundetem Ende zu benutzen.
Je schärfer die Messer sind, desto besser lässt sich se-
zieren. Für die Benutzung der Messer gilt die Regel, dass sie nicht
wie bei der normalanatomischen Präparation wie eine Schreibfeder gehalten, sondern in die volle Faust gefasst werden, so dass der Daumen
an die linke, die übrigen Finger an die rechte Seite des Heftes, dieses
selbst aber in die Hohlhand zu liegen kommt (Fig. 1). Auch sollen
die Schneidbewegungen nicht mit dem Handgelenk gemacht werden,
wobei nur ein kleiner Teil der Klinge zum Schneiden benutzt werden
kann, sondern es soll die Bewegung hauptsächlich im Schultergelenk
liegen, wodurch es ermöglicht wird, die Messerklinge mit dem hinteren
Ende ihrer Schneide anzusetzen und in einem langen Zuge durch das
Organ hindurchzuführen. Je grösser ein Schnitt ist, desto übersicht-
licher ist er auch, und Virchow sagt daher geradezu, „dass ein
grosser Schnitt, auch wenn er an sich falsch ist, einem
kleinen, wenngleich richtigen Schnitte in der Regel, mehreren
oder gar vielen kleinen Schnitten aber fast immer vorzuziehen ist". Nicht minder wichtig ist es, dass die Schnitte recht
glatt sind, was man durch ziehendes Schneiden mit möglichster Vermeidung jedes stärkeren Druckes am besten erreicht. Es gilt dies
besonders für alle weichen Organe, vor allem für das Gehirn, auf
welches sich Virchows Ausspruch bezieht „lieber falsche, aber
glatte, als richtige und unebene Schnitte".

Verhalten während und nach der Sektion.

Für die Schnittführung an inneren Teilen muss allein der Zweck
der Untersuchung massgebend sein, bei den äusseren Teilen ist auch
darauf Rücksicht zu nehmen, dass die Leiche so wenig wie möglich
verletzt und entstellt wird. Der Gerichtsarzt braucht in dieser Beziehung weniger ängstlich zu sein, da er Vorwürfe von Angehörigen
nicht zu befürchten hat, doch sollte auch er Verletzungen der Haut
vermeiden, wenn sie nicht unbedingt notwendig sind. Wenn es geht,
sollen die Einschnitte so gelegt werden, dass sie bei der Betrachtung
der in gewöhnlicher Rückenlage befindlichen Leiche möglichst wenig in
die Augen fallen.

Damit nicht durch schmutzige Messer die Organe beschmutzt oder
gar Veränderungen, besonders der Farbe (Blut) vorgetäuscht werden,
muss man immer eine Schüssel mit reinem, in kalter Jahreszeit warmem
Wasser zur Hand haben, um nach jeder Benutzung die Instrumente
und — was eben so wichtig ist — die Hände abspülen zu können.
Ueberhaupt darf bei der Sektion das Wasser nicht gespart werden,
und man sollte niemals unterlassen, die Leiche selbst regelmässig, sobald sie durch Blut, Eiter etc. beschmutzt worden ist, zu reinigen, weil
sonst diese Stoffe antrocknen und schliesslich der ganze Kadaver mit
Blut, Eiter und Kot besudelt ist, was in Verbindung mit den durch
eingetrocknetes Blut etc. beschmutzten Händen des Obduzenten einen
höchst widerlichen Anblick gewährt. Die einzelnen zu untersuchenden

Leichenteile sollten in der Regel nicht in der zum Reinigen der Instrumente und Hände bestimmten Schüssel vom anhaftenden Blute, Eiter etc. befreit werden, sondern man bedient sich dazu am besten einer gewöhnlichen kleinen Giesskanne oder Brause, mittels deren man auch leicht die Stärke des aufzugiessenden Wasserstrahles regeln kann. Wo eine Wasserleitung zu Gebote steht und am Obduktionstisch ein Wasserablauf vorhanden ist, ist es bequem, ein Blechgefäss mit unterem Zufluss, oberem Abfluss für Wasser auf dem Tisch stehen zu haben, in welchem durch den ununterbrochenen Zustrom frischen Wassers das Waschwasser stets rein erhalten wird. Für die Abfälle (Blut, Exsudate und Transsudate usw.) muss ein besonderes Gefäss (Eimer) bereit gehalten werden. Sehr bequem ist es für die Unterbringung der herausgenommenen Organe mit kleinem Rande versehene Teller aus Holz oder Blech zu haben, einen grösseren, um die bereits untersuchten Organe aufzunehmen, und einen kleineren für das jeweilig zu untersuchende Organ.

Nach Beendigung der Sektion muss die Leiche so gut wie möglich wieder instand gesetzt werden. Es werden zuerst die entleerten Körperhöhlen von allen Flüssigkeiten befreit, dann die herausgenommenen Organe, soweit sie nicht zu weiteren Untersuchungen dienen sollen, in dieselben zurückgebracht; zum Ersatz verloren gegangenen Höhleninhalts kann man Heu, Werg, Holzwolle, Watte oder was gerade zur Hand ist, nach Bedürfnis hinzufügen. Das Gehirn lässt sich in der Regel nicht wieder vollständig in die Schädelhöhle hineinbringen, es muss also zum Teil oder ganz in eine andere Höhle gesteckt werden; die Schädelhöhle kann meistens leer bleiben, nur wenn man die hinteren Hälften der Augäpfel herausgenommen hat, muss man dem Rest eine Stütze von hinten geben. Das Brustbein kommt wieder in seine natürliche Lage und kann, wo dies erwünscht sein sollte, befestigt werden, indem man entweder die entsprechenden Zwischenrippenweichteile durch eine Naht verbindet oder an einigen Rippen nahe den Schnitträndern von vorn nach hinten gehende Löcher macht und durch Drahtschlingen die zusammengehörigen Schnittflächen fest aneinander zieht. Um an der Stirne ein gutes und festes Aufeinanderpassen der Sägeflächen des Knochens zu erzielen, kann man an entsprechenden Stellen der beiden Sägeflächen senkrechte Löcher bohren, in welche kleine, an beiden Seiten zugespitzte Drahtstiftchen (dünne Nägel mit abgefeiltem Kopf) kommen, die durch ein paar Hammerschläge auf das in richtige Lage gebrachte Schädeldach beiderseits fest eingetrieben werden.

Nun werden die Hautschnitte vernäht, kleinere und solche an sichtbaren Stellen wie bei der Wundnaht am Lebenden, die grossen mit Packnadeln und dünnem Bindfaden in fortlaufender Naht, wobei man die Nadel stets vom Unterhautgewebe her durch die Haut stösst. Am Anfang und am Ende der Naht wird der Faden verknotet. Das Klaffen natürlicher Oeffnungen (Lidspalte, Mund usw.) kann durch eine an der Schleimhaut in einiger Entfernung vom Rande mit feiner krummer Nadel und dünner Seide angebrachte Naht verhindert werden.

Zum Schluss folgt die Reinigung der ganzen Leiche und diejenige des Obduzenten selbst. Die Desinfektion der Hände wird ebenso vorgenommen wie sonst auch (Seife, Alkohol, Sublimat oder Formol), zur Entfernung übler Gerüche verwende ich seit Jahren ausschliesslich eine 4 proz. Lösung von Formol (= 1 pCt. Formaldehyd), die ich bei sehr infektiösen oder sehr übelriechenden Leichen in eigner Waschschüssel auf dem Sektionstisch stehen habe, um auch während der Sektion schon die Hände immer wieder eintauchen zu können. Nach der Desodorisierung kann man etwas Spiritus mit Lavendelöl auf den Händen verreiben. Da sich übelriechende Gase gern in den Haupt- und besonders den Barthaaren festsetzen, so ist es unter Umständen angebracht, auch diese mit dünner Formollösung abzuwaschen. Einen guten Schutz der Hände während der Sektion bietet das Einreiben derselben mit Vaseline, doch ist die dabei entstehende Schlüpfrigkeit der Finger nicht angenehm. Wer noch besser sich vor Infektion schützen will, der mag Sektionshandschuhe aus dünnem Gummi anziehen, die, wenn sie voll wirksam sein sollen, bis weit über den Unterarm reichen müssen.

Durch die Einführung des Formaldehyd in die medizinische Technik ist es möglich geworden, anatomische Präparate in ihren natürlichen Farben zu konservieren. Das von Kaiserling angegebene Konservierungsverfahren ist folgendes:

Die Präparate kommen I. für 1—4 Tage in ein Gemisch von Brunnenwasser (4000), Formol = 40 proz. Formaldehydlösung (800), Kalium aceticum (85), Kalium nitricum (45). Da die Organe in der Lage, welche sie in dieser Flüssigkeit einnehmen, fest und steif werden, so sorge man durch untergelegte Watte, dass sie die für später gewünschte Lage haben. Man bedeckt sie auch mit Watte, damit sie allerseits von der Fixierungsflüssigkeit umgeben sind. Dünne Organscheiben werden am besten fixiert; muss man grössere Stücke einlegen, so mache man nach einem Tage Einschnitte in diese. Wer Geld sparen will, kann nach Pick folgende Flüssigkeit benutzen: 1000 ccm Aq. dest, 50 g künstliches Karlsbader Salz, 50 ccm Formol; die Salzlösung kann man vorrätig halten, das Formol gibt man erst beim Gebrauche (100 ccm Salzlösung + 5 ccm Formol) hinzu.

In dieser Flüssigkeit verlieren die Präparate ihre Farben, erhalten sie aber wieder, wenn man sie nun II. in 80—90 proz. Alkohol einlegt. Sie bleiben hier so lange liegen, bis die Farben wiedergekehrt sind, was innerhalb einiger bis 8 bis 12 Stunden geschieht. Nunmehr werden die Präparate in eine III. Mischung von 900 Aq. dest., 200 Kal. acet., 300 Glyzerin gebracht, welche nach einiger Zeit durch neue gleichartige ersetzt wird, in welcher die Präparate dauernd verwahrt werden. Je nach der Art der Veränderungen kann die Glyzerinmenge vermindert werden. Statt des Glyzerins kann man auch das von Neuberg angegebene Perglyzerin benutzen.

Leider kann Gallenfarbstoff nicht in seiner Farbe erhalten werden; er wird grün. Je frischer die Präparate zur Behandlung gelangen, um so besser ist es, doch kann man auch bei faulgrün gewordenen manchmal noch sehr befriedigende Resultate erhalten, da die Fäulnisgrüne verschwindet. Harnsäureinfarkte, leichte Verkalkungen (Kalkinfarkte) werden in Formol gelöst; man kann sie jedoch konservieren, wenn man die Präparate nur Formoldämpfen aussetzt (man hängt sie in ein Glas, auf dessen Boden mit Formol getränkte Watte liegt) und dann nach kurzer Behandlung mit 95 proz. Alkohol in Glyzerin aufbewahrt, dem man in einem Gazebeutelchen etwas Quecksilberchlorid zugibt; sobald dies schwarz geworden ist, muss es durch neues ersetzt werden (Westenhöffer).

Von Jores rührt folgende Umänderung her: Einlegen in 5 Teile künstliches Karlsbader Salz, 5 Teile Formol, 5 Teile konzentrierte wässerige Chloralhydratlösung auf 100 Teile Wasser, Auswässern (mindestens 6 Stunden), Aufheben in Kaiserling III.

b) Allgemeine makroskopische Diagnostik, Protokollierung.

Jede Diagnose ist das Resultat von tatsächlichen Feststellungen, die durch Untersuchung und Beobachtung gewonnen werden. Um in geeigneter Weise Beobachtungen zu sammeln, hat man auch bei der Untersuchung wie bei der Sektion einen bestimmten Gang einzuhalten, gewisse allgemeine Regeln zu beachten; je weniger Uebung und Erfahrung ein Untersucher hat, um so strenger soll er sich an ein methodisches Vorgehen halten. Man untersucht zuerst die äussere Oberfläche, dann Durchschnitte, man beachtet zuerst die allgemeinen Verhältnisse, dann die Besonderheiten, erst die leicht veränderlichen Dinge, dann die bleibenden, bei Höhlen, grossen wie kleinen, erst den beweglichen Inhalt, dann die Umgrenzung usw. Bei jeder einzelnen Untersuchung, mag es sich um einen Körperteil im Ganzen oder um einen Abschnitt desselben, um die natürliche Oberfläche oder um eine Schnittfläche handeln, immer sollte man mutatis mutandis folgenden Gang einhalten: Lage, Grösse, Gestalt, Gewicht, Farbe, Geruch, Konsistenz.

Die Lage der Organe muss bei der Herausnahme und Sektion festgestellt werden, ebenso die Grösse, soweit sie sich aus der Lage der Organgrenzen ergibt, wobei in Rücksicht auf die klinischen Grössenbestimmungen die seitliche Ueberlagerung anderer, besonders luft- bzw. gashaltiger Teile zu beachten ist. Bei der Feststellung der Lage sind auch vorhandene Oberflächenverwachsungen zu berücksichtigen, sowohl weil sie die Lage beeinflussen können, als auch weil viele schon bei dieser Untersuchung gelöst werden müssen. Die absolute Grösse eines Organes bestimmt man am sichersten durch seinen Rauminhalt, welchen man an der Menge des von dem Teil verdrängten Wassers erkennt. Ein Gefäss mit in der Nähe des Randes angebrachter Abflussröhre wird über die Abflusshöhe mit Wasser gefüllt und so lange ruhig stehen gelassen, bis aus der Röhre nichts mehr abfliesst. Nun bringt man vorsichtig das Organ in den Wasserbehälter und fängt mit einem eingeteilten Gefässe das jetzt von neuem abfliessende Wasser auf, dessen Menge man nach einiger Zeit, nachdem das Abfliessen wieder ganz aufgehört hat, ablesen kann, womit das Volumen des gemessenen Teiles unmittelbar bestimmt ist. Weniger vollkommen wird die Organgrösse durch die Bestimmung der drei Hauptdurchmesser, Länge, Breite, Dicke, festgestellt, zu denen vielleicht noch der Umfang in einer oder der anderen Richtung hinzugefügt wird, welcher am besten mit einem Bandmass aus Metall gemessen wird. Die Feststellung der Hauptdurchmesser kann in verschiedener Weise geschehen. Man mag das Organ auf den Massstab legen und so die Masse ablesen, wobei man an dem Nullpunkt etwa durch ein senkrecht gestelltes Messer die Grenze für den Organrand festlegt, man kann mit einem solchen Messer als Stützpunkt den Massstab über das Organ halten und an der anderen Seite direkt ablesen, was sich deshalb empfiehlt, weil man dann alle Durchmesser nacheinander messen kann, ohne das Organ zwischendurch berühren zu müssen. Die Dicke stellt man am besten so fest, dass man den Massstab an einer Seite des Organes, den Nullpunkt nach unten, senkrecht zur Unterlage stellt und nun mit dem parallel zur Unterlage über die Oberfläche gelegten Messer an der Skala den oberen Endpunkt des Masses bezeichnet. Sehr geeignet ist auch ein Messinstrument ähnlicher Art, wie es von den Schuhmachern zum Messen der Fusslänge benutzt wird. Am Nullpunkt des Massstabes lässt sich eine Platte bis zu einem genau rechten Winkel aufklappen, eine zweite Platte, welche sich gleichfalls bis zu einem rechten Winkel aufstellen lässt, ist an dem Massstab verschieblich. Bringt man die Nullplatte an das eine Ende des festzustellenden Durchmessers und verschiebt die bewegliche Platte, bis sie das andere Ende berührt, so kann man das Mass direkt bis auf Millimeter ablesen. Jeder Tasterzirkel kann endlich wie für den Schädel, so für jeden Weichteil zum Messen benutzt werden.

Die Masse pflegt man an den herausgenommenen und auf einer ebenen Unterlage liegenden Organen zu bestimmen. Für vergleichende Beobachtungen an Leichenteilen ist diese Methode auch wohl geeignet, es muss dabei aber berücksichtigt werden, dass die im Leben festgestellten Masse nicht ohne weiteres mit diesen nach dem Tode gewonnenen verglichen werden können, da die Organe im Körper nicht wie auf einer ebenen Unterlage ausgebreitet liegen und zudem nach dem Tode weicher werden; je weicher aber ein Organ ist, um so eher werden durch Aufliegen auf einer festen Unterlage die Durchmesser verändert. Man kann versuchen, z. B. bei der Milz, die natürliche Lage durch untergelegte Stützen einigermassen nachzuahmen, gegen die Schlaffheit der Organe sind wir machtlos.

Die Schlaffheit und Weichheit der Gewebe sind auch störend bei der Massbestimmung an Gewebsdurchschnitten; will man hier durch direktes Auflegen eines Massstabes messen, so muss man darauf achten, dass man keinen Druck ausübt, durch welchen das Gewebe auseinandergedrängt wird, weil sonst das so gewonnene Mass zu gross ausfallen würde. Dieser Fehler kann auch dadurch zustande kommen, dass der Durchschnitt nicht ganz senkrecht ist. Die Minimalzahlen sind deshalb die für die Diagnose zu verwertenden, denn durch ungeeignete Schnittrichtung können bei Gebilden mit einigermassen parallelen Grenzflächen die Zahlen nie über die Norm verkleinert, sondern nur vergrössert werden; kegelförmige Gebilde wie die Nierenpapillen bieten für Längsschnitte andere, aber leicht zu berücksichtigende Verhältnisse dar.

Die 3 Durchmesser gestatten auch schon gewisse Rückschlüsse auf die Gestalt der Teile, aber doch nur sehr unvollkommene, besonders bei schlaffen Organen und wenn etwa ungleichmässige, umschriebene Veränderungen der Grösse und damit auch der Gestalt vorhanden sind. Man muss deshalb die Gestalt besonders beachten, die Form im ganzen, die Gestaltung einzelner Teile, im besonderen diejenige der Ränder.

Sehr wichtig für die Diagnostik ist die Beachtung der Gestaltung der Oberflächen, sowohl der natürlichen, äusseren wie inneren, als auch der Schnitt- und Bruchflächen: ob sie glatt oder höckerig, fein- oder grobhöckerig sind, ob knotige, warzige (verruköse), zottige (papilläre), baumförmige (dendritische) Hervorragungen vorhanden sind, ob Unebenheiten durch Gewebe oder durch Auflagerungen bedingt sind, ob Substanzverluste, Geschwüre vorliegen u. s. f. Die Feststellung sowohl feiner Unebenheiten durch Körnung, wie flacher Gewebsdefekte wird durch Betrachtung bei schräg auffallendem Lichte erleichtert.

Das Gewicht ist für die Diagnostik oft von sehr grosser Bedeutung (lufthaltige, luftleere, hepatisierte Lunge, porotische, normale, sklerotische Knochen etc.), doch wird es meistens nur nach Schätzung und nur relativ bestimmt; wo es auf grössere Genauigkeit ankommt, muss man das absolute Gewicht auf einer Wage feststellen. Zum Schutze der Wage legt man die zu wiegenden Teile auf einen Teller, dessen Gewicht dann von dem gefundenen abgezogen werden muss. Hält man Teller von verschiedener Grösse mit bestimmtem Gewicht vorrätig, so wird das Wiegen vereinfacht.

Sehr wichtig ist für die Diagnostik die Feststellung der Farbe wie des optischen Verhaltens überhaupt. Ob eine Fläche glänzend oder matt aussieht, ob ein Gewebe durchscheinend oder trübe, undurchsichtig ist, kann für die Diagnose von ausschlaggebender Bedeutung sein. Die eigentliche Färbung der Teile ist in hohem Masse abhängig von der Menge und der Art des vorhandenen Blutes, wobei aber zu berücksichtigen ist, dass nach dem Tode sowohl die Verteilung wie die Zusammensetzung des Blutes sich ändert, indem es einerseits unter der Einwirkung der elastischen Gewebe und der Schwerkraft auch nach dem Tode noch Bewegungen ausführt, andererseits besonders den Sauerstoff einbüsst, so dass der Unterschied zwischen arteriellem und venösem Blut grösstenteils schwindet. Freilich kann auch das Gegenteil stattfinden, eine postmortale Sauerstoffaufnahme, wodurch z. B. an der Luft liegende blutreiche Organe sowohl an der natürlichen Oberfläche als auch an Durchschnitten heller rot werden können. Also bei der diagnostischen Verwertung der vom Blut herrührenden Farbe eines Teiles muss man nicht zu viel Wert auf den Farbenton legen, wogegen es wichtig ist, festzustellen, ob die Färbung durch Anhäufung von Blut in den Venen, Kapillaren oder Arterien oder etwa durch ausgetretenes Blut oder ausgetretenen (diffundierten) Blutfarbstoff bedingt ist. Dieser erzeugt eine allgemeine verwaschene Färbung der Gewebe, die sich auch bei Druck nicht ändert, die Kapillarhyperämie lässt sich ebenfalls nicht auf einzelne sichtbare Gefässstreifchen zurückführen, denn auch hyperämische Kapillaren kann man ohne Mikroskop nicht sehen. Zur richtigen diagnostischen Verwertung der durch Blut erzeugten Färbung ist es notwendig, den normalen Blutgehalt jedes Teiles und seinen durch die Tätigkeit etwa bedingten Wechsel zu kennen, ferner etwa bestehende pathologische Zustände zu berücksichtigen, durch welche der Umfang eines gewissen Gefässgebietes verkleinert oder vergrössert werden kann: im ersten Fall muss der verkleinerte Teil bluthaltiger sein, weil die

Blutmenge auf kleineren Raum verteilt ist; im anderen Fall muss es umgekehrt sein (Beispiel: kollabiertes und geblähtes Lungengewebe). Neben dem Blutfarbstoff spielen bei der Farbe der Körperteile auch noch die Eigenfarbe jedes Organes, von der man Kenntnis haben muss, sowie etwaige pathologische Pigmentierungen eine Rolle. Je geringer der Blutgehalt, um so reiner treten diese hervor, um so leichter ist also auch die Diagnose. Daraus folgt die Regel, dass man bei der Untersuchung auf pathologische Pigmentierung vorzugsweise den blut-ärmeren Abschnitten der Organe seine Aufmerksamkeit schenken muss. Bei schwarzer Färbung an frischen Teilen muss man, wenn nicht Melan-ämie vorliegt, immer zuerst an abgelagerte Kohle denken, doch auch berücksichtigen, dass die gelben, gelbbraunen, rotbraunen, rostroten usw. Färbungen, welche von umgewandeltem Blutfarbstoff herrühren, unter der Einwirkung von Schwefelgasen schwarz (schiefrig) werden können, sowie dass manche Geschwülste wenigstens makroskopisch schwarz ge-färbt aussehen können (mikroskopisch sieht auch ihr Pigment in der Regel braun, gelbbraun aus). Icterus kann gallengelbe, aber auch grüne und bräunlich-schwärzliche Färbungen bewirken (an mit Formol behandelten Präparaten werden auch die gelben Gallenfarben allmählich grün); über die diagnostische Bedeutung der Färbung einzelner Gewebe wird im speziellen Teil berichtet werden.

Aber nicht nur der Blutgehalt und pathologische Pigmente im engeren Sinne bedingen Eigentümlichkeiten der Färbung, sondern auch gewisse pathologische Veränderungen werden durch bestimmte Färbungen angedeutet. Gelbe, besonders durchscheinende hellgelbe, buttergelbe Färbung von Gewebe deutet auf Verfettung, trübgelb, trübweissgelb, käsegelb, lehmgelb lässt auf Nekrose mit Gerinnung schliessen, rahm-gelb, grünlichgelb spricht bei flüssigen Massen für Eiter, weiss oder doch weisslich sehen Kalk- oder Gichtablagerungen aus, hellgrau, be-sonders wenn Streifung erkennbar ist, muss die Gedanken auf Binde-gewebe richten. Der junge Mediziner pflegt merkwürdigerweise grau meistens weiss zu nennen, wie denn überhaupt der Farbensinn sowohl bezüglich der Erkennung wie der Benennung der Farben oft auffällig gering ausgebildet ist. Bei der grossen Bedeutung der Färbung der Gewebe für die Diagnostik ist jedem Mediziner dringend zu empfehlen, dass er sich auf alle Weise (am einfachsten mit Hülfe eines Malkastens) recht grosse Uebung in der Erkennung der reinen und der Mischfarben zu verschaffen suche. Mit letzteren haben wir es vorzugsweise zu tun, schon bei frischen Präparaten, erst recht, wenn die Fäulnis verändernd eingewirkt hat. Je mehr dies geschehen ist, um so weniger Wert kann man auf die Färbung der Teile für die Diagnose pathologischer Zustände legen.

Der Geruch spielt bei der Diagnose im allgemeinen eine unter-geordnete Rolle, aber es gibt doch auch Fälle, wo er wichtig ist. Der widrige Geruch bei Leichenfäulnis, bei gangränösen Veränderungen, der Kotgeruch bei Darmperforationen, der saure bei der sauren Erweichung (besonders in der Lunge durch verschluckten Mageninhalt), der Harn-geruch aller Organe bei Urämie, der Ammoniakgeruch des Harns bei alkalischer Gärung usw. können wichtige diagnostische Anhaltspunkte

gewähren. Saure und alkoholische Gerüche kontrolliert man durch
Auflegen angefeuchteten Reagenzpapiers auf die riechenden Gegenstände,
man muss aber, um andere gefärbte Stoffe, insbesondere Blut, zu entfernen, die Papiere nachher in neutralem Wasser kurz auswaschen.

Der Geschmacksinn gelangt in der pathologisch-anatomischen
Diagnostik kaum zur Verwendung, gelegentlich der Gehörsinn
(Knirschen indurierter oder kalkhaltiger Gewebe oder Knistern luft-
haltiger Lungen Neugeborener beim Durchschnittenwerden u. s. f.) haupt-
sächlich im Anschluss an die Prüfung der Konsistenz (Knistern beim
Betasten der lufthaltigen Lunge, emphysematöser Teile usw.)

Die Konsistenz sollte man stets zuletzt prüfen, weil dabei leicht
Veränderungen erzeugt werden können.   Der Tastsinn wird überhaupt
von Anfängern meist überschätzt und ungerechtfertigter Weise in den
Vordergrund gestellt; das Auge ist ein viel wichtigeres Hülfsmittel für
die Diagnostik als die Fingerspitzen, erst soll man deshalb ansehen,
dann befühlen.   Das Betasten muss vorsichtig geschehen, es soll kein
Quetschen sein, wenn nicht etwa die Widerstandsfähigkeit und Brüchigkeit festgestellt werden soll.   Man fasst deshalb die zu prüfenden Teile
nicht zwischen Daumen und die übrigen Finger, sondern lässt die Spitzen
der zusammengelegten 3 mittleren Finger nur sanft über die Oberfläche
herübergleiten, höchstens hier und da einen leichten Druck ausübend;
so wird man vor allen Dingen Unterschiede in der Konsistenz einzelner
Abschnitte, die für die Diagnostik ganz besonders wichtig sind, erkennen können.

Mit der Konsistenz prüft man auch die Elastizität, sei es, indem
man Fingereindrücke hervorruft und beachtet ob sie sich überhaupt
und wie schnell etwa sie sich ausgleichen, sei es, indem man den Teil
auszieht und beachtet, ob und wie er sich wieder zusammenzieht.

Bei Flüssigkeiten hat man festzustellen, ob sie dick- oder dünnflüssig, ob sie fadenziehend sind, ob sie sich seifig anfühlen und beim
Reiben Schaum geben (Eiweissreichtum). Gewebe sind steif oder schlaff,
können gallertig, schwappend, erweicht oder verhärtet (induriert) sein,
bis zur Knochen- oder Steinhärte.   Lufthaltige Teile können sich wie
ein Luftkissen anfühlen oder wie Flaumfedern (flaumige Konsistenz).
Bei gallertigen Massen kann man auch die Quellbarkeit in Wasser, die
besonders dem Schleim zukommt, prüfen. —

Alle Beobachtungen, welche die Grundlage der Diagnose abgeben
sollen, kann man für sich in Gedanken machen, aber wenn man für
sich selbst oder für Andere die jederzeitige Kontrolle der Diagnose ermöglichen oder Anderen den Beweis ihrer Richtigkeit erbringen will,
so muss man die beobachteten Tatsachen schriftlich festlegen, indem
man eine Beschreibung der Untersuchungsgegenstände gibt, ein Protokoll aufnimmt. Das hat auch noch den Vorteil, dass man gezwungen
wird, sich die sinnlichen Wahrnehmungen recht klar zum Bewusstsein
zu bringen, dass ein Uebersehen vorhandener Veränderungen viel weniger
leicht vorkommen kann, schon weil man sich beim Niederschreiben
oder Diktieren des Protokolls mehr Zeit nehmen muss.

Ein Protokoll sollte deshalb auch, wo es irgend zu ermöglichen ist, nicht nachträglich aus dem Gedächtnis angefertigt, sondern angesichts der zu beschreibenden Gegenstände hergestellt werden. Da das Protokoll die Grundlage einer Diagnose, d. h. von etwas Subjektivem, abgeben soll, so ist es von vornherein klar, dass es nichts Subjektives, keine diagnostischen Angaben, sondern nur objektive Beschreibungen der tatsächlichen Befunde enthalten sollte. Freilich geht es auch bei der Feststellung der Tatsachen nicht immer ohne subjektives Urteil her; ob eine Färbung als hellrot oder dunkelrot, blaurot oder violettrot, ob sie gelbrot, orangerot, rostrot, gelbbraun, rotbraun usw. bezeichnet werden soll, dafür ist das subjektive Ermessen massgebend, aber es gehören zu einer solchen Feststellung keine besonderen Fachkenntnisse, sondern nur die Anwendung der natürlichen Körperanlagen, wenngleich nicht zu leugnen ist, dass auch zu richtiger Verwendung der Sinnesorgane reichliche Uebung von grösstem Vorteil ist. Diese unvermeidlichen Mängel sollen aber soweit wie möglich vermindert werden, indem da, wo objektive Feststellung möglich ist, nicht subjektive Urteile an ihre Stelle gesetzt werden. Ausdrücke wie vergrössert, verkleinert oder gar hyperämisch, entzündet, nekrotisch, sollen deshalb in einem regelrechten Protokoll nicht vorkommen und wenn auch gerade in der ärztlichen Sprache Vergleiche mit allerhand in der Natur vorkommenden Gegenständen, mit Sand-, Mohn-, Hirse-, Hanfkörnern, mit Erbsen, Linsen, Bohnen, Kirschen und sonstigen Früchten, mit Eiern verschiedener Herkunft u. s. f. sehr beliebt und der Kürze halber auch zulässig sind*), so sollen doch auch sie durch Massangaben ersetzt oder ergänzt werden überall da, wo es sich um Beschreibung wichtiger Dinge handelt. Da kommt allerdings auch wieder ein subjektives Moment zum Vorschein in der Beurteilung dessen, was wichtig ist. Man muss pathologische Kenntnisse besitzen, um beurteilen zu können, was für etwaige Diagnosenstellung wesentlich und was nebensächlich ist; man darf dies nicht weglassen, aber man muss jenes mehr berücksichtigen. Aus einer breiten weitschweifigen Beschreibung der unwesentlichsten Dinge in einem Protokoll kann jeder Sachverständige sofort die Unerfahrenheit und ungenügende Leistungsfähigkeit des Untersuchers erkennen. Aber auch bei den wichtigen Dingen soll das Protokoll nicht zu wortreich, nicht weitschweifig sein; nicht die Länge eines Protokolls bestimmt seine Güte, sondern je bezeichnender und kürzer die Beschreibungen sind, um so besser sind sie.

Für Gerichtsärzte ist vorgeschrieben, dass die Ergebnisse der Untersuchung der einzelnen Teile mit fortlaufenden Nummern bezeichnet werden und dass die Anordnung des Protokolls sich genau an den Gang der Sektion anschliesst. Ein gewöhnliches gerichtsärztliches Protokoll hat also folgendes Aussehen:

----

*) Es wird dabei natürlich vorausgesetzt, dass man die Eigenschaften dieser Vergleichsobjekte (Grösse, Gestalt, Farbe usw.) genau im Kopfe hat; in Wirklichkeit ist das allerdings oft nicht der Fall. Darum empfiehlt es sich, solche Gegenstände sich immer wieder von Zeit zu Zeit vor Augen zu führen.

A. Aeussere Besichtigung.
1. . . . .
2. usw. bis z. B.
17. . . . .

B. Innere Besichtigung.
I. Kopfhöhle.
18. . . . .
19. usw. bis z. B.
35. . . . .

II. Brust- und Bauchhöhle.
36. usw. bis z. B.
38. . . . .

a) Brusthöhle.
39. usw. bis z. B.
53. . . . .

b) Bauchhöhle.
54. usw. bis zum Schluss.

Wird aus diesem oder jenem Grund, der dann im Protokoll anzugeben ist, die Sektion einer anderen als der Kopfhöhle zuerst vorgenommen, so erhält diese die Bezeichnung I, bei Brust- und Bauchhöhle erhält die letzte den Buchstaben a, wenn die Bauchorgane zuerst seziert werden. Die Untersuchung des Wirbelkanals wird am Schlusse vorgenommen und das Protokoll über sie unter III angefügt, oder sie erfolgt vor oder nach der Untersuchung des Schädels und wird dann mit a) oder b) unter I berücksichtigt.

Bei allen Protokollen, gleichgültig ob sie zu gerichtlichen oder anderen Zwecken abgefasst sein mögen, zieht man am Schlusse das Resultat aus den tatsächlichen im Protokoll niedergelegten Feststellungen in der anatomischen Diagnose, welche bei gerichtlichen Protokollen unbedingt eine Angabe über die Todesursache enthalten muss.

Es ist manchen Orts üblich, für die Protokolle ein vorgedrucktes Schema zu benutzen. Die mir zu Gesicht gekommenen Vordrucke waren, abgesehen von Druckfehlern wie Zwergfell, deshalb mangelhaft, weil wichtige Verhältnisse, z. B. die Dicke der Herzkammerwandungen, nicht berücksichtigt, gleichgültige Dinge aber angeführt waren. Ich halte diese Schemata für nicht empfehlenswert, da sie zu gedankenlosem, schematischem Arbeiten verleiten und den Protokollen das individuelle Gepräge nehmen.

Aerztliche Gutachten in Unfallversicherungssachen spielen heutzutage bei uns eine sehr wichtige Rolle; ich habe in zahlreichen Fällen die Beobachtung gemacht, dass die beliebte Aeusserung von Obduzenten, die Obduktion habe keinen Anhalt dafür ergeben, dass ein Unfall bei der Entstehung der Todeskrankheit mitgewirkt habe, von den Parteien dahin verstanden worden ist, dass eine ursächliche Bedeutung eines Unfalles ausgeschlossen sei, während doch in der Regel zwar eine solche Bedeutung nicht zu erweisen, aber doch auch nicht auszuschliessen ist. Man sollte also sich dementsprechend äussern, etwa so: Die Obduktion hat nichts ergeben, woraus man die Mitwirkung eines Unfalls erschliessen oder ablehnen könnte.

c) Allgemeine mikroskopische Technik.

In vielen Fällen ist es gut, gleich bei der Obduktion ein Mikroskop nebst den nötigen Instrumenten zur Hand zu haben, um zweifelhafte mikroskopische Fragen womöglich sofort aufklären zu können. In der Regel aber wird man die zu untersuchenden Gegenstände mit nach Hause bzw. in sein Arbeitszimmer nehmen, um dort die Untersuchung mit mehr Ruhe und Bequemlichkeit vorzunehmen. Vieles lässt sich schon durch die sofortige Untersuchung der frischen Teile feststellen, manche Veränderungen nur durch sie, deshalb sollte sie auch niemals unterlassen werden, zur Anstellung eingehenderer Untersuchungen ist es aber in der Regel notwendig, die Präparate vorher einer weiteren Behandlung (Fixierung, Härtung, Mazeration, Entkalkung usw.) zu unterwerfen. Es liegt nicht in meiner Absicht, hier die gesamte mikroskopische Technik ausführlich zu besprechen, sondern ich werde nur das anführen, was ich für die gewöhnliche Diagnostik für notwendig halte. Einzelne besondere Untersuchungsmethoden werden gelegentlich bei den einzelnen Organen noch erwähnt werden.

Die Härtung, welche die meisten nicht flüssigen Körperteile erfahren müssen, um zur feineren mikroskopischen Untersuchung verwendbar zu sein, kann auf verschiedene Weise erreicht werden. Welche Methode zu wählen ist, richtet sich nach dem Zwecke, welchen man mit der mikroskopischen Untersuchung verfolgt.

Zur Fixierung gerinnbarer Flüssigkeiten in den Hohlräumen oder dem Zwischengewebe von Organen taucht man kleine Stückchen derselben für 1—2 Minuten in kochendes Wasser oder man bringt sie in eine reichliche Menge von absolutem Alkohol, der überhaupt in allen Fällen angewandt werden kann, wo man schnell eine schnittfähige Konsistenz erzielen will, oder wo es überhaupt darauf ankommt, so schnell wie möglich die vorhandenen Bestandteile eines Gewebes zu fixieren und weitere Veränderungen zu verhindern. Leider werden sowohl durch Kochen wie durch Behandlung mit absolutem Alkohol die roten Blutkörperchen zerstört. Um sie zu erhalten und auch die mit den beiden genannten Härtungsmethoden verbundene starke Schrumpfung der Gewebe zu vermeiden, benutzt man die Chromsäure und ihre Salze (doppeltchromsaures Kali und Ammoniak), welche ausserdem für Gehirn und Rückenmark unersetzliche Härtungsmittel sind. Ich verwende mit Vorliebe die Müllersche Augenflüssigkeit, welche aus 2—2$\frac{1}{2}$ Teilen doppeltchromsaurem Kali, 1 Teil schwefelsaurem Natron auf 100 Teile Wasser besteht. Kleine Gewebsstückchen von 1—2 ccm Grösse werden in eine recht grosse Menge der Flüssigkeit eingelegt und mehrere Tage, 1 Woche oder noch länger liegen gelassen, während welcher Zeit die Flüssigkeit zweckmässig ein- oder mehrmals gewechselt wird. Hierauf wässert man die Stücke, am besten in fliessendem Wasser, so lange aus, bis die Waschflüssigkeit bei längerem ruhigen Stehen keine Spur einer gelben Färbung mehr zeigt, und legt sie dann in Alkohol, dessen Konzentration man allmählich von etwa 70 pCt. bis auf 95 pCt. erhöht. Man kann im übrigen auch sofort die starke Konzentration verwenden. Will man Kernteilungsfiguren untersuchen, so empfiehlt sich die Härtung mit Flemmingscher Lösung (1proz. Chromsäure 15 Vol.-Teile, 2proz. Osmiumsäure 4 Vol.-Teile, Eisessig 1 Vol.-Teil). Da diese Lösung schnell härtet und nur wenig in die Tiefe dringt, so darf man nur dünnere Gewebsstückchen (2—3 mm) hineinlegen. Sie bleiben bis zu 24 Stunden liegen, werden dann sehr gut ausgewässert und in Alkohol aufbewahrt. Sehr geschätzt für viele feinere Untersuchungen wird die Zenkersche Flüssigkeit (Sublimat 5,0, Kali bichrom. 2,5, Natr. sulf. 1,0, Aq. dest. 100,0, Eisessig 5,0). Die nicht zu grossen Stücke bleiben 24 Stunden in der Flüssigkeit, werden dann sehr gut, am besten in fliessendem Wasser ausgewaschen und in steigend konzentriertem Alkohol (bis 96 pCt.) nachgehärtet. Etwa entstandene Sublimatniederschläge können durch Jodalkohol entfernt werden. Viel gebraucht wird das Formaldehyd in der unter dem Namen Formalin oder Formol in den Handel gebrachten 40proz. wässerigen Lösung, insbesondere in der Verbindung mit Müllerscher Flüssigkeit (Formol-Müller, 10 Form. 90 M. Fl.). Man muss die Mischung zu jedesmaligem Gebrauche frisch herstellen und nach 3 bis 4 Tagen wechseln; gewöhnlich ist dies aber nicht nötig, da diese Zeit, besonders im Brutschrank hinreicht, um selbst grössere Präparate genügend zu härten und zu fixieren. Will man die so gehärteten Präparate einbetten, so behandelt man sie weiter wie bei der einfachen Müllerhärtung; die Zurichtung für das Gefriermikrotom wird bei diesem angegeben werden. Hier sei nur noch bemerkt, dass man auch in Formol-Müller-Präparaten Kernteilungen gut erkennen kann, dass dagegen homogene Gerinnungen, welche in eiweisshaltigen Flüssigkeiten, besonders in entzündeten Lungen, aber auch z. B. im interstitiellen Gewebe, im Blute von strumösen Schilddrüsen und anderen Organen entstehen können, oft störend wirken. Bei längerem Verweilen in Formollösungen, gelegentlich aber auch schon bei ganz kurz dauernder Einwirkung — anscheinend besonders bei schon vorhandener Schädigung der roten Blutkörperchen — entstehen schwärzliche, schwarzbraune Pigmentausscheidungen, welche sich mit Ammoniakalkohol ($1/2$—1 Vol.-Teil Ammoniaklösung auf 100 Teile 75 proz. Alkohol) durch mehrstündiges Einlegen der Stücke oder durch kürzere Behandlung der Schnitte entfernen lassen. Es können hier nicht alle die zahlreichen anderen Fixierungsmethoden erwähnt werden, nur zwei will ich noch kurz anführen, weil sie in der Literatur öfter erwähnt werden. Altmannsche Fixierung; 1 Stunde in 3 proz. Salpetersäure, gründliches Auswaschen in Wasser, Nachhärten in Alkohol. Carnoysche Flüssigkeit: Abs. Alkohol 6,0, Chloroform 3,0, Eisessig 1,0.

Zur Erhärtung von Sekreten, Exsudaten, Gewebssäften usw., welche für die genauere Untersuchung der in ihnen etwa vorhandenen körperlichen Elemente höchst wichtig ist, lässt man kleinste Mengen der Objekte an einem Deckgläschen (Deckglastrockenpräparate) oder an einem Objektträger antrocknen.

Man bringt eine dünne Schicht der Flüssigkeit auf ein Deckgläschen, indem man ein kleines Tröpfchen mit einer Nadel oder sonstigem Instrument (bei Untersuchung auf Bakterien mit einem geglühten Platindraht) über die ganze Oberfläche auseinanderstreicht, oder indem man ein solches oder auch ein Stückchen weichen Gewebes zwischen zwei Deckgläschen platt drückt und diese dann durch Verschieben nach entgegengesetzten Richtungen von einander trennt. Nun lässt man das Präparat an der Luft trocken werden und erwärmt das Deckgläschen einige Minuten lang bis auf 120° C oder zieht es etwa dreimal derart durch die Flamme eines Bunsenschen Brenners (schneller) oder durch eine Spiritusflamme (langsamer), dass die Präparatenseite von der Flamme abgewandt ist, wobei man darauf zu achten hat, dass das Präparat nicht verbrennt (braun wird). Diese Massnahme hat den Zweck, die Eiweisskörper in unlösliche Modifikationen zu verwandeln, was für das spätere Färben der Präparate von Wichtigkeit ist. Bei der Untersuchung auf Mikroparasiten, aber auch bei Blutuntersuchungen aller Art findet diese Methode, bei welcher statt eines Deckgläschens auch ein Objektträger benutzt werden kann, vorzugsweise Verwendung. Solche Objektträgerpräparate können ohne Deckgläschen mit Oelimmersionslinsen untersucht werden; will man eine Trockenlinse benutzen, so muss man Xylol oder Balsam auf das Präparat geben und mit einem Deckglas eindecken.

Zur Mazeration von Organen (um gewisse Bestandteile zu isolieren) kann man ganz dünne (weingelbe) Lösungen von Chromsäure oder doppeltchromsaurem Kali, 0,1 proz. Ueberosmiumsäurelösung, 20proz. Alkohol (sog. $1/3$-Alkohol) u. a. benutzen. Die Entkalkung von Knochen oder von verkalktem Gewebe wird mit dünner (1—5proz.) Salzsäure oder mit Chromsäure, Pikrinsäure (kalt gesättigter Lösung) bewirkt. Für Knochen ist die v. Ebnersche Flüssigkeit (Kochsalz 10, Salzsäure 3 in 100 Wasser) empfehlenswert. Sehr schnell geht die Entkalkung unter Anwendung von Phloroglucin oder Formol vor sich.

Man erwärmt 1 g Phloroglucin mit 10 g reiner Salpetersäure langsam und vorsichtig über der Flamme bis zu vollständiger Lösung und verdünnt dann die dunkelrote Flüssigkeit mit 50—100 g Aq. dest. und fügt zum Gebrauche 20 pCt. Salpetersäure hinzu. Innerhalb weniger Stunden werden bei Zimmertemperatur selbst kompakte Knochen entkalkt, ohne dass ihre Färbbarkeit wesentlich beeinträchtigt wird. Ebenfalls sehr schnell geht es, wenn man die Präparate in Formol-Müller fixiert, und dann die Entkalkung in einer 10 proz. Formollösung vornimmt, welche 10 bis 20 pCt. Salpetersäure enthält.

Die für die Anfertigung mikroskopischer Präparate unentbehrlichen Instrumente bestehen aus einem Rasiermesser, dessen bei der gewöhnlichen Haltung untere Seite plan geschliffen sein soll, einigen Skalpellen, einer geraden und einer auf die Fläche gebogenen feinen Schere, einer Pinzette (im Notfalle können die für diese Zwecke im allgemeinen etwas zu groben anatomischen Instrumente benutzt werden), aus 2 Präpariernadeln (an einem längeren Stiele befestigten starken Nähnadeln), denen man mit Vorteil noch einige spitz ausgezogene Glasstäbe (Glasnadeln) hinzufügt, einem Spatel (einem dünnen, 1 bis 2 cm breiten, biegsamen, an einem Stiele befestigten Stück Blech aus Messing, Neusilber usw.), einigen feinen Malerpinseln, Uhrgläschen und Porzellan-, Blech- oder Glasnäpfchen, etwas Fliesspapier, Objektträgern, Deckgläschen. Die von verschiedenen Seiten für die Färbung von Deckglaspräparaten empfohlenen Deckglashalter in Form von Pinzetten sind entbehrlich.

Zu dieser einfachen Ausrüstung kommen nun noch eine Reihe, teils für die Untersuchung frischer, teils für solche gehärteter Präparate bestimmter, mehr oder weniger unentbehrlicher Instrumente hinzu.

Für frische Untersuchungen, zu welchen der praktische Arzt gewiss noch am ehesten die Zeit finden wird, ist fast unentbehrlich ein Doppelmesser (Fig. 2 und 3), welches man für 10—12 Mark bei allen bedeutenderen Instrumentenmachern zu kaufen bekommt. Es besteht aus einer mit dem Heft fest verbundenen Klinge und einer zweiten, in einem Charnier beweglichen oder ganz freien, welche durch Federn und Schrauben in beliebiger Entfernung von der ersteren festgestellt werden kann. Die einander zugekehrten Seiten der Klingen müssen natürlich ganz eben geschliffen sein.

Bei dem Gebrauche des Messers hat man nur darauf zu achten, dass die beiden Klingen möglichst parallel und in der gehörigen Entfernung von einander stehen, welche je nach der beabsichtigten Untersuchungsweise und je nach der Konsistenz des betreffenden Organes verschieden sein muss. Im allgemeinen gilt in letzter Beziehung als Regel, dass weichere Organe eine weitere Entfernung der Messer erfordern, welche auch zulässig ist, wenn man nur mit schwächeren Vergrösserungen untersuchen will. Damit der Schnitt nicht an der Fläche der Klinge festklebt, wodurch er leicht zerreissen kann, steckt man das Messer vor dem Gebrauch in Wasser, eine Vorsicht, die man auch beim Schneiden mit einem Rasiermesser anwenden muss. Da das Wasser an den Messern schlecht haftet, so kann man sich mit Vorteil einer Lösung von 2 Teilen Spiritus und 1 Teil zur Hälfte mit Wasser verdünnten Glyzerins bedienen, welche die Klingen ganz gleichmässig benetzt. Ist das Messer auf diese Weise vorbereitet, so fasst man den Griff wie einen Violinbogen, setzt die Klingen mit ihrem hinteren Ende an derjenigen Stelle des Präparates, von welcher man den Schnitt haben will und welche man vorher auf irgend eine Weise zu spannen sucht, an, und zieht das Messer seiner ganzen Länge nach unter möglichst geringem Druck durch, oder man setzt das Messer mit dem vorderen

Ende der Klingen an, schiebt es bis an das Ende der Klingen vor und zieht es endlich so weit als nötig wieder zurück. Dabei geschieht es leicht, dass der Schnitt, wenn man das Doppelmesser ganz senkrecht vorwärts und zurück bewegt hat, nicht zwischen den Klingen liegen, sondern an dem grossen Präparate hängen bleibt, weshalb man immer die entstandene Schnittspalte genau nachsehen oder mit dem Messer, sobald der Schnitt die hinreichende Grösse erreicht hat, eine kleine Seit-

Fig. 3.

Fig. 2.

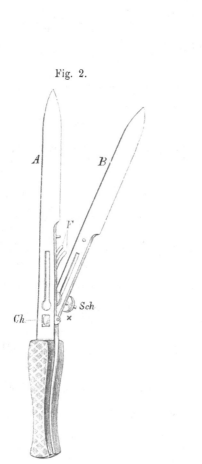

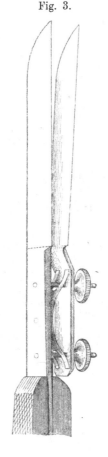

Doppelmesser in ½ nat. Grösse.
A feste, B in dem Charnier Ch bewegliche Klinge, F Federn, Sch Schieber
mit der Schraube bei ×

Doppelmesser in ¾ nat. Grösse.
Die bewegliche Klinge durch Doppel-
federn und 2 Schrauben stellbar.

wärtsbewegung zur Abtrennung desselben machen muss. Um eine etwa unerwünschte Zerstörung des Präparates durch Doppelmesserschnitte zu vermeiden, macht man den doch jedenfalls anzufertigenden Hauptschnitt gleich mit dem Doppelmesser.

Eine grosse Verbesserung hat die mikroskopische Technik durch die Einführung der Mikrotome erfahren, das sind Instrumente, an welchen das zu schneidende Präparat befestigt wird, während das Messer über eine feste glatte Fläche mit der Hand hergeführt oder ebenfalls an dem Apparat befestigt und mit seiner Unterlage bewegt wird; seltener steht das Messer ruhig und wird das Präparat vor ihm herbewegt. Durch verschiedene Vorrichtungen ist es ermöglicht, das Präparat nach jedem Schnitte um ein Geringes über das Messer zu erheben, so dass immer wieder von neuem ein dünner Abschnitt von dem Präparat entnommen werden kann.

Von immer grösserer Bedeutung sind die Gefriermikrotome geworden, an welchen durch eine Kältemischung oder durch Verdampfen von Aether, von Chloräthyl oder ähnlichen Substanzen oder durch komprimierte Kohlensäure das Präparat auf einer unebenen metallenen Unterlage festfriert. Ursprünglich nur für frische Präparate bestimmt, werden sie jetzt immer mehr auch für gehärtete benutzt und sind für Schnelldiagnosen heute unentbehrlich geworden.

Damit das Gefrieren rasch geschieht, schneidet man von dem zu untersuchenden Präparate eine etwa 2 mm dicke Scheibe ab, welche man auf die Gefrierplatte des Instrumentes leicht andrückt. Ganz frische Präparate erleiden bei dem Gefrieren und Wiederauftauen sehr starke Veränderungen: zellige Gewebe, Milz, Lymphdrüsen, Sarkom usw. zeigen oft eine gitterförmige Anordnung der Zellen, rote Blutkörperchen verlieren ihren Farbstoff usw., ausserdem ist es störend, dass die Schnitte stark gerollt zu sein pflegen und nach dem Auftauen klebrig und von Luftblasen mehr oder weniger stark durchsetzt sind. Am ehesten vermeidet man die Luftblasen und am besten schneidet man überhaupt, wenn man die Abkühlung der Scheiben nicht zu weit treibt, sondern schneidet, sobald sie soeben fest geworden sind; sollten sie zu hart gefroren sein, so kann man den obersten Schichten durch vorsichtiges Anhauchen die geeignete Konsistenz geben. Einbringen der Schnitte in frisch ausgekochtes, aber wieder abgekühltes Wasser bewirkt schnellen Schwund der Luftblasen durch Resorption. Die Klebrigkeit der frischen Schnitte vermindert sich, wenn man sie für kurze Zeit in 60proz. Alkohol bringt, aus welchem sie in Wasser übertragen werden, in dem sie sich dann infolge der entstehenden Diffusionsströme meist auch gut ausbreiten. Viel weniger verändert und viel besser zu behandeln sind die Schnitte von vorher gehärteten Präparaten. Nach irgend einer Methode gehärtete Präparate kann man auswässern und dann gefrieren lassen, bei weitem besser aber ist es, sie mit einer 10proz. Formollösung zu durchtränken, da Formolpräparate vorzüglich gefrieren. Am meisten empfiehlt sich die Härtung in Formol selbst. Man kann reine 10proz. Formollösung nehmen und dann direkt (ohne Abspülung in Wasser) gefrieren lassen, ich verwende Formol-Müller, in welchem die dünnen Scheiben über Nacht im Brütofen liegen bleiben, um dann flüchtig in Wasser abgespült und auf die Gefrierplatte gebracht zu werden. Ein vorheriges kurzes Eintauchen in reine 10proz. Formollösung ist zu empfehlen. Nach dieser Methode kann sogar Gehirn und Rückenmark geschnitten und nach Beizung der Schnitte in Chromsalzlösung binnen zwei Tagen nach Weigert-Pal oder Benda gefärbt werden. Zum Zerfall neigende Gefrierschnitte kann man auf einen Objektträger durch einfaches Andrücken mit mehrfachen Fliesspapierlagen oder nach der Seite 32 angegebenen Methode aufkleben und in aufgeklebtem Zustand färben.

Bei den Mikrotomen für gehärtete Präparate kann das zu zerschneidende Stück, wenn es gross genug ist und Druck vertragen kann, direkt in der Klemme des Instrumentes befestigt werden, man kann es aber auch, um es vor dem direkten Druck der Klemme zu schützen, zwischen zwei Stückchen gehärteter Leber, am besten Amyloidleber, fassen, welche auch mit Vorteil bei dem Schneiden mit Rasiermesser zum Einklemmen kleiner oder dünner Präparate (vom Darm, serösen Häuten usw.) benutzt werden kann. Man macht einen tiefen Einschnitt, bringt das Präparat da hinein und drückt dann die

Leberstücke mit der Hand zusammen, wodurch das dazwischen liegende Präparat festgehalten wird. Wenn man in solchem Falle die Leber fest mit einem Faden umwindet, kann man das Präparat auch in das Mikrotom einklemmen. Eine andere Zubereitung dünner Gewebsteile zum Mikrotomieren besteht darin, dass man auf ein gutes nicht rissiges Korkstück dicke Gummilösung oder flüssigen Leim aufträgt, das vorher gewässerte Präparat auflegt und den durch eine Bleikugel beschwerten Kork nun mit dem Präparate nach oben in starken Alkohol eintaucht, welcher die Leim- oder Gummilösung schnell härtet und damit das Gewebsstückchen befestigt, von dem man nun leicht Flachschnitte abnehmen kann. Um von solchen dünnen Präparaten Querschnitte machen zu können, ist es notwendig, sie in eine bei mässig erhöhter Temperatur flüssige, bei gewöhnlicher Temperatur aber erstarrende Masse einzubetten. Diese Einbettungsmassen müssen auch für zarte, keinen stärkeren Druck vertragende Präparate zur Verwendung kommen, sowie für solche, welche, wie die Lunge, sehr porös sind oder bei welchen es auf die Herstellung äusserst feiner Schnitte oder auf die so wichtigen ununterbrochenen Schnittreihen (Serienschnitte) ankommt.

Am meisten ist die Einbettung in Paraffin im Gebrauch, von welchem die Sorte mit dem Schmelzpunkt bei ca. 54° C. am geeignetsten ist. Um es recht geschmeidig zu machen, kann man es 5—6 Stunden kochen. Das einzubettende Präparat muss zunächst durch absoluten Alkohol vollkommen wasserfrei gemacht werden, dann wird es am besten in Xylol so lange (bis 24 Stunden) eingelegt, bis es vollkommen durchsichtig zu Boden gesunken ist. Bei zarten Objekten ist es vorteilhaft, zuerst schon gebrauchtes, also alkoholhaltiges, dann erst reines Xylol zu verwenden. Nunmehr kann man, wenn man möglichst rasch arbeiten will, das Präparat sofort in geschmolzenes Paraffin bringen (ich verwende dazu Vogelfutternäpfchen), in welchem man dasselbe im Brütofen bei konstanter Temperatur von 55—58° C. (so dass das Paraffin immer flüssig bleibt) je nach der Grösse 1½—2 Stunden oder noch länger stehen lässt. Nur vollkommen gut fixierte und gehärtete Präparate vertragen längere Erwärmung, aber auch sie gehen zu Grunde, sobald die Temperatur 60° C. überschreitet. Man darf daher auch die Präparate nicht mit flüssigem Paraffin von unbekannter Temperatur übergiessen, sondern muss warten, bis dasselbe die angegebene Temperatur des Brutofens hat. Eine noch sicherere Durchtränkung erreicht man, wenn man die Präparate aus dem Xylol zuerst in eine Lösung von Paraffin in Xylol und nach einigen bis 24 Stunden erst in das reine geschmolzene Paraffin bringt. Die Xylol-Paraffinlösung fertigt man an, indem man fein geschabtes Paraffin mit Xylol vorsichtig bis zu völliger Lösung erwärmt, erkalten lässt und die dann übrig bleibende Flüssigkeit abgiesst.

Nachdem das Präparat genügend durchtränkt ist, gibt man ihm in dem Näpfchen die richtige Lage, indem man diejenige Seite, von welcher geschnitten werden soll, in die Mitte des Näpfchenbodens legt, und lässt nun das Paraffin erkalten. Man kann auch in ein neues Näpfchen erst eine dünne Schicht Paraffin giessen, dann, sobald dieses fest, aber noch nicht ganz hart geworden ist, das Präparat in der gewünschten Lage eindrücken und nun erst mit flüssigem Paraffin das Näpfchen füllen, oder man macht sich aus starkem Papier (Visitenkarten) kleine viereckige Kästchen, in denen man das Präparat mit feinen Insektennadeln in der gewünschten Lage halten kann.

Sobald das Paraffin an der Oberfläche erstarrt ist, bringt man die Gefässe in recht kühles Wasser, da es vorteilhaft ist, wenn die völlige Erstarrung recht schnell vor sich geht. Ist diese eingetreten, so entfernt man das Papierkästchen, bzw. nimmt man die Masse mit einem erwärmten Messer aus dem Glasnäpfchen heraus und schneidet so viel Paraffin fort, dass ein in die Klammern der Mikrotome passender Würfel entsteht oder man klebt den Paraffinblock auf einen Holzblock*) auf, so dass das Paraffin von der Mikrotomklammer garnicht berührt wird. Kleine oder dünne Objekte können auch auf dem Objekttisch der Mikrotome angeschmolzen werden. Die Paraffinwürfel kann man beliebig lange in Alkohol oder trocken aufbewahren. Vor dem Schneiden tut man gut, die Einbettungsmasse nach oben hin so zuzuspitzen, dass die obersten Partien des eingeschmolzenen Präparates hervorragen; es bleibt dann nicht so viel Einbettungsmasse an den Schnitten hängen und diese rollen sich weniger leicht zusammen. Man kann trocken schneiden, ich ziehe es aber vor, während des Schneidens das Messer sowie die Oberfläche des Präparates stets mit Alkohol zu befeuchten. Es geschieht dies mit demselben Pinsel, durch dessen leichtes Auflegen auf den entstehenden Schnitt dessen Zusammenrollen verhütet wird. Die Schnitte kommen am besten in Alkohol und können nun ganz in der gewöhnlichen Weise gefärbt werden, d. h. es ist bei den gewöhnlichen Arbeiten weder nötig die Schnitte aufzukleben, noch das Paraffin zu entfernen, sondern man bringt sie, wie sie sind, in die Farblösungen hinein und sorgt höchstens, wenn sie nicht untertauchen wollen, durch ein aufgelegtes Fliesspapierstückchen dafür, dass sie allseitig von der Farbflüssigkeit benetzt sind. Man muss wohl die Farben etwas länger einwirken lassen, als auf paraffinfreie Stücke, allein die Färbungen gelingen vollkommen gut. Erst wenn die Schnitte entwässert sind, wird das Paraffin in Xylol aus ihnen entfernt. Im allgemeinen wird allerdings die Färbung entparaffinierter Schnitte gleichmässiger und schöner. Wünscht man in Glyzerin zu untersuchen, so wird der Schnitt vor oder nach dem Färben in absolutem Alkohol entwässert, in Xylol vom Paraffin und dann wieder in absolutem Alkohol vom Xylol befreit. Von da kann er direkt in Glyzerin kommen.

Eine Schnelleinbettung in Paraffin kann in folgender Weise vorgenommen werden: Das Präparat, welches so klein wie möglich sein soll, kommt zuerst in reinem Aceton, das zweimal erneuert wird, für eine Stunde in den Brutschrank, dann ebensolange in Paraffin, welches einmal gewechselt wird, und wird dann wie bei der gewöhnlichen Einbettung weiter behandelt. Das Aceton kann durch häufiges Umschütteln mit geglühtem Kupfersulfat, mehrtägiges Stehenbleiben, Filtration durch ein doppeltes Filter wieder wasserfrei und von neuem brauchbar gemacht werden.

Eine andere Schnelleinbettungsmethode ist die Agarformolmethode. Durch mehrstündiges Kochen wird eine 5proz. Agarlösung hergestellt und 9 Teile davon mit 1 Teil Formol versetzt. Frische Gewebsstücke werden in geschmolzenes auf 65—75⁰ abgekühltes Formolagar gelegt und 1—2, auch 10—12 Stunden bei dieser Temperatur gelassen. Nun werden Blöcke gegossen, die 3—4 Stunden in absol. Alkohol kommen und dann geschnitten werden können. Die Schnitte kommen, um das Formol zu entfernen, in Wasser und werden mit Formolgelatine aufgeklebt wie Gefrierschnitte (s. S. 33).

Andere viel benutzte Einbettungsmassen, welche den Vorteil bieten, dass sie durchscheinend sind, und dass man sie aus den Schnitten für gewöhnlich nicht zu entfernen braucht, sind das Celloidin und das Photoxylin. Man schneidet das in Tafelform im Handel vorkommende Celloidin in kleine Stückchen und löst diese in einer Mischung von Alkohol und Aether (nach Huber 6 Teile Schwefeläther von 0,720 spez. Gewicht und 1 Teil Alkohol rectificat. von 0,842 spez. Gew.). Man stellt eine dünnflüssigere und eine dickflüssigere Lösung her. Die einzubettenden Präparate werden für 24 Stunden in die erwähnte Alkohol-Aethermischung gelegt, dann 24 Stunden lang in die dünne Celloidinlösung. Nun kann man sie entweder mit der dicken Lösung auf Kork oder Holzblöcke aufkleben, wobei es sich empfiehlt, zarte Präparate ganz in Celloidin einzuhüllen, oder man bringt die Präparate in ein Papierkästchen oder einen Glasnapf, übergiesst sie mit der dicken Lösung und lässt sie lose zugedeckt stehen, bis durch allmähliches Verdampfen des Aethers das

---

*) Um die Holzblöcke von Gerbsäure zu befreien, kocht man sie einige Stunden in 2proz. Sodalösung aus und lässt sie noch für einige Zeit in mehrfach zu wechselndem Alkohol liegen. Auf so behandelten Blöcken aufgeklebte Präparate können längere Zeit in Alkohol aufbewahrt werden, ohne dass ihre Färbbarkeit durch Gerbsäure Schaden leidet.

Celloidin fest geworden ist. In gleicher Weise lässt man auch das Celloidin auf dem Kork, Holz- oder Glasblock fest werden. Zur weiteren Konservierung benutzt man 50—70 proz. Alkohol, welcher auch beim Schneiden zur Befeuchtung des Messers verwandt wird. Absoluter Alkohol ist zu vermeiden, weil er das Celloidin löst. Dasselbe gilt für Nelkenöl, wesbalb man Origanumöl oder Xylol, in welchem aber die Schnitte leicht schrumpfen, zum Aufhellen benutzt. Um auch beim Entwässern (s. unten) den absoluten Alkohol zu vermeiden, kann man dieses nach Weigert mit Anilinöl vornehmen, welches seinerseits durch Xylol entfernt wird.

Die Einbettung in Photoxylin, einen der Watte ähnlich sehenden Körper, der sich sehr leicht löst, geschieht in gleicher Weise.

Eine Gelatine-Einbettungsmethode ist bei Rückenmark angegeben.

Von grosser Wichtigkeit für den Ausfall der mikroskopischen Präparate ist die Wahl der Zusatzflüssigkeiten. Bei an sich flüssigen Körpern bedarf es ja häufig gar keines weiteren Zusatzes, bei den übrigen wird man in den meisten Fällen, besonders wenn es sich um die Untersuchung gröberer pathologischer Veränderungen handelt, mit gewöhnlichem Wasser auskommen; bei allen feineren Untersuchungen aber und vor allem, wenn Blut dabei eine Rolle spielt, müssen bei der frischen Untersuchung sogenannte indifferente Flüssigkeiten benutzt werden, seien es solche, welche im Körper vorgebildet sind (Humor aqueus, Serum usw.) oder künstlich bereitete, von denen eine den Körpersäften isotone 0,9 proz. sog. physiologische Kochsalzlösung, die man sich ja leicht in Vorrat halten kann, für die meisten Fälle ausreicht. Sehr gute Dienste leistet in vielen Fällen, wo man es z. B. mit sehr gebrechlichen Zellen zu tun hat, das Jod, welches alle protoplasmatischen Teile schnell erhärtet, oder auch, aus demselben Grunde, eine dünne (0,1 pCt.) Lösung von Osmiumsäure. Da die Jodlösung auch als Reagens vielfach in Gebrauch gezogen werden kann, so hält man sich eine Lösung von 1 Teil Jod und 3 Teilen Jodkalium in 100 Teilen Wasser vorrätig, die, um als blosse Zusatzflüssigkeit benutzt zu werden, entsprechend verdünnt werden muss (hellgelb). Gefärbte frische Präparate werden meist in Glyzerin, Perglyzerin oder in eine 50proz. Lösung von Kalium aceticum gelegt, weil darin die nicht gefärbten Teile sich aufhellen, wodurch natürlich die gefärbten um so deutlicher hervortreten. Dasselbe geschieht mit den Schnitten von gehärteten Präparaten, bei welchen aber eine noch bessere Aufhellung erreicht wird, wenn man sie in Balsam oder Harz einbettet. Zu diesem Zwecke müssen sie vollkommen wasserfrei gemacht werden, was man durch Einlegen in absoluten Alkohol erreicht. Aus diesem bringt man sie in ein Oel (Cedern-, Origanum-, Bergamott-, Nelkenöl) oder in Xylol (Celloidinpräparate in Carbol-Xylol [3 Xylol, 1 Krystall-Carbolsäure]), bis sie ganz durchsichtig geworden sind, dann erst werden sie in Canadabalsam, der in Xylol gelöst ist, oder in Dammarharz (Dammar, Terpentin, Benzin zu gleichen Teilen, Mischen, Erwärmen, Abgiessen) eingelegt. Die früher mehr geübte Methode der Untersuchung in Glyzerin ist jetzt immer mehr abgekommen, seit man gelernt hat, die verschiedensten Bestandteile der Präparate zu färben und dadurch besser sichtbar zu machen. Die in Balsam oder Harz eingebetteten Präparate können ohne weiteres aufbewahrt werden, die in Glyzerin oder Kalium aceticum liegenden müssen noch einen besonderen Abschluss erhalten. Ich befestige zuerst die vier Ecken des Deckgläschens mit einem Wachströpfchen, nehme dann mit einem, bei Glyzerin mit Alkohol befeuchteten, Läppchen etwa noch überstehende Flüssigkeit weg und umziehe endlich die Ränder des Deckglases mit einem Wachsrand, indem ich den Docht einer angebrannten und dann wieder verlöschten Wachskerze als Pinsel benutze. Wenn das Wachs hart geworden ist, erhält es einen Ueberzug von Canadabalsam, der beiderseits über die Ränder der Wachsstriche hinausgehen muss. Man kann auch durch Asphaltlack oder den Krönigschen Deckglaskitt die Umrahmung der Deckgläschen vornehmen.

Um die Zusammensetzung mikroskopischer Präparate besser erkennen zu können, ist es besonders bei frischen Präparaten oft von Vorteil, künstliche Veränderungen hervorzurufen, wodurch dieses oder jenes Gebilde besser hervortritt oder wobei gewisse eintretende Veränderungen die Anwesenheit dieses oder jenes Körpers anzeigen. Man benutzt zu diesem Zwecke chemische Flüssigkeiten, Reagentien. Eines der wichtigsten, besonders wegen ihrer aufhellenden Wirkung auf das Bindegewebe und ihrer, Schrumpfung und dadurch deutlicheres Hervortreten veranlassenden Wirkung auf die Kerne ist die Essigsäure, welche man als wasserfreie (Eisessig) und verdünnte (1—5 proz.) vorrätig halten sollte. Auch ihre koagulierende Wirkung auf Mucin ist von Wichtigkeit. Noch häufiger wird man von der Kali- oder Natronlauge Gebrauch machen, welche in verdünnten (1—2 proz.) Lösungen Fettkörnchen (ebenso wie die Bakterien) unverändert lässt, während alle weichen Gewebe ausser den elastischen stark aufquellen und durchsichtig werden. In stärkerer Konzentration (33—35 pCt.) sind die Laugen zum Isolieren von zelligen Elementen (z. B. glatten Muskelzellen) zu gebrauchen. Endlich muss auch eine dünnere (5—10 proz.) Lösung von Salzsäure vorhanden sein, mittelst deren man Kalksalze zur Auflösung bringt; man kann dazu auch den bei den Farbstoffen zu erwähnenden Salzsäure-Alkohol (1 Teil Salzsäure auf 100 Teile 70 proz. Alkohol) benutzen. Die Anwendung dieser Reagentien geschieht am besten so, dass man zu dem fertigen Präparate von der einen Seite des Deckgläschens her einen oder nacheinander mehrere Tropfen davon zufliessen lässt, während man mit einem Stückchen Fliesspapier an der anderen Seite die Flüssigkeit unter dem Deckgläschen immer wieder wegsaugt. Man kann auf diese Weise die Art der Wirkung des betreffenden Reagens Schritt für Schritt unter dem Mikroskope verfolgen. Aber freilich lässt sich diese Methode nur dann anwenden, wenn durch den erzeugten Strom die Präparate nicht fortgeschwemmt werden können; im entgegengesetzten Falle muss man sich begnügen, einen Tropfen des Reagens an die Seite des Deckgläschens zu bringen und ihn langsam eindringen zu lassen (man nimmt in diesem Falle die Lösung etwas stärker) oder man muss auf die Beobachtung der Entstehung der reagentiellen Veränderungen verzichten und das Präparat von vornherein in einem Tropfen des Reagens zubereiten.

Ein unentbehrliches Hilfsmittel für die mikroskopische Untersuchung ist die Anwendung von Färbemitteln*). Ihr Vorteil besteht nicht nur darin, dass man mittels derselben einzelne Bestandteile der Präparate durch Färbung von den übrigen ungefärbt oder weniger gefärbt erscheinenden Teilen hervorheben kann, sondern auch darin, dass manche Farbstoffe auf gewisse Bestandteile der Präparate geradezu als chemische Reagentien wirken. Durch Vereinigung verschiedener Farbstoffe, welche zu verschiedenen Bestandteilen Beziehungen besitzen, kann das prächtigste Farbenbild erzielt und damit die Zusammensetzung der Präparate aufs klarste vor Augen geführt werden.

Ganz gewaltige Fortschritte hat in neuerer Zeit die Färbetechnik durch die Einführung der Anilinfarben gemacht, welche in wässeriger oder wässerig-alkoholischer Lösung oder mit Beizen (Anilinöl, Karbolsäure) angewandt werden.

Am besten hält man sich konzentrierte alkoholische Lösungen vorrätig, welche dann zum Gebrauche mit so viel destilliertem Wasser versetzt werden, dass man eine 1—2 proz. Farbstofflösung bekommt. Für viele Fälle ist es besser, statt des destillierten Wassers eine durch Schütteln und nachheriges Filtrieren durch ein feuchtes Filter hergestellte Lösung von Anilinöl in Wasser oder eine 5 proz. Karbolsäurelösung zu benutzen. Die zu färbenden Schnitte bringt man am besten aus absolutem Alkohol direkt in die Farblösungen, wobei sie durch den verdunstenden Alkohol auf der Oberfläche der Flüssigkeit ausgebreitet werden. Man muss dann nur darauf achten, dass sie nach Abdunsten des Alkohols untertauchen, was man durch Ueberlegen eines Stückchens Fliesspapier befördern kann. Es empfiehlt sich, nicht mehr wie 2 bis 4 Schnitte auf einmal in die Farbe zu bringen. Deckglaspräparate lässt man entweder auf der Farbflüssigkeit mit der Präparatenseite nach unten schwimmen, oder man hält sie mittels einer Pinzette mit der Präparatenseite nach oben horizontal und lässt mittels einer Pipette einige Tropfen Farbflüssigkeit auftropfen. Ebenso verfährt man mit Objektträger-Präparaten. Da alle Anilinfärbungen in der Wärme schneller vor sich gehen, so kann man die Uhrgläschen oder Blechschälchen, in welchen sich die Farbflüssigkeiten mit den Präparaten befinden, sowie die Deckgläschen oder Objektträger über einer Flamme erwärmen, doch darf dies nicht länger geschehen, als bis die Flüssigkeit anfängt zu dampfen.

Die Anilinfarben färben in der Regel zunächst alle Bestandteile der Präparate. Bringt man diese aber nach Abwaschen in destilliertem Wasser in absoluten Alkohol, so werden bei den basischen Anilinfarben die meisten Bestandteile wieder entfärbt, nur die Kerne und viele Bakterien behalten ihre Farbe. In Anbetracht der wichtigen Rolle, welche die Bakterien in der neueren Pathologie spielen, soll nachher noch Genaueres über ihre Färbung mitgeteilt werden. Jetzt will ich

---

*) Es gibt jetzt allerwärts, besonders in den Universitätsstädten, Handlungen mit mikroskopischen Utensilien und Farbstoffen; eine sehr empfehlenswerte Bezugsquelle ist Dr. G. Grübler & Co., Leipzig, Bayersche Strasse 63.

nur noch kurz die wichtigsten und gebräuchlichsten Anilin- und sonstige Farben anführen.

Ein für die Färbung mancher frischer Präparate sehr brauchbarer Farbstoff ist das Methylviolett, welches schon in 0,1 proz. wässeriger Lösung die Zellkerne in wenigen Minuten blau färbt. Hauptsächlich wichtig ist aber dieser Farbstoff dadurch, dass er amyloid degenerierte Gewebe schön rosarot. nicht amyloide aber blau färbt. Eine gute Kernfärbung erzielt man, wenn man die Schnitte stark färbt und dann in (1 proz.) Salzsäure-Alkohol oder in 1—2 proz. Essigsäure so lange auswäscht, bis sie eine hellblaue Färbung angenommen haben. Nun spült man in destilliertem Wasser ab und untersucht in Kalium aceticum oder Perglyzerin, nicht in Glyzerin, welches die blaue Farbe allmählich auszieht. Gehärtete Präparate färben sich weniger gut als frische.

In der Wirkung auf Amyloidsubstanz kommt Gentianaviolett dem vorigen gleich, ja es ist für gehärtete Präparate vorzuziehen. In salzsaurem Alkohol ausgewaschene, dann in absolutem kurze Zeit entwässerte und in Oel und Damar eingelegte Schnitte von Amyloidlebern gaben mir gute Bilder. An frischen Präparaten zieht der absolute Alkohol hier wie bei der Färbung mit Methylviolett die Farbe schnell aus. Gentianaviolett eignet sich ausserdem vortrefflich zur Färbung vieler Bakterien, wobei es hauptsächlich mit Anilinölwasser (1 : 10) benutzt wird (Ehrlichsche Lösung). Eine grosse Bedeutung hat die Gramsche Bakterienfärbung erlangt. Beliebig gehärtete, am besten aber Alkohol-Präparate werden 5—15 Min. in Anilinölwasser-Gentiana gefärbt, in 0,6 proz. Kochsalzlösung oder Wasser abgespült, 2—3 Min. in Jodjodkaliumlösung (1 : 2 : 300 Wasser) gebracht, wieder abgespült, in absolutem Alkohol, der nach Bedürfnis gewechselt wird, entfärbt, bis keine Farbwolken mehr abgehen, in Nelkenöl oder Xylol aufgehellt, in Balsam eingelegt. Eine Modifikation der Gram-Methode ist die Weigertsche Fibrinfärbemethode, durch welche Fibrin und viele hyalinfibrinoide Massen, Bakterien, Schleim, Kernteilungsfiguren, leider auch vielfach elastische und selbst leimgebende Bindegewebsfasern schön blau gefärbt werden. Härtung in Alkohol, Sublimat, Formol; Müllersche und mit ihr zusammengesetzte Flüssigkeiten sind weniger geeignet, doch kann man durch mehrstündige Behandlung mit 5 proz. Oxalsäurelösung die Färbbarkeit der Präparate verbessern. Die Färbung der Schnitte geschieht wie bei der Gramschen Methode, doch nimmt man am besten sowohl die Behandlung mit Jodjodkalium wie die Entwässerung und Entfärbung auf dem Objektträger vor, nachdem man jedesmal vorher die Schnitte mit 4 fach zusammengelegtem Fliesspapier abgetrocknet hat. Statt des Alkohols wird zur Entfärbung und Entwässerung eine Mischung von Anilinöl und Xylol (2 : 1) benutzt. Wenn keine Farbwolken mehr abgehen, wird in reinem Xylol gründlich ausgewaschen und in Xylolbalsam eingeschlossen. Wenn das gelbliche Anilinöl nicht vollständig durch reines Xylol entfernt wird, verderben die Präparate unter Bräunung des Balsams. Vorfärbung mit Lithionkarmin.

Kresylviolett ist für die Untersuchung schleimhaltiger Präparate zu gebrauchen, da sich der Schleim rot färbt. Die Färbung hält sich nicht. Ausserdem wird es zur Darstellung der Granula in Ganglienzellen sowie der Keratohyalinkörner benutzt.

Methylgrün ist besser als die violetten Farben zur Amyloiduntersuchung geeignet, wenn man bei künstlicher Beleuchtung arbeiten muss. Es färbt die Amyloidsubstanz ebenfalls rot, die nicht amyloiden Teile aber grün und gibt ausserdem noch manche andere Farbentöne,

Methylgrün spielt in Verbindung mit Pyronin (Pappenheim-Unna) eine Rolle bei der Protoplasmafärbung. Man härtet in absolutem Alkohol, färbt 10 Min. lang in folgendem Gemisch: Methylgrün 0,15, Pyronin 0,25, 96 proz. Alkohol 2,5, Glyzerin 20,0, ½ proz. Karbolwasser 100,0 (filtrieren), und differenziert in 75 proz. Alkohol, entwässert kurz in absolutem Alkohol. Kerne grün, Plasmazelleib rot.

Ein sehr schöner Farbstoff ist das Methylenblau, welches gleichfalls ein hervorragendes Bakterienfärbemittel ist und sich ausserdem seines lichten Farbe wegen gut zu Doppelfärbungen mit roten Farbstoffen eignet. Weitere Vorzüge desselben sind, dass die Präparate sich nicht leicht darin überfärben, und dass es schon für sich allein unter gewissen Verhältnissen Doppelfärbungen gibt; grosse Nachteile sind, dass die Färbung nur in der Nähe des Randes der Deckgläschen sich zu halten pflegt, und dass sie an Formol-Präparaten nicht gut wird. Origanumöl ist zu vermeiden, da es die Farbe auszieht. Unna empfiehlt eine 2 proz. Lösung in gesättigter Salizylsäurelösung. Eine Universalfarbe für Bakterien ist die Löfflersche Methylenblaulösung: konzent. alkohol. Methylenblau 30 g, wässerige Kalilösung (1:10 000) 100 g. Ich lasse das Methylenblau gern in Verbindung mit Eosin (Eosin-Alkohol s. unten) verwenden oder man mischt es direkt mit anderen Farbstoffen. Eine ausgedehnte Anwendung haben Methylenblau-Eosinmischungen neuerdings besonders bei der Untersuchung des Blutes, vor allem des Malariablutes, gefunden. Hierher gehören die Färbemethoden von Romanowsky, May-Grünwald, Jenner u. a. Giemsa verwendet an Stelle von Methylenblau Azurblau. Man bezieht diese Farbstoffe am besten fertig von Grübler. Für die besonders empfohlene Jenner-Färbung löst man 0,5 g des Farbstoffs in 100 g reinem Methylalkohol und filtriert. Diese Farbflüssigkeit hält sich, gut verschlossen, lange Zeit gebrauchsfähig. Bluttrockenpräparate werden 2—3 Min. in die Farbe gebracht, dann mit destilliertem Wasser abgewaschen (5—10 Sekunden), an der Luft getrocknet, in Xylol-Balsam eingeschlossen.

Zur Erzielung von allerhand Doppelfärbungen und zur Untersuchung von Protoplasmastrukturen ist das polychrome Methylenblau sowie das verwandte Thionin ausgezeichnet. Zur Darstellung der Unnaschen Plasmazellen, welche bei zahlreichen pathologischen Vorgängen eine grosse Rolle spielen, härtet man in Alkohol, färbt in polychr. Methylenblau kräftig ($^1/_4$—12 Stunden lang), spült in Wasser ab, differenziert (etwa $^1/_4$ Min.) in Unnascher Glyzerin-Aethermischung (welche wie der Farbstoff von Grübler, Leipzig, bezogen werden kann), spült abermals sorgfältig in Wasser ab und bettet ein (absolut. Alkohol, Bergamottöl, Kanadabalsam). Diese Farbstoffe bilden auch ein gutes Reagens für Schleim, der sich zwar auch in Hämatoxylin und einfachem Methylenblau stark färbt, aber mit Thionin und polychr. Methylenblau eine metachromatische (rote) Färbung annimmt. Zur Thioninfärbung härtet man in konz. wässeriger Sublimatlösung, entwässert möglichst kurz in absol. Alkohol und bettet in Paraffin ein. Die entparaffinierten Schnitte werden $^1/_2$ Min. in konz. wässerige Sublimatlösung eingebracht, in Alkohol abgespült, 5 bis 15 Min. lang in Thionin (2 Tropfen einer heissgesättigten wässerigen Lösung auf 5 ccm Wasser) gefärbt, in 90 proz. Alkohol abgespült, kurz in absol. Alkohol entwässert, in 1 T. Nelkenöl + 5 T. Thymianöl aufgehellt, in Zedernöl-Balsam eingeschlossen.

Toluidinblau ist zur Schleimfärbung ebenfalls empfohlen worden. Man mischt 1 Vol.-Teil konz. wässr. Farblösung mit 2 Vol. Aq. dest., lässt die Schnitte 24 Stunden liegen, differenziert in 70 proz. Alkohol, hellt nicht in Xylol, sondern in Bergamottöl oder Karbolxylol auf. Schleim schwarz, Mastzellenkörper rot, Kerne blau.

Eine Mischung verschiedener der vorstehend genannten Farbstoffe (Methylenblau, Toluidinblau, Azur I, Methylenviolett, Eosin) mit Methylalkohol, Glyzerin und Aceton hat Pappenheim zunächst für Blut, dann aber auch für Schnittpräparate unter dem Namen Panchrom angegeben. Man härtet in Formol-Müller, färbt in Panchrom (1:15 aq.) 10 Min. im Brutschrank (verdeckt), wäscht ab in aq., legt in 0,2 proz. Pikrinsäure, wäscht wieder, bringt in Liq. alumin. acet., wäscht, trocknet ab, Xylolalkohol, Karbolxylol, Balsam.

Eine Modifikation ist von Kardos angegeben worden, die Pappenheim selbst sehr empfiehlt: Kardoslösung besteht aus 10 Tropfen Panchrom, 5 Tropfen (0,10 ccm) Methylgrün-Orangeat auf 15 ccm aq. und ist bei Grübler unter der Bezeichnung Pappenheims Kardosmischung erhältlich. Man färbt darin, zugedeckt, im Brutschrank 1—2 Stunden, spült ab, trocknet ab, entwässert in absolutem Alkohol, nochmals abs. Alk., Xylol, Balsam.

Man erhält eine prachtvolle Differenzierung zwischen Mastzellen, Eosinophilen, Lymphozyten, Bindegewebszellen, Bindegewebe.

Einer vielseitigen Verwendung sind die braunen Farbstoffe, Bismarckbraun und Vesuvin, fähig. Sie können bei frischen Präparaten sehr gut verwandt werden und bieten den Vorteil, dass man die Präparate in Glyzerin einbetten kann; Kalium aceticum ist zu vermeiden. Vesuvin kann mit salzsaurem Alkohol in den Zellkernen fixiert werden.

Die Zahl der in Gebrauch genommenen roten Anilinfarben ist sehr gross. Es befinden sich darunter vortreffliche Kernfärbemittel, Magdala, Safranin usw., und das am längsten bekannte Fuchsin findet in der Bakterienfärbetechnik hervorragende Verwendung, besonders in Form der Ziehlschen Karbolsäure-Fuchsinlösung: Fuchsin 1 g, 5proz. Karbolsäurelösung 100 ccm, Alkohol 10 ccm. Fuchsin kommt auch zur Verwendung in der von Weigert angegebenen Methode zur Färbung elastischer Fasern. Man löst 2 g Fuchsin und 4 g Resorzin in 200 ccm Wasser. Diese Lösung bringt man in einer Porzellanschale zum Kochen, setzt dann 25 ccm Liq. ferr. sesquichlor. Ph. G. III hinzu und lässt noch 2—5 Min. kochen, wobei sich ein schlammiger Niederschlag bildet. Nachdem die Masse abgekühlt ist, filtriert man und lässt das Wasser von dem auf dem Filter zurückbleibenden Niederschlag gut ablaufen. Filter mit Niederschlag bringt man in die erste Schale, in der noch etwas Niederschlag zurückgeblieben zu sein pflegt, sobald dieser trocken geworden ist, und kocht nun die Masse unter stetem Umrühren, und indem man das Filtrierpapier allmählich herausfischt, mit 200 ccm Alkohol von etwa 94 pCt. Nach dem Erkalten filtriert man, füllt das Filtrat mit Alkohol wieder auf 200 ccm auf und setzt endlich noch 4 ccm Salzsäure hinzu. In diese Farblösung, welche sich monatelang hält, bringt man die Schnitte für 20 Min. bis 1 Stunde, wäscht sie in Alkohol ab und hellt sie in Xylol auf, was auch ohne absol. Alkohol geht, wenn man nur wiederholt die Schnitte mit Filtrierpapierbäuschchen gut abtrocknet und immer wieder mit Xylol übergiesst. Die elastischen Fasern sind dunkelblau auf hellem Grund, den man vor oder nach dieser Färbung mit Lithion-Karmin färben kann. Nach Hart bringt man die mit Lithion-Karmin vorgefärbten Schnitte für 12—24 St. in 100 ccm Salzsäurealkohol, dem man 5 ccm der Fuchsin-Resorzinlösung zugesetzt hat; absol. Alk., Xylol, Balsam. — Um eine rote Färbung der elastischen Fasern zu erreichen, muss man das Fuchsin durch Saffranin ersetzen, Nachfärbung mit Hämalaun.

Anschliessend hieran gebe ich auch noch die Unna-Tänzersche Vorschrift zur Braunfärbung der elastischen Fasern mit saurem Orceïn, welche gleichfalls sehr empfehlenswert ist: Die Schnitte werden in einem Schälchen mit wenig Farbstoff (Orceïn [Grübler] 1, Acid. hydrochlor. 1, Alc. abs. 100) übergossen und, nachdem an einem warmen Orte (30° C.) in 10—15 Min. oder über Nacht bei Zimmertemperatur im unvollständig bedeckten Schälchen die Flüssigkeit eingedickt ist, in verdünntem Spiritus abgewaschen, in einer Mischung von Acid. hydrochlor. 0,5, Alkohol (95proz.) 100, Aq. dest. 25 entfärbt und in Wasser abgespült. Nunmehr kann man, wenn man nicht eine Karminrotfärbung vorzieht, in Methylenblau oder Hämatoxylin nachfärben und legt dann in gewöhnlicher Weise in Balsam ein. Durch Zusatz einiger Tropfen in absol. Alkohol gesättigt gelöster Pikrinsäure zu dem Entwässerungsalkohol und Nachbehandlung mit reinem absol. Alkohol kann man bei Karminfärbung noch weitere Farbenverschiedenheiten erzeugen.

Ein seiner chemischen Zusammensetzung nach von den übrigen verschiedener roter Anilinfarbstoff (Farbsäure), das Eosin, findet weniger für sich allein, als in Verbindung mit Kernfärbemitteln Anwendung, da es die übrigen Bestandteile gleichmässig rot färbt; insbesondere gibt es auch den Blutkörperchen eine schöne kupferrote Farbe. Man kann zur Doppelfärbung (s. bei Methylenblau) von einer konzentrierten alkoholischen Eosinlösung dem zur Entwässerung der Präparate benutzten absoluten Alkohol je nach Wunsch ganz wenig oder etwas mehr zusetzen. Gewisse Zellgranula färben sich besonders stark mit Eosin, weshalb Zellen, welche solche Granula in ihrem Protoplasma enthalten, als eosinophile Zellen bezeichnet werden.

Einige Anilinfarbstoffe haben zum Färben des Fettes sich als sehr geeignet erwiesen: Sudan III und Scharlach R (Fettponceau). Fett und lipoide Substanzen färben sich gelbrot bis scharlachrot (Markscheiden und zum Teil auch Amyloid werden hellrot). Fixierung mit Formol oder Formolgemischen, Gefriermikrotomschnitte, Vor- (oder Nachfärbung) mit Hämalaun, 5 Minuten in 70proz. Alkohol, Färben (20—30 Min.) in konz. Lösung der Farbstoffe in heissem 70proz. Alkohol (frisch filtrieren), Auswaschen in Aq. dest., Untersuchen in Glyzerin, Perglyzerin oder Glyzeringelatine (ana). Herxheimer empfiehlt eine gesättigte Lösung Scharlach R in ana 70proz. Alkohol und reinem Aceton. Färbung 2—3 Min., kurzes Abwaschen in 50—70 proz. Alkohol, Auswaschen in aq., kurzes Nachfärben mit Hämatoxylin, Auswaschen in aq., Eintauchen in aq., dem wenige Tropfen Ammoniak zugesetzt sind, gründliches Auswaschen in aq., Aufziehen des Schnittes, Trocknen, Einlegen in Glyzerin oder Glyzeringelatine.

Für die Färbung der doppelbrechenden Lipoide (Gegensatz zu den einfach brechenden Neutralfetten) ist die von Ciaccio angegebene Methode zu empfehlen, die auch noch an Kaiserling-Präparaten angewendet werden kann: Kleine Stücke werden 2 Tage fixiert in folgender Lösung (5proz. wässerige Lösung von Kalium bichrom. 80 Teile, Formol 20 Teile, 10—15 gtt. Essigsäure), 5—8 Tage eingelegt in 3proz. wässerige Lösung von Kalium bichromicum, 24 Stunden in fliessendem Wasser gewaschen, entwässert in abs. Alkohol, Xylol, Paraffinschnitte, Aufkleben der Schnitte, Entparaffinieren in Xylol, Einlegen in Alkohol, Färben in gesättigter Lösung von Sudan in 70proz. Alkohol bei 37° C. $^1/_2$—1 Stunde oder in einer alkoholischen Lösung von Sudan mit Aceton (in 95 ccm 85proz. Alkohol, 5 ccm Aceton bei 55° C. gelöst und nach dem Erkalten fixiert), einige Sekunden in 50—70proz. Alkohol, Waschen, Färben in Hämatoxylin, Abspülen in Wasser, Einlegen in Glyzerin- oder Perglyzerin-Gelatine.

Lithionkarmin. Man bereitet eine kaltgesättigte wässerige Lösung von Lithion carbonicum, welche man jahrelang aufbewahren kann. In dieser löst sich Karminpulver in fast beliebigen Quantitäten ohne weiteres auf; die Lösung braucht nicht filtriert zu werden und verdirbt nicht, doch hat es sich als vorteilhaft herausgestellt, die Lösung aufzukochen. Je nach der Güte des Karmins benutzt man eine 2,5 bis 5proz. Lösung, welche in wenigen Minuten jedes frische oder in Alkohol gehärtete, sowie die meisten in Chromsäure oder chromsauren Salzen fixierten Präparate diffus färbt. Um Kernfärbung zu erhalten, spült man die Präparate sofort (ohne sie vorher in Wasser zu bringen) in Salzsäure-Alkohol (1 Teil Salzsäure in 100 Teilen 70proz. Alkohol) ab oder legt sie für einige Zeit hinein und kann sie nun in Wasser oder Glyzerin oder nach Entwässerung in absolutem Alkohol, in Oel (Xylol) und Balsam oder Harz untersuchen. Eine andere Vorschrift lautet: Karmin 2,0; Amm. chlorat. 4,0; Lith. carb. 1,0 mit 100 Wasser gekocht, nach dem Erkalten mit 20,0 Liq. amm. caust, vermischt. Nach dem Färben Differenzieren in Salzsäure-Alkohol. Der Umstand, dass man die Präparate für kurze Zeit der dünnen Salzsäurelösung aussetzen muss, fällt für gehärtete Präparate gar nicht ins Gewicht, für frische muss die Aufquellung des Bindegewebes, Fibrins usw. in Rechnung gezogen werden. Will man dies vermeiden, so kann man sich des Alaunkarmins bedienen, welches derart bereitet wird, dass man 2 g Karmin mit 100 ccm einer 5—8 proz. Alaunlösung 20—30 Minuten lang kocht und dann nach dem Erkalten filtriert. Die vorher ausgewässerten Schnitte bleiben 5—10 Minuten in der Farbe liegen und werden dann in Wasser abgewaschen. Die Färbung ist violettrot; Ueberfärbung tritt selbst bei langem Liegen nicht ein.

Eine noch viel vorzüglichere Farbe, welche neben roter Kernfärbung eine gelbe Färbung verschiedener Gebilde (Horngebilde, Muskeln, Fibrin, vieler hyalinen Massen) gleichzeitig gibt und welche frische sowie in Alkohol, Formol, Chromsäure oder chromsauren Salzen gehärtete Präparate gleichmässig gut färbt, ist das Pikrokarmin, eine Vereinigung von Karmin und Pikrinsäure. Seine Herstellung ist mit Hilfe des Lithionkarmin höchst einfach, denn man hat nur nötig, eine gewisse Menge Lithionkarmin mit einer gewissen Menge kaltgesättigter wässeriger Pikrinsäurelösung langsam unter Schütteln zu vermischen. Die ganz klar bleibende Lösung kann ohne weiteres benutzt werden und hält sich beliebig lange unverändert. Die Menge der zuzusetzenden Pikrinsäure richtet sich ganz nach der Konzentration der Karminlösung; 1 Teil 2,5proz. Lithionkarmin und 2—3 Teile kaltgesättigter wässeriger Pikrinsäurelösung geben eine gute Mischung. Sollte man bei dem Gebrauche finden, dass die eine oder die andere Farbe zu sehr vorwiegt, so kann man beliebig viel von der zurücktretenden der Lösung noch zusetzen. Die Behandlung der Schnitte hat ganz wie bei Lithionkarminfärbung zu geschehen. Es ist dabei zu beachten, dass die gelbe Pikrinfärbung im Salzsäure-Alkohol mit der Dauer seiner Einwirkung schwächer wird, und dass sie in absolutem Alkohol allmählich gänzlich zerstört wird; man darf deshalb die Schnitte nicht länger, als unbedingt nötig ist, in dem Alkohol lassen oder muss diesem ein wenig in absolutem Alkohol gelöste Pikrinsäure zusetzen. Diese Massnahme genügt auch schon allein, um eine Doppelfärbung zu erzielen (man hüte sich vor zuviel Pikrinsäure), und ist zu empfehlen. Legt man Wert darauf, die Salzsäureeinwirkung zu vermeiden, so kann man sich Pikrokarmin nach folgender Vorschrift von Stöhr bereiten:

1 g Karmin wird mit 5 ccm Liq. ammon. caustici und 50 ccm Aq. dest. gelöst; dazu kommen nach 5 Minuten unter fortwährendem Umrühren 50 ccm gesättigte wässerige Pikrinsäurelösung. Man lässt die Mischung 2 Tage lang in einem offenen Gefässe stehen und filtriert dann. Um Schimmelbildung zu vermeiden, setzt man nach Unna einen Tropfen Choroform zu. Gute Pikrokarminlösung nach Weigert erhält man bei Grübler, Leipzig.

Zur Bestschen Glykogenfärbung bereitet man folgende Karminlösung: Karmin 2,0; Kal. carbon. 1,0; Chlorkalium (KCl) 5,0 werden mit 60,0 Aq. dest. einige Minuten gekocht, wobei man Ueberschäumen vermeiden muss. Nach dem Erkalten setzt man 20,0 Liq. amm. caust. hinzu und kann in gut verschlossener Flasche die Farbflüssigkeit je nach der Wärme 3—8 Wochen gebrauchen (als Kernfarbe wird sie immer besser, je älter sie wird). Celloidinschnitte werden stark mit Hämalaun vorgefärbt, kommen dann für 5 Minuten bis 24 Stunden in eine, nur wenige Tage haltbare Mischung von 2,0 der Karminlösung mit 3,0 Liq. amm. caust. und 3,0 Methylalkohol, worauf in einer Mischung von Alc. abs. 80,0, Methylalkohol 40,0, Aq. dest. 100,0 differenziert wird. Diese Flüssigkeit wird so oft gewechselt, bis (1—5 Min.) sie klar bleibt. Die gefärbten Schnitte dürfen nicht mit Wasser in Berührung kommen, sondern werden in 80proz., dann absol. Alkohol entwässert und wie üblich in Kanadabalsam eingeschlossen. Glykogen ist rot gefärbt.

Mit Mucikarmin (wässerig-alkoholische Lösung von Karmin und Chloraluminium) kann man Schleim rot färben. Man verdünnt die käufliche Lösung unmittelbar vor dem Gebrauch mit 10 Teilen Wasser, färbt 5—10 Minuten lang und spült in Wasser ab; absol. Alkohol, Xylol, Balsam. Vorfärbung mit Hämalaun.

Das eine blaue Färbung der Kerne erzeugende Hämatoxylin, der Farbstoff des Campeche-Holzes, wird als gutes Kernfärbemittel geschätzt und besonders in Verbindung mit Eosin angewandt. Es färbt Schleim stark und vor allem alle verkalkten Teile (violett). Eine vortreffliche Farbe ist das von Ehrlich angegebene saure Hämatoxylin, dessen Hauptvorteile in seiner Unveränderlichkeit, der scharfen Kernfärbung, der geringen Neigung zur Ueberfärbung und der Möglichkeit, es mit den verschiedenartigsten Farbstoffen zu verbinden, bestehen. Unter diesen Verbindungen ist insbesondere diejenige mit Eosin zu erwähnen. Die Zubereitung geschieht folgendermassen:

5 g reines Hämatoxylin werden in 300 ccm absolutem Alkohol gelöst; dazu kommen 300 ccm Glyzerin und ebensoviel destilliertes Wasser, welche mit Alaun gesättigt sind. Dazu endlich 15—25 ccm Eisessig. Man lässt die Flüssigkeit einige Tage an einem hellen Orte stehen (reifen). Die Reifung kann durch Zusatz einiger Tropfen Müllerscher Flüssigkeit erheblich beschleunigt werden. Um Eosin-Hämatoxylin zu erhalten, setzt man 100 ccm dieser Lösung etwa 15 ccm einer 1 proz. wässerigen Eosinlösung zu.

Sehr empfehlenswert ist auch das Delafieldsche Hämatoxylin: 3 g kryst. Hämatoxylin werden in 25 ccm starken Alkohols gelöst und 400 ccm einer gesättigten Lösung von Ammoniakalaun zugesetzt. Man lässt 3—4 Tage in offener Flasche, der Luft und dem Licht ausgesetzt stehen, filtriert dann und setzt je 100 ccm Glyzerin und Methylalkohol zu. Man lässt wieder stehen, bis die Farbe dunkel geworden ist, filtriert und bewahrt in einer gut geschlossenen Flasche auf. Zum Gebrauche kann man die Farbflüssigkeit mehr oder weniger verdünnen und dementsprechend in einigen Minuten oder Stunden oder nach 1—2 Tagen eine Färbung erzielen. Man wäscht die Schnitte in Brunnenwasser aus, bis sie dunkelblau aussehen. Statt Hämatoxylin mit Vorteil das reinere Hämateïn benutzt werden.

Zur Blaufärbung von Bindegewebsfasern hat Verocay folgende Methode angegeben: Aufkleben der Schnitte, gründliches Entwässern, Beizen in 1 proz. wässeriger Chromsäurelösung bei 46° 10—24 Stunden, gründliches Wässern in mehrmals zu wechselndem Wasser, Färben in nicht zu altem Delafield-Hämatoxylin ½ bis 2 Stunden, absol. Alkohol, Xylol, Balsam.

Unter der Bezeichnung Hämalaun kann man fertigen Farbstoff kaufen. Mehrfach sind Eisen-Hämatoxylinfärbungen angegeben worden. Sehr empfehlenswert ist die Weigertsche Farbe: Man hält vorrätig: A) eine 1 proz. Hämatoxylinlösung in 96 proz. Alkohol; B) eine Mischung von 4 ccm Liq. ferri sesquichlorati, 95 ccm Aq. dest., 1 ccm offizinelle Salzsäure. Vor dem Gebrauch mischt man gleiche Teile beider Lösungen; diese Mischung ist nicht länger haltbar. Die fast sofort sich färbenden

Schnitte werden in Aq. font. ausgewaschen. Diese Färbung eignet sich ganz besonders für die sehr empfehlenswerte Mehrfachfärbung nach van Gieson, durch welche Kerne braunrötlich, Bindegewebe rot, glatte Muskeln gelb, hyaline Bildungen teils gelb, teils orangerot bis dunkelrot gefärbt werden: Ueberfärben mit Hämatoxylin, gründliches Auswaschen in Wasser, 3—5 Minuten in Mischung von 150 ccm konz. wässeriger Pikrinsäure- und 3 ccm konz. wässeriger Säurefuchsinlösung (die Mischung muss tiefrot aussehen). Auswaschen ½ Minute, abs. Alkohol, Oel, Balsam. Curtis hat folgende Modifikation angegeben: Sehr intensive Kernfärbung mit Delafield-Hämatoxylin (40 ccm zu 160 Aq.), Auswaschen in Aq. dest., dann Aq. font., Färben 15 bis 20 Sekunden in: 2proz. Ponceaurot extra 0,5 ccm, ges. wässeriger Pikrinsäure 9,5 ccm, 2proz. wässeriger Essigsäure 5 Tropfen. Auswaschen in Aq., 95proz. Alkohol, absoluter Alkohol, Xylol, Balsam.

Das älteste Färbemittel für Amyloid und Glykogen ist Jodjodkaliumlösung. Schnitte von frischen oder gehärteten amyloiddegenerierten Organen werden in der früher angegebenen Jodlösung gefärbt, wobei amyloide Teile mahagonirot, gelbrot, nicht amyloide hellgelb erscheinen. Nach Abspülen in Wasser Untersuchung in Glyzerin. Die Farben sollen sich an aufbewahrten Präparaten erhalten, wenn man statt in reinem Alkohol in Jodtinktur, der 3—4 Teile absoluten Alkohols zugesetzt wurden, entwässert und in Origanumöl aufhellt und aufhebt. Behandelt man die schwach jodierten Schnitte mit verdünnter Schwefelsäure (wenn man an den Rand des übergedeckten Deckglases einen Tropfen konz. Schwefelsäure bringt, so verdünnt diese sich beim Diffundieren bis zu der geeigneten Konzentration), so nimmt die Amyloidmasse eine bläuliche, bläulichgrüne bis schwarze Färbung an. Für Glykogenuntersuchung verwendet man nach Ehrlich eine syrupdicke Lösung von Gummi arabicum in Jodjodkaliumlösung. Trockenpräparate von Eiter usw. Diabetischer werden direkt mit einem Tropfen Jodgummi auf den Objektträger gebracht, Schnitte von in Alkohol gehärteten Präparaten ebenso. Die Präparate lassen sich aufheben. Amyloidpräparate können in gleicher Weise hergestellt werden.

Zur Fettfärbung ist schon seit langer Zeit Osmiumsäure benutzt worden, doch neuerdings durch Sudan rasch verdrängt worden. Man kann die bei dem Nervensystem angegebene Methode von Marchi benutzen.

Ebendaselbst sind auch noch andere, speziell das Nervensystem betreffende Färbemethoden angegeben, u. a. Färbung mit Argentum nitricum. Aus dieser ist eine Färbemethode für Mikroparasiten, insbesondere Spirillen und Spirochäten hervorgegangen, welche als Levaditi-Methode bezeichnet zu werden pflegt. Man fixiere kleine Gewebsstückchen 1—2 Tage in Formol, bringe sie für 24 Stunden in 96proz. Alkohol, spüle in Aq. dest. ab, lege sie für 6 Tage im Brutschrank in 2proz. Argent. nitr.-Lösung. Nach Abspülen in Aq. dest. kommen die Stücke für 2 Tage bei Zimmerwärme in eine Lösung von 4 Teilen Pyrogallussäure, 5 Teilen Formol auf 100 Teile Aq. dest. Nach Auswaschen in Aq. dest. wird in Alkohol gehärtet, dann in Paraffin eingebettet. Sowohl während des Einliegens in Argent. nitr. wie später sollen die Präparate im Dunkeln gehalten werden. Spirochäten erscheinen schwarz, aber auch allerhand andere Dinge sind gefärbt (Nervenfasern, Zellgrenzen usw.), so dass die Schnitte mit Vorsicht beurteilt werden müssen. Zur Nachfärbung kann Giemsa-Lösung benutzt werden.

Yamamoto gibt folgende Vorschrift: Beliebig gehärtete Stücke kommen für 24 Stunden in Aq. font., 1 Stunde in Aq. dest., 48 Stunden in 10 ccm 5proz. Silbernitratlösung in brauner Flasche bei 37° C, 24 Stunden unter gleichen Bedingungen in 20 ccm einer Lösung von 2,0 Acid. pyrogall., 0,1 Acid. tann., Aq. dest. ad 100, 1 Stunde Spülung in Aq., Einlegen in prozentual steigenden Alkohol, bis Stück nicht mehr gefärbt, Celloidinschnitte, Nachfärben in Löfflers Methylenblau 1 Sekunde, Entfernung des Celloidin in Aetheralkohol, Origanumöl (nicht Xylol), Balsam.

Hat man sehr viele Schnitte zu machen, bei denen es nicht auf wechselnde Färbung ankommt, so kann man auch Gewebsstückchen von 3—5 mm Dicke im ganzen färben. Man kann dazu alkoholische Vesuvinlösung benutzen oder nach Schridde Karmin:

5 g Kalialaun in 100 ccm Wasser unter Erwärmen gelöst, nach dem Erkalten filtriert; dazu 1 g Karmin, einige Minuten kochen, nach dem Erkalten filtrieren.

Nach einigen Tagen 24 Stunden Auswaschen in fliessendem Wasser, 12 Stunden in Alkohol-Ammoniakmischung (200 Teile 75 proz. Alkohol und 1 Teil 25 proz. Ammoniaklösung). Nachhärtung in Alkohol, Einbetten in Paraffin. 9 Teile Karminlösung und 1 Teil Formol geben in 3—4 Tagen bei 37° C gleichzeitig Härtung und Färbung.

Es wird nicht überflüssig sein, wenn ich zum Schluss noch einige Bemerkungen über die Zubereitung der Präparate mache. Man bringe die zu untersuchenden Gegenstände, insbesondere Schnitte, nicht auf den trockenen Objektträger, sondern gebe auf diesen stets vorher einen Tropfen der gewählten Zusatzflüssigkeit. Gehärtete Schnitte kann man meist einfach mit der Nadel oder der Pinzette in den Flüssigkeitstropfen bringen und dann mit den Nadeln vorsichtig ausbreiten, aber bei Schnitten von frischen Präparaten, insbesondere bei Gefriermikrotomschnitten, ist es notwendig, dass man sie schon möglichst ausgebreitet auf den Objektträger bringt. Dies erreicht man am sichersten dadurch, dass man die Schnitte in der Flüssigkeit, in welcher sie sich befinden, mit dem Objektträger auffängt und sofort auf ihm ausbreitet, man kann sie aber auch aus der Flüssigkeit erst mit dem Spatel auffangen und von diesem auf den Objektträger herabgleiten lassen, wobei man mit der Nadel eine Beihilfe gewährt. Wenn dabei auch viel Flüssigkeit auf den Objektträger kommt, so schadet das nichts, da man diese leicht mit Fliesspapier oder einem Leinwandläppchen wieder entfernen kann. Eine ausgiebige Benutzung des Spatels ist überhaupt bei allen Massnahmen, welche mit frischen Schnitten vorgenommen werden, unbedingt geboten und auch bei feinen und grossen Schnitten gehärteter Präparate ist sie von grösstem Vorteil. Dies gilt insbesondere für das Uebertragen der Schnitte in absoluten Alkohol. Wenn da der Schnitt, insbesondere ein frischer, nicht vorher auf dem Spatel ausgebreitet und durch Absaugen der Flüssigkeit etwas angeklebt ist, so rollt er sich sofort zusammen, wird in dieser Lage fest und so spröde, dass man ihn bei dem späteren Versuche, ihn auszubreiten, in der Regel zerreisst. Um besonders bei den komplizierteren Färbemethoden solche Schnitte möglichst zu schonen, empfiehlt es sich, die Färbung selbst auf dem Spatel vorzunehmen, so dass der Schnitt fast während der ganzen Behandlung auf diesem ausgebreitet bleibt. Vielfach ist auch das Aufkleben der Schnitte auf dem Objektträger in Gebrauch. Das hat für manche Fälle sicher seine Vorteile, ist für ganz feine Schnitte und für Schnittreihen sogar kaum entbehrlich, aber es hat andererseits dadurch, dass die Gewebsbestandteile leicht von einander getrennt und verzerrt werden, so erhebliche Nachteile, dass ich es nicht als allgemeine Methode empfehlen kann. Paraffinpräparate können auf völlig fettfrei (in Alkoholäthermischung) gemachten Objektträgern aus Wasser von 45—50° Wärme aufgefangen, mit mehrfachen Lagen Fliesspapier abgetrocknet und 1—2 Stunden im Brutofen (oder vorsichtig über der Flamme) völlig angetrocknet werden. Zu benutzen ist auch Glyzerineiweiss, das man am besten fertig bezieht. Es darf nur in ganz dünner Schicht aufgetragen werden. Die angetrockneten Schnitte werden in Xylol von Paraffin befreit, in absolutem Alkohol von Xylol, in Wasser vom Alkohol. Nun können die Färbungen vorgenommen werden, am besten in schmalen hohen Gläsern, in welche die mit den Schnitten versehenen Objektträger hineingestellt werden.

Für Celloidin- wie alle möglichen anderen (einschliesslich Gefrier-) Schnitte ist folgende Methode von Olt geeignet:

In 100 ccm Aq. werden 10 g Gelatine im Wasserbade gelöst, mit dem Eiweiss eines Hühnereies versetzt und weiter gekocht. Das Filtrat dieser Mischung muss ganz klar sein und wird mit 10 ccm einer 5proz. Phenollösung versetzt. Diese Formolgelatine, der man 10 ccm 5proz. Karbollösung zusetzen kann, ist in staubdicht verschlossenem, weithalsigem Glase monatelang zu konservieren. Ein linsengrosses Stückchen Formolgelatine wird auf einer Messerklinge verflüssigt und mit dem Finger auf einem Objektträger zu einer ganz dünnen Schicht ausgebreitet. Solche Objektträger können vorrätig gehalten werden. Die Schnitte werden aufgelegt, mit in 10proz. Formollösung getauchtem dünnen Papierstreifen bedeckt und durch einen zweiten Objektträger angedrückt und dann noch mit 10proz. Formollösung behandelt oder 1—2 Stunden in ein verschlossenes Glas, auf dessen Boden mit Formol getränkte Watte liegt, gebracht.

Gefrierschnitte kommen direkt in Phenolgelatinelösung (1 Teil auf 10 Aq.) und damit auf den Objektträger; Abtupfen der Flüssigkeit, glattes Ausbreiten, 1 Stunde im Standgefäss mit 40proz. Formaldehyd, wenige Minuten in 10proz. wässerige Formollösung. Ebenso werden Agarformolschnitte (S. 22) behandelt.

d) Allgemeine mikroskopische Diagnostik.

Die Regeln, welche für die Untersuchung normal-histologischer Präparate gelten, haben in gleicher Weise auch für die pathologisch-histologischen Arbeiten Geltung, also vor allem die Regel, dass man auch bei der Feststellung mikroskopischer Verhältnisse so objektiv wie möglich vorgehen muss. Das ist nicht leicht, denn wir haben zur objektiven Feststellung der Tatsachen nur ein Hilfsmittel, die Augen, ja sogar in der Regel nur ein Auge zur Verfügung und wie das Kind erst durch lange Uebung das grobe Sehen lernen muss, so kann auch der Mikroskopiker nur durch fortgesetzte Uebung sich die Fähigkeit erwerben, objektiv ein Präparat zu durchmustern, die vorhandenen Gebilde richtig zu sehen und zu beurteilen*).

Wie man bei den Untersuchungen mit unbewaffneten Augen vom Allgemeinen auf das Besondere, vom ganzen Organ auf seine einzelnen Teile übergeht, so muss man auch für die mikroskopische Diagnostik sich daran gewöhnen, erst die Präparate mit schwachen Vergrösserungen zu betrachten, um zunächst eine Uebersicht zu gewinnen, und dann da, wo es nötig oder nützlich erscheint, mit stärkeren Linsen die Einzelheiten zu studieren. Für die gewöhnlichen diagnostischen Zwecke sind, von der Untersuchung isolierter Bakterien und feinerer Zellenveränderungen abgesehen, schwächere Vergrösserungen bei weitem wichtiger als die ganz starken.

Ein sehr wertvolles Hilfsmittel für die pathologisch-histologische Diagnostik ist besonders durch die bakteriologischen Untersuchungen zur Geltung gelangt: die Beleuchtungsapparate oder Kondensoren. Man versteht darunter eine unter dem Objekttisch des Mikroskops angebrachte Konvexlinse, welche mit dem Planspiegel eine so

---

*) Für jeden Medizin Studierenden ist es deshalb unbedingt erforderlich, dass er an praktischen mikroskopischen Kursen, sowohl normal-, wie pathologisch-histologischen eifrig teilnimmt.

kräftige diffuse Durchleuchtung der Präparate bewirkt, dass die bei gewöhnlicher Beleuchtung hervortretenden Grenzlinien der Strukturbestandteile (Strukturbild) gänzlich verschwinden und nur die gefärbten Bestandteile leuchtend hervortreten (Farbenbild). Es ist vorteilhaft, wenn unter der Beleuchtungslinse noch eine Blendungsvorrichtung (am besten Irisblende) angebracht ist, weil man dann nach Belieben das Strukturbild erscheinen und verschwinden lassen kann. Wenngleich man mit Hilfe des Kondensors auch in Glyzerin oder Wasser liegende Präparate genau durchmustern kann, so ist es doch, für Schnitte wenigstens, besser, sie in Balsam einzubetten. Bei frischen Präparaten darf man den Kondensor mit offener Blende nur dann anwenden, wenn man in ihnen vorhandene natürlich gefärbte Teilchen untersuchen will; solche, die nur durch Lichtbrechung dunkel aussehen, wie Fetttröpfchen, verschwinden bei Kondensorwirkung ebenfalls mehr oder weniger.

Ein neues Hilfsmittel für die Untersuchung kleinster Teilchen ist durch die Einführung der Apparate für Dunkelfeldbeleuchtung gewonnen worden. Es ist das Prinzip der glänzenden Sonnenstäubchen, d. h. des Hervortretens von Luftstäubchen als glänzende Pünktchen in einem Sonnenstrahl, welcher in einen sonst dunklen Raum fällt, angewandt auf die Beleuchtung mikroskopischer Objekte, vor allem auf Flüssigkeiten, welche kleinste, mit dem gewöhnlichen Mikroskop nur bei stärkster Vergrösserung oder gar nicht sichtbare Körperchen, Bakterien, Körnchen u. a. enthalten. Auf dunkler Fläche treten diese Gebilde leuchtend hervor; das Auge sieht nicht die Gebilde selbst, sondern nur das von ihnen abstrahlende Licht, sie erscheinen deshalb viel grösser als sie in Wirklichkeit sind, so dass man, sofern es sich um Gebilde handelt, welche mit den gewöhnlichen Mikroskopen nicht mehr wahrgenommen werden können, von ultramikroskopischen Gebilden gesprochen und als Ultramikroskop diejenige Vorrichtung bezeichnet hat, mittelst deren sie durch ihr Glänzen wahrgenommen werden konnten. Neuerdings sind einfachere Apparate für Dunkelfeldbeleuchtung (Spiegelkondensoren) konstruiert worden, welche an jedem Mikroskop angebracht werden können und besonders für Untersuchung beweglicher Bakterien, aber auch für sonstige kleinste Körperchen z. B. Hämokonien sehr brauchbar sind.

Auch bei mikroskopischen Untersuchungen bietet die Protokollierung des Gesehenen ähnliche Vorteile wie bei makroskopischen, es kommt aber hierbei zur Förderung des Verständnisses und damit der Diagnostik ein anderes Hilfsmittel mehr in den Vordergrund: das Zeichnen. Von einem makroskopischen Objekt mit Licht und Schatten eine einigermassen verständliche Zeichnung zu machen, dazu gehört schon eine gewisse höhere Kunstfertigkeit; eine Skizze von einem ebenen mikroskopischen Bild oder einem Teil desselben zu entwerfen, dazu reicht das Zeichentalent der meisten aus. Und wie viel genauer muss man hinsehen, die gegenseitigen Beziehungen der sichtbaren Gewebslinien feststellen, wenn man versucht, durch den Zeichenstift die Linien und Punkte genau wiederzugeben! Also Niemand, besonders nicht der Anfänger, sollte sich dieses diagnostischen Hilfsmittels entschlagen.

Neben dem Hinweis auf diese für alle mikroskopisch-diagnostischen Untersuchungen geltenden Regeln, will ich hier noch über zwei Aufgaben, welche in der pathologischen Diagnostik eine ganz besonders grosse Rolle spielen, einige allgemeingiltige genauere Angaben machen, über die Untersuchung und Diagnose 1. der Mikroparasiten, insbesondere Bakterien, 2. der Geschwülste.

Bei der Untersuchung der Bakterien kann es sich um die Untersuchung von Krankheitsprodukten oder um eine allgemeine Untersuchung handeln, bei der vor allem Blut, Milz und Knochenmark in Betracht kommen. Wenn auch in dem Kadaver bald allerhand Bakterien, insbesondere auch Colibazillen an den verschiedensten Orten erscheinen, so lassen sich doch bei der Sektion sehr häufig noch Reinkulturen von pathogenen Organismen gewinnen, welche zur Aufklärung des Falles sehr wesentlich beitragen können. Leicht zu gewinnen und besonders geeignet ist das Knochenmark von Wirbelkörpern und man sollte mindestens in denjenigen Fällen, in welchen die anatomische Untersuchung eine Erklärung für den Tod nicht ergeben hat, die bakteriologische Untersuchung des Herzblutes, der Milz und des Wirbelmarkes vornehmen. Zu einer ganz vollständigen Leichenuntersuchung gehört die allgemeine bakteriologische Untersuchung ebenso hinzu wie die anatomische. Bei ihr haben die bakteriologischen Kulturmethoden auf flüssigen und erstarrten Nährböden in Anwendung zu kommen, welche hier nicht weiter geschildert werden können.

Was die Untersuchung von Krankheitsprodukten betrifft, bei der auch der mikroskopischen Untersuchung eine grosse Bedeutung zukommt, so kann im allgemeinen die Betrachtung frischer Präparate nicht viel nützen, obgleich auch sie in diagnostischer Beziehung nicht ganz so wertlos ist, wie mancher wohl glaubt. Durch besondere morphologische Eigenschaften ausgezeichnete Bakterien (beispielsweise Streptokokken, Milzbrandbazillen, Spirochäten u. a.) kann man auch schon an frischen Präparaten (in Flüssigkeiten, nötigenfalls nach Verdünnung mit Wasser oder Kochsalzlösung, an Zupfpräparaten) erkennen, bei Dunkelfeldbeleuchtung sieht man nicht nur die Bewegungen, sondern auch die Bewegungsorgane (Geisseln, undulierende Membranen) deutlich, an frischen Schnitten kann man Organismenhaufen, z. B. Kokkenembolien oder -zylinder in den Nieren, selbst schon ohne weiteres, besser nach Einwirkung dünner Kalilauge oder nach Kochen in Eisessig sehr wohl diagnostizieren, aber im allgemeinen wird man dabei doch immer möglichst bald zum Färben seine Zuflucht nehmen, dem einzig sicheren Mittel zur Diagnose. Allerdings nur zur Diagnose Bakterien überhaupt, denn bloss ein Teil dieser Organismen kann durch die histologische Untersuchung ihrer besonderen Art nach erkannt werden, bei anderen lässt sich nur im allgemeinen die Gattung feststellen (Kokken, Bazillen usw.), während die besondere Form erst durch Züchtung erkannt werden kann, über welche Angaben zu machen nicht im Plane dieses Werkes liegt. Nur das eine sei noch hervorgehoben, dass ein negativer Ausfall der mikroskopischen Untersuchung, selbst wenn diese an zahlreichen Reihenschnitten vorgenommen worden ist, doch nicht

unbedingt die Diagnose „keine Bakterien" gestattet, sondern dass auch
in diesen Fällen nur Züchtversuche volle Sicherheit geben können, weil
bei diesen auch schon durch einen oder einige wenige Organismen, die
der histologischen Erkennung leicht entgehen können, oder durch
mikroskopisch überhaupt schlecht erkennbare Dauerformen ein positives
Resultat erzielt werden kann.   Noch sicherer als Kulturversuche auf
künstlichen Nährböden ist der Tierversuch.   Nur wenn der experimentelle
oder biologische Kulturversuch angestellt worden ist, kann man bei manchen Bakterien, z. B. Tuberkelbazillen, völlig sichere Resultate feststellen.

Sollen Mikroorganismen in Flüssigkeiten irgend welcher Art gefärbt
werden, so wird die früher beschriebene Deck- oder Objektglastrocken-
methode angewandt.   Dabei empfiehlt Günther, die Trockenpräparate
nach dem Durchziehen durch eine Flamme oder vor dem Färben in
1—5 proz. Essigsäurelösung abzuspülen, weil dabei ein grosser Teil des
Plasmas heruntergespült wird, so dass die Präparate klarer werden.
Auf seit langer Zeit trocken aufbewahrte Deckglaspräparate wirkt die
Essigsäure nicht mehr ein, man kann aber durch Behandlung mit
2—3 proz. wässeriger Pepsinlösung den gewünschten Erfolg erzielen.
Für die Färbung von Bakterien in Geweben sind feine Schnitte von
fixierten und gehärteten Stücken notwendig.

Die Mehrzahl der Bakterien nimmt begierig die basischen Anilinfarbstoffe auf und hält sie in gleicher Weise wie die Kerne auch in
absolutem Alkohol fest.   Allerdings färben sich nicht alle Spaltpilze
in jeder Anilinfarbe gleich gut, sondern manche haben Vorliebe für
diese, andere für jene Farbe.   Man färbt deshalb in der als am
günstigsten bekannten Farbe oder, wenn es sich um unbekannte
Organismen handelt, in verschiedenen Farben, wäscht dann in absolutem
Alkohol aus, bis keine Farbwolken mehr vom Schnitt abgehen, hellt
in Oel oder Xylol auf und legt in Harz oder Balsam ein.   Dann sind
die Zellkerne und die meisten Bakterien in gleichem Sinne gefärbt.
Um nun den Kernen eine andere Farbe zu geben, so dass nur die
Bakterien mit der Anilinfarbe gefärbt erscheinen, hat Weigert angegeben, zuerst in 1 proz. wässeriger Lösung von Gentiana zu färben,
mit absolutem Alkohol auszuwaschen, in Wasser abzuspülen und dann
für längere Zeit in Karmin zu legen.   Dieses verdrängt dann die Anilinfarbe aus den Kernen, nicht aus den Bakterien, so dass diese dann
blau, die Kerne rot in den Präparaten erscheinen.   Darauf geht überhaupt das heutige Bestreben der Färbetechnik hinaus, verschiedene
Gebilde verschieden zu färben, sie so deutlicher von einander abzuheben und damit die Diagnose zu erleichtern.   Das gilt besonders auch
für die Bakterien, welche man anders zu färben sucht wie ihre Umgebung.   Für Deckglaspräparate kann man folgende Färbung benutzen:
Karbolfuchsin 10 gtt, konz. alkoh. Methylenblaulösung 8 gtt, Aq. dest.
20 ccm; man lässt die Farbe, welche nicht lange haltbar ist, nur
8—10 Sekunden einwirken.   Besonders brauchbar zum Nachweis von
Bakterien ist die Gramsche Methode (S. 26), welche für sich allein
oder in Verbindung mit einer Rotfärbung sowohl bei Schnitten wie bei
Deckglaspräparaten zur Verwendung kommen kann.

Ein ganz besonderer Vorzug der Gramschen Färbung besteht darin, dass sie zur Differentialdiagnose für verschiedene Bakterien benutzt werden kann, da sich nicht alle danach färben lassen; es färben sich und werden als grampositiv bezeichnet z. B. die Eiterkokken, die Erysipel- und Fränkelschen Pneumoniekokken, die Milzbrand-, Diphtherie-, Lepra- und Tuberkelbazillen, auch der Strahlenpilz (Aktinomyces), es entfärben sich aber mit den Zellenkernen die Gonokokken, die Meningokokken, die Typhus-, Coli-, Rotz-, Influenza-, Pest-, Dysenterie- und Pneumoniebazillen, die Choleravibrionen, die Rekurrens-Spirochäten und andere (gramnegative Bakterien).

Eine sehr gute Färbung von Bakterien gibt auch die Weigertsche Fibrinfärbemethode (S. 26), bei welcher man statt mit der Anilin-Xylolmischung zu beginnen, zunächst reines Anilinöl verwenden kann.

In Geschwürsabsonderungen, Reizlymphe, Gewebssaft (auch noch nach Formolhärtung) lassen sich Bakterien, insbesondere Spirochäten dadurch erkennbar machen, dass man sie, die ungefärbt bleiben, in einer Tuschelösung untersucht (Burri). Man verreibt einen Tropfen der zu untersuchenden Masse mit einem Tropfen destillierten Wassers und einem Tropfen flüssiger chinesischer Tusche (Pelikantusche von Günther & Wagner in Leipzig) auf einem reinen Objektträger, streicht mit einem anderen Objektträger die Flüssigkeit zu einer dünnen Schicht aus und lässt trocken werden. Mit Oelimmersion sieht man nun vorhandene Bakterien als hell-leuchtende Körper in schwarzgrauem Grunde.

Indem ich wegen einer Anzahl besonderer Färbemethoden für einzelne Bakterien auf das Register verweise, will ich hier ihrer praktischen Wichtigkeit wegen noch der Tuberkelbazillen gedenken, welche sich abweichend von fast allen anderen Bakterien gegen die Anilinfarbstoffe verhalten. Nicht nur behalten sie, in alkalischer Methylenblaulösung gefärbt, dann in wässerige Vesuvinlösung übertragen, die erste Farbe, während Gewebe und andere Bakterien die braune annehmen (R. Koch), sondern sie behalten auch die einmal angenommene Farbe, sind also „säurefest", wenn sie nachher mit Säure behandelt werden, worin die meisten übrigen Bakterien und die Gewebeteile sich entfärben. Ehrlich hat zuerst 33 proz. Salpetersäure angewandt, später ist das gleiche Resultat mit anderen Mineralsäuren erzielt worden.

Ich habe schon vor dem Bekanntwerden der Ehrlichschen Methode gefunden, dass, wenn man die Präparate, welche in dem Kochschen alkalischen Methylenblau gefärbt wurden, in dem vorher angegebenen Salzsäure-Alkohol auswäscht, alle Teile mit Ausnahme der Bazillen farblos werden. Schon damals hatte ich mit Lithionkarmin nachgefärbt, so dass die Bazillen blau in rotem Gewebe erschienen. Dem Salzsäure-Alkohol als Entfärbungsmittel bin ich auch jetzt noch treu geblieben; er wirkt fast ebenso schnell, bei Schnitten sogar oft noch schneller, wie die Salpetersäure, greift die Präparate weniger an und ist zum Arbeiten angenehmer, wie die starke flüchtige Säure. Sonach empfehle ich folgendermassen zu arbeiten:

Wenn man Sputa, Kaverneninhalt, Gewebssaft, weiche Gewebsbestandteile, einzelne weiche Tuberkel auf die Anwesenheit von Bazillen untersuchen will, quetscht man die betreffenden Substanzen, von welchen man ja nicht zuviel nehmen darf (ein hirse- bis höchstens hanfkorngrosses Stück von gelbem Sputum ist die richtige Menge), zwischen zwei Deckgläschen so dünn wie irgend möglich auseinander, nachdem man etwas festere Gewebspartikelchen etwa vorher noch mit Nadeln soviel wie möglich zerzupft hatte. Sollten zu dicke Bröckchen noch übrig geblieben sein, so nimmt man sie weg, kleinere können ruhig belassen werden. Nun lässt man das Präparat lufttrocken werden und zieht dann das Deckgläschen, die mit dem Präparat versehene Seite nach oben gekehrt, dreimal durch eine Gas- oder Spiritusflamme. Darauf giesst man ein Uhrgläschen zur Hälfte voll Karbolfuchsinlösung oder voll kaltgesättigter Lösung von Anilinölwasser, welche man, in einem dunklen Glase verwahrt, für längere Zeit vorrätig halten kann und zu der man etwa 10 Tropfen einer gesättigten alkoholischen Lösung irgend eines basischen Anilinfarbstoffes, die braunen Farbstoffe ausgeschlossen, hinzufügt. In diese Farblösung bringt man ein Deckgläschen auf den Boden, so dass es ganz untergetaucht ist, das zweite lässt man, die Präparatenseite nach unten gekehrt, auf der Flüssigkeit schwimmen. Ist das Glasschälchen gross, so kann man noch mehrere Deckgläschen untertauchen bzw. schwimmen lassen, so dass gleichzeitig eine ganze Anzahl von Präparaten zubereitet wird. Das so beschickte Glasschälchen wird nun mit der Pinzette gefasst und über einer Spirituslampe vorsichtig so lange erwärmt, bis Dämpfe aufzusteigen beginnen, dann kann man sofort schon ein Präparat herausnehmen, in Wasser abspülen und zur Entfärbung in ein etwas grösseres Porzellan- oder Glasschälchen mit Salzsäure-Alkohol bringen. Hierin steigen sofort Farbstoffwolken von dem Präparate auf, welche man durch Auf- und Abwippen des Deckgläschens mittels einer Nadel oder Pinzette immer wieder verteilt, wodurch der Entfärbungsprozess beschleunigt wird. Ist das Präparat farblos geworden (nur bei massenhaft vorhandenen Bazillen tritt noch der Farbenton diffus oder fleckenweise hervor), so nimmt man das Deckglas heraus und trocknet es vorsichtig mit einem Läppchen an seiner freien Fläche ab, welche man leicht erkennt, wenn man das Gläschen gegen das Licht hält und nun mit der Nadel vorsichtig auf der einen Seite versucht, ob man das Präparat abschaben kann. Noch leichter ist das Auffinden des Präparates, wenn dickere Stellen in demselben sind und man die Entfärbung zu einer Zeit abbricht, wo diese, welche doch meist zur Untersuchung nichts taugen, noch etwas gefärbt sind. Es genügt nun vollkommen, das Deckglas mit einem Tropfen Glyzerin auf einen Objektträger zu bringen, um die An- oder Abwesenheit von Bazillen festzustellen, vor allem, wenn man mit einem Kondensor arbeiten kann; fehlt ein solcher, so ist es besser, das Präparat mit absolutem Alkohol zu entwässern, zu trocknen (event. mit Hilfe einer Spirituslampe) und in Damarharz einzuschliessen. Oel vermeide ich gern, weil manche Oele einen ungünstigen Einfluss auf die Bazillenfärbung ausüben. Statt Damarharz kann man auch Kanadabalsam benutzen, welcher mit Terpentin oder noch besser mit Xylol (ana) flüssig gemacht ist, derselbe darf aber nicht in Chloroform gelöst sein, da dieses die Bazillenfärbung mit Sicherheit, je nach seiner Menge über kurz oder lang, zerstört. In einem so zubereiteten Präparate erscheinen die Bazillen gefärbt auf ungefärbtem Grunde, weshalb es oft etwas schwierig ist, die Einstellung des Präparates im Mikroskope zu bewirken. Dies gelingt am leichtesten ohne Kondensor resp. unter Anwendung einer Blende, auch sind kleine, noch etwas gefärbte Bröckchen im Präparate sehr gut geeignet, die Einstellung zu erleichtern. Noch besser freilich geht dies, wenn man durch nachträgliche Färbung nach gewöhnlicher Art Doppelfärbungen macht, bei welchen aber die Bazillen häufig nicht so klar und deutlich hervortreten, wie bei einfacher Färbung. Zur Doppelfärbung wählt man möglichst kontrastierende Farben: blaue Bazillen auf braunem oder rotem Grunde, rote Bazillen auf blauem oder grünem Grund usw. Ich färbe meistens die Bazillen mit Karbol-Fuchsin rot, den Grund blau mit Methylenblau oder die Bazillen mit Gentiana oder Methylviolett blau, den Grund mit Lithionkarmin rot. Man kann hierbei sogar die Behandlung noch etwas vereinfachen, indem man die Präparate aus der violetten Farbe nach Abspülen in Wasser direkt in Lithionkarmin bringt und dann nur einmal in salzsaurem Alkohol auswäscht. Es nimmt dann aber das Auswaschen etwas längere Zeit in Anspruch und die Grundfarbe behält leicht einen etwas violettroten Farbenton. Während man das eine Deckgläschen zurecht macht, kann das andere noch eine Zeit lang in der Farbe liegen bleiben, um dann in ähnlicher Weise weiterbehandelt zu werden. Man kann das eine Präparat einfach, das andere doppelt färben. Hat man in den ersten Präparaten keine Bazillen gefunden, so muss man, um das negative Resultat zu sichern, neue Präparate länger, selbst tagelang in der ersten Farbe liegen lassen, weil manchmal die Bazillen geringere Neigung zur Aufnahme der Farbe bekunden.

Die Methode der Eintrocknung kann man auch noch bei anderen frischen Präparaten anwenden. So habe ich z. B. Abschnitte aus den zartesten Partien des grossen Netzes mit feinsten Tuberkeln wohl ausgebreitet auf einem Deckglas antrocknen lassen und ganz so weiterbehandelt wie angetrocknetes Sputum, desgleichen feinste Gefässchen aus der Gehirnrinde mit Tuberkeln. Der Befund von Bazillen bewies die Brauchbarkeit der Methode. Uebrigens kann man solche Präparate auch nach der Härtung in Alkohol nach Art der Schnitte behandeln.

Zum genaueren Studium und zur sicheren Feststellung des Vorhandenseins einzelner Bazillen in Geweben sind Schnitte nach vorgängiger Härtung notwendig. Die Schnitte müssen möglichst dünn sein und um so zahlreicher, je geringer das Resultat ist, welches sie ergeben. Man kann unter Umständen bis 50 Schnitte vergeblich nach einem Bazillus durchsuchen, während die 51. vielleicht einen grossen Haufen davon enthält. Die Färbung der Schnitte wird im wesentlichen wie die der Trockenpräparate vorgenommen, doch muss man mit dem Erwärmen vorsichtig sein, da Schnitte von frischen oder erst seit kurzer Zeit gehärteten Präparaten leicht einschrumpfen. Auch bei den Schnitten verwende ich am liebsten rote Farbe zur Bazillenfärbung. Methylenblau oder Hämalaun zum Nachfärben oder Gentiana resp. Methylviolett für die Bazillen, Lithion oder besser Pikrolithionkarmin für das Gewebe. Ich nehme die Entfärbung in Salzsäure-Alkohol vor und lege die Präparate in der gewöhnlichen Weise (absoluter Alkohol, Oel oder Xylol) in Damar oder Kanadabalsam ein: auch hier muss chloroformhaltiger Kanadabalsam vermieden werden. Um die Färbung der Bazillen ganz sicher zu erhalten, empfiehlt Günther die Unnasche Trockenmethode: Man wäscht die aus der sauren Entfärbungsflüssigkeit herausgenommenen und eventuell doppeltgefärbten Schnitte tüchtig in Wasser aus, bringt sie mit dem Spatel auf den Objektträger, nimmt mit aufgelegtem Fliesspapier das Wasser vorsichtig weg und trocknet sie dann schnell über einer Flamme, worauf man sie mit Balsam eindeckt. Da vereinzelte Bazillen sich von ungefärbtem Grund besser abheben, so mache ich in zweifelhaften Fällen zunächst keine Doppelfärbungen. Ohne Kondensor sind alle diese Schnitte nur höchst unvollständig zu studieren.

Wenn man auf die angegebene Weise keine Tuberkelbazillen findet, kann man noch versuchen durch die Antiformin-Anreicherungsmethode (Uhlenhuth) zum Ziele zu gelangen. Antiformin besteht aus einer Mischung von Liq. natr. hypochlor. und Liq. natr. caust.; es löst alle Gewebs- oder Sputum- usw. Bestandteile auf, so dass dann beim Stehen oder Zentrifugieren ein Bodensatz entsteht, in dem die Bazillen, die im Gegensatz zu anderen Bakterien, wenigstens durch nicht zu starke Antiforminlösung nicht einmal abgetötet werden, sich sammeln und dann durch die gewöhnlichen Ausstrich-Trockenmethoden nachgewiesen werden können. Ausser Sputum und frischen Präparaten können auch schon gehärtete, am besten in mikroskopische Schnitte zerlegte Präparate antiformiert werden. Man gibt das doppelte Volumen 50 proz. Antiformins in einem Spitzglas hinzu, schüttelt tüchtig um und lässt stehen, bis das Gemisch ein homogenes, gleichmässiges Aussehen gewonnen hat. Nach Hinzufügung des gleichen Volumen 96 proz. Alkohols wird zentrifugiert und das Sediment, gegebenenfalles mit einer Spur des zu untersuchenden Sputums oder bei anderen Präparaten ein wenig Eiweiss, zu Deckglastrockenpräparaten verwendet.

Ausser der nach Gram nicht färbbaren Bazillenform, gibt es nach allgemeiner Annahme noch eine Körnerform (Muchsche Granula), die nicht säurefest ist, aber nach Gram sich färben lässt. Die Färbung ist schwierig, besonders aber die Unterscheidung von anderen grampositiven Organismen. Wegen der Methoden verweise ich auf die mikrotechnischen Lehrbücher.

Es ist jetzt sichergestellt, dass es bei menschlicher Tuberkulose zwei Sorten von Bazillen gibt, den Typus humanus und den Typus bovinus, der die Tuberkulose der Rinder erzeugt. Bei Erwachsenen findet sich hauptsächlich der erste.

bei Kindern aber in 10—20 pCt. aller Tuberkulosefälle der T. bovinus. Leider
können beide Formen histologisch nicht getrennt werden und auch die durch beide
erzeugten morphologischen Veränderungen zeigen keine für eine Diagnose in Betracht
kommenden Verschiedenheiten.

Durch die Anwendung des Salzsäure-Alkohols bei der Entfärbung von Schnitten
hat sich mir die interessante Tatsache ergeben, dass die Körnchen der von Ehrlich
sogenannten Mastzellen sich gegen die einfache wie gegen die Doppelfärbung in
gleicher Weise wie die Bazillen verhalten, während ihre Kerne das gewöhnliche Verhalten darbieten. In Methylenblau nehmen die Mastzellenkörner eine blau-violette
Farbe an, wodurch sie sich von den anderen blaugefärbten Gewebsbestandteilen
unterscheiden, noch besser geschiet das nach der Unnaschen Färbung mit polychromem Methylenblau (S. 27), da sie dann rot erscheinen.

Auch in den Fettzellen zeigen sich bei Bazillenfärbung häufig Körnchen verschiedener Grösse, welche in Glyzerin die gleiche Färbung wie die Bazillen darbieten.

Auf die Bedeutung der Färbung mit Methylenblau, Azur, Argentum
nitricum für Mikroparasitenfärbung habe ich bei den Färbemethoden
schon hingewiesen.

Um zu einer Geschwulstdiagnose*) zu gelangen, wird man
bei allen denjenigen Geschwülsten, an deren Schnittflächen sich ein
durch Zellen getrübter Saft ausdrücken lässt, zunächst diese Zellen zu
untersuchen haben, indem man ein wenig Saft in Kochsalzlösung verteilt. Wünscht man die Zellen gefärbt zu haben, so vermische man
das Kochsalz vor dem Einbringen des Präparates mit ein wenig Me-
thylviolettlösung oder rühre in einem Uhrschälchen den Saft mit einer
gleichen Menge Pikrokarmin zusammen und bringe dann nach einigen
Minuten etwas von der so gewonnenen roten Masse mit Glyzerin (oder
bei Anwendung von Pikrolithionkarmin mit 1 proz. Salzsäure-Glyzerin)
auf den Objektträger. Die Zellen vieler weichen Geschwülste, besonders
der weichen Karzinome und der Rundzellensarkome, sind so empfind-
lich, dass in den frischen Präparaten viele freie Kerne vorhanden sind,
weil der Zellenleib zerfallen ist. Dünne Jodjodkaliumlösung als Zusatzflüssigkeit gibt den Zellen grössere Festigkeit. Rundliche Zellen mit
bläschenförmigen Kernen und zerbrechlichem Leib, oder Spindelzellen
oder vielkernige Riesenzellen deuten auf sarkomatöse Neubildungen
hin, kleine Rundzellen mit kleinem Zelleib sind hauptsächlich den sog.
Lymphosarkomen oder malignen Lymphomen eigen. Grosse polygonale und häufig polymorphe Zellen, ebenfalls mit grossen bläschenförmigen Kernen und grossen, oft länglichen, homogenen, glänzenden
Kernkörperchen kennzeichnen die epithelialen Geschwülste. In vielen
derselben finden sich so ausgeprägt epitheliale Zellen, dass an ihrer
Natur kein Zweifel sein kann: Zylinderepithelzellen, verhornte Plattenepithelzellen, stachelige Plattenepithelzellen; bei anderen können Zweifel
bestehen, besonders wenn es sich um sehr kleine Zellen handelt. Da
kann es öfter wünschenswert sein, die Zellen besser und vor allem
auch unversehrter zu isolieren, als das bei einem frischen Präparat
möglich ist. Zu diesem Zwecke bringt man kleine Stückchen der
Geschwülste in $1/_3$-Alkohol (s. S. 17) oder eine andere Mazerations-
flüssigkeit und zerzupft sie nach Verlauf eines oder mehrerer Tage.
Um von Hornkrebsen (Kankroiden) gut isolierte Zellen zu erhalten,

---

*) Genaueres über die einzelnen Geschwulstformen s. bei Haut.

kann man dünne Abschnitte in kaltgesättigte und filtrierte wässerige Lösung von Pancreatinum siccum bringen und im Wärmeschrank oder auch nur in der Nähe des Ofens bei Körpertemperatur oder etwas niedrigerer Temperatur stehen lassen (Schiefferdecker). Nach einigen Stunden bis einem halben Tage spült man in Wasser ab und zerzupft in Glyzerin. Man kann so zubereitete Geschwulststückchen in einer Mischung von Glyzerin, Alkohol und Wasser zu gleichen Teilen aufheben.

Von der Untersuchung der isolierten Zellen geht man dann an diejenige der feineren Zellverhältnisse und der Struktur, wozu Schnitte erforderlich sind. Man kann diese mit dem Rasiermesser (wozu grössere Uebung gehört), mit dem Doppelmesser, dem Gefriermikrotom oder dem gewöhnlichen Mikrotom in der früher geschilderten Weise anfertigen. Um in der Auswahl der Färbemethoden nicht behindert zu sein, ist es gut, die Härtung und Fixierung nach verschiedenen Methoden vorzunehmen; soll die Diagnose möglichst schnell gestellt werden, so härtet man in Formol-Müller und schneidet mit dem Gefriermikrotom. Mit welchen Farben man färben will, ist zum Teil Geschmackssache. Mitosen färbt man nach Fixierung in Flemmingscher Lösung am besten mit Saffraninlösung (1 : 2000); nachträgliches kurzes Abspülen in Salzsäure-Alkohol ist vorteilhaft. Die Mitosen lassen sich auch noch an Leichenmaterial und längere Zeit nach der Entfernung von Geschwülsten in Flemmingscher Flüssigkeit wie in Formol-Müller fixieren und dann mit Saffranin oder Hämatoxylin gut färben. Je reichlicher sie vorhanden sind, um so schneller muss die Geschwulst gewachsen sein, um so mehr darf man sie also als eine relativ bösartige diagnostizieren.

An den Schnitten der Geschwülste aus der Bindesubstanzgruppe wird es leicht sein, die typischen Gewebsarten: faseriges Gewebe (Fibrom), Fettgewebe (Lipom), Knorpel (Chondrom), Schleimgewebe (Myxom) zu erkennen, desgleichen werden Muskel- und Gefässgeschwülste keine Schwierigkeiten machen. Ebenso ist es bei den epithelialen Geschwülsten (Epitheliomen). Es gibt darunter solche mit derart typischer Anordnung der Krebszellen, dass die Diagnose leicht ist. Dahin gehören die Adenome, bei welchen die, oft langzylindrischen Geschwulstzellen eine typische drüsenartige Anordnung, mit mehr oder weniger deutlichem Lumen zeigen. Sind die drüsigen Bildungen zystisch ausgedehnt, so diagnostizieren wir ein Kystadenom, sind sie zerstörend in andere Gewebe eingedrungen, so liegt ein malignes oder destruierendes Adenom vor, welches zu den Karzinomen gehört und darum auch als Adenokarzinom bezeichnet werden kann. Sind die drüsigen Neubildungen in fibromatöses, sarkomatöses usw. Gewebe eingebettet, so spricht man je nach dem überwiegenden Bestandteil von Adeno-Fibromen, Adeno-Sarkomen usw. oder von Fibro-Adenomen, Sarko-Adenomen u. s. f.

Mit den Adenomen stimmen die von den Plattenepithel tragenden Schleimhäuten oder von der Haut ausgehenden Hornkrebse oder Kankroide darin überein, dass auch bei ihnen die Geschwulstzellen eine regelmässige gegenseitige Lagerung besitzen: sie bilden, von den jüngsten Stadien abgesehen, Schichten, welche denjenigen des normalen Plattenepithels durchaus entsprechen. So findet man sogar an manchen Kankroiden eine Keratohyalin-Schicht, deren Körner sich mit Karmin, Hämatoxylin usw. färben lassen, am regelmässigsten kommt bei älteren Kankroiden die Hornschicht zur Ausbildung. Die verhornten Zellen haben sich in der Mitte der oft lange, zapfenartige Gebilde darstellenden Krebskörper vielfach durch konzentrisches Uebereinanderlegen zu Schichtungskugeln, Perlkugeln, Hornkugeln vereinigt, welche zwar nicht nur bei Hornkrebsen vorkommen, aber doch für sie so charakteristisch sind, dass ihnen diagnostisch die grösste Bedeutung zukommt. Die Hornschichten der grossen zapfenförmigen Krebskörper lassen sich auch makroskopisch als bröckelige weisslichgraue Massen erkennen, die wie Würmchen auf Druck an den Schnittflächen hervorkommen. Dadurch ist die Diagnose der Kankroide schon ohne mikroskopische Untersuchung sehr erleichtert.

Eine dritte Gruppe von Krebsen, ich habe auf sie den Namen Cancer beschränkt, ist dadurch ausgezeichnet, dass die Krebszellen, welche dabei oft recht indifferent beschaffen sind, regellos zu Haufen und Strängen vereinigt sind, welche deutlicher wie bei den beiden anderen Formen, den Kankroiden und Adenomen, in ein bindegewebiges Gerüst (Stroma) eingelagert sind. Während die Kankroide nur selten die besondere Differenzierung ihrer Zellen und die Schichtung dieser verlieren, trifft man häufiger Adenome, deren Zellen ihre drüsige Anordnung und ihre besondere Gestalt verloren haben, also den Cancern ähnlich geworden sind, so dass dann die Bezeichnung Adenocancer gerechtfertigt erscheint.

Weitere Unterscheidungen macht man nach dem Verhalten des Stromas. Ueberwiegt das, dann zugleich meist straff-faserige, Stroma, so hat man einen Skirrhus, treten mehr die Krebszellenhaufen (Krebskörper) in den Vordergrund, so hat man einen weichen Krebs vor sich. Eine schleimige Umwandlung von Krebszellen zeichnet die Gallert- oder Schleimkrebse aus. Um das Stroma gut zur Anschauung zu bekommen, kann man Schnitte auspinseln oder in einem Probierröhrchen mit Wasser ausschütteln. Für die wichtige Frage, ob man ein gutartiges (homöotopes) oder ein bösartiges (heterotopes und destruierendes) Epitheliom vor sich hat, ist es nicht nur notwendig, den gröberen Sitz (z. B. submukös) zu beachten, sondern auch festzustellen, ob Teile des Stromas zwischen die Zellen der Krebskörper eingelagert sind, denn das würde beweisen, dass die betreffenden Gewebselemente (man achte besonders auf elastische Fasern) von den Krebszellen umwachsen wurden (Heterotopie der Krebszellen).

Das Stroma der Karzinome ist auch für die makroskopische Untersuchung wichtig, besonders wenn es sich um die Differentialdiagnose zwischen Krebs und Sarkom handelt: die Sarkome haben meist eine mehr gleichmässig aussehende Schnittfläche (Fischmilch ähnlich), jene lassen die gröberen Balken und Netze des Stromas erkennen, zwischen denen man, wie aus den Poren eines Schwammes die Epithelzellen als Brei oder milchartigen Saft (sog. Krebsmilch, aber nicht nur bei krebsigen, sondern auch bei einfachen, besonders adenomatösen Epitheliomen vorkommend) ausdrücken kann oder, bei Schleimkrebsen, die gallertartigen Schleimmassen liegen sieht. Am schwierigsten sind die ganz weichen Krebse von den weichen Sarkomen zu trennen, nicht nur makroskopisch, sondern selbst mikroskopisch. Die Sarkome haben eine mehr homogene Schnittfläche, an welcher man nichts von einem Unterschied zwischen einem Gerüst und eingelagerten Massen erkennt, an welcher man auch nicht einen Saft wie aus einem Schwamm ausdrücken, sondern höchstens das ganze Gewebe zu einem Brei zerdrücken kann. Mikroskopisch sind die aus kleinen oder grossen Spindelzellen bestehenden Spindelzellensarkome, sowie die, Riesenzellen in gewissen Abständen zerstreut neben Spindel-, Rund- oder Sternzellen und Fasern enthaltenden Riesenzellensarkome unschwer zu erkennen, wenn auch bei den spindelzelligen Geschwülsten dadurch Täuschungen entstehen könnten, dass die Querschnitte der Spindelzellen Rundzellen gleichen. Der Umstand, dass die Spindelzellen in der Regel zu Bündeln vereinigt sind, welche sich nach allen Richtungen hin durchflechten, so dass neben Längs- und Quer- auch allerhand Schrägschnitte vorhanden sind, sowie der weitere, dass Spindelzellenquerschnitte, die nicht gerade durch die Mitte gingen, keine Kerne haben, lässt die Verwechslung leicht vermeiden. Auch die aus kleinen Rundzellen bestehenden Rundzellensarkome machen keine erheblichen Schwierigkeiten, während die, grössere Zellen enthaltenden Rund- und Gemischtzellensarkome, besonders wenn diese eine Art von alveolärer Anordnung zeigen (Alveolarsarkome), oft schwer von Karzinomen zu trennen sind. Den Entscheid muss geben, dass bei den Sarkomen ein bindegewebiges Gerüst mit eingelagerten Zellenhaufen nicht vorhanden ist, sondern dass die Sarkomzellen dicht zusammen liegen oder durch ein netzförmiges Gerüst, ähnlich dem des lymphatischen Gewebes, umschlossen werden. Auch dies ist freilich nicht für alle Fälle durchschlagend, denn bei den von Blut- oder Lymphgefäss-Endothelien bzw. von Perithelien ausgehenden Geschwülsten (Endotheliomen, Peritheliomen) kann ein durchaus alveolärer Bau vorhanden sein, und doch gehören diese Geschwülste genetisch zu den Sarkomen (Sarcoma endotheliale, peritheliale). Da kann eben nur die Feststellung der Entwicklung, soweit sie überhaupt an älteren Neubildungen möglich ist, Aufschluss geben, und diese ist am ehesten an den Randstellen zu machen. Gerade für die Geschwülste gilt deshalb besonders die allgemeine Regel, die Präparate in erster Linie von den Randpartien der Geschwülste zu nehmen. Für die Frage der Entstehung der Primärgeschwülste können die Befunde am Rande einer schon gross gewordenen Geschwulst natürlich keinen Aufschluss geben, wohl aber für das weitere Wachstum, wobei vor allem bei Krebsen darauf zu achten ist, ob zwischen Krebsknoten und anstossendem Muttergewebe (z. B. Epidermis, Schleimhaut) eine scharfe Grenze ist (unizentrisches Wachstum) oder ob man Anhalt dafür findet, dass am Rande des Primärknotens immer neue krebsige Umwandlung des Mutterbodens statt hat (appositionelles Wachstum), oder ob endlich in mehr oder weniger grosser Entfernung vom Hauptknoten und durch normales

Muttergewebe von ihm getrennt selbständige neue Geschwulstknoten vorhanden sind, welche beim Grösserwerden mit dem ersten sich vereinigen würden (multizentrisches Wachstum). Hierbei muss man besonders darauf achten (Serienschnitte), ob nicht etwa von dem Hauptknoten subkutane oder submuköse Ausläufer von unten her gegen die Oberfläche und in die Epithelschicht, in die Schleimhaut hineingewachsen sind.

Weiche Geschwülste mit pigmentierten Zellen (melanotische Geschwülste) können sowohl Sarkome (Melanosarkome) wie Karzinome (Melanokarzinome) sein, sie zeigen aber oft so viele Eigentümlichkeiten, dass man ihnen als Chromatophoromen oder kürzer Melanomen eine besondere Stellung wird geben müssen.

Die viel gesuchten parasitären Erreger der Geschwulstbildungen überhaupt, der Krebsbildungen im besonderen sind immer noch nicht gefunden, können also auch diagnostisch nicht in Betracht kommen. Tatsächlich findet man besonders in Krebszellen allerhand sonderbare, besonders durch hyaline Degeneration von Kern oder Protoplasma, aber auch durch Eindringen, Degeneration und Zerfall von Wanderzellen, besonders leukozytären, entstandene Einschlüsse, darunter auch helle Bläschen mit einem färbbaren zentralen Korn, sog. Vogelaugen, doch ist ein sicherer Nachweis, dass darunter auch Parasiten sind, noch nicht geliefert, viel weniger der, dass sich der Erreger der Krebswucherung darunter befände.

Der beschäftigte Praktiker wird oft nicht die Zeit finden, wünschenswerte mikroskopisch-diagnostische Untersuchungen vorzunehmen, sondern sich an eines der jetzt so zahlreichen pathologischen Institute um Aufklärung wenden. Nicht empfehlenswert ist in solchen Fällen das Einsenden gefärbter Schnitte, weil es dem Untersucher überlassen bleiben muss, die geeignetsten Färbemethoden selbst zu bestimmen. Wenn die Präparate rasch das Institut erreichen können, soll man sie in frischem Zustande, vor Eintrocknung und Druck geschützt, also in einem festen Gefässe, übersenden; ist Fäulnis zu befürchten, so lege man grössere Präparate, bei denen auch die makroskopische Betrachtung wichtig ist, in die erste Kaiserlingsche, Picksche oder Joressche Lösung (s. S. 8), nur für mikroskopische Untersuchung bestimmte Präparate übersendet man am besten in einer reichlichen Menge 10proz. Formol (also 4 pCt. Formaldehyd). Nur wo dieses nicht zur Verfügung steht, kann ausnahmsweise stärkerer Alkohol benutzt werden. Angaben über Alter und Geschlecht der Kranken, Sitz, Dauer, Verlauf, Aetiologie (soweit bekannt) der Krankheit, etwa angewandte örtliche Behandlung dürfen nicht fehlen, denn man soll dem Pathologen keine Rätsel aufgeben.

II. Besonderer Teil.

A. Aeussere Besichtigung.

Die äussere Besichtigung ist in vielen Fällen für den Gerichtsarzt von der grössten Wichtigkeit, besonders in bezug auf die Feststellung der Zeit des Todes, der Art des Todes usw., während sie bei
nicht gerichtlichen Sektionen in der Regel gegenüber dem Interesse,
welches die inneren Organe darbieten, von geringerer Bedeutung ist.
Da es nicht im Plane dieses Werkes liegt, die bloss gerichtlich wichtigen Fragen ausführlich zu erörtern, so wird in bezug auf die oben
berührten Punkte auf die Lehrbücher der gerichtlichen Medizin verwiesen und hier nur auf diejenigen Punkte Rücksicht genommen, welche
bei den gewöhnlichen Sektionen und auch in der Mehrzahl der gerichtlichen von Wichtigkeit sind.

Die äussere Besichtigung zerfällt in einen allgemeinen Teil, die Beschaffenheit des Körpers im allgemeinen betreffend, und in einen besonderen, welcher sich mit der Beschaffenheit der einzelnen Teile befasst.

1. Aeussere Untersuchung des Körpers im allgemeinen.

a) Allgemeine Körperverhältnisse.

Die allgemeinen Verhältnisse anlangend, sind der Reihe nach
Alter, Geschlecht, Grösse, Körperbau, allgemeiner Ernährungszustand
und allgemeine Beschaffenheit der Haut zu berücksichtigen.

Der Körperbau kann kräftig, schwächlich, zart, missgestaltet usw.
sein, letzteres besonders häufig von Rachitis herrührend. Der allgemeine Ernährungszustand wird nach der Fülle und Rundung der
Formen, nach dem stärkeren oder schwächeren Hervortreten der Muskelbäuche und nach deren Dicke beurteilt. Abmagerung kann auf
zweierlei Weise zustande kommen: 1. durch Abnahme des Fettpolsters
(Atrophia panniculi adiposi), welche sich dadurch kenntlich macht,
dass man überall die Haut in grossen und dünnen Falten erheben kann.
Bewegt man die beiden Finger, welche die Falten heben, hin und her,
so kann man auch durch das Gefühl den grösseren oder geringeren
Mangel des weichen Fettes unter der derben Kutis leicht und gut erkennen. Zu gleicher Zeit treten durch die dünne Hautbedeckung die
Muskelbäuche mit scharfen Konturen deutlich hervor. 2. kann aber
die Atrophie die Muskulatur betreffen (muskuläre Atrophie), in
welchem Falle die Muskeln dünn und schmächtig erscheinen, ihre

Konturen undeutlich sind, manche Vorsprünge, z. B. Biceps, Waden, gänzlich fehlen usw. Natürlich kommen beide Formen sehr häufig nebeneinander vor, wie denn bei manchen auszehrenden Krankheiten in der Tat oft wenig mehr als Haut und Knochen übrig bleibt.

Die aufgehobene Falte vermag auch noch über andere Zustände der Haut Aufschluss zu geben, so über den Spannungsgrad, der im umgekehrten Verhältnis zur Länge der Falte steht, und über die Elastizität. Wenn diese normal beschaffen ist, so muss die Falte, wenn man sie los lässt, alsbald wieder zurückgehen; im anderen Falle bleibt sie stehen, wie das z. B. bei Choleraleichen der Fall ist.

Hierher gehört auch noch die Beachtung der Farbe der Haut im allgemeinen, zu deren Untersuchung etwaige Besudelungen der Leiche mit Blut, Kot, Schmutz und dergleichen durch Abwaschen entfernt werden müssen. Die gewöhnliche Farbe ist ein helles Weissgrau (Leichenblässe), welches vorzugsweise an den von der Kleidung bedeckt getragenen Stellen hervortritt. Diejenigen Teile, welche während des Lebens der Luft und dem Lichte ausgesetzt und dadurch „gebräunt" waren, behalten auch im Tode diese Färbung bei. Das Braun ist besonders bei Individuen aus den untersten Volksschichten oft so intensiv und so weit über Hals und Brust verbreitet, dass man selbst in Versuchung kommen kann, es mit dem Braun des Melasma suprarenale (Bronzehaut) zu verwechseln. Diese dem Morbus Addisonii zukommende Färbung ist aber über den ganzen Körper verbreitet und besonders auch am Bauche vorhanden, der bei der ersten Form nicht beteiligt zu sein pflegt. Die Färbung ist bei Bronzehaut ungleichmässig, nicht selten durch farblose, dann durch Kontrast auffällig weiss aussehende Stellen unterbrochen. Es sei übrigens gleich hier bemerkt, dass die Bronzehaut, selbst wenn sie mit ähnlicher Veränderung der Mundschleimhaut verbunden ist, durchaus nicht mit Sicherheit auf Erkrankung der Nebennieren schliessen lässt, da sie auch ohne diese, ebenso wie umgekehrt, vorkommt. Eine allgemeine hellgelbe (zitronengelbe) Farbe rührt von Gallenfarbstoff her (Ikterus) und ist in der Regel im Gesicht und an der Stirn am deutlichsten zu erkennen (sicherer noch an der Sklera der Augen). Bei lange bestehendem starkem Ikterus kann sie ins Dunkelgelbe und selbst Schwärzliche (Icterus melas) übergehen. Auffällig bleiche (wachsbleiche) Haut deutet auf Anämie bzw. Oligämie, sei es akute (Verblutung), sei es chronische, hin; fahle (erdfahle) Färbung findet man bei manchen Kachektischen (z. B. bei Krebsleiden usw.), schmutzig graue, besonders an den dem Lichte ausgesetzten Stellen, nach anhaltendem Gebrauche von Silbersalzen (Argyrie).

b) Zeichen des Todes und der Verwesung.

Besonders wichtig für die gerichtlichen, aber auch, wegen der Beurteilung mancher Veränderungen der inneren Organe, für alle anderen Fälle, sind die von der Fäulnis abhängigen Färbungen der Haut, welche uns zu der zweiten Gruppe der allgemeinen Betrachtungen, zur Untersuchung der Zeichen des Todes und der etwa schon eingetretenen Verwesung führen. Man hat hierbei zweierlei verschiedene Färbungen zu unterscheiden, einmal die grünliche Verwesungsfarbe, welche durch die Fäulnis der Gewebe entsteht und zuerst an den seitlichen Partien des Bauches, dann an den Zwischenrippenräumen usw. erscheint, also überall da, wo Eingeweide der Oberfläche am nächsten liegen, dann die hell- oder dunkelrote, verwaschen rote, blaurote Färbung, welche zunächst an den tiefliegenden Teilen in getrennten Flecken (Totenflecken) oder über eine grössere Fläche verbreitet vorkommt und von dem Blute herzuleiten ist. Diese Flecken können durch zwei Ursachen entstehen; entweder sie beruhen auf einfacher Senkung des Blutes innerhalb der Gefässe (Hypostase, hypostatische Flecken, Blutsenkungsflecken), oder sie sind durch Diffusion des Blutfarbstoffes aus den Gefässen in das umgebende Gewebe entstanden (Diffusionsflecken, eigentliche Totenflecken, Blutverwesungsflecken). Beide sind, abgesehen von der mehr verwaschenen roten Färbung der letzteren, leicht dadurch zu unterscheiden, dass die hypostatische Rötung durch Druck (Wegdrängen des noch in den Gefässen befindlichen Blutes, am besten durch einen festen Körper, Fingernagel, Messerstiel u. a.) zum Verschwinden gebracht werden kann, die Diffusionsröte nicht. Einen höheren Grad der letzten Form stellen die schmutzig blauroten Streifen dar, welche durch Diffusion des Farbstoffes aus den grösseren Hautvenen entstehen und oft das gesamte Hautvenengeflecht sichtbar machen. Bei der gewöhnlichen Lage der Leichen treten die Totenfärbungen zuerst und am intensivsten am Rücken und Nacken auf; sie erscheinen aber in ganz gleicher Weise auch an der Brust, dem Hals und Gesicht, wenn diese Teile zufällig am tiefsten lagen, und wenn man nicht hieran denkt, könnte in solchem Falle leicht eine Verwechselung mit zyanotischer, krankhafter Färbung begangen werden.

Die Totenflecken, welche niemals Hervorragungen an der Hautoberfläche bedingen, sind auf dem Durchschnitt von Blutextravasaten zu unterscheiden. Bei der Senkungsform tritt innerhalb des ungefärbten Gewebes flüssiges Blut aus den eröffneten Gefässchen; die Verwesungsflecken sind durch die allgemeine, nicht entfernbare Rötung des Gewebes selbst gekennzeichnet, während bei Blutungen, die häufiger kleine Buckel auf der Haut bilden, das geronnene oder auch flüssige Blut im Gewebe liegt und in der Regel wenigstens zum Teil daraus entfernt werden kann. Je mehr flüssiges Blut in einer Leiche vorhanden ist (besonders bei Erstickung, Kohlenoxydgasvergiftung, akuten Infektionskrankheiten usw.), desto reichlicher sind auch die Totenflecken. Diese fehlen an Stellen, wo die Haut zwischen Knochen und fester Unterlage gedrückt war.

Ein zweites wichtiges Todeszeichen ist die Leichenstarre, welche zuerst an den Kiefermuskeln beginnt, allmählich von oben nach unten fortschreitet und in derselben Reihenfolge auch wieder verschwindet. Je kräftiger das Individuum war und von je kürzerer Dauer die Krankheit, desto stärker wird und desto länger dauert die Muskelstarre — am stärksten bei Cholera, wo die stark vorspringenden dicken

Muskelbäuche, die kaum bezwingbare Kontraktion derselben in Verbindung mit der zyanotischen Färbung der Haut schon von weitem die Diagnose ermöglichen. Auch bei Verbrennungen im Feuer können sehr auffällige Stellungen vor allem der Gliedmassen durch Wärmestarre der Muskeln entstehen, gleichgültig, ob die Verbrennung an einem Lebenden oder an einer Leiche eingetreten ist. Am schnellsten verschwindet die Starre bei kachektischen Krankheiten. Sobald die Starre einmal gewaltsam gelöst worden ist, tritt sie nicht wieder ein.

2. Aeussere Untersuchung der einzelnen Körperteile.

Die Untersuchung der einzelnen Teile hat am Kopfe zu beginnen und sich dann auf den Hals, die Brust, den Unterleib, die Rückenfläche, den After, die äusseren Geschlechtsteile und endlich auf die Glieder zu erstrecken. Die Gerichtsärzte haben dabei besonders ihre Aufmerksamkeit auf das etwaige Vorhandensein von fremden Gegenständen in den natürlichen Oeffnungen, auf die Beschaffenheit der Zahnreihen und die Beschaffenheit und Lage der Zunge, sowie endlich auf etwa vorhandene Verletzungen zu richten. Erkennbare Eiterung oder Granulationsbildung bzw. Narbenbildung an Zusammenhangstrennungen, ihr Klaffen und der Befund von geronnenem Blut auf ihnen lassen den Schluss mit mehr oder weniger Sicherheit zu, dass sie vor dem Tode entstanden sind. Die Beweglichkeit der Kopfknochen gegeneinander, die Beweglichkeit der Halswirbelsäule ist besonders bei Neugeborenen zu prüfen.

Was die übrigen Veränderungen angeht, so sind zunächst

a) Grössen- und Gestaltveränderungen zu beachten. Dahin gehört z. B. die Ausdehnung und umgekehrt die Einsenkung des Bauches, dahin die Anschwellungen besonders der Glieder durch Oedem der Haut und des Unterhautgewebes. Dieses kennzeichnet sich äusserlich durch die teigige Konsistenz der Teile und durch das Stehenbleiben der Fingereindrücke. Auf dem Durchschnitte erscheint das Fettgewebe schwappend, ganz mit klarer Flüssigkeit infiltriert, die sich allmählich in der Tiefe des Schnittes immer mehr ansammelt. Bei lange bestehendem Oedem hat das Bindegewebe eine weisse Farbe und ist verdickt. Bemerkenswert ist das Mangeln des in anderen Fällen gerade sehr stark vorhandenen Oedems der äusseren Geschlechtsteile bei der Trichinose, bei welcher die ödematöse Schwellung an die Nähe von quergestreiften Muskeln geknüpft ist. Beim Myxödem sind in erster Linie die Augenlider und die Gesichtshaut, schliesslich aber auch die übrige Haut geschwollen.

Eine unförmige Verdickung gipfelnder Teile, der Nase, Lippen, des Unterkiefers und besonders der Hände und Füsse kennzeichnet die meist bei jugendlichen Individuen vorkommende, von Veränderungen (oft Vergrösserung) der Hypophysis abhängige Akromegalie oder Pachyakrie, bei welcher sowohl Knochen wie Weichteile eine Vergrösserung, besonders Verbreiterung erfahren.

Neben den Grössenverhältnissen der Teile im ganzen hat man auch im besonderen diejenigen der Haut und ihrer einzelnen Teile zu

beachten, also Verdickung bzw. Verdünnung des Epithels oder des
Koriums oder beider zusammen usw., und muss an veränderten Stellen
durch Einschnitte sich von dem gegenseitigen Verhältnis der Teile eine
Anschauung verschaffen.

b) Bei der Betrachtung der Färbung der einzelnen Teile muss
man sich gegenwärtig halten, dass besonders die durch Blut hervorgerufenen Färbungen, soweit es sich um Füllung der Gefässe handelt,
nach dem Tode zum grössten Teil vollständig verschwunden sind; nur
die durch Stauung in dem Venensystem bedingten und meist mit Erweiterung von Gefässen verbundenen sogenannten zyanotischen, bläu-
lichen oder blauroten Färbungen der Nase, Lippen, Fingerspitzen usw.
sind meist auch nach dem Tode noch deutlich sichtbar, während z. B.
die von Scharlach oder Erysipel herrührenden Rötungen an der Leiche
kaum noch zu erkennen sind. Sehr wichtig sind dann die durch Blut-
ergiessungen erzeugten Veränderungen, welche bald grösser sind (traumatische), bald kleiner, selbst punktförmig (Morb. maculosus Werlhofii,
hämorrhag. akute Exantheme, Endocarditis ulcerosa usw.). Eine verwaschene Rötung der Haut deutet, wenn Totenflecke auszuschliessen
sind, darauf hin, dass schon vor dem Tode Extravasate bestanden,
während die gelblichen oder grünlichgelben Höfe um Extravasate (hä-
matogener partieller Ikterus) auf längeres Bestehen der Blutergüsse
schliessen lassen.

Bräunliche Färbung besonders in zahlreichen über den Rumpf zerstreuten kleinen Herdchen kann durch Ungeziefer (Kleiderläuse) bedingt
sein, ist aber bei umschriebenem Vorkommen gewöhnlich die Folge
örtlicher entzündlicher Prozesse und erscheint deshalb oft an Narben,
z. B. von Unterschenkelgeschwüren, oder sie kommt angeboren in Form
der bekannten Leberflecken, Pigmentmäler usw. vor. Im Gegensatze
zu den Pigmentnarben kommen auch ganz weisse vor, die um so mehr
hervorstechen, je mehr die übrige Haut gefärbt ist (z. B. bei Bronzehaut, bei der übrigens die weissen, narbenähnlichen Stellen keineswegs
immer auch Narben sind). Eine fleckig-weisse Färbung kommt als
erworbener partieller Albinismus besonders an den Geschlechtsteilen
aber auch am übrigen Körper, manchmal symmetrisch, zur Beobachtung
(Vitiligo). Dabei ist dann die Umgebung ganz besonders stark pigmentiert, wie wenn das Pigment aus den hellen Stellen in die Nachbarschaft verschleppt wäre.

3. Aeussere Untersuchung neugeborener Kinder.

Zur Entscheidung der oft wichtigen Frage nach der Reife oder
Entwicklungsstufe neugeborener Kinder ist neben den vorher
angeführten allgemeinen Verhältnissen auf Folgendes zu achten.

Die Länge neugeborener reifer Kinder beträgt im Mittel 50 bis
51 cm, für Knaben im allgemeinen etwas mehr als für Mädchen; für
die letzten 5 Mondsmonate des fötalen Lebens beträgt die in Zentimetern ausgedrückte Grösse im allgemeinen das Fünffache der Monatszahl, so dass man also im gegebenen Falle nur die gefundene Länge

in Zentimetern z. B. 30 mit 5 zu teilen hat, um das Alter (6 Monat) zu bestimmen. Die Länge der Föten in den 5 ersten Monaten entspricht ungefähr der 2. Potenz der Monatszahl. Das Gewicht reifer Knaben ist im Mittel 3600 g, reifer Mädchen 3250 g. Die allgemeine Betrachtung der Haut erstreckt sich besonders auf ihre Spannung (fest und straff, nicht gerunzelt), ihre Farbe (nicht mehr rot, sondern weiss) und ihren Besatz mit Wollhaaren, die beim reifen Fötus nur noch an den Schultern deutlich vorhanden sind. Die Nabelschnur, welche im ganzen 48—56 cm erreicht, entspringt etwas unterhalb der Körpermitte und fällt am 5.—8. Tage nach der Geburt ab.

Am Kopfe ist zuerst die Länge der Haare zu beachten, welche bei reifen Kindern etwa 2—3 cm lang sind, ferner die Grösse der Fontanellen, von denen die vordere, grosse, 2—2,5 cm lang ist (reife Frucht), dann die Grösse der verschiedenen Durchmesser (Kopfumfang 34,5 cm; gerader Durchmesser von der Glabella bis zum Hinterhaupt 11,5 cm; vorderer querer, an dem Ende der Kranznaht 8 cm; hinterer querer, an den Scheitelbeinhöckern 9 cm; langer schräger, vom Kinn bis zum höchsten Punkte des Hinterhauptes 13,5 cm; kurzer schräger, vom vordersten Punkte des Nackens zum entferntesten Punkte der Stirne [ungenau] 9,5 cm). Endlich folgt noch die Betrachtung der Augen, an denen die Pupillarmembran von dem 8. Mondsmonat an fehlt, und die Betastung der Nasen- und Ohrknorpel, welche sich bei reifen Früchten hart anfühlen. An den oberen Extremitäten sind die Nägel der Finger zu untersuchen, welche bei reifen Früchten hart, hornartig sind und die Fingerspitzen etwas überragen; dann sind die Querdurchmesser der Schultern (11—12 cm) sowie die der Hüften (an den Trochant. 9—10 cm) zu bestimmen und endlich die Geschlechtsteile zu untersuchen. Bei Knaben beginnt der Hoden im 7. Monat in den Leistenkanal einzutreten, um weiterhin in den Hodensack hinabzusteigen, bei der rechtzeitigen Geburt befinden sich beide Hoden in dem runzeligen Hodensack. Bei reifen Mädchen sind die grossen Schamlippen in der Regel so lang, dass sie Klitoris und Nymphen bedecken, manchmal jedoch ragen letztere noch etwas hervor. (Ueber die Untersuchung des Epiphysenkerns des Oberschenkels s. bei Extremitätenknochen.)

4. Krankheiten der Haut und des Unterhautgewebes.

Auf eine Diagnostik der Hautkrankheiten im engeren Sinne kann ich mich nicht einlassen, weil dieselbe der Hauptsache nach in das Gebiet der Klinik gehört; ich verweise dafür auf die Spezialliteratur. Hier sollen hauptsächlich jene Veränderungen genauer berücksichtigt werden, welche mit inneren Erkrankungen im Zusammenhang stehen oder doch stehen können, oder welche überhaupt ein allgemeines pathologisch-anatomisches Interesse haben.

a) Allgemeine Veränderungen.

1. Während an der normalen Haut die Abschilferung der ältesten Schichten ganz allmählich und unmerklich vor sich geht, findet man

als Folge sowie als Begleiterscheinung vieler Hauterkrankungen eine in kleineren oder grösseren zusammenhängenden Massen erfolgende Abstossung der Oberhaut. Eine Abschilferung in kleinen Schüppchen (Desquamatio furfuracea) findet man z. B. bei der Psoriasis, ferner bei Pityriasis versicolor, bei welcher die Schüppchen durch ihre bräunliche Färbung ausgezeichnet sind, bei zahlreichen kachektischen Individuen; grössere Schuppen lösen sich nach manchen akuten Exanthemen ab, z. B. nach Masern, eine Ablösung in grossen zusammenhängenden Fetzen (z. B. von ganzen Fingern oder der Hand, Desquamatio membranacea) deutet meist auf vorhergegangenen Scharlach hin. Diese Abblätterung bei sonst normaler Haut darf nicht verwechselt werden mit der kadaverösen Loslösung der Epidermis über entzündeten Stellen der Haut (Erysipel), oder des Unterhautgewebes (Phlegmone), wobei immer unter der entfernten Oberhautschicht eine nässende, meist gerötete oder missfarbig grünlich gefärbte Fläche erscheint. Derselbe Zustand kann unabhängig von Entzündung auch durch die Fäulnis allein bewirkt werden — die übrigen Fäulniserscheinungen schützen dann vor Verwechslung.

Etwas anderes ist die Abhebung eines Teiles der Oberhaut durch eine Flüssigkeit und die Bildung von Blasen. Auch dies kann durch die Fäulnis bewirkt sein; die Blasen enthalten dann in der Regel eine durch diffundierten Blutfarbstoff verwaschen schmutzig-rot gefärbte Flüssigkeit und Gas. Dasselbe findet man bei frischen Leichen an solchen Stellen, wo schon im Leben Fäulnisprozesse bestanden, also z. B. über gangränösen Stellen.

Verschieden davon sind jene blasenartigen in der Regel nur sehr kleinen Abhebungen der Oberhaut, welche nicht als zufällige Begleiterscheinung, sondern als wesentlicher Krankheitsbefund auftreten. Je nach der Beschaffenheit des Inhaltes unterscheidet man die eigentlichen Bläschen (vesiculae), oder, wenn sie grösser sind, Blasen (bullae), mit klarem, wässerigem Inhalt von den Pusteln (pustulae), die mit Eiter gefüllt sind. Die letzten können aus den ersten hervorgehen und man findet dann Bläschen und Pusteln nebeneinander. Abnorme Anhäufung von verhorntem Epithel wird als Hyperkeratosis bezeichnet, während Parakeratosis eine Abweichung von dem regelmässigen Verhornungsprozess bedeutet.

2. Das Verhalten der tieferen Schicht der Haut, der eigentlichen Lederhaut, ist in hohem Grade von demjenigen der Oberhaut abhängig; da, wo diese aus irgend einer Ursache entfernt ist, trocknet die Lederhaut durch Verdunstung zu einer festen, braunen, pergamentartigen Masse ein, entweder, wie Durchschnitte lehren, nur in ihren oberen Partien, oder in ihrer ganzen Dicke. Sie erleidet im übrigen nicht selten durch starke Ausdehnung bzw. Druck, aber auch durch direkte Ernährungsstörungen eine Atrophie; häufiger sind Verdickungen, welche, wenn sie in Form umschriebener, fester, hirsekorn- bis linsengrosser Vorragungen erscheinen, als Knötchen, Papulae bezeichnet werden. Sie können durch Entzündung, Hämorrhagie, Geschwulstbildung usw. erzeugt sein. — Von den Farbenveränderungen der Haut ist schon früher die Rede gewesen.

4*

b) Die besonderen Veränderungen.

1. Die angeborenen **Bildungsstörungen** der Haut bestehen im wesentlichen in mangelhaftem Schluss der einander entgegenwachsenden seitlichen Hautplatten, wodurch eine sogenannte Spaltbildung bewirkt wird. Die gewöhnlichste derartige Abweichung ist die Hasenscharte (Fissura labii sup.), die ein- oder doppelseitig auftreten kann. An der Brust kommt die Fissura thoracis, bei welcher gleichzeitig auch das Brustbein gespalten ist, vor (die Fiss. sterni kann aber auch ohne Hautspalte vorhanden sein); am Bauche die Fissura abdominis, mit der, wenn sie gross ist, ein Vorfall der Baucheingeweide, Eventratio, verbunden ist.

Mit der Spaltbildung der Haut in den unteren Teilen des Bauches ist ein Mangel der vorderen Wand der Harnblase verbunden, so dass die hintere Wand derselben als eine stark gerötete Schleimhaut vorliegt (Ectopia vesicae urin.), an welcher die Oeffnungen der Harnleiter deutlich zu erkennen sind. Es kann sich diese Spaltbildung nach unten auf die Klitoris (Fissura clitoridis) oder auf den Penis (Epispadie) fortsetzen. Diese kommt jedoch auch selbständig in verschieden grosser Ausbildung vor, ebenso wie die Hypospadie, eine Spaltbildung an der unteren bzw. dorsalen Seite des Penis.

Diesen Spaltbildungen stehen die abnormen Verschliessungen von Oeffnungen gegenüber, die Atresien (Atresia ani, urethrae, vaginae, Mikrostomie, Symblepharon), welche teils auf abnorme Verwachsungen, teils auf Entwickelungshemmungen zurückzuführen sind. Andere angeborene Abweichungen, Mangel oder Uebermass der Behaarung, Mangel der Nägel, abnorme Pigmentierung, Muttermäler aller Art, genügt es zu nennen. An dem Panniculus adiposus kommen angeborene Hypertrophien (Polysarcia congenita) vor.

2. Die **Kreislaufstörungen** der Haut sind, soweit es sich um Abweichungen in der Blutfüllung handelt, nach dem Tode meistens nicht mehr zu erkennen, nur die schweren Formen der Oligämie (beim Verblutungstod) und starke zyanotische Hyperämie einzelner Teile sind noch erkennbar. Die umschriebenen Hyperämien, wie sie als Roseolen beim Abdominaltyphus vorkommen, sind deshalb an der Leiche nicht mehr sichtbar, aber auch die kleinen Blutungen (Petechien), wie sie vor allen Dingen beim Fleckfieber (Petechialfieber) vorkommen, sind undeutlicher geworden, während Ekchymosen, grössere umgrenzte Blutergüsse, Sugillationen, flache, nicht scharf umschriebene Blutinfiltrationen, und Ekchymome, grössere, eine Hervorragung, Beule bedingende Blutungen noch erkannt werden können. Die letzten sind meist traumatischer Natur und viel weniger bedeutungsvoll als die kleineren, welche vorzugsweise bei akuten Exanthemen, Morbus maculosus Werlhofii, Purpura, Skorbut, Leukämie, perniziöser Anämie usw. vorkommen. Besonders merkwürdig ist jene kleinste Form, welche, mit ähnlichen Blutergüssen in der Konjunktiva und Mundschleimhaut verbunden, bei Endocarditis ulcerosa infolge von Embolie der Hautarterien neben kleinen Abszesschen vorkommt. Bei der mikroskopischen Untersuchung (nach Härtung an senkrechten Schnitten, Färbung mit Eosin-Hämatoxylin, Pikrokarmin, Panchrom) lässt sich auch bei den anderen Herdchen eine in der Regel an die Gefässe sich anschliessende, bald mehr diffuse, bald mehr umschriebene, manchmal, besonders bei Fleck-fieber, knötchenartige Anhäufung von Zellen, sowie degenerative Ver-änderungen (zuerst an Endothelzellen) nachweisen, deren Art und Sitz in verschiedenen Krankheiten Verschiedenheiten darbietet.

Ueber das Oedem der Haut und des Unterhautgewebes ist schon das Wesentliche vorher bei der allgemeinen Körperbesichtigung an-gegeben worden. Zur Untersuchung ödematöser Hautstücke ist die Kochmethode zu empfehlen. Als Myxödem wird eine in Verbindung mit nervösen und anämischen Erscheinungen auftretende ödematöse Schwellung, insbesondere der Haut des Gesichts, aber auch anderer Körperteile bezeichnet, bei welcher nicht seröse Flüssigkeit, sondern, wie man annahm, eine halbflüssige schleimige Masse in die Binde-gewebsmaschen infiltriert erscheint; Mucin lässt sich aber in nennens-werter Menge nicht nachweisen, vielmehr dürfte es sich um eine Ver-änderung der kollagenen Fasern handeln. Dabei ist die Haut trocken, runzelig, abschilfernd; die Hautdrüsensekretion fehlt. Diese Verände-rung steht in Abhängigkeit von Erkrankungen der Schilddrüse (Funktions-störungen derselben durch Atrophie oder Kropf).

3. Die **Entzündungen** der Haut sind

a) solche, welche in kleinen Herden meist in grosser Zahl auf-treten und wesentlich den Papillarkörper nebst der Oberhaut betreffen. Es gehören hierher vorzugsweise die die Dermatologen hauptsächlich beschäftigenden Erkrankungen, wegen deren auf die Spezialliteratur verwiesen wird. Die squamösen, mit Abschuppung von Epidermis einhergehenden Entzündungen werden durch die Psoriasis vertreten; zu den eigentlichen Bläschenausschlägen gehören die Miliaria (Sudamina, Schweissfriesel), kleinste, ganz durchsichtige, Tautröpfchen ähnliche, oder weissliche oder rötliche Bläschen in grosser Zahl, in deren Umgebung jede Spur von entzündlicher Veränderung fehlt; ferner die Herpesbläschen (Herpes facialis, labialis, progenitalis, Zoster), welche gleichfalls klare Flüssigkeit enthalten, aber auf leicht entzündeter Grundlage stehen und durch Platzen Borken- und Ge-schwürsbildung bewirken können, endlich das Eczema vesiculosum (die Anfangserscheinung der Ekzeme), welches durch helle Bläschen dargestellt wird, die auf einem stark entzündeten, besonders durch kollaterales Oedem geschwollenen Boden sitzen. In späteren Stadien können sie eitrig sein oder Krusten und Borken bilden. Hierher ge-hört ferner der Pemphigus mit grossen Bläschen, die serösen oder serös-eitrigen Inhalt haben können, in dem sich viele eosinophile Zellen befinden. Als P. neonatorum findet er sich schon bei neugeborenen Kindern und abgestorbenen Früchten, besonders an der Hohlhand und Fusssohle und erweckt immer den Verdacht von Syphilis; die Bläschen platzen leicht und man findet dann nur grosse, rundliche, abgelöste Epidermismassen, unter denen eine nässende, dunkelrote oder blaurote Fläche erscheint.

Die Pockenausschläge beherbergen ebenfalls zuerst klaren, wässerigen, später freilich eitrigen Inhalt, zeichnen sich aber von allen vorher besprochenen Bläschen und Pusteln durch eine zentral gelegene Delle aus. Die Pockenpustel liegt zwischen Schleim- und Hornschicht der Epidermis und hat einen fächerigen Bau; die Scheidewände der Fächer werden durch abgestorbene Epithelzellen gebildet. In die Pockenausschläge kann ebensowohl wie in andere, z. B. in die Pemphigusblasen Blut gelangen: hämorrhagische Pocken, bei welchen aber meist der Ausschlag einen mehr papulösen Charakter behält und wenig charakteristisch ist. Als Parasiten der Pocken sind protozoenartige Gebilde beschrieben worden, welche besonders innerhalb von Epithelzellen am Rande der Pusteln vorkommen (darunter auch sogenannte Vogelaugen, s. S. 44). Sowohl im Blaseninhalt wie in Gefässen des Papillarkörpers finden sich nicht selten Kokken, die aber einen Nebenbefund darstellen.

Von reinen pustulösen Entzündungen (ohne bläschenförmiges Vorstadium) sind, wenn wir von den bei den Drüsen und Haaren zu erwähnenden Aknepusteln und Furunkeln absehen, nur wenige zu nennen. Da sind die Impetigopusteln und jene kleinen embolischen Abszesschen, welche oben schon bei den Hämorrhagien erwähnt wurden. Sie finden sich über den ganzen Körper zerstreut und sind mit den Blutungen oft in der Weise verbunden, dass um ein kleines gelbes Zentrum ein blutiger Hof sich zeigt. Sie kommen hauptsächlich bei der bösartigen Form der ulzerösen Endokarditis vor, bei welcher die embolischen Massen grosse Haufen von Mikrokokken enthalten. Dementsprechend kann man denn auch leicht auf Querschnitten der frischen oder in absolutem Alkohol rasch schnittfähig gemachten Haut inmitten einer jeden Hämorrhagie, eines jeden Abszesschens ein mit Mikrokokken ausgefülltes Gefäss nachweisen.

Die papulösen Entzündungen sind die letzte Form dieser Gruppe und umfassen den Lichen (Fig. 4), Prurigo und das papulöse Syphilid mit entzündlicher Wucherung im Papillarkörper.

b) Durch ihre Verbreitung über grössere Strecken hin und zugleich durch ihren tieferen Sitz unterscheiden sich das Erysipel (Entzündung der Kutis) und die demselben nahestehende Phlegmone (Entzündung des subkutanen Gewebes) von den seither betrachteten, in Form kleiner Herde auftretenden Entzündungen. Die für das Erysipel im Leben bezeichnende Röte verschwindet im Tode oft fast gänzlich, und man ist dann für die Erkennung nur auf die diffuse Schwellung der Haut und des Unterhautgewebes, sowie auf ihre Infiltration mit einer trüben, zellenreichen Flüssigkeit angewiesen.

Auf mikroskopischen Durchschnitten zeigt sich neben serösen und fibrinösen Exsudatmassen auch eine zellige Infiltration, besonders längs der Gefässe, in späteren Stadien sind die Zellen fettig zerfallen; in den Saftspalten und den Lymphgefässen, besonders am Rande des erkrankten Hautabschnittes, auch nach der Tiefe zu, also in den obersten Schichten des Pannikulus, finden sich Streptokokken (Str. erysipelatis, wahrscheinlich mit dem Str. pyogenes identisch) ebenso wie in dem Inhalt von Blasen, die häufig auf der erysipelatös erkrankten Haut aufschiessen.

Da schon beim einfachen Erysipel das subkutane Gewebe stets durch Schwellung und Infiltration mit jungen Zellen beteiligt ist, so ist es leicht verständlich, dass sich durch Zunahme dieser Veränderungen eine eiterige Entzündung dieses Gewebes einstellen kann, welche man als Phlegmone bezeichnet; man findet dann neben der Rötung und ﹐Infiltration der eigentlichen Kutis das subkutane Gewebe angeschwollen, seine Maschenräume mit einer trüben, gelblichen, eiterähnlichen oder rein eiterigen Flüssigkeit erfüllt: Erysipelas phlegmonosum.

Fig. 4.

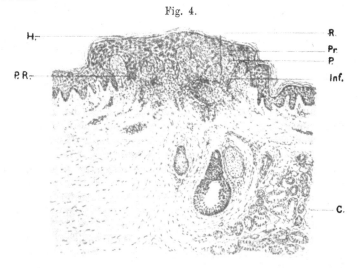

Lichen. Polygonale Papel. Nach Unna, Ergänzungsb. (engl. Ausgabe) zu Orth, Pathol. Anat.
Inf. kleinzellige Infiltration des Papillarkörpers; R verdünnte und über das Infiltrat ausgestreckte Epithellage; PR vergrösserte interpapilläre Epitheleinsenkung; H Hornschicht der Epidermis; Pr Stachelzellen der Epidermis, in horizontaler Richtung vergrössert; P durch Infiltrat rundlich verdickte Papille; C Knäueldrüse, erweitert, Epithelien teilweise geschwollen.

Es kann diese Phlegmone aber auch selbständig vorkommen und dann ist sie sehr häufig traumatischer Natur. Sie hat eine grosse Neigung, sich flächenhaft auszubreiten und zu einer Vereiterung des Gewebes zu führen. Besteht sie längere Zeit, so kann die gesamte Haut auf grosse Strecken hin von der Fascie abgelöst werden, und man findet dann also eine grosse Höhle, an deren Wandungen noch mehr oder weniger grosse Fetzen des vereiterten und oft in grosser Ausdehnung nekrotischen subkutanen Gewebes hängen. Nach Durchbruch der Fascie können auch die tieferliegenden Teile, besonders das intermuskuläre Bindegewebe, in Entzündung versetzt werden. Es tritt diese Veränderung besonders gern dann ein, wenn die Entzündung nicht eine rein eiterige, sondern eine jauchige ist: Phlegmone maligna, ichorosa, gangraenosa. Es können dabei sekundäre Ernährungsstörungen an der Haut entstehen, sie kann absterben. Die maligne

Phlegmone ist häufig die Folge von mit Hämorrhagien verbundenen Quetschungen, und es hat daher der Inhalt der Höhle oft ein missfarbiges bräunliches Aussehen. Die Wandungen sind häufig noch mit frischen Hämorrhagien bedeckt und haben ebenfalls eine schmutzige, grünlich schieferige Färbung. Bei anderen Arten der Phlegmone treten noch andere Erscheinungen auf, so die rasche Bildung von Gasblasen (emphysematöse, Gas-Phlegmone) oder ein sehr ausgedehntes und starkes Oedem mit Zurücktreten der Eiterung (akut purulentes Oedem). Es gibt auch Gasentwicklung ohne Eiterung, aber mit Nekrose, Gasbrand.

Die Ursachen der Verschiedenheiten liegen in der Verschiedenheit der die Krankheit erzeugenden Bakterien: bei der gewöhnlichen Form finden sich Eiterkokken, Staphylokokken, oft in Verbindung mit Streptokokken, bei den fauligen Formen können Proteusarten, Colibazillen gefunden werden, bei den reinen Gas-Phlegmonen und dem Gasbrand sind anaërobe Bazillen, beim malignen Oedem ist der ebenfalls anaërobe Bacillus oedematis maligni gefunden worden. Es ist noch nicht entschieden, inwieweit die genannten Krankheitserscheinungen zu trennen oder zu vereinigen, inwieweit die gefundenen Gasbazillen zu einer einzigen Gruppe mit Unterformen zusammenzufassen sind. Zum histologischen Nachweis der Bakterien benutzt man Deckglaspräparate von dem ausfliessenden oder ausgedrückten Exsudat und Schnitte (gut Einbetten!), an welchen man die nekrotischen Stellen an der mangelnden Kernfärbung erkennt.

Wegen der auch nach brandiger Phlegmone bei der Heilung entstehenden entzündlichen Bindegewebsneubildung (Granulations- und Narbenbildung) vergl. 6. Rückgängige Veränderungen.

Als eine Art umschriebener Phlegmone kann auch der durch Milzbrandbazillen erzeugte Anthraxkarbunkel, Pustula maligna, angesehen werden. Es sind das bis einige Zentimeter breite Beulen der Haut von meist roter Farbe, deren Umgebung häufig geschwollen und gerötet, auch manchmal mit Bläschen, welche gelblichen oder roten Inhalt haben, besetzt ist. An der Oberfläche der Beule entstehen ebenfalls oft Bläschen; durch deren Platzen oder durch einfache Abstossung der Oberhaut bildet sich eine nässende Oberfläche, auf welcher die Absonderung zu Borken sich eindickt. Auf dem Durchschnitt zeigt sich eine von ödematöser Zone umgebene eiterige Infiltration besonders der tieferen Hautschichten mit Hämorrhagien, welche auch in dem von reichlicher Flüssigkeit durchtränkten Papillarkörper zahlreich vorhanden sind. Sowohl in der auslaufenden und auszupressenden Flüssigkeit wie an Schnitten sieht man grosse Mengen von Milzbrandbazillen, an den Schnitten besonders unter der abgehobenen Oberhaut und in dem mehr serös-hämorrhagischen Exsudat des Papillarkörpers. Die Milzbrandbazillen sind ausgezeichnet durch ihre Grösse, ihre scharf abgeschnittenen Enden, die manchmal sogar konkav gestaltet sind, so dass zwischen zwei aneinander stossenden Bazillen ein bikonvexer heller Hohlraum erscheint. Sie können nach Gram gefärbt werden (Gewebe mit Pikrokarmin).

4. Von **infektiösen Granulomen** kommen an der Haut syphilitische skrofulös-tuberkulöse und lupöse, lepröse, malleöse, sowie noch eine Anzahl seltener Formen vor.

a) Die Syphilis kann an der Haut neben gewissen mehr entzünd-lichen Prozessen (Psoriasis, Pemphigus, Rupia usw.) auch geschwulstartige Bildungen bewirken. Die Geschwülste werden Gummata oder

Fig. 5.

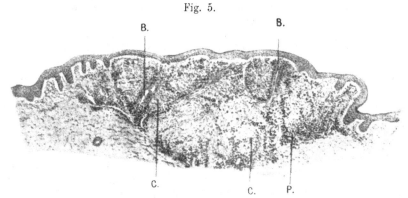

Syphilitische Papel. Nach Unna, Ergänzungsb. (engl. Ausgabe) zu Orth. Pathol. Anat.
B Blutgefässe; C blasse Zellen; P Plasmazellen.

Fig. 6.

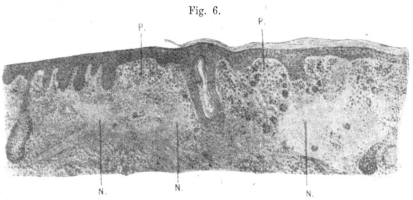

Tuberöses tertiäres Syphilid. Nach Unna. Ergänzungsb. (engl. Ausgabe) zu Orth, Pathol. Anat.
N Nekrotische Herde, von Riesen- und Plasmazellen (P) umgeben.

Gummen (im Singular Gummi oder Gumma, Gummositas) oder Syphi-lome genannt und bestehen aus einem weichen, erst rundzelligen, später hauptsächlich spindelzelligen Gewebe, welches sich vorzugsweise in der Umgebung der Blutgefässe entwickelt. In frischen syphilitischen Haut-wucherungen finden sich besonders viele Plasmazellen, vor allem in der Peripherie (Fig. 5). In den tertiären Neubildungen kommen oft zahl-reiche Riesenzellen vor, welche im allgemeinen dem Langhans-Typus entsprechen (Fig. 6). Die Zellen können fettig degenerieren und nekro-

tisieren, wodurch die Knötchen erweichen und durch Aufbruch nach
aussen in Geschwüre sich umwandeln können. Der Grund dieser Geschwüre wird noch von gummösem, in stetigem Zerfall begriffenem Gewebe gebildet und hat dadurch ein gelbliches, sog. speckiges Aussehen
und fühlt sich sehr derb (induriert) an.

Es wird von Vielen schon das primäre syphilitische Geschwür, der
sog. indurierte Schanker, besser die Initialsklerose, hierher gerechnet, die allerdings ganz die eben geschilderte charakteristische Beschaffenheit zeigt. Eine zweite Form ist das sog. breite Kondylom
(Condyloma latum, Schleimpapel), bei welchem sich eine Wucherung einzelner Papillen findet, über denen die Epidermis verdünnt ist
und nicht verhornt, sondern eine feuchte, schleimhautähnliche Beschaffenheit behält. Endlich eine dritte Form ist der sog. Lupus syphiliticus,
der besonders an den Extremitäten vorkommt. Die Erkrankung hat
mit Lupus im engeren Sinne nichts zu tun und wird deshalb besser
als Knotensyphilid, ulzeröses Syphilid oder ähnlich bezeichnet.
Es finden sich stets mehrfache in der Kutis oder auch tiefer gelegene
hirsekorn- bis erbsengrosse Knötchen, welche im jugendlichen Zustande
derb sind, später (und zwar tritt das gerade an der Haut schneller ein
als an anderen Stellen) erweichen, teils durch fettige Umwandlung, teils
durch Eiterung Geschwüre bilden, die erst rund sind, bald aber durch
Zusammenfluss ausgebuchtet werden, nierenförmige usw. Gestalt annehmen. Die Heilung erfolgt durch Narben, die sich durch starkes
Schrumpfvermögen auszeichnen.

Die mikroskopische Untersuchung dieser Veränderungen wird in gewöhnlicher
Weise an senkrechten Durchschnitten vorgenommen. Man beachte besonders die Beteiligung der Gefässwandungen an den Neubildungen, sowie die gerade in den und
um die syphilitischen Neubildungen zahlreich vorhandenen granulierten Bindegewebszellen (Plasmazellen, S. 27), deren Körnchen sich in polychromem Methylenblau
blau färben, während die ebenfalls reichlich vorhandenen Mastzellen (S. 40) rot
werden. In einfachem Methylenblau werden diese dunkelblau und ihre Körnchen
könnten leicht mit Bakterien verwechselt werden.

Als Syphilisparasiten werden jetzt allgemein die Schaudinn-Hoffmann-
schen Spirochäten anerkannt. Dass die durch enge Windungen und Zartheit
ausgezeichnete Spirochaeta pallida sowohl bei angeborener wie bei erworbener
Syphilis vorkommt, kann durch frische Saftpräparate, in welchen man besonders bei
Dunkelfeldbeleuchtung die sich bewegenden Spirochäten sieht, durch nach Giemsa
gefärbte Trockenpräparate, durch ebenso gefärbte Schnittpräparate (weniger gut),
durch die Levaditi-Methode (Vorsicht!) sowie nach Burri nachgewiesen werden.

b) Skrofulös-tuberkulöse Erkrankungen der Haut können
primär und sekundär auftreten. Fast unbekannt ist disseminierte Miliartuberkulose, selten auch das Auftreten tuberkulöser Geschwüre mit
zackigen, wie ausgefressenen Rändern mit unebenem Grunde in der
Nähe der Schleimhautöffnungen (am häufigsten noch am After). Häufiger,
und allerdings nicht nur relativ, sind die sog. skrofulösen Erkrankungen,
das Skrofuloderma der Dermatologen. Es bilden sich unter der
Haut und in der Kutis selbst weiche Geschwülste, welche leicht vorragen, die Haut wird bläulich violett gefärbt, bricht dann auf, worauf
sich eine eiterige oder eiterig-käsige Masse entleert (kalter Abszess).
Es bleibt ein sinuöses Geschwür mit weichen schlaffen Granulationen,

welche käsig-eiterig zerfallen, übrig. Sekundär schliesst sich diese Veränderung an Gelenktuberkulose, an Lymphdrüsenverkäsung usw. an (Fistelbildung), sie kann aber auch (seltener) primär entstehen.

Wenn auch die Zurechnung eines Prozesses zu den tuberkulösen ausschliesslich von seiner Erregung durch Tuberkelbazillen abhängt, so spielen doch diagnostisch auch die Tuberkel eine grosse Rolle, vor allem dann, wenn die Zahl der nachweisbaren Bazillen eine so geringe ist, dass vielleicht erst nach langem Suchen an zahlreichen Schnitten ein einziger gefunden wird, wie es gerade bei Hauttuberkulosen sehr häufig der Fall ist.

Tuberkel sind in der Regel kapillarlose, wenn auch gern an Gefässen sitzende Knötchen, welche seltener nur aus lymphoiden Zellen (lymphoide Tuberkel), meistens aus grösseren mit länglichen bläschenförmigen Kernen versehenen sog. epithelioiden Zellen zusammengesetzt sind (Epithelioid-Tuberkel). Zwischen diesen liegt häufig eine oder eine Anzahl Riesenzellen von sog. Langhansschem Typus, d. h. grosse Protoplasmahaufen mit vielen Kernen, welche schalenartig um ein kernfreies Zentrum gelagert sind. Am Rande pflegt ein mehr oder weniger breiter Ring von rundkernigen, kleineren lymphoiden Zellen vorhanden zu sein. An gefärbten Präparaten pflegen deshalb die zentralen Abschnitte der Tuberkel heller auszusehen als das Granulationsgewebe, in welches sie eingelagert sind, da einerseits die Kerne der epithelioiden Zellen chromatinarm sind, andererseits die ungefärbten grossen Zelleiber die gefärbten Kerne voneinander trennen. Ein faseriges Gerüst, in frischen Tuberkeln gelegentlich auch etwas Fibrin durchsetzt das ganze Knötchen; tritt dies fädige Netzwerk deutlicher hervor (die Riesenzellen pflegen dann auch deutliche feine Fortsätze zu zeigen), so spricht man von retikulierten Tuberkeln. Im Zentrum der Tuberkel pflegt sich bald Verkäsung einzustellen, d. h. ein rückgängiger Vorgang, bei dem das Gewebe abstirbt unter Eintrocknung und Schwund der Kernfärbbarkeit. Verfettung fehlt bei dem Vorgang nicht, spielt aber eine geringere Rolle als bei der Gummibildung. Makroskopisch sehen frische Tuberkel grau aus, zentral verkäste gelb mit grauem Rand, je ausgedehnter die Nekrose, umsomehr tritt die gelbweisse käseähnliche Farbe hervor.

Zum mikroskopischen Nachweis von Tuberkeln sind feine Schnitte nach Härtung nötig; Kochsche Bazillen können nach den früher angegebenen Methoden gesucht werden; sollte der Befund negativ sein, so müssen, wenn völlige Sicherheit für die Diagnose Tuberkulose gewonnen werden soll, Meerschweinchen mit den Gewebsmassen geimpft werden.

Zu den tuberkulösen Erkrankungen gehört auch der Lupus. Er erscheint makroskopisch unter sehr verschiedenem Bilde. Bezeichnend ist die Entwickelung mehrfacher hirsekorn- bis erbsengrosser blauroter, über die Oberfläche vorspringender Knötchen in der Lederhaut (Lupus tuberculosus, nodosus); ein früheres Stadium, bei welchem die Knötchen noch nicht hervortreten, sondern wo nur braunrote stecknadelknopf- bis linsengrosse Flecken vorhanden sind, ist der L. maculosus; sind die Knötchen zusammengeflossen und ist eine ausgedehntere, über die Haut hervorragende Neubildung vorhanden, so spricht man von L. tumidus, hypertrophicus, während als L. papillosus oder verrucosus jene Wucherung bezeichnet wird, bei welcher nicht rundliche, sondern durch starke Beteiligung der Papillen warzige, papillöse Massen sich bilden; ist die die Wucherungen überziehende Haut mit Oberhautschüppchen bedeckt, dann ist es L. exfoliativus und endlich, wenn die Knötchen aufgebrochen sind und zu Geschwürsbildung geführt haben, so ist es L. exulcerans. Treten die Knoten zerstreut auf, so spricht man von L. disseminatus, dagegen von L. serpiginosus, wenn sie sich von einem Punkte aus allmählich nach der Peripherie hin verbreiten.

Häufiger als die frischen wird man an der Leiche die älteren schon mit starken Narbenbildungen verbundenen Formen finden. Da der gewöhnliche Lupus mit Vorliebe seinen Sitz im Gesicht hat, so trifft man hier auch die ärgsten Entstellungen. Alle hervorragenden Teile (Nasenspitze, Lippen, Augenlider) sind verschwunden, die Haut des Gesichts ganz glatt, glänzend, wie angespannt, die Nasenlöcher liegen in der Fläche des Gesichts, der Mund ist in eine von narbigen Rändern umgebene, mehr oder weniger rundliche Oeffnung verwandelt, die Augäpfel sind von den narbig geschrumpften Augenlidern nicht mehr bedeckt und zeigen Geschwüre oder sind schon zerstört. In bezug auf die Missstaltung der Nase ist besonders bemerkenswert, dass der Lupus die vorderen Teile (die weichen und knorpeligen Abschnitte) zuerst zerstört, während die syphilitischen Zerstörungen von den Knochen ausgehen und daher ein Einsinken des Nasenrückens bewirken (Sattelnase).

Fig. 7.

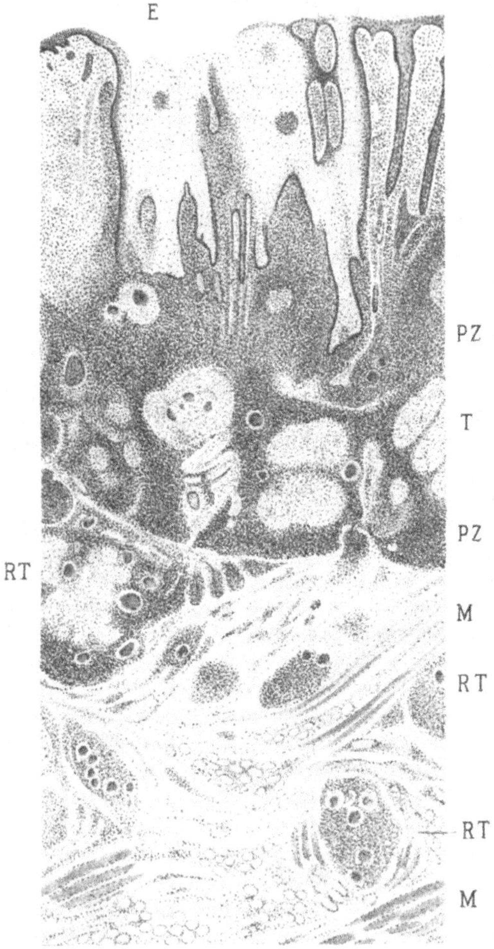

Lupus der Gesichtshaut. Schw. Vergr.
E verdickte Epidermis; T Epithelioidzellentuberkel; ET solche mit Riesenzellen; PZ Plasmazellen; M Muskeln.
Den Tuberkeln zwischen den Muskeln fehlt die Umrahmung mit Plasmazellen.

Die mikroskopische Untersuchung an Schnittpräparaten zeigt eine gefässhaltige, besonders an die grösseren Kutisgefässe sich anschliessende Wucherung des Korium, welche sich aber auch nach oben in die Papillen sowie nach unten in das Unterhautgewebe erstreckt. Es handelt sich um typisches tuberkulöses Granulationsgewebe mit Tuberkeln, welche meist zahlreiche Riesenzellen, sonst epithelioide Zellen enthalten (Fig. 7). Gerade in diesen Knötchen finden sich, wenngleich meist spärlich, Tuberkelbazillen, so dass, da auch durch Ueberimpfen lupöser Massen auf geeignete Tiere Tuberkulose erzeugt werden kann, an der Zusammengehörigkeit des Lupus und der Tuberkulose nicht gezweifelt werden darf. Dafür spricht auch das Auftreten käsig-tuberkulöser Veränderungen an den regionären Lymphdrüsen sowie die Entstehung lupusartiger Veränderungen an der Haut über periartikulären tuberkulösen Herden. Immerhin stellt aber der Lupus sowohl klinisch wie anatomisch eine besondere, man möchte fast sagen Abortivform der Tuberkulose dar. Sowohl innerhalb wie in der Umgebung der lupösen Neubildung finden sich zahlreiche Mastzellen, die jüngsten Abschnitte der Neubildung sind fast ganz von Plasmazellen gebildet (s. S. 27). Die epithelialen Gebilde der Haut sind oft in den lupös erkrankten Hautpartien in starker Wucherung begriffen, ja es kann sich eine echte krebsige Neubildung entwickeln, doch handelt es sich dabei stets nur um sekundäre Veränderungen. In einem grossen Prozentsatz der Fälle findet man Bazillen vom Typus bovinus.

Eine besondere Form umschriebener chronischer Hauttuberkulose stellt der an Händen oder Vorderarmen vorkommende Leichentuberkel dar, eine warzige, oft zerklüftete und mit dicken Hornmassen bedeckte, lividrote Hautwucherung mit allen Eigenschaften des tuberkulösen Granulationsgewebes. Sie finden sich nicht nur bei Menschen, welche mit Menschenleichen zu tun haben, sondern auch bei Schlächtern usw., bei denen hauptsächlich der Rinderbazillus als Erreger in Betracht kommt. Lupus erythematodes s. S. 84.

c) Die Lepra, welche in Mitteleuropa nur sporadisch vorkommt, wird durch meist viel grössere, haselnuss- bis walnussgrosse, besonders im Gesicht und an den Extremitäten auftretende Knoten und Wülste (Stirn, mit Schwund der Augenbrauen) gekennzeichnet, welche im Korium sitzen, wo sie sich hauptsächlich an die Gefässe anschliessen, aber auch weit in das Unterhautgewebe hineinragen können. Die Knoten wachsen sehr langsam und erhalten sich sehr lange in unverändertem Zustande; alte zeigen aber fettigen Zerfall, wodurch eine Verkleinerung derselben herbeigeführt werden kann. Geschwürsbildungen pflegen erst nach längerem Bestehen aufzutreten und sind auf äussere Einwirkungen zurückzuführen.

Die Knoten, welche im Fettgewebe noch deutlich die in Lepragewebe umgewandelten Fettträubchen erkennen lassen, bestehen aus einem zellenreichen Granulationsgewebe, das epithelioide, teilweise auch Riesenzellen enthält. In den grossen Zellen insbesondere, weniger frei im Gewebe finden sich in jüngeren Knoten $1/2-3/4$ des Durchmessers eines roten Blutkörperchens erreichende Bazillen in grosser Menge, welche sich sowohl mit einfach wässerigen Anilinfarbenlösungen (mit Ausnahme der braunen) als auch nach Art der Tuberkelbazillen färben. In den älteren Knoten, besonders in den oberflächlichen Hautschichten kommen solche Zellen vor, welche keine deutlichen Bazillen, sondern nur körnige Massen enthalten und mit Mastzellen verwechselt werden können. Zur Untersuchung ist besonders Karbolfuchsin mit nachfolgender Säurebehandlung geeignet; nach Köbner sind Schnitte von im ganzen getrockneten Knoten zur Aufsuchung der Bazillen ganz besonders zu empfehlen; Unna trocknet die Schnitte wie früher (S. 39) angegeben wurde.

d) Bei der Rotzinfektion (Maliasmus) bilden sich ebenfalls Knötchen in der Haut, welche aber nach Unna wesentlich einer nekrotischen Veränderung der Haut entsprechen. Durch ihren Zerfall entstehen Geschwüre mit speckigem Grunde, welche durch Zusammenfluss eine zackige, buchtige Gestalt erhalten können. Es gibt eine akute (Rotz) und eine chronische Form (Wurm), welche beide die erwähnte Knötchenbildung zeigen. Bei der akuten entstehen neben den Knötchen auch phlegmonöse und karbunkulöse Veränderungen.

Auch bei dieser Erkrankung finden sich schlanke Bazillen, welche man am besten an mit konzentrierter polychromer Methylenblaulösung

gefärbten und dann mit Glyzerinäther behandelten Präparaten sieht
(Bazillen rötlich, Kerne blau).

Von selteneren hierhergehörigen Erkrankungen sei das Rhinosklerom erwähnt, eine erst knötchenförmige, dann diffuse Verdickung
der Schleimhaut und Haut der Nase und später auch der Oberlippe
durch eine langsam sich entwickelnde Neubildung, die in den oberen
Schichten mehr zellig, in den tieferen derbfaserig ist.

Auch hier sind Bakterien (Länge das $1\frac{1}{2}$ fache der Dicke) gefunden worden
(v. Frisch), welche hauptsächlich in grossen, hellen, wie gebläht aussehenden,
hyaline Kugeln einschliessenden kernlosen Zellen liegen, die vorzugsweise in den
oberen Schichten in grosser Menge vorkommen können. Die Bazillen besitzen eine
Kapsel und färben sich gut nach der Gramschen Methode, wodurch sie sich von
den Friedländerschen Pneumoniebazillen, mit denen sie sonst grosse Aehnlichkeit
haben, unterscheiden.

An und für sich darf man auch die Aktinomykose hierher
rechnen, wenn sie auch beim Menschen überhaupt und an der Haut im
besonderen weniger unter dem Bilde eines Granuloms als unter dem
einer chronischen Eiterung auftritt. Häufig ist die Haut nur sekundär
von inneren Organen aus in Mitleidenschaft gezogen, doch gibt es auch
primäre, wohl von infizierten kleinen Wunden ausgegangene Hautaktino-
mykosen. Bei den seltenen multiplen aktinomykotischen Herden wird
man an Metastasenbildung denken müssen.

Die Diagnose stellt man aus den strohgelben Körnchen, welche in dem Eiter
schwimmen und welche man am besten an Ausstrichen auf dunkler Unterlage sieht.
Die Körnchen bestehen aus feinen von einem Zentrum radienförmig ausstrahlenden
Fädchen (Strahlenpilz), welche am Rande des Körnchens zum Teil fettigglänzende
kolbige Verdickungen zeigen. Die Aktinomyceskörper färben sich gut nach Gram;
bei Kombination von Gram- und Saffranin-Färbung erscheinen die Kolben rot, die
Fäden blau.

Ob auch die Mykosis fungoides hierher gerechnet werden darf,
steht noch dahin, da die Aetiologie noch nicht sicher gestellt ist. Es
handelt sich um einzelne oder mehrfache halbkugelige oder pilzartige
die Umgebung überragende Neubildungen mit trockener oder geschwüriger Oberfläche, in ihrem histologischen Bau Sarkomen nicht unähnlich.

5. Unter den **progressiven Ernährungsstörungen** der Haut und
des Unterhautgewebes sind zunächst

a) die Hypertrophien dieser Teile zu nennen, welche bald mehr
die Epidermis, bald mehr die bindegewebigen Abschnitte betreffen. Die
meisten derselben haben keine Wichtigkeit und bieten keinerlei diagnostische Schwierigkeiten dar, so dass es genügt, sie nur kurz zu erwähnen. Es sind das die Schwiele (Callositas, Tyloma), das
Hühnerauge, Clavus, reine umschriebene Verdickungen der Oberhaut, letztere allerdings mit einer Atrophie des Papillarkörpers verbunden. Sie gehören ebenso wie die manchmal spiralig gewundenen,
aus zusammengedrängten Hornschuppen bestehenden Hauthörner
(Cornua cutanea) zu den Keratomen der Dermatologen. Die Papillen unter den Hauthörnern sind aber vergrössert, ja ich habe eine
tuberkulöse Grundlage gesehen. Die Ichthyosis, meist über grössere
Strecken verbreitet, besteht in einer vermehrten Epithelbildung und

hornartigen Verdichtung der Zellen, so dass die Haut in eine Art Hornpanzer verwandelt wird, welcher durch Brüche in einzelne Platten und Schilder zerfallen kann (I. nitida). Häufig ist gleichzeitig eine Hypertrophie der Papillen vorhanden, wodurch dann die Oberfläche höckerig, stachelig gestaltet wird (I. hystrix). Die Erkrankung beruht auf angeborener Anlage, kann aber auch schon intrauterin in vollster Ausbildung entstehen (Ichthyosis congenita). Es macht den Eindruck, als wäre die hornige Haut dieser Föten zu eng geworden und darum vielfach geplatzt; alle Falten und Vorsprünge (Augenlider, Lippen) sind verstrichen. Die Erkrankung steht vielleicht mit Nervenveränderungen (Neuritis) in Zusammenhang, gegebenen Falles darf man deshalb nicht unterlassen, die Hautnerven genau auch mikroskopisch zu untersuchen. Der Ichthyosis congenita ist nach v. Recklinghausen eine ebenfalls

Fig. 8.

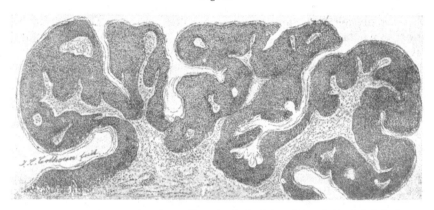

Condyloma acuminatum. Nach Unna, Ergänzungsb. (engl. Ausgabe) zu Orth, Pathol. Anat.
Zarte verzweigte Bindegewebspapillen sind von dickem Epithel überzogen.

mit Hypertrophie der Papillen verbundene, deutlich mit Erkrankung der Nerven einhergehende, begrenzte Erkrankung der Haut nahezustellen, welche als neuropathisches Hautpapillom bezeichnet wird. Die Oberhaut zeigt nur geringere Verdickung und ist zerklüftet.

Ferner gehören hierher die gewöhnlichen harten Warzen, Epithelwucherungen, welche freilich immer auch mit einer Vergrösserung der Hautpapillen einhergehen, und endlich die spitzen Kondylome (Fig. 8) mit ausgesprochener Beteiligung des Papillarkörpers an der Wucherung in der Weise, dass die Papillen sehr lang und spitz werden, sich auch baumförmig verästeln. Da die Epithelwucherung nicht so gross ist, um alle diese Papillarauswüchse ganz zu verdecken, so stehen an der Oberfläche der besonders an den Mündungen schleimhäutiger Kanäle sitzenden und oft grosse Ausdehnung erreichenden Wucherungen einzelne Spitzchen hervor (daher spitzes Kondylom, Papillom).

Mehr der Kutis und dem subkutanen Gewebe angehörig ist die die sog. Elephantiasis Arabum bedingende Krankheit. Sie hat ihren

Hauptsitz an den Unterschenkeln und Füssen, sowie an den Geschlechtsteilen. In ausgeprägten Fällen erscheint Unterschenkel und Fuss beträchtlich verdickt, der Winkel zwischen beiden mehr oder weniger ausgeglichen, die Hautoberfläche bald glatt, bald mit breiteren Buckeln oder spitzigen Warzen (Epithelverdickung) besetzt; sehr häufig nässt die Oberfläche, besonders wo sich, wie häufig, flache mit speckigem Grunde versehene Geschwüre gebildet haben. Die ausfliessende Flüssigkeit hat häufig eine weisslich-milchige Farbe. Manchmal findet man, besonders an den Geschlechtsteilen, an der Oberfläche kleinere oder grössere Hervorragungen, aus welchen diese Flüssigkeit, oft in enormer Menge, hervorquillt. Auf dem Durchschnitte sieht man Hohlräume, welche sich leicht als erweiterte Lymphräume erkennen lassen (Pachydermia lymphangiectatica). Macht man an den verdickten Teilen Einschnitte, so gelangt man in ein derbes, festes, fibröses, weissliches Gewebe, welches an Stelle der Kutis sitzt und auch den grössten Teil des Unterhautgewebes einnimmt, ja sich von hier aus in die Zwischenmuskelräume hinein erstreckt und bis zum Knochen vordringt. Es handelt sich nicht um eine Geschwulstbildung (diffuse Fibrombildung nach Virchow), sondern um eine Hypertrophie, die ausser Epithel und Bindegewebe auch das Knochengewebe betreffen kann. Ihre Hauptursache ist Lymphstauung; in dem saftreichen Gewebe entstehen gern sekundär erysipelatöse und phlegmonöse Entzündungen, doch wird vielfach angenommen, dass oft wiederholte Erysipele und besonders Lymphgefässentzündungen ebenso wie allerhand chronische Krankheiten schliesslich elephantiastische Veränderungen erzeugen könnten.

An mikroskopischen Präparaten erscheinen die Papillen oft sehr vergrössert, besonders an den Stellen mit warziger Oberfläche, und die Gefässschlingen viel reichlicher als normal; besonders um die Gefässe herum sieht man herdförmige Zellanhäufungen, sonst besteht das Gewebe aus dicht verflochtenen, derben, fibrösen, sich in den verschiedensten Richtungen durchkreuzenden Bindegewebsfasern. Die zwischen diesen Massen eingeschlossenen Gewebe, Fett, Muskeln, Nerven gehen allmählich zugrunde, nur am Skrotum findet man manchmal sehr zahlreiche glatte Muskelfasern.

Hierher gehört auch die sehr seltene Sklerodermie Erwachsener, bei welcher fibröse Verdickungen in der Haut erscheinen, die in vorgerückteren Stadien Atrophie der Haut, verbunden mit Schrumpfung, bedingen. Die Haut erscheint dann glatt und glänzend, meist pigmentiert, sie ist straff gespannt (gleichsam zu kurz für ihre Unterlage geworden) und es sind dadurch mannigfache Verbiegungen und Verkrümmungen der Gelenke bedingt. Als Sclerema neonatorum wird eine Veränderung der Haut neugeborener Kinder bezeichnet, bei welcher diese verdickt, glatt und gespannt erscheint. Da keine mikroskopischen Veränderungen sich finden, so wird angenommen, dass es sich um eine Erstarrung des einen höheren Schmelzpunkt besitzenden Fettes der Neugeborenen infolge Absinkens der Temperatur vor dem Tode handele. Auch Wasserverlust (z. B. durch Diarrhöen) scheint zur Entstehung dieses Fettsklerems beizutragen, welches vom 2. Lebensmonat an seltener wird, nach dem 6. Monat nicht mehr vorkommt.

Gleichfalls fast ganz der Kutis gehören die weichen Warzen an, welche, wenn sie angeboren sind, als Muttermäler, Naevi materni, bezeichnet werden. Sie bilden sanfter oder steiler ansteigende Vorsprünge an der Hautoberfläche, welche auf dem Durchschnitt ein weiches, graues, von dem weisslichen Hautgewebe sich deutlich absetzendes Gewebe erkennen lassen, verschieden weit in die Kutis, manchmal bis in das Unterhautgewebe hineinreichen und von einer nur wenig oder nicht verdickten Epithellage bedeckt werden. Sehr häufig sind diese Warzen pigmentiert; das bräunliche oder schwärzliche Pigment sitzt zum kleineren Teil in den unteren Epithelzellen, zum grösseren in dem zellenreichen, die Geschwülste bildenden Bindegewebe und zwar sowohl frei, als auch in Zellen eingeschlossen. Es sind diese Bildungen besonders interessant, weil bösartige Geschwülste aus ihnen (also aus embryonaler Anlage) hervorgehen können. Unna hat gezeigt, dass die Zellenhaufen, welche man in den meisten Warzen findet, und die lange Zeit als Endothelabkömmlinge angesehen wurden, epithelialer Natur sind. Die aus ihnen etwa hervorgehenden, meist melanotischen, bösartigen Geschwülste gehören also zu den Krebsen (Naevuskarzinome). Diese Ansicht ist jedoch noch nicht allgemein anerkannt, sondern manche Autoren sprechen von Melanosarkomen, am einfachsten ist die Bezeichnung Melanome.

Eine Hypertrophie des subkutanen Fettgewebes, wodurch die Fettleibigkeit (Adipositas, Obesitas, Polysarcie) bedingt wird, kann eine angeborene oder erworbene sein. Die angeborene ist eine allgemeine oder, selten, eine umschriebene (ein partieller Riesenwuchs), die erworbene pflegt eine allgemeine, wenn auch nicht immer gleichmässig verteilte zu sein. Bei ihr spielt chronischer Alkoholismus eine grosse Rolle. Selten ist eine durch Störungen der Hypophysenfunktion bedingte, mit hypoplastischen Erscheinungen an den Genitalien verbundene Fettleibigkeit (Dystrophia adiposo-genitalis, Adipositas hypogenitalis), welche sowohl für sich allein als auch in Verbindung mit Akromegalie (S. 48) vorkommt.

b) Von den eigentlichen an der Haut vorkommenden **Geschwülsten** (Blastomen) sollen zunächst

1. die **Bindesubstanzgeschwülste** (Desmome) aufgeführt werden.

α) Fibrome entwickeln sich an der Haut aus der Kutis oder dem subkutanen Gewebe, in manchen Fällen in mehrfacher Anzahl, und sind bald hart und fest (Fibroma durum), bald weicher (Fibroma molluscum). Die ersten zeigen sich aus derben festen Bindegewebszügen zusammengesetzt und enthalten nur an einzelnen, besonders den jüngsten Stellen Spindel- und Rundzellen; in den letzten sind die Bindegewebsfasern nicht so festgefügt, sondern bilden ein weitmaschiges Netzwerk, in dessen Räumen sich feinere Netze ausspannen, zwischen welchen eine grosse Menge gelblicher, eiweissreicher Flüssigkeit enthalten ist. Ein vollständig gallertiges Aussehen können sie durch Oedem erhalten, welches besonders gern bei solchen entsteht, die gestielt sind. Von Myxomen unterscheiden sich diese ödematösen Fibrome leicht bei Anwendung von Mucinfärbungen. Die oft angeborenen mehrfachen, nicht selten plexiformen Fibrome der Haut sind Geschwülste der Hautnerven. Sie deshalb Neurofibrome zu nennen, ist unrichtig. da sie keine neugebildeten Nerven enthalten, es sind Fibromata nervorum. Ob alle weichen Fibrome der Haut (Elephantiasis mollis) einschliesslich der angeborenen (Elephantiasis congenita), bei welcher oft mehr diffuse Verdickungen gleich den Hautlappen der Pachydermen (Pachydermatocele) vorhanden sind, mit den Nerven in Verbindung stehen, ist nicht festgestellt.

Zur mikroskopischen Untersuchung der Nervenfibrome ist neben den gewöhnlichen Methoden insbesondere auch die Anfertigung von Zupfpräparaten wichtig. Es sind dazu die am inneren Umfang der Geschwülste oft vorhandenen kleinen Fortsätze am besten geeignet, weil in ihnen oft Nervenstämmchen, daneben auch Schweissdrüsen, deren Auffindung für die Feststellung des Entwicklungsortes der Geschwulst wichtig ist, gefunden werden. Die Nervenfasern ziehen entweder in Bündeln oder getrennt durch die Geschwulst oder sind zur Seite gedrängt; sie können atrophisch werden. Zu ihrer Feststellung an Schnitten benutze man die Weigert-Palsche Markscheidenfärbung.

Zu den Fibromen muss auch das nach Alibert benannte Keloid (Cheloid) gerechnet werden, eine Geschwulst, welche besonders über dem Sternum in Form ästiger Züge erscheint und aus einem je nach ihrem Entwicklungsalter an Zellen verschieden reichen fibrösen Gewebe besteht, welches sich später in eine Art Narbe verwandelt. Die Neubildung sitzt im Korium und hebt sich an Schnitten mit Färbung der elastischen Fasern durch den Mangel dieser sehr deutlich von der Umgebung ab. Geht eine ähnliche, im Leben durch ihre Schmerzhaftigkeit ausgezeichnete Bildung von einer Narbe aus, so bezeichnet man sie als falsches oder Narbenkeloid; bei ihm ist auch der Papillarkörper verändert.

β) Lipome sind an der Haut häufig und müssen mehr als lokale Hyperplasien des Panniculus adiposus aufgefasst werden. Diese Geschwülste haben einen ausgesprochen lappigen Bau, die einzelnen Läppchen sind sehr gross, oft mit blossem Auge deutlich sichtbar. Die Geschwülste erheben sich mehr oder weniger über den Pannikulus empor; in manchen Fällen sind sie nur durch einen Stiel mit demselben verbunden und hängen dann freibeweglich an der Körperoberfläche (Lipoma pendulum). Zuweilen sitzen sie symmetrisch, besonders am Hals- (Fetthals). Wenn das interstitielle Bindegewebe sehr reichlich und sehr derb, fibrös ist, so hat die ganze Geschwulst eine grössere Konsistenz, man sieht auf Durchschnitten deutlich die weissen Züge des Bindegewebes: Lipoma durum s. fibrosum. Es kann das Gewebe besonders im Zentrum erweichen, das Fett tritt aus den zerstörten Zellen aus und erfüllt als eine ölige oder weiche Masse die durch die Erweichung entstandene Höhle (Oel- bzw. Pomadezysten). Dieser Erweichung geht stets eine Nekrose des Fettgewebes voraus, mikroskopisch an der Nichtfärbbarkeit der Kerne zu erkennen. Verkalkungen sind zuweilen kapselartig um solche nekrotischen Abschnitte, aber auch in diffuser Verbreitung vorhanden. Mit der Lipombildung ist häufig eine Teleangiektasie verbunden (Lipoma teleangiectodes); diese Geschwülste sind angeboren. Beachtenswert ist die Lipombildung, welche an der äusseren Oberfläche von Bruchsäcken sich findet.

Den Lipomen steht eine eigentümliche, besonders an der Haut der Augenlider und der Wangen vorkommende, durch ihre stroh- oder schwefelgelbe Färbung in die Augen fallende Neubildung, das Xanthoma oder Xanthelasma nahe. Es handelt sich hier zwar zunächst nur um eine einfache Neubildung von vielgestaltigen und an Grösse sehr verschiedenen Zellen, die von den Endothelien der Lymphräume ausgehen, aber in derselben lagert sich doppelbrechendes Fett in dichtgedrängten Tropfen ab, wodurch die gelbe Färbung der Flecken (Xanth. planum) oder Knötchen (Xanth. tuberosum) bedingt wird. Durch reiche Zellenbildung können sich die Neubildungen den Sarkomen, durch Bindegewebsbildung den Fibromen nähern.

γ) Myxome kommen rein sowohl bei Kindern (Nabel) wie bei Erwachsenen vor, wenn auch selten. Im letzten Falle stammen sie jedoch oft aus tieferen Teilen und sind nur sekundär in die Haut hineingewachsen. Zuweilen finden sich Mischgeschwülste von Myxom und Lipom (Lipoma myxomatodes oder Myxoma lipomatodes, je nach dem überwiegenden Bestandteile), indem besonders im Zentrum von Lipomen myxomatöse Stellen vorhanden sind. Diese erscheinen wie die reinen Myxome durchscheinend, gallertig, nehmen auf Essigsäurezusatz makroskopisch eine weisse Farbe an.

Mikroskopisch (kleine, mit der Schere entnommene Stückchen werden durch das Deckgläschen oft schon ohne weitere Nachhilfe zu hinreichend dünnen Präparaten ausgebreitet) sieht man eine ganz durchsichtige Grundsubstanz, in der durch Essigsäure eine fädig-körnige, in überschüssiger Essigsäure nicht verschwindende Trübung entsteht (Mucinfällung) und welche durchzogen ist von einem Netzwerk stern- und spindelförmiger, mit ihren Ausläufern anastomosierender Zellen. Pikrokarmin lässt die mucinöse Zwischensubstanz farblos, durch Methylenblau tritt an Schnitten gehärteter Präparate ein dunkelblau gefärbtes Netzwerk mit verschieden dicken Fäden hervor, polychromes Methylenblau und Thionin färben an Alkoholpräparaten das Mucin rot.

δ) Auch Enchondrome entstehen selten in der Haut; sie stammen wohl meistens von den Knochen oder aus der Nähe derselben her. Sie können sehr gross werden und die Haut zum Zerfall bringen, so dass dann das bläulich-weisse Knorpelgewebe blossliegt. Die Enchondrome besitzen wie die Lipome einen lappigen Bau, auch bei ihnen sind die Läppchen von Bindegewebe umgeben.

An den leicht anzufertigenden mikroskopischen Schnitten (Eosin-Doppelfärbung) sieht man das Bild des Hyalinknorpels, welches nur insofern oft, besonders an den Rändern der kleinsten Läppchen eine Veränderung zeigt, als die Zellen eine deutliche strahlige Sternform besitzen (Sternzellenknorpel). Auch ist die Grundsubstanz oft nur spärlich, die Zellen klein und dichtgelagert, wie im embryonalen Knorpel.

Enchondromgewebe ist oft mit Myxom- und Lipomyxomgewebe vereinigt zu Mischgeschwülsten. Osteome, wirkliche Knochengeschwülste der Haut, sind sehr selten; meistens handelt es sich um Verknöcherung anderer Geschwülste (s. Epitheliome).

ε) Sarkome der Haut kommen primär vor und können die Grösse eines Kopfes erreichen, wobei sie dann aber meistens eine groblappige Oberfläche haben. Sie nehmen gerne die Gestalt eines Fungus an,

d. h. sie sitzen mit einem breiteren oder schmäleren Stiele auf und haben überhängende Ränder. Die Mehrzahl gehört zu den härteren spindelzelligen Formen und zwar gerade die oberflächlichen, während die tieferliegenden, aus dem subkutanen Gewebe hervorgehenden, öfter eine rundzellige Zusammensetzung zeigen. Jene erscheinen auf dem Durchschnitt von gleichmässiger oder leicht streifiger Beschaffenheit und grau-weisser oder rötlich-weisser Farbe; es lässt sich in der Regel an der Schnittfläche kein Saft ausdrücken, an Zupfpräparaten kann man mit Leichtigkeit kürzere oder längere Spindelzellen isolieren. An Schnitten sieht man leicht, dass die Zellen zu Bündeln vereinigt sind, welche sich durchflechten, aber doch hauptsächlich in radiärer Richtung zur Haut gestellt sind.

Diese Geschwülste sind zuweilen aus Geschwüren, z. B. Unterschenkelgeschwüren, hervorgegangen, was man daran erkennt, dass in der Umgebung noch die oft bräunlich pigmentierten unregelmässigen breiten Narben von geheilten Geschwüren vorhanden sind. Selten sind pigmentierte reine, z. B. spindelzellige Sarkome der Haut (Melanosarkome), die meisten pigmentierten Primärgeschwülste (Melanome) sind aus weichen Warzen hervorgegangen. Ueber ihre Stellung habe ich mich schon früher (S. 44 und 65) geäussert. Sie enthalten manchmal Erweichungen im Innern, durch welche Höhlen gebildet werden, die eine schwarze, tuscheartige Masse enthalten.

Meines Erachtens handelt es sich bei ihnen nicht um eine direkte hämatogene, sondern um eine metabolische Pigmentbildung, so dass die melanotischen von den durch Hämorrhagie pigmentierten Geschwülsten, welche meistens sehr gefässreich sind (Sarcoma teleangiectaticum haemorrhagicum) getrennt werden müssen. Jene haben eine rauchgraue bis schwarze Färbung, diese eine gelb- und rostbraune; das Pigment in jenen besteht meist aus dunkelbraunen bis schwärzlichen feinen Körnchen, in diesen zeigt es die feinen Körnchen wie die grösseren Klumpen und die lichtgelben bis gelbbraunen Farbentöne des Hämosiderins. Wenn auch bei den Melanosarkomen das Pigment keineswegs gleichmässig in der Geschwulst verteilt ist, so ist doch meistens, besonders mikroskopisch die Färbung viel ausgedehnter und weniger fleckig wie bei den anderen. Die Melanome kommen nicht selten auch in mehrfacher Anzahl als sekundäre Geschwülste an der Haut vor und gerade dann ist die Verschiedenheit der Färbung oft sehr auffällig.

2. Zu den **epithelialen Geschwülsten** (Epitheliomen) der Haut werden von manchen schon die vorher unter den Hypertrophien erwähnten harten Warzen, spitzen Kondylome, gezählt. In der Dermatologie besteht für sie die Bezeichnung Akanthome, da es sich wesentlich um eine Wucherung der Stachelschicht der Epidermis handle. Es wird dazu auch das sogen. Molluscum contagiosum, besser Epithelioma molluscum s. contagiosum gerechnet, eine mit Neubildung von bis erbsengrossen Knoten einhergehende Erkrankung der Haut. Die Knötchen haben in ihrer Mitte meistens eine Oeffnung, aus welcher sich eine schmierige Masse ausdrücken lässt.

Auf Schnitten sieht man breite Epithelzapfen, welche durch Bindegewebssepta getrennt werden, im ganzen in radiärer Anordnung um die Oeffnung herum sitzen, so dass das Gebilde einer Drüse ähnlich sieht. Im Zentrum der Zapfen und nach der Oeffnung zu finden sich eigentümlich glänzende, homogene, rundlich ovale Körper (Molluskumkörper), welche aus Epithelzellen hervorgehen, von manchen aber als Parasiten (Gregarinen, Coccidien) angesehen werden. Sie lassen sich besonders mit

Säurefuchsin different färben (Schnitte 10—15 Min. in 1 proz. Säurefuchsin, Nachfärbung in starker Hämalaunlösung). Neben ihnen fehlen auch Kokken (Staphylokokken) nicht. Die Neubildung hat trotz ihrer Drüsenähnlichkeit auf den Durchschnitten mit den Talgdrüsen nichts zu tun, sondern geht aus den interpapillaren
Epithelzapfen der Epidermis hervor.

Ebenso seltene Geschwülste wie das Epithelioma contagiosum sind
die Adenome der Hautdrüsen, welche sowohl an den Schweissdrüsen, A. sudoriparum, wie an den Talgdrüsen, A. sebaceum, vorkommen. Vergrösserungen der letzten finden sich zuweilen bei Lupus,
jedoch nur als nebensächlicher Befund.

Bei weitem die wichtigsten epithelialen Hautgeschwülste sind die
krebsigen Neubildungen, die Karzinome; primäre Hautkrebse
sind, von den Naevokarzinomen sowie den seltenen Talg- und Schweiss-
drüsenkarzinomen abgesehen, Kankroide (s. S. 41). Sie haben ihren
Lieblingssitz an den Uebergangsstellen der Haut in Schleimhäute, sowie
im Gesicht und an der behaarten Kopfhaut und kommen in zwei
Formen vor. Die eine Form, welche am häufigsten ist und besonders
im Gesicht erscheint, ist die infiltrierte, bei welcher die Neubildung
in der Haut sitzt und nur einen geringen Vorsprung an der Oberfläche
macht; die zweite Form ist die warzige oder papilläre, welche
kleinere oder grössere über die Haut hervorragende zottige Geschwülste
zuwege bringt.

Von der infiltrierten Form kann man wieder zwei Unterabteilungen unterscheiden, je nachdem die Krebsmasse nur oberflächlich
sitzt (flaches Kankroid) oder in die Tiefe greift (tiefes Kankroid).

Das flache Kankroid führt schnell zu oberflächlichen Geschwüren, welche an einer Stelle durch Narbenbildung verheilen können
(vernarbendes Kankroid), während an einer anderen die Geschwulstbildung unaufhaltsam weiterschreitet (Ulcus rodens). Wegen des
schnellen Zerfalls der neugebildeten Geschwulstmassen ist diese Form
oft sehr schwer als Kankroid zu erkennen, da nur an dem Rande der
Geschwüre, welcher meist etwas verdickt und hart erscheint, Geschwulstmasse zu finden ist. Trotzdem kann durch diese Form, welche vorzugsweise im Gesicht vorkommt, eine grosse Zerstörung desselben bewirkt
werden. Gerade unter diesen Krebsen kommen solche vor, bei welchen
wesentlich die basalen Zellen der Epidermis gewuchert sind (Basal-
zellenkrebse), bei denen also die Verhornung ausbleibt, doch kann man
auch bei solchen gelegentlich stellenweise wenigstens die Anfänge der
Verhornung sehen.

Der gewöhnliche und charakteristische Hautkrebs ist derjenige,
welcher in die Tiefe der Haut, des subkutanen Gewebes und noch
weiter vordringt (tiefes Kankroid), der in frischem Stadium als ein
hartes Knötchen erscheint (tuberöses Kankroid), später als ein buchtiges,
unregelmässiges Geschwür, mit wallartig aufgeworfenen derben Rändern
und derbem infiltriertem Grunde. Auf dem Durchschnitte sieht man
schon mit blossem Auge jene weisslichen Zapfen von der Oberfläche
in die Tiefe dringen, welche schon im allgemeinen Teil erwähnt wurden.
Aehnlich wie diese Zellzapfen hat auch die ganze Schnittfläche etwas

Trockenes und es hängt offenbar von der Verhornung die oft äusserst derbe Beschaffenheit des Gewebes ab.

Das Kankroid schreitet ununterbrochen weiter sowohl in die Fläche als in die Tiefe und es leistet ihm nichts dauernden Widerstand, selbst nicht die Knochen, welche durch den Krebs so weit zerstört werden können, dass sog. spontane Frakturen entstehen (Unterkiefer, Tibia).

Auf senkrechten mikroskopischen Durchschnitten vom Rande der Geschwulst kann man verschiedene Bilder erhalten: entweder besteht eine scharfe Grenze zwischen normal aussehender Epidermis und dem Krebs, in dessen Bereich die interpapillären Epidermiszapfen, aber auch die Wurzelscheiden der Haarbälge zapfenförmig in die Tiefe sich fortsetzen, — oder man sieht, wie an Fig. 9, einen allmählichen Uebergang zwischen normaler Haut und Krebs, indem die Epidermis immer

Fig. 9.

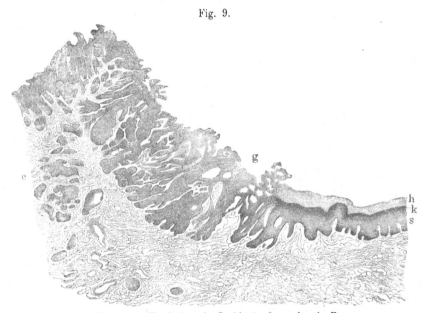

Vom Rande eines Hornkrebses der Penishaut. Ganz schwache Vergr.
Rechts normale Haut: h Hornschicht, k Keratohyalinschicht, s Stachelzellenschicht; links Krebs (c), bei g oberflächliche Ulceration. Sämtliche dunklen Partien bei c sind Krebskörper.

grössere zapfenförmige Fortsätze in die Tiefe zeigt, welche zunächst noch scharf abgegrenzt sind, erst weiterhin mit den in der Tiefe der Kutis vorhandenen Krebskörpern zusammenhängen. Man wird hierbei an ein appositionelles Wachstum des Krebses denken müssen. Das Bindegewebe um die Krebszapfen herum zeigt mehr oder weniger starke zellige Infiltration; es wird wie andere in den Bereich der wachsenden Krebszellen gelangende Gewebe zerstört; gerade bei den Hautkrebsen kann man noch Einschlüsse von elastischen, kollagenen Fasern, Muskeln, Drüsen, event. Knochen in den Krebskörpern finden. Die Menge des Bindegewebes im Krebse ist sehr wechselnd. Zur Färbung eignet sich besonders Pikrokarmin und van Gieson-Farbe, da die Karzinomzellen, besonders die hornigen, gelblich gefärbt werden. Sehr schöne Bilder erhält man, wenn man eine Färbung mit Anilinölwasser-Gentiana und Entfärbung mit salzsaurem Alkohol vorausgehen lässt. Es sind dann die Körnchen der im Stroma überaus zahlreich vorhandenen Mastzellen blau, desgleichen die etwa im Schnitt liegenden Haarschäfte.

Um das so häufige Wachstum der Kankroide im Verlaufe der Lymphgefässe zu sehen, deren Höhlung unter Erweiterung mit Krebszellen erfüllt wird, macht man Schnitte parallel der Hautoberfläche vom Rande eines Krebsgeschwürs. Es treten dann aus Krebszellen bestehende Netze hervor, deren Balken sehr verschieden dick sein und nur aus unverhornten oder auch im Zentrum aus verhornten und selbst kugelig geschichteten Zellen bestehen können.

Die zweite Hauptform der Kankroide, das papilläre Kankroid (Fig. 10), ist dadurch ausgezeichnet, dass die Wucherung der Epithelzellen, welche ganz in derselben Weise vor sich geht, wie eben beschrieben wurde, mit einer Wucherung der Papillen der Haut verbunden ist. Indem diese Papillen sich baumförmig verästeln, können grosse Geschwülste entstehen, die an der Oberfläche nicht gleichmässig erscheinen, sondern die einzelnen Papillen erkennen lassen, so dass ein dem Blumenkohl ähnliches Bild entsteht (Blumenkohlgewächs). Diese äussere Erscheinung ist jedoch für das Kankroid nicht charakteristisch, da auch einfache Hypertrophien der Haut (Kondylome, Warzen) eine ähnliche Beschaffenheit darbieten können. Es kommt daher immer darauf an, nachzuweisen, dass das zwischen den Papillen sitzende Epithel auch wirklich zapfenartig in die Tiefe, in die eigentliche Lederhaut oder schon in das subkutane Gewebe vorgedrungen ist. Es kann darüber natürlich nur die mikroskopische Untersuchung völlige Sicherheit geben, bei der aus leicht begreiflichen Gründen die Schnitte senkrecht in der Richtung der Papillen gemacht werden müssen. Die Papillen sind in der Regel sehr dünn und lang und enthalten ausser Gefässen nur spärliches faseriges Bindegewebe. Der Lieblingssitz

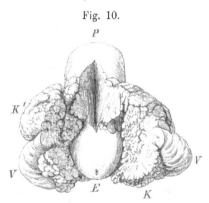

Fig. 10.

Papillärer Krebs des Praeputiums. $^2/_3$ nat. Grösse. Praeputium an der oberen Seite aufgeschnitten. E unveränderte Eichel mit Harnröhrenöffnung, V der verdickte, aber nicht krebsige Randteil der Vorhaut, K die im Vorhautsack gelegene, K[1] die durch den hinteren Teil des Praeputiums hindurchgewachsene Krebsmasse, P Penis, auf welchen der Krebs übergegriffen hat.

dieser Geschwülste ist an den Geschlechtsteilen. Gerade in solchen habe ich grosse Massen von Keratohyalinkörnchen gefunden. —

In allen Kankroiden können Riesenzellen vorkommen, welche teils in den Krebskörpern liegen und aus Krebszellen hervorgegangen sind, teils am Rande derselben und dann Fremdkörperriesenzellen bindegewebiger Herkunft darstellen, welche in seltenen Fällen in die ganz verhornten Krebskörper und Perlkugeln eingedrungen sind, die Zellen auseinandersprengend und zum Teil auch in sich aufnehmend (Phagozyten). Selten finden sich tiefsitzende, aber an der Hautoberfläche vorragende Epitheliome, welche in grosser Ausdehnung nekrotisch und verkalkt sind (verkalkte Epitheliome). Auch an ihrer Peripherie pflegen Fremdkörperriesenzellen zu sitzen, es kann aber auch Knochenbildung gefunden werden.

Zuweilen entwickeln sich Kankroide an lupöser Haut, auch wenn noch keine Vernarbung eingetreten ist (Lupuskarzinom).

Sehr interessant sind die multiplen primären warzigen Kankroide, welche schon in frühester Jugend (3—5 Jahre) auf der Grundlage eines Xeroderma pigmentosum besonders im Gesicht vorkommen. Es handelt sich dabei um eine auf angeborener Anlage beruhende Erkrankung, wesentlich der belichteten Körperteile, welche unter fleckiger Pigmentierung schliesslich zu einer glatten Atrophie der Haut führt. Man hat von einer Art Senilitas praecox gesprochen, bei der schon in jungen Jahren die Haut Verhältnisse darbietet wie im Alter — daher auch die auf dieser Haut schliesslich aufschiessenden Krebse.

Sekundäre Hautkrebse können als hirsekorn- bis erbsen- oder selbst wallnussgrosse und grössere Knoten sowohl auf metastatischem Wege (durch die Blutbahn) als auch per contiguitatem als Tochterknoten (accessorische Knoten) entstehen. Erstere sitzen meist im Unterhautgewebe, so dass sich die Haut, wenigstens solange sie noch klein sind, über ihnen verschieben lässt; letztere sitzen im Gegenteil in der Lederhaut selbst und werden deshalb mit dieser verschoben. Man findet sie am häufigsten bei Mammatumoren in der Umgebung der Drüse, wo sie oft in sehr grosser Zahl und in weiter Erstreckung sitzen. Grade hier kann durch Zusammenfluss der Knoten die Haut in grossem Umfange in eine starre, feste krebsige Masse verwandelt werden, an deren Peripherie man die Entstehung dieser Veränderung durch anfänglich isolierte Knotenbildung gut sehen kann (Panzerkrebs). Manchmal geschieht die Verbreitung durch Einwachsen in die Hautvenen. (Elastica-Färbung!)

Die histologischen Formen der sekundären Hautkarzinome richten sich nach der Form der Primärgeschwülste; es kommen harte (skirrhöse), weiche (medulläre) und schleimige (gelatinöse) Karzinome vor. Die letzten, seltenen, sind es besonders, welche von der Mamma aus die Haut in grosser Ausdehnung in Mitleidenschaft ziehen und zur Bildung des Panzerkrebses Veranlassung geben.

Bei einem der seltenen metastatischen Kankroide der Haut, welches bis dicht an die Epidermis vorgedrungen war, habe ich überall eine ganz scharfe Grenze zwischen Oberhaut und Geschwulst gefunden, nirgendwo war normales und pathologisches Epithel miteinander verschmolzen.

In bezug auf die Erkennung der Karzinome wird auf den allgemeinen Teil verwiesen.

3. **Gefässgeschwülste** (Angiome) kommen an der Haut häufig vor. Unter den Blutgefässgeschwülsten (Hämangiomen) sind die Teleangiektasien am häufigsten. Sie ragen meistens nur wenig über die Hautoberfläche hervor, besitzen eine dunkler oder heller rote Färbung (Naevus flammeus), erreichen manchmal eine sehr grosse Ausdehnung in die Breite und sind häufig angeboren (Naevi vasculosi). Mikroskopisch findet man dicht gedrängte Gefässchen, mit auffällig dicker, zellenreicher Wandung, welche leicht mit Drüsengängen verwechselt werden könnten. Sie sitzen gern um Haarbälge, Knäueldrüsen herum, aber auch im Panniculus adiposus, wo man oft Bilder erhält,

die dafür sprechen, dass die Gefässe der Geschwulst aus einer Umbildung der normalen Kapillaren hervorgehen, unter welcher allmählich
das Fett zum Schwund gebracht wird. Viel seltener sind die auf
einer Neubildung grösserer weiter Bluträume beruhenden sogenannten
kavernösen Tumoren, welche meistens vom Panniculus adiposus
ausgehen.

Ebenso selten sind die von den Lymphgefässen ausgehenden Geschwülste (Lymphangiome), welche bald als einfache Erweiterungen
dieser Gefässe, bald als kavernöse oder als zystische Bildungen erscheinen. Die letzten haben ihren Lieblingssitz am Halse (sog. Hy-
gromata colli), wo sie angeboren vorkommen.

Diese lympatischen Zysten könnten mit anderen zystischen Bildungen verwechselt werden, welche im subkutanen (und noch tiefer im
intermuskulären und selbst dem parostalen) Gewebe vorkommen und
wie jene eine helle, wässerige, manchmal freilich auch eine dickliche,
selbst honigartige (Meliceris), sehr eiweissreiche Flüssigkeit enthalten.
Es gehören hierher zunächst die durch Ausdehnung normaler oder
neugebildeter Schleimbeutel entstandenen Hygrome, von welchen eines
der bekanntesten das Hygroma praepatellare ist. Es sind dies Höhlen
im Bindegewebe, ohne scharfe Begrenzung, nicht immer einfach, sondern
mit Ausbuchtungen versehen und von bindegewebigen Scheidewänden
und Balken durchzogen oder mit vorspringenden Leisten besetzt.

Eine andere Form sind die Ganglien oder Ueberbeine, welche
meistens an der Mittelhand und dem Mittelfusse vorkommen und mit
den Sehnenscheiden, Synovialsäcken der Gelenke, Schleimbeuteln zusammenhängen, aus welchen sie durch divertikelartige Ausstülpung
hervorgehen. Durch Eindickung des Sekretes entstehen gerade hier die
sog. Meliceriszysten, Honigzysten. Durch zottenförmige Wucherungen
an den Wandungen und Abschnürung derselben können kleine, meist
flache, Reiskörnern oder Birnkernen ähnliche, grauweisse freie Körper
entstehen, welche man oft in sehr grosser Zahl vorfindet; die Mehrzahl
dieser Corpora oryzoidea besteht aber aus Fibrin, welches von einigen
Untersuchern als Exsudat, von anderen als umgewandeltes Gewebe angesehen wird. Der grösste Teil dieser Bildungen gehört in das Gebiet
der tuberkulösen Erkrankungen.

4. Die **teratoiden Geschwülste** sind an der Haut und dem Unterhautgewebe durch die Dermoidzysten vertreten, das sind in der Regel
walnuss- bis hühnereigrosse Geschwülste mit einem dickeren äusseren
Balg und einem weichen, schmierigen, fettigen, gelblichen Inhalt, welcher
grösstenteils aus Fett, Cholesterin, Epidermiszellen usw. besteht, in dem
sich aber auch Haare finden können. Die Wand zeigt alle Bestandteile
der äusseren Haut: dicke Epidermis mit regelmässiger Schichtung, sehr
gefässreiche Kutis (häufig mit schönen Papillen), Haare und Talgdrüsen,
freilich nicht immer gleichmässig am ganzen Umfange, sondern oft auf
kleinere oder grössere Stellen beschränkt. Es ist also das ganze Haut-
organ hier neugebildet, der Inhalt der Zyste ist nur die angehäufte Absonderung der Talgdrüsen nebst den abgestossenen Oberhautzellen. Die
Absonderung von Talg überwiegt (umgekehrt wie bei den Atheromen) über

die Epithelabschilferung und deshalb kann man grössere Säcke, welche
überwiegend mit Talg oder honigartigem Schmeer gefüllt sind, in der
Regel für Dermoide ansehen. Nur bei jener Form der Dermoide, bei
welcher bloss Papillarkörper und Epidermis gebildet ist (Epidermoide),
ist der Inhalt auch nur aus verhornten Zellen gebildet. Die mikroskopische Untersuchung der Wand an Schnitten wird leicht Auskunft über
ihre Natur geben. An den Dermoiden kann man zuweilen an Stelle des
Epithels ein zahlreiche Riesenzellen enthaltendes Granulationsgewebe
sehen, dessen Entstehung wohl wesentlich auf traumatische Einwirkungen
zurückzuführen ist, da man in demselben, besonders wo Riesenzellen
liegen, Haare antrifft, die von der Höhle aus in die Wand gewachsen sind.

Da Dermoide der Haut schon bei Neugeborenen vorkommen, (z. B.
an der Gegend der grossen Fontanelle), so müssen sie bei der fötalen
Entwicklung angelegt sein.

5. Rückgängige Veränderungen der Haut. Eine Atrophie der
Haut mit Abnahme der Elastizität, Verkleinerung der Papillen, zuweilen
hyaliner Umwandlung der Bindegewebsbündel tritt als senile Erscheinung im regelmässigen Verlauf der Lebensvorgänge auf. An der behaarten Kopfhaut ist die Atrophie mit einem Schwund der Haare verbunden, welcher indessen bekanntermassen schon sehr frühzeitig sich
einstellen kann. Partielle Atrophien können aus verschiedenen Ursachen, Druck von aussen, Druck von innen her, chronischen Entzündungen usw. entstehen.

Bei chronischen Ernährungsstörungen wird das Unterhautfett-
gewebe mehr oder weniger stark atrophisch. Da es sich dabei
wesentlich um Schwund des in den Zellen enthaltenen Fettes handelt,
so tritt das weisslich graue Zwischengewebe mit zunehmender Abmagerung immer deutlicher hervor, die einzelnen Fetträubchen sind
scharf von einander getrennt, ja liegen oft weit auseinander und haben
eine dunklere, gesättigt gelbe Farbe, die von den kleinen Resten der
Fettropfen herrührt, welche selbst unter dem Mikroskop noch deutlich
eine gelbliche Färbung zeigen.

Völliges Absterben, Nekrose der Haut kann aus verschiedenen
Ursachen hervorgehen und in verschiedenen Formen in die Erscheinung
treten. Die gewöhnlichen Formen sind der feuchte Brand (Gangraena humida), meist kurzweg Gangrän genannt, und der trockene
Brand (Mumifikation). Beide kommen häufig nebeneinander vor,
sind also nur verschiedene Unterarten desselben Vorganges, des örtlichen Absterbens. Ob die eine oder die andere Form auftritt, hängt
wesentlich davon ab, ob die abgestorbenen Teile eintrocknen können
oder nicht. Wo die Oberhaut oder doch ihre Hornschicht entfernt ist
und sonst die Verhältnisse günstig sind (grosse Oberfläche, kleine Masse),
entsteht die Mumifikation, eine einfache Eintrocknung der Gewebe, wo
dagegen die abgestorbenen Teile feucht bleiben, entsteht die Gangrän,
welche nichts anderes ist, als eine Zersetzung der abgestorbenen Ge-
webteile unter der Einwirkung von Fäulnisorganismen, welche nur
von gelösten Stoffen ihre Nahrung ziehen können. Gelingt es, solche
Organismen fernzuhalten, so bleibt auch in feuchten abgestorbenen

Körperteilen die Gangrän aus. Dem Eintritt der Gangrän geht nicht selten eine Eiterung voraus, in jedem Falle findet man am Rande der gangränösen Abschnitte eiterig infiltrierte Partien. Wenn die Nekrose zum Stillstand gekommen ist, wird durch die Eiterung in der Umgebung eine allmählich immer vollständigere Abtrennung der toten von den lebendigen Teilen bewirkt (demarkierende, sequestrierende Eiterung), bei der Mumifikation so gut wie bei der Gangrän.

Die mumifizierten Teile sind in eine derbe, schwärzliche oder schwarzbraune Masse verwandelt, die in nicht zu dicken Schichten durchscheinend ist und bräunlich aussieht, die gangränösen dagegen bilden eine weiche schmierige, missfarbig grünliche oder rotbraune Masse, aus der eine trübe, stinkende Flüssigkeit ausläuft, auf welcher zahlreiche Fettaugen schwimmen. Diese Brandjauche nimmt nach Virchow auf Zusatz von Salpetersäure eine rosige Färbung an. Mikroskopisch sieht man in derselben körnige Detritusmassen, viel Fett in flüssigem und kristallinischem Zustande (Fettsäurenadeln), Kristalle von Leucin (kugelförmig), Tyrosin (nadelförmig, in Garbenform angeordnet), phosphorsaurer Ammoniak-Magnesia (Sargdeckelform) und endlich zahllose, zum Teil sich bewegende Spaltpilze von den verschiedensten Formen und Grössen. Verschieden gefärbte Deckglastrockenpräparate sind vorzüglich geeignet, um sowohl die Menge der vorhandenen Organismen, als auch ihre verschiedenen Formen festzustellen. Das gangränöse Gewebe gibt keine Kernfärbung mehr, während in dem mumifizierten die Kerne noch färbbar sind. In diesem sind auch die elastischen Fasern noch färbbar, während diese in den gangränösen Teilen ihre Färbbarkeit verlieren.

Die noch nicht gangränös gewordenen Teile sind durch ein trübes, mattes Aussehen und durch eine nach der Dauer des Zustandes mehr oder weniger starke Imbibition mit Blutfarbstoff ausgezeichnet.

Bei der gangränösen Phlegmone und dem an ausgedehnte Quetschungen von Weichteilen sich anschliessenden traumatischen Brande (siehe auch bei Entzündung, Gasbrand usw. S. 56) entsteht hauptsächlich feuchter Brand, obwohl auch dabei durch die subkutane Eiterung unterminierte Hautstücke wenigstens teilweise mumifizieren können, bei dem Druckbrand (Decubitus), welcher besonders über dem Kreuzbein, aber auch an den Fersen, den Knöcheln, den Trochanteren, über der Crista ilei usw. entsteht, bei dem Frostbrande (Congelatio) und dem Greisenbrande (Gangraena senilis), welche beide vorzugsweise die Zehen, Füsse, vielleicht auch den Unterschenkel, seltener die Finger oder andere Körperspitzen betreffen, desgleichen bei dem embolischen Brande, welcher wiederum hauptsächlich an der unteren Extremität vorkommt, finden sich meistens Mumifikation und Gangrän nebeneinander, bald mehr die eine, bald mehr die andere. Dasselbe gilt für den Brand, welcher auch schon bei jüngeren Menschen im Anschluss an Diabetes entsteht.

Bei dem embolischen Brande steckt der Embolus in der Regel an der Teilungsstelle der Poplitäa und man hat darauf zu achten, dass nach der Peripherie sich frischere Gerinnsel anzuschliessen pflegen, bei

der senilen und diabetischen Gangrän liegt in der Verdickung und
Verkalkung der Arterienwandungen und in der dadurch gegebenen Beeinträchtigung der Lichtung und der Kontraktilität die Hauptursache
für die Nekrose. Nicht selten geht diese von kleinen, peripherischen
Verwundungen aus, welche unter Mitwirkung der durch die Gefässveränderungen gegebenen Prädisposition eine Entzündung erzeugen, die
einen fortschreitenden brandigen Charakter annimmt. In allen Fällen
von solchem sogenannten spontanen Brand müssen die entsprechenden
Gefässe später genau untersucht werden.

Eine besondere Stellung nimmt der an gewissen Orten endemische,
sonst meist nur bei sehr heruntergekommenen Individuen, besonders
Kindern auftretende Wasserkrebs (Noma) ein, welcher vorzugsweise
an den Wangen und anstossenden Teilen vorkommt und diese in eine
schwärzlichbraune, weiche, übelriechende Masse verwandelt, welche meist
scharf umgrenzt ist und in deren Umgebung nur geringe entzündliche
Veränderungen (meistens eine Infiltration mit auffällig grossen Zellen)
zu sehen sind. Sowohl in dem nekrotischen wie am Rande des nicht
nekrotischen Gewebes finden sich Büschel feinster sehr langer Bazillen
(fusiforme Bazillen) und neben ihnen bis in das lebende Gewebe hineinreichend Spirochäten.

Als weissen Brand (Gangraena alba) hat man eine Nekrose
der Haut bezeichnet, welche sich bei starker Ausdehnung derselben,
z. B. über Geschwülsten, bei Oedem (besonders an den Geschlechtsteilen), dann aber auch bei Verbrennungen zuweilen findet und bei
welcher die Kutis in eine weisse, zerreibliche Masse verwandelt ist.
Hier fehlt infolge der vorhergehenden Anämie der Blutfarbstoff. Man
färbe Schnitte mit kernfärbenden Mitteln; an den nekrotischen Teilen
werden die Kerne keinen Farbstoff annehmen, sondern ungefärbt bleiben.

Von allen seither betrachteten Brandformen, welche das Gemeinsame haben, dass sie durch Ernährungsstörungen herbeigeführt werden,
ist der sogen. Hospitalbrand (Gangraena nosocomialis) verschieden, der als eine infektiöse Wundkrankheit erscheint. Die von
ihm ergriffenen Wunden zeigen eine graue, anfänglich oft trockene
später meist schmierige Oberfläche, von der die graue Masse nur zum
Teil entfernt werden kann, da das Gewebe selbst sich in dieselbe umgewandelt hat — früher sogenannte Wunddiphtherie. Es gibt, wenn
auch selten, eine echte Wunddiphtherie, d. h. eine durch Diphtheriebazillen erzeugte Wundkrankheit, allein diese hat mit dem Hospitalbrand
nichts zu tun. Die grauen, bei diesem sich bildenden Massen bestehen
aus nekrotischem Granulationsgewebe, dessen Kerne nicht mehr färbbar
sind (Koagulationsnekrose) und welches eine fibrinoide Umwandlung erlitten hat, aus Exsudatfibrin und zahllosen Organismen, über deren Bedeutung noch weitere Untersuchungen vonnöten sind. Neuerdings ist
er der Noma zugerechnet und auf bestimmte anaërobe Bakterien bezogen worden (Matzenauer).

Die Nekrosen, welche an pathologischen Gebilden der Haut entstehen können, sind bei diesen schon erwähnt worden. Sie sind die
Hauptursache für Geschwürsbildungen an der Haut.

Die Geschwüre der Haut sind entweder flache (einfache) oder Hohlgeschwüre (mit enger Oeffnung), von denen man wieder die sinuösen Geschwüre mit unterminierten Rändern und die Fistelgeschwüre unterscheiden kann, bei welchen das Geschwür nur in einer Richtung sich entwickelt hat, so dass ein engerer oder weiterer geschwüriger Kanal entstanden ist. Am häufigsten findet man diese bei Knochen- und Gelenkkrankheiten, infolge des Durchbruchs der Eitermassen nach aussen (Fig. 11), aber auch bei Erkrankungen seröser Höhlen (ebenfalls nach Durchbruch von Exsudaten) und schleimhäutiger Kanäle, meist durch perforierende Geschwürsbildung; man nennt sie in diesen Fällen perforierende Fisteln. Dienen die Fistelgänge zur Entleerung von Sekreten, so sind es Sekretfisteln (Tränen-, Speichel-, Harnfisteln). Je nach der Beschaffenheit der im Grunde der Geschwüre sitzenden Fleischwärzchen (Granulationen) unterscheidet man atonische Geschwüre mit kleinen, blassen Granulationen und fungöse Geschwüre mit stark gewucherten Granulationen, welche meist tuberkulöse sind; durch schnelle Umwandlung der Granulationen in ein derbes festes Bindegewebe entsteht das indurierte Geschwür, während umgekehrt durch schnell fortschreitenden nekrotischen Zerfall das phagedänische, gangränöse Geschwür ausgezeichnet ist. Bei chronischen sinuösen und fistulösen Geschwüren, wie sie besonders in der Umgebung

Fig. 11.

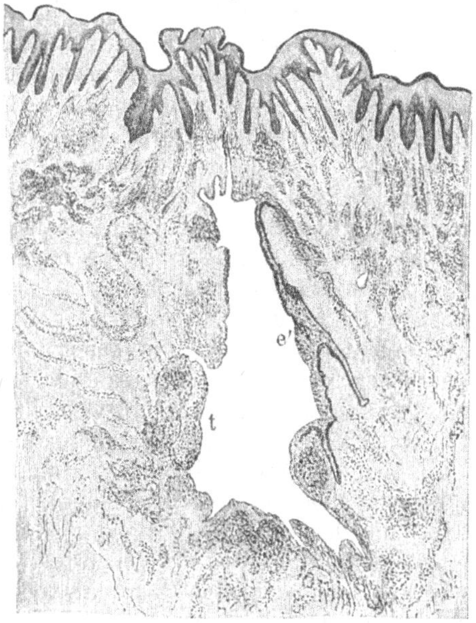

Tuberkulöses fistulöses Hautgeschwür. Schwache Vergr. Die Mündung liegt nicht im Schnitt. e das Oberflächenepithel der Haut, bei e^1 Epithelauskleidung des Fistelganges, bei t Tuberkel.

tuberkulöser Gelenke vorkommen, kann eine wenigstens partielle Ueberhäutung der Geschwürsoberfläche (Fig. 11) und schliesslich sogar eine Krebsbildung zustande kommen.

Da die Mehrzahl der Geschwüre schon vorher erwähnt wurde, so bleiben hier nur noch wenige Formen zu nennen übrig. Das Unterschenkelgeschwür (Ulcus cruris) ist ein ausgesprochen atonisches Geschwür, mit dicken, kallösen Rändern, meist ohne jede Neigung zur Vernarbung, mit chronisch entzündeter verhärteter Umgebung und ebensolchem Grunde. Sehr häufig sieht man neben noch offenen Geschwüren Narben von solchen, welche sich in der Regel durch ihre bräunliche Pigmentierung auszeichnen. Die Geschwüre können eine grosse Flächenausdehnung sowohl in der Längs- wie in der Querrichtung erreichen, so dass selbst der grösste Teil des Unterschenkels von ihnen eingenommen wird. Nach der Tiefe zu wird ihrem Vordringen bald durch die Tibia Halt geboten, welche sehr häufig eine umschriebene ossifizierende Periostitis zeigt, aber auch in den Zerstörungsprozess mit hineingezogen werden kann, so dass eine oberflächliche Nekrose oder selbst eine Osteomyelitis entsteht. An mikroskopischen Schnitten durch den Rand der Geschwüre sieht man nicht selten grössere oder kleinere zapfenförmig in die Tiefe reichende Epithelwucherungen. Das schwielige Gewebe im Grunde der Geschwüre ist sehr reich an Mastzellen.

Im Gegensatz zu den Unterschenkelgeschwüren ist das Schankergeschwür, der früher sog. weiche Schanker, welches besonders an der Haut der Geschlechtsteile und ihrer Umgebung vorkommt, durch seine rasche Entstehung und Vergrösserung ausgezeichnet. Das Geschwür hat einen zackigen, scharf abgeschnittenen oder auch unterminierten Rand mit stark geröteter Umgebung und einen gelben speckigen Grund. Mikroskopisch erscheinen Rand und Grund stark infiltriert mit Zellen, welche teils vergrösserte Gewebszellen, teils Leukozyten sind; die oberste Gewebsschicht ist nekrotisch. Im Gewebe liegen Züge von hintereinander gereihten kurzen Bazillen (Streptobazillen). Zu dem Schanker gesellt sich gerne eine eiterige Entzündung der regionären Lymphknoten (Schankerbubonen), man darf deshalb nicht unterlassen, gegebenen Falles diese Lymphknoten zu untersuchen.

Von anderen Geschwüren seien nur noch erwähnt die varikösen, welche über Venenerweiterungen sich bilden, die gichtischen, welche durch Durchbruch der Tophi nach aussen entstehen, und die skorbutischen, welche sich durch ihren hämorrhagischen Charakter auszeichnen.

Als Ausgänge der Geschwüre finden wir Narben, welche durch ihre Beschaffenheit zuweilen einen Rückschluss auf die Vorgänge gestatten, aus denen sie hervorgegangen sind. So sind z. B. strahlige, wulstige, starke Narben in der Regel Folgen von ausgedehnten Verbrennungen oder Aetzungen; unregelmässig pigmentierte, nierenförmige, glänzende, stellenweise vertiefte bleiben nach syphilitischen Geschwüren zurück. Die unregelmässigen, bald eingezogenen, bald wulstig vorspringenden, oft geröteten Narben an der Seite des Halses deuten auf tuberkulös-skrofulöse Prozesse hin usw. Die länglichen, kleinen, querstreifigen und silberglänzenden, nur in den tieferen Schichten der Haut liegenden und in grosser Zahl besonders am Bauche und an den Oberschenkeln befindlichen Streifen (Striae), die früher sogen. Schwangerschafts-Narben von Schwangeren und Puerperen, sind gar keine Narben, sondern rühren von einem Auseinanderweichen und einer Parallelrichtung der Bindegewebsbündel der Haut infolge starker Ausdehnung her. Die Ausdehnung ist zwar in den meisten Fällen durch Schwangerschaft bedingt, kann aber ebensogut durch starken Aszites, durch Anasarka, durch Fettanhäufung im Pannikulus usw. hervorgebracht sein.

Nicht alle Hautnarben sind Folgen von Geschwürsbildung, da auch einfache Kontinuitätstrennungen, Wunden aller Art unter Narbenbildung heilen.

Der Beginn des Vernarbungsprozesses ist gegeben durch die Entwicklung eines weichen, roten Gewebes, welches, weil es in Form von kleinen Körnchen (Fleischwärzchen) aufzutreten pflegt, als Granulationsgewebe bezeichnet wird. In diesem sieht man an mikroskopischen Schnitten neben jungen Kapillaren (die sich durch Sprossung vermehren) und häufig, besonders in den oberflächlichen Schichten, in ein feines Fibrinnetz eingeschlossen, dicht gedrängt liegende Zellen, unter denen man zunächst zwei morphologisch wie genetisch verschiedene Formen unterscheiden kann: kleine runde, mit intensiv färbbaren, homogenen, mehrfachen oder gekerbten, gelappten Kernen versehene Leukozyten, d. s. ausgewanderte farblose Blutkörperchen, und grössere, oft spindelförmige oder mehrstrahlige, auch oft mehrkernige Zellen mit grossen bläschenförmigen, Kernkörperchen enthaltenden Kernen (Fibroblasten), welche aus der Wucherung der Bindegewebszellen hervorgegangen sind. Dass solche stattfindet, beweisen die Kernteilungsfiguren, welche man nach geeigneter Härtung (Flemming, Formol-Müller) leicht auffinden kann. Für die Auffassung der gelapptkernigen Rundzellen als Leukozyten ist es nicht unwichtig, den Inhalt der Gefässe zu beachten. Besonders in den obersten jüngsten Schichten des Granulationsgewebes wird man die ganzen Lumina der weiten Gefässe mit Leukozyten von demselben Aussehen wie die im Gewebe liegenden kleinen Zellen vollgestopft finden oder doch Stellen bemerken, wo Leukozyten in grösserer Menge der Wand der Gefässe anliegen, so wie es Cohnheim als Vorstadium des Austritts der Leukozyten aus den Gefässen kennen gelehrt hat (Randstellung farbloser Blutkörperchen).

Die sonst noch vorkommenden, z. T. kleineren, z. T. grösseren, mit einfachen runden, gut färbbaren Kernen versehenen Rundzellen, welche häufig als kleine und grosse Lymphozyten bezeichnet werden, sind ihrer Herkunft nach noch nicht genügend bekannt; die grossen sind wahrscheinlich Erzeugnisse des Bindegewebes und Vorstufen der Fibroblasten. Als Quelle aller dieser Zellen werden neuerdings die sog. Adventitialzellen der Blutgefässe angesehen. In wechselnder Menge finden sich auch Plasmazellen sowie Mastzellen, diese besonders in älterem Granulationsgewebe. In diesem treten zwischen den nun grösstenteils spindelförmigen Zellen immer mehr Bindegewebsfasern auf, welche unter Mithilfe jener grosskernigen, deswegen als Fibroblasten bezeichneten Zellen entstehen. Je älter das Gewebe, um so mehr Fasern und um so weniger Zellen und Gefässe enthält es; in der fertigen Narbe finden sich dicht verflochtene derbe Bindegewebsfibrillenbündel mit relativ wenigen und dünnen Zellen und gleichfalls spärlichen Kapillaren. Elastische Fasern treten erst sehr spät auf.

Sehr häufig trifft man in dem Granulationsgewebe der Haut vielkernige Riesenzellen an, meist gruppenweise gelagert, welche nichts anderes sind als Fremdkörper-Riesenzellen, die sich um Teile des Verbandes (Wattefäden, Gazestückchen, Nahtfäden u. a.) gebildet haben. Nicht bei jeder Riesenzelle sieht man den Fremdkörper, hat man aber Reihenschnitte, so kann man sich überzeugen, dass ein Fremdkörper in der Nähe liegt.

6. Schmarotzer der Haut. Es kommen auf und in der Haut sowohl tierische wie pflanzliche Schmarotzer vor. Von den tierischen wird eine kurze Aufzählung genügen. Neben den nur als einfache Blutsauger auftretenden Mücken, Fliegen, Bremsen gibt es eine Fliege (Oestrus hominis), welche gelegentlich ihre Eier in der menschlichen Haut niederlegt, wodurch heftige umschriebene Entzündungen (Dasselbeulen) erzeugt werden. Unter den Läusen (Pediculus capitis, pubis, vestimentorum) sind die beiden ersten dauernde Bewohner der menschlichen Haut, während die letzte Sorte wie der gemeine Floh (Pulex irritans), die Wanze (Cimex lectularius), die Erntemilbe (Leptus autumnalis), die Zecke (Ixodes ricinus) nur der Nahrung wegen den Menschen aufsucht. Die Läuse können infolge des von ihnen erzeugten Juckens zu mehr oder weniger heftigen Ekzemen Veranlassung geben; in diagnostischer Beziehung ist besonders bemerkenswert, dass die Exkoriationen und Pusteln, welche von Kleiderläusen erzeugt werden, unter Bildung charakteristischer Narben heilen, welche eine rundliche Gestalt, eine braun pigmentierte Peripherie und ein lichtgraues Zentrum erkennen lassen. Durch zahlreiche derartige Narben, welche besonders an der Lendengegend und den Schultern, aber auch am ganzen Thorax, den oberen Extremitäten und sonstigen bekleideten Teilen vorkommen, kann die ganze Haut eine bräunliche Pigmentierung (Melasma) erhalten, welche nicht mit dem Melasma der Addisonschen Krankheit verwechselt werden darf. Die grösste Bedeutung haben diese Parasiten dadurch, dass sie Infektionserreger (Anophelesmücke die Malaria, Kleiderläuse das Fleckfieber) übertragen können.

Die Haarsackmilbe (Acarus oder Demodex folliculorum) ist ohne Bedeutung; ihre behauptete Beziehung zu Krebsen der Haut oder der Mamma hat sich nicht erweisen lassen; dagegen erregt die Krätzmilbe (Acarus scabiei), welche sich schräge Gänge bis in die tiefsten Schichten der Epidermis bohrt, in welche die Weibchen auch ihre Eier legen, heftiges Jucken (Toxinwirkung) und unter Mithilfe des dadurch veranlassten Kratzens Ekzeme, Exkoriationen, Pusteln.

Die pflanzlichen Schmarotzer zerfallen in Myzelpilze (Schimmelpilze) und Schizomyzeten (Spaltpilze, Bakterien). Die wichtigsten derjenigen Bakterien, welche in der Tiefe der Haut nisten, wurden schon früher an geeigneten Stellen erwähnt, es ist aber wichtig, zu wissen, dass auch an der Oberfläche der Haut, in der Epidermis stets eine gewisse Anzahl von Bakterien als einfache Saprophyten vorkommt. Nächstdem finden sich ebendaselbst Myzelien bildende Pilze, welche die Erreger von Hautkrankheiten sind.

Zur mikroskopischen Untersuchung aller dieser Mikrophyten empfiehlt Bizzozero folgende Methoden:

Die zu untersuchenden Präparate (Epidermis, Haare) werden zum Zwecke der Entfettung für einige Stunden in absoluten Alkohol gelegt, dann in Aether gebracht. Nach 1 oder 2 Tagen bringt man sie abermals in Alkohol, in welchem man sie beliebig lange aufheben kann.

1. Auf den Objektträger bringt man einen Tropfen Essigsäure, mit der gleichen Menge Wasser verdünnt, oder einen Tropfen 10proz. Aetzkalilauge. In den Tropfen trägt man einige entfettete Epidermisschüppchen hinein und lässt sie darin einige Minuten lang aufquellen, worauf man ein Deckglas auflegt.

2. Man bringt auf den Objektträger einen Tropfen Glyzerin, leicht gefärbt mit Methylenblau. Einige Epidermisschüppchen werden mit der Nadel darin auseinander gerührt, auch mehrmals hin und her bewegt. Nach einigen Minuten bis einer Viertelstunde deckt man ein Deckglas auf.

3. Man bringt auf ein Deckgläschen einen kleinen Tropfen 50proz. Essigsäure und trägt die entfetteten Epidermisschüppchen hinein. Nach etwa einer Viertelstunde oder mehr, wenn die Schuppen recht aufgequollen sind, breitet man sie mittels Nadeln aus, dampft die Essigsäure bei gelinder Hitze ab und führt das Gläschen dreimal durch die Flamme. Nun wird gefärbt, am besten mit Methylenblau, in Wasser abgewaschen, getrocknet, in Damar oder Kanadabalsam eingeschlossen.

Nach Unna empfiehlt sich zur Färbung Borax-Methylenblau (Borax und Methylenblau je 1,0, Aq. dest. 100,0), kurzes Abspülen in Spiritus, Differenzierung in Styron oder Glyzerin-Aethermischung 4—5 Min., Abspülen in Xylol, Balsam.

Unter den durch pflanzliche Schmarotzer erzeugten Hautkrankheiten sind besonders drei zu nennen:

a) Eine sehr gewöhnliche Erkrankung dieser Art ist die Pityriasis versicolor, welche an Brust, Hals oder Rücken, seltener an anderen Stellen (an den Extremitäten, im Gesicht), gar nicht an Händen oder Füssen sich findet und welche man daran erkennt, dass rundliche vereinzelte oder zu grösseren unregelmässigen Gruppen vereinigte bräunliche Flecken an der Haut vorhanden sind, an welchen zugleich die Epidermis eine Abschuppung zeigt. Durch Abkratzen der Epidermisschüppchen lässt sich auch die braune Färbung entfernen und dadurch diese Veränderung von einer wirklichen Pigmentierung der tieferen Epidermislagen (dem Chloasma) leicht unterscheiden. Wenn man die Schüppchen mikroskopisch untersucht, erkennt man zwischen den Epidermiszellen sehr kleine rundliche Konidien und vielleicht einzelne wenig gegliederte Pilzfäden (Microsporon furfur). Es gibt verschiedene Arten von Mikrosporon, welche an der behaarten Kopfhaut kleine runde haarlose Stellen erzeugen (Mikrosporie).

b) Der Favus (Erbgrind) kommt vorzugsweise an der behaarten Kopfhaut, doch auch an anderen Stellen vor und erscheint in Form von muldenförmigen (aussen konkaven, nach der Haut zu konvexen), in den oberen Schichten gelben und kleieartigen, in den tieferen weisslichen und festeren Borken, welche in einer entsprechenden Vertiefung der Haut gelegen sind und einen eigentümlichen, pilzigen, moderigen Geruch verbreiten. Nach Entfernung der Borken, welche nach Kaposi in früheren Entwickelungsstadien von der Hornschicht der Epidermis überzogen sind, erscheint die Haut mit einer dünnen glänzenden Epidermislage bedeckt oder, nach längerem Bestande der Erkrankung, geschwürig; in noch späteren Stadien finden sich narbige Veränderungen. Die durch die Borken hindurchgehenden Haare sind glanzlos, oft wie bestäubt, brechen leicht ab. In den Borken findet man mikroskopisch in den untersten Lagen zwischen Epidermiszellen aus kurzen Gliedern zusammengesetzte, vielfach verästelte und verfilzte Pilzfäden, welche nach oben zu in mehr gestreckte und aus längeren Zellen zusammengesetzte Fäden übergehen, aus welchen sich dann länglich-ovale gekernte Zellen (Konidien) bilden, welche eine grünlich-glänzende dicke Membran besitzen und die oberste Schicht zum grössten Teile bilden.

Der Pilz ist als Achorion Schönleinii bezeichnet worden, doch sind bei Kulturen, abgesehen von Verunreinigungen mit gewöhnlichen Schimmelpilzen, verschiedene Arten gewachsen, so dass es also nicht nur einen, sondern mehrere Favuspilze gibt.

c) Eine dritte Pilzkrankheit ist der sogen. Herpes tonsurans, welcher sowohl an den behaarten, wie an den unbehaarten Hautstellen erscheint. Am Kopfe erzeugt er runde haarlose Stellen, an denen die Haut gewöhnlich mit einem weisslichen körnigen Ueberzug versehen ist, der aus Epidermiszellen und Pilzsporen besteht. Die Haare sind kurz über der Haut abgebrochen, aufgefasert, die Pilze sitzen in den Zellen der äusseren Wurzelscheide oder des Haarschaftes selbst, sowie zwischen den oberflächlichen Epidermiszellen und erscheinen als dichte Myzelien, aus langen verästelten Gliedern bestehend, welche durch Teilung in Reihen von runden oder viereckigen, kurzen und verhältnismässig breiten Zellen (Konidien) zerfallen (Trichophyton tonsurans). In der Peripherie der haarlosen Stellen finden sich oft Reihen von kleinen Bläschen.

Im Barte geht die Entwickelung des Pilzes mit heftigen entzündlichen Erscheinungen einher (Sycosis parasitaria), es bilden sich knotenförmige Verdickungen, die ulzerieren können, akneartige Veränderungen an den Haarbälgen.

Zur Untersuchung der Pilze in den Haaren bringt man Haare in einen Tropfen Schwefelsäure, erwärmt ein wenig und übt nun einen leichten Druck mit dem Deckgläschen aus (Aufklopfen, Verschieben), wodurch die Zellen des Haares sich von einander trennen, so dass die zwischen ihnen liegenden Pilze deutlich sichtbar werden.

An den haarlosen Hautstellen werden durch den Herpes bald kreisförmig gestellte, nach aussen weiterrückende Bläschen, bald nur rote, gleichfalls sich vergrössernde Flecken mit nur wenig erhabenem Rande erzeugt; in der Mitte der so gebildeten Scheiben wird die Haut schuppig. An den Genitalien und den anstossenden Hautpartien wird durch die Knötchen- und Bläschenform des Herpes das Eczema marginatum erzeugt.

Derselbe Pilz (aber auch andere) ist als Ursache von Nagelkrankheiten (Onychomykosen) gefunden worden. Die Nägel werden uneben, höckerig, rissig, von schmutzig-gelber Farbe, leicht im Nagelbette beweglich, bröckelig und der Fläche nach leicht zu blättern. Zwischen dem Nagelbette, besonders in den tieferen Schichten, finden sich die Pilze.

Zur Trennung der Zellen und der zwischen ihnen liegenden Pilze legt man die Nägel 3—5 Stunden in 27 proz. Kalilauge, worin sie ganz weich werden.

Sehr selten sind durch Hefepilze erzeugte Granulome und Geschwüre der Haut (Blastomykose), als Todesursache nur ausnahmsweise in Betracht kommend die Sporotrichose, durch den zu den Mucedineen gehörigen Pilz Sporotrichum hervorgerufen, der in den geschwürig zerfallenden Granulomen nachgewiesen und auf Maltoseagar gezüchtet werden kann.

7. Von den **epithelialen Anhangsgebilden** der Haut, den Nägeln und Haaren nebst Drüsen sind noch einige besondere Veränderungen zu erwähnen.

a) **Abnorme Haarbildung** kommt häufig auf angeborenen Mutter-mälern (Naevus pilosus) vor; sie entwickelt sich zuweilen im späteren Leben bei Frauen im Gesicht an den Bartstellen; angeborene abnorme Behaarung in der Kreuzbeingegend, auf dem Rücken und der Brust, den Extremitäten und selbst an den sonst haarlosen Stellen des Gesichts findet sich bei den sogen. Haarmenschen, bei welchen diese Abnormität oft erblich und meist mit Defekt von Zähnen verbunden ist. Eine auf die Lenden- und Kreuzbeingegend beschränkte Behaarung muss stets den Verdacht einer verborgenen Spina bifida erwecken. **Fehlen der Kopfhaare** vor der gewöhnlichen Zeit kann auf angeborenen Ver-hältnissen beruhen oder durch Erkrankung (Typhus, Syphilis usw.) herbeigeführt sein. Ein in rundlichen Flecken auftretendes Ausfallen, richtiger Abbrechen dicht über der Hautoberfläche infolge von eigen-tümlicher Ernährungsstörung der Haare bildet die **Alopecia areata**, deren Ursache noch nicht sicher festgestellt ist (parasitär? trophisch?). Eine akute eitrige Entzündung um die Haarbälge herum mit Nekrose dieser und ihrer Umgebung (meistens an Lanugohärchen) bildet den sogen. **Furunkel**; stehen mehrere Furunkel zusammen (besonders häufig am Rücken), so bilden sie den **Karbunkel**, an dem nach Ent-fernung der nekrotischen Pfröpfe die Haut bienenwabenartig durch-löchert erscheint (nicht mit dem durch Milzbrand erzeugten Anthrax-karbunkel zu verwechseln).

b) An den **Nägeln** finden sich verschiedene Missstaltungen infolge von Entzündung des Nagelbettes, besonders des Nagelfalzes (**Paro-nychia**), ferner eine Verdickung, klauenartige Umwandlung des Nagels (**Onychogryphosis**) durch vermehrte Bildung von Zellen am Nagel-bett. Es erscheint dann meistens der Nagel durch eine blättrige Masse von dem Nagelbette abgehoben. Eine mehr oder weniger vollständige Verdoppelung des Nagels, besonders am Daumen, wird zuweilen beob-achtet, selbst wenn kein doppelter Knochen vorhanden ist.

c) Die **drüsigen Anhänge** der Haut bieten zahlreiche Verände-rungen dar, bei welchen Störungen der Sekretion eine Hauptrolle spielen. Durch eine abnorm reichliche Fettsekretion entsteht die **Seborrhoe**, bei welcher die Haut, besonders die behaarte Kopfhaut, von grauen oder auch gelblichen und braunen Schuppen und Borken bedeckt ist. Nach Härtung seborrhoischer Hautstücke in Osmiumsäure (Flemming-scher Lösung) oder bei nachträglicher Behandlung in Formol gehärteter Stücke mit Osmiumsäure oder Sudan sieht man an senkrechten Durch-schnitten die ganze Oberhaut von Fettmassen durchsetzt, welche zum Teil innerhalb der Zellen liegen.

Beträchtlich ist die Zahl derjenigen Erkrankungen, welche durch Retention des Talgdrüsensekretes in den Drüsengängen und den Haar-taschen erzeugt werden. Die einfachste Form ist der **Mitesser**, **Comedo**, welcher besonders gern in der Haut der Nase als kleines gelbes Knötchen erscheint, welches durch Druck unter Austreten eines gelben, wurmartigen, mit schwarzem Kopfe (Schmutz) versehenen Körperchens verschwindet und den erweiterten Haarbalg zurücklässt. Das Würstchen besteht aus Epithelzellen und Fett und enthält häufig

Exemplare des Demodex folliculorum; das Ganze ist eine durch Retention von abgeschilferten Epithelien und von Talgdrüsensekret entstandene Erweiterung des Haarbalges. Das Milium, ein etwas grösseres (Stecknadelkopf) und nicht mit offener Mündung wie der Mitesser versehenes, über die Haut hervortretendes gelbes Knötchen zeigt eine ganz ähnliche Zusammensetzung, hat aber seinen Sitz in den tieferen Teilen des Haarbalges oder in dem Ausführungsgang der Talgdrüsen, aber noch in der Haut selbst. Das Atherom endlich stellt die höchste Ausbildung dieser Retentionszysten dar. Es bildet erbsen- bis haselnussgrosse, selten grössere Tumoren, die bald mit einer weichen, breiartigen, gelben, glänzenden, Cholesterinschüppchen enthaltenden Masse, bald mit einem festeren, butterartigen oder selbst kalkreichen Inhalt gefüllt sind, welcher durch eine bindegewebige Membran, den Balg, umschlossen wird. Dieser ist gefässarm und enthält häufig verkalkte Stellen. Sobald die Zysten eine gewisse Grösse erreicht haben, liegen sie nicht mehr in der Kutis, sondern treten grösstenteils gänzlich in die subkutane Schicht über. Der Inhalt der Zysten zeigt sich mikroskopisch zusammengesetzt aus verhornten Epithelzellen, verfetteten Zellen, freien Fettröpfchen, Fettkristallen und besonders auch Cholesterin. Das Ueberwiegen der Oberhautzellen zeichnet die Atheromzysten vor den Dermoidzysten aus, welche mehr Talg enthalten. Es sind indessen nach neueren Untersuchungen viele sogen. Atherome, besonders die grösseren nicht als Follikularzysten, sondern als aus angeborenen Keimabnormitäten entstandene Dermoide anzusehen, bei welchen der Zystenbalg ein dickeres, regelmässig geschichtetes Epithel über Hautpapillen trägt. Platzt eine solche Zyste während des Lebens ins Gewebe hinein, so tritt der Inhalt aus und es findet sich nun bald eine grosse Menge von Fremdkörperriesenzellen ein, welche als Phagozyten einen Teil der Fremdkörper in ihren Leib aufnehmen.

Von entzündlichen Veränderungen, bei welchen gleichfalls Sekretionsstörungen eine Rolle spielen, ist die wichtigste eine eitrige Entzündung um die Talgdrüsen, die schon mehrfach erwähnte Akne, welche mit Vorliebe am Gesichte vorkommt. Ist sie mit starker Rötung und entzündlicher Schwellung der umgebenden Haut verbunden, so nennt man sie Acne rosacea, welche ihren Lieblingssitz an der Nase hat; geht die Entzündung von den Drüsen der Barthaare aus, so ist es Acne mentagra (Sycosis, welche anatomisch mit der durch Trichophyton erzeugten Sycosis parasitaria übereinstimmt).

Auch der Lupus erythematosus ist eine Entzündung, welche sich vorzugsweise an die Hautdrüsen, besonders die Talgdrüsen anschliesst, welche durch Zellwucherung sich vergrössern (auch Milienbildung kommt vor), während das Kutisgewebe zellig infiltriert ist und die Epidermis abschuppt oder zuweilen auch blasig abgehoben wird. Die Erkrankung hat ihren Sitz mit Vorliebe im Gesicht, wo sie sich von der Nase aus gleichmässig nach beiden Wangen ausbreitet, so dass die erkrankte Partie Aehnlichkeit mit der Gestalt eines Schmetterlings hat. Beziehungen zur Tuberkulose werden jetzt wohl allgemein angenommen, aber vielfach wird noch geglaubt, dass die Krankheit durch tuberkulöse Toxine an disponierter Stelle bewirkt werde. Es sind indessen in einzelnen Fällen tuberkelbazillenähnliche Stäbchen mit der Antiforminmethode gefunden worden.

B. Innere Besichtigung.

Behufs der inneren Besichtigung werden die drei Haupthöhlen des Körpers in der Regel der Reihe nach von oben nach unten untersucht, jedoch so, dass die Eröffnung der Bauchhöhle vor derjenigen der Brusthöhle vorgenommen wird, während ihre eigentliche Sektion erst später nachfolgt. Die Kopfhöhle soll zuerst eröffnet werden, damit der so wichtige Blutgehalt des Gehirns und seiner Häute, welcher durch die vorhergehende Durchschneidung der grossen Halsgefässe geändert werden könnte, möglichst unverändert zur Untersuchung gelange. Für die Gerichtsärzte gilt als Regel, dass in allen Fällen, wo ein bestimmter Verdacht in bezug auf die Ursache des Todes besteht, mit derjenigen Höhle zu beginnen ist, in welcher sich die hauptsächlichsten Veränderungen vermuten lassen. Die Eröffnung der Wirbelsäule braucht nur dann von den Gerichtsärzten vorgenommen zu werden, wenn irgend erhebliche Befunde erwartet werden können, und dasselbe gilt auch für die nicht gerichtlichen Sektionen. Wo aber im letzen Falle die Untersuchung des Rückenmarks beabsichtigt wird, da tut man gut, sie zu allererst vorzunehmen, weil das Umdrehen der Leichen nach der Sektion des Gehirnes und vor derjenigen der Brust- und Bauchhöhle und das Wiederumdrehen zur Sektion der letzteren lästig und das Umdrehen nach der Sektion auch der letzteren ebenfalls mit Unzuträglichkeiten verbunden ist, ganz abgesehen davon, dass dadurch die Untersuchung der beiden, doch im engsten Zusammenhange stehenden Organe des Gehirnes und Rückenmarkes ganz auseinander gerissen würde. Für den Gerichtsarzt freilich wird stets die Ueberlegung massgebend sein müssen, ob das Umkehren der Leiche vor Untersuchung der Organe der Brust- und Bauchhöhle nicht mit störenden Verschiebungen der Organe (Stichöffnungen usw.) verbunden sein würde, in welchem Falle die Untersuchung des Rückenmarkes bis zuletzt aufgeschoben werden müsste, wobei jedoch zu beachten ist, dass in solchen Fällen in der Regel auch die Sektion des Gehirnes erst auf diejenige der Brust- und Bauchorgane folgen wird. Im übrigen kann man nach Vollendung der Sektion der Brust- und Bauchhöhle den Wirbelkanal auch von vorn her eröffnen.

I. Untersuchung des Wirbelkanals.

Um zu dem **Rückenmark** zu gelangen, wird die Haut und das subkutane Fettgewebe über den Dornfortsätzen der Wirbel durchschnitten und mit der Muskulatur von den letzteren und den Bogenstücken abpräpariert, wobei man Gelegenheit hat

a) sowohl die Weichteile als auch die vorliegenden Knochenteile auf krankhafte Veränderungen (für den Gerichtsarzt besonders auf Brüche der Knochen) zu untersuchen. Die möglichen Veränderungen der Weichteile sind bei der Haut schon erörtert; die allgemeinen Veränderungen der Wirbelknochen sollen später im Zusammenhange besprochen werden, es bleiben deshalb für jetzt nur die Veränderungen zu erwähnen, welche sich ausschliesslich auf die Dornfortsätze oder die Wirbelbögen beziehen. Es sind dieses angeborene Defekte der Wirbelbögen, dadurch entstanden, dass diese sich in der Mitte nicht erreicht haben, so dass die Proc. spin. und ein grösserer oder geringer

Teil der Bögen fehlen. Dieser Zustand, welcher auf einen oder mehrere Wirbel beschränkt sein kann, heisst Spina bifida. Sie findet sich bei den Erwachsenen nur an der Lenden- und Sakralwirbelsäule und nur in geringer Ausdehnung, in grösserer zuweilen ebenda bei kleinen Kindern; am oberen Ende der Wirbelsäule kommt die Spaltbildung häufig bei der später noch kurz zu erwähnenden Missbildung der Akranie vor und zwar in verschieden grosser Ausdehnung. Die Spina bifida ist in höheren Graden immer mit groben Veränderungen des Marks und seiner Häute verbunden, welche gelegentlich bei der Besprechung dieser Teile erwähnt werden sollen.

Es werden nun der Länge nach die Dornfortsätze mit dem nächst anstossenden Teile der Bogenstücke abgetrennt und herausgenommen. Das geschieht am besten mit einer gekrümmten Doppelsäge (Rhachiotom), deren eines Blatt verstellbar ist, so dass man je nach der Grösse der Leiche den Zwischenraum zwischen den beiden Sägeblättern kleiner oder grösser machen kann. Die Sägeschnitte sollen den Wirbelkanal möglichst an der Seite treffen, damit er in möglichst grosser Ausdehnung eröffnet werde und das Rückenmark nicht in Gefahr komme, von einem Sägeblatt verletzt zu werden. Ob man tief genug gesägt hat, erkennt man an der Beweglichkeit der Dornfortsätze. Ist diese an einer Stelle noch nicht genügend gross, so kann man mit dem Meissel den Rest des noch stehenden Knochens durchschlagen. Da der Conus terminalis des Rückenmarks in der Höhe des 2. Bauchwirbelkörpers zu liegen pflegt, so braucht man nicht den ganzen Kanal nach unten hin zu eröffnen. Sind die Eröffnungsschnitte überall tief genug, so durchschneidet man zwischen 3. und 4. Bauchwirbel die hinteren Bänder mit dem Knorpelmesser und zieht nun mit einem krummen Haken, den man in den eröffneten Kanal unter den 3. Lendenwirbelbogen einsetzt, oder mit einer kräftigen Zange, mit der man den Dornfortsatz fasst, die Wirbelbögen bis zum Schädel hin ab. Ueber die Eröffnung von vorn her werde ich bei „Untersuchung der Wirbelsäule von innen" Angaben machen.

b) Nachdem die nun vorliegende harte Haut (Dura mater spinalis), auf ihre Dicke (Durchsichtigkeit), ihre Ausdehnung (Spannung), ihre Farbe und ihren Blutgehalt untersucht worden ist, wird sie durch einen Längsschnitt vorsichtig geöffnet, wobei in der Regel die Arachnoidea, das obere, am Rückenmark deutlicher als am Gehirn als Haut sich darstellende Blatt der Pia mater spinalis mit durchschnitten wird. Wenn man aber recht vorsichtig ist, so kann man sie erhalten und sich überzeugen, dass die Zerebrospinalflüssigkeit und nicht minder pathologische Ergüsse nicht zwischen Dura und Arachnoidea, sondern unter der letzten (subarachnoideal) sich befinden. Sofort nach Eröffnung der Dura bzw. Arachnoidea wird ein etwaiger ungehöriger Inhalt, namentlich Flüssigkeit (Zerebrospinalflüssigkeit, Blut, Eiter) festgestellt, auch wird die Beschaffenheit der weichen Haut (Pia mater) an der hinteren Seite (Dicke, Ausdehnung, Färbung, Blutgehalt), die Farbe und, durch sanftes Herübergleiten des Fingers, die Konsistenz des Rückenmarks ermittelt.

Nunmehr fasst man die harte Haut am unteren Ende, hebt sie mit dem Rückenmark, welches man also gar nicht anzufassen braucht und welches so am besten vor Druck und Knickung bewahrt wird, in die Höhe, schneidet von unten nach oben ausserhalb des Duralsackes die Nerven durch und trennt endlich Rückenmark und Häute möglichst nahe dem Hinterhauptsloch durch einen Querschnitt ab. Nunmehr wird die Dura auch an der vorderen Seite durchschnitten und die Untersuchung der Teile von vorn her vorgenommen. Nach Beachtung des Verhaltens der Nervenwurzeln wird an einer grösseren Reihe von Querschnitten, welche mit einem ganz scharfen und dünnen, vor jedem Schnitte benetzten Messer zu führen sind, die innere Beschaffenheit des Rückenmarkes, und zwar sowohl der weissen Stränge, als der grauen Substanz festgestellt. Einzelne mit trockenem Messer ausgeführte Schnitte geben über den Feuchtigkeitsgehalt des Markes Aufschluss. Schliesslich wird noch nachgesehen, ob an den Wirbelkörpern oder Zwischenbandscheiben Blutergüsse oder Verletzungen bzw. krankhafte Veränderungen aufzufinden sind.

Bei der Untersuchung des Rückenmarks sind

a) die allgemeinen Verhältnisse

zu berücksichtigen: Seine Länge beträgt normal im Mittel 44,8 cm beim Manne, 41,3 beim Weibe, es misst an der Halsanschwellung 13 bis 14 mm im frontalen, 9 im sagittalen Durchmesser, an der dünnsten Stelle im Dorsalteil entsprechend 10 und 8, an der Lendenanschwellung 12 und 9 mm. Sein Gewicht beträgt 30 g und verhält sich zu dem des Gehirns wie 1 : 48 (Arnold). Für die Erkennung pathologischer Veränderungen sind besonders wichtig etwaige Farbenverschiedenheiten an den Marksträngen, welche freilich gar oft schon durch Unebenheiten des Schnittes oder durch Eigentümlichkeiten der Beleuchtung erzeugt werden können, weshalb man stets die beiden Schnittflächen betrachten und das Licht von verschiedenen Seiten auffallen lassen muss. Wenngleich auf diese Weise wirkliche Farbenverschiedenheiten mit ziemlicher Sicherheit erkannt werden können, so will ich doch gleich hier bemerken, dass die Beurteilung der Bedeutung der verschiedenen Färbungen sehr schwierig ist und dass es selbst bei geübteren Beobachtern vorkommen kann, dass sich bei der mikroskopischen Untersuchung die für normal gehaltenen Stellen gerade als die veränderten erweisen. Man darf deshalb hier nie die mikroskopische Untersuchung versäumen. Sehr viel besser treten viele Veränderungen des Markes infolge entstehender Farbenverschiedenheiten nach der Härtung in Chromsäure oder chromsauren Salzen hervor, es ist daher anzuraten, das Mark in Fällen, wo ausgedehntere Veränderungen erwartet werden, bei der Sektion nicht zu sehr zu zerschneiden und es alsbald in die genannten Flüssigkeiten oder Formol-Müller einzulegen. Die veränderten Teile sind dann später in der Regel an ihrer helleren Färbung zu erkennen.

Was die allgemeinen mikroskopischen Verhältnisse und die Untersuchungsmethoden betrifft, so sollen hier Rückenmark und Gehirn zusammen berücksichtigt werden.

Bei den meisten Erkrankungen des Rückenmarks wie des Gehirns kommen mikroskopisch zweierlei einander entgegengesetzte Veränderungen vor, nämlich Atrophie und Degeneration der nervösen Bestandteile (Nervenfasern und -zellen) und Vermehrung des Grundgewebes, wobei das erste das primäre, das letzte das sekundäre (Vakatwucherung), aber auch umgekehrt jenes durch dieses bedingt sein kann. Für viele Fälle ist schwer zu entscheiden, welche dieser Möglichkeiten zutrifft; bei den sog. sekundären Degenerationen (Fig. 12) liegt der erste Fall vor, an den zweiten darf man denken, wenn das Bindegewebe der Gefässwandungen an der Neubildung hervorragend beteiligt oder gleichzeitig eine diffuse Verdickung der weichen Umhüllungshaut

vorhanden ist. Solche Veränderungen werden im allgemeinen den entzündlichen zugerechnet. Hierbei handelt es sich also um eine wirkliche Bindegewebsneubildung, die man meistens im Stadium der fibrösen
Umwandlung, der Sklerose, der Narbenbildung findet, seltener in Form
der zelligen Infiltration, hauptsächlich wohl deswegen, weil es sich um
chronisch verlaufende Vorgänge zu handeln pflegt, die man erst nach
langem Bestand zur Untersuchung erhält. Eine wirkliche, von dem
mesodermalen Gefässbindegewebsapparat ausgehende Bindegewebsneubildung spielt bei den meisten, sowohl diffusen wie umschriebenen
schweren Erkrankungen eine Rolle, doch gibt es daneben auch eine
Vermehrung der ektodermalen Glia (Gliosis), welche bei den sekundären
Degenerationen sowie bei gewissen Erkrankungen des Ependyms sogar
die wesentliche Rolle spielt.

Fig. 12.

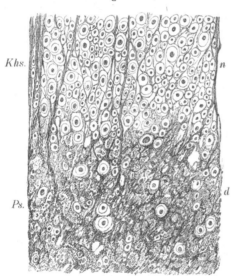

Sekundäre Degeneration des Rückenmarks, weisse Substanz.
Schnittpräparat.

n normaler Abschnitt mit zahlreichen Nervendurchschnitten,
d degenerierter Abschnitt mit spärlichen Nerven und verdicktem Grundgewebe. Absteigende Degeneration. Khs Klein-
hirnseitenstrang, Ps Pyramidenseitenstrang.

Makroskopisch sind beide Veränderungen der Grundsubstanz,
abgesehen davon, dass sie oft
gleichzeitig vorhanden sind,
nicht sicher zu unterscheiden,
man kann nur eine Zunahme
des Grundgewebes überhaupt
feststellen, die nicht einmal
immer eine absolute, son-
dern auch eine relative (durch
blossen Schwund der eingeschlossenen nervösen Bestandteile) sein kann. Je reichlicher
und dichter das Grundgewebe
ist, um so grauer und derber
(seltener gallertig) erscheint
die Stelle, je mehr die degenerativen (oder nekrotischen) Vorgänge überwiegen,
um so weicher ist das Ge-
webe und um so mehr hat
es eine fleckig weissliche,
weisslich-gelbe oder hellgelbe
Farbe.

Bei den degenerativen Veränderungen an Nervenfasern
kann der Achsenzylinder varikös oder gleichmässig anschwellen, zerfallen
oder auch einfach kleiner, atrophisch werden, doch erhält er sich oft
auffällig lange, während die Markscheide sehr frühzeitig wichtige Veränderungen erleidet. Sie kann auch varikös anschwellen, hauptsächlich
aber zerfällt sie in kleine Stückchen, Körnchen, wodurch einerseits die
makroskopische weisse Farbe mehr und mehr schwindet, andererseits
die Entstehung von Gebilden ermöglicht wird, welche für die mikroskopische Diagnose degenerativer Vorgänge von grösster Wichtigkeit
sind: die sogen, Körnchenkugeln.

Ueberall, wo degenerative Vorgänge an Nervenfasern statthaben, finden sich in mehr oder weniger grosser Menge runde Zellen mit stark lichtbrechenden Körnchen gefüllt (Körnchenzellen) oder auch nur kugelige, maulbeerförmig gestaltete Haufen solcher Körnchen (Körnchenkugeln), welche aus jenen hervorgegangen sind (Fig. 13). Sie liegen teils im Gewebe zerstreut, teils in den Lymphscheiden der Gefässe, bei umschriebenen Degenerationsherden besonders reichlich am Rande und in der nächsten Umgebung der Herde. Auch die Gefässwandzellen selbst sind vielfach mit ähnlichen Körnchen gefüllt. Es handelt sich, be-

Fig. 13.

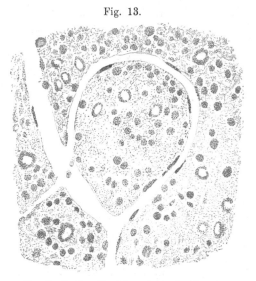

Vom Rande eines Erweichungsherdes im Linsenkern.
Frisches Quetschpräparat. Schwache Vergr.
Gefässe mit länglichen verfetteten Zellen, verfettete Ganglienzellen mit grosser heller Kernstelle, Körnchenkugeln.

sonders bei den freien Körnchenzellen und -kugeln, weniger um eine fettige Degeneration der Zellen, als vielmehr um eine Phagozytose, indem Wanderzellen (grosse ein- und rundkernige Zellen) die Zerfallsprodukte der Markscheiden der Nerven aufnehmen und mit denselben beladen in die Lymphwege eindringen, um sie fortzuschaffen. Das Vorkommen karyomitotischer Figuren an solchen Körnchenkugeln beweist ihre phagozytäre Natur.

Die Ganglienzellen erleiden gleichfalls atrophische Veränderungen, Schwund, Zerfall oder abnorme Anordnung der Nissl-Körperchen, sie können ihre Ausläufer verlieren, starr, hyalin werden, erfahren aber auch eine braune Pigmentierung, eine Verfettung (Fig. 13) und Verkalkung (Fig. 14).

Bei der Diagnose einer Verfettung muss man vorsichtig sein, da die Pigmente lipochrome sind, welche mit Sudan sich rot färben. Eine Verkalkung findet man besonders häufig am Rande traumatischer hämorrhagischer Erweichungsherde, welche ausserdem wie andere mit Blutaustritt verbundene Veränderungen einige

Fig. 14.

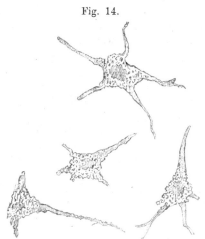

Verkalkte Ganglienzellen vom Rande eines
Erweichungsherdes der Gehirnrinde.

Zeit nach dem Eintritt der Blutung körnige, gelbbraune Pigmentklumpen (Hämosiderin), oder Hämatoidinkristalle (oft von mächtiger Grösse) enthalten. Aber auch ohne dass makroskopisch erkennbare Blutungen oder ihre Reste vorhanden wären, kommen amorphe Pigmentmassen bei allerhand chronischen Erkrankungen besonders des Gehirns vor, wobei dann meistens, wie auch zum Teil bei den gröberen Blutherden, das Pigment in Zellen eingeschlossen (Pigmentkörnchenzellen) in den perivaskulären Lymphräumen sich vorfindet. Auch dieses Pigment ist zum grossen Teil lipochromer Natur.

Ausser der Verfettung der Gefässwandzellen kommt auch noch eine mit Verdickung verbundene hyaline (kolloide) Umwandlung der ganzen Gefässwand vor, sowie eine Verkalkung, welche besonders bei alten Leuten bis in die Kapillaren hineingehen und selbst schon bei der Sektion durch das Gefühl beim vorsichtigen Hinüberstreichen mit dem Finger über die Schnittfläche erkannt werden kann.

Endlich ist noch zu erwähnen, dass bei zahlreichen Degenerationen verschiedenster Art rundliche Kügelchen, welche die Grösse farbloser Blutkörperchen erreichen, aber auch oft kleiner oder grösser sind, in dem Gewebe vorkommen, welche wegen ihrer Blaufärbung bei der Behandlung mit Jodjodkaliumlösung und Schwefelsäure als Corpora amylacea bezeichnet werden. Ihre Zahl ist wohl zum Teil, aber keineswegs ausschliesslich von dem höheren Alter der Individuen abhängig. An Hämalaunpräparaten sehen sie ganz blassblau aus, mit Jod färben sie sich braun.

Bei dem mikroskopischen Studium der aufgezählten Veränderungen muss man sich stets gegenwärtig halten, dass besonders an den feineren nervösen Bestandteilen frühzeitig kadaveröse Veränderungen eintreten, es ist deshalb für ein eingehenderes Studium notwendig, recht bald nach dem Tode das Untersuchungsmaterial zu gewinnen.

Immerhin lassen sich doch sehr viele Veränderungen auch noch längere Zeit nach dem Tode und schon an frischen Präparaten erkennen, welche man in einfachster Weise in der Art anfertigt, dass man mit der Schere ein möglichst dünnes Schnittchen von der zu untersuchenden Stelle entnimmt und es ohne Zusatzflüssigkeit auf dem Objektträger mit dem Deckgläschen vorsichtig plattdrückt, bis sich die Masse zu einer gleichmässig dünnen Schicht ausgebreitet hat. Wenn dadurch auch die gegenseitige Lage der einzelnen Bestandteile verändert wird, so treten sie dafür um so deutlicher hervor, und man kann Körnchenzellen und -kugeln, Pigmente, veränderte Gefässe und perivaskuläre Lymphräume, degenerierte Ganglienzellen usw. sehr leicht erkennen. Die Corpora amylacea erscheinen als ganz helle Flecken mit mattem Glanz; um eine Verwechselung mit Myelinkugeln sicher auszuschliessen, macht man ein Deckelglaspräparat und legt dasselbe mit einem Tropfen Jodgummi anf einen Objektträger; es werden dann bald die Körperchen erst lila, dann immer dunkler bräunlich gefärbt hervortreten. Um etwas grössere Gefässchen, besonders diejenigen der Marksubstanz, zu untersuchen, zupft man sie mit einer Pinzette aus dem Gewebe heraus.

Die Grundsubstanzveränderungen können teilweise auch schon an frischen Quetsch- oder besser Zupfpräparaten in Kochsalzlösung erkannt werden, doch untersucht man sie besser ebenso wie die Nervenfasern, bzw. Achsenzylinder an Mazerationspräparaten, welche man durch vorsichtiges Zerzupfen kleiner Stückchen, die einige Tage in ganz dünner (hellgelber) Müllerscher Flüssigkeit oder in 0,01—0,05 proz. Chromsäure oder in 0,1 proz. Ueberosmiumsäure gelegen haben. Die Gliawucherungen sind durch ein Filzwerk feinster Fäserchen ausgezeichnet, die aber als Gliabestandteile nur durch die Färbung an Schnitten von gehärteten Präparaten sicher erkannt werden können.

Solche sind auch für das Studium der Topographie der pathologischen Veränderungen unbedingt notwendig.

Zur Härtung empfiehlt Benda folgende Methode: Stücke bis zur Grösse eines
grossen Hundegehirnes kommen 24—48 Stunden in eine 10proz. Lösung der offizi-
nellen reinen Salpetersäure, darauf ohne Waschung in Kalibichromat (1 Vol. kaltgesättigter Lösung zu 2 Vol. aq.), nach einigen Stunden Wechsel der Flüssigkeit,
deren Konzentration bis auf 1 : 1 gesteigert wird. Im Chromat bleiben Gehirn und
Rückenmark 8 Tage, am besten im Brütofen. Wenn frische Schnittflächen gleichmässige Gelbfärbung zeigen, wässert man aus und bettet dann in Paraffin ein.

Ausserdem sind Härtung in Müllerscher oder Erlickischer Flüssigkeit sehr geeignet. Man muss recht viel Flüssigkeit nehmen und diese recht oft wechseln. Nach
einigen Wochen bis Monaten, im Wärmeschrank bei Körpertemperatur schon nach
1—2 Wochen, ist die Härtung vollendet. Man kann nunmehr die Stücke vollständig
auswässern und dann in Alkohol nachhärten oder man bringt sie nach nur flüch-
tigem Abspülen in Wasser direkt in Alkohol (im Dunkeln!); letzteres ist für die
gleich zu beschreibende Weigertsche Hämatoxylinfärbung notwendig. Ausgiebigster
Gebrauch wird in neuerer Zeit von dem Formol gemacht; ich gebrauche mit Vorliebe
die Mischung desselben mit Müllerscher Flüssigkeit (Formol-Müller).

Zum Schneiden klebt man die Stücke mit flüssigem Leim oder Zelloidin auf
Kork auf, besonders wenn es darauf ankommt, auch die Durchschnitte der Rücken-
markswurzeln an den Schnitten zu erhalten, oder man bettet in Paraffin ein. Formolpräparate geben auch mit dem Gefriermikrotom brauchbare Schnitte. Für besonders
weiche Präparate, die man an Gefrierschnitten untersuchen will, ist Gelatine-
einbettung zu empfehlen: die in Formol gehärteten und gründlich ausgewässerten
Schnitte kommen in eine 12proz., dann in 25proz. Lösung von Gelatine in 1proz.
Karbolsäurelösung für 4—12 Stunden bei 37° C, nach dem Erstarren der Stücke bei
Zimmertemperatur Einlegen in 10proz. Formol für 12—24 Stunden, Wässern, Ge-
frierschneiden. Die Blöcke lassen sich in 4proz. Formol lange aufheben.

Zum Färben kann man alle möglichen Farbstoffe wählen; sehr zu empfehlen
ist Nigrosin (ein Anilinfarbstoff), ammoniakalisches Karmin, sowie die van Gieson-
Färbung. Es erscheinen dann die Achsenzylinder, die Zellen und das Grundgewebe
gefärbt, nicht oder nur hellgelblich die Markscheiden, so dass die degenerierten Abschnitte durch stärkere Färbung ausgezeichnet sind.

Sehr schöne übersichtliche Bilder gibt auch die Weigertsche Hämatoxylin-
methode, mittels deren sich die markhaltigen Nervenfasern dunkelblau färben
lassen, so dass also, umgekehrt wie bei den vorher angegebenen Färbungen, die
degenerierten Teile um so weniger gefärbt erscheinen, je stärker der Schwund der
Markscheiden ist. Man bringt die auf Kork geklebten, nicht ausgewässerten Stücke
in eine Lösung von neutralem essigsaurem Kupferoxyd (eine gesättigte filtrierte
Lösung dieses Salzes mit gleichem Volumen Wasser verdünnt) für 1—2 Tage bei
35—45° C, worauf sie in 80proz. Alkohol aufbewahrt werden können. Schnitte
von diesen Stücken kommen dann in eine Hämatoxylinlösung (Haem. 1,0, Alkohol
10,0, Wasser 90,0, gekocht), der man, ihr sofort volle Färbekraft zu verleihen,
auf je 100 ccm 1 ccm kaltgesättigte Lösung von Lithion carbonicum zusetzt. Nach
zwei Stunden Abspülen in reichlichem Wasser, Differenzierung in folgender Lösung:
Borax 2, Ferridzyankalium (rotes Blutlaugensalz) 2,5, Wasser 200,0. Nach im
Mittel 1 Stunde ist die Differenzierung beendet, was man daran erkennt, dass die
graue Substanz deutlich gelblich, die weisse schwarz erscheint. Nun spült man in
Wasser ab, entwässert in viel Alkohol, hellt in Xylol auf und bettet in Kanadabalsam ein.

Eine noch vollständigere Differenzierung wird durch folgende von Pal angegebene Modifikation erreicht: Härtung in Müllerscher Flüssigkeit, Einlegen der
Schnitte in nicht zu alte $^3/_4$proz. wässerige Hämatoxylinlösung, die heiss bereitet
wird und der man nach der Abkühlung etwas Alkohol zugesetzt wird. Vor dem Gebrauche fügt man zu 10 ccm Hämatoxylinlösung 3—4 Tropfen gesättigte Lösung
von Lithion carbonicum hinzu. Nach 5 – 6 Stunden Abspülen der Schnitte in Wasser,
dem einige Tropfen Lithionkarbonatlösung zugesetzt wurden. Darauf kommen die
Schnitte für 15—20 Sekunden in Kalium hypermanganicum ($^1/_4$proz. wässerige Lösung),
bis die graue Substanz gelbbräunlich erscheint. Endlich gelangen die Schnitte für
wenige Sekunden in eine kalt bereitete Lösung aus 1,0 Acid. oxal. pur., 1,0 Kalium

sulfurosum, 200 Aq. dest., in welcher sie sich bis auf die Nervenfasern ganz entfärben. Wäscht man die Schnitte nun sorgfältig in Wasser aus, so kann man noch
eine Nachfärbung der Kerne, am besten mit Alaunkarmin oder Pikrokarmin, vornehmen. Will man die Corpora amylacea gefärbt haben, so färbt man in gewöhnlichem Hämatoxylin nach und wäscht in Salzsäure-Alkohol aus.

Um recht schnell eine vorläufige Uebersicht zu gewinnen, härtet man
flache Abschnitte in Formol-Müller, schneidet mit dem Gefriermikrotom, legt die
Schnitte für 24 Stunden in 5proz. Kaliumbichromatlösung (im Wärmeschrank) und
behandelt sie dann nach Pal. So kann man bereits nach 2 Tagen für die Diagnose
ausreichende Präparate erhalten. Uebrigens kann man auch nach F. M.-Härtung
eingebettete Präparate nach dem Mikrotomieren in ähnlicher Weise behandeln und
so Zeit gewinnen. — Noch schneller erhält man schöne Präparate, wenn man die
Gefriermikrotomschnitte der Formol-Müller-Präparate $1/_2$—1 Minute oder länger in
2proz. Osmiumsäure legt, dann unmittelbar für 1 bis mehrere Stunden in eine
Lösung von 1,0 konz. alkohol. Hämatoxylin und 100,0 2proz, Essigsäure, und dann
weiter behandelt nach Pal. — Endlich kann man besonders bei Strangdegenerationen des Rückenmarkes mit Sudan und Hämatoxylin ganz befriedigende Uebersichtspräparate erhalten, die um so wertvoller sind, als man bei frischeren Erkrankungen auch die Körnchenzellen in prachtvoller Weise erkennen kann.

Vorzügliche Bilder erhält man nach C. Koch auf folgende Weise: Gelatineein-
bettung; Färben der Gefrierschnitte $1/_2$—1 Stunde in Weigerts Eisenhämatoxylin,
Wässern, Differenzieren in einer 0,5prom. Lösung von Kalium hypermanganicum, Ent-
färben in einer Lösung von Kal. sulfuros. 0,5, Acid. oxal. 0,5, Aq. dest, 200,0,
Uebertragen in starke wässerige Lithion carbonicum-Lösung, Wässern in Aq. dest.,
Einschliessen in Glyzerin-Gelatine.

Für frische Degenerationen ist auch die von Marchi angegebene Härtungs-
und Färbungsmethode geeignet. Die Präparate kommen möglichst frisch in Müllersche Flüssigkeit, die oft zu wechseln ist: nach 4—5 Tagen werden sie in Stücke
von 1 cm Dicke geschnitten, noch 8 Tage in Müllerscher Flüssigkeit gelassen, dann
8—10 Tage in 2 Teile Müllerscher Flüssigkeit und 1 Teil 1proz. Osmiumsäure
gebracht und dann wie gewöhnlich weiterbehandelt, nur dass man in Glyzerin oder
Balsam ohne Deckglas untersuchen soll, damit nicht etwa schwarze Tröpfchen degenerierten Myelins fortgeschwemmt werden.

Für die Färbung der Markscheiden peripherischer Nerven ist die Bendasche
Methode sehr empfehlenswert: 10proz. Formol, Gefrierschnitte, 24 Stunden in
Böhmersches Hämatoxylin, Differenzierung in Weigerts Boraxferridzyankaliumlösung
(s. Markscheidenfärbung), Wässern, Alk. abs., Karbolxylol, Balsam. Nachfärbung
mit Sudan, Safranin, Fuchsin, Toluidin, Methylenblau möglich.

Zur genaueren Untersuchung der Ganglienzellenausläufer, Gliazellen
usw. ist die Golgische Silbermethode mit der von Obregia angegebenen Nachbehandlung der Schnitte empfehlenswert. Härtung in Müllerscher Flüssigkeit, ohne
Auswässern in $3/_4$proz. Lösung von Arg. nitr., die nach $1/_2$ Stunde erneuert wird.
Nach 1—2 Wochen Nachhärtung in Alkohol von steigender Konzentration.

Die unter Alkohol geschnittenen Präparate kommen direkt in Alkohol-Gold-
chloridlösung (8—10 Tropfen 1proz. Goldchlor. in 10 ccm abs. Alk.). Nach 10 bis
30 Minuten, wenn die Schnitte bei der Kontrolle mit schwacher Vergrösserung
schwarze Zeichnung auf weissem Grund darbieten, werden sie in Aq. dest. abgespült
und für 10—15 Minuten in eine 10proz. Lösung von unterschwefligsaurem Natron
gebracht, worauf sie tüchtig ausgewaschen werden. Jetzt ist die Farbe fixiert und
man kann nicht nur, was bei der einfachen Golgimethode nicht geht, ein Deckglas
aufdecken, sondern auch noch eine Nachfärbung vornehmen. Die Färbung lässt sich
erheblich abkürzen, wenn man in Formol-Müller härtet, mit dem Gefriermikrotom
schneidet und nun die Schnitte mit Arg. nitr., Goldchlorid usw. behandelt.

Die Färbung der Nisslschen Körperchen im Leibe der Ganglienzellen gelingt
an Formol-Müller-Präparaten mit den verschiedensten Farbstoffen, sowohl an in
Alkohol nachgehärteten und nach Einbettung geschnittenen, wie an direkt mit dem
Gefriermikrotom behandelten. Sehr empfohlen wird von Juliusburger Färbung
($1/_2$—$3/_4$ Minute) in erwärmter 1proz. Lösung von Neutralrot, Entfärbung in 95proz.
oder absolutem Alkohol, Bergamottöl, Balsam; in gleicher Weise kann eine 1proz.
wässerige Thioninlösung benutzt werden.

Eine vorzügliche Färbemethode für Achsenzylinder ist die von Bielschowski angegebene. Fixierung in Formol, Gefrierschnitte für 24 Stunden und länger in 2 proz. Arg. nitr.-Lösung, rasches Durchziehen durch Aq. dest., Einlegen in frisch bereitete Lösung von 10 proz. Arg. nitr. 5 ccm, 40 proz. Natronlauge 5 Tropfen, der man tropfenweise Ammoniak zusetzt, bis der entstehende Niederschlag sich gelöst hat, und die man mit 20 ccm Aq. dest. auffüllt. Schnitte nach 15 Minuten in Essigsäure (5 Tropfen Eisessig auf 20 ccm Aq.), bis die braunen Schnitte gelb werden. Reduktion in 20 proz. Formol, bis keine weissen Wolken mehr aufsteigen. Einlegen in Goldlösung (5 gtt 1 proz. Goldchloridlösung auf 10 ccm Aq. dest.) etwa 1 Stunde (bis zu rötlich-violetter Färbung), Abspülen in 5 proz. Natriumthiosulfatlösung, sorgfältiges Auswaschen in Aq. dest., absol. Alk., Xylol, Balsam. Achsenzylinder schwarz, Bindegewebe violett, Markscheiden manchmal rötlich.

Diese Methode eignet sich auch sehr gut, um Bindegewebsfasern schwarz zu färben, man muss dann nur nach der Versilberung die Behandlung mit Essigsäure fortlassen.

Die Gliafasern und Achsenzylinder zugleich färbt man nach Mallory folgendermassen: 20 Minuten bis 1 Stunde in einer mehrere Wochen lang dem Sonnenlichte ausgesetzten und frisch filtrierten Lösung von 10 T. 10 proz. Phosphormolybdänsäure, 1,75 T. Hämatoxylin, 200 T. Aq. dest., 5 T. krist. Karbolsäure; Auswaschen in mehrmals zu wechselndem 50 proz. Alkohol 5—20 Minuten, kurzes Entwässern in absol. Alkohol, Xylol, Balsam.

Die Ströbesche Achsenzylinderfärbung, modifiziert von Yamagiwa, wird sowohl für periphersche Nerven, als auch zur Gliafärbung empfohlen. Härtung in M. Fl., absol. Alk. (mehrmals gewechselt), Vorfärbung mit gesättigter alkoholischer Eosinlösung 2—3 bis 12 Stunden, Färbung 4—6 Stunden oder länger mit konz. wässeriger Lösung von Anilinblau, Differenzierung in schwach alkalischem Alkohol, worin die Schnitte braun oder braunrot werden, Waschen in Aq. dest., Entziehen des überflüssigen Anilinblaus in verdünntem Alkohol, abs. Alkohol, Origanumöl, worin die Schnitte wieder etwas blau werden, Balsam.

Eine gute Methode zur ausschliesslichen Färbung der Gliafasern ist die Mallory-Weigertsche. Härtung kleiner Stückchen in 10 proz. Formol 4 Tage, in gesättigter wässeriger Pikrinsäurelösung 4 Tage, in 5 proz. doppeltchromsaurem Ammonium 4—7 Tage (im Wärmeschrank, 4 Wochen bei Zimmertemperatur), Alkohol, Zelloidin. Die Schnitte werden nach der Weigertschen Fibrinfärbemethode (S. 26) weiterbehandelt, nur nimmt man Anilinöl und Xylol zu gleichen Teilen. Auch hier kann man ein abgekürztes Verfahren anwenden: Formol-Müller, Gefrierschnitte 12 bis 24 Stunden in Pikrinsäure, ober ebenso lange unmittelbar in Bichromat (Brütofen), weiter nach Weigert. Endlich hat neuerdings Mallory statt der Weigertschen Fibrinfärbung die folgende empfohlen: Hämatoxylin 0,1 g, Phosphorwolframsäure (von E. Merck, Darmstadt) in 1 proz. wässeriger Lösung 100 ccm. Hämatoxylin wird in wenig heissem Wasser gelöst und nach dem Erkalten der Säure zugesetzt; die Lösung ist nach wenigen Minuten zum Gebrauch fertig und monatelang haltbar, wenn sie nicht zu sehr dem Lichte ausgesetzt ist. Eine leichte Vorfärbung nach van Gieson ist geeignet, die Gegensätze zwischen Ganglienzellenfortsätzen und Gliafasern noch deutlicher zu machen. Nach Wimmer soll man in Alkohol härten, in Paraffin einbetten, die entparaffinierten Schnitte in die Gliabeize legen und die Reduktion in 1 proz. Resorzinlösung bei Blutwärme vornehmen.

Eine von Benda angegebene Methode zur Gliafärbung ist bei „Hypophyse" angegeben.

Für periphersche Nerven empfiehlt Dürck folgende Behandlung: Formol-Müller, Zelloidinschnitte, 24—48 Stunden in zur Hälfte mit dest. Wasser verdünnte kaltgesättigte Lösung von Cuprum aceticum, kurzes Abspülen in 70 proz. Alkohol, 24 Stunden in eine Farbe, welche aus Liquor ferri sesquichlor. (Pharm. germ. IV) (frisch 4 Teile mit 96 Teilen Aq. dest. gemischt) und Hämatoxylin (1 proz. mit absol. Alkohol bereitete Lösung) zu gleichen Teilen unmittelbar vor dem Gebrauche gemischt, kurzes Abspülen in Wasser, Differenzierung in rotem Blutlaugensalz 2,5 g, Borax 2,0 g, Aq. dest. 100 ccm. Gefärbt sind Kerne, Chromatingerüst, Neurokeratingerüst, Tigroidstrukturen, elastische und Dürcksche Fasern (telegraphendrahtähnliche): wenn diese ganz scharf und dunkel gefärbt sind, dann ist die Färbung gut.

b) Die einzelnen Erkrankungen.

Was nun die besonderen Erkrankungen der einzelnen oben genannten Teile angeht, so stimmen sie im grossen und ganzen mit
denjenigen des Gehirns und seiner Häute überein, es wird deshalb
wegen der Einzelheiten auf später verwiesen.

1. Die Dura mater spinalis ist insofern sehr wesentlich von
der zerebralen verschieden, als sie nicht wie diese zugleich auch Periost
ist. Es fehlen deshalb auch bei ihr die dort so häufigen ossifizierenden
Entzündungen. Sonst kommen sowohl externe wie interne Entzündungen
von verschiedener Natur vor; nur die Pachymeningitis int. haem. ist,
besonders in ihren höheren Stadien (Hämatom), bedeutend viel seltener.
Ebenso sind überhaupt Blutungen, wegen der geschützten Lage, seltener.
Häufiger dagegen als an der Dura cerebralis sind interne chronische
Entzündungen, welche mit der Bildung kleinster, Tuberkeln sehr ähnlicher, fibröser Knötchen einhergehen. Durch Verkalkung entstehen
kleine Sandkörner (Pachymeningitis arenosa). Diese Entzündung
sitzt am häufigsten im Zervikalteil, wo in seltenen Fällen die Dura mit
der Pia verwächst, indem beide zugleich zu einer derben schwartigen
Masse sich verdicken (Pachym. cervicalis hypertrophica), welche
im Mark durch Kompression ausgedehnte sekundäre Störungen erzeugen
kann. Diese Veränderung muss stets Syphilisverdacht erwecken, kann
aber auch durch echte Gummibildung ihre syphilitische Natur erkennen
lassen. Eine tuberkulöse Erkrankung findet sich an der Dura mater
spin. nicht selten bei der tuberkulösen Wirbelkaries. Zunächst entsteht durch Uebergreifen des Prozesses auf die Dura eine Pachymeningitis externa tuberculosa, wodurch eine käsige Masse zwischen Dura
und Knochen sich bildet. Die Dura ist hyperämisch, verdickt, aussen
oft mit warzigen, im Zentrum häufig käsigen Wucherungen besetzt.
An ihrer inneren Oberfläche findet man bald nur eine vaskularisierte
Neomembran, bald Tuberkel in einer solchen. Kochsche Bazillen fehlen
auch hier nicht. Die mikroskopische Untersuchung geschieht nach den
bekannten Methoden. Sehr viel seltener sind gummöse Entzündungen der Dura spinalis.

2. Die Pia mater spinalis zeigt ähnliche entzündliche Prozesse
wie die cerebralis, nur dass diese seltener primär sind. Eiterige und
tuberkulöse Meningitis (letztere fast in allen Fällen) schliessen sich an
die gleichen Affektionen der Gehirnbasis an; die eiterige Entzündung
setzt sich auf die Nerven bis zu den Spinalganglien fort, ja es kann
eine epidurale Eiterung sich hinzugesellen. Häufiger als am Gehirn ist
die Arachnitis ossificans, welche mit der Bildung kleiner, nach
aussen glatter, nach innen zackiger Knochenplättchen einhergeht. Die
venösen Gefässe der Haut sind infolge der gewöhnlichen Lagerung der
Leichen an der hinteren Seite und an den unteren Partien in der Regel
durch Hypostase stärker gefüllt als an den übrigen Teilen.

In neuerer Zeit hat die Untersuchung der Zerebrospinalflüssigkeit, die durch Lumbalpunktion vom Lebenden genommen wurde, eine
grosse Bedeutung erlangt, nicht nur, weil man an ihr die Wasser-

mannsche Syphilisreaktion anstellen, weil der Eiweissgehalt Aufschlüsse geben kann, sondern auch weil Art und Menge der in ihr enthaltenen Zellen nach Krankheiten wechseln. Besonders wichtig ist, dass bei eitriger Entzündung der Pia mater Leukozyten, bei tuberkulösen und syphilitischen Erkrankungen (einschliesslich der progressiven Paralyse) Lymphozyten in vermehrter Menge vorhanden sind.

3. Eine ähnliche Uebereinstimmung in bezug auf die vorkommenden pathologischen Veränderungen, wie sie zwischen den Häuten besteht, besteht auch zwischen dem Gehirne und dem Rückenmark selbst, mit derselben Einschränkung, dass primäre Affektionen überhaupt im Marke seltener sind, ganz besonders aber die Erweichungsvorgänge, was wohl mit der, einen Kollateralkreislauf leichter ermöglichenden Gefässeinrichtung zusammenhängt.

So kommen also vor Hämorrhagien, Entzündungen (Myelitis), lokalisierte Tuberkulose (sog. Solitärtuberkel, oft mit deutlich geschichtetem Bau), Gliome und andere Geschwülste, Erweichungen verschiedener Art, wie sie beim Gehirn genauer erörtert werden sollen. Die Erweichungen treten meist infolge von Entzündung oder Kompression ein, doch gibt es auch anämische und kachektische Degenerationen. Eine besondere Eigentümlichkeit bilden die sekundären Degenerationen, welche sich im Rückenmark im Anschluse an gewisse Gehirnstörungen oder auch an umschriebene Veränderungen des Markes selbst entwickeln. Diese sind ebenso wie viele Entzündungen auf bestimmte Abschnitte, Nervenstränge des Markes beschränkt (Strangdegenerationen). Wenn die Veränderung in der grauen Substanz sitzt, heisst sie Poliomyelitis, wenn in der weissen Leukomyelitis; unter Myelitis transversa versteht man eine Erkrankung, welche sämtliche Rückenmarksbestandteile an einem bestimmten Querschnitte ergriffen hat, doch handelt es sich dabei meistens gar nicht um entzündliche, sondern um degenerative und einfach zirkulatorische Veränderungen.

Unter den durch besondere Eigentümlichkeiten ausgezeichneten Erkrankungen des Rückenmarkes sei zunächst die fleckweise graue Degeneration (Fig. 15), die multiple Sklerose erwähnt, bei welcher in regelloser Weise an den verschiedensten Strängen, sowie an der grauen Substanz totale und partielle Degenerationen vorkommen. Durch die ungleichmässige Entwickelung des Prozesses kann das Mark ein knotiges Aussehen erhalten, wobei die Knoten den normaleren Teilen entsprechen. Mikroskopisch erscheinen die Gefässwandungen bei der Hyperplasie besonders beteiligt. Corpora amylacea sind spärlich, Körnchenzellen nur dann in grosser Menge vorhanden, wenn der Prozess noch jünger ist, wobei dann auch die Konsistenz weicher, noch nicht sklerotisch zu sein pflegt. Auch in den sklerotischen Partien bleiben die Achsenzylinder auffällig lange erhalten. Im Gegensatze zu ihr stehen Erkrankungen, bei welchen nur ganz bestimmte Stränge verändert sind. Gelegentlich kommen Veränderungen an verschiedenen Strängen vor, kombinierte Strangdegenerationen; häufig sind nur beschränkte Teile (Stränge oder graue Substanzabschnitte) verändert.

Hierher gehört die graue Degeneration der Hinterstränge bei Tabes dorsualis (Fig. 16). Man sieht in ausgeprägten Fällen dieser Art schon durch die Pia mater hindurch längs der hinteren Fissur zwei graue Streifen, welche in den unteren Partien meist deutlicher sind als in den oberen, wo sie auf die Gollschen Stränge beschränkt sein können (Fortschreiten von unten nach oben). Auf Durchschnitten sind sowohl die Burdachschen Stränge als auch die der Fissur zunächst gelegenen Gollschen Keilstränge mehr oder weniger stark verändert: durchscheinend grau oder richtiger bräunlich grau gefärbt, dabei hart und unter der Oberfläche der übrigen Teile gelegen. In den oberen Abschnitten des Rückenmarks sind häufig nur die Gollschen Stränge verändert. Ausser den Hintersträngen sind auch die hinteren Wurzeln grau und atrophisch und sowohl die grauen Hinterhörner wie die Spinalganglien entsprechend verändert. Mikroskopisch sieht man viel faseriges Grundgewebe, wenig markhaltige Nervenfasern, die meisten in der Regel noch in den zentralen Abschnitten nahe der grauen Kommissur, und verschieden viele Corpora amylacea. Je jünger die Erkrankung, um so reichlicher findet man Körnchenkugeln.

Fig. 15.   Fig. 16.

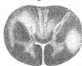
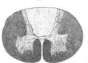

Multiple Sklerose. $^2/_1$. Markscheidenfärbung. Asymmetrische Degeneration, besonders in den Hinter- und Seitensträngen.   Tabes dorsualis. Querschnitt. $^2/_1$. Markscheidenfärbung. Totale Degeneration der Hinterstränge auf beiden Seiten.

Die spastische Spinalparalyse beruht auf einer primären Sklerose der Pyramidenseitenstrangbahnen, welche bei der amyotrophischen Lateralsklerose auch die grauen Vorderhörner und ihre Wurzeln, besonders im Halsmark, betrifft.

Bei Paralysis agitans sind den senilen gleiche Veränderungen gefunden worden, ausserdem aber auch stärkere Veränderungen sklerotischer Art, besonders in der Hals- und Lendenanschwellung des Rückenmarks, hauptsächlich in den Hintersträngen und da um die Gefässe herum (Peri- und Endarteriitis), geringere Veränderungen in den Seitensträngen, am wenigsten in den Vordersträngen. Aehnlich in Pons, Med. obl. und Gehirn. Hauptsächlich handelt es sich hier um kombinierte degenerative Veränderungen in den Verbindungsbahnen zwischen Gross- und Kleinhirn auf arteriosklerotischer Basis.

Unter den reinen Poliomyelitisformen ist zunächst die akute spinale Kinderlähmung zu nennen, welcher, wie wahrscheinlich auch der sog. spinalen Lähmung Erwachsener, eine Entzündung der Vorderhörner mit nachfolgender Atrophie zugrunde liegt. Die Kinderlähmung kann epidemisch auftreten und wird wahrscheinlich durch einen ganz feinen, filtrierbaren Kokkus erzeugt. Mikroskopisch finden sich zellige Infiltrationen um Gefässe in der Pia und im Rückenmark, ferner degenerative Veränderungen der Ganglienzellen der Vorderhörner bis zu völliger Nekrose.

Atrophisch-sklerotische Zustände kommen auch sekundär bei der progressiven Muskelatrophie in den Vorderhörnern, ferner bei der progressiven Bulbärparalyse (Paralysis labio-glosso-pharyngea) in den Kernen der betreffenden Nerven vor. Lokal beschränkte Atrophien der Vorderhörner treten endlich im Verlauf vieler Jahre nach Amputationen von Gliedern ein (Inaktivitätsatrophie).

Zur mikroskopischen Untersuchung aller dieser Poliomyelitisformen, bei denen es besonders auch auf die Ganglienzellen ankommt, sind Schnitte und Mazerationspräparate am geeignetsten.

Die sekundären Degenerationen des Rückenmarkes (s. S. 88), welche bemerkenswerterweise bei der multiplen Sklerose zu fehlen pflegen, können absteigende (Gehirnherd) oder aufsteigende (Herd am unteren Ende des Rückenmarkes) oder auf- und absteigende (Herd im Verlauf des Markes) sein. Die absteigende Degeneration (Fig. 17) verläuft wesentlich im Bereich der Pyramidenbahnen, also in der auf der gleichen Seite wie der Gehirnherd liegenden, an die Fiss. anterior angrenzenden Pyramidenvorderstrangbahn und in der grösseren, den hinteren Abschnitt des Seitenstranges auf der entgegengesetzten Seite

Fig. 17.	Fig. 18.

Absteigende sekundäre Degeneration des Rückenmarks. $^2/_1$. Färbung des Gerüstes.
Einseitige ungekreuzte Degeneration des linken Pyramidenvorderstranges (v) und gekreuzte des rechten Pyramidenseitenstranges (s).

Aufsteigende sekundäre Degeneration. $^2/_1$. Markscheidenfärbung.
Es sind die beiden Gollschen Stränge degeneriert.

einnehmenden, aber nicht bis an die Oberfläche des Markes reichenden Pyramidenseitenstrangbahn, während die aufsteigende Degeneration (Fig. 18) die Hinterstränge betrifft und zwar die Gollschen Keilstränge. Bei Zerstörungen im oberen Dorsalteil sieht man auch in der Kleinhirnseitenstrangbahn sowie im Gowersschen Bündel eine aufsteigende Degeneration. Wenn die Degenerationen von einem Rückenmarksherd ausgehen, sind an diesem meist alle Teile nach oben wie nach unten hin degeneriert, erst in weiterer Entfernung treten die typischen Strangdegenerationen auf. Die Degeneration ist oft makroskopisch gar nicht zu erkennen, in anderen Fällen aber sind die Teile durch ein graugelbliches oder graues Aussehen ausgezeichnet, mit weisslichen Streifchen, welche den von verfetteten Zellen eingehüllten Gefässen entsprechen, in ganz alten Fällen ist deutliche Atrophie vorhanden. Gerade bei diesen Erkrankungen tritt die frische mikroskopische Untersuchung in ihre Rechte (Körnchenzellen, Corpora amylacea usw.), für die Topographie aber Schnitte mit Markscheiden- bzw. Gliafärbung.

Dasselbe gilt für die Degenerationen, welche aus anderen Gründen, so z. B. bei schwerer Anämie, sei sie eine idiopathische oder eine sekundäre, entstehen können. Bei der anämischen ist das Zervikalmark und sind die Hinterstränge in der Regel am meisten verändert, doch bleiben auch die anderen Stränge nicht verschont.

Angeborene Veränderungen kommen am Rückenmark im oberen zervikalen und im lumbo-sakralen Teil vor; dort in Verbindung mit Gehirnveränderungen, hier auch selbständig. Die meisten sind mit einer Spaltbildung an der Wirbelsäule (Spina bifida, S. 86) verbunden. Da ist einmal die Rhachischisis (als Regel eine posterior), eine Spaltung der Wirbelbögen, der Rückenmarkshäute und des Rückenmarkes selbst. Bei der partiellen Form dieser Missbildung sieht man nach v. Recklinghausen auf den Häuten, welche die hintere, dorsale Seite der Wirbelkörper bedecken, in grösserer oder geringerer Ausdehnung als Rest des Rückenmarkes mit Gefässen eine samtartige rote Gewebsmasse (Area medullo-vasculosa), welche in zwei Grübchen, die kraniale und kaudale Polgrube, endet, an welche sich das Rückenmark resp. (bei der häufigsten, der lumbo-sakralen Form) das Filum terminale anschliesst. Auf die Area folgt nach der Peripherie hin eine weiche epitheltragende Haut, welche der Pia entspricht (Zona epitheloserosa), die dann endlich in eine hautartige Schicht (Zona dermatica) und schliesslich in die normale Haut übergeht. Nach v. Recklinghausen hat man es hier weder mit den Folgen einer abnormen Flüssigkeitsanhäufung, noch äusseren Druckes, noch von Einlagerung der Eihäute oder mangelhafter Trennung des Medullarrohrs vom Hornblatt, sondern mit einer primären Agenesie resp. Hypoplasie der Rückenwülste, des Rückenmarkes selbst, der Haut und Muskeln zu tun.

Bei Rhachischisis kommt auch eine Zweiteilung des Rückenmarkes (Diastomatomyelie) vor, doch ist eine solche als vollständige partielle Verdoppelung sehr selten.

Bei einer anderen Gruppe ist ein äusserlich hervortretender oder in den Weichteilen verborgener Sack vorhanden (Spina bifida occulta), über dem sehr häufig die Haut ein langes Haarbüschel oder eine knopfartige Hervorragung zeigt. Auch dabei besteht stets eine, sei es mediane, sei es laterale Spaltung der Wirbelsäule. Der Sack, welcher eine klare wässerige Flüssigkeit enthält, kann verschieden zusammengesetzt sein, doch entbehrt er entgegen der früheren Ansicht meistens der Durabestandteile. Bei der Myelocele ist eine totale Spaltung aller Teile wie bei der Rhachischisis vorhanden, aber durch Flüssigkeitsansammlung zwischen den ventralen Abschnitten der Pia und Arachnoidea ist das Rückenmark mit der Pia nach hinten vorgewölbt. Die Sackwand enthält also weder Dura- noch Hautbestandteile. Wenn nur Knochen und Dura gespalten sind, so kann der Sack wesentlich der dorsalen Seite des subarachnoidealen Raumes entsprechen, so dass das Rückenmark selbst nicht erheblich verändert ist (Hydromeningocele), wobei die Sackwand sehr selten nur aus Arachnoidea gebildet ist, oder, was häufiger ist, es ist das Rückenmark mit in den Sack hineingezogen, so dass es denselben ebenso wie die Nervenwurzeln durchzieht und an der Ausbuchtung befestigt ist (Myelomeningocele). Bei anderen Formen der Meningocele besteht nur in den Wirbeln eine Spalte, so dass der Sack ausser Haut auch Dura enthält, wenn die Flüssigkeit im Subduralraum sich befindet, oder auch noch Arachnoidea, wenn sie den Subarachnoidealraum einnimmt. Ferner gibt es eine cystische Erweiterung des Zentralkanals mit sackförmiger Vorstülpung der hinteren Wand des Marks, der Pia, der Arachnoidea und der Haut, während die Wirbelsäule und die Dura gespalten sind (Myelocystocele, Hydromyelocele), wobei an der inneren Oberfläche des Sackes oft nur stellenweise, besonders zentralwärts, eine Area medullo-vasculosa vorhanden ist. Diese Säcke sitzen meist lateral und sind mit Asymmetrie und Defektbildung an den Wirbelkörpern verbunden. Wenn gleichzeitig eine Hydromeningocele vorhanden ist, so spricht man von Myelocystomeningocele.

Fig. 19.

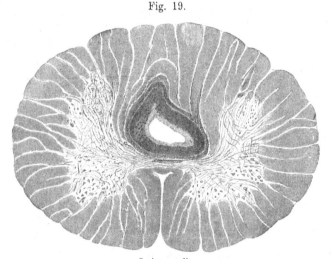

Syringomyelie.
Die Höhle in dem Gliom hängt nicht mit dem Zentralkanal, der in die Breite gezogen erscheint, zusammen.

Eine Erweiterung des Zentralkanals durch Flüssigkeitsanhäufung kann auch ohne Veränderung an den Wirbeln vorkommen und wird als Hydromyelie bezeichnet. Diese kann angeboren, aber auch erworben sein; dabei finden sich gelegentlich divertikelartige Ausbuchtungen.

Im Anschluss an die angeborene Hydromyelie, aber auch ohne sie, indessen wohl immer von angeborenen, beim Schluss des Medullarrohrs entstandenen Abnormitäten ausgehend, kommt eine Wucherung (Gliombildung, Gliose) der Grundsubstanz, am häufigsten derjenigen des Ependyms vor, welche infolge sekundärer Erweichung Hohlräume erhält, die mit dem Zentralkanal zusammenhängen oder auch unabhängig von ihm sind und in der hinteren Kommissur, den Hinterhörnern oder auch den Hintersträngen (Fig. 19) liegen (Syringomyelie).

II. Untersuchung der Kopfhöhle.

Die Oeffnung der Kopfhöhle wird, wenn nicht etwa Verletzungen, welche von dem Gerichtsarzte soviel als möglich mit dem Messer umgangen werden müssen, für diesen ein anderes Verfahren gebieten, welches sich dann nach der Eigentümlichkeit des Falles zu richten hat, immer mittels eines am besten an der Basis des einen Warzenfortsatzes beginnenden und an demjenigen der anderen Seite endigenden, mitten über den Scheitel geführten Schnittes eingeleitet, worauf zunächst die weichen Kopfbedeckungen nach vorn bis gegen die Arcus superciliares, nach hinten bis hinter die Eminentia occipitalis externa abgezogen werden. Für die Beurteilung ihrer Veränderungen gilt das bei der Haut Gesagte; bei neugeborenen Kindern hat man auf die hämorrhagisch-ödematöse Schwellung (Kopfgeschwulst, Caput succedaneum) derjenigen Weichteile zu achten, welche bei der Geburt vorausgegangen sind (in der Regel über den Scheitelbeinen). Die Oedemflüssigkeit kann nach der Geburt ihre Lage ändern, an den zahlreichen kleinen Blutungen in den Weichteilen kann man aber erkennen, wo ursprünglich die Veränderung ihren Sitz hatte. Da es sich um die Folgen einer Stauung handelt, so kann eine Kopfgeschwulst nur bei lebenden Kindern entstehen. Sie verschwindet 12—48 Stunden nach der Geburt.

Die nun vorliegende Beinhaut (Pericranium) prüft man auf ihre Dicke, Farbe, Konsistenz und Kontinuitätsverhältnisse und schabt sie dann von dem ersten Schnitt aus, der sofort bis zum Knochen dringen soll, mit Hilfe eines Meissels oder Raspatoriums ab, um das knöcherne Schädeldach betrachten zu können. Zu demselben Zweck trennt man die Schläfenmuskeln dicht an ihrem Ansatz ab und schlägt sie, dabei ihre Beschaffenheit beachtend, gegen den Kiefer zurück.

Die auch sonst vorkommenden Erkrankungen der Beinhaut sowie der Knochen werden nur kurz erwähnt, da sich Ausführlicheres bei den Knochen der Gliedmassen mitgeteilt findet; nur die dem Schädel eigentümlichen Veränderungen werden ausführlicher erörtert.

1. Veränderungen der Beinhaut.

Es finden sich hier die verschiedenen Formen von Entzündung (Periostitis ossificans, purulenta, tuberculosa, gummosa), Hämorrhagien usw. In die letzte Gruppe gehört eine nur bei neugeborenen Kindern vorkommende Veränderung, welche in einer Ansammlung von auffällig lange flüssig bleibendem Blut zwischen Perikranium und Knochen besteht (Kephalhaematoma neonatorum). Es bildet eine meistens auf das rechte Scheitelbein beschränkte Geschwulst, welche im Gegensatz zur Geschwulst der Weichteile niemals über die Nähte hinausreicht und auch nach der Geburt sich noch vergrössern kann. Wenn sehr viel Blut ergossen war oder aus sonstigen Gründen seine Resorption sich verzögert, so kommt es vor, dass sich am Rande des Hämatoms ein Knochenwall bildet, welcher das Erzeugnis der ossifizierenden

Periostitis ist. In noch späterer Zeit erscheinen an dem gänzlich abgehobenen Teil kleine, anfänglich nicht zusammenhängende Knochenplättchen, welche allmählich immer grösser werdend den ganzen Bluterguss einkapseln können. Manchmal findet sich statt des Blutes eine
rotgelbe eiterähnliche Masse (Vereiterung). Man untersuche gegebenen
Falles genau die Knochen, weil angeborene Spalten am Os parietale
zur Entstehung der Blutung disponieren sollen.

2. Untersuchung des Knochens von aussen.

a) Allgemeine Verhältnisse.

1. Die Grösse des knöchernen Schädels zeigt vielfache individuelle
Schwankungen und ist für gewöhnlich nur annähernd zu bestimmen.

Fig. 20.

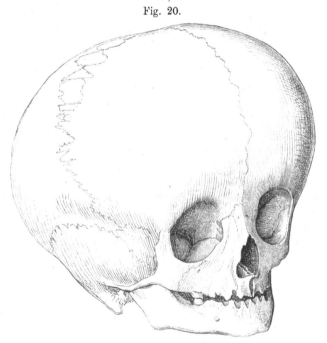

Hydrocephalischer Schädel eines Kindes. Schaltknochen in der Koronarnaht.

Der Horizontalumfang des Schädels eines Erwachsenen beträgt 49—65,
der Längsdurchmesser 18, der Breitendurchmesser 13,5—15,5 cm*).
Ungewöhnlich grosse und mit stark vorspringendem Stirnbein und mehr
oder weniger verstrichenem Supraorbitalrand versehene Schädel (Fig. 20)
sind gewöhnlich mit Hydrocephalus verbunden (durch denselben hervorgerufen: Wasserköpfe).

---

*) Die Kapazität der Schädelhöhle beträgt nach Welcker bei Männern im
Mittel 1450, bei Frauen 1300 ccm.

2. Die Gestalt des Schädels ist sowohl von ethnologischen wie von pathologischen Gesichtspunkten aus zu beachten. In erster Linie ist das Verhältnis des Längs- zum Querdurchmesser (Breitenindex) des Schädels zu beachten. Ein Verhältnis des Querdurchmessers zum Längsdurchmesser von 75—80 : 100 wird als mittleres (mesocephaler Sch.) angegeben; ist der Querdurchmesser kleiner, dann ist der Schädel dolichocephal (Langkopf), ist er grösser, dann brachycephal (Kurzkopf*). Schädel mit einem Höhenbreitenindex (Breite = 100) von 70—75 heissen orthocephale, unter 70 platycephale, über 75 hypsicephale. Durch eine Linie von dem äusseren Gehörgange zum Boden der Nasenhöhle und eine zweite von der Mitte der Stirne nach dem Alveolarteil des Oberkiefers wird der Campersche Gesichtswinkel gebildet. Bei orthognathen Schädeln beträgt dieser 80°, bei prognathen zwischen 65 und 80°. Von pathologischer Wichtigkeit ist das Verhältnis der beiden Seiten zu einander (Symmetrie). Asymmetrie bedingt die Schiefschädel (Plagiocephali). Interessant ist die, gewissermaassen als kompensatorische Krümmung der Schädelwirbel zu betrachtende Asymmetrie des Schädels bei Verkrümmungen der Wirbelsäule. Die meisten pathologischen Schädelformen sind aber in anderer Weise entstanden, nämlich durch vorzeitige totale oder partielle Synostose von Schädelnähten.

Virchow gab folgende Tabelle pathologischer Schädelformen:
1. Einfache Makrocephali:
   a) Wasserköpfe, Hydrocephali,
   b) Grossköpfe, Kephalones;
2. Einfache Mikrocephali, Zwergköpfe, Nannocephali;
3. Dolichocephali, Langköpfe:
   a) Obere mittlere Synostose:
   Einfache Dolichocephali (Synostose der Pfeilnaht),
   Keilköpfe, Sphenocephali (Synostose der Pfeilnaht mit kompensatorischer Entwickelung der Gegend der grossen Fontanelle),
   b) Untere seitliche Synostose:
   Schmalköpfe Leptocephali (Synostose der Stirn- und Keilbeine),
   Sattelköpfe, Klinocephali (Synostose der Scheitel- und Keil- oder Schläfenbeine);
4. Brachycephali, Kurzköpfe:
   a) Hintere Synostose:
   Dickköpfe, Pachycephali (Synostose der Scheitelbeine mit der Hinterhauptschuppe),
   Spitz- oder Zuckerhutköpfe, Oxycephali (Synostose der Scheitelbeine mit Hinterhaupts- und Schläfenbeinen und kompensatorischer Entwickelung der vorderen Fontanellgegend),
   b) Obere vordere und seitliche Synostose:
   Flachköpfe, Platycephali (ausgedehnte Synostose von Stirn- und Scheitelbeinen),
   Rundköpfe, Trochocephali (partielle Synostose von Stirn- und Scheitelbeinen in der Mitte der Hälfte der Kranznaht),
   Schiefköpfe, Plagiocephali (halbseitige Synostose von Stirn- und Scheitelbeinen),
   c) Untere mittlere Synostose:
   Einfache Brachycephali (frühzeitige Synostose von Grund- und Keilbein).

---

*) Eine weitergehende Einteilung ist folgende: Querdurchm. von 60—65 exkl. Ultradolichocephalie; 65—70 Hyperdolichocephalie; 70—75 Dolichocephalie; 75—80 Mesocephalie; 80—85 Brachycephalie; 85—90 Hyperbrachycephalie; 90—95 Ultrabrachycephalie.

Als Crania progenaea hat L. Meyer solche Schädel bezeichnet, bei welchen die hinteren Schädelpartien verkümmert, Scheitel- und Schläfenknochen sehr breit sind, der Oberkiefer vorspringt.

3. Die Farbe der Schädelaussenfläche ist normal eine graue oder graugelbliche (wo Fettmark in der Diploe liegt) und wird nur wenig von Blutpunkten unterbrochen. Durch krankhafte Vorgänge im Knochen und im Periost kann sie in verschiedenen Abstufungen von rot erscheinen, oft fleckig; partielle zitronengelbe Färbung durch gummöse Bildungen; schmutzig grünlich-gelbe oder schiefrige Färbung bei Osteomyelitis usw.

4. Die Konsistenz des Knochens im ganzen erleidet seltener Veränderungen, von denen die wichtigste die bei kleinen Kindern auf-

Fig. 21.

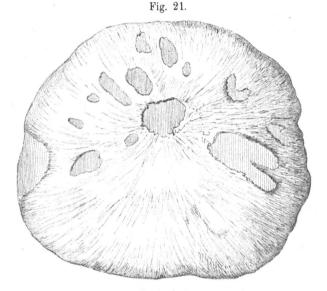

Kraniotabes.
Mehrfache Durchlöcherung eines Scheitelbeins.

tretende Erweichung (Craniotabes, weicher Hinterkopf) ist, bei welcher der Knochen sich wie Pergament einbiegen lässt. Es ist dieses eine rachitische Störung, bei welcher schliesslich mehrfache Lücken, besonders in der Hinterhauptschuppe und in den Scheitelbeinen auftreten können (Fig. 21). Nach Wieland gibt es eine angeborene Hypoplasie der Knochen, welche sich besonders an dem so rasch wachsenden Schädel in Gestalt von Weichheit (Weichschädel, Lückenschädel) bei 20 pCt. aller Neugeborenen und Säuglinge geltend macht. Es besteht Klaffen der Nähte, Grösse der Fontanellen, Weichheit der Knochen besonders nahe den Nahträndern und hauptsächlich am Hinterkopf. Die Erkrankung ist nicht rachitisch, soll aber zu Rachitis disponieren. Eine mehr oder weniger ausgedehnte Erweichung der Schädelknochen Erwachsener wird zuweilen durch infiltrierte Geschwülste (Kankroid, Sarkom) hervorgerufen.

Wegen der vorher schon hervorgehobenen Bedeutung der Nähte für das Wachstum und die Formbildung des Schädels sollen sie in jedem Falle untersucht werden. Eine Naht ist so lange als noch vorhanden anzusehen, als ihre feinen Zackenlinien noch zu erkennen sind. Als Gegensatz zu der vorzeitigen Verknöcherung der Nähte findet sich öfter die Frontalnaht, welche etwa vom 5. Lebensjahre ab verschwunden sein soll, ganz oder zum Teil erhalten. Wenn sie bei Erwachsenen vorhanden ist, nimmt sie fast stets ihren Ursprung einige Millimeter nach rechts von dem vorderen Ende der Pfeilnaht. In den Nähten findet man oft in sehr grosser Zahl (bes. bei hydrocephalischen Schädeln, Fig. 20) kleine Knochenstückchen eingeschaltet (Schaltknochen, Nahtknochen, an der Lambdanaht Wormsche Knochen), die, wenn sie aus der selbständigen Verknöcherung einer Fontanelle hervorgegangen sind, Fontanellknochen heissen; eine Abtrennung der Spitze der Hinterhauptschuppe durch eine Naht, wie sie bei den alten Peruanerschädeln häufiger, aber auch bei uns in gleicher Weise vorkommt, bedingt das Os Incae (Os epactale, interparietale). Nicht selten ist ein Schaltknochen zwischen Stirn-, Scheitel-, Schläfen- und Wespenbein, seltener und kein Zeichen niederer Rasse ein Processus frontalis der Schuppe des Schläfenbeins, welcher sich zwischen Scheitel- und Wespenbein einschiebt.

b) Die besonderen Erkrankungen.

Von den besonderen Erkrankungen der Knochen sind nur einige dem Schädel eigentümliche zu erwähnen. Zuerst die Atrophien, teils mechanische Druckatrophien (durch Geschwülste usw.), teils Involutionszustände (senile Atrophie, die zuerst an den Tubera parietalia eintritt und bis zur Defektbildung gehen kann), teils durch Knochenerkrankungen bewirkt. Bei der äusseren Schädelatrophie sieht man an der Oberfläche viele Gefässlöcher und es erscheinen infolgedessen die atrophischen Stellen als rote Flecken.

Sehr häufig sind Knochenneubildungen der verschiedensten Form, doch darf man nicht alle Vorsprünge für Verdickungen halten, da der Knochen gleichzeitig stark verdünnt (atrophisch) sein und doch wie blasenartig vorgetrieben erscheinen kann (z. B. durch Pialzotten). Freilich ist auch dabei eigentlich eine Knochenneubildung vorhanden, denn einmal fertiger Knochen kann nicht mehr ausgedehnt werden, sondern es wird nur immer wieder von innen her Knochen resorbiert, von aussen apponiert. Eine unregelmässige äussere Hyperostose des Schädels findet sich in Verbindung mit mehrfachen unregelmässigen narbenartigen Defekten (Fig. 22) und ist dann mit grösster Wahrscheinlichkeit als eine syphilitische anzusehen. In frischen Fällen kann die Diagnose durch den Befund weicher gelber und grauer (gummöser) Massen zwischen den Hyperostosen gesichert werden. Nekrosen des Schädeldaches können sowohl durch Syphilis wie durch Tuberkulose erzeugt werden.

Die in forensischer Beziehung so wichtigen Brüche des Schädels lassen sich in der Regel an der Innenfläche besser erkennen. In bezug auf die blossen Infraktionen und Depressionen (Fig. 23), welche man auch geheilt zu Gesicht bekommt, ist zu beachten, dass die Veränderungen an der äusseren Glastafel eine geringere Ausdehnung besitzen, als diejenigen

Fig. 22.

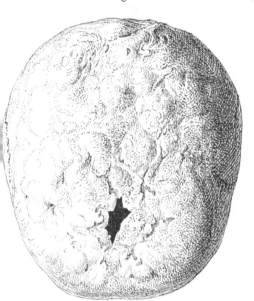

Ausheilende Schädelsyphilis.
Perforation im Stirnbein. $^1/_2$ nat. Gr.

Fig. 23.

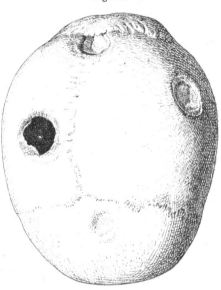

Depressionen verschiedenen Grades, geheilt. $^1/_2$ nat. Gr.
Folge von Hammerschlägen. Am Stirnbein rundlicher, oberflächlicher Defekt, am linken Tub. pariet. und an der Spitze
des Occiput tiefe Depressionen, am rechten Scheitelbein
grosser Lochdefekt.

Fig. 24.

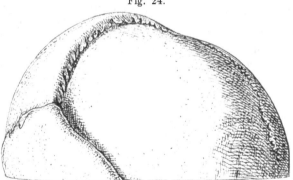

Geheilte Diastase der Sagittal- und Lambdanaht, Depression des Os pariet. dext. $^5/_6$ nat. Gr.

an der inneren. In Verbindung mit Brüchen und ohne solche können auch Trennungen der Knochen in den Nähten (Diastasen) vorkommen, die, wie Fig. 24 beweist, mit Erhaltung der Verschiebung verheilen können.

Nachdem die Oberfläche untersucht ist*), wird nun mittels eines Zirkulär-schnittes von der Mitte der Glabella bis zur Eminentia occipitalis externa der Knochen vorsichtig (damit das Gehirn nicht verletzt werde) am besten mit einer Blattsäge durchsägt. Man kann sich dabei die Arbeit dadurch sehr wesentlich erleichtern, dass man nicht ganz durchsägt, sondern mit Hammer und Meissel den Rest ab-sprengt; dies schützt auch am besten vor Verletzungen der Dura und des Gehirns. Freilich darf dies erst geschehen, wenn schon bis in die Tabula interna gesägt worden ist, damit man keine künstlichen Sprünge erzeugt. Wo Frakturen am Schädel zu erwarten oder auch nur möglich sind, darf nicht gesprengt, sondern nur gesägt werden. Wenn man jetzt den Meissel in die Sägefläche einführt und umdreht, so kann man in den meisten Fällen das Schädeldach mit Leichtigkeit entfernen. Ge-ringere abnorme Adhäsionen zwischen Knochen und Dura mater, welche am häufig-sten in der oberen Frontalgegend sitzen, kann man oft noch dadurch überwinden, dass man das Schädeldach nicht von vorn nach hinten, sondern umgekehrt von hinten nach vorn abzuheben versucht; sobald aber, wie es häufig genug vorkommt, stärkere Verwachsungen vorhanden sind, ist ein Entfernen des Knochens nur möglich in Verbindung mit der Dura, nachdem diese in der Richtung des Sägeschnittes und an ihrem Ansatze an der Crista galli, den man sich durch kräftiges Anziehen des Schädeldaches zugänglich machen muss, durchschnitten worden ist. Dieselbe Methode muss von vornherein bei Kindern bis zum 7. Jahre angewendet werden, weil bei diesen die Dura noch als inneres Periost tätig ist und deshalb fest dem Knochen anhaftet**). Sind beide Teile abgenommen, so kann man nun fast stets die Dura, wenn auch nur mit Gewalt, abziehen und es wird dann die weitere Untersuchung der Teile in derselben Weise vorgenommen, wie bei der gewöhnlichen Methode. Gelingt das Abziehen auch dann noch nicht, so muss man auf die Betrachtung der inneren Knochen- und äusseren Duraoberfläche verzichten und den Sinus longitudinalis von innen her eröffnen.

Bei Neugeborenen und Embryonen kann man die Schädeleröffnung auch in der Weise vornehmen, dass man, nach Eröffnung und Untersuchung des Sinus longitudi-nalis von oben her, die Nähte durchschneidet, die Schädeldeckknochen auseinander-drückt und an der Stelle des gewöhnlichen Schnittes mit der Knochenschere ab-schneidet. Etwaige Ossifikationsspalten sieht man an solchen Schädeln am besten nach Entfernung des Periosts und der Dura mater, besonders nach dem Trocknen.

3. Untersuchung des Knochens von innen.

Der Betrachtung der Oberfläche des Schädels folgt

a) diejenige der Durchschnittsfläche, bei welcher man auf die Dicke (im ganzen 2—6 mm) wie auf das gegenseitige Verhältnis der einzelnen Teile (Tabula externa, Diploë, Tabula interna) sowie besonders auf den Blutgehalt der Diploë zu achten hat. Man muss bei dieser Untersuchung das Schädeldach auch bei durchfallendem Lichte betrachten, um an dem Grade des Durchscheinens und an der Färbung über die Dicke des Knochens überhaupt, über diejenige der Diploë und über ihren Blutgehalt im besonderen auch an anderen Stellen als an der Schnittfläche Aufschlüsse zu erhalten. Die Farbe

---

*) Der Bequemlichkeit wegen kann man in solchen Fällen, wo voraussichtlich am Schädeldach keine Veränderungen gefunden werden, schon vorher durch einen Diener das Durchsägen des Knochens bewerkstelligen lassen, aber auch dann sollte man die oben angegebenen Betrachtungen, besonders diejenigen, welche die Gestalt betreffen, noch ehe man das Schädeldach entfernt.

**) In vielen Fällen, besonders bei sehr weichen Kindergehirnen, kann man sich die Gehirnuntersuchung dadurch sehr vereinfachen, dass man nach Griesinger's Methode horizontal von vorn nach hinten mit dem Knochen zugleich das Gehirn durchsägt. Die Verletzungen, welche dieses dabei erleidet, sind nur gering und jedenfalls oft geringer als bei der anderen Methode.

der Diploë muss besonders beachtet werden, da eine gelbgrünliche oder schieferige Färbung das einzige Zeichen einer bestehenden Osteomyelitis sein kann.

b) Bei der Innenfläche des Schädeldaches hat man wieder zunächst auf die Gestaltung der Oberfläche (Juga cerebralia, Hyperostosen, Exostosen usw., Impressiones digitatae, abnorme Vertiefungen [innere Atrophien] usw.) zu achten. Die selten fehlenden, durch Pialzotten (Pacchionische Granulationen) bewirkten und selbst bis zur Perforation gelangenden Gruben, welche in der Regel zu beiden Seiten des Sulcus longitudinalis liegen, haben an sich keine Bedeutung, können aber auf Abnormitäten der Zotten hinweisen. Die Tiefe und Weite der Furchen für die Arteriae meningeae zeigen auch schon normalerweise sehr beträchtliche Schwankungen, können aber z. B. durch innere Hyperostose vergrössert werden. Bei einer allgemeinen oder doch über eine grössere Strecke ausgedehnten inneren Atrophie des Schädeldaches ist die Oberfläche rauh (hier gibt das Gefühl besseren Aufschluss wie das Gesicht) und wie die mikroskopische Untersuchung der von ihr abschabbaren Massen ergibt, mit grossen Riesenzellen (Osteoklasten) dicht besetzt. Häufig freilich bleiben diese an der Dura hängen, von wo man sie dann aber ebenfalls leicht durch Abschaben erhalten kann.

Von grosser Wichtigkeit ist die (normal graugelbe) Färbung der inneren Oberfläche, da oft durch sie allein das Vorhandensein von Veränderungen angezeigt wird. Das gilt besonders für die oft fleckige oder infolge der häufig zahlreich vorhandenen feinen Gefässfurchen netzförmige kreideweisse Färbung, welche durch alle osteophytischen Neubildungen, die wegen ihrer geringen Dicke sonst vielleicht kaum zu bemerken wären, bewirkt wird (puerperales Osteophyt am Stirnbein usw.). — Findet sich an irgend einer Stelle der inneren Schädeloberfläche anhaftendes geronnenes Blut, so muss immer der Verdacht einer Fraktur entstehen und ist deshalb die betreffende Stelle daraufhin genau zu untersuchen.

4. Aeussere Untersuchung der harten Hirnhaut der Konvexität.

a) Untersuchung der Haut selbst.

Nach Entfernung des Schädeldaches liegt nun die **harte Hirnhaut** vor, welche inbezug auf ihre Dicke, ihren Spannungsgrad, ihre Farbe und ihren Blutgehalt untersucht wird. Von der Dicke hängt die grössere oder geringere Deutlichkeit ab, mit der die Piavenen und die Gehirnwindungen (erstere bläulich, letztere gelblich-grau) hindurchschimmern; für gewöhnlich müssen diese überall zu sehen sein. Der Spannungsgrad ist nicht für alle Teile derselbe, indem die bei der jedesmaligen Lage der Leiche hinteren Teile des Gehirns stets die entsprechenden Teile der Dura gespannt erhalten; man muss deshalb die Prüfung immer an der höchstgelegenen Stelle vornehmen. Hier, also bei der gewöhnlichen Rückenlagerung über der Spitze der Frontallappen, soll man mit Leichtigkeit eine kleine Falte erheben können; ist diese

sehr gross und umfangreich, so kann man daraus auf eine Verkleinerung des Schädelinhaltes, ist sie gar nicht zu erheben, so lässt sich
auf eine Vermehrung desselben (durch Blutergüsse, Hydrocephalus,
Geschwülste, Abszesse usw.) schliessen. Die Farbe ist gewöhnlich
grau, wird aber mit zunehmender Dicke eine immer mehr weisse;
weisse Fleckchen und Streifchen kommen bei starker Resorption der
Schädelknochen vor; sie werden durch Kalkablagerungen bedingt. Blut
pflegt in der Regel nur in den grösseren Gefässen, und zwar vorzugsweise in den Arterien vorhanden zu sein, welche als solche leicht durch
ihre Lage zwischen zwei venösen Gefässen erkannt werden können.
Aber auch wenn die kleinen Gefässe gefüllt sind, wird die Membran
doch niemals sehr rot erscheinen, da sie überhaupt nur wenige Gefässe enthält. Auf dieser Gefässarmut beruht es auch z. B., dass bei
frischeren Verletzungen die Umgebungen der Wunde niemals stärker
gerötet sind.

Blutungen zwischen Dura mater und Knochen, welche meistens
durch Knochenbrüche (untersuchen!) bedingt sind, aber auch bei
mangelnder Verletzung der Knochen traumatischen Ursprungs sein
können, heissen Haemorrhagiae extrameningeales oder epidurales.
Zu den häufigsten Erkrankungen, welche an der Aussenseite der
Dura mater gefunden werden, gehören die ossifizierenden Entzündungen (Pachymeningitis externa ossificans), welche sich
an der Leiche durch festes Anhaften der Dura kennzeichnen. Beim
gewaltsamen Abziehen der Haut bleiben bald hier, bald da fibröse
Fetzen am Knochen hängen, die man nicht etwa für neugebildete
Pseudomembranen (wie an den serösen Häuten) halten darf, da es
zurückgebliebene Teile der Dura selbst sind. Von anderen Entzündungsformen kommen die eiterigen (Pachymening. ext. purulenta) an
der konvexen Oberfläche seltener vor, in der Regel nur nach Traumen
mit oder ohne Knochenverletzung. Die Dura erscheint verdickt, getrübt,
gelblich gefärbt und mit einem dünnen Eiterbelag versehen — niemals
werden grössere Eitermengen gebildet.

Die spezifische syphilitische Entzündung (Pachymeningitis
ext. gummosa) tritt meist in Verbindung mit ähnlichen Veränderungen
am Knochen auf. Die Gummata haben frisch eine gelbgraue Farbe
und gallertartige Beschaffenheit; ältere zeigen diese nur an der Peripherie,
während im Innern unregelmässig gestaltete hellgelbe Massen erscheinen.
An Zupfpräparaten erkennt man in den frischeren Massen zahlreiche
runde und spindelförmige Zellen, in den gelben älteren aber zahlreiche
nekrotische und verfettete Zellen und fettigen Detritus. — Tuberkulöse Entzündung ist selten und nur bei ähnlichen Erkrankungen
der Knochen vorhanden.

Die eigentlichen Geschwulstbildungen der Dura sollen später im
Zusammenhange besprochen werden, ich mache deshalb hier nur noch
auf die kleinen, grauen, oder grauroten, aus mehreren rundlichen Abteilungen bestehenden Wucherungen aufmerksam, welche sich so häufig
in der Nähe des Sinus longitudinalis und meistens dem vorderen Ende
der Pfeilnaht entsprechend vorfinden, die anscheinend aus der Dura

hervorgewachsen sind, in der Tat aber der Pia mater angehören (Pacchionische Granulationen, Arachnoideal- besser Pialzotten).

b) Untersuchung des Längsblutleiters.

Es folgt nun die Eröffnung des Längsblutleiters (Sinus sagittalis s. longitudinalis superior), dessen obere Wand mit 2 Fingern der linken Hand in der Querrichtung angespannt und dann von aussen nach innen mit senkrecht zur Oberfläche gehaltenem Messer durchschnitten wird. Zu untersuchen ist hier der Inhalt, welcher bald fehlt, bald aus flüssigem oder in verschiedener Weise frisch geronnenem Blute besteht. Pialzotten sind oft genug auch durch die untere Wand des Sinus hindurchgewachsen und ragen frei in die Lichtung hinein, ohne irgend welche weiteren Störungen zu verursachen. Beim späteren Abziehen der Dura reissen sie leicht ab und sehen dann wie Erzeugnisse der Dura aus, während sie bei vorsichtigem Präparieren mit der Pia in Verbindung bleiben, so dass in dem Sinus an der entsprechenden Stelle ein Loch entsteht, ein Verhältnis, welches auch an anderen Stellen der Dura mater vorkommen kann.

In seltenen Fällen enthält der Längsblutleiter einen mehr oder weniger entfärbten und der Wandung anhaftenden, festen oder auch, besonders zentral, erweichten alten Pfropf, einen Sinusthrombus, welcher hier am häufigsten bei Kindern und infolge von allgemeinen Störungen der Blutströmung (marantische Thrombose) vorkommt, während an dem Sinus transversus mehr phlebitische Thrombosen (z. B. bei Karies des Felsenbeins) und diese bei Erwachsenen sich finden. Die Thrombose beginnt in der Regel in den unregelmässigen seitlichen Ausbuchtungen des Sinus (den Parasinoidalräumen), in welche auch die meisten Pialzotten hineinragen und regelmässig die Diploëvenen einmünden; sie kann sich auf die Piavenen weiter erstrecken. Selten finden sich Thromben in Organisation.

5. Untersuchung der harten Hirnhaut der Konvexität von innen.

Nun hebt man die Dura mater an der rechten Seite in der Nähe des Sinus in einer Falte hoch, schneidet die vordere Fläche ein, fasst den oberen Schnittrand, zieht ihn senkrecht von dem Gehirn ab und durchtrennt die Dura entsprechend dem Sägeschnitte im Knochen von der Sichel an bis wieder zu derselben. Am sichersten vermeidet man dabei Verletzungen des Gehirns, wenn man die Durchtrennung mit der Schere macht. Die so abgetrennte Hälfte wird über die Dura der anderen Seite zurückgeschlagen und ausgebreitet, so dass man die ganze Innenfläche mit Bequemlichkeit übersehen und untersuchen kann. Sollten sich bei dem Zurückschlagen Verwachsungen zwischen der harten und weichen Hirnhaut zeigen, so werden sie durchschnitten oder, wenn es sich um flächenhafte Verbindungen handelt, umschnitten, so dass hier die Dura mit Pia und Gehirn in Verbindung bleibt.

a) Allgemeine Verhältnisse.

Die Farbe der Innenfläche ist wie diejenige der äusseren bald grau, bald mehr weiss. Eine häufigere Veränderung ist eine hellere oder dunklere braune Färbung, welche bald über grössere Strecken zerstreut, bald auf kleinere Herde beschränkt ist, fast immer aber in

Form von kleineren oder grösseren Fleckchen oder Streifchen auftritt (Pigmentbildung aus Hämorrhagien). Am häufigsten wird die Eigenfarbe der Haut durch Blut verändert, sei dies nun ausserhalb oder innerhalb von Gefässen vorhanden. Stets muss man bei diesen Funden versuchen, ob sich ein Häufchen von der Dura abschaben lässt, mit dem die braunen Flecken und die Rötung verschwinden (Pachymeningitis interna). Bei grösseren Blutungen ist sorgfältig festzustellen, ob sie frei auf der Oberfläche liegen (intermeningeale Blutungen) oder ob sie gegen die Pia durch eine Membran abgeschlossen sind (Haematoma durae matris).

Bei vorhandener Auflagerung pflegt die Innenfläche uneben und statt feucht glänzend matt auszusehen, doch kann sie auch ihren Glanz verloren haben (aber mit Erhaltung ihrer Glätte), wenn durch irgend eine Ursache (Hämorrhagien, Hydrocephalus, Geschwülste, Abszesse) das Volumen des Gehirns vergrössert und also ein zentrifugaler Druck auf die Dura ausgeübt worden ist, welcher alle Flüssigkeit von der Innenfläche verdrängte. Eine stärkere Anfeuchtung und besonders das Vorhandensein wirklich freier Flüssigkeit an der Innenfläche ist künstlich erzeugt, indem aus der verletzten Pia Liquor cerebrospinalis ausgetreten ist.

b) Die einzelnen Erkrankungsformen.

1. **Blutungen** an der Innenfläche der Dura bzw. zwischen Dura und Pia können von der Dura ausgehen und sind dann in der Regel traumatische. Besonders beachtenswert sind Blutungen bei Neugeborenen, welche aus Rissen des Tentorium als Geburtsfolgen hervorgegangen sind und Todesursache sein können.

Unter den Erkrankungen im engeren Sinne, welche an der Dura-Innenfläche ablaufen, sind:

2. die **entzündlichen** wegen ihrer grossen Häufigkeit die wichtigsten. Eiterige Entzündung (Pachymeningitis interna purulenta) ist wie an der Aussenfläche selten und nach dem dort Gesagten zu beurteilen, was auch für die häufigere ossifizierende Form (Pachymening. int. ossificans) gilt, als deren Folge an allen möglichen Stellen, besonders gern aber an dem Sichelfortsatz, flache, unregelmässige zackige Knochenstücke (Dura mater-Knochen) erscheinen. — Der Innenfläche der Dura mater eigentümlich sind jene Entzündungsformen, welche, mit der Ausschwitzung einer fibrinösen Masse beginnend (Pachym. int. fibrinosa), vielleicht auch im Anschluss an eine primäre Blutung, eine bindegewebige Haut (Pachym. int. productiva) erzeugen, die, je nach der Stärke und Dauer der Veränderung dünner oder dicker, im letzten Falle deutlich mehrschichtig der Oberfläche der Dura anhaftet, aber meist leicht von ihr abgezogen werden kann. In dieser Haut finden sich neugebildete Gefässe (Pachym. int. vasculosa), häufig auch Blutungen (Pachym. int. haemorrhagica) und Pigmentierungen (Pachym. int. pigmentosa), welche in der angegebenen Reihenfolge auseinander hervorgehen. Seltener erreichen die Blutergüsse in die neugebildete Haut eine beträchtlichere Grösse, so

dass sich Blutbeulen (Haematomata durae matris) bilden (Fig. 25),
welche tiefe Eindrücke an der Gehirnoberfläche mit schliesslicher
Atrophie und Sklerose zu erzeugen vermögen. Auf einem frontalen
Durchschnitt (Fig. 26) über-
zeugt man sich leicht,
dass die pachymeningiti-
sche Membran am Rande
der Hämatome sich in
zwei oder mehrere Blätter
spaltet, zwischen welchen
das Blut gelegen ist.

Fig. 25.

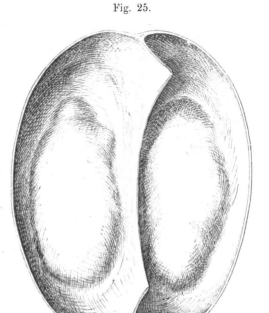

Doppelseitiges Hämatom der Dura mater.　Flächenansicht.

Die mikroskopische Unter-
suchung dieser verschiedenen
Zustände ist sehr einfach, da
man nur die fibrinösen Auflagerungen oder die bindegewebigen
Membranen abzuschaben bzw.
abzuziehen und in einem Tropfen
Salzwasser auszubreiten braucht.
Man kann sich leicht überzeugen,
dass die Membranen aus Zellen
und Fasergewebe bestehen —
je zellenreicher sie sind, desto
jünger sind sie auch. Die Blutgefässe, welche oft in sehr grosser
Zahl vorhanden sind, zeichnen
sich durch ihre im Verhältnis
zu der dünnen, fast nur aus
dem Endothelhäutchen bestehenden Wandung sehr grosse Lichtung aus. Sucht man sich zur
Untersuchung eine braun gefärbte Stelle aus (Fig. 27), so
erscheinen als Ursache der Färbung in Haufen angeordnete
kleinere und grössere klumpige
oder (seltener) krystallinische
Pigmentmassen (rhombische Hä-
matoïdintafeln) von rotbrauner
oder auch hellroter Farbe*). Sie
sind hauptsächlich um die Gefässe herum zu finden, welche
meistens von schmalen Pigment-
zügen eingescheidet sind, woraus
man schliessen kann, dass das
Pigment wesentlich aus diapedetischen Blutungen hervorgegangen ist. Das Pigment liegt

Fig. 26.

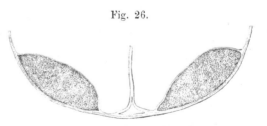

Doppelseitiges Hämatom der Dura mater.　Frontalschnitt.

*) Hämatoïdin ist eisenfrei, das körnige Pigment teils eisenhaltig (Hämosiderin),
teils nicht. Den Eisengehalt kann man nachweisen: 1. 5—10 Minuten in frisch bereitete Lösung von Schwefelammonium, bis schwarzgrüne Färbung eingetreten ist,
rasches Abspülen in Wasser, absol. Alkohol, Origanumöl, Balsam; Hämosiderin ist
schwarz und schwarzgrün gefärbt; 2. Vorfärbung mit Lithionkarmin, Auswaschen in
Wasser, 2—6 Stunden in 2 proz. Ferrozyankaliumlösung, 6—12 Stunden in 1 proz.
Salzsäure-Alkohol, Abspülen in Wasser, absol. Alkohol, Origanumöl, Balsam, oder:
zu einem Uhrschälchen voll 2 proz. Ferrozyankaliumlösung 1 Tropfen reiner Salz-

grösstenteils in Zellen eingeschlossen, deren Kernstelle als heller Fleck vielfach deutlich hervortritt. Der Zellengehalt der Membranen ist sehr wechselnd, in den stark pigmentierten Häuten geringer. In diesen pflegt auch der Gefässreichtum durch Schwund zahlreicher Kapillaren abzunehmen. In dem Bindegewebe sieht man vielfach vereinzelte, oft aber auch zu mehreren zusammenliegende geschichtete Kalkkörperchen (Sandkörnchen). — Um den Zusammenhang der Gefässe in der neuen Haut mit den alten Dura mater-Gefässen, sowie überhaupt die räumlichen Beziehungen der Membran zu der Dura mater zu untersuchen, werden Querschnitte durch die ganze Dicke der gehärteten Häute gemacht. Dabei erkennt man deutlich die lamellöse Schichtung der dickeren Häute. Zum Schneiden kann man sie zwischen Amyloidleber einklemmen oder in Einbettungsmasse einschliessen.

Fig. 27.

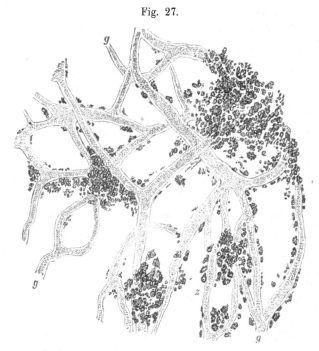

Stück einer ausgebreiteten pachymeningitischen Membran.
g die Blutgefässe, von Pigmentmassen umsäumt. Bei z die hellen Kernstellen in den Pigmenthäufchen (Pigmentkörnchenzellen) zu sehen.

Aus einem Haematoma kann ein Hygroma durae matris hervorgehen, wenn nach Resorption bzw. Umwandlung der spezifischen Bestandteile die Höhle des Hämatoms sich mit seröser Flüssigkeit füllt.

Adhäsive Entzündungen wie an den serösen Häuten kommen an der Dura selten vor und sind dann meistens syphilitischer Natur, besonders wenn ausgedehntere Verwachsungen zwischen Dura und Pia vorhanden sind. Ich würde nicht noch besonders daran erinnern, dass

säure; Färbung innerhalb weniger Sekunden; statt Vorfärbung mit Lithionkarmin kann man auch eine Nachfärbung mit Alaunkarmin machen; eisenhaltiges Pigment ist blau. Eisenfreies Pigment nimmt in Methylenblau eine grünblaue Färbung an, eisenhaltiges nicht.

eine normale Verbindung zwischen Dura und Pia überall da bestehen muss, wo die Piavenen in den Sinus longitudinalis münden, wenn ich nicht aus Erfahrung wüsste, wie leicht dies Verhältnis von Anfängern vergessen wird. Leichter könnten jene Gefässe Verwechselungen mit entzündlichen Adhäsionen herbeiführen, welche zuweilen abnormerweise schon in einiger Entfernung von dem Sinus an die Dura mater herantreten und in ihr bis zum Sinus weiter verlaufen, doch wird der leicht zu führende Nachweis der Gefässnatur dieser Stränge vor Irrtümern schützen.

Von den tuberkulösen Entzündungen der Dura mater der Konvexität gilt das bei der Aussenfläche Gesagte: sie sind selten, fast immer fortgeleitet und führen fast nie zur Bildung grösserer Käsemassen. Sobald man diese findet, kann man in der Regel annehmen, dass man es mit gummösen Bildungen zu tun hat. Diese sind dann oft mit der Pia verwachsen und mit Veränderungen des Gehirns verbunden. In der Umgebung der gummösen Bildungen findet sich immer eine chronische Pachymeningitis mit den früher geschilderten Eigenschaften (fibrinös, hämorrhagisch usw.).

3. Geschwülste kommen an der Dura in verschiedener Form zur Beobachtung. Als primäre Geschwülste sind Sarkome zu nennen, welche meistens spindelförmige Zellen enthalten und eine beträchtliche Grösse erreichen können. Aus Endothelien können endotheliale Sarkome (Endotheliome) hervorgehen, die psammösen Charakter haben können (s. Gehirn). Die Geschwülste machen entsprechende Eindrücke am Gehirn, die noch von Pia überkleidet sind, sie können aber auch gegen den Knochen vordringen, ihn durchbrechen, worauf sie in den Weichteilen pilzförmig sich ausdehnen (Fungus durae matris). Manchmal tritt die Sarkomentwicklung primär, öfter sekundär unter dem Bilde einer Entzündung (Pachymeningitis interna sarcomatosa) auf, wobei dann leicht das oder die kleinen Geschwulstknötchen zu übersehen sind. Karzinome kommen nur sekundär, sei es metastatisch oder durch Fortleitung, vor; auch sie können als Pachymeningitis int. carcinomatosa auftreten. Auf einem senkrechten Durchschnitt der Dura sieht man, dass die Krebszellenhaufen vorzugsweise in der neugebildeten Haut, nur zum geringsten Teil in der alten Dura gelegen sind.

6. Untersuchung der weichen Hirnhaut der Konvexität.

An die Untersuchung der Innenfläche der Dura mater der rechten Seite schliesst sich sofort diejenige der entsprechenden Pia mater.

a) Allgemeine Verhältnisse.

Die **Pia mater** ist eine dünne, farblose Haut, deren Grössenverhältnisse einmal dadurch geändert werden können, dass in ihren Maschenräumen sich Flüssigkeiten (Blut, Oedemflüssigkeit, Eiter) ansammeln, dann aber auch durch eine Verdickung der Bälkchen des Gewebes selbst, die nun deutlich als graue oder weisse Streifen erkannt werden können. Sehr häufig sind beide Veränderungen (besonders das Oedem und die Verdickung) miteinander verbunden. Mit diesen Veränderungen, das einfache Oedem ausgenommen, tritt auch eine Färbung der Pia auf: grau oder grauweiss durch die Verdickung der Bälkchen, gelb durch Eiter, rot durch Blut usw. Wie an der Dura, so ist auch hier der Feuchtigkeitsgrad der Oberfläche zu beachten, da eine sehr trockene Oberfläche wie dort auf vorhandenen, vom Gehirn ausgehenden abnormen Druck schliessen lässt.

Bei der Beurteilung des Blutgehaltes der Pia darf nicht vergessen werden, dass die Verteilung des Blutes sehr wesentlich von der Lagerung des Leichnams abhängt, und dass die gewöhnliche starke Füllung der grösseren Venen in den hinteren Teilen hauptsächlich auf kadaveröse Hypostase zurückzuführen ist. Es ist eine leicht zu bestätigende Erfahrung, dass Anfänger sehr geneigt sind, Hyperämien zu diagnostizieren, wo gar keine sind. Man sollte sich deshalb nicht mit dem allgemeinen Eindruck begnügen, sondern die Gefässe und Gefässchen einzeln verfolgen und nachsehen, ob sie ununterbrochen oder nur streckenweise Blut enthalten, ob sie prall gefüllt (rund) sind oder nur wenig, ob sie bandartig zusammengesunken sind usw. Was die Erkennung der Gefässarten angeht, so kann man sich im allgemeinen merken, dass die grösseren Arterien in der Tiefe der Furchen, die Venen aber an der Oberfläche verlaufen. In zweifelhaften Fällen wird man oft (hier wie anderwärts) durch Weiterschieben des Blutes nach grösseren Gefässen den Charakter derselben leichter bestimmen können. Kapillargefässe sind mit blossem Auge nicht zu sehen, es ist deshalb die Annahme einer Kapillarhyperämie nur da zulässig, wo man die roten Flecke nicht in einzelne Streifchen (meistens kleine Venen) auflösen kann. — Eine Thrombose der grösseren Venen kommt sekundär bei Sinusthrombose vor.

b) Die einzelnen Erkrankungsformen.

1. Die **Blutungen** der Pia mater finden entweder auf die Oberfläche statt (Haemorrhagiae intermeningeales) oder in das Maschenwerk der Pia selbst (H. piales oder, wenn man die oberste Platte der Pia als Arachnoidea bezeichnet, subarachnoideales). Die ersten stammen naturgemäss nicht immer aus der Pia, sondern auch, wie bereits erwähnt, von der Dura. Sehr wichtig sind besonders in gerichtsärztlicher Beziehung die tödlichen intermeningealen Blutungen, welche gelegentlich bei Neugeborenen durch Ruptur der grossen Piavenen an ihrem Uebergange in die Sinus infolge sehr starker Uebereinanderschiebung der Deckknochen zustande kommen. In bezug auf die Beurteilung der Blutungen überhaupt mag noch bemerkt werden, dass das Geronnensein des Blutes zu dem Schlusse berechtigt, dass die Blutung während des Lebens entstanden sei; doch ist zu beachten, dass während der Sektion durch Mischung flüssigen Blutes mit Liquor cerebrospinalis ein blutiges Koagulum entstehen kann. Flüssigkeit des Blutes spricht durchaus nicht notwendig für postmortalen Austritt, besonders nicht, wenn es nicht frei ergossen, sondern in die Pia infiltriert ist.

2. Die **Entzündungen.** Die häufigste von allen Entzündungen der Pia mater ist die Leptomeningitis chronica fibrosa, welche aus der Verdickung, weisslichen Färbung und Trübung der Haut und der in der Regel damit verbundenen ödematösen Schwellung diagnostiziert

werden kann. Die ödematöse Infiltration zeigt sich vorzugsweise an
den Furchen, wo die Haut die grösste Dicke besitzt; während die unveränderte Pia sich den Gehirnwindungen innig anlegt und ihnen in
die Furchen hinein folgt, geht die oberste Schicht (Arachnoidea) der
ödematösen Haut glatt von einer Windung zur andern über die Furchen
hinweg; bei sehr starkem Oedem (auch Hydrocephalus externus genannt)
wird sie sogar von der Oberfläche der Windungen durch die Flüssigkeit
abgedrängt. Die ödematöse Infiltration tritt nicht immer gleichmässig
auf, sondern zuweilen in Form von Blasen (Oedema cysticum, Hydrops multilocularis). Als drittes Erzeugnis der chronischen Entzündung sind die schon einigemal erwähnten Pialzotten zu nennen,
welche zwar als normale Gebilde vorkommen, aber doch bei der chronischen Meningitis in der Regel eine besonders hohe Zahl und beträchtlichere Grösse erreichen. Es sind warzige, graue Auswüchse, welche
haufenweise längs der grossen Längsspalte (oder auch weiter nach
aussen) sitzen und sich mikroskopisch aus bindegewebigen papillären
Massen zusammengesetzt erweisen, die an ihrer Oberfläche mit einem
Endothelhäutchen bedeckt sind. Sie setzen die serösen Bahnen des
Gehirns und der Pia mater mit den Sinus und parasinoidalen Räumen
(Lakunen) in Verbindung und pflegen bei Säufern und vielen Geisteskranken besonders zahlreich und gross zu sein. Eine vierte Veränderung,
welche bei Säufern sehr regelmässig anzutreffen ist, ist eine Erweiterung
und starke Schlängelung besonders der mittelgrossen Venen. Milchige
Trübung und Oedem der Pia, reichliche Pialzotten, Venenveränderung
gestatten keinen sicheren Schluss auf chronischen Alkoholismus, aber
der Befund muss immer den Verdacht erwecken, dass Alkoholismus
vorliegt. Allgemeine Adipositas, Fettherz und Fettleber, Myodegeneration
des Herzens machen die Diagnose wahrscheinlich.

Selten finden sich in der Pia mater kleine Knochenplättchen,
wie sie als etwas häufigerer Befund bei der Rückenmarkshaut erwähnt
worden sind. Man kann eine Meningitis chron. superficialis und
profunda unterscheiden, welche letztere durch ihre nahe Beziehung
zu den in die Gehirnrinde eintretenden Gefässen die wichtigere ist und
zu einer Entzündung der Gehirnsubstanz selbst (Meningo-encephalitis, s. Gehirn) führen kann.

Manche ganz akut verlaufende Entzündungen der Pia (bei Sonnen-
stich, Gelenkrheumatismus und anderen Infektionskrankheiten usw.)
geben ausser einer Hyperämie und etwas Oedem (Meningitis serosa)
keinen weiteren anatomischen Befund, in der Regel ist aber auch die
akute Meningitis eine eitrige (Men. suppurativa) mit mehr oder
weniger reichlicher Beimischung von Fibrin zu dem Exsudat. Sie ist
die wichtigste und häufigste Entzündungsform der konvexen Gehirnoberfläche (Meningitis convexa). Man erkennt sie an der Infiltration
des Maschengewebes der Pia mit eitrig-fibrinösen Massen und an der
damit verbundenen weissgelben oder rein gelben (rein eitrigen) Färbung.
Der Eiter sammelt sich in der Regel um die grösseren Venen herum
an, wohl weil hier der meiste Raum für ihn ist, und es entsteht dadurch ein sehr zierliches Bild, indem die blauen Gefässe von schmäleren

oder breiteren gelben Säumen eingefasst erscheinen. Bei stärkerer Anhäufung des Eiters in den oberen Schichten werden sehr bald die Gefässe gänzlich durch ihn verdeckt. Eine auf eine kleinere Strecke beschränkte eitrige Entzündung erregt immer den Verdacht traumatischer
Entstehung. Selbstverständlich kann ein Trauma niemals als solches eine
eitrige Meningitis erzeugen, sondern es kann nur die Bedingungen für die
Wirksamkeit eitererregender Mikroorganismen schaffen. Ueber die Verschiedenheit der Exsudatzellen bei verschiedenen Arten von exsudativer
Meningitis werde ich bei Besprechung der basalen Pia Angaben machen.
    3. Infektiöse Granulome. Eine ausgedehntere tuberkulöse Ent-
zündung der konvexen Oberfläche ist seltener und meistens nur der Ausläufer einer Basilarmeningitis, bei deren Besprechung genauere Angaben
gemacht werden sollen. Umschriebene tuberkulös entzündliche Prozesse
schliessen sich ebenso wie syphilitische an gleiche Veränderungen des
Gehirns einerseits, der Dura und Knochen andererseits an. Dasselbe gilt
    4. von Geschwülsten, welche deshalb bei dem Gehirn mitbetrachet
werden sollen.
    5. Von Schmarotzern ist nur der **Cysticerken** Erwähnung zu tun,
welche bald in frischem Zustande, als erbsen- bis haselnussgrosse Blasen,
bald in abgestorbenem, als kleinere oder grössere gelbweisse, verfettete
und verkalkte Knötchen gefunden werden. Die frischen Cysticerken lassen
im Innern der mit wasserklarer Flüssigkeit gefüllten Blase ein etwa hirse-
korngrosses, bewegliches, weisslich gefärbtes Gebilde erkennen, den Kopf
des Tieres, an welchem man schon mit Lupenvergrösserung den Hakenkranz und die vier seitlichen Saugnäpfe sehen kann. Aber auch in den
abgestorbenen Tieren lassen sich noch durch Zerzupfen und Zerdrücken
auf dem Objektträger, bei Verkalkung mit Hilfe von Salzsäure (zur Auflösung der Kalksalze) wenigstens die grossen, mit breiter Basis versehenen
Haken nachweisen, wodurch die Diagnose vollständig gesichert wird. Die
Finnen bewirken sehr häufig Eindrücke an der Gehirnoberfläche, ja selbst
totale umschriebene Atrophie der Rindensubstanz.

Nachdem so die rechte Seite untersucht worden ist, macht man vorn links
neben der Sichel an einer aufgehobenen Falte einen kleinen Einschnitt und durchtrennt weiter mit der Schere oder dem Messer, indem man mit der freien Hand die
Dura stark vom Gehirn abzieht, die linke Hälfte bis wieder zur Sichel hin, schlägt
die Dura zurück und untersucht wie auf der anderen Seite, wobei man nicht versäumen darf, bei der Beurteilung des Blutgehaltes die beiden Seiten mit einander
zu vergleichen. Darauf fasst man die beiden Teile der Dura mit der linken Hand
und zieht sie stark nach oben und hinten, damit sich der Ansatz der Sichel an der
Crista galli straff anspannt. Jetzt führt man das Messer mit nach vorn gerichteter
Schneide parallel der Sichel an ihrer linken Seite bis zum Siebbein, wendet die
Schneide nach rechts, durchtrennt den Ansatz, bringt das Messer wieder in parallele
Stellung zur Sichel und zieht es so heraus. Wenn man nun die Dura kräftig nach
hinten zieht, kann man die Piavenen an ihrer Eintrittsstelle abschneiden und so das
Gehirn bis zum Tentorium ganz freimachen.

7. Herausnahme des Gehirns.

Um das Gehirn herauszunehmen, legt man die zusammengelegten Finger der
linken Hand unter die Stirnlappen, zieht diese leicht nach hinten und durchschneidet
der Reihe nach sämtliche von der Basis abgehenden Nerven und die ab- bzw. zu-
gehenden Gefässe, wobei man am besten das Messer immer von innen nach aussen

(gegen den Knochen) schneiden lässt. Sobald man bis zum Tentorium gekommen ist, hebt man, besonders bei Neugeborenen, den Schläfenlappen in die Höhe, um zunächst das Tentorium überschauen und auf etwa vorhandene Einrisse und Blutungen untersuchen zu können. Gegebenen Falles kann man sogar das Grosshirn allein herausnehmen, um das Tentorium in situ ganz genau untersuchen zu können. Will man das nicht, so setzt man nun die Klinge senkrecht an dem rechten vorderen Ende des Zeltes an und durchschneidet es, indem man sich immer hart am Knochen hält, in kurzen sägenden Zügen soweit nach hinten als möglich. Dasselbe geschieht auf der linken Seite, indem man zugleich mit der linken Hand die zurücksinkenden Hemisphären von hinten her stützt, damit an der Basis keine Zerreissungen eintreten. Nachdem darauf auch noch die letzten abtretenden Nerven durchschnitten sind, führt man das Messer an der vorderen Wand des Wirbelkanals mit nach einer Seite gerichteter Schneide möglichst weit in diesen hinein, durchsticht unter gleichzeitiger starker Hebung des Messergriffes das Rückenmark und zieht das Messer mit nach aussen und hinten gerichteter Schneide in bogenförmigem Zuge heraus, wobei man besonders darauf zu achten hat, dass die ganz an der Seite der Hinterwand verlaufende Arteria vertebralis mit durchschnitten wird, weshalb man bis auf den Knochen schneiden muss*). Darauf führt man das Messer abermals ein, die Schneide nach der anderen Seite gerichtet und verfährt ebenso**). Wenn man jetzt, indem fortwährend die linke Hand von unten her die Hemisphären stützt, mit der rechten Hand das kleine Gehirn so umgreift, dass der Zeigefinger auf die linke, die drei übrigen auf die rechte Hemisphäre und also die Medulla oblongata zwischen Zeige- und Mittelfinger zu liegen kommt, so kann man das Gehirn vollständig aus dem Schädel herausheben, wobei sofort auf die etwaige Anwesenheit eines ungehörigen Inhaltes am Schädelgrunde zu achten ist. Auch ist es ratsam, schon vor der völligen Entfernung des Kleinhirns auf etwaige zapfenförmige Fortsätze desselben in den Wirbelkanal hinein zu achten, damit man deren Lage genauer bestimmen kann. Die Vena magna Galeni reisst bei der Herausnahme des Gehirnes am Sinus gewöhnlich ab, doch ereignet es sich auch zuweilen, dass ein grösseres Stück von ihr und selbst die Zirbel an der Dura hängen bleibt. Ist eine Volumenvermehrung des Gehirns festgestellt, so muss die Einmündungsstelle der Vene, die man sich durch Aufheben der Hinterhauptslappen des Gehirns sichtbar macht, genauer untersucht werden. Das Gehirn, welches bei der Herausnahme umgekehrt worden ist, wird in dieser Lage zur weiteren Untersuchung auf einen Teller gebracht.

Den Stiel der Hypophysis pflegt man zu durchtrennen, weil man später leichter die Untersuchung und Herausnahme des Gehirnanhangs vornehmen kann. Will man ihn in Verbindung mit dem Gehirn erhalten, muss man die ihn deckende Dura ringsum am Rande des Türkensattels durchschneiden.

8. Untersuchung der weichen Hirnhaut an der Grundfläche.

Die Pia mater der Basis und der Seitenteile wird nun in derselben Weise untersucht, wie diejenige der konvexen Oberfläche, nur kommt hier noch die Untersuchung der grossen Arterien der Basis hinzu, von denen besonders die Artt. cerebri mediae (fossae Sylvii) in ihrem Verlaufe verfolgt werden müssen, weil gerade an ihnen Embolien, Aneurysmen usw. mit Vorliebe ihren Sitz haben. Das Verhalten der Pia zwischen Unterfläche des Stirn- und Vorderfläche des Schläfenlappens kann ein sehr verschiedenes sein, so dass bald nur eine lose, bald eine festere Verbindung besteht. Danach kann man die Eröffnung der Seitenspalte des Gehirns (der Sylviusschen Grube) und die Bloss-

---

*) Wenn vorher das Rückenmark schon herausgenommen worden ist, schneidet man es nicht noch einmal durch, sondern trennt nur die seitlichen Verbindungen des noch übrig gebliebenen Stückes.

**) Da der Durchschnitt durch das Rückenmark auf diese Weise schräg wird, so hat Chiari ein besonderes Messer angegeben, dessen kleine Klinge winkelig an den Stiel sich ansetzt, wodurch eine quere Durchtrennung des Marks möglich ist.

legung der Insel mit dem Finger oder dem Messerstiel bewirken, oder muss mit dem Messer wenigstens die obersten Schichten durchschneiden. Diese Untersuchung darf nie unterlassen werden und aus dem Protokoll muss ersichtlich sein, dass sie vorgenommen wurde.

a) Veränderungen der grossen Gefässe.

Die grossen Gefässe der Gehirnbasis zeichnen sich, obwohl sie arterielle sind, durch die relative Dünnheit ihrer Wandungen aus; da sie meist mehr oder weniger bluthaltig sind, so schimmert ihr Inhalt mit bläulicher Farbe hindurch, nur wo Verfettungen, atheromatöse Veränderungen, Verkalkungen und sonstige Verdickungen vorhanden sind, treten grauweisse oder gelbweisse kleinere oder grössere Flecken hervor. Hier ist dann auch das Lumen mehr oder weniger verengt. Bei kleineren Aestchen kann man die gesamte Wandung mit der Intima nach oben unter das Mikroskop bringen, worauf man dann oft sehr schön die Intimazellen in zackige Haufen kleiner, glänzender, dunkelbegrenzter Körnchen verwandelt sieht, die sich weder auf Zusatz von Essigsäure, noch von verdünnten Alkalien verändern (fettige Degeneration). Diese arteriosklerotische und atheromatöse Veränderung kann Teilerscheinung einer allgemeinen Arteriosklerose sein, aber auch, soweit wenigstens stärkere Veränderungen in Betracht kommen, für sich allein bestehen. Mehrfach hat man nach schweren Schädeltraumen solche beschränkten Veränderungen der Gehirnarterien beobachtet.

Bei einem Teil der Gehirnarteriensklerosen handelt es sich um syphilitische Erkrankungen, bei denen weniger die degenerativen (atheromatösen) als die produktiven Veränderungen (bindegewebige Verdickungen der Intima mit reichlicher Neubildung elastischer Fasern, auch in Form neuer Laminae elasticae internae) in den Vordergrund treten (Endarteriitis productiva), durch welche eine mehr oder weniger starke Verengerung des Lumens, bis zur Obliteration, bewirkt wird. Gelegentlich treten diese Veränderungen knötchenförmig auf, so dass Verwechselung mit tuberkulösen Veränderungen möglich ist. Gerade dabei, aber auch bei ausgebreiteterer Erkrankung, sind auch die anderen Gefässhäute mit verändert, besonders zellig infiltriert. Ja man findet gelegentlich ganz typische gummöse Veränderungen in Media und Adventitia (Arteriitis gummosa). Plasmazellen und Spirochäten lassen sich nachweisen.

Zur mikroskopischen Untersuchung werden diese Arterien am besten in der Weise vorbereitet, dass man nach sorgfältiger Entleerung des etwa vorhandenen Blutes die peripherischen Enden bis auf eine Oeffnung zubindet, dann die Gefässe von dieser aus mit absolutem Alkohol oder Formol-Müller mässig prall füllt und nun auch die letzte Oeffnung noch schliesst. Jetzt werden die unterbundenen Teile herausgeschnitten und in die gleiche Flüssigkeit eingelegt. Zum Schneiden bettet man die Gefässe ein, wobei man wieder zunächst das Lumen von einer kleinen Oeffnung aus mit der flüssigen Einbettungsmasse füllen kann, so dass sämtliche Wandbestandteile ganz ihre natürliche gegenseitige Lage bewahren. Man versäume nie eine Elastika-Färbung.

Bei allen diesen Prozessen kann es zu einem völligen Verschluss des Lumens der Arterien kommen, welcher häufig durch eine örtliche Thrombose (von Klinikern in wenig geeigneter Weise als Gehirnthrombose diagnostiziert) bedingt wird. Besonders wichtig ist ihr

Vorkommen an den Artt. cerebri med., nicht nur weil dadurch ausgedehnte Gehirnerweichungen erzeugt werden, sondern auch weil hier, besonders an der ersten Teilungsstelle, vor allem links (der Weg durch die Carotis sin. ist der direktere) der Hauptsitz der Embolien (durch graurote gutartige Thrombusstücke) ist. In beiden Fällen erscheint die Arterie prall, gerundet, aber bei reiner Embolie ist die Wand dünn durchscheinend. Da die grossen Emboli rasch den Tod herbeizuführen pflegen, werden sie selten adhärent.

Eine weitere wichtige Veränderung der Gefässe ist die Aneurysmenbildung (Fig. 28), welche, wie schon erwähnt, am häufigsten an der Art. cerebri media (A. foss. Sylv.) und ihren Aesten statthat. Die Aneurysmen sind meistens sackförmig, von Erbsen- bis Kirschkerngrösse (selten grösser) und führen fast immer durch Ruptur zum Tode. Man muss deshalb stets bei grossen Blutungen an der Basis, besonders auch bei ausgedehnter blutiger Infiltration der Pia, an diese Möglichkeit denken und die Gefässe genau und vorsichtig untersuchen, da der kleine aneurysmatische Sack in dem grossen Blutklumpen sehr leicht übersehen werden könnte.

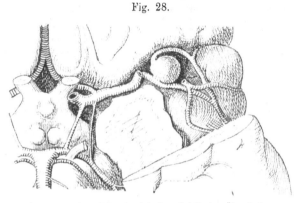

Fig. 28.

Aneurysma eines Astes der Art. foss. Sylvii sin. $^5/_6$ nat. Gr.
Von dem einen Ast ist dasjenige Stück, welches über das Aneurysma verlief, entfernt worden, desgleichen die Spitze des Temporallappens.

Nach Ponfick kommen hier embolische Aneurysmen vor, welche infolge des Einkeilens besonders eines kalkigen Embolus entstehen, doch sind das grosse Ausnahmen; wie überhaupt ist auch an diesen Aneurysmen eine örtliche Zerstörung der Media, insbesondere ihrer elastischen Bestandteile die Grundlage der aneurysmatischen Ausbuchtung und die Ursache der Mediaveränderung im wesentlichen die Syphilis. Man darf deshalb von jedem Aneurysma an Gehirnarterien annehmen, dass es ein syphilitisches ist, bis das Gegenteil bewiesen wird.

Sehr häufig ist eine ungleichmässige Entwickelung der beiden Vertebrales vorhanden, welche so weit gehen kann, dass die Basilaris nur die Fortsetzung einer Vertebralis, meist der linken, ist, während die andere nur als kleiner Nebenzweig erscheint.

b) Veränderungen der Pia.

Die wichtigste Veränderung, welcher man an der Pia der Basis begegnet, ist die Meningitis tuberculosa, welche ihren Lieblingssitz an der Basis hat. Sie macht sich in der Regel sofort bemerklich durch eine Ausfüllung der Maschenräume der Pia mater im Bereiche

des Circulus Willisii und besonders um das Chiasma der Sehnerven
herum mit einer weisslichen, sulzigen, mehr sero-fibrinösen, oder mit
einer gelblichen, fibrinös-zelligen, bald derberen, bald etwas weicheren
Masse, die sich oft bis weit in die Sylvischen Gruben hinein und über
sie hinaus erstreckt. Die Diagnose wird gesichert durch das Auffinden
der hier fast ausnahmslos sehr kleinen (submiliaren) grauen Tuberkelknötchen, welche besonders an der Unterfläche der Frontallappen oder
auf der Insel (Insula Reilii) längs der Blutgefässe aufgereiht erscheinen.
In der Regel erstreckt sich die Tuberkeleruption auch auf die medialen
Flächen der Hemisphären, wo sie oft am leichtesten zu erkennen ist,
weil die entzündliche Trübung der Nachbarschaft gewöhnlich fehlt oder
doch nur geringer ist, ebenso geht sie auf den Oberwurm des kleinen
Gehirns über, wo das Exsudat reichlich zu sein pflegt. Ausser der
akuten gibt es auch eine chronische tuberkulöse Meningitis, welche
mehr umschrieben zu sein pflegt und grössere, auch verkäsende Granulome erzeugt, während das Exsudat zurücktritt.

   Zur mikroskopischen Untersuchung umschneidet man ein kleines Stückchen der
Pia mater, zieht es, am besten mit Beihilfe eines Wasserstrahles, behutsam von der
Oberfläche des Ge-
hirns ab und entfernt
unter Wasser mit
einem weichen Pinsel
die etwa noch anhaf-
tenden Gehirnteilchen
oder schüttelt das mit
einer Pinzette gefasste
Stück in Wasser aus.
Wenn man nun mit
der Pinzette ein etwas
grösseres Gefässchen,
am besten eine Arte-
rie, fasst und heraus-
zupft, so sieht man
schon mit blossem

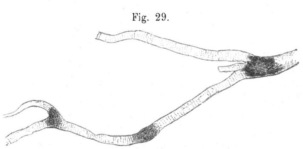

Fig. 29.

Tuberkel eines kleinen Gefässes der Pia bei Meningitis tuberculosa.
Schwache Vergr.

Auge an den von dem grösseren Gefässe abgehenden Aestchen kleine rundliche oder
spindelförmige graue Verdickungen, die Tuberkel (Fig. 29). Man kann diese nun
direkt oder nach vorgängiger Färbung unter das Mikroskop bringen und sich überzeugen, dass man es wesentlich mit einer ausserhalb der Muskularis der Gefässchen
sitzenden, grösstenteils aus lymphoiden Zellen bestehenden Neubildung zu tun hat.
Riesenzellen fehlen in den kleinsten Tuberkeln fast stets, finden sich aber in den
grösseren, besonders bei der verkäsenden chronischen Tuberkulose am Rande der
Käsemassen manchmal in grosser Menge. Das Lumen des Gefässes ist manchmal
deutlich verengert, meistens aber nicht. Bei genauerer Untersuchung an Querschnitten zeigen sich wohl gelegentlich auch Wucherungsvorgänge mit Bildung
epithelioider Zellen an der Intima, insbesondere dem Endothel, sowie in der Media,
doch ist im Gegensatz zu den syphilitischen Gefässerkrankungen mit ihrer schweren
Beeinträchtigung des Lumens im allgemeinen Regel, dass das Lumen klafft, also der
Blutstrom nicht unterbrochen war. Zum Nachweis der Bazillen kann man einen
herausgeschnittenen grösseren Tuberkel zwischen Deckgläschen zerquetschen, oder
man lässt kleine Gefässchen mit feinsten Tuberkeln frisch auf einem Deckgläschen
antrocknen, oder man härtet solche in Alkohol und behandelt sie wie Schnitte, oder
endlich man macht Schnitte von der eingebetteten Membran, die man dann aber
besser mit dem Gehirn in Verbindung lässt. Ich will noch besonders darauf aufmerksam machen, dass zwar zuweilen (bei älteren Fällen) grosse Mengen von Bazillen zu finden sind, dass indessen in den frischesten und kleinsten Tuberkeln
manchmal nur vereinzelte gefunden wurden. — Uebrigens ist zu beachten, dass nicht

bloss an den Gefässen, sondern auch in dem Bindegewebe der Pia unabhängig von Gefässen Tuberkel vorkommen und dass Bazillen auch in dem Exsudat vorhanden sind, welches reich an Fibrin zu sein pflegt, aber nicht nur Leukozyten, sondern als charakteristische Bestandteile Lymphozyten, und zwar besonders grosse Mononukleäre (s. die Abbildung des Exsudats bei käsiger Pneumonie) sowie viele Plasmazellen enthält. Leukozyten finden sich hauptsächlich dann, wenn eine Mischinfektion vorliegt.

Die reine eitrige Meningitis kommt seltener auf die Basis beschränkt vor, ist aber doch nicht so selten, wie die tuberkulöse an der

Fig. 30.

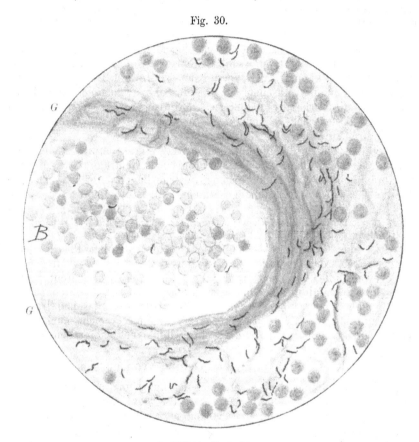

Syphilitische Meningitis.
Spirochäten, nach Levaditi gefärbt, in der Wand (G) und Umgebung eines Gefässes, einige auch im Innern desselben zwischen den roten Blutkörperchen (B).

konvexen Oberfläche. Die epidemische Zerebrospinalmeningitis ist z. B. fast stets eine eitrige und gerade an der Basis in der Regel am stärksten, von wo sie dann bis weit in den Wirbelkanal, selbst bis zur Cauda equina herunterreicht.

Als Exsudatzellen finden sich Leukozyten, der Mikroorganismenbefund kann verschieden sein; besonders interessant ist das Vorkommen des Pneumokokkus nicht nur bei den, Pneumonien komplizierenden, sondern auch bei manchen primären Meningitisformen. Bei anderen, besonders den epidemischen Formen kommt der Me-

ningococcus intracellularis (Diploc. meningitidis) vor, der dem Gonokokkus ähnlich
ist, von dem er sich dadurch unterscheidet, dass er gut auf Glyzerinagar wächst,
jener nicht. Gelegentlich, besonders bei Kindern, ist auch ein Kolibazillus, Pyocyaneus, B. lactis aerogenes gefunden worden. Um das Exsudat zur mikroskopischen
Untersuchung auf Bakterien oder zur Bakterienkultur möglichst ohne Verunreinigung
aufzufangen, geht man hier, sowie in allen ähnlichen Fällen, am besten in der Weise
vor, dass man ein spitz ausgezogenes und während des Ausglühens zugeschmolzenes
Kapillarröhrchen in die Pia einstösst, möglichst weit vorschiebt und dann durch eine
kurze Bewegung an der Spitze abbricht. Es tritt dann sofort ein Tröpfchen Flüssigkeit in das Röhrchen ein, dessen Spitze man, wenn man es transportieren muss, am
besten sofort wieder zuschmilzt. Auch eine gut desinfizierte (d. h. eine Stunde lang auf
150—170⁰ C. erwärmte) Pravazsche Spritze kann zu diesem Zwecke benutzt werden.

Eine dritte Form exsudativer basaler Meningitis ist die syphilitische, die nur durch die mikroskopische Untersuchung als solche
erkannt werden kann. Auch bei ihr ist Fibrin mit Lymphozyten und
Plasmazellen in den Maschen der Pia vorhanden, zugleich aber fehlen
auch nicht die vorher geschilderten syphilitischen Gefässveränderungen.
Auch hier lassen sich manchmal Spirochäten in grosser Menge nach
Levaditi nachweisen (Fig. 30).

Die Pia mater der Medulla oblongata zeigt ziemlich häufig, besonders bei Individuen, welche an chronischen Gehirnaffektionen litten,
eine bräunliche, rauchgraue Färbung, welche davon herrührt, dass die
Bindegewebszellen mit braunem Pigment vollgestopft sind.

An einem mit der Schere entnommenen Stückchen sieht man die braunen, mit
langen doppelten oder mehrfachen Ausläufern versehenen Zellen sehr leicht, besonders wenn man dem Präparat noch etwas Essigsäure oder Kalilauge zufügt.

Als eine besondere Eigentümlichkeit der basalen Pia ist noch
zu bemerken, dass gerade hier Cysticerusblasen sowohl frei (ohne
Bindegewebshülle) auf und in der Pia, als auch (sehr selten) in Gestalt vielfach gefalteter und ausgebuchteter, stellenweise durch sackige
Ausstülpungen oder kuglige, oft gestielt aufsitzende Bläschen trauben-
artig geformter Gebilde (C. racemosus) vorkommen, welche auch in die
Gehirnventrikel und zwischen die Gehirnwindungen hineinragen können.

9. Untersuchung des Gehirns von aussen.

Nach Beendigung dieser Untersuchung kehrt man das Gehirn wieder
um und zieht nun die Pia mater ab, um sowohl die in den Furchen
steckenden Teile derselben, in welchen man oft noch unvermutet Tuberkel, Cysticerken usw. finden wird, als auch die Oberfläche des
Gehirns selbst genauer untersuchen zu können.

Man durchschneidet zu diesem Zwecke zunächst die Art. cerebr. anter. (corporis
callosi) in der Nähe des Balkenkniees und des Balkenwulstes, fasst mit einer Pinzette das zwischen den Schnitten liegende Stück dieses Gefässes und beginnt an
ihm mit möglichster Vorsicht und Schonung die Membran abzuziehen. Sobald man
damit bis zur konvexen Oberfläche gelangt ist, bedient man sich statt der Pinzette
besser der Finger. Reisst die Pia an einer Stelle ein, so fasst man am besten mit
einer Pinzette in eine Furche hinein, weil man hier am leichtesten wieder grössere
(arterielle) Gefässe zu fassen bekommt. Bei weichen Gehirnen muss man während
des Abziehens die Hemisphäre von der Seite her mit der freien Hand stützen, weil
sonst leicht der Balken und die Decke der Seitenkammern einreissen. Auch das
Abziehen selbst muss mit Hilfe eines kleinen Kunstgriffes bewerkstelligt werden,
welcher darin besteht, dass man den Daumen an die innere, die übrigen Finger an

die äussere Seite der bereits abgezogenen Pia legt und mit letzteren das Gehirn von aussen her gleichsam unter der Pia hervordrängt. Es wird auf diese Weise jeder zu starke Zug vermieden und man hat nicht nötig, die bereits entblössten Hirnteile mit der (blutigen) Hand zu berühren — und zu beschmutzen. Die Arbeit wird wesentlich erleichtert, wenn man sich durch das Aufgiessen eines nicht zu kräftigen Wasserstrahles unterstützen lässt.

Das Abziehen der Pia muss unterlassen werden, wenn man eine genaue mikroskopische Untersuchung des Gehirns vornehmen will; gegebenen Falles begnügt man sich mit einer Seite oder einem kleineren Teil.

Besonders in der Stirn- und Scheitelgegend bestehen zuweilen fleckweise oder auf grössere Strecken verbreitete festere Verbindungen (Adhäsionen) zwischen Pia und Gehirn, welche, auch wenn man mit Vorsicht die Pia abzieht, zu oberflächlichen Substanzverlusten führen, indem kleine Teile der Rinde an der Haut haften bleiben. Die Adhäsionen sind Folgen chronisch entzündlicher Veränderungen der Gehirnrinde (Encephalitis chron. corticalis), die nach Virchow aus einer Meningitis chron. profunda hervorgehen (daher Meningoencephalitis) und welche besonders bei der sog. Paralyse der Irren beobachtet werden. Je weicher das Gehirn durch Fäulnis geworden ist, um so leichter werden, auch ohne dass pathologische Veränderungen vorhanden sind, Verletzungen der Gehirnrinde beim Abziehen der Pia entstehen, es ist deshalb durchaus gerechtfertigt, in solchen Fällen das Abziehen zu unterlassen, wie denn überhaupt dasselbe bei normalem Verhalten der Pia überflüssig erscheint.

Nachdem die Pia entfernt worden ist, kann man nun die Grösse und Gestalt, sowie das Gewicht des Gehirns im ganzen feststellen, vor allen Dingen aber hat man die allgemeinen Verhältnisse der Windungen zu beachten. Der sagittale Durchmesser des normalen Gehirns Erwachsener beträgt 160—170 mm beim männlichen, 150—160 mm beim weiblichen Geschlecht, der grösste transversale bei beiden 140, der grösste vertikale 125 mm; das Gehirnvolumen erreicht durchschnittlich 1330 ccm, sein absolutes Gewicht (vgl. auch S. 133) beträgt bei Männern 1375 g (von 960—1800), bei Frauen 1245 g (von 880—1600*), sein spezifisches 1035—1040. Das Verhältnis des Gehirngewichts zum Körpergewicht ist etwa 2 : 100. Die Zahl der Gehirnwindungen, die Tiefe der Zwischenfurchen mag man beachten, doch dabei auch nicht vergessen, dass man daraus einen sicheren Schluss auf die geistigen Fähigkeiten der Individuen nicht machen kann; dagegen gibt die Form der Gyri oft wichtige Fingerzeige für Veränderungen im Gehirn selbst; bei allgemeiner Atrophie des Gehirns sind sie schmal und spitz, dagegen breit und abgeplattet (durch Druck gegen das Schädeldach), wenn aus irgend einer Ursache das Volumen des Gehirns vermehrt ist.

In einem solchen Falle können noch zwei andere Gestaltveränderungen auftreten, nämlich: 1. eine doppel- oder einseitige, gleichmässige oder ungleichmässige starke Abflachung der dann verlängerten, oft geradezu zapfen- und zitzenförmig gestalteten Tonsillen des Kleinhirns. Die Furchen entsprechen dem Rande des Foramen magnum,

---

*) Marchand fand an seinem Material ein mittleres Hirngewicht bei Männern von 1400, bei Frauen von 1275 g.

durch das der Kleinhirnteil in den Wirbelkanal, der allerdings grosse individuelle Schwankungen in bezug auf seine Geräumigkeit darbietet, hineingedrängt worden ist. Geschieht diese Lageveränderung am wachsenden Gehirn (z. B. bei kongenitalem Hydrocephalus), so wird die Missstaltung durch das Weiterwachstum vergrössert. 2. Es können kleine Risse in der Dura entstehen, durch welche kleine bis erbsengrosse Abschnitte des Gehirns gegen den Schädelknochen gedrängt werden (erworbene Gehirnhernien), die grubige Atrophien des Knochens bewirken können. Ist Gehirn durch eine Oeffnung in dem Knochen nach aussen vorgedrängt, z. B. nach Trepanation oder nach Verwundung, so spricht man von Hirnprolaps, während der Vorfall durch angeborene Löcher als Encephalocele bezeichnet wird.

Der Blutgehalt der Rinde im allgemeinen ist von aussen schwer festzustellen, da beim Abziehen der Pia die oberflächlichsten Gefässchen mit herausgerissen werden; es werden aber aus diesem Grunde reichlich vorhandene Blutpunkte schon einen Schluss auf starken Blutgehalt gestatten. Zuweilen und gerade sehr häufig in Verbindung mit den vorher erwähnten Adhäsionen der Pia mater findet man Veränderungen in der normalerweise gleichmässig grauen Farbe der Oberfläche, indem kleinere oder grössere Strecken (besonders die beim Abziehen der Pia verletzten) eine rötliche, selbst violette, hortensiaartige Färbung darbieten.

Massige sowie punktförmige Hämorrhagien kommen an den verschiedensten Stellen infolge von traumatischen Einwirkungen vor; die punktförmigen, welche sich von Blutpunkten dadurch unterscheiden, dass sie sich nicht abspülen lassen, weil das Blut im Gewebe selbst liegt, finden sich auch bei frischer Entzündung und bei Embolien der kleinen Arterien sowie Thrombosen der Venen (nach Sinusthrombose); es ist dann zugleich meistens eine Erweichung der betreffenden Abschnitte damit verbunden.

Fig. 31.

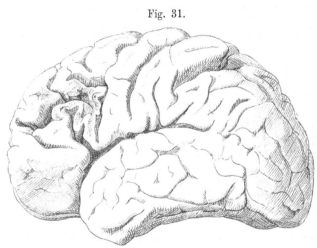

Oberflächlicher brauner Erweichungsherd der 3. linken Stirnwindung.

Als Folgen früherer Blutungen sieht man ganze Windungen verschmälert (Fig. 31) oder auch nur ihre Oberfläche etwas vertieft und zugleich bräunlich (durch umgewandeltes Blutpigment) gefärbt. Die Pia ist verdickt, an Stelle der geschwundenen Gehirnsubstanz findet man ein weiches, feinfaseriges Maschenwerk. Am

Rande dieser braunen Flecken ist sehr häufig eine Verkalkung der Ganglienzellen der Rinde, besonders der grossen Pyramidenzellen (Quetschpräparat!) zu finden, daneben aus Hämoglobin hervorgegangenes Pigment. Solche Herde, meist von geringerem Umfang, auf der konvexen Oberfläche sowohl als auch an der Basis der Stirnlappen, an der Spitze der Schläfenlappen, am Hinterhauptlappen lassen auf vorausgegangene Traumen schliessen; etwaiges Fehlen von Pigment spricht nicht unbedingt gegen traumatische Entstehung der Narbe. Weitere herdweise Veränderungen der Oberfläche werden hervorgerufen durch entzündliche und nicht entzündliche Neubildungen, Tuberkelknoten (die Bezeichnung Solitärtuberkel ist ungeeignet, da sie oft in grosser Zahl vorkommen) und Gummata, auch wohl Sarkome, welche in der Regel eine beträchtlichere Grösse erreichen als jene. Die makroskopische Differentialdiagnose ist oft sehr schwer, ja manchmal unmöglich, oder doch nur mit Zuhilfenahme der übrigen Sektionsbefunde zu stellen. Näheres siehe bei Gehirn.

10. Innere Untersuchung des Gehirns.

Es ist nun die Zeit zur Sektion des Gehirns gekommen, welche, wenn nicht durch die Besonderheit des Falles eine andere Methode angezeigt erscheint, in der Weise vorgenommen wird, dass in jedem Abschnitt zuerst die Kammern, dann die dieselben begrenzenden Teile untersucht werden.

a) Untersuchung der Kammern des Grosshirns.

Man macht demnach, nachdem man das Gehirn in der Lage, welche das eigene hat, vor sich gelegt und mit dem Finger die Hemisphären etwas auseinandergedrängt hat, so dass man den Balken übersieht, einen senkrechten Schnitt durch die Decke der linken Seitenkammer in der Ausdehnung des mittleren Längsdrittels und etwa 2—3 mm nach aussen von der Raphe des Balkens. Der Schnitt darf nicht zu tief gemacht werden. damit die grossen Ganglien nicht verletzt werden. Nun kann man bereits etwa vorhandenen abnormen Inhalt erkennen und seine Beschaffenheit feststellen. Man sieht einen Teil des Nucleus caudatus und des Thalamus opticus sowie den Anfang des Plexus chorioides, welcher die Stelle anzeigt, an der das Messer in halb senkrechter Richtung nach aussen und sonst parallel dem Balken gestellt angesetzt wird, um in einem nach hinten und etwas nach aussen gerichteten Zuge das Hinterhorn zu eröffnen und den Occipitallappen zu durchschneiden. Die linke Hand umfasst dabei die Hemisphäre so, dass der Daumen an die mediale Fläche, die übrigen Finger an die Basis zu liegen kommen. Es darf aber nicht das Gehirn nach aussen gezogen, sondern es muss möglichst in seiner regelmässigen Lage erhalten werden. Nunmehr fasst man das Messer wie einen Violinbogen, dreht dasselbe aber um einen viertel Kreisbogen, so dass man von sich weg schneiden kann, setzt es am vorderen Ende des Ventrikel-Eröffnungsschnittes an und führt es nach vorn und wenig nach aussen in das Vorderhorn und durch die Spitze des Stirnlappens. Endlich verbindet man die beiden letztgeführten Schnitte durch einen senkrechten oder wenig nach aussen geneigten, an der Aussenseite der grossen Ganglien hergeführten, bis zur Rinde der Unterfläche reichenden Schnitt, durch welchen also die linke Hemisphäre in Form eines Prismas mit konvexer unterer Fläche abgetrennt wird. Nachdem man darauf das Gehirn durch Drehung des Tellers mit seiner rechten Stirnseite sich zugewandt hat, wird dieselbe Schnittreihe auf der rechten Seite mutatis mutandis wiederholt. Darauf fasst man Balken und Fornix in der Mitte, hebt sie in die Höhe, durchschneidet sie von unten nach oben entsprechend dem Foramen interventriculare (Monroi), in welches das Messer eingeführt wird, und klappt die Teile nach hinten zurück. Der dritte Ventrikel ist nun noch von der Tela chorioides bedeckt, welche ebenfalls von vorn nach hinten über die Zirbel und die Vierhügel zurückgeschlagen wird, während man die aus den grossen Ganglien in sie eintretenden subependymären Venen, insbesondere die zwischen Streifen- und Sehhügel verlaufende Vena terminalis, mit dem Messer durchtrennt.

Man übersieht nun die Seitenkammern mit Vorder- und Hinterhörnern sowie den dritten Ventrikel und hat auf ihre Weite, ihren Inhalt (normal höchstens 1 Teelöffel voll Flüssigkeit), auf den Zustand des Ependyms sowie den der Tela und der Plexus chorioides zu achten.

Fig. 32.

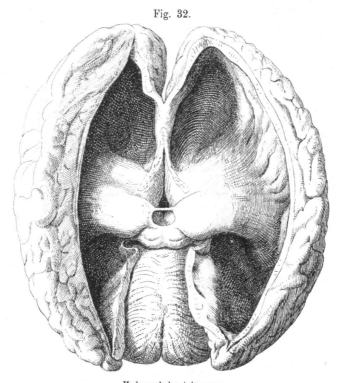

Hydrocephalus internus.
Erweiterung der Seitenhöhlen mit Einschluss der Unterhörner, Abplattung der grossen Ganglien.

1. Die Erweiterung der Ventrikel betrifft am häufigsten die Seitenhöhlen, ist doppelseitig, selten einseitig oder auf ein Horn (Hinterhorn) beschränkt. Sie wird durch eine wässerige, klare Flüssigkeit, seltener durch Eiter bewirkt und als Hydrocephalus bzw. Pyocephalus internus s. ventricularis (Fig. 32) bezeichnet. Der Hydrocephalus ist angeboren oder erworben; im letzten Falle entweder entzündlicher Natur oder rein mechanisch, z. B. durch Druck einer Geschwulst des Kleinhirns auf die Vena magna (Galeni) erzeugt, weshalb man diese immer genau verfolgen muss, oder durch Atrophie des Gehirns bedingt (Hydrocephalus ex vacuo). Bei dem letzten, der selten auch angeboren vorkommt, ist der äussere Umfang des Gehirns nicht vermehrt, wohl aber bei den übrigen Formen. Solange bei diesen

der Schädel noch nachgiebig ist, wird er erweitert (s. die Abbildung des hydrocephalischen Schädels S. 101) und wenn dabei auch das Gehirn sehr verdünnt erscheint, so ist es doch oft weniger atrophisch als in den Fällen, wo der Raum für das Wasser nur durch Schwund von Gehirnsubstanz (besonders weisser) beschafft werden konnte. Beim angeborenen Hydrocephalus kommen demnach die stärksten Schädelvergrösserungen vor. Teile des Kleinhirns werden in die Wirbelhöhle hineingedrängt, an einzelnen Stellen, besonders an der Squama ossis occipitis, auch über der Nase im Os front. usw. können neue Löcher entstehen, aus welchen das Gehirn hervortritt und die äussere Haut kugelig vorwölbt (Hydrencephalocele). Nicht immer ist freilich bei solchen Celen Gehirn mit ausgetreten, sondern es kann eine ähnliche Veränderung durch sehr starkes Oedema bullosum piae matris erzeugt werden (Hydromeningocele). Bei ausgedehnter Spaltung des Cranium spricht man von Cranioschisis, und von Acranie, wenn das ganze Schädeldach bis auf einige Rudera fehlt. Dabei kann das Gehirn noch mehr oder weniger gut erhalten (partielle Anencephalie, Hemicephalie) oder völlig defekt sein (Anencephalie), was als Resultat des Platzens der hydropischen Gehirnblase angesehen worden ist. Mit dieser Veränderung ist oft Spina bifida im Hals- und Rückenteil verbunden. Es muss indessen hier wie schon bei der entsprechenden Affektion der Wirbelsäule bemerkt werden, dass keineswegs jede Anencephalie oder Hemicephalie durch Hydrocephalus erzeugt ist, dass vielmehr wahrscheinlich die Mehrzahl dieser Affektionen als Bildungsstörungen infolge von Störungen seitens des Amnion (Verwachsungen usw.) zu betrachten sind.

2. Das Ependym bildet normal einen glatten, dünnen, farblosen, durchscheinenden Ueberzug der Höhlenwandungen und kann pathologisch sowohl erweichen wie verhärten und damit zugleich sich verdicken. In Erweichung findet man es meistens bei chronischem Hydrocephalus, wobei es sich zugleich als eine schmierige, gallertige Masse von seiner Unterlage abhebt; verhärtet, manchmal bis zu der Härte des derbsten Bindegewebes (Ependymitis chronica) erscheint es bei chronisch indurativen Zuständen der Gehirnsubstanz, Sklerose usw.; dabei ist es in der Regel auch verdickt und zwar sowohl im ganzen, gleichmässig, als auch partiell, wellenförmig und in Form kleiner knötchenförmiger oder warziger Erhebungen (Ependymitis proliferans granulosa). Letztere finden sich relativ häufig bei allen möglichen Zuständen, fast regelmässig bei progressiver Paralyse, und kommen mit Verdickungen der Pia mater zugleich vor. Die, kleinsten Tautröpfchen ähnlichen Verdickungen (die jedoch auch die Grösse von Hirsekörnern und selbst von Erbsen in seltenen Fällen erreichen können) sitzen am häufigsten zu beiden Seiten des Septum pellucidum und an den Rändern des Streifenhügels. Sie kommen übrigens im vierten Ventrikel noch häufiger vor als in den Seitenkammern.

In Wasser zerzupft sieht man einen Filz äusserst zarter, in Essigsäure quellender Fädchen (Glia), welche eine verschieden grosse Menge von Zellen und meist sehr reichliche Corpora amylacea einschliessen. Nach Mazeration kleiner Stückchen kann man leicht die Fädchen als Ausläufer der Zellen (Spinnenzellen, Deiterssche Zellen) erkennen. An Schnitten nehmen die Knötchen bei Gliafärbung nach Weigert oder Mallory eine starke Färbung an. Das Ependymepithel pflegt auf ihrer Oberfläche zu fehlen, aber seitlich eine kleine Strecke auf sie überzugehen.

Nur auf mikroskopischem Wege lassen sich die gliösen Ependym-knötchen von den ihnen makroskopisch durchaus gleichenden Ependym-tuberkeln unterscheiden, welche bei tuberkulösem Hydrocephalus internus und tuberkulöser Basilarmeningitis nur selten vermisst werden. Sie bestehen aus Zellen, enthalten keine Gliawucherung, wohl aber Tuberkelbazillen. Durch eine chronische Entzündung können auch Verwachsungen des Ependyms herbeigeführt werden, die oft nur partiell sind, am häufigsten in den Hinterhörnern, wo dann die peripherischen noch offenen, von der zentralen Höhle getrennten Teile zystisch ausgedehnt sein können (Hydrocele cornu posterioris). Diese Abschliessungen können sogar in mehrfacher Zahl vorhanden sein.

Kleine mehrfache Blutungen in und unter dem Ependym (insbesondere am Fornix und der Auskleidung des dritten Ventrikels) kommen nicht ganz selten, besonders bei Meningitis tuberculosa vor.

Zur Untersuchung des Unterhorns mit dem Pes hippocampi major muss man an der äusseren Seite des Sehhügels, von der Oeffnung des Hornes anfangend, den Schnitt nach vorn und aussen führen. Die in dem Unterhorn liegenden Plexus können ohne Eröffnung desselben leicht zur Untersuchung hervorgezogen werden.

3. Bei der Untersuchung der Tela und Plexus chorioides sind ihr Blutgehalt und etwaige pathologische Veränderungen zu beachten. Bei Basilarmeningitis schreitet die Eiterung oder die Entwicklung von Tuberkeln auch zuweilen nach der Tela und den Plexus fort, doch sind hier die Tuberkel schwer zu erkennen, da schon normalerweise kleine papilläre Bildungen vorhanden sind, welche leicht mit Tuberkeln verwechselt werden könnten. Will man sicher gehen (ohne mikroskopische Untersuchung), so muss man die verdächtigen Stellen auf einer dunklen Unterlage ausbreiten, worauf man dann etwa vorhandene Tuberkel längs der Gefässchen sitzen sieht. Die Gefässplatte muss besonders in allen jenen Fällen genau betrachtet werden, in welchen sich ein abnormer Inhalt in den Ventrikeln findet, da sie meistens, wenn auch nicht immer, die Flüssigkeitsabgabe in die Ventrikel besorgt. Die Bedeutung der in der Tela verlaufenden Vena magna (Galeni) für viele Fälle von Hydrocephalus (durch Stauung) ist schon S. 126 hervorgehoben worden. In den Plexus kommen häufig, besonders an ihrer Umbeugestelle in das Unterhorn, dem Glomus, hirsekorn-, erbsen- bis kirschkerngrosse, klaren Inhalt einschliessende zystenähnliche Bildungen vor, welche in Wirklichkeit umschriebene ödematöse Schwellungen des Bindegewebes (Oedema bullosum) darstellen, wie man leicht erkennen kann, wenn man solche Plexus in kochendes Wasser taucht und dann Schnitte von den nun gehärteten „Zysten" macht. Zarte Bindegewebsfasern und selbst Gefässe, von reichlichen körnigen Eiweissgerinnseln eingeschlossen und meist von zahlreichen geschichteten Kalkkugeln begleitet, durchziehen das Gebilde. Eine Verwechslung mit Cysticerken, welche ebenfalls hier vorkommen können, ist unschwer zu vermeiden. Von letzteren ist noch zu bemerken, dass sie auch frei in den Ventrikelhöhlen, in sehr seltenen Fällen als traubenförmig verzweigte Blasen (C. racemosus), gefunden wurden.

Da sowohl Ependym wie Tela und Plexus von Epithel überzogen sind, so können von ihnen primäre Epitheliome, auch krebsige, ausgehen, welche gern einen papillären Charakter annehmen. Im Stroma gibt es schleimige Degeneration und zystoide Umwandlung, in den Krebskörpern Schichtungskugeln, doch haben im allgemeinen die Krebszellen zylinderförmige Gestalt.

Die Zirbeldrüse (Gland. pinealis, Epiphyse), deren Gehalt an Kalkkörnern (Gehirnsand) sehr wechselnd ist, kann zystisch und (sehr selten) Ausgang von Geschwulstbildung werden. Besonders bemerkenswert sind teratoide Mischgeschwülste.

b) Sektion des Grosshirns.

1. Untersuchung der Halbkugeln.

Zur weiteren Untersuchung der Hemisphären des Grosshirns legt man erst die linke auf die linke Hand und führt nun grade (nicht gebogene) und senkrechte Schnitte immer von der oberen Kante aus nach der konvexen Fläche zu, indem man stets den kleinen Finger und seinen Ballen unter die Stelle des Schnittes legt und durch leichtes Aufwärtsbewegen derselben die Schnittflächen auseinanderfallen lässt. Man braucht auf diese Weise die Schnittflächen weder mit dem Messer noch mit dem Finger zu berühren und verhütet also so am besten künstliche Veränderungen. Indem man jedes durch den Schnitt entstandene prismatische Stück wiederum von der oberen Kante aus durchschneidet (nur an der äusseren durch den ersten Schnitt abgetrennten Hälfte der Hemisphäre ist es gut, zunächst einen Schnitt mitten durch die Fläche des Marks zu legen), kann man die gesamte zentrale Markmasse aufs genaueste durchmustern. Die Schnitte dürfen nicht so tief geführt werden, dass die Teile gänzlich voneinander getrennt werden, müssen aber andererseits auch wieder so tief gehen, dass man auch die Rindensubstanz an vielen Stellen genau untersuchen kann (Fig. 33). Nachdem man nun die rechte Hemisphäre durch wagerechte Drehung des Tellers in den Bereich der linken Hand gebracht hat, wird sie in gleicher Weise durchschnitten. Weiche Gehirne schneiden sich besser mit angefeuchtetem Messer, doch darf man nicht unterlassen, einige Schnitte auch mit trockenem Messer auszuführen, um den Feuchtigkeitsgehalt der Schnittflächen sicher beurteilen zu können.

Zu beachten ist die Beschaffenheit der Schnittflächen inbezug auf Feuchtigkeit (ob feuchtglänzend [ödematös] oder trocken), sowie auf die Zahl, die Grösse, das mehr oder weniger schnelle Auseinanderlaufen der Blutpunkte (aus durchschnittenen Venen hervorquellende Blutströpfchen). Auch hier, wie an der Oberfläche des Gehirns, unterscheiden sich die Blutpunkte von den punktförmigen Hämorrhagien dadurch, dass jene abgespült werden können, diese nicht. An feuchter Schnittfläche (Oedem) laufen die Blutströpfchen schnell auseinander; wenn sie nach dem Abspülen schnell und in grosser Anzahl wieder erscheinen, so kann man auf einen grossen Blutgehalt der Markgefässe schliessen. Auch hier sind diese sichtbaren Gefässe keine Kapillaren, sondern kleine Venen; eine Kapillarhyperämie der weissen Substanz erkennt man an der gleichmässigen, oft fleckweisen, rosigen Färbung. Bei sehr weichen Gehirnen zeigen sich an den Schnittflächen häufig nicht rote Pünktchen, sondern rote Streifchen, welche auch nicht beim Wasseraufgiessen verschwinden. Es sind das die bluthaltigen kleinen Venen selbst, welche nicht glatt durchschnitten, sondern beim Schneiden aus der weichen Umgebung herausgezerrt wurden.

Sehr wichtig ist die Beachtung der Grössenverhältnisse, sowohl der Hemisphären im ganzen, wie ihrer beiden Teile, vor allem der Rindensubstanz. In dieser Beziehung sind auch die Oberflächen-

verhältnisse der beiden Substanzen zu beachten, da man aus ihnen
Anhaltspunkte für die Diagnose einer Schwellung oder Atrophie eines
oder des anderen Teiles entnehmen kann. Von den Atrophien ist die
besonders die Rindenschicht betreffende Alters- und die paralytische
Atrophie zu erwähnen; die Schwellungen des Gehirns können
dreierlei Ursachen haben, sie können rein hyperämische sein, welche
man leicht an der Farbe, der Grösse und Zahl der Blutpunkte usw.
erkennt, oder sie können sein ödematöse mit sehr feuchter Schnitt-

Fig. 33.

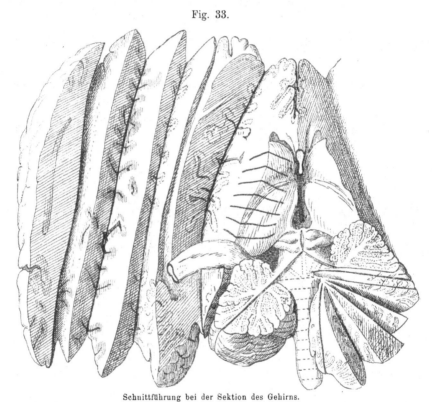

Schnittführung bei der Sektion des Gehirns.

Man sieht den Schnitt, welcher linke Hemisphäre und grosse Ganglien trennt, sowie eine Anzahl Schnitte
in der ersten; die Schnittrichtung in den grossen Ganglien ist durch schwarze Striche angedeutet, ebenso
durch einen Strich die Schnittrichtung bei der Halbierung der linken Kleinhirnhalbkugel, während an der
rechten bereits einige weitere Schnitte ausgeführt sind. Die Schnitte durch Pons und Medulla oblongata
sind durch punktierte Linien angegeben, da sie von der anderen Seite her gemacht werden sollen.

fläche, oder parenchymatöse, d. h. durch entzündliche Wucherungsvorgänge in der Neuroglia bedingte (besonders häufig bei kleinen
Kindern). Die beiden letzten Formen sind makroskopisch sehr schwer,
häufig gar nicht zu unterscheiden (s. nachher unter Encephalitis neonatorum). Bei manchen Erkrankungen (z. B. bei tuberkulöser Meningo-
encephalitis, bei herdförmiger Sklerose) erscheint die Abgrenzung der
Rinde gegen das Mark weniger scharf und deutlich, worauf deshalb
zu achten ist.

2. Untersuchung der grossen Ganglien.

Es folgt nun die Untersuchung der grossen Ganglien, Streifen- und Seh-hügel, welche man entweder in der Richtung des Faserverlaufes, also mit Schnitten, welche von dem Hirnstiel fächerförmig ausstrahlen, oder in querer Richtung durch-schneiden kann (Fig. 33). Die letzte Methode ist zur Vergleichung der beiden Seiten sehr geeignet, besonders wenn man mit einem grossen Messer entsprechende Stellen beider Seiten mit einem Schnitte durchtrennt. Man kann sich dabei der eigens zu diesem Zwecke bestimmten ganz dünnen, vorn abgerundeten sog. Gehirnmesser oder eines dünnen Amputationsmessers usw. bedienen. Bei grosser Weichheit des Gehirns ist es vorteilhaft, das Messer erst von rechts nach links einzuführen und dann genau in gleicher Richtung zurückzuziehen. Damit die Schnittflächen gut auseinander-fallen, führt man von hinten her die linke Hand unter das Gehirn und legt die Spitzen der zusammengelegten 4 Finger unter die Stellen, wo geschnitten werden soll; ein leichtes Heben der Finger nach der Anlegung des Schnittes genügt dann, um die Schnittflächen auseinanderklappen zu lassen. Beachtenswert ist die normale Differenz in der Färbung der grauen Massen; geschwänzter Kern und besonders äusseres Glied des Linsenkerns (Putamen) sind dunkler und mehr bräunlich, die beiden anderen Glieder des Linsenkerns sowie die drei des Sehhügels sind heller und mehr gelblich-grau.

c) Untersuchung des vierten Ventrikels.

Um bei der nun folgenden Eröffnung des vierten Ventrikels den Fornix zu schonen, trägt man denselben an der rechten Seite ab und klappt ihn mit Zirbel und Tela nach links herüber, worauf die Corpora quadrigemina zur Unter-suchung vorliegen, in welche man der Quere nach einschneidet. Indem nun die linke Hand das Kleinhirn von unten stützt, durchschneidet man den Wurm des-selben in der Längsrichtung, wobei man sich daran zu erinnern hat, dass die Rauten-grube hinten tiefer liegt als vorn, dass also auch der Schnitt hinten tiefer gehen muss. Hat man genau in der Mittellinie geschnitten, so wird man auch den Aquae-ductus Sylvii mit eröffnen können. Für die Untersuchung des vierten Ventrikels gilt das bei den anderen Gesagte. Die so häufige körnige Verdickung des Ependyms ist schon früher erwähnt worden. Die Ausbildung der Striae acusticae ist zu be-achten. In der Regel sieht man in ihrer Nähe einige von bluthaltigen Venen her-rührende rote Streifen, welche mehr oder weniger genau längs gerichtet verlaufen. Besonders genau muss der Boden des vierten Ventrikels bei Diabetikern untersucht werden. Cysticerken, Geschwülste, welche in den Ventrikel hineinragen, können Ursache von Hydrocephalus internus sein.

d) Untersuchung des Kleinhirns.

Die durch den Eröffnungsschnitt des vierten Ventrikels getrennten Hemi-sphären des Kleinhirns werden nun in der Weise weiter zerteilt (Fig. 33), dass jede zunächst durch einen vom vierten Ventrikel beginnenden und in der Richtung des mittleren Astes des Arbor vitae mitten durch die Markmasse nach dem konvexen Rande hin geführten Schnitt wiederum in 2 Teile zerlegt wird, welche zusammen eine fächerförmige Schnittfläche mit zentraler weisser Substanz und grauer Peripherie darstellen. Inmitten der weissen Substanz erscheint die schmale graue zackige La-melle des Nucleus dentatus. Durch radienartig von dem Kleinhirnstiel ausstrahlende Schnitte wird die Sektion dieses Teiles und damit zugleich die Sektion des Gehirns von oben her beendet.

e) Untersuchung des Pons und der Medulla oblongata.

Es erübrigt noch die Sektion der Brücke und des verlängerten Markes, sowie die Betrachtung der Nerven an der Basis. Da zu dem Ende das Gehirn umgedreht werden muss, so klappt man erst die Kleinhirn-, dann die Grosshirnhemisphären wie die Blätter eines Buches zusammen, bis die normale äussere Gestalt wieder herge-stellt ist, und dreht dann das Gehirn um seine quere Achse, nachdem man die flach ausgestreckten Hände von den Seiten her unter es geschoben hat. Sollte sich bei der Untersuchung des Gehirns das Bedürfnis herausgestellt haben, einzelne Gefässe noch einmal nachzusehen, so kann man dies jetzt noch sehr gut tun; dann betrachtet man die Nerven in bezug auf Grösse und Farbe (ob etwa grau) und durchschneidet endlich die Brücke und das verlängerte Mark in der Querrichtung, indem man wieder die linke Hand wie bei der Durchschneidung der grossen Ganglien darunter schiebt. Bei all diesen Teilen, ebenso wie beim Kleinhirn, sind die Farbe und der Blutgehalt besonders zu beachten, wie es beim Grosshirn ausführlicher erörtert wurde. Es ist in allen Fällen gut, bei vorhandener Verkalkung aber notwendig, die Artt. vertebr. und basilaris von hinten her abzupräparieren und nach vorn umzuschlagen, ehe man die Durchschneidung des Pons beginnt. Zum Schluss der Sektion macht man noch einige Einschnitte in die Schläfenlappen und nach Bedürfnis auch noch in die Stirn- und Hinterhauptlappen.

f) Andere Methoden der Gehirnsektion.

Nicht immer ist es notwendig, manchmal sogar unzweckmässig, das Gehirn so vollständig zu zerschneiden, wie es im Vorstehenden gelehrt worden ist. Das gilt insbesondere für alle jene Fälle, bei welchen es sich um eine grössere, schon von aussen zu erkennende Lokalaffektion, also etwa um eine Geschwulst, einen Abszess, eine grosse Blutung handelt. Hierbei wird im Interesse der klinischen Beobachtungen das Hauptaugenmerk auf die Grösse des Herdes und seine Länge in der Gehirnsubstanz zu legen sein, damit man genau bestimmen kann, welche Gehirnteile etwa ganz zerstört, welche sekundär, durch Druck, Erweichung usw. in Mitleidenschaft gezogen worden sind. Man erzielt die beste vorläufige Uebersicht über diese Verhältnisse, wenn man, ohne die Pia mater abzuziehen und ohne andere Schnitte vorher zu machen, mit einem dünnen langen Gehirnmesser mitten durch den Herd hindurch einen frontalen (s. Fig. 35, 41, 46) oder, je nach Lage der Verhältnisse, horizontalen Querschnitt (s. Fig. 36, 37) anlegt, welcher die gesunde Hirnhälfte zu gleicher Zeit und möglichst an derselben Stelle wie die kranke durchtrennt, weil man so durch Vergleichung der beiderseitigen Durchschnitte am leichtesten die Veränderungen erkennt. Für alle weiteren Untersuchungen wird es sich empfehlen, das Gehirn zu erhärten, weil die erkrankte Partie meistens so weich ist, dass durch zahlreichere Schnitte die Erhaltung der Teile in ihrer gegenseitigen Lage unmöglich gemacht wird. Auch sind nach der Härtung die eingetretenen Verschiebungen der Teile viel klarer zu erkennen (s. Fig. 41). Will man Gehirn und Rückenmark in seiner natürlichen Lage erhärten, so geht man nach Marie bei etwas hängendem Kopf der Leiche (Holzklotz unter den Rücken) mit einem Troikart durch jede Nasenöffnung bis nach dem Schädelgrund, stösst die Lamina cribrosa des Siebbeins durch und spritzt nun durch die Kanüle mit einem Gummischlauch beiderseits je 100 bis 200 ccm 6proz. Formollösung. Um Gehirnverletzungen zu vermeiden, darf der Troikart nur 7—9 cm weit eingestossen werden.

Die obere Hälfte des Gehirns kann man in normaler Lage härten, wenn man nach Ausführung des Rundsägeschnittes am Schädel mit einem Gehirnmesser Gehirn und Häute diesem Knochenschnitt entsprechend horizontal durchschneidet, Schädel mit Inhalt vorsichtig abschiebt, schnell umdreht und dann in Härtungsflüssigkeit einlegt. Auch wenn man nicht härten will, kann diese Schnittmethode mit Vorteil angewendet werden, sobald man im Bereiche des Knochenschnittes eine Gehirnveränderung bemerkt oder vermutet, da man gegebenen Falles ein schönes Uebersichtsbild erhält und auf alle Fälle eine weitergehende Sektion des Gehirns noch anschliessen kann.

Die Neurologen empfehlen die Untersuchung des Gehirns an Frontalschnitten, wie sie von Pitres und Nothnagel angegeben worden sind. Die Schnitte erhalten ihre Richtung durch die Rolandosche oder Zentralfurche und sind von vorn nach hinten durch folgende feste Punkte bestimmt: 1. dicht vor dem Knie des Balkens, 2. entsprechend dem Beginn der Fossa Sylvii an der Basis, 3. unmittelbar vor der vorderen Zentralwindung, 4. durch die Zentralfurche, 5. hinter dem Balkenwulst beginnend Abtrennung der hinteren Zentralwindung von dem Scheitellappen, 6. durch die Fissura parieto-occipitalis zwischen Scheitel- und Hinterhauptslappen. Die durch diese Schnitte abgegrenzten Teile des Centrum ovale heissen: Pars frontalis anterior, P. fr. med., P. fr. post., P. centralis ant., P. centr. post., P. parietalis, P. occipitalis.

Eine von der gewöhnlichen durchaus abweichende Methode der Gehirnsektion hat Meynert angegeben. Diese Methode soll es vorzugsweise ermöglichen, getrennte

Wägungen der Hauptteile des Gehirns [Hirnmantel*), Hirnstamm, Kleinhirn] vornehmen zu können. Man legt das Gehirn, dessen Pia nicht vorher entfernt wird, mit der Grundfläche nach oben und präpariert zunächst die Inseln vollständig frei, so dass man die drei sie begrenzenden Furchen deutlich erkennt. Nachdem man dann auch noch die den grossen Querschlitz des Gehirnes seitlich und hinten überbrückende Pia durchschnitten hat, so dass man, wenn man das verlängerte Mark mit Brücke und Kleinhirn etwas in die Höhe hebt, einen freien Einblick in das Unterhorn der Seitenkammer erhält, durchschneidet man zunächst fast senkrecht die Verbindung des Schläfenlappens mit dem Hirnstamm bis an den Beginn der Querspalte (Fossa Sylv.), dann hält man das Messer mehr horizontal. um die Insel zu umschneiden**), wobei das Messer aussen den 3 Grenzfurchen derselben folgt, innen aber dem äusseren Winkel der Seitenkammer, welcher durch den Balken und die grossen Ganglien gebildet ist und welchen man durch stärkeres Aufheben des Hirnstammes leicht zu Gesicht bekommen kann. Nachdem der Schnitt auf beiden Seiten so weit geführt ist, dringt man mit dem Messer von dem grossen Längsschlitz aus in fast horizontaler Richtung (fast parallel der orbitalen Oberfläche der Stirnlappen) etwa 2 cm tief in die Substanz ein und schneidet der die Substantia perforata anter. nach vorn begrenzenden Furche folgend in leichtem konvexen Bogen nach aussen bis zu dem Inselschnitte hin. Nun werden der Stamm und das Kleinhirn stark in die Höhe gehoben, die Gewölbeschenkel und das Septum pellucidum dicht vor der vorderen Kommissur von unten her durchschnitten und endlich wird (ebenfalls von unten her) durch Trennung der letzten Adhäsionen vor dem Kopfe des Streifenhügels die Entfernung des Hirnstammes vollendet. Die Trennung dieses von dem Kleinhirn ist sehr einfach durch die Durchschneidung der verschiedenen Bindearme desselben zu ermöglichen.

Bei dieser Gelegenheit will ich erwähnen, dass nach Meynerts Wägungen bei 157 auf der Wiener Irrenanstalt Gestorbenen das mittlere Gewicht des gesamten Gehirns zwischen dem 20. und 69. Jahre beim Manne 1296 g (mit dem Maximum im 4. Jahrzehnt), beim Weibe 1169 g (mit dem Maximum im 5. Jahrzehnt) und dass das mittlere Gewicht des Hirnmantels 1018 bzw. 917, des Stammes 143 bzw. 129 und des Kleinhirns 135 bzw. 123 g betrug. Weisbach fand für nicht geisteskranke Deutsch-Oesterreicher bei Männern bzw. Frauen Gesamtgewicht 1314,5 bzw. 1179,52 g, Grosshirn 1154,97 bzw. 1038,90 g, Kleinhirn 142,20 bzw. 125,56 g, Brücke 17,33 bzw. 15,06 g.

g) Die mikroskopische Untersuchung des Gehirns

ist gleichzeitig mit der des Rückenmarkes auf S. 90 beschrieben worden.

h) Erkrankungen des Gehirns.

1. Auf die **Missbildungen** des Gehirns, von welchen einige (Anencephalie usw.) schon (S. 127) erwähnt wurden, kann hier im einzelnen nicht eingegangen werden, nur ein paar Bemerkungen sollen noch gemacht werden. Zunächst die, dass der sog. Mikrocephalie kein Atavismus (Rückschlag zur Gehirnbildung unserer angenommenen tierischen Vorfahren), sondern pathologische Veränderungen verschiedener Art zugrunde liegen, welche bald als primäre oder sekundäre (durch vorzeitige Verknöcherung der Schädelbasis entstandene) Entwickelungsstörungen, bald als entzündliche Atrophien usw. sich erweisen. Entwickelungshemmungen finden sich bei der Cyklopie, wo die Trennung in 2 Hemisphären fehlt (Globocephalie). Defekte (Age-

---

*) Der Hirnmantel wird gebildet von den Grosshirnlappen samt Riechnerv-Balken, Gewölbe und Septum pellucidum.

**) Den Fehler, welcher durch Hinzunahme der Inselwindungen zum Stammhirn zugunsten des letzteren begangen wird, berechnet Meynert auf 24 g.

nesie) einzelner Abschnitte, des Balkens usw., unvollständige Ausbildung (Hypoplasie) derselben, besonders auch Kleinheit der
Windungen (Mikrogyrie), kommen mit oder ohne äussere Gestalts-
veränderung des Schädels, besonders bei Idioten, Blödsinnigen usw.,
vor. Bei der Porencephalie (Fig. 34), welche in der Mehrzahl der
Fälle angeboren ist, findet sich an der Oberfläche des Gehirns, am
häufigsten unten und seitlich am Temporallappen, an der Insel, ein
mehr oder weniger grosser, häufig kanalartiger Defekt (Porus), welcher
bis zum Ependym der Seitenkammer reicht, oder mit diesem in Verbindung steht und an der Oberfläche von der Pia bedeckt ist, oder
auch frei mündet. Nach Kundrat sind es Zirkulationsstörungen verschiedenster Art, welche während der Entwickelung das Zugrundegehen
von Gehirnteilen und abnorme Wachstumsvorgänge in der Nachbarschaft
bedingten.

Fig. 34.

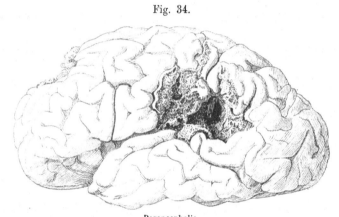

Porencephalie.
Defekt am hinteren Ende der linken Sylvischen Grube. Ein oberflächlicher Defekt auch an der linken
Stirnwindung.

Eine sehr seltene angeborene Abnormität ist die Verlagerung
kleiner Abschnitte grauer Substanz in das weisse Marklager hinein.
Auf angeborene zapfen- oder zitzenartige Fortsätze an der Unterfläche
des Kleinhirns (Tonsille und angrenzende Teile des Lobus poster. infer.)
ist schon S. 123 hingewiesen worden.

2. **Kreislaufstörungen.** Der anatomische Befund bei Anämie
(Oligämie) steht in der Regel mit den klinischen Erscheinungen nicht
in Einklang, da die Gehirnsubstanz schon normal eine blasse Färbung
besitzt. Eine Hyperämie tritt bei entzündlichen Prozessen an einzelnen
Abschnitten ein, sie ist meist fleckig, diffus (Kapillarhyperämie); besonders beachtenswert ist die hortensiaartige Fleckung der Gehirnrinde
bei Geisteskranken, besonders bei Paralytikern; die Stauungshyperämie
erkennt man an den grossen, zahlreichen und nach dem Abspülen
rasch wiederkehrenden Blutpunkten. Wenn eine Hyperämie länger bestanden hat, findet man mikroskopisch stets mehr oder weniger grosse

Mengen von Pigment in den Lymphscheiden der Gefässe, auch pflegt die Pigmentierung der Ganglienzellen eine stärkere zu sein.

Besonders wichtig sind die Hämorrhagien (Fig. 35), welche entweder als massige oder als punktförmige auftreten; sehr häufig sind beide Formen zusammen vorhanden, da in der Umgebung massiger Herde punktförmige selten fehlen. Es können übrigens punktförmige Blutungen durch Durchschitte erweiterter, mit resorbierten Blutkörperchen gefüllter perivaskulärer Lymphräume vorgetäuscht werden. Bei den aus traumatischen Ursachen entstandenen Blutungen, welche in der Regel oberflächlich liegen und mit Blutungen in die Pia mater

Fig. 35.

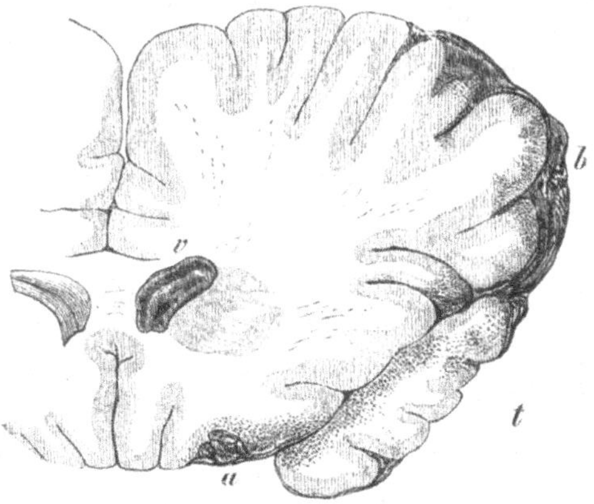

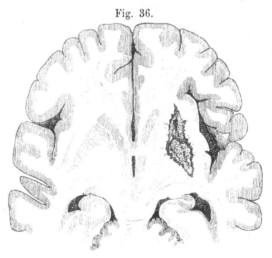

Traumatische Blutung im Gehirn bei Basisfraktur. $^2/_3$ nat. Gr. Rechte Hemisphäre, Schnitt dicht hinter dem vorderen Ende des Temporallappens t, in welchem punktförmige Blutungen. Bei a grösserer Bluterguss nebst punktförmigen Blutungen in der Rinde des rechten Frontallappens. Bei b grosse meningeale Blutung neben punktförmigen Rindenblutungen. v Vorderhorn der rechten Seitenkammer mit Blut gefüllt.

verbunden sind, befinden sich die grössten oft der Stelle der Gewalteinwirkung gegenüber (Hämorrhagie durch Gegenstoss), während an dieser selbst keine oder nur geringe Blutaustritte stattgefunden haben.

Die durch Gefässveränderungen entstandenen haben gern ihren Sitz in den grossen Ganglien (Fig. 36), da, wo die Arterien aus der Querspalte ins Gehirn aufsteigen, und brechen von da aus leicht in die Seitenkammern durch. Wenngleich hier das Blut gerinnt, so findet man doch niemals den Blutklumpen von Serum umspült. Durch die Blutung wird regelmässig die Gehirnsubstanz in gewisser Ausdehnung zerstört, deren Trümmer sich mit dem Blut zu einem roten Brei (rote

Fig. 36.

Brauner Erweichungsherd im Linsenkern der rechten Seite. Horizontalschnitt.

Erweichung) vermischen. Bleiben die Menschen am Leben, so treten weitere Veränderungen ein, welche später noch genauer betrachtet werden sollen.

Die Ursachen der Blutungen liegen zwar meist ausserhalb des Gehirns, aber es sind die sogen. spontanen Apoplexien doch in der Regel durch vorgängige Veränderungen an den Gefässen vorbereitet. Eine Hauptrolle spielen hier der atheromatöse Prozess an den grossen und kleinen Arterien, ferner aneurysmatische Erweiterungen an den kleinsten Gehirnarterien und selbst an Kapillaren. Abgesehen von der Untersuchung gehärteter Präparate kann man letztere auch an frischen Quetschpräparaten oder, wenn es sich um etwas grössere Gefässchen handelt, an ausgezupften Arterien untersuchen, doch gelingt es oft erst nach langem und sorgfältigem Suchen, die kleinen Aneurysmen aufzufinden. Sind anscheinend spontan entstandene grössere Blutungen ohne erkennbare Gefässveränderungen vorhanden, so muss man bei der weiteren Sektion darauf achten, ob Gründe für die Annahme einer Druckerhöhung im Aortensystem (Hypertrophie der linken Herzkammer ohne Veränderung am Aortenostium) vorhanden sind, man mag aber auch an die Möglichkeit denken, dass es sich um sog. traumatische Spätapoplexien handelt, die dadurch entstanden sind, dass durch das Trauma (vielleicht durch Verschiebungen des Liquor cerebrospinalis) kleinere Veränderungen gesetzt wurden (kleine Erweichungsnekrosen), in welche Gefässwandungen mit hineingezogen wurden, die darauf erst nach einiger Zeit zerrissen. Es wird dann vielleicht noch möglich sein, am Rande des frischen Blutherdes Zeichen älterer Veränderungen mit dem Mikroskope aufzufinden. Diese Spätblutungen sollen besonders im Bereiche des 4. Ventrikels und des Aquaeductus vorkommen; ihr Vorkommen wird aber vielfach überhaupt noch bestritten.

Gerade in frischeren Blutherden des Gehirns findet man mikroskopisch jene grossen, oft mit Blutkörperchen vollgepfropften blutkörperchenhaltigen Zellen, welche dadurch entstehen, dass farblose Zellen die roten Körperchen in sich aufnehmen, „fressen". Man hat nur nötig, etwas Blut in 1 proz. Kochsalzlösung zu verteilen, um diese Zellen zu finden; reines und destilliertes Wasser und noch mehr Säuren sind zu vermeiden, da die farbigen Blutkörperchen dadurch ihren Farbstoff verlieren und undeutlich werden.

Embolien kommen nicht nur an den grossen Gefässen der Basis vor, von welchen S. 118 die Rede war, sondern auch in kleineren Arterien der Gehirnsubstanz. Sie können einerseits durch Anämie Erweichung, andererseits Blutungen bewirken, doch gibt es im Gehirn keine eigentlichen hämorrhagischen Infarkte, teils weil es nur ausnahmsweise und meist nur in geringer Ausdehnung am Rande der anämischen Teile eine embolische Hyperämie gibt, teils weil sehr schnell eine Erweichung der Gehirnsubstanz eintritt. Die Natur der Emboli kann verschieden sein; einfache und septische Thrombusstücke, letztere oft in grosser Zahl bei ulzeröser Endokarditis, Fett bei starker Fettembolie der Lungen oder bei Lipämie, melanämisches Pigment bei perniziöser Malaria, Pilze.

Von dem allgemeinen Oedem des Gehirns ist schon S. 129 die Rede gewesen. Partielles Oedem kommt in mehr oder weniger ausgedehnter Weise in der Umgebung von Herderkrankungen (Neubildungen, Abszessen, Blutungen) vor und kann zu einer sekundären Erweichung der betreffenden Hirnteile führen. Durch diffundierten Blutfarbstoff einerseits, infolge Körnchenzellenbildung andererseits hat die ödematöse Partie öfter eine hellgelbe Färbung (gelbes Oedem).

3. **Entzündungen.** Frische einfache Gehirnentzündung (Encephalitis) wird man nur seltener zu sehen bekommen und dann meist als rekurrierende Entzündung in der Nähe älterer Herde. Schwellung der Gehirnsubstanz, verbunden mit Verringerung der Konsistenz, diffuser rötlicher oder auch gelblicher Färbung (gelbes Oedem) und punktförmigen Hämorrhagien wird auf entzündliche Vorgänge (Encephalitis haemorrhagica) schliessen lassen.

Am häufigsten bekommt man diese Encephalitis bei der tuberkulösen Basilarmeningitis zu Gesicht, und zwar an der Rinde der Insel und benachbarter Teile, aber auch in der grauen Auskleidung des dritten Ventrikels, im Gewölbe und Balken, in der Decke der Seitenkammern usw. Ist die graue Substanz ergriffen, so wird ihre Dicke vermehrt und ihre Grenze gegen die weisse stets mehr oder weniger verschwommen. Diese Entzündung nimmt ihren Ausgang in Erweichung und bewirkt die unter 6 (Rückg. Ernährungsstörungen) zu schildernden mikroskopischen Veränderungen. Geringere entzündliche Veränderungen der oberflächlichen Rindenabschnitte wird man, wenn auch vielleicht nur mikroskopisch, auch bei der einfachen eiterigen Meningitis finden.

Bei einer Reihe von akuten Infektionskrankheiten, Typhus abd., Influenza, Gelenkrheumatismus, akuten Exanthemen usw., können kleine enzephalitische

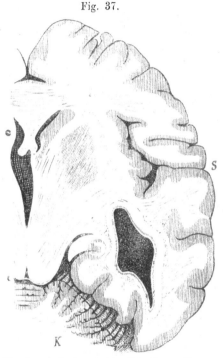

Fig. 37.

Hirnabszess, abgekapselt, im rechten Temporallappen. Horizontalschnitt.

S Sylvische Grube, K Kleinhirn. Durch die bis in die grossen Ganglien reichende Verschiebung Asymmetrie des Schnittes an den Ventrikeln.

Herdchen vorkommen, welche mikroskopisch Zellanhäufungen in perivaskulären und perizellulären Lymphräumen, Degeneration von Nervenfasern und -zellen erkennen lassen. Besonders wichtig sind solche Herdchen bei Fleckfieber, wo sie in grösster Zahl in Brücke und Medulla oblongata (mit schwerer Störung der benachbarten Ganglienzellen) gefunden werden.

Durch den Ausgang in Abszessbildung ist die eiterige Entzündung (Encephalitis apostematosa) gekennzeichnet. Man findet einen kleineren oder grösseren, meistens in der Marksubstanz gelegenen Eiterherd, in dessen Umgebung bei frischeren Fällen noch Rötung und Schwellung der Gehirnsubstanz verbunden mit Hämorrhagien vorhanden

ist, der bei längerem Bestehen (von der 3. bis 5. Woche an) von einer
Kapsel umschlossen ist (Fig. 37), in welcher man sowohl eine binde-
gewebige wie eine gliöse Neubildung nachweisen kann. Der Hirneiter
reagiert sauer, besitzt oft einen üblen Geruch, ohne dass direkt faulige
Zersetzung vorhanden wäre (Umwandlung von Nervensubstanz), und die
Eiterkörperchen zeigen in der Regel sehr deutlich tief gelappte Kerne.
Ob auch die Abszesse verfetten (gelbe Erweichung) und zu Zysten
werden können, dürfte zweifelhaft sein. Unter den Ursachen der
Gehirnabszesse nehmen Traumen, Erkrankungen der Schädelknochen
(z. B. Felsenbeinkaries bei Otitis media) die erste Stelle ein, aber auch
Erkrankungen anderer Teile (putride Bronchitis) haben Beziehungen zu
denselben. Bei den otitischen Abszessen können Zwischenglieder
(Pachymeningitis, Leptomeningitis) fehlen oder vorhanden sein. Selten
sind aktinomykotische oder sonstige mykotische (nicht durch Bakterien
erzeugte) Gehirnabszesse; aus erweichten Konglomeratknoten können
sog. tuberkulöse Abszesse hervorgehen.

Als Encephalitis interstitialis neonatorum ist von Virchow
eine Affektion neugeborener, insbesondere syphilitischer Kinder beschrieben worden, bei welcher dieser eine Wucherung der Neuroglia-
zellen mit Neigung zu fettiger Degeneration annahm. Der Befund von
Körnchenzellen im Gehirn neugeborener Kinder ist an sich nicht pathologisch, aber wenn durch dichte Zusammenhäufung solcher gelbe Flecken
und Streifen gebildet werden oder wenn sie in wirklichen kleinen Erweichungsherden liegen, so darf man das als pathologisch ansehen.

Wie am Rückenmark, so kommen auch am Gehirn produktive
Veränderungen vor, welche, wie dort, den Ausgang in Induration,
Sklerose nehmen können. Es gehört hierher die multiple Sklerose,
welche in zahlreichen kleineren oder grösseren Herdchen auftritt, die
gewöhnlich in der weissen Substanz liegen und sich durch ihre graue
durchscheinende Farbe, sowie durch ihre derbe Konsistenz scharf von
der Umgebung abheben. Es gibt aber auch eine, die graue Substanz
und besonders die Rinde ergreifende Form der Sklerose, welche zu einer
weisslichen Verfärbung derselben, Verwischen der Grenze zwischen Mark
und Rinde und zu beträchtlicher Konsistenzvermehrung und Atrophie
führt, die besonders an den Gyris deutlich hervortritt. Solche Veränderungen kommen auch angeboren vor. Hat man die seltene Gelegenheit, die proliferierende Entzündung in früherem Stadium anzutreffen, so sehen die ergriffenen Teile gallertig aus, sind weich und
geschwollen. Hier handelt es sich um eine zellige Infiltration der
Neuroglia, während später die nervösen Bestandteile unter der Ausbildung eines Filzes von Spinnenzellen und Bindegewebsfasern, in dem
zahlreiche Corpora amylacea und in wechselnder Menge Körnchenzellen
vorhanden sind, zugrunde gingen. An den die sklerotischen Massen
durchziehenden Gefässen sind die Lymphscheiden manchmal prall mit
grossen Fettröpfchen oder auch Pigment oder beides enthaltenden Zellen
gefüllt. Dass überhaupt die Gefässe einen grossen Anteil an den
sklerotischen Vorgängen haben, geht daraus hervor, dass öfters in der
Mitte der Herdchen ein Gefässdurchschnitt zu sehen ist. (Fig. 38).

Die diffuse interstitielle Entzündung der Hirnrinde, welche besonders bei paralytischen Irren gefunden wird (Encephalitis corticalis, Meningo-encephalitis) ist schon S. 122 erwähnt worden. Man findet auch bei ihr mikroskopisch (schon an frischen Quetschpräparaten sichtbar) Erweiterungen, manchmal förmlich cystischer Art, der Lymphscheiden, welche mit Zellen, darunter auch Plasmazellen, und Pigment gefüllt sind, ferner starke Pigmentierung der Ganglienzellen, Verdickung der Gefässwände und der Neuroglia, sowie Atrophie der Nervenfasern, besonders in den oberen Rindenschichten.

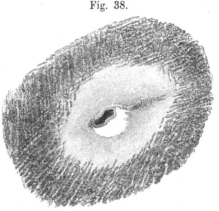

Fig. 38.

Multiple Sklerose des Gehirns. Schw. Vergr. Markscheidenfärbung.

Degenerationsherd um ein Blutgefäss herum. Durch den Schnitt ist eine Lücke an der einen Seite des Gefässes entstanden.

Gegenüber der tuberkulösen Meningitis ist die Paralyse gekennzeichnet durch die grössere und gleichmässigere Verbreitung der Veränderungen, die Plasmazellenanhäufung an den Gefässen (E. Meyer), die degenerativen Veränderungen an Nervenzellen, die progressiven an den Gliazellen, Gefässwandzellen, sowie an dem Bindegewebe, besonders in den tieferen Rindenschichten. Chronische Leptomeningitis und Ependymitis granulosa pflegen auch nicht zu fehlen.

4. Unter den **infektiösen Granulomen** stehen die tuberkulösen bei weitem obenan. Sie bilden kleinste, aber auch bis kirschen-, ja apfelgrosse Knoten, die infolge ihrer gelben Farbe, vor allem aber durch ihre Starrheit, die ihr Hervorragen über die Schnittfläche bewirkt (Fig. 39), und durch ihre Härte ausgezeichnet sind. Das gelbe käsige Zentrum ist von einer 1 bis 2 mm breiten, grauen, graurötlichen Randzone umgeben, in der man zuweilen schon mit blossen Augen graue Tuberkel erkennt. Diese schmale Randzone von gefässhaltigem Granulationsgewebe pflegt auch bei den grössten Knoten nicht breiter zu sein als bei den kleinen, so dass der Unterschied nur in der grösseren Käseanhäufung beruht. Die Umgebung ist häufig kaum verändert, zuweilen in geringer Ausdehnung ödematös bzw. erweicht. Die Knoten kommen häufig mehrfach, ja nicht selten in grösserer Zahl sowie in allen Abschnitten des Gehirns, wenn auch mit Vorliebe in dem hinteren, besonders dem Kleinhirn, oberflächlich wie in der Tiefe liegend vor, sehr selten ist eine mehr diffuse tuberkulöse Granulationswucherung mit zerstreuten unregelmässigen Käseherden.

Fig. 39.

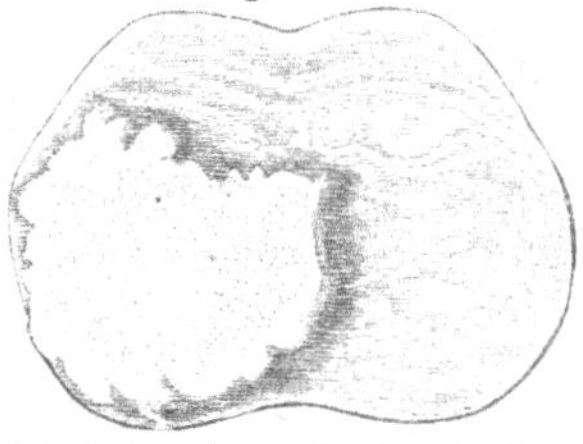

Tuberkelkonglomeratknoten im Pons. Nat. Gr.

Ausgedehnte Verkäsung, graue Randzone.

Die mikroskopische Untersuchung ergibt schon an Zupfpräparaten des frischen ·Randgewebes die Befunde des tuberkulösen Granulationsgewebes einschliesslich der Riesenzellen, an Schnitten findet man als Regel typische Tuberkel in diffuses gefässhaltiges Granulationsgewebe eingelagert (Fig. 40), aber seltener nur das letzte, das dann zerstreut epithelioide Zellen enthält und mehr gleichmässig verkäst, während sonst auch in der Käsemasse noch einzelne Knötchen unterschieden werden können (Konglomerattuberkel). Bei noch nicht abgelaufenem Prozess finden sich auch hie und da Tuberkel an den Gefässen der umgebenden Gehirnsubstanz, besonders wenn der Knoten bis an die Pia reicht; war Stillstand der Wucherung eingetreten, so kann die zellige Randzone minimal sein. Die Knoten können zentral in mehr oder weniger grosser Ausdehnung erweichen (sog. tuberkulöse Abszesse). Bazillen sind oft äusserst spärlich, andererseits, besonders bei Fehlen submiliarer Tuberkel, auch in ungeheuren Mengen vorhanden.

Fig. 40.

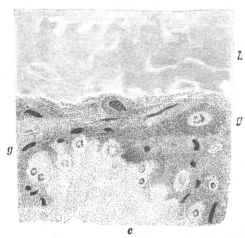

Vom Rande eines Konglomerattuberkelknotens des Gehirns.
Schwache Vergr.

k das käsige Zentrum, umgeben von Granulationsgewebe (g) mit Gefässen, in welches sowohl einzelne submiliare Riesenzellentuberkel wie Haufen von solchen eingelagert sind.

Die syphilitischen Granulome beteiligen in der Regel das Gehirn mitsamt seinen Häuten, so dass, was diagnostisch von höchster Bedeutung ist, breite Verwachsungen zwischen Dura und Pia mit Gehirn entstehen, in deren Bereich die Häute verdickt sind und auch im Gehirn ein bald mehr graues, bald mehr graurotes Granulationsgewebe hervortritt, in dem, im Gegensatz zu den Konglomerattuberkeln unregelmässig gestaltete und zerstreut liegende gelbe nekrotische Stellen hervortreten. Das umgebende Gewebe pflegt, anders wie bei den tuberkulösen Knoten, in mehr oder weniger grosser Ausdehnung erweicht zu sein, während zentrale Erweichung kaum gefunden wird.

Mikroskopisch findet sich teils zelliges, teils faseriges Granulationsgewebe, dem in der Regel auch Riesenzellen vom Langhans-Typus nicht fehlen, und in dem, besonders am Rande der eingestreuten nekrotischen (kernlosen) Stellen, die Zellen zahlreiche feinste Fetttröpfchen enthalten (Sudanpräparate). Freie Körnchenkugeln fehlen (Gegensatz zu Sarkomen). Nach Elastikafärbung sieht man besonders schön, dass zahlreiche kleinere und grössere Gefässe durch Granulationsgewebswucherung völlig oder fast völlig verschlossen sind; selbst wenn die Gefässe in einer nekrotischen Stelle liegen und selbst nekrotisch sind, sind die elastischen Elemente, besonders die Lamin elast. int. noch gut erhalten, so dass die Gefässe daran mit voller Sicherheit erkannt werden können.

Lymphomatöse Neubildungen spielen am Gehirn keine erhebliche Rolle, doch findet man gelegentlich bei Leukämie mehr oder weniger grosse (bis etwa pflaumengrosse) hämorrhagische Herde, in deren Bereich auch die lymphomatöse Infiltration nicht fehlt.

5. Progressive Ernährungsstörungen. Unter den reinen Geschwülsten des Gehirns sind die häufigsten und wichtigsten die Sarkome, Gliosarkome*) und Gliome, welche sowohl einzeln, als auch in mehrfacher Anzahl auftreten. Sie zeichnen sich oft durch ihren Gefässreichtum aus, womit das häufige Auftreten von kleineren und grösseren Hämorrhagien zusammenhängt, welche zuweilen zu plötzlichem Tode führen. Da die gefässreichen Formen zugleich sehr weich zu sein pflegen, so wird beim Eintritt einer grossen Blutung sehr leicht ein grösserer oder kleinerer Teil der Geschwülste mit zertrümmert und man muss deshalb bei solchen Blutungen, wo man über die Aetiologie im Zweifel ist, stets genau die Umgebung untersuchen, ob nicht Reste von Geschwulstbildungen zu finden sind. Man nimmt nötigenfalls die mikroskopische Untersuchung zu Hilfe, welche ausserdem auch Aufschluss über die Entstehung der Hämorrhagien gibt, wenn man ein Gefässchen aus der Masse mit der Pinzette herauszieht, in Wasser abpinselt und dann untersucht. Es zeigt sich dann eine sarkomatöse Umwandlung der Gefässwandungen, welche so weit gehen kann, dass schliesslich die Wandung nur aus aneinandergereihten Sarkomzellen besteht, die natürlich von dem immer noch im Lumen vorhandenen Blute leicht auseinander gedrängt werden können.

Sehr häufig sind auch sekundäre Degenerationen, Verfettungen mit Bildung zahlreicher Körnchenzellen und Körnchenkugeln und Nekrosen, die sich durch gelbe Flecken kenntlich machen, zuweilen Erweichungen mit Bildung cystoider Hohlräume vorhanden. Um die Geschwülste herum

Fig. 41.

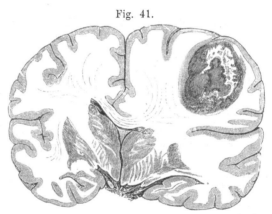

Sarkom im rechten Frontallappen, teilweise verfettet und nekrotisch. Frontalschnitt. Starke Verschiebungen am Balken, den grossen Ganglien usw.

besteht oft in mehr oder weniger grosser Ausdehnung ein Erweichungshof und ödematöse Schwellung, welche mitwirken, die oft beträchtlichen Verschiebungen der Gehirnteile zu bewirken (Fig. 41).

In den gliomatösen Geschwülsten findet man Zellen, welche mit den vielstrahligen Zellen der Neuroglia, den sogen. Spinnen- und Pinsel-

---

*) Da Sarkome Geschwülste der Bindesubstanzgruppe sind, die Glia aber heute der Bindesubstanz nicht mehr zugerechnet wird, so ist die Bezeichnung Gliosarkome für Geschwülste, welche reich an Gliazellen sind, nicht mehr ganz zutreffend, man sollte also nur von einfachen oder faserigen und von zelligen Gliomen sprechen. Falls es, wie angegeben worden ist, auch noch eine mesodermale Grundsubstanz (Mesoglia) gibt, würden natürlich aus ihr hervorgehende zellige Geschwülste mit vollem Recht Sarkome genannt werden müssen.

zellen, grosse Aehnlichkeit haben, bald einen, bald viele Kerne
enthalten und deren zahlreiche feine Ausläufer sich vielfach unter-

Fig. 42.

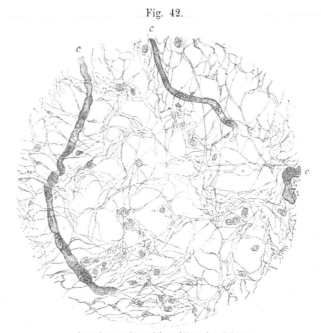

Aus einem sehr weichen Gliom des Gehirns.
Feinfädiges Netzwerk mit einzelnen Zellen, die teils mit den Fasern in Zusammenhang stehen,
teils nicht. c Kapillaren.

einander verschlingen und so eine der Neuroglia ähnliche feinfibrilläre
Masse bilden (Fig. 42), welche bei der Färbung nach Weigert oder
Mallory die typische Gliafarbe zeigt.

Fig. 43.

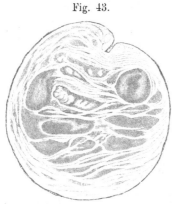

Neurogliomatöse Hypertrophie des Pons.
Frontalschnitt des in Fig. 44 abgebildeten
Präparats.

Ist nur das Faserwerk vorhanden,
so liegt ein reines fibrilläres Gliom vor,
sind viele freie Zellen dabei, so wird
man ein zelliges Gliom (sog. Gliosarkom)
diagnostizieren. Am interessantesten ist
die Kombination von Gliagewebe mit anderen zelligen Bestandteilen. Da gibt
es gelegentlich drüsenartige Einschlüsse, welche von Ependymepithe-
lien (Neuroepithel) gebildet werden
und vielleicht den Ausgangspunkt der
ganzen Neubildung darstellen (Keim-
verschleppung), ferner kommt Kombination mit Nervenzellen- und -faser-
bildung vor in den als Neurogliome
bezeichneten Geschwülsten. Der Nachweis von Ganglienzellen berechtigt von

Fig. 44.

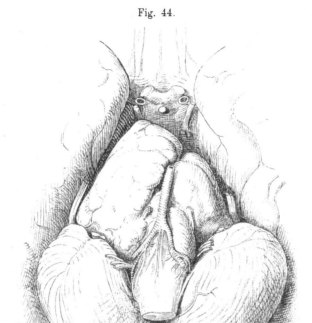

Neurogliomatöse Hypertrophie des Pons, besonders der rechten Hälfte desselben. Aeussere Ansicht.

Neuroglioma ganglionare zu sprechen. Diese Neubildungen kommen sowohl als umschriebene Geschwülste vor, wie unter dem Bilde von Hypertrophien einzelner Gehirnteile, etwa der grossen Ganglien, des Pons (Fig. 44) usw. (neurogliomatöse Hypertrophie). Es ist dabei nicht nur die äussere, sondern auch die innere Gliederung (Fig. 43) im grossen und ganzen erhalten. Zur mikroskopischen Isolierung der Ganglienzellen sind Mazerationspräparate geeignet, an Schnitten färbt man Nervenfasern, Glia, Ganglienzellen nach Nissl.

Zu den Sarkomen stehen ferner in Beziehung die wegen

Fig. 45.

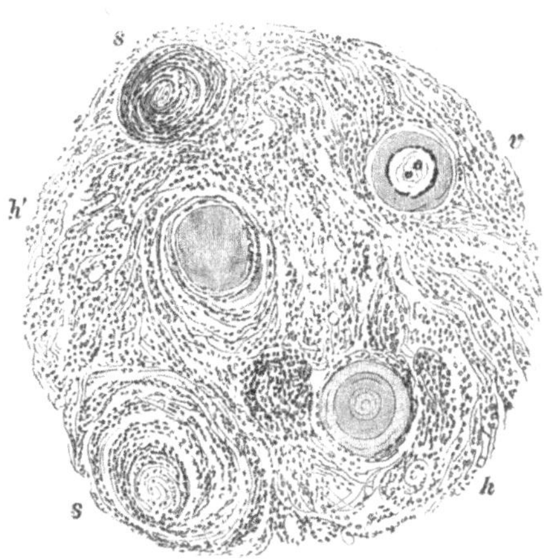

Psammöses endotheliales Sarkom des Gehirns. Zellige Schichtungskugeln (s). hyaline Kugeln (bei h und h'), im Zentrum verkalkte hyaline Kugel (bei v).

ihres Gehaltes an sandkornähnlichen Kalkkörnern sog. psammösen Geschwülste (Fig. 44), da ein Teil derselben wesentlich aus Zellen besteht, welche vielfach zu Schichtungskugeln umeinander gelagert sind, die weiterhin hyalin werden und endlich verkalken. Wahrscheinlich handelt es sich hierbei um Wucherungsprodukte von Endobzw. Perithelien und können die Geschwülste danach den endothelialen Sarkomen (Endotheliomen) zugerechnet werden. Andere psammöse Geschwülste enthalten mehr faseriges Bindegewebe (die Virchowschen Psammome) oder Schleimgewebe, so dass man sie als psammöse Fibrome, Fibromyxome usw. bezeichnen kann. Als Perlgeschwülste (Margaritome) oder Cholesteatome sind Geschwülste bezeichnet worden, welche hauptsächlich an der unteren Oberfläche des Gross- und Kleinhirns vorkommen und äusserlich durch ihre höckerige Beschaffenheit sowie den atlasartigen oder perlenartigen Glanz der kugeligen Höcker ausgezeichnet sind, auf dem Durchschnitt aber eine bröckelige Masse zeigen, welche aus platten, verhornten Zellen gleichenden Zellschüppchen und Cholesterin zusammengesetzt ist. Diese Geschwülste, welche zum Teil auch Haare enthalten, gehören wohl sämtlich zu den Dermoiden und sind aus versprengten Teilen des Hornblattes hervorgegangen; sie können auch cystisch werden. Lipome (zum Teil in Verbindung mit Missbildungen, bes. Balkendefekt), Osteome, Angiome, Angiosarkome mit kolloider Degeneration sind sehr seltene primäre Geschwülste, die primären, zum Teil papillären Karzinome gehen von Tela und Plexus oder dem Ependym aus, sekundär können Geschwülste der Umgebung (Durasarkome, Oberkieferkrebse usw.) in das Gehirn hineinwachsen, aber auch metastatisch verschiedene Formen, unter denen besonders die melanotischen wegen ihres oft sehr zahlreichen Auftretens zu nennen sind, entstehen.

· 6. **Rückgängige Ernährungsstörungen** treten im Gehirn, wenn es sich um gröbere Veränderungen handelt, im wesentlichen als Erweichung (Encephalomalacie) auf. Es gibt sowohl nach ihrer anatomischen Erscheinung, wie nach ihrer Ursache verschiedene Formen der Gehirnerweichung.

Die rote Erweichung (Encephalomalacia rubra) entsteht dadurch, dass zertrümmerte oder nachträglich absterbende Gehirnmassen sich mit ergossenem Blut zu einer rötlichen, in späterer Zeit etwas mehr bräunlichen Masse vermischen. Die rote Erweichung kann traumatischer, embolischer und entzündlicher Natur sein: sehr häufig, vor allem in späteren Stadien, ist eine anatomische Differentialdiagnose durch die örtlichen Befunde nicht mehr zu stellen, und man vermag zuweilen nur aus der Anamnese und aus den übrigen Leichenbefunden eine Wahrscheinlichkeitsdiagnose zu geben. Für entzündliche Entstehung und gegen embolisch-hämorrhagische spricht zuweilen der Sitz des Herdes, z. B. im Occipitallappen, wo erfahrungsgemäss Embolien seltener zustande kommen. Das kleine Gehirn ist diesen Veränderungen überhaupt seltener ausgesetzt als das Grosshirn.

Bei der mikroskopischen Untersuchung der frischen erweichten Massen findet man ausser dem Blute auch die Trümmer der Nerven-

masse, teils freie Myelinkugeln, teils Nervenfasern, welche eine un-
regelmässige variköse Gestalt zeigen. Sind die Prozesse, welche zu der roten Erweichung führten, zum
Stillstande gekommen, so treten zunächst Veränderungen des Blutfarb-
stoffs ein, wodurch die Farbe des Herdes eine immer ausgesprochener
braune wird (braune Erweichung, Encephalomalacia fusca).
Gleichzeitig damit verringert sich die Konsistenz, denn es verschwinden
die festen Teile des Erweichungsbreies mehr und mehr, indem sie teils
direkt eine Verfettung erfahren (Zellen), teils von Wanderzellen, welche
sich in grosser Zahl einfinden, aufgenommen werden (die Trümmer des
Nervenmarks), wodurch diese sich in die sog. Körnchenzellen und
Körnchenkugeln umwandeln, welche man schon sehr bald in immer
zunehmender Menge in den Erweichungsherden nachweisen kann. Sie
wandern offenbar mit ihrer Ladung Mark in die Lymphgefässe ein,
denn die perivaskulären Scheiden der Gefässe füllen sich bald so sehr
mit Körnchenkugeln, dass man sie schon mit blossem Auge als weissliche Streifchen erkennen kann. Die roten Blutkörperchen verschwinden
bald gänzlich, nur ein Teil ihres Farbstoffes bleibt in Gestalt von braungelben Pigmentklumpen oder roten Hämatoidinkrystallen zurück (freies
Pigment findet sich nach Dürck vom 18. Tage an). So nimmt der
Herd einen immer helleren gelbbraunen Farbenton an und wenn nur
wenig Blutfarbstoff übrig geblieben ist, kann endlich ein gelber Erweichungsherd entstehen. Die fettigen und sonstigen Detritusmassen
verschwinden nun immer mehr und mehr durch Resorption, während
gleichzeitig in der Umgebung des Herdes von dem gesund gebliebenen
Teile aus eine Wucherung der Neuroglia immer weiter gegen den Herd
zu vordringt. Bei grösseren Herden hält diese oft nicht mit der Resorption gleichen Schritt, es tritt dann an Stelle der resorbierten festen
Massen eine klare Flüssigkeit und so entsteht eine sog. apoplektische
Cyste, deren Bildung etwa 2—3 Monate erfordert, während bei kleinen
Herden die Wandungen sich vereinigen und einen derben narbenartigen,
zuweilen pigmentierten Streifen bilden (apoplektische Narbe). Der
Ausdruck Cyste ist nicht ganz richtig, denn es fehlt eine isolierbare
Kapsel und man findet nicht einen eigentlichen Hohlraum, sondern es
bleibt an Stelle der Gehirnsubstanz ein weiches gefässhaltiges Bindegewebsgerüst übrig, in dessen Maschen sich Flüssigkeit findet und etwa
noch die Reste der durch Verfettung zugrunde gegangenen zelligen Elemente. Kleine Stückchen dieses Gerüstes in Wasser ausgebreitet, zeigen
ein zierliches Netzwerk, welches grosse Aehnlichkeit hat mit dem
faserigen Schleimgewebe aus dem Nabelstrang älterer Früchte. Dieselbe
Zusammensetzung zeigen die früher (S. 124) erwähnten gelbbraunen
Flecken der Gehirnoberfläche, bei welchen nur ihrer Lage wegen der
durch die Erweichung bedingte Defekt in der Gehirnmasse deutlicher
zum Ausdruck kommt. Entsprechende Atrophien können auch an den
inneren (den Kammer-) Oberflächen des Gehirns, z. B. in den grossen
Hügeln auftreten, wenn die Blutungen nahe an der Oberfläche lagen.
   Die vorher als Ausgang der roten Erweichung erwähnte gelbe
Erweichung (Encephalomalacia flava) kommt auch ohne solche

vor; z. B. nach Embolien, um Geschwülste herum usw. Besonders die
ersten (Fig. 46) geben klaren Aufschluss über die Ursachen der Erweichung: sie ist der Ausgang der Nekrose, hier einer anämischen
(ischämischen). Die mikroskopische Untersuchung zeigt in dem Erweichungsbrei dieselben Elemente, wie bei der vorigen, insbesondere
die die gelbe Färbung bedingenden Körnchenkugeln, nur fehlt das
Pigment mehr oder weniger vollständig. Auch die Corpora amylacea
finden sich oft. Die Erweichung kann in mehreren kleinen Herdchen
auftreten, an deren Stelle dann nach der Resorption kleine mit ödema-
tösem Gewebe gefüllte Hohlräume zurückbleiben, sog. zelluläre
Malacie. Doch handelt es sich in der Regel in den Fällen, wo man
in der Gehirnsubstanz zahlreiche kleine Hohlräume sieht, so dass der

Fig. 46.

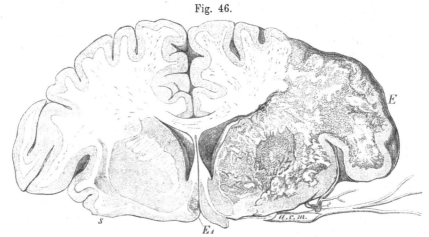

Embolische Encephalomalacie, rechts, frisches Präparat. $^2/_3$ nat. Gr. Der Durchschnitt des Temporallappens ist nicht mitgezeichnet.

a. c. m. Art. cerebri med., bei e ein reitender Embolus, E grosser Erweichungsherd, in dem die Gehirnrinde noch einigermassen erhalten ist; Nucleus caudatus und Linsenkern waren durch eine gelblich-
grünliche Färbung ausgezeichnet. E₁ kleiner Erweichungsherd in der Rinde der linken Seite. s Stelle,
wo der Temporallappen abgeschnitten ist.

Durchschnitt ein siebartiges Aussehen darbietet, nicht um Erweichungs-
prozesse, sondern um Erweiterungen der perivaskulären Lymphräume
infolge von Atrophie des Marks.

Die sog. weisse Erweichung (Encephalomalacia alba), welche
bei Hydrocephalus internus in den an die Hirnhöhlen angrenzenden
Teilen sich findet, ist wie die ähnliche, früher erwähnte Erweichung
des Ependyms kadaveröser Natur; eine echte pathologische weisse Erweichung tritt nur bei partiellem Oedem und nach Embolien auf, geht
dann aber bald in eine gelbe über (schon nach 2 Tagen beginnende
Körnchenzellenbildung).

In der Umgebung infizierter Wunden kommen kleinste, makroskopisch als missfarbige Fleckchen erscheinende Nekrosen der Gehirnsubstanz vor, in deren Mitte mikroskopisch ein Bakterienhaufen erkannt
werden kann.

Die beträchtliche Zahl der rückgängigen Veränderungen, welche an den einzelnen Bestandteilen des Gehirns vorkommen, wurde schon beim Rückenmark (S. 87) erwähnt, bemerkt sei nur noch, dass gelegentlich nekrotische Massen verkalken und dass sich im Anschluss daran eine Knochenbildung einstellen kann.

7. Von grösseren **Schmarotzern** sind nur Blasenwürmer zu nennen, von denen die schon bei der Oberfläche erwähnten kleinen Cysticerken bald einzeln, bald in grösserer Zahl auch heute noch vorkommen, wenn sie auch gegen früher seltener geworden sind, während die bis apfelgrossen und grösseren Echinokokken meist solitär und nur noch sehr selten gefunden werden.

Diese Echinokokken besitzen, wie überall, so auch hier, eine von dem Organe gelieferte bindegewebige Hülle, dann folgt eine dicke gallertige, dem Tier gehörige Membran, welche einen sehr deutlich geschichteten Bau besitzt und an deren Innenfläche zahlreiche weissliche Pünktchen erkannt werden, welche kleinen, mehrere Scolices enthaltenden Cystchen, den Brutkapseln entsprechen. Diese sitzen übrigens oft auch erst an der Innenfläche von Tochtercysten, welche in dem flüssigen Inhalt der Hauptcyste schwimmen. Durch Abschaben kann man die Scolices sehr leicht isolieren und in Wasser unter das Mikroskop bringen. Man sieht an ihnen, ähnlich wie bei den Cysticerken, einen Kopf mit 4 Saugnäpfen und einen Spitzenfortsatz, um den die Haken im Kreise herumgelagert sind, nur sind die Köpfe und ebenso die Haken viel kleiner als bei jenen und ausserdem sitzen bei den Echinokokken stets eine grössere Anzahl Scolices in einer gemeinsamen Brutkapsel, während in jeder Cysticerkusblase nur ein einziger Kopf vorhanden ist, an den sich ausserdem ein längerer gegliederter Hals anschliesst, während der Kopf des Echinokokkuskolex nur durch einen kurzen einfachen Hals mit dem blasigen, oft viele glänzende Kalkkörner enthaltenden Leib verbunden ist. Der Kopf, welcher meistens in diese Blase eingestülpt ist, so dass das ganze Gebilde kugelig erscheint, kann oft durch leichten Druck mit dem Deckgläschen hervorgedrückt werden. Um die lamellöse Schichtung der Membran zu sehen, hat man nur nötig, mit der Schere oder besser mit dem Doppelmesser einen möglichst dünnen Querschnitt zu entnehmen und diesen mit Wasser unter das Mikroskop zu bringen. — Um Blasenwürmer des Gehirns herum kann sich eine mächtige Gliawucherung bilden, besonders wenn sie am Ependym liegen, und am Rande der Tiermembran können grosse Fremdkörperriesenzellen entstehen. Gelegentlich kommt es zu einer Vereiterung von Blasenwürmern, häufiger zur Verkalkung nach dem Absterben.

11. Untersuchung der Dura mater und der Knochen an der Basis.

Den Schluss der Sektion der Schädelhöhle macht die Untersuchung der Knochen des Grundes und der Seitenteile des Schädels, welcher stets eine Entfernung und Untersuchung der harten Hirnhaut mit ihren Sinus voraufgehen muss.

Inbezug auf die Dura mater gilt das von dem oberen Teile derselben Gesagte, es sei nur kurz erwähnt, dass die eiterigen Entzündungen nicht traumatischer Natur (nach Caries usw.) hier häufiger vorkommen, ebenso die gummösen und tuberkulösen Entzündungen; insbesondere habe ich grössere Konglomerattuberkel öfters hier gefunden. Bei tuberkulöser Basilarmeningitis sitzen besonders häufig in der Gegend des Foramen magnum frische graue Tuberkel. In den Sinus transversi kommen mehr phlebitische Thrombosen vor. Sie gesellen sich gern zu einer Karies des Felsenbeins bei Otitis hinzu, von welcher ausserdem auch eiterige Pachy- und Leptomeningitis, ja

selbst Gehirnabszesse entstehen können. Es ist deshalb bei allen
solchen Veränderungen das Felsenbein aufmerksam zu untersuchen, besonders da die Eiterungen oft diskontinuierlich auftreten. Der Clivus
Blumenbachii ist wegen der dort gelegentlich vorkommenden Geschwülstchen (Chondrome, Myxochondrome, Exostosen) zu beachten.

Auf die Brüche der Schädelbasis wird man zunächst durch
eine extrameningeale, also zwischen Dura und Knochen gelegene
Blutung aufmerksam gemacht. Nach sorgfältiger Entfernung der Dura

Fig. 47.   Fig. 48.

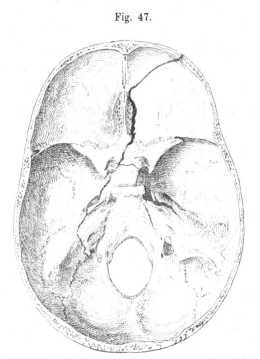

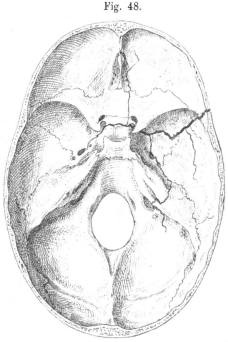

Längsbruch der Schädelbasis. ²/₃ nat. Gr.

Vom rechten Orbitaldach durch das Siebbein nach der
linken Seite der Sella turcica, in die mittlere Schädelgrube, durch das linke Felsenbein und in die Sutura
occipito-mastoidea. Ein Quersprung nach rechts durch
den Türkensattel.

Querbruch der Schädelbasis. ²/₃ nat. Gr.

Durch den vorderen Teil der rechten mittleren Schädelgrube,
den Türkensattel, bis in die linke Grube, 2 Seitensprünge
nach hinten, von denen der grössere mediale mitten durch
das Felsenbein geht, ein vorderer Seitensprung von der
Sella turcica in das rechte Siebbein und die Orbitaldecke.

und des Blutes verfolgt man die Sprünge, die, wenn sie nicht klaffen,
oft nur mit Mühe zu erkennen sind. Es gibt Längs- und Querbrüche,
von welchen in Fig. 47 und 48 je ein charakteristischer Fall abgebildet ist. Die Querbrüche gehen durch die mittlere Schädelgrube und
die Sella turcica, senden aber gern längsverlaufende Fortsätze einerseits
in den kleinen Keilbeinflügel und das Siebbein, andererseits durch das
Felsenbein (Blutung aus dem Ohr), wie umgekehrt auch bei den Längs-
brüchen kleine Queräste an der Sella turcica usw. nicht zu fehlen
pflegen.

Den Hirnanhang (Hypophysis) pflegt man gewöhnlich erst jetzt genauer zu untersuchen; auch wenn er makroskopisch nichts Bemerkenswertes darzubieten scheint, kann doch mikroskopisch eine Veränderung vorhanden sein; sieht man schon makroskopisch bei der Herausnahme des Gehirns eine Vergrösserung (Fig. 49) und will man den Zusammenhang mit dem Gehirn erhalten, so muss man die bedeckende Dura an den Seiten des Türkensattels durchschneiden und mit der Hypophysis herausheben. Dies gelingt dann oft leichter als bei normalen Verhältnissen, weil durch diese Tumoren schnell Knochenatrophien mit Erweiterung des „Sattels" und Schwund der Vorsprünge bewirkt werden.

Fig. 49.

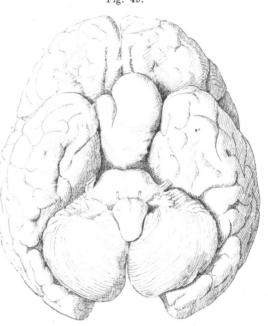

Der hintere, kleinere, weissliche Abschnitt der Drüse stammt vom Gehirn (Neurohypophyse), der vordere, grössere, graurötlich oder graugeblich gefärbte Abschnitt, der hauptsächlich die innere Sekretion besorgt, entstammt dem Epithel der Mundbucht, mit dem er durch den Hypophysengang in Verbindung steht, von dem nicht selten noch grössere oder kleinere Reste in seinem Verlauf sich erhalten, während bei einer grossen Zahl von Menschen am Rachendach unter der Schleim-

Geschwulst des Hirnanhanges.

haut noch mehr oder weniger grosse drüsige Ueberreste als Rachenhypophyse aufgefunden werden können.

Aus diesen Resten der Hypophysenanlage können Plattenepithelgeschwülste hervorgehen, welche anscheinend Beziehungen zu der Dystrophia adiposo-genitalis (S. 65) haben. Durch Embolien können Infarkte und septische Abszesschen, besonders in der Neurohypophyse entstehen, durch Arteriosklerose umschriebene degenerative Veränderungen. Braune Pigmentierung trifft man in der Neurohypophyse als Alterserscheinung, sie kann aber pathologisch verstärkt sein.

Die engen Beziehungen der endocrinen Drüsen zu einander finden u. a. ihren Ausdruck in der Hypertrophie, welche man an der Hypophysis bei Atrophie oder sonstigen Störungen der Thyreoidea, nach Kastration beobachten kann. Regelmässig scheint eine Hypertrophie während der Schwangerschaft vorzukommen und sich, wenigstens bei Multiparen zu erhalten, ja zu steigern. Während das Normalgewicht 0,56—0,64 g beträgt, findet man bei Multiparae bis 1,06 g, bei Durchmessern von 17,5 : 11 : 8,4 mm gegen gewöhnlich 14,4 : 11,5 : 5,5 mm. Diese Schwangerschaftshypertrophie wird hauptsächlich durch die Zunahme der chromophoben Hauptzellen bedingt, während die meisten, als Adenome (Fig. 50) zu bezeichnenden, oft Kolloidmassen enthaltenden Geschwülste aus chromophilen Zellen sich zusammensetzen, bald baso-(cyano-)philen (basophile Adenome), bald eosinophilen (eosinophile Ad.).

Fig. 50.

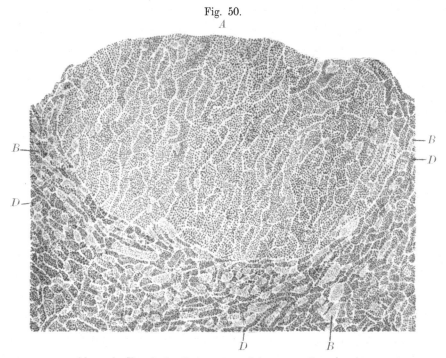

Adenom der Hypophysis. Verdrängungserscheinungen am Drüsengewebe.
D Drüsen, B Blutgefässe, A Adenom mit wenigen gefüllten Gefässen.

Gerade die letzten scheinen es zu sein, welche Beziehungen zu der Akromegalie (S. 48) besitzen. Es gibt bösartige, zerstörend in die Nachbarschaft eindringende Adenome, also Krebse, daneben Sarkome, ganz selten Lipome, Teratome, tuberkulöse und syphilitische Granulome. Flimmerepithelcystchen können aus den zwischen Vorder- und Hinterlappen der Hypophyse gelegenen Hohlräumen hervorgehen. Manche Forscher sind der Meinung, dass durch Druck auf die Neurohypophyse die Erscheinungen der Dystrophia adiposo-genitalis ausgelöst würden. Eine Schädigung des Hinterlappens ist wiederholt auch bei Diabetes insipidus gefunden worden.

Zur mikroskopischen Untersuchung eignen sich alle Methoden, welche Protoplasmafärbungen geben, insbesondere auch die Pappenheimsche Panchrommethode. Die Granula der Hypophysenzellen kann man nach M. B. Schmidt blau bei roten

Kernen darstellen, wenn man Formol-Gefrier- oder Formol-Müller-Alkohol-Paraffin-
schnitte mit Alaunkarmin vor- und nach der Weigertschen Fibrinmethode nachfärbt.
Geeignet ist auch die von Benda angegebene Gliafaserfärbung, die man auch
bei chromierten Gefrierschnitten anwenden kann. Die Schnitte werden 24 Stunden
in 4 proz. Eisenalaunlösung oder in mit dem doppelten Volum destillierten Wassers
verdünntem Liquor ferri sulphurici oxydati gebeizt, kurz in fliessendem Wasser abgespült, 2 Stunden in destilliertem Wasser, dem von einer konzentrierten Lösung
von sulfalizarinsaurem Natron (Kahlbaum) in 70 proz. Alkohol so viele Tropfen
zugesetzt sind, bis es eine bernsteingelbe Färbung darbietet. Der Schnitt wird nun
in destilliertem Wasser kurz abgespült, mit Filtrierpapier getrocknet, in 0,1 proz.
wässeriger Lösung von Toluidinblau erwärmt, bis Dämpfe aufsteigen, und dann
15 Minuten in der erkaltenden Flüssigkeit liegen gelassen. Kurzes Abspülen in
1 proz. Essigsäure, Abtrocknen mit Fliesspapier, Eintauchen in absoluten Alkohol.
Unter mikroskopischer Kontrolle wird in Kreosot (etwa 10 Minuten) differenziert,
mit Fliesspapier abgetrocknet, in Xylol aufgehellt, in Balsam eingelegt.

12. Untersuchung des Gesichtes.

Wo es nötig ist, die Oeffnung der inneren Teile des Gesichtes,
die Untersuchung der Ohrspeicheldrüse oder des Gehörorganes
vorzunehmen, wird, wenn die Schädelhöhle eröffnet ist, der über den
Kopf geführte Schnitt hinter dem Ohre bis zum Brustbein verlängert
und von hier aus (nach subkutaner Durchschneidung des äusseren Gehörganges) die Haut nach vorne hin abpräpariert, bis die ganze Ohrspeicheldrüse frei gelegt ist. Soll die Schädelhöhle nicht geöffnet
werden, so verfährt man nach der bei b) angegebenen Methode.

a) Untersuchung der Ohrspeicheldrüse.

Die Ohrspeicheldrüse erfährt häufiger als andere Speicheldrüsen
eine fettgewebige Umwandlung (adipöse Atrophie), indem an die
Stelle schwindenden Drüsengewebes Fettgewebe tritt. Die einzelnen
Läppchen können sich inbezug auf den Grad der Umwandlung ganz
verschieden verhalten. Von ihren Erkrankungen sind besonders die
Entzündungen und die Geschwulstbildungen wichtig. Die einfachen Entzündungen, wie sie dem Mumps (Parotitis epidemica) zugrunde
liegen, bekommt man kaum zur Untersuchung; die Schwellung und
teigige Konsistenz der Drüse lässt auf eine entzündlich ödematöse Infiltration des interstitiellen Gewebes schliessen. Was von akuten Entzündungen zur Untersuchung kommt, gehört den eitrigen Entzündungen,
(Parotitis apostematosa) an. Die vergrösserte Drüse zeigt ein
sehr buntes Bild auf dem Durchschnitt, indem rote, eitergelbe, rötlich
graugelbe Flecken und Streifen in buntem Wechsel hervortreten. In
schweren Fällen, wo sich wirkliche Abszesshöhlen gebildet haben,
können kleine Drüsenabschnitte vollständig abgetrennt sein, so dass sie
frei in die Höhlen hineinhängen.

Mikroskopisch (Fig. 51) sieht man die Eiterung besonders von den Ausführungsgängen ihren Ausgang nehmen, während das interazinöse Gewebe zunächst nur sulzig
infiltriert und an gehärteten Präparaten von Fibringerinnseln durchsetzt erscheint.
Später aber ist sowohl das intra- wie das interazinöse Bindegewebe eitrig infiltriert,
während die Drüsenbläschen zugrunde gehen. Der Prozess kann unter Bindegewebs-
induration zur Heilung gelangen.

Im Ausführungsgang kommt eine Entzündung mit fibrinösem Exsudat (Sialodochitis fibrinosa) vor.

Fig. 51.

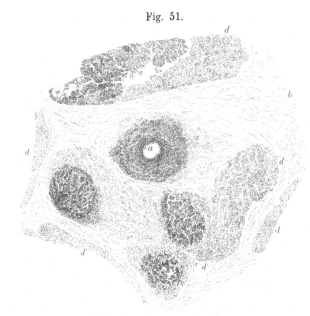

Eiterige Parotitis. Schwache Vergr.
Ausführungsgang mit eitrig infiltrierter Wand. b das durch entzündliches
Oedem stark gequollene interstitielle Bindegewebe. d Drüsenläppchen mit
Abszessen, der grösste bei e.

Fig. 52.

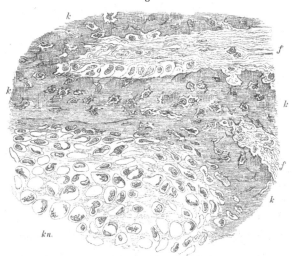

Aus einer osteochondromatösen Mischgeschwulst der Parotis. Mittl. Vergr.
k Knochenbälkchen. Bei o Osteoblasten. f fibröses Gewebe. kn hyaliner
Knorpel, der metaplastisch in den Knochen übergeht.

Eine produktive, zunächst mit zelliger Infiltration, dann mit fibröser Induration einhergehende chronische Entzündung kommt besonders im Anschluss an Verlegung der Ausführungsgänge vor; es kann dabei zu Lymphknötchenneubildung im interstitiellen Gewebe kommen.

Die Geschwülste der Parotis und Parotisgegend (eine scharfe Trennung ist unmöglich) sind auffällig häufig Mischgeschwülste sowohl aus der Bindesubstanzreihe allein, wie dieser mit epithelialen Geschwülsten. Man rechnet sie heute zu den durch embryonale Keimstörung entstandenen teratoiden Mischgeschwülsten. Besonders bemerkenswert ist das häufige Vorkommen von Knorpel (Fig. 52) in Parotisgeschwülsten (aus Resten von Kiemenbögen). So gibt es Enchondrome, Myxochondrome, Osteochondrome, Chondromyxosarkome, Chondrokarzinome usw. Unter den Sarkomen findet sich gelegentlich ein Adenosarkom mit intrakanalikulärer Wucherung, sonst gibt es noch Adenokarzinome, reine Karzinome verschiedener Art. Manche von den früher den Karzinomen zugerechneten Geschwülsten sind jetzt als Wucherungen von Gefässendothelien (Endotheliome) erkannt worden. Diese können mit Knorpel, Schleimgewebe usw. Mischgeschwülste bilden, auch durch Bildung hyaliner Kugeln jene Geschwulstform darstellen, welche man früher Cylindroma (carcinomatosum) genannt hat.

Keine wesentliche Rolle spielen syphilitische und tuberkulöse Granulome, und wenn sich solche finden, so muss man zunächst feststellen, ob es sich nicht um Veränderungen der Lymphdrüsen handelt, die in das Drüsengewebe eingeschlossen vorkommen und selbständig, auch einfach entzündlich, erkranken können. Auf der Anwesenheit nicht nur von Lymphdrüsen, sondern auch von diffusem lymphatischem Gewebe in den Speicheldrüsen beruht ihre Beteiligung bei leukämischen und aleukämischen Lymphombildungen, von welchen die letzten auf Speichel- und Tränendrüsen beschränkt vorkommen (sog. Mikuliczsche Krankheit).

In dem Ausführungsgang können sich Konkremente (wesentlich aus phosphorsaurem und kohlensaurem Kalk bestehend) bilden (Speichelsteine, Sialolithen, Fig. 53), welche dann den Gang verlegen und eine bald ampulläre, bald mehr cystische Ektasie des peripherischen Abschnittes bedingen können. Im Zentrum der Steine finden sich oft Fremdkörper oder Bakterienhaufen (Leptothrix). Durch abnorme Mündung des Ausführungsganges an der äusseren Haut oder Mundschleimhaut nach Trauma oder Abszessruptur entsteht eine sog. Speichelfistel.

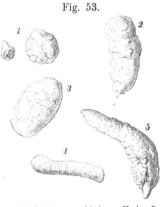

Fig. 53.

Speichelsteine verschiedener Herkunft.
Nat. Gr.

1 von zwei verschiedenen Menschen, Drüse unbekannt. 2 vom Pankreas. 3 aus dem Ductus Stenon. 4 aus dem Ductus Warthonianus. 5 aus der Glandula sublingualis.

b) Untersuchung der Gesichtsknochen.

Wenn die Untersuchung am Gesicht sich nicht bloss auf die Weichteile in der Nähe des Ohres zu beschränken, sondern auch auf die Kieferknochen sich zu erstrecken hat, so genügt der Längsschnitt hinter dem Ohre nicht mehr. Man verbindet ihn dann mit einem Querschnitt, der in der Furche zwischen Hals und Unterkiefer verläuft, wo er später am besten verdeckt werden kann, oder man benutzt die Benekesche Methode, welche überhaupt, besonders aber für die Fälle, wo die Schädelhöhle nicht geöffnet werden soll, sehr geeignet ist.

Man macht von den beiden Proc. mastoid. abwärts weit nach den Seiten ausgebauchte Bogenschnitte, welche sich über dem Manubrium sterni vereinigen, um von hier in den grossen Längsschnitt bis zur Symphyse überzugehen. Präpariert man den so gebildeten dreieckigen Hautlappen bis zum Unterkiefer ab, so kann man die Zungenmuskeln unter Leitung des Auges an dem tiefhängenden Kopf leicht ablösen und so einen Einblick in die Mundhöhle erlangen. Nun, gewöhnlich nach vorgängiger Entfernung der Halsorgane, die später gelehrt werden wird, legt man durch

Abpräparieren der Ohrspeicheldrüse die Kiefergelenke bloss und exartikuliert sie. Nachdem man nun noch die aussen und innen am aufsteigenden Ast des Unterkiefers sich ansetzenden Muskeln abgetrennt hat, gelingt es leicht, den Unterkiefer herabzuziehen und mitsamt dem ihm anhaftenden Hautlappen über das Gesicht nach oben zu schlagen, so dass seine Zähne auf dem Nasenrücken stehen. Nunmehr kann man nicht nur den Unterkiefer selbst, sondern auch den Oberkiefer genauer untersuchen, dessen vordere Fläche durch Abtrennung der Weichteile leicht weithin blossgelegt werden kann. Nachdem nun gegebenenfalls auch noch die Nasenhöhle untersucht worden ist, wird der Unterkiefer wieder eingerenkt und durch etwas weiches Material, das an Stelle der Halsorgane untergestopft wird, leicht festgehalten. Nach Vernähung des Hautlappens sieht man von aussen garnicht, dass eine so eingehende Untersuchung vorgenommen worden ist.

Die Kieferknochen zeigen sowohl selbständige Erkrankungen, als auch Teilnahme an den Erkrankungen benachbarter Teile. In letzter Beziehung ist z. B. schon früher die Krebserkrankung des Unterkiefers bei Lippenkankroid erwähnt worden. Zu den ersten gehören zahlreiche Geschwulstbildungen, die freilich auch zum grossen Teil nicht von dem Knochen, sondern von der Schleimhaut der Höhlen usw. ausgehen, nämlich Krebse, besonders des Oberkiefers, Fibrome ebenda, Adenome und Adenokystome (von Zahnkeimen ausgehend, zum Teil auch Zähne und dem Schmelzorgan ähnliche Bildungen [Adamantinome] enthaltend), ferner die Sarkome in ihren verschiedenen Arten

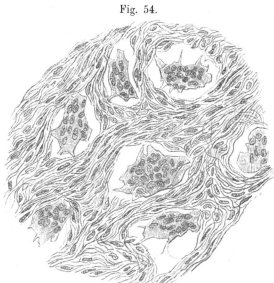

Fig. 54.

Riesenzellensarkom vom Unterkiefer. Mittlere Vergr.
Die vielgestaltigen Riesenzellen liegen in ein spindelzelliges
Gewebe eingebettet.

(auch endotheliale, sog. Zylindrome usw.), von denen aber nur die Riesenzellensarkome häufiger vorkommen. Sie sitzen gern an den Zahnfortsätzen und gehören dann zu den mit dem Zahnfleisch in Verbindung stehenden Geschwülsten, welche den gemeinsamen Namen Epüliden (Sing. Epülis) tragen (οὖλον = Zahnfleisch). Die Riesenzellensarkome zeichnen sich makroskopisch oft dadurch aus, dass sie an der Luft eine bräunliche Färbung annehmen. Mikroskopisch (Fig. 54) findet man sie aus Stern-, Rund- oder Spindelzellen und oft auch Bindegewebsfasern zusammengesetzt, zwischen denen oft enorm grosse, vielkernige Riesenzellen liegen, welche sich durch Zerzupfen leicht isolieren lassen, wobei man dann meist an ihren Rändern zahlreiche kleinere oder grössere, unregelmässige Zacken und Fortsätze wahrnehmen kann. Häufig nehmen die oben genannten Geschwülste ihren Ausgang von der Higmorshöhle, die sie allmählich erfüllen und ausweiten, wodurch dann grosse Verunstaltungen im Gesicht hervorgebracht werden.

Von sonstigen Erkrankungen ist noch an die Periostitis und Nekrose besonders des Unterkiefers (Fig. 55) bei Arbeitern mit phosphorhaltigen Materialien und endlich an die von den Zähnen ausgehenden entzündlichen (periostitischen Prozesse (Parulis) zu erinnern.

Ausgesprochener als an anderen Knochen kommen an den Kiefern Inaktivitätsatrophien nach dem Ausfallen der Zähne vor. Da diese regelmässig im Alter verloren zu gehen pflegen, so ist diese Atrophie der Alveolarfortsätze (Fig. 56) eine vorzugsweise senile Erscheinung. Erkrankungen der Zähne s. bei Mundhöhle.

Fig. 55.

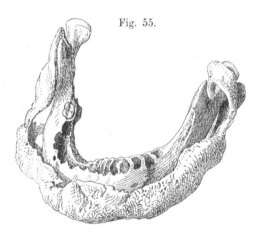

Fig. 56.

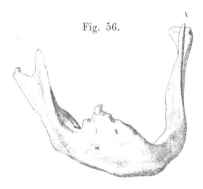

Phosphornekrose des Unterkiefers, regeneratorische Knochenbildung. 1/2 nat. Gr.

Altersatrophie des Unterkiefers. Nur wo noch Zähne waren, fehlt die Atrophie.

13. Untersuchung der Nasenhöhle.

Sobald es sich bei der Untersuchung der Nasenhöhle nur um die vorderen Abschnitte der Schleimhaut handelt, genügt es, die Oberlippe vom Knochen bis zur Nasenhöhle abzulösen und dann von hier aus vom knorpeligen Septum soviel wie möglich abzuschneiden. Bei weitem bessere Einsicht gewinnt man, wenn man in der vorher (S. 153) angegebenen Weise den Unterkiefer auslöst, dann mit dem Meissel die knöcherne Decke der Mundhöhle dicht am Proc. alveolaris derart durchsprengt, dass sie sich von der Schleimhaut des Bodens der Nasenhöhle glatt abheben lässt. Nach Durchschneidung der Schleimhaut von den Choanen her erhält man einen genügenden Einblick in die Nasenhöhlen, kann Stücke von der Nasenscheidewand sowie von den Muscheln abschneiden, kann die Oberkiefer- und die Keilbeinhöhlen wie die Siebbeinzellen untersuchen usw. Auch nach Abtrennung der Wirbelsäule vom Schädel von hinten her kann man sich einen Einblick in die Nasenhöhle verschaffen (v. Hansemann).

Ist die Schädelhöhle bereits eröffnet, so kann man durch einen dicht neben der Crista galli hergehenden Sagittalschnitt die Schädelgrundfläche durchsägen, worauf beide Hälften mehrere Zentimeter weit auseinandergeklappt werden können. Nachdem man mit der Schere den oberen Ansatz der Nasenscheidewand durchtrennt hat, kann man beide Nasenhälften untersuchen, Stücke der Scheidewandschleimhaut, der Muskeln herausnehmen usw. Will man eine noch genauere Untersuchung vor-

nehmen und etwa ein Demonstrationspräparat gewinnen, so ist es am besten, die
inneren Nasenteile im Zusammenhang herauszunehmen.

Zu diesem Zwecke schlägt man mit einem Meissel etwa in der Mitte des Clivus
(Fig. 57) die Schädelbasis durch und macht nun von hier aus mit einer langen,
schmalen Stichsäge nach jeder Seite einen nach aussen konvexen Schnitt durch den
inneren Abschnitt des Felsenbeins, die mittlere Schädelgrube, den kleinen Keilbeinflügel und die inneren Teile der Augenhöhle nach vorn bis zum Os frontis und

Fig. 57.

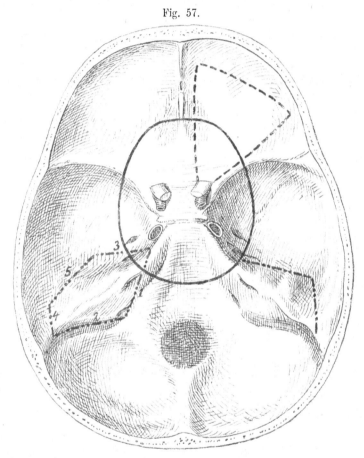

Schnittführung an der Schädelbasis zur Untersuchung der Nasenhöhlen (━━), der Augenhöhle (━ ━ ━)
und des inneren Ohres (━ ‥ ━).

verbindet dann durch einen queren Sägeschnitt diese beiden miteinander. Sobald
man in der Mundhöhle mit der Säge in den harten Gaumen hineingekommen ist,
hat man darauf zu achten, dass man hinter den Zähnen bleibt. Durch Entfernung
des Unterkiefers nach Benekes Methode wird die Arbeit sehr erleichtert. Ist der
Schnitt richtig ausgeführt, so kann man das Präparat leicht herausheben, an dem
man die Nasenmuscheln, den grössten Teil des Septum, einen Teil der Oberkieferhöhlen, den harten Gaumen, den Türkensattel usw. sieht. Nach Durchtrennung des
harten Gaumens zu beiden Seiten des Septum mit der Knochenschere und seitlicher
Durchsägung der Schädelbasis, wobei die Keilbeinhöhle eröffnet wird, kann man die
Seitenteile mit den Muscheln leicht zur Seite biegen. Man hat dann also, wenn

man die Durchsägung an beiden Seiten gemacht hat, 3 Stücke, 2 seitliche mit den Nasenmuscheln, 1 mittlere mit der Nasenscheidewand. Von der durch die Entfernung des Präparates entstandenen Lücke lassen sich die Oberkieferhöhlen sowie die vorderen Abschnitte des Septum unschwer noch weiter untersuchen. Eine sehr gute Methode zur vollständigen Untersuchung der Nasenhöhle und des inneren Ohres ist von Schalle in Virchows Archiv, Bd. 71, S. 206, genau beschrieben worden.

Viele von den Erkrankungen der Nasenhöhle kommen an der Leiche kaum zur Untersuchung, während sie der Inspektion während des Lebens durch die Vervollkommnung der Beleuchtungsmethoden immer mehr zugänglich werden. Es werden deshalb hier die Blutungen (Epistaxis), die einfache und eiterige katarrhalische Entzündung (Coryza, Schnupfen) nur kurz erwähnt. Wichtig ist die Beteiligung der Nasenschleimhaut, besonders in ihrem hinteren Abschnitt, und der Schleimhaut des Nasenrachenraumes an den Erkrankungen des Rachens und Gaumens insbesondere an den pseudomembranösen Entzündungen, welche hier dieselben Veränderungen, wie sie bei der Besprechung jener Teile genauer zu schildern sein werden, bewirken. Eine diphtherische Erkrankung in Form der Rhinitis fibrinosa kann auch für sich allein, also primär, vorkommen. Eine akute eiterige Entzündung kann zu einer Basilarmeningitis in ursächlicher Beziehung stehen, man darf deshalb nicht versäumen, in solchen Fällen, besonders auch bei möglicher epidemischer Cerebrospinalmeningitis die innere Nase zu untersuchen.

Eine besondere Aufmerksamkeit hat man neuerdings der Untersuchung der „Stinknase" (Ozaena simplex) gewidmet, als deren anatomische Grundlage man eine proliferierende (Rhinitis hypertrophica), in ihrem weiteren Verlaufe zur Schrumpfung und Atrophie der Schleimhaut und ihrer Anhänge, besonders der Bowmanschen Drüsen führende Entzündung (Rhinitis chron. atrophica foetida) erkannt hat. Dabei kommt eine Metaplasie bzw. Ersetzung des Zylinderepithels durch Plattenepithel vor, sowie eine Flora von Bakterien, über deren Bedeutung noch keine Sicherheit gewonnen ist. Ein chronisches Empyem der Siebbeinzellen soll die Erkrankung einleiten.

Eine andere Form der Ozaena ist die skrofulös-tuberkulöse. Sie kann aus einer primären Knochenaffektion, welche erst sekundär die Schleimhaut ergreift, oder aus einer primären, erst sekundär auf den Knochen fortschreitenden Schleimhautaffektion hervorgehen. In der Regel ist sie eine deuteropathische Affektion, doch sind neuerdings auch protopathische Erkrankungen beobachtet worden. Für die Diagnose ist die Untersuchung des Nasensekretes resp. Entzündungsexsudates auf Bazillen von grösster Wichtigkeit. Beim Vorhandensein einer sonst nicht erklärlichen tuberkulösen Basilarmeningitis wäre die Nasenhöhle genau auch mikroskopisch auf das Vorhandensein der Bazillen und ihrer Folgen zu untersuchen. Selten ist die lupöse Form der Tuberkulose, sowie die Bildung geschwulstartiger tuberkulöser Knoten. Für die Lepra hat die Nasenschleimhaut neuerdings eine ungeahnte Bedeutung gewonnen, da sich herausgestellt hat, dass sie sehr häufig und sehr stark erkrankt ist. Nicht nur scheint hier eine wichtige Eingangspforte für Lepra zu sein, sondern die Menge der im Nasensekret vorkommenden Bazillen lässt auch vermuten, dass diese von hier aus verbreitet werden können. Das Rhinosklerom ist auf S. 62 bereits erwähnt worden.

Von sonstigen infektiösen Granulomen sind die gummösen Affektionen sowohl der Schleimhaut, als auch der Nasenknochen zu beachten, welche zu den bekannten Zerstörungen des Septum narium, der Nasenbeine, zu dem dadurch bedingten Einsinken der Nase in ihren hinteren Partien (Sattelnase) usw. führen. Durch syphilitische Geschwüre kann ebenfalls eine Stinknase (Ozaena syph.) bewirkt werden. Die Nasenschleimhaut ist der Hauptsitz des Rotzes. Es finden sich dabei neben einer mehr oder weniger heftigen, selbst hämorrhagischen eiterigen Entzündung kleine, gleichmässig gelbe Knötchen, neben diesen Geschwüre mit gelbem, speckigem Grunde und geringer Absonderung, in deren Rändern oft wieder Knötchen sitzen, durch deren Zerfall die Geschwüre sich vergrössern und unter einander konfluieren. Diese können unter Narbenbildung heilen; zuweilen finden sich (bei Pferden) Narben und frischere Prozesse auf derselben Schleimhaut. Ueber die Rotzbazillen ist schon bei der Haut (S. 61) Mitteilung gemacht worden.

Von Geschwülsten sind besonders die sogen. Nasenpolypen, teils weiche Hypertrophien der Schleimhaut (Schleimpolypen), teils festere polypöse, manchmal aber gefässreiche Fibrome und Fibrosarkome, welche oft von der Schädelbasis ausgehen, zu nennen. Sonst kommen auch noch andere Geschwülste aus der Bindesubstanzgruppe, Myxome, Chondrome, Osteome (besonders in den Stirnhöhlen) und endlich auch Karzinome vor, welche seltener von der Schleimhaut primär ausgehen. Letztere können auch in der Oberkieferhöhle sitzen, in welcher sie dann, ebenso wie es bei Karzinomen und anderen Tumoren auch in den anderen Abteilungen der Nasenhöhle vorkommt, beträchtliche Erweiterungen durch Knochenatrophie bedingen können. In der Highmorshöhle kommen auch cystische, durch Retention von Drüsensekret entstandene Bildungen vor, welche, wenn sie die ganze Höhle einnehmen, für den sog. Hydrops antri Highm. gehalten werden könnten, welcher dadurch entsteht, dass infolge von Verengerung der Eingangsöffnung (z. B. durch Schleimhautschwellung) eine Retention des Schleimhautsekretes in der Höhle stattfindet. Aehnliches kommt auch in den Stirnhöhlen vor. Hat sich Eiter in den Höhlen angehäuft, so spricht man von Empyem derselben. Durch Eindickung und Verkalkung von Sekret oder durch Kalkablagerung um von aussen in die Nasenhöhle gelangte Fremdkörper entstehen die seltenen Nasensteine, Rhinolithen.

Als Ulcus perforans ist ein in den vorderen Abschnitten der Nasenscheidewand besonders bei Tuberkulösen vorkommendes Geschwür beschrieben worden, welches aus einer wahrscheinlich durch Kokken bewirkten Nekrose hervorgeht und die Scheidewand zwar nicht perforieren muss, aber doch perforieren kann.

14. Untersuchung des Sehorganes.

Für die Untersuchung der Augen ist die Leichensektion im allgemeinen von geringerer Wichtigkeit, da manche Erscheinungen gar nicht mehr, andere weniger gut als am Lebenden zu erkennen sind

und die schweren Erkrankungen besser an enukleierten Augen untersucht werden können. Trotzdem kann doch auch die Leichenuntersuchung noch wichtige Aufschlüsse geben.

Da stellt sich aber die grosse Schwierigkeit entgegen, dass man meistens aus
Rücksicht auf die Angehörigen eine äusserlich erkennbare Verstümmelung gerade
im Gesicht vermeiden muss. Will man trotzdem nicht auf die Herausnahme des
Bulbus verzichten, so enukleiert man denselben vorsichtig und ersetzt ihn durch
ein etwa gleich grosses Schweins- oder auch künstliches Auge. Die Lider schliesst
man durch eine feine Seidennaht, welche an ihrer Schleimhautseite angelegt wird.

In anderen Fällen muss man sich damit begnügen, die vorderen Abschnitte
unter Auseinanderziehen bzw. Umklappen der Lider von aussen zu untersuchen, die
hinteren durch Herausnahme der hinteren Bulbushälfte vom Schädel her.

Mit Hammer und Meissel schlägt man ein dreieckiges Stück (s. Fig. 57) aus
der Orbitaldecke heraus, entfernt es mit einer kräftigen Pinzette, schneidet darauf
das orbitale Fettgewebe sowie die oberen Muskeln, indem man sie gleichzeitig untersucht, mit einem Messer weg, zieht den Bulbus am Optikus, welchen man, wo es
darauf ankommt, nach Aufmeisselung des Canalis opticus ganz heraushebt, sonst
nach Beachtung des ihn umgebenden Lymphraumes so weit nach hinten wie möglich
durchschneidet, nach hinten, macht im Aequator mit dem Messer einen Einschnitt
und vollendet mit einer Schere die Abtrennung. Glaskörper und Linse fallen beim
Wegnehmen der abgetrennten Bulbushälfte in der Regel heraus, können aber leicht
aufgefangen werden, die Retina faltet sich beim Abfliessen des Glaskörpers gern zusammen und muss dann durch einen sehr vorsichtig aufgegossenen Wasserstrahl
(oder physiologische Kochsalzlösung) wieder ausgebreitet werden. Nachdem sie untersucht ist, wird sie, wieder am besten durch einen Wasserstrahl, von der Chorioidea
entfernt (ohne dass sie an der Papille abgetrennt wird), damit nun die Chorioidea
untersucht werden kann. Das Pigmentepithel bleibt auf der Chorioidea sitzen, ist aber
so leicht zu entfernen, dass schon die blosse Berührung genügt, einen hellen Fleck
zu bewirken. Dies muss man besonders bei der Untersuchung auf Tuberkel beachten,.
weshalb es hierbei am besten ist, die ganze Pigmentepithelschicht zu entfernen.

Die mikroskopische Untersuchung gröberer Veränderungen kann oft schon am
frischen Präparat vorgenommen werden, selbst an der herausgeschnittenen und in
Wasser oder besser in Humor aqueus ausgebreiteten Retina kann man schon manches
sehen, Verfettungen nach Zusatz von Kalilauge erkennen; zur feineren Untersuchung
wird in Müllerscher Flüssigkeit, welche ursprünglich gerade für das Auge angegeben
worden ist, oder in Formol-Müller gehärtet. Kommt es darauf an, die Teile möglichst
genau in ihrer regelmässigen Lage zu erhalten, so muss man den ganzen Bulbus
in die Flüssigkeit legen, nachdem man, damit diese schneller in das Innere eindringen kann, einen kleinen Einschnitt in die Kapsel gemacht hat. Nachhärtung in.
Alkohol, Einbettung in Celloidin.

1. Allgemeine Verhältnisse.

a) Sowohl der Augapfel im ganzen wie einzelne Teile desselben
erfahren wichtige Leichenveränderungen.

Der Glanz des Auges erlischt alsbald nach dem Tode, nach 24 bis
30 Stunden, oft schon früher, wird der Bulbus weicher (später läuft er
aus), die Hornhaut und die Retina trüben sich, die Konjunktiva lässt sich
leichter von der Kornea abtrennen, soweit die Sklera von den Lidern
nicht bedeckt ist, trocknet sie aus und nimmt ein braunschwarzes Aussehen an, weil sie dabei durchsichtig wird, schliesslich entsteht eine
allgemeine Fäulnisverfärbung. Bei den im Uterus abgestorbenen und
mazerierten Früchten tritt nach Runge in den durchsichtigen Medien
eine rote Diffusionsfärbung erst mehrere Tage nach dem Tode ein, und
zwar wird zuerst der Glaskörper, dann die Linse gefärbt, bei welcher
die Rötung von aussen nach innen allmählich fortschreitet. Es kann

sonach aus der Ausdehnung der Färbung ein gewisser Rückschluss auf die nach dem Absterben verflossene Zeit gemacht werden.

b) Die Lage des Augapfels im ganzen kann in dreierlei Weise verändert sein. Eine Verschiebung in der Richtung der Längsachse nach vorn, also ein stärkeres Hervortreten bedingt den Exophthalmus (Glotzauge), der durch Vergrösserung des retrobulbären Gewebes (durch Tumoren, Hypertrophie des Fettgewebes, Oedem, Blutungen, Emphysem, entzündliche Exsudate usw.) bewirkt wird. Nicht jeder im Leben vorhandene Exophthalmus bleibt an der Leiche bestehen; z. B. der bei Morbus Basedowii vorhandene schwindet nach dem Tode. Eine zweite Art des Exophthalmus hängt von einer Verlängerung der Augenachse selbst ab, wie sie bei Myopie vorhanden ist. Auch bei Panophthalmie erscheint das Auge vorgetrieben. Das Auge liegt tiefer in der Höhle (Enophthalmus) bei starkem Schwund des Fettgewebes durch Atrophie, durch Wasserverlust (Cholera) oder durch Narbenbildung (z. B. nach Traumen).

Eine seitliche Verschiebung der Längsachse selbst bedingt das Schielen (Strabismus). Bei Strabismus convergens ist die Blickrichtung eines Auges nach einwärts, bei Str. divergens nach auswärts verschoben. Seltener ist der Str. deorsum vergens (abgelenktes Auge nach unten) und der Str. sursum vergens (abgelenktes Auge nach oben gerichtet). Bei der Luxation ist der Augapfel aus der Höhle herausgetreten. Sie kommt nur durch Traumen zustande, auch durch die Zange bei der Geburt.

Von Lageveränderungen einzelner Teile sind besonders wichtig die Ablösung der Netzhaut (Amotio s. Sublatio retinae, s. Fig. 66, S. 176), die Luxation bzw. Subluxation der Linse (die Ektopie kann kongenital sein), der Prolaps der Iris durch eine traumatische oder ulzeröse Oeffnung der Hornhaut. Die Iris kann in der falschen Lage an der Hornhaut festwachsen (vordere Synechie). Eine Verlagerung der Pupille (Korektopie) kann angeboren vorkommen. An den Lidern und zwar am häufigsten am unteren Lid wird ein Ektropium, eine Auswärtskehrung des Lidrandes, so dass die Schleimhaut in mehr oder weniger grosser Ausdehnung zutage tritt, hauptsächlich durch narbige Schrumpfung der Haut (Verbrennung, Lupus usw.), das Entropium, durch eine solche der tarsalen Konjunktiva (besonders bei Trachom) bewirkt. Durch die Einwärtswendung des Lidrandes sind die Wimpern gegen die Hornhaut gerichtet (Trichiasis). Unter Ptosis versteht man ein stärkeres Herabhängen des oberen Lides mit Verengerung der Lidspalte (durch Schwere, Lähmung, aber auch kongenital, einseitig oder doppelseitig), unter Lagophthalmus einen mangelhaften Schluss der Lider; an der Leiche sind beide kaum festzustellen, wenn nicht etwa durch die letzte Affektion eine Xerosis conjunctivae et corneae bewirkt worden war.

c) Grössenveränderungen des Auges können durch allerhand Krankheiten hervorgerufen werden, besonders aber tritt eine Verkleinerung, Atrophia oder Phthisis bulbi, nach Panophthalmie, Iridocyclitis, eiteriger Chlorioiditis usw. auf. Ohne Entzündung entsteht eine einseitige Verkleinerung mit Spannungsabnahme bei der Ophthalmomalacie, die wohl eine nervöse Grundlage hat. Kongenital

kommt eine bis zu völligem Schwund gehende Hypoplasie vor (Mikrophthalmie), die aber auch erst in den Entwicklungsjahren hervortreten
kann (M. infantilis). Selten ist eine angeborene Vergrösserung (Makro-
phthalmie) durch Zunahme
der Augenflüssigkeit (Hydro-
phthalmie). Bei Myopie ist
die sagittale Bulbusachse verlängert (Fig. 58), bei Hyper-
metropie verkürzt (normal
22—24 mm).

Von den einzelnen Teilen
des Bulbus bietet besonders
die Hornhaut Grössenabwei-
chungen dar, selten Vergrösserungen (bei Hydrophthalmus
congenitus), häufig Schrumpfungen (bis zu fast völligem
Schwund) infolge von Ent-
zündungen.

Eine Erweiterung der Pu-
pille wird als Mydriasis, eine
Verengerung derselben als

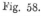
Fig. 58.

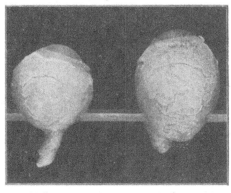

a   b

a normales Auge in natürlicher Grösse. b Auge mit
hochgradiger Myopie, man sieht deutlich die hintere
Skeralektasie. (Nach Elschnig.)

Miosis bezeichnet; sowohl in der Agone (Erweiterung) wie nach dem
Tode (vorübergehende Verengerung) ändert sich die Grösse der Pupille,
doch so unregelmässig, dass aus ihrem Verhalten diagnostische Schlüsse
nicht gezogen werden können. Ungleiche Weite der beiden Pupillen
kann durch Krankheiten bedingt sein, kommt aber auch angeboren vor.
Dasselbe gilt für die Verengerung der Lidspalte (Ankyloblepharon,
Blepharophimosis).

d) Verlängerung oder Verkürzung einer Achse müssen auch Veränderungen der Gestalt des Bulbus bedingen. Es gilt das besonders für das schwer myopische Auge, bei dem eine unregelmässige
partielle Ausbuchtung der hinteren Bulbusabschnitte sich entwickelt:
Staphyloma posticum, Sclerectasia posterior. An der Innenseite sieht man dabei eine sichelförmige oder selbst zirkuläre, wenn
auch ungleichmässig ausgedehnte weisse Stelle um die Papille herum;
die Veränderung pflegt nach der Makula zu am stärksten zu sein. Es
besteht hier eine Atrophie der Chorioidea und Sklera und selbst die
Netzhaut kann ausser dem regelmässigen Defekt des Pigmentepithels
einen Schwund der Stäbchen- und Zapfen-, sowie der äusseren Körnerschicht zeigen. Durch die einseitige Ausbuchtung wird der Skleral-
rand mit Chorioidea und Retina schnabelförmig von der nasalen Seite
her über die Sehnervenpapille herübergezogen. Das hintere Staphylom
kommt auch angeboren vor. Auch noch an anderen Stellen, am
Aequator, an den vorderen Abschnitten gibt es partielle Ausbuchtungen, Skleralstaphylome, selbst zirkulär um die Hornhaut herum.
Als Staph. intercalare wird eine Ausbuchtung dicht am Rande der
Hornhaut zwischen Iris und Corpus ciliare bezeichnet. Diese Staphy-

lome sind Folgen chronischer Entzündungen; es pflegen die 3 Häute,
Sklera, Chorioidea und Retina atrophisch und verwachsen zu sein.

Ausbuchtungen der Hornhaut (Kerektasien treten am häufigsten
an narbigen Stellen auf; die Narbenstaphylome können totale und
partielle, sie können kegelförmig, konisch, rüsselförmig oder unregelmässig gestaltet sein. Da die Iris in der Regel mit der Narbe zusammenhängt, so wird sie mit vorgezerrt; auch die Linse kann in der

Fig. 59.

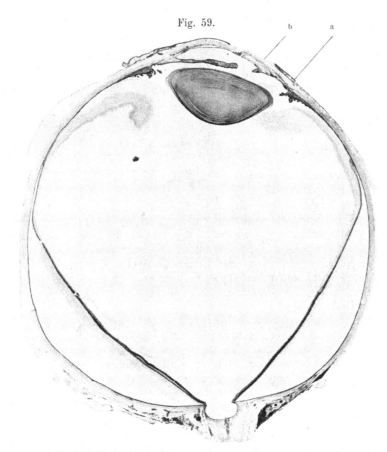

Durchschnitt eines Bulbus bei altem Glaukom. Photogr. Aufnahme.
Tiefe Exkavation, Verwachsung des Kammerwinkels von a bis b.

Höhle eines Hornhautstaphyloms liegen. Ohne Beziehung zu Narben
kommt eine runde Vorbuchtung (Cornea globosa, Keratoglobus)
beim Hydrophthalmus congenitus vor und entsteht zuweilen ohne erkennbare Ursache eine konische Ausbuchtung (Keratoconus) bei
jugendlichen Individuen (meist im Anfang des 3. Jahrzehnts).

Sehr wichtig sind auch die stärkeren Ausbuchtungen an der Papille
(Exkavationen). Man erkennt die atrophische Exkavation daran,

dass die Lamina cribrosa in normaler Lage sich befindet, während sie bei der Druck- oder glaukomatösen Exkavation nach hinten gedrängt ist (Fig. 59). Die Ausbuchtung kann bis zu 1,5 mm betragen und ist von der physiologischen dadurch unterschieden, dass sie bis zum Rande der Papille geht. Es pflegt ein weisslicher oder gelblicher Hof infolge partieller Atrophie der Chorioidea um die Papille herum sichtbar zu sein.

Eine Abflachung der Hornhaut kann die Folge einer narbigen Schrumpfung und Atrophie (Phthisis corneae) sein. Durch die kadaveröse Erweichung kann ein Einsinken der Hornhaut eintreten.

e) Bei unbekannten Personen kann es in gerichtlichen Fällen von Wichtigkeit sein, die Farbe der Iris festzustellen. Diese kann in der Grundfarbe anders gefärbte Flecken enthalten, sie kann auf beiden Augen verschieden gefärbt sein (Heterophthalmus); bei Albinos erscheint die Iris blassrot.

Für die Erkennung gewisser Allgemeinzustände gibt besonders die Farbe der Konjunktiva und Sklera gute Anhaltspunkte: Blässe bei Anämie, gelbe Färbung bei Ikterus. Die letzte kommt auch an inneren Teilen, besonders am Glaskörper vor. Rötung der Konjunktiva begleitet nicht nur die Entzündungen am Auge, sondern tritt auch öfter bei Kreislaufstörungen im Schädel auf. Kleine rote Flecken (Hämorrhagien) entstehen bei allerhand hämorrhagischen Diathesen, bei Endocarditis ulcerosa in der Konjunktiva sehr häufig. An der Sklera finden sich bisweilen schwärzlich-bräunliche kongenitale Flecken (Melanosis sclerae); die durch postmortale Eintrocknung bewirkten schwärzlichbraunen Streifen, welche der Lidspalte entsprechen, wurden schon erwähnt. Die vorderen Staphylome der Sklera haben eine bläulichschwärzliche Farbe, im Gegensatz zu denen der Hornhaut, welche, soweit sie Narbenstaphylome sind, meist weiss erscheinen, wie die meisten Narben der Kornea überhaupt (Leukoma). Eine graue Färbung bis herab zu der feinsten schleierartigen Trübung kann sowohl durch oberflächliche Narben wie durch frische entzündliche Infiltration bedingt sein. Eine 1—1,5 mm breite weissliche bogen- oder ringförmige Trübung der Hornhaut in einiger Entfernung vom Rande ist eine Altersveränderung (Greisenbogen, Gerontoxon).

An der Linse erkennt man an der weisslichen Färbung den Staar, die Katarakt. Auch bei dem Glaskörper ist auf die weisslichen Trübungen zu achten.

Weissliche Fleckchen in der Retina sind durch degenerative Veränderungen bedingt, wie sie besonders bei Albuminurie und Urämie vorkommen, eine schwärzliche Fleckung, besonders in den vorderen Abschnitten, ist das Kennzeichen der Retinitis pigmentosa. Dagegen sind die Stellen chronischer Entzündung und entzündlicher Atrophie in der Chorioidea durch den Schwund der Färbung ausgezeichnet.

Eine graue Färbung am Optikus zeigt Atrophie an (graue Degeneration).

f) Da die Konsistenz der Bulbi sich nach dem Tode bald ändert, so kann man nur an ganz frischen Augen aus Veränderungen derselben

sichere Schlüsse ziehen. Da einseitige Spannungsänderungen vorhanden
sein können, so muss man immer beide Augen betasten und vergleichen. Die Prüfung geschieht so, dass man den einen Zeigefinger
an die innere, den anderen an die äussere Seite des Bulbus gleichzeitig
und abwechselnd andrückt. Eine Vermehrung der Spannung, eine
harte Konsistenz ist bei dem Glaukom vorhanden (Fig. 58). Die Erhöhung des intraokularen Druckes kann mit entzündlichen Erscheinungen
an den Augenmedien verbunden sein (Gl. inflammatorium) oder ohne
sie vorkommen (Gl. simplex), sie kann primär auftreten (primäres
Glaukom) oder sich zu bereits bestehenden Erkrankungen hinzugesellen (sekundäres Glaukom). Man findet dabei neben den Erscheinungen der vorausgegangenen oder begleitenden Erkrankungen
die schon erwähnte glaukomatöse (Druck-) Exkavation der Papille, eine
Hyperämie der Gefässe, besonders der Ciliargegend, häufig auch eine
Atrophie des Ciliarmuskels. Wegen der feineren Veränderungen wird
auf die Lehrbücher der Ophthalmologie verwiesen.

Verringerung der Spannung (Hypotonie) tritt bei vielen Entzündungen der Hornhaut, des Ciliarkörpers (Iridocyclitis, bei Irido-
chorioiditis ist sie vermehrt) usw. ein, ausserdem ohne Entzündung,
aber mit Verkleinerung des Bulbus bei der Ophthalmomalacie,
welche meist einseitig auftritt.

Erweichung der Hornhaut ist Folge vieler Entzündungen. Die
Linse erweicht mit der Reifung zur Katarakt, der Glaskörper verflüssigt sich (Synchysis) besonders bei Entzündungen der Chorioidea
und des Ciliarkörpers.

2. Die einzelnen Erkrankungen.

Es können und sollen hier die krankhaften Veränderungen nur in
Kürze aufgeführt werden, wegen der Einzelheiten muss auf die Lehrbücher der Augenheilkunde verwiesen werden.

Missbildungen. Es handelt sich meist um unvollständige Entwickelung. Sehr selten ist wirkliches Fehlen des Bulbus (Anophthalmie),
in der Regel lassen sich noch Rudimente in der Tiefe der Augenhöhle
nachweisen, doch pflegt man von Mikrophthalmie nur dann zu
sprechen, wenn äusserlich noch ein Bulbus erkennbar ist. Diese Hypoplasie ist meist eine doppelseitige. Mangel der Iris allein wird als
Aniridie bezeichnet. Selten ist eine Hypoplasie der Lider, noch
seltener ein Fehlen derselben (Ablepharie) vorhanden. Unter Kolobom
versteht man eine Spaltbildung im unteren vertikalen Meridian, welche
die Iris oder die Chorioidea oder beide, sehr selten die Augenlider
betrifft. Die Irisspalte beginnt in der Regel breit am Pupillenrande
und spitzt sich nach aussen zu. An den Lidern kommt eine Verwachsung mit dem Bulbus (Symblepharon), sowie eine Verengerung
der Lidspalte (Ankyloblepharon) vor. Als mangelhafte Rückbildungen
sind die Persistenz der Pupillarmembran (Fig. 60) in Gestalt
einer grauen Membran oder nur grauer Stränge, sowie diejenige der
Arteria hyaloidea zu betrachten.

Eine Verschiebung der Pupille wird als Korektopie bezeichnet, eine Ektopie der Linse wird besonders bei Mikrophthalmie öfter gefunden. Ausbuchtung der Sklera und Chorioidea ist bei dem angeborenen Staphyloma posticum vorhanden, eine kugelige Vorwölbung und auffällige Grösse ohne sonstige Veränderung charakterisiert den Keratoglobus (Cornea globosa, Megalocornea). Eine ähnliche Veränderung, bei der nur die Grenze gegen die Sklera undeutlich erscheint und eine Trübung vorhanden zu sein pflegt, ist mit Vergrösserung des ganzen Bulbus, Kataraktbildung usw. bei dem Hydrophthalmus (Megalophthalmus) vorhanden. Eine Bulbusektasie mit Trübung der Hornhaut, Pupillarverschluss, Anliegen der Iris an der Kornea usw. kann durch Iridochorioiditis bewirkt werden. Das Auge kann dabei den Eindruck einer Cyste machen.

Fig. 60.

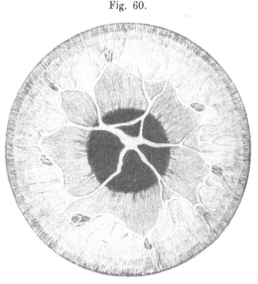

Membrana pupillaris perseverans.
Man sieht die einzelnen Fäden von dem Circulus arteriosus irid. minor ausgehen.

Als eine übermässige Bildung ist der Epikanthus zu erwähnen, eine Hautfalte, welche sich beiderseits über die inneren Augenwinkel spannt.

Kreislaufstörungen. Die Anämie und Hyperämie der Konjunktiva sind schon im Vorstehenden erwähnt worden; es ist nur noch hinzuzufügen, dass der Limbus bei den primären Konjunktivalhyperämien nicht beteiligt ist, wohl aber in hervorragender Weise bei denjenigen, welche sekundär zu den Entzündungen der Hornhaut hinzutreten. Durch die Hyperämie der Iris wird deren Farbe verändert (blau wird grün, grau schmutzig-grün, braun rotbraun), doch treten diese Veränderungen besser am Lebenden hervor. Dasselbe gilt für die Zirkulationsstörungen an den tiefen Abschnitten des Auges überhaupt, wegen deren deshalb auf die Lehrbücher der Augenheilkunde verwiesen wird. Die Venen der Retina sind bei Glaukom stark gefüllt, infolge Kompression, welche die Vena centralis retinae an der Papille erleidet. Der Optikus nimmt mit Hyperämie an ausgedehnteren akuten Entzündungen des Auges teil, aber auch bei akuter Meningitis und Encephalitis wird er (venös) hyperämisch gefunden.

Sicheren Aufschluss gibt die pathologisch-anatomische Untersuchung über die an den Augen auftretenden Blutungen. Punktförmige Hämorrhagien (Ekchymosen) in der Konjunktiva bzw. dem subkonjunktivalen Gewebe kommen ausser bei den schon vorher erwähnten Krankheiten auch bei Erdrosselten oder sonstigen Erstickten vor. Grössere Blutergüsse werden durch Traumen bewirkt (auch durch Fraktur der Orbitalwände). Blut in der vorderen Kammer (Hyphaema) rührt von Verletzungen der Iris her, auch die Blutungen in den Glaskörper sind traumatischer Natur. In der Chorioidea können punktförmige Blutungen durch Chorioiditis, aber auch durch Traumen erzeugt werden, grössere können Ablösung der Chorioidea von der Sklera bewirken. Nächst der Konjunktiva ist die Retina am häufigsten Sitz von Blutungen, die meist sehr klein, aber oft multipel sind. Sie treten auf bei Allgemeinkrankheiten, Leukämie, Anämie, besonders auch perniziöser, bei Diabetes, Phosphorvergiftung, Ikterus, Purpura usw., bei Retinitis albuminurica, bei Sepsis, besonders Endocarditis ulcerosa, infolge von Veränderungen (Sklerose, Atherom, Verfettung, Amyloid) ihrer eigenen Gefässe, bei Thrombose der Vena centralis retinae. Die Blutung kann, ohne wesentliche Spuren zu hinterlassen, verschwinden, es können aber auch mehr oder weniger ausgedehnte Atrophien entstehen. Durch einen Bluterguss zwischen Chorioidea und Retina wird eine Netzhautablösung bewirkt. Am Optikus kommt eine Anhäufung von Blut in der Lymphscheide bei Pachymeningitis haemorrhagica und anderen Blutungen an der Basis vor.

Embolien können sowohl in den Aesten wie in der Arteria centralis retinae selbst sitzen. Auf die sofort nach der Embolie eintretende Ischämie folgt bald Hyperämie. An den Venen des Bulbus wie der Orbita kommt Thrombose, sowie in seltenen Fällen eine starke Erweiterung infolge eines Aneurysma arteriovenosum vor. Die Kommunikation pflegt zwischen Carotis interna und Sinus cavernosus zu bestehen und traumatischer Natur zu sein.

Fig. 61.

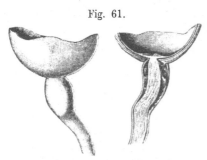

Hydrops vaginae nervi optici.
Rechts im Durchschnitt. Man sieht, dass die Anschwellung nur auf Rechnung einer Ausdehnung des Zwischenscheidenraumes kommt. Man erkennt ferner die Schwellung der Papille (Stauungspapille). (Nach Pagenstecher.)

Oedem der Lider kann durch allgemeinen Hydrops oder lokale Ursachen bedingt sein. Es ist besonders der kachektische oder albuminurische Hydrops, welcher an den Lidern sich bemerkbar macht; von lokalen Ursachen sind Trichinose, Erysipelas, schwere Entzündung der äusseren Augenteile zu nennen. Dabei tritt besonders stark das Oedem der Konjunktiva (Chemosis) auf, welches besonders auch die eitrigen Entzündungen des Uvealtraktus begleitet. Kleine, perlschnurähnlich aneinander gereihte Bläschen (Lymphangiektasien) werden nicht allzu selten in der Konjunktiva gefunden (Schmidt-Rimpler). Auch Cystchen in den vorderen Abschnitten der Retina (cystoide Degeneration) sind dem Oedem zugerechnet worden. An der Papille und den angrenzenden Teilen kommt. ein Stauungsödem bei Erhöhung des intrakraniellen Druckes vor und ist die Ursache der sog. **Stauungspapille.** Unter diesen Umständen, aber auch bei Entzündungen der Pia und des Gehirns erscheint die Lymphscheide des Optikus prall gefüllt und besonders nach dem Bulbus zu ampullenförmig ausgedehnt (Fig. 61).

Entzündungen. Die ausgedehntesten anatomischen Veränderungen erzeugen die Entzündungen des Uvealtraktus, besonders die eiterige Chorioiditis, denn sie führt häufig, wenn auch nicht notwendig, zur Panophthalmitis, d. h. zur Entzündung sämtlicher Bestandteile des Auges: Vortreibung des Bulbus, starke Schwellung der Lider, Rötung und eiterige Abscheidung der Konjunktiva, entzündliche Trübung der Hornhaut, Eiter in der vorderen Kammer (Hypopyon), Iris hyperämisch, oft durch Exsudat nach vorn geschoben, Glaskörper eitrig infiltriert, bisweilen in eine einzige Eitermasse verwandelt, Netzhaut und Papille eitrig infiltriert, erstere zuweilen auch hämorrhagisch infarciert (Virchow). Die ganze Chorioidea steckt voll Eiterkörperchen und ist dadurch stark verdickt, das selbst von Zellen durchsetzte Pigmentepithel oft weit gegen den Glaskörper vorgedrängt. Durchbruchstellen des Eiters findet man je nach der Entstehung der Entzündung an der Hornhaut, an Wunden oder Operationsstellen oder irgendwo an der Sklera, die dann in der Umgebung dieser Stelle verdickt ist. In späterer Zeit erscheint der Bulbus weich, verkleinert (Phthisis bulbi), im Innern die Teile mehr oder weniger zerstört, durch Granulations- oder Narbengewebe, das teilweise pigmentiert ist, ersetzt. In diesem Gewebe treten gern Verkalkungen und Verknöcherungen auf. Der Optikus ist in verschiedener Ausdehnung gegen das Gehirn hin atrophisch (grau).

Die metastatische Chorioiditis (bzw. Chorioretinitis) erhält man besonders bei den akuten Fällen von ulzeröser Endokarditis in frischen Stadien zu Gesicht. Es zeigen sich dann, oft in mehrfacher Anzahl, kleinste, Tuberkeln nicht unähnliche Eiterherdchen, in welchen man schon bei der frischen Untersuchung, besonders wenn man das Präparat mit Eisessig oder Kalilauge aufhellte, Bakterienhaufen (Emboli) erkennen kann. Auch diese eitrige Chorioiditis kann einseitig auftreten. Man muss dabei im Auge behalten, dass post mortem eine erhebliche Vermehrung der Bakterien innerhalb der Gefässe statthaben kann. Meist handelt es sich um Kokken, nur ausnahmsweise um Typhus-, Influenzabazillen usw.

Wenn die Entzündung ein einfach wässeriges Exsudat erzeugt, so kann man von Chorioiditis (oder, da die Iris häufig mitbeteiligt ist), Iridochorioiditis serosa sprechen. Sie ist die Hauptgrundlage des entzündlichen Glaukoms.

Die einfach exsudative Chorioiditis ist durch das Auftreten teils hellerer, teils schwärzlicher Flecken gekennzeichnet; im besonderen erkennt man die Chorioiditis disseminata an den mehrfachen umschriebenen weisslichen oder gelblichen, öfter von schwarzem Rande umgebenen Flecken. Mikroskopisch findet man bei frischeren Prozessen die Chorioidea von lymphoiden Zellen durchsetzt, Herde farbloser Zellen auf der inneren Glaslamelle, das Pigmentepithel hat sein Pigment verloren, welches in die Retina verschleppt ist. In späteren Stadien ist die Chorioidea atrophisch, doch ist noch fettige Degeneration ihrer Zellen wie des Pigmentepithels zu finden. Die Glasmembran kann warzige Hervorwölbungen zeigen.

Eine eitrige Entzündung des Glaskörpers (Hyalitis suppurativa) soll auch selbständig und idiopathisch vorkommen. Sie ist jedenfalls aber sehr selten, wie auch die primäre Entzündung des Ciliarkörpers (Cyclitis), welche meistens mit der Entzündung der Iris verbunden ist (Iridocyclitis). Bei der Iridocyclitis ist eine Spannungsabnahme am Bulbus vorhanden.

Die Entzündung der Iris (Iritis) wird gewöhnlich in eine exsudative und eine plastische (produktive) unterschieden, es ist aber wie an den serösen Häuten eine scharfe Trennung nicht möglich. Die Iris hat ihren Glanz verloren, ist verfärbt, aufgelockert, von Exsudatzellen infiltriert, welche auch zu kleinen, makroskopisch schon als graue oder gelbliche Fleckchen erkennbaren Herdchen zusammengelagert sein können, der Humor aqueus ist getrübt, selbst eitrig. Auch an der hinteren Wand der Kornea entstehen durch Zellenanhäufungen an der Membrana Descemeti (Descemetitis s. Hydromeningitis) punktförmige Trübungen, endlich kann eine ausgesprochene Keratitis hinzugekommen sein. Entzündliche Neubildungen zeigen sich besonders am Pupillarrand, wo nicht nur Verwachsungen mit der Linse (Synechia posterior), sondern auch in die Pupillaröffnung hineinragende, ja sie ganz verschliessende (Occlusio pupillae) Bindegewebsmembranen vorhanden sein können. Eine produktive Iritis wirkt auch mit zur Entstehung der vorderen Synechien (zwischen Iris und Hornhaut) nach Perforationen der Hornhaut, sowie bei der Einheilung des Irisprolapses in diese. Nach längerem Bestande der Erkrankung wird die Iris atrophisch. Die Iritis kann einseitig und doppelseitig gefunden werden und kommt am häufigsten im mittleren Lebensalter vor.

Das Vorkommen einer sekundären eitrigen Retinitis wurde schon erwähnt. Als embolisch metastatische tritt die Eiterung in derselben Form wie an der Chorioidea auf, nur pflegen in der Retina mehr punktförmige Hämorrhagien vorhanden zu sein. Diese begleiten auch eine andere an der Leiche am häufigsten zur Untersuchung gelangende Retinitis, welche als parenchymatöse bezeichnet wird und einen ausgesprochen degenerativen Charakter hat. Ihre Hauptform ist die Retinitis albuminurica oder Morbus Brightii, bei welcher ausser den Blutungen weisse Fleckchen und Streifchen besonders in der Umgebung der Papillen, sowie feinste weisse Pünktchen um den gelben Fleck herum sichere diagnostische Anhaltspunkte geben. Mikroskopisch findet man Verfettung, besonders auch der Körnerschichten, homogene Kugeln und Schollen in der Zwischenkörnerschicht, variköse Verdickung der Nervenfasern, fettige und hyaline Degeneration der Ganglienzellen, aber auch kleinzellige Infiltration um die Gefässe, selbst stellenweise fibrinöse Exsudatmassen. Aehnliche Veränderungen kommen bei Leukämie, Diabetes und anderen Allgemeinkrankheiten gelegentlich vor.

Auch die wegen des Auftretens kleiner schwärzlicher Flecken, vorzugsweise in den peripherischen Schichten, als Retinitis pigmentosa bezeichnete Veränderung ist wesentlich eine degenerative (Pigmentdegeneration). Sie tritt wie die vorige meist doppelseitig auf. Die schwarzen Flecken rühren von eingewanderten Pigmentzellen und eingeschwemmten freien Pigmentkörnchen her, welche beide vom Retinalpigment herstammen. Die Stäbchen- und Zapfenschicht, sowie noch tiefere Schichten sind atrophisch, ebenso die Papille und später auch der Sehnerv, während die Müllerschen Radiärfasern hyperplastisch erscheinen. Auch die Gefässwandungen sind vielfach verdickt und sklerotisch.

Diese produktiven Veränderungen, mit Atrophie der Netzhaut verbunden, finden sich mehr oder weniger bei allen chronisch-entzündlichen Zuständen der Netzhaut. Als Retinitis proliferans im engeren Sinne hat man eine entzündliche Neubildung bezeichnet, welche gebirgskammartige Verdickungen an der Innenfläche der Netzhaut bewirkt (Schmidt-Rimpler).

Die Papilla nervi optici ist bei den Entzündungen der Retina mitbeteiligt, kann aber auch selbständig erkranken (Papillitis). Dies geschieht bei Erhöhung des intrakraniellen Drucks, besonders durch Geschwülste. Man spricht von Stauungspapille (Fig. 61, S. 166), weil ein Stauungsödem (mit Ausdehnung der Lymphscheide des Optikus) der Ausgangspunkt der Affektion ist, die keineswegs immer die Bezeichnung Entzündung zu verdienen scheint. Die Papille ist geschwollen und ragt 1—2 mm hervor, ihre Grenze ist verwischt, das Gewebe erscheint trüb, grau, auch weisslich gefleckt, kann Blutungen enthalten. Mikroskopisch erweisen sich die Venen gefüllt, die Nervenfasern varikös, durch Oedem auseinandergedrängt, das Zwischengewebe mehr oder weniger zellig infiltriert, später gewuchert, die Gefässe verdickt, zuletzt tritt eine fibröse Atrophie ein. Der Prozess kann auf die Retina übergreifen (Neuroretinitis), die dann weiss gefleckt wird, infolge der Körnchenzellenbildung in der Körnerschicht. Auftreten meist doppelseitig. Während diese Erkrankung nicht über die Lamina cribrosa hinausgeht, ist bei der Neuroretinitis descendens der Optikus (im Anschluss an Erkrankungen der Gehirnbasis) zuerst erkrankt; die Veränderung schreitet auf die Papille und die Netzhaut fort. Rötung, Schwellung, Trübung sind auch bei dieser Erkrankung an der Papille sichtbar.

Die Neuritis optica kann wesentlich eine degenerative sein, wobei durch Zerfall der Markscheiden Körnchenzellen entstehen (Neur. medullaris) und die Nervenfasern atrophisch werden. Dabei ist oft eine zellige Infiltration des Zwischengewebes vorhanden, aus welcher eine Bindegewebshyperplasie und Nervenatrophie hervorgehen kann. Sie gesellt sich gern zu der Perineuritis optica, welche man bei orbitaler Phlegmone, Basilarmeningitis usw. trifft, hinzu, bei der der vaginale Lymphraum mit zelligem und serofibrinösem Exsudat erfüllt ist.

Bei einer Entzündung der Hornhaut (Keratitis) zeigt der Limbus
conjunctivae eine starke Rötung (perikorneale Injektion) und es sind
offenbar diese Gefässe, welche hauptsächlich die Exsudatzellen liefern,
die zum kleineren Teil vom Konjunktivalsack her, zum grösseren durch
das Gewebe der Hornhaut selbst (interfibrillär) zu der Stelle, wo die
Entzündungsursache eingewirkt hat, hinwandern. Makroskopisch sieht
eine zellig infiltrierte Partie je nach der Menge der Zellen mehr oder
weniger stark grau getrübt aus, gelblich nur, wenn die Exsudatzellen
ganz dicht liegen und die Hornhautsubstanz in Erweichung und Einschmelzung begriffen ist, wodurch schliesslich ein Abszess entsteht.
Mikroskopisch zeigen an Flachschnitten, welche hier die besten sind,
die Exsudatzellen sehr unregelmässige, langgezogene, flaschen-, keulen-
ähnliche Formen und eine Lagerung in parallelen Streifen, welche in
verschiedenen Lamellen eine verschiedene Richtung haben, so dass
äusserst zierliche gitterförmige Figuren entstehen. Sowohl die Gestalt
wie die Lagerung erklärt sich daraus, dass die Zellen zwischen den
Fibrillen und in der Richtung derselben ihren Weg suchen. Entfernt

Fig. 62.

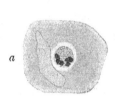
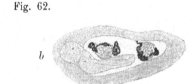

a Leukozyt mit gelapptem und geteiltem Kern, körnigem (mit Eosin im Präparat rot gefärbtem) Leib
neben einem unveränderten Kern eines Hornbautkörperchens, das selbst nicht zu sehen ist. Der Leukozyt
allseitig von einem Hohlraum umgeben. b Zwei polynukleäre körnige Leukozyten neben einem Kern
eines Hornhautkörperchens, der allerhand Faltungen zeigt. Entzündete Kaninchen-Hornhaut. Häm.-Eosin.

von dem Entzündungsherd können die Hornhautzellen zwischen den
Wanderzellen ganz unverändert hervortreten (Fig. 62), im Entzündungs-
gebiet sind sie verändert, teils degenerativ, hauptsächlich in den zentralen
Partien, teils produktiv (mit Karyomitosen) hauptsächlich am Rande.
Von manchen Pathologen wird die letzte Veränderung als eine regenerative, von anderen als eine primär entzündliche angesehen. Nicht jede
entzündliche Trübung (sog. Infiltrat) der Hornhaut rührt aber notwendig
von Zellinfiltration her, sondern es kann auch in einzelnen Fällen eine
andere Ursache, z. B. Hyalinbildung vorliegen. Auch das Epithel erfährt Veränderungen (Lockerung, Degeneration), wodurch die Hornhaut-
oberfläche ein mattes unebenes Aussehen erhält. Durch Zerfall oberflächlicher, entzündlich infiltrierter Teile, durch Perforation von Abszessen
entstehen Geschwüre, welche, wenn sie zur Heilung gelangen, alsbald
von Epithel überzogen werden, während die Ausfüllung des Defektes
durch Wucherung des Hornhautgewebes (nur die Bowmansche Kapsel
wird nie regeneriert) langsamer vor sich geht. Es kann eine völlige
Heilung eintreten, aber auch eine weissliche Narbe zurückbleiben.
Dabei, wie auch bei der Heilung vieler entzündlicher Infiltrate selbst,

kommt zu der Wucherung des Hornhautgewebes eine Gefässneubildung, welche stets von den Schlingen der perikornealen Gefässe ihren Ausgang nimmt (Pannus, Keratitis pannosa) hinzu. Die Gefässe können später wieder vollständig verschwinden. Durch schnell fortschreitende diffuse Vereiterung entsteht die Keratomalacie; durch umschriebene Exsudatanhäufung unter dem Epithel können Bläschen und Pusteln gebildet werden.

Im einzelnen kann man eine grosse Zahl verschiedener Keratitisformen unterscheiden. Zunächst solche mit umschriebenen Veränderungen, die vereinzelt oder in mehrfacher Anzahl auftreten können. Bei der Keratitis punctata sind kleine Fleckchen in den hinteren Abschnitten sichtbar, die Ker. fasciculosa ist durch ein nach dem Zentrum zu wanderndes Infiltrat von ca. 2 mm Breite charakterisiert, an das vom Limbus ein Gefässbündel herangeht, so dass es aussieht, wie wenn die Gefässe das Infiltrat vor sich her schöben. Die Keratitis phlyctaenulosa bewirkt kleine spitze Hervorragungen, auch wohl ekzemartige Bläschen, welche durch ihren trüben Inhalt sich von den hellen Bläschen der Keratitis vesiculosa (Herpes corneae) unterscheiden. Nach dem Platzen der Bläschen bleiben kleine Epithelfetzen, manchmal auch lange weisse, aus verändertem Epithel bestehende Fädchen (Fädchen-Keratitis, Leber) zurück. Noch seltener wie diese schon seltenen Erkrankungen ist die Ker. bullosa (bei Glaukom vorkommend), bei welcher sich eine einzige grosse Blase bildet. Bei den ausgesprochen eiterigen Entzündungen dringen Eiterkörperchen in die vordere Kammer und bilden hier das Hypopyon, weshalb man dann von Hypopyon-Keratitis spricht. Gerade bei diesen sind auch Mikroben am leichtesten und zum Teil in charakteristischer Anordnung nachzuweisen. Sehr selten sind es Schimmelpilze (Aspergillus), meistens Kokken, welche besonders in den Anfangsstadien der Erkrankung eigentümliche blattartige oder spiessige Anhäufungen bilden, welche dadurch entstehen, dass die Organismen zwischen den Fibrillenbündeln wachsen und diese durch ihren Wachstumsdruck gewissermassen auseinanderspalten, wodurch spindelförmige Räume entstehen müssen. Neuerdings ist gezeigt worden, dass beim Menschen besonders der Pneumokokkus Ursache der Hornhautentzündungen ist.

Hierher gehört auch das Ulcus serpens, das aus einem im Verlauf der Lidspalte zentralwärts fortschreitenden entzündlichen, durch Pneumokokken bewirkten Infiltrat entsteht, die Keratomalacie der Neugeborenen, mit Kokkeneinwanderung vom Rande aus, die Kerat. xerotica, bei der eine Eiterung im Anschluss an eine umschriebene Vertrocknung der Hornhaut entsteht, und endlich die Kerat. neuroparalytica, auch Trigeminuskeratitis genannt, bei der durch die Nervenaffektion nur eine Disposition zur Entzündung (direkt durch Herabsetzung der Ernährung, indirekt durch Ermöglichung einer Eintrocknung und häufiger traumatischer Einwirkungen) erzeugt wird.

Im Gegensatz zu diesen mehr umschriebenen Entzündungen zeigt sich bei der Keratitis diffusa, profunda, parenchymatosa eine allerdings meist ungleichmässige Trübung der ganzen Hornhaut. Die

Erkrankung tritt doppelseitig auf und hat besondere Beziehung zu konstitutionellen Erkrankungen, vor allem zu der kongenitalen Syphilis. Die Keratitis pannosa kommt nicht nur als Heilungsstadium bei Entzündungen vor, sondern auch mehr selbständig, insbesondere bei Konjunktivalentzündungen, am häufigsten bei Trachom. Man sieht dabei in einem Teile, (besonders im oberen) oder auch in der ganzen Hornhaut Gefässstreifchen in getrübtem Gewebe hervortreten. Je zahlreicher die Gefässe, um so mehr sieht die Hornhaut rot aus.

Mikroskopisch zeigt sich eine Zellenanhäufung unter dem Epithel, die durch die Bowmansche Kapsel in die obersten Gewebsschichten reichen kann und in derselben die neugebildeten Gefässe. Ausser einer mehr oder weniger vollständigen Restitutio in integrum kann aus dem Pannus eine Narbenbildung und dauernde Trübung hervorgehen.

Als sklerosierendes Hornhautinfiltrat wird eine an eine Skleritis sich anschliessende Erkrankung bezeichnet, bei der am Rande weissliche Flecken zurückbleiben, wie wenn die Sklera in die Hornhaut hineingewachsen wäre.

Die Skleritis und Episkleritis tritt meist zu Erkrankungen der übrigen Teile hinzu, als mehr selbständige Erkrankung bildet sie in einiger Entfernung vom Hornhautrand umschriebene gerötete, durch zellige Infiltration bewirkte Verdickungen, über welchen die Konjunktiva verschiebbar ist.

Die einfache Konjunktivitis erkennt man an der mit Schleimsekretion verbundenen Rötung und Schwellung der Konjunktiva, besonders der Conj. palpebrarum. Durch Vertrocknung des Sekrets an den Wimperhaaren bilden sich Borken an den Lidrändern, insbesondere in den Augenwinkeln. Hauptsächlich an der Conjunctiva bulbi, zum Teil dicht am Hornhautrand, sitzen bei der Conj. phlyctaenulosa die Phlyktänen, vorragende kleine Infiltrate, Bläschen mit molkiger Flüssigkeit, Pusteln, je an der Spitze eines Gefässbüschels. Diese auch als Ekzem der Konjunktiva bezeichnete Erkrankung findet sich hauptsächlich bei skrophulösen Kindern.

Aehnliche Veränderungen, nur mehr gleichmässige grauweisse Verdickungen, besonders am Limbus, macht der nur an manchen Orten vorkommende sog. Frühjahrskatarrh. Ausser der zelligen Infiltration tritt dabei eine stärkere Wucherung des Epithels hervor, welches sogar atypisch in die Tiefe dringen kann, wie denn überhaupt bei zahlreichen Formen von Konjunktivitis exsudative und produktive Veränderungen zugleich vorhanden sind.

Das gilt schon von der Blennorrhoe, bei welcher neben einem eiterigen Sekret (Pyorrhoe), einer allgemeinen Chemosis, einer starken Rötung und Schwellung besonders der Uebergangsfalten unter dem gewucherten Epithel eine diffuse zellige Infiltration und eine Hypertrophie der Papillen sich zeigt. Im Sekret können Gonokokken, aber auch andere, diesen zum Teil nur ähnliche Kokken gefunden werden. Ein wichtiger Erreger epidemischer Konjunktivitis scheint der Koch-Weeksche schlanke, kleine, mit Vorliebe in Eiterzellen gelegene Bazillus zu sein. Besonders bei Kindern kommt auch eine durch Pneumokokken bewirkte Konjunktivitis vor.

Viel mehr tritt das produktive Element bei den als Conjunctivitis. follicularis und granulosa (Trachom) bezeichneten Erkrankungen hervor. Die Conj. follicularis (nodularis), welche vorzugsweise Kinder befällt, produziert lymphknötchenartige Bildungen, die sehr durchscheinend sind, nie sehr zahlreich auftreten, das obere Lid fast frei lassen und nie sich in Narben umbilden. Das umgebende Gewebe zeigt nur mässige entzündliche Veränderungen. Dagegen ist beim Trachom, der granulösen Konjunktivitis (Fig. 63 und 64) eine starke allgemeine Entzündung mit diffuser zelliger Infiltration vorhanden, aus der sich die zahlreichen, auch am oberen Lid sitzenden, etwas grösseren, bläulich grau, gelblich grau oder gelblich gefärbten Trachomkörner (fälschlich sog. Follikel) abheben, welche zwar auch mit Lymphknötchen Aehnlichkeit

Fig. 63.

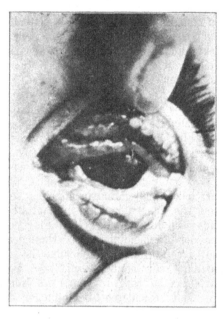

Conjunctivitis trachomatosa.
Nach dem Leben mit Blitzlicht photographiert und vergrössert. Man sieht die hahnenkammartigen Leisten (papillären Wucherungen) und diesen aufsitzend die Trachomkörner (Follikel).

Fig. 64.

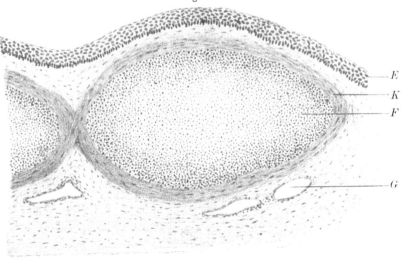

Aeltere Trachomkörner von einer deutlichen bindegewebigen Kapsel umgeben.
E Epithel der Conjunctiva Fornicis; K Kapsel; F Follikel, in der Mitte Erweichung und Zerfall; G Gefässdurchschnitte.

haben, aber durch ihre Erweichung einerseits, ihre häufige narbige Umwandlung andererseits auch wieder den infektiösen Granulomen nahe stehen. Es sind Kokken bei Trachom gefunden worden, aber ihre Bedeutung ist noch nicht allgemein anerkannt; in neuester Zeit sind auch bei dieser Erkrankung den Protozoen zuzurechnende Gebilde gefunden worden. Das Epithel zeigt zwischen den Körnern oft drüsenartige Einstülpungen, aus denen Cystchen hervorgehen können. Eine hyalinamyloide Entartung schliesst sich zuweilen an. Auch die Nachbargebilde können leiden: Pannusbildung an der Hornhaut, fettige Degeneration und Atrophie des Lidknorpels usw.

Eine pseudomembranöse Konjunktivitis mit oberflächlicher (sog. kroupöser) oder tiefer (sog. diphtheritischer) Membranbildung kommt sowohl als Komplikation bei anderen Konjunktivalerkrankungen, z. B. Conjunctivitis blennorrhoica, phlyctaenulosa, als auch selbständig vor, letztes unter Einwirkung des Diphtheriebazillus. Die Schleimhaut wie das ganze Lid sind auffällig starr, Lidhaut ödematös, Sekret dünn, schmutzig, mit gelben Flocken. Die feineren Veränderungen wie bei der Rachendiphtherie. Häufig ist die Kornea sekundär erkrankt. Bei der Bakterienuntersuchung ist zu beachten, dass den Diphtheriebazillen sehr ähnliche, die sog. Xerosebazillen nach Axenfeld sehr häufig, ja so gut wie immer im Konjunktivalsack vorhanden sind.

Von besonderen Entzündungen der Augenlider ist die Blepharitis marginalis zu nennen, welche bald eine einfache Seborrhoe, bald mehr ein Ekzem des Lidrandes ist mit Borken- und Geschwürsbildung, Verlust der Cilien, Verdickung der Ränder, Ektropium. Durch eine akneartige Entzündung um eine Talgdrüse eines Haarbalges entsteht das bekannte Gerstenkorn (Hordeolum), während das Hagelkorn, Chalazion, eine etwa erbsengrosse rote Hervorragung mit gelblichem Zentrum an der Innenseite der Lider, aus einer Entzündung um eine Meibomsche Drüse hervorgeht, deren retiniertes Sekret eine bald gelbe, bald mehr gelatinös durchscheinende Flüssigkeit bildet. Von einzelnen wird die Veränderung als eine tuberkulöse angesehen.

Sehr selten ist eine Entzündung der Tränendrüse (Dakryoadenitis), häufiger diejenige des Tränensackes (Dakryocystitis), welche entweder als Phlegmone auftritt, die gern zu Abszedierung und Perforation an der Haut mit Bildung einer Tränensackfistel führt, oder als Blennorrhoe (Dakryocystoblennorrhoe), welche mit Ektasie sich verbinden kann.

An dem übrigen Inhalt der Orbita gibt es septische Entzündungen: Orbitalphlegmone und Thrombophlebitis. Durch die Schwellung des Gewebes wird der Bulbus nach vorn gedrängt. Kommt es zur Abszedierung, so kann der Eiter an der Konjunktiva zum Durchbruch kommen. Durch Uebergreifen der Entzündung auf die Tenonsche Kapsel entsteht die Tenonitis. Die Thrombophlebitis kann von den Orbitalvenen auf den Sinus cavernosus übergreifen.

Infektiöse Granulome kommen gelegentlich an allen Teilen des Auges mit Ausnahme der Linse vor. Die Tuberkulose tritt an der Konjunktiva in Form des Lupus (hahnenkammförmige Wucherungen,

Geschwüre, Narben), wie der gewöhnlichen Tuberkulose (nicht vernarbende Geschwüre) auf. An der Iris bildet sie sowohl submiliare und miliare Knötchen, besonders in der unteren Hälfte, als auch grössere Konglomeratknoten (Fig. 65). Die Tuberkulose der Chorioidea ist, wenn auch gelegentlich bei Kindern eine wirkliche tuberkulöse Entzündung mit Abhebung der Netzhaut durch kuchenförmige weisse Verdickungen vorkommt, doch wesentlich eine Miliartuberkulose. Sie begleitet zwar nicht notwendig, aber doch häufig die tuberkulöse Basilarmeningitis. Die Tuberkel springen gegen die Retina zu vor, können in allen Abschnitten der Haut sitzen, und haben, da das Pigmentepithel über ihnen schwindet, eine graue Farbe. Man hüte sich, kleine Defekte des Pigmentepithels, die bei der anatomischen Untersuchung leicht entstehen, mit Tuberkeln zu verwechseln. Die

Fig. 65.

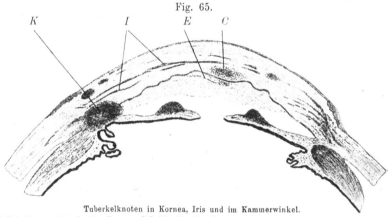

Tuberkelknoten in Kornea, Iris und im Kammerwinkel.
C Tuberkel im Gewebe der Kornea; I Infiltration der Kornea; E Exsudat in der vorderen Kammer; K Tuberkel im Kammerwinkel.

Tuberkel entstehen in der Choriokapillaris, es können mehrere zusammenliegen. Auf Verschleppung der Tuberkelbazillen auf dem Lymphwege weisen die in der Lymphscheide des Optikus bei Basilarmeningitis vorkommenden Tuberkel hin. Knoten in dem Glaskörper, in der Hornhaut sind grosse Seltenheiten.

Von den syphilitischen Veränderungen sind nur diejenigen der Konjunktiva und der Iris von Bedeutung. An jener kommen sowohl Initialsklerosen wie Kondylome und Gummata (in der Skleralkonjunktiva, aber auch in der Lidhaut) vor, an dieser tritt eine Iritis condylomatosa oder gummosa auf, bei der sich, meist am Pupillarrand, rötlich oder rotbräunlich aussehende, stecknadelkopf- bis hirsekorngrosse Hervorragungen bilden. An den Gefässen sind arteriitische und periarteriitische Prozesse nachweisbar. Gummata der Chorioidea, der Sklera sind sehr selten.

Lepraknoten sind an der Konjunktiva, der Sklera und Chorioidea gefunden worden.

Eine symmetrische Schwellung der Tränen- (und Submaxillar-) drüsen (sog. Mikuliczsche Krankheit) wird durch lymphomatöse In-filtration bedingt.

Progressive Ernährungsstörungen. Ausser den in den vorher-gehenden Kapiteln schon erwähnten Hypertrophien, besonders auch des Epithels der Konjunktiva, ist das Flügelfell (Pterygium) zu nennen, eine meistens an der inneren Seite des Bulbus sitzende hypertrophische Konjunktivalfalte, welche über den Rand der Hornhaut mit einem weiss-lichen kopfartigen Ende verschieden weit hinüberreicht. Epithel bekleidet auch die Fläche der Falte, mit der sie der Kornea aufsitzt. Beim Narbenpterygium hängt die Spitze der Konjunktivalfalte mit einer Hornhautnarbe zusammen, welche entweder durch ihre Retraktion ein Stück Konjunktiva nachgezogen hat oder mit einer über das Geschwür hängenden Falte verwachsen ist. Auch die bei alten Leuten in der Nähe des äusseren oder inneren Kornealrandes vorkommende Pin-guekula dürfte hierher gehören. Es ist eine etwa hirsekorngrosse gelbliche Hervorragung, welche aus Bindegewebe mit vielen elastischen Fasern besteht und von verdicktem Epithel be-deckt ist. Um längere Zeit in der oberen Kon-junktivaltasche verblei-bende Fremdkörper ent-steht eine Hypertrophie, besonders der Papillen.

Die wichtigsten pri-mären Geschwülste am Auge sind die Me-lanome (meistens noch als Melanosarkome bezeichnet) der Chori-oidea und die Gliome der Retina. Jene, selten bei Kindern, durch-wachsen schliesslich das ganze Auge, dringen kontinuierlich und dis-kontinuierlich in das Orbitalgewebe und längs des Optikus gegen die Schädelhöhle vor, re-zidivieren gern und machen zahlreiche Me-tastasen, besonders in

Fig. 66.

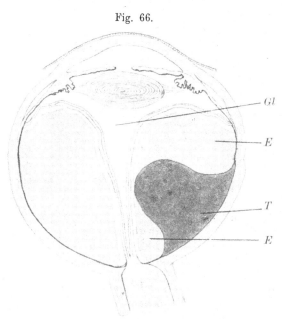

Pilzförmiges Sarkom der Chorioidea.
Totale (trichterförmige) Netzhautablösung. Die Netzhaut hängt der Unterlage fest an nur an der Papille und an der Ora serrata. Zwischen Tumor (T) und Retina ein Transsudat (E). Gl Rest des Glaskörpers.

der Leber; diese vorzugsweise bei Kindern, zum Teil sicher angeboren, wachsen nach dem Glaskörper wie nach der Chorioidea zu und sind gleichfalls durch Metastasenbildung bösartig. Es sind graue oder rötlich-graue, weiche Neubildungen, deren histologische Bestandteile grosse

Aehnlichkeit mit denen der Körnerschichten haben. Viele der beschriebenen Geschwülste zeigten die Zellen mantelartig um Gefässe herum liegen, während zwischen den Zellmänteln nekrotisches Gewebe lag, also ein Bild, wie es die plexiformen Angiosarkome anderer Organe (s. Angiosarkom des Hodens) darbieten. Besonders wichtig ist die durch Geschwülste bedingte Ablösung der Netzhaut (Fig. 66 u. 67), welche die verschiedensten Grade erreichen kann.

Sonst kommen vor: an der Konjunktiva Polypen, besonders im inneren Augenwinkel, papilläre Fibrome, Sarkome, ungefärbte und melanotische, Karzinome, ebenfalls zum Teil melanotisch, Angiome, Lipome (zwischen Rectus sup. und ext., angeboren, aber extrauterin wachsend), Dermoide am Hornhautrand und übergreifend auf die Hornhaut, Cysten, meist in der Conjunctiva bulbi, angeboren oder nach Traumen.

Fig. 67.

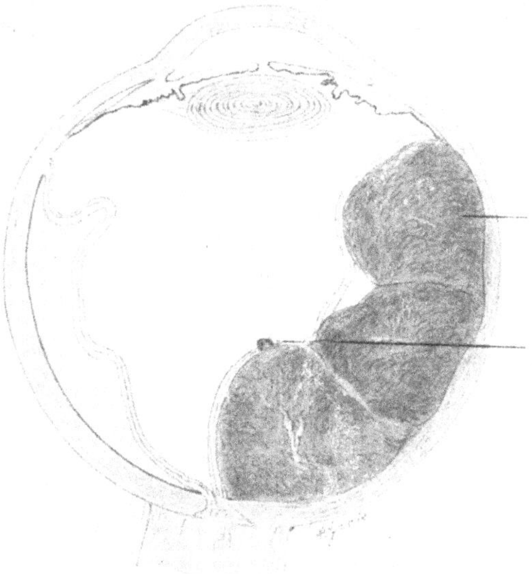

Sarkom der Chorioidea (T), bestehend aus drei dunklen Knoten, die Netzhaut ist abgehoben, liegt aber dem Tumor ringsum dicht an. Bei R Sekundärknoten in der Retina. Auf der anderen Seite einfache flache Netzhautablösung.

An der Hornhaut sind primäre Neubildungen äusserst selten, ebenso an der Sklera (Fibrome, Sarkome) und an der Iris (Sarkome, Teleangiektasien, Cysten, z. B. um traumatisch verschleppte Cilien); an der Chorioidea sind selten ungefärbte Sarkome, Fibrome, Angiome beobachtet worden. Vom Optikus sind bekannt Sarkome und sarkomatöse Mischgeschwülste, endotheliale und psammöse Geschwülste, Gliome, Fibrome, ein Neurom. Die Geschwülste sind teils Scheidengeschwülste, teils wirkliche Nervengeschwülste. An der Tränendrüse kommen vor: Adenome, Karzinome, auch solche mit hyalinen Kugeln (sog. karzinomatöse Cylindrome, auch als Endotheliome beschrieben), Cysten, und endlich in der Orbita Dermoide, Angiome (einfache, kavernöse, lipomatöse), Neurofibrome, Lymphome, Sarkome, darunter solche mit hyalinen Gefässen (sarkomatöse Cylindrome), Osteome.

Sekundäre metastatische Neubildungen sind in allen Teilen des Auges selten, gelegentlich finden sich Krebszellen innerhalb von Gefässen der Chorioidea.

Rückgängige Ernährungsstörungen sind schon bei den Entzündungen als Atrophie und Schrumpfung, Degeneration verschiedener

Art, Nekrose und Erweichung einzelner Teile, wie als Phthisis bulbi erwähnt worden. Die Atrophie des Optikus (Fig. 68) kann unabhängig von Entzündung auftreten, einmal als Folge einer Zerstörung der Retina oder des ganzen Bulbus (Inaktivitätsatrophie), dann auch idiopathisch, z. B. nach schweren Traumen, Fraktur des For. opticum usw. Der Nerv erscheint dünner, oft wie abgeplattet, grau gefärbt, im ganzen oder auch nur teilweise; in frischeren Fällen finden sich Körnchenzellen, später hauptsächlich Bindegewebsverdickung, oft auch Corpora amylacea.

Fig. 68.

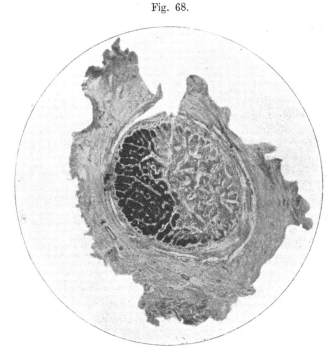

Sehnervenerkrankung bei tabischer Atrophie.
Links (schwarz) wohlerhaltene Nervenbündel, rechts Sklerose des Septenwerks, keine Markscheiden mehr.
Nach photogr. Aufnahme. Weigerts Markscheidenfärbung.

Die Degeneration kann sich bis über das Chiasma auf die Traktus, ja auf die Thalami optici erstrecken. Bei der Beurteilung der Färbung ist dieselbe Vorsicht wie beim Rückenmark geboten.

Zahlreich sind die vorkommenden Altersveränderungen am Auge. Wie in phthisischen Augäpfeln, so tritt auch im Alter öfter Verkalkung und Verknöcherung in der Bulbuswand auf, ferner die Ablagerung klumpiger Massen von Hyalin oder Kolloid auf der Membrana Descemeti und an der Innenfläche der vorderen Linsenkapsel, weiter eine Fettablagerung im interfibrillären Gewebe der Hornhaut bei freien Zellen in einiger Entfernung vom Rand in Gestalt des

weisslichen Greisenbogens (Gerontoxon) und endlich der Altersstar der Linse (Cataracta senilis).

Unter Star versteht man eine Trübung der Linse; beim Kapsel-
star, der durch die intensiv weisse Farbe und flächenhafte Ausbreitung
ausgezeichnet ist, ist sie durch Veränderungen der Kapsel und des
Kapselepithels, beim Linsenstar (Fig. 69) im engeren Sinne durch
Veränderungen der Linsenfasern bedingt. Da diese Veränderungen nur
an den weichen Abschnitten der Linse auftreten, mit fortschreitendem
Alter aber die zentralen Teile
zu einer Art Kern sich verhärten,
so ist beim Altersstar nur die
Rinde der Linse getrübt (Rinden-
star). Nicht alle weichen Teile
der Linse und nicht alle Teile
der Kapsel brauchen zu degenerieren, so dass man eine totale
und partielle Katarakt und bei
dieser wieder je nach dem Sitz
verschiedene Unterformen unterscheiden kann (Polstar, wenn
am vorderen oder hinteren Pol
die Trübung sitzt, Schichtstar,
wenn dieselbe nur eine Linsen-
schicht, Kernstar, wenn sie
die zentralen Abschnitte betrifft
u. s. f.). Ausser der senilen gibt
es kongenitale, traumatische, diabetische, entzündliche, d. h. zu
Entzündungen anderer Augenteile, besonders der Chorioidea,
sich sekundär hinzugesellende
Katarakte.

Fig. 69.

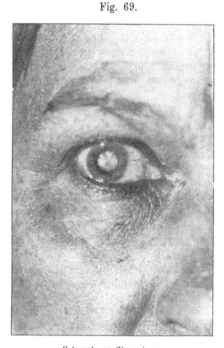

Cataracta senilis matura.
Breite seidenglänzende Sektoren. Mit Blitzlicht
photogr. von R. Greeff.

Mit der Trübung ist eine
Aufquellung und Erweichung der
Linse verbunden, die schliesslich zu einem völligen Zerfall,
zu einer aus Fett, Cholesterin, Kalkkörnern und sonstigem Detritus
zusammengesetzten Masse führt. Wenn die ganze Linse in diesen Zustand verwandelt ist, so löst sie sich vollständig von ihrer Kapsel los,
sobald diese eröffnet wird. Man sagt nun, die Katarakt sei reif. Solange sie noch im Fortschreiten begriffen, also unreif ist, zeigen die
Linsenfasern Vakuolen, körnige Trübung, Querstreifung und Zerfall.
Ausserdem sind sie vielfach auseinandergewichen und in den so entstandenen Spalten haben sich homogene kugelige Massen, sog. Morgagnische Kugeln, angehäuft.

Nach erlangter Reife trocknet die Starmasse ein, die Konsistenz
wird derber, der Umfang verringert. Ein in diesem Stadium befindlicher Star wird als überreif bezeichnet.

An der Kapsel zeigen sich Verdickungen, Wucherungen des Kapselepithels, Bildung bläschenartiger Zellen. Die Wucherung führt nicht
nur zu Verdickungen, sondern öfter zu einer Umwachsung der Linse
mit Epithel, so dass auch an der inneren Oberfläche der hinteren
Kapsel ein epithelialer Ueberzug sich bildet. Bei der Kapselstarbildung
tritt zwischen den stark gewucherten Epithelzellen eine homogene
Zwischensubstanz auf, es bildet sich eine Art von kornealem Bindegewebe, welches gegen die Linsenfasern vollständig oder doch teilweise
durch eine Schicht Epithel abgegrenzt ist. Dies Gewebe erleidet eine
weisse Trübung, indem in ihm stark lichtbrechende Schollen, Cholesterin, Kalkablagerungen auftreten.

Auch in den übrigen durchsichtigen Medien gibt es Trübungen.
Die geringste Hornhauttrübung heisst Nubekula, eine graue,
aber noch durchscheinende Makula, eine weisse Leukoma. Die
meisten sind durch Entzündung bedingt, aber es gibt doch auch
andere. So die band- und gürtelförmige Trübung im Bereich der Lidspalte, welche an atrophischen Augäpfeln, bei chronischem Glaukom,
sehr selten ohne sonstige Störung im Alter auftreten kann und durch
eine Verdickung und zapfenförmige Tiefenwucherung des Epithels, sowie
Degeneration und Einlagerung von Kalkkörnern und Kalkkrystallen
in die obersten Schichten der Hornhaut bedingt wird. Eine rein epitheliale Trübung tritt bei Exophthalmus und Kornealstaphylom auf;
die Hornhaut erscheint glanzlos, auch uneben, trübe. Eine Eintrocknung
durch ungenügenden Lidschluss ist die Ursache. Eine durch epidermoide
Umwandlung des Epithels bedingte Trübung kommt bei dem Xerophthalmus vor, bei welchem die Konjunktiva die gleiche Veränderung,
nur noch in höherem Grade, erfahren hat. Ihre Oberfläche erscheint
glanzlos, trocken, mit schüppchen- oder kleienförmigen Auflagerungen
bedeckt, wie wenn weisser Schaum angetrocknet wäre. Bei der Xerosis
epithelialis conj. ist ihr Gewebe geschwollen, bei der Xerosis parenchymatosa, welche die Folge einer wahrscheinlich durch Bakterien (Xerosebazillen, den Diphtheriebazillen ähnlich) erzeugten Entzündung ist, hat
sie narbige Veränderungen erfahren.

Glaskörpertrübungen (Fig. 70) durch punkt-, faden- oder
hautförmige Flocken, welche durch Leukozyten, Reste von Blutungen
hauptsächlich bedingt werden, entstehen meist bei Entzündungen
der Umgebung. Es ist damit häufig eine Erweichung, Verflüssigung
(Synchysis) verbunden. Durch Cholesterin- und Tyrosinkrystalle
kann der Glaskörper ein glitzerndes Aussehen erlangen (Synchysis
scintillans).

Von allgemeinem Interesse ist das Vorkommen lokaler amyloider
Entartung der Konjunktiva meist im Anschlusse an Trachom, weil
hier häufig ein einfach hyalines Vorstadium gefunden wird. Es handelt
sich um eine Veränderung des Bindegewebes, durch die besonders an
der Uebergangsfalte eine glatte, nur zuweilen sagokornähnliche, glasige,
hellgelbliche bis rötliche oder rotbraune Anschwellung bedingt wird.
Mit der Zeit kann eine Verkalkung und Verknöcherung der degenerierten
Teile eintreten.

Die Entstehung und Heilung von Hornhautgeschwüren wurde bei den Entzündungen schon berührt, es sind aber noch einige Besonderheiten zu erwähnen. Die Geschwürsnarben können ektatisch werden; ist die Ektasie gross, so spricht man von Staphylom. War ein breites Geschwür tief gedrungen, so kann der Rest der Hornhautlamellen durch den intraokularen Druck vorgewölbt werden: Keratocele s. Hernia corneae. Wenn ein Hornhautgeschwür perforiert, so legt sich, sofern die Oeffnung klein war, nach Abfluss des Kammerwassers die Iris an, war sie grösser, so entsteht ein Iris-

Fig. 70.

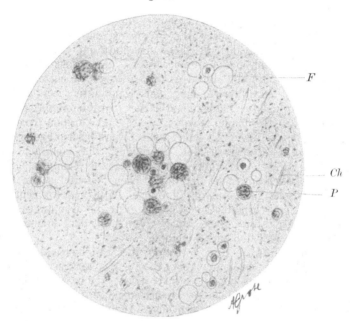

Glaskörpertrübungen.

Aus einem Auge mit exzessiver Myopie, Glaskörperverflüssigung und Irido-Chorioiditis. Die Trübungen bestehen teils aus Gruppen von zelligen Elementen, teils aus diffus verteilten kleinen braunen Punkten und Strichen (Pigment aus der Chorioidea). F Fettkörnchenzellen, P abgestossene und gequollene Pigmentepithelien, Ch Cholesterinkrystalle.

prolaps. Durch vordere Synechie verwächst Iris und Kornea; bildet sich an der letzten eine Narbe, so spricht man von Leukoma adhaerens. Besteht die Perforationsöffnung längere Zeit, so wird sie als Fistula corneae bezeichnet.

Ulcus rodens ist ein seltenes, vom Rande aus fortschreitendes flaches Hornhautgeschwür, dem bald Gefässe vom Rande aus nachwachsen.

Fremdkörper geraten leicht in den Konjunktivalsack, werden aber auch meist bald wieder entfernt. Nur in der oberen Uebergangsfalte können sie längere Zeit verweilen und dann durch eine sekundäre Hyper-

trophie, besonders der Papillen, festgehalten werden. Kleine feste
Körperchen (Eisenspäne, Stein- und Glassplitter usw.) dringen in die
Hornhaut, die Linse, den Glaskörper ein und erregen meistens Entzündung. Traumatisch in die vordere Kammer verschleppte Wimper-
haare und Epithelfetzen können zu epithelialer Cystenbildung führen.
Von grösseren **Parasiten** kommt nur selten der Echinokokkus
in der Orbita vor, häufiger der Cysticerkus im Auge selbst, in dem
Glaskörper, der vorderen Kammer, zwischen Chorioidea und Netzhaut,
subkonjunktival, selten in der Orbita. Es sind sogar schon 2 Blasen
in demselben Auge gefunden worden. Filarien, bei uns sehr selten,
öfter in den Tropen gefunden, können verschiedener Art sein; die am
häufigsten vorkommende ist Filaria loa.

Kontinuitätstrennungen kommen ausser durch krankhafte Vorgänge auch durch Traumen zustande, sei es, dass eine stumpfe Gewalt
einwirkte oder eine direkte Trennung stattfand. Bei Eröffnung des
Bulbus entleert sich das Kammerwasser, auch Glaskörper, selbst die
Linse, und es folgt eine Phthisis bulbi. Von den einzelnen Teilen ist
zu bemerken, dass Verwundung der Konjunktiva zu narbiger Verwachsung der beiden Schleimhautblätter (Symblepharon) führen kann.
Zerreissung der Hornhaut bewirkt wie die Perforation Irisprolaps; es
kann aber auch die Iris selbst vom Ciliarkörper abgerissen werden
(Iridodialyse). Rupturen der Chorioidea, die mehrfach vorhanden
sein können, gehen durch die ganze Dicke der Membran, dann sehen
sie hell, weisslich aus, oder nur durch einen Teil und sehen dann gelblich aus; frische sind oft von Blutungen, alte von Pigment umsäumt.
Risse der Sklera verlaufen meist äquatorial; die Konjunktiva kann dabei unzerrissen sein. Nach einer Verletzung der Tränendrüse kann
eine Tränendrüsenfistel zurückbleiben.

Veränderungen des Lumens des Konjunktivalsackes werden
durch Verwachsung bedingt. Verwachsung des tarsalen Teiles mit dem
bulbären erzeugt das Symblepharon anterius, Verwachsung in der
Totalität mit Verkürzung der Uebergangsfalte das Symblepharon
posterius. Durch Verstopfung eines Ausführungsganges der Tränendrüse entsteht eine cystische Erweiterung (Dakryops) desselben, Verschluss der Tränenröhren, der durch Schleimhautschwellung, durch
Pilz- und Bakterienmassen zustande kommen, aber auch angeboren
sein kann, bewirkt Tränenträufeln.

15. Untersuchung des Gehörorganes.

Die Untersuchung der feineren Veränderungen, besonders des inneren
Ohres, hat noch mehr wie die des Auges vorzugsweise spezialistisches
Interesse, ich werde daher hier sowohl in bezug auf die Sektionsmethode
wie auf die vorkommenden Veränderungen nur einige allgemeine Angaben
machen und verweise im übrigen auf die Spezialwerke.

Die Betrachtung des äusseren Ohres und der äusseren Abschnitte des Gehörganges kann ohne weiteres vorgenommen werden; dagegen müssen mittleres und
inneres Ohr mittels Meissel und Säge dem Blick zugängig gemacht werden. Die
anzuwendende Sektionsmethode richtet sich sowohl nach dem Zweck der Unter-

suchung wie nach dem Masse der Rücksicht, welche auf die äusseren Verhältnisse genommen werden muss. Da, wo eine Entstellung nicht vermieden zu werden braucht, sägt man das Felsenbein mit dem Processus mastoides durch 2 Schnitte, welche sich im Türkensattel treffen, heraus und zerlegt es im Schraubstock durch einen von dem hinteren Rand des äusseren nach dem vorderen (inneren) Rand des inneren Gehörganges gerichteten Schnitt, den man auch in situ zuerst machen kann, um den Schraubstock zu ersparen. Der angegebene Schnitt lässt das Trommel-

Fig. 71.

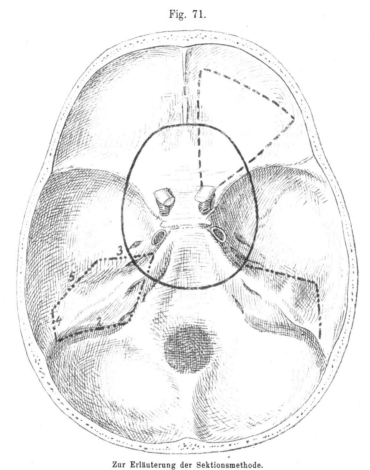

Zur Erläuterung der Sektionsmethode.
━ ·· ━ Richtung der zur Untersuchung des Gehörorganes auszuführenden Meisselschläge, z. T. nach Nauwerck, Sektionstechnik.

fell fast ganz unversehrt und gestattet an der vorderen Hälfte einen Einblick in die Paukenhöhle und den äusseren Gehörgang, an der hinteren in das Vestibulum und auf die hintere Wand der Paukenhöhle mit den Fenstern usw. (auch der Steigbügel bleibt in der Regel hier hängen); die Schnecke wird mitten durchschnitten. Der vordere Teil der Cellulae mastoideae wird gleichfalls eröffnet. Muss man das Aeussere schonen und kommt es überhaupt nur auf eine gröbere Untersuchung an, so erhält man einen genügenden Einblick in das mittlere und innere Ohr durch Abtragen des Daches der Paukenhöhle, was man mit Meissel und Hammer leicht bewerkstelligen kann (Fig. 71, rechts). Nach aussen von der Eminenz, welche der obere halbkreisförmige Kanal bewirkt, wird in sagittaler Richtung mit dem Meissel eingeschlagen, ebenso perpendikulär an der vorderen Fläche des Felsenbeins, dann klappt man die Knochendecke nach innen zu um, indem man mit flach gehaltenem Meissel die First des Felsenbeins durchtrennt. Es wird dadurch die Paukenhöhle blossgelegt, an deren äusserer Seite man das Trommelfell mit Hammer und Ambos sieht, während an dem abgehobenen Teil der Steigbügel hängt. Nachdem diese Teile untersucht sind, entfernt man den abgehobenen Knochen, und wenn man nun mit dem Meissel etwas weiter spaltet, kann man auch die Verhältnisse der Kochlea und der halbkreisförmigen Kanäle wie der Cellulae mastoideae in genügender Weise betrachten.

Um bei Neugeborenen den Inhalt der Paukenhöhle untersuchen zu können, genügt es, mit dem Knorpelmesser in die Sutura petro-squamosa einzugehen und das Tegmen tympani abzuheben.

Zur genaueren Untersuchung muss das unversehrte Felsenbein herausgenommen werden, was man mit Schonung der Schädelkapsel folgendermassen bewirken kann: Mit dem breitesten Meissel (3 cm), welcher möglichst horizontal und in paralleler Richtung zur Schädelbasis angesetzt werden muss, wird zunächst die Fissura petrobasilaris von der Pyramidenspitze bis zum Foramen jugulare durchtrennt (Fig. 71, 1). Indem hierbei die Meisselschneide an der unteren Pyramidenfläche nach aussen vordringt, werden auch die Weichteilverbindungen des Schläfenbeins nach unten zu durchschnitten. Hierauf wird mit 1 oder 2 Meisselschlägen der Sinus transversus vom Foramen jugulare bis zur Uebergangsstelle des Sinus petrosus superior in den Sinus transversus durchbrochen (Fig. 71, 2). Ein dritter senkrechter Meisselschnitt (Fig. 71, 3) geht von der vorderen Spitze der Pyramide zwischen dieser und dem Foramen ovale nach aussen und hinten, 1 cm über das Foramen spinosum hinaus. Die vierte Meisselbresche (Fig. 71, 4) in der Länge von 1 cm wird an der hinteren äusseren Ecke der mittleren Schädelgrube angelegt und mit der Meisselbresche 2 vereinigt. Durch den nun folgenden Meisselschnitt (Fig. 71, 5), welcher möglichst weit nach aussen, an der Grenze zwischen der unteren Fläche der mittleren Schädelgrube und der vertikalen Schläfenbeinschuppe geführt werden muss, wird der knöcherne Gehörgang beiläufig in seiner Mitte durchtrennt. Lässt man hier beim Durchmeisseln die nötige Vorsicht bei Seite, so wird nicht nur der Gehörgang zersplittert, sondern es entstehen nach allen Richtungen hin Knochensprünge, durch welche das Trommelfell zerrissen und die Gehörknöchelchen verschoben werden.

Bevor man daher zu diesem wichtigsten Teile der Operation schreitet, müssen die Meisselspalten 1, 2, 3, 4 an ihren zusammenstossenden Enden durch kleinere Meissel vereinigt und die Verbindung des Präparates mit den Nachbarteilen durch seitliche Meisselbewegungen möglichst gelockert werden. Erst dann kann durch schwächere Hammerschläge, wobei der senkrecht angelegte Meissel nur allmählich in die Tiefe dringt, der knöcherne Gehörgang von der Schädelhöhle aus durchtrennt werden. Die Richtung der Meisselbresche 5 muss so geführt werden, dass ihre Enden mit jenen von 3 und 4 zusammenstossen.

Das von seinen knöchernen Verbindungen abgetrennte Präparat wird durch Einschieben des Elevatoriums in die Spalten 1 und 2 gelockert und etwas herausgehoben, worauf man die noch festhaftenden Weichteile durchschneidet, die Gelenkverbindung mit dem Unterkiefer löst und das Präparat entfernt. Dieses enthält den inneren Abschnitt des knöchernen Gehörganges, das Trommelfell, die Trommelhöhle mit einem Teil der Warzenzellen und das ganze Labyrinth mit den Hörnerven und dem N. facialis (Nauwerck nach Politzer).

Will man Nase, Rachen, Ohrtrompete mit dem Gehörgang zusammen herausnehmen, so kann man sich der von Schalle (s. S. 156) angegebenen Methode bedienen oder der Politzerschen, welche von Nauwerck in seiner Sektionstechnik mitgeteilt ist, wo man auch noch eingehende Angaben über die weitere Untersuchung findet. Für gewöhnlich wird man sich an dem herausgenommenen Präparat damit begnügen, durch Wegnahme der Knochendecke einen Einblick in die verschiedenen Höhlen zu gewinnen.

Zur genaueren mikroskopischen Untersuchung müssen die unverletzten Teile, nachdem man alles Ueberflüssige mit einer feinen Säge (Laubsäge) entfernt hat, fixiert und entkalkt werden (s. S. 17), worauf eine Nachhärtung in Alkohol (bis

95⁰) folgt. Einbettung in Celloidin*). Da das Gehörorgan nicht wie das Auge während des Lebens herausgenommen, also frisch zur anatomischen Untersuchung gestellt werden kann, so muss bei den mikroskopischen Befunden immer die Möglichkeit postmortaler Veränderungen in Betracht gezogen werden.

1. Allgemeine Verhältnisse.

Veränderungen der Lage kommen als angeborene Dystopie der Ohrmuschel sehr selten vor, während Abweichungen ihrer Grösse und Gestalt bekanntlich sehr gewöhnlich sind und zum grössten Teil in das Gebiet individueller physiologischer Eigentümlichkeiten hineingehören. Ist die Verkümmerung zu auffällig, so spricht man von Mikrotie. Umbiegung des Muschelrandes nach vorn und Bildung einer oberen Spitze (Spitzohr) hat man fälschlich als atavistische Bildung ansehen wollen. Auffällige Gestaltveränderung (unregelmässige Schrumpfung und narbenartige Zusammenziehung der Muschel) kann durch ein geheiltes Othämatom bewirkt sein. Grössen- und Gestaltveränderungen des Gehörganges und des Mittelohres sind grösstenteils angeboren.

Die Farbe betreffend ist besonders auf die gelbliche, gelbgrünliche oder schwärzliche Färbung der Oberfläche des Felsenbeines bei eitrigen und jauchigen Entzündungen des Mittelohres, sowie auf die weisslichen schilferigen Inhaltsmassen der Paukenhöhle bei dem sog. Cholesteatom aufmerksam zu machen.

Eine Veränderung der Konsistenz entsteht an der Ohrmuschel hauptsächlich durch Verkalkung und Verknöcherung des Knorpels, sowie durch die in Knotenform erfolgende Ablagerung von harnsaurem Natron bei Gicht. An den inneren Teilen ist der Schwund von Knochengewebe durch Karies besonders an der Decke der Paukenhöhle wie der Cellulae mastoideae und andererseits die Sklerosierung anderer Abschnitte, besonders auch der Gegend des inneren Ohres bei chronischen Mittelohrerkrankungen zu beachten.

Die sog. Wreden-Wendtsche Ohrenprobe sollte bei neugeborenen Kindern Aufschluss über die Zeit, den Ort und die Art des Todes geben, indem angenommen wurde, dass bei einer Frucht, welche noch nicht geatmet hat, noch keine offene Höhle bestehe, sondern der Raum ganz von der gallertig aussehenden dicken Schleimhaut ausgefüllt werde, und dass erst durch kräftige Atemzüge Luft oder etwas von denjenigen Stoffen, welche vor der Ohrtrompete in der Nasenhöhle liegen, zwischen die Schleimhautblätter gelange, diese auseinanderdrängend und so ein Lumen, eine eigentliche Höhle herstellend. Es wurde geschlossen, dass der Befund von Fruchtwasserbestandteilen oder sonstigen fremden Stoffen in dem mit einer Pipette zu entnehmenden Inhalt auf kräftige Atembewegungen schliessen lasse. Die an sich schon gegenüber der Lungenprobe geringe Bedeutung dieser Ohrenprobe ist durch den Nachweis noch weiter vermindert worden, dass schon intrauterin (selbst schon im 4. Monat) Fruchtwasserbestandteile in die Paukenhöhle gelangen und dort eine Fremdkörpereiterung (ohne Bakterien) erzeugen können, sowie dass die Weite der Paukenhöhle keinen Rückschluss auf eine vor oder nach der Geburt stattgehabte Atmung gestattet, da die bereits intrauterin beginnende Rückbildung des fötalen Gallertgewebes der Paukenhöhle nicht infolge grobmechanischer Einflüsse geschieht. Gröbere Fruchtwasserbestandteile können allerdings wohl nur durch Atembewegungen in die Höhle gelangen, so dass der Befund solcher auf intrauterine

---

*) Genauere Angaben macht Steinbrügge in meinem Lehrb. der path. Anat. Ergänzungsbd. I. S. 87.

Atmung schliessen lässt, wenn eine Ertränkung in Fruchtwasser nach der Geburt ausgeschlossen ist. Luft im Mittelohr einer frischen Leiche beweist stattgehabte Atmung, doch gibt der Befund über die Länge des Lebens und die Dauer der Lungenatmung keine Anhaltspunkte.

2. Die besonderen Erkrankungen.

a) **Missbildungen.** An der Ohrmuschel gibt es Defektbildungen einzelner Teile (Helix, Anthelix, Lobulus), Verkümmerung der ganzen Muschel (Mikrotie) und sehr selten völliges Fehlen derselben (Anotie). Der äussere Gehörgang kann in den beiden letzten Fällen ebenfalls fehlen (Atresia congenita), desgleichen das Trommelfell. Ausser Verschluss des Lumens, bei welchem der Knorpel vorhanden sein kann, finden sich am Gehörgang auch noch gleichmässige oder sanduhrförmige Verengerungen, sowie Brückenbildungen. Als Hemmungsbildungen sind die angeborenen Lücken im Trommelfell (die sog. Foramina Rivini) anzusehen. Aehnliche Hemmungsbildungen kommen auch als Residuen der ersten Kiemenspalte an der Ohrmuschel vor in Gestalt narbenähnlicher Grübchen oder blinder Gänge (Fistulae auris congenitae), welche öfter ein rahmähnliches Sekret liefern. Die Umbiegung der Muschel um ihre Längsachse nach vorn, die Zuspitzung des oberen Endes (Spitzrohr) sind gleichfalls Hemmungs-, nicht atavistische Bildungen. Abnorme Verwachsung der Muschel mit der Haut wird am häufigsten am Ohrläppchen gefunden, das auch in bezug auf abnorme Grösse bevorzugt ist. Eine übermässige Bildung stellen die oft in mehrfacher Anzahl vorhandenen häutigen oder knorpeligen Wülste (Aurikularanhänge) dar, welche auch in der Haut neben dem Ohr sitzen können (Polyotie). Eine Verdoppelung der Muschel ist sehr selten, ebenso die des Ganges, welche durch pathologisch entstandene Perforationsöffnungen vorgetäuscht werden kann. Zuweilen ist der Gang abnorm weit. Selten sind Verlagerungen der Ohrmuschel nach der Wange, dem Hals oder gar nach der Schulter beobachtet worden.

Verkümmerungen des Mittelohres sind nicht selten mit solchen des äusseren Ohres verbunden, dagegen sehr selten allein vorhanden. Es kommt völliger Mangel (mit Einschluss der Gehörknöchelchen), unvollständige Entwickelung, Verengerung und Missstaltung, aber auch Erweiterung und Verdoppelung der Labyrinthfenster, Gestaltveränderungen (besonders am Steigbügel) und Verwachsung der Gehörknöchelchen (selten Zusammenfluss zu einer Knochenspange) an der Paukenhöhle, winkelige Knickung, asymmetrische Lage der Rachenöffnung, selten Missbildung an der Ohrtrompete vor. Auch der Warzenfortsatz kann fehlen, unvollständig entwickelt oder unregelmässig gestaltet sein. Seine luftführenden Räume (Cellulae mastoideae) können an Zahl und Grösse sehr wechseln und Fortsetzung in dem Felsenbein finden. Ihre Decke kann ebenso wie die der Paukenhöhle sehr dünn oder unvollständig (durchlöchert) sein. Diese Ossifikationsdefekte erkennt man am besten am mazerierten Schädel.

Missbildungen des inneren Ohres sind selten. Man hat Mangel und unvollständige Entwickelung des ganzen Labyrinths (bei Taubstummen) sowie der Bogengänge oder der Schnecke und einzelner ihrer

Teile allein beobachtet. Bei völligem Mangel endet der Akustikus mit einer Anschwellung in der Knochenmasse oder ist auch unvollständig. An den Aquädukten ist Verdoppelung und Erweiterung gefunden worden.

b) **Kreislaufstörungen** treten in allen Teilen, hauptsächlich in Form von entzündlicher Blutfülle und Blutungen (entzündlichen und traumatischen) auf. An der Ohrmuschel gibt es grössere Blutergüsse (Othämatome) im wesentlichen zwischen Perichondrium und Knorpel, welche, wenn sie frisch sind, als blaurote Beulen an der konkaven Seite vorspringen. Zwischen dem Blut kann man gelegentlich Reste des Knorpels finden, welche allerhand Degenerationen zeigen. Dasselbe ist der Fall bei dem an den Blutherd anstossenden Knorpel. Diese Degeneration gibt eine Disposition zu der Blutung, welche im übrigen eine traumatische ist und auch an normalen Ohren sich einstellen kann. Man findet die Hämatome vorzugsweise bei Geisteskranken. Das ergossene Blut erleidet die gewöhnlichen Umwandlungen; änlich wie beim Gehirn kann sich eine apoplektische Cyste bilden oder, das Gewöhnliche, eine Narbe, durch deren Zusammenziehung erhebliche Verunstaltungen der Ohrmuschel bewirkt werden können (Faustkämpferohren).

Hyperämien begleiten die Entzündungen des Gehörganges und treten auch ein, wenn Fremdkörper, besonders lebende, hineingeraten sind. Grössere Blutungen finden sich in dem knöchernen Teile bei stärkeren Entzündungen, aber auch bei Basisfraktur.

Das Trommelfell ist durch seinen Gefässreichtum zu Hyperämie disponiert, welche die ganze Membran oder nur ihren kutanen oder mukösen Abschnitt betreffen. Bei geringerer Hyperämie erkennt man einzelne gefüllte Gefässe, bei starker ist die ganze Haut gleichmässig stark rot gefärbt. Kleine Blutungen, die nicht in der Propria, sondern in deren häutigen Ueberzügen zu sitzen pflegen, werden ausser durch Entzündungen und Traumen auch durch abnormen Luftdruck im äusseren Gehörgang bewirkt. Bei akuter Endokarditis kommen Embolien in den Gefässen vor.

Die Schleimhaut der Paukenhöhle erfährt eine Stauungshyperämie bei Herzfehlern, Lungenerkrankungen, Druck auf die seitlichen Halsgefässe durch Geschwülste, eine kongestive und entzündliche bei entzündlichen Erkrankungen des Pharynx, der übrigen Abschnitte des Ohres und bei den eigenen, welche auch häufig kleine Blutungen bewirken. Solche werden ferner durch Traumen bewirkt und erfolgen gerade dann nicht nur in die Gewebe, sondern auch in die Höhle. Stärkere Blutflüsse aus dem Mittelohr können nach Eröffnung der Karotis, der Vena jugularis, des Sinus transversus oder petrosus superior zustande kommen und sogar tödlich werden. Auch in den Paukenhöhlengefässen kann man bei ulzeröser Endokarditis Embolien erwarten. Nicht entzündliche hydropische Schwellung kann die Paukenhöhlenschleimhaut nicht nur bei allgemeinem Hydrops, sondern auch nach länger dauerndem Tubenverschluss (Hydrops ex vacuo) darbieten.

Am häutigen Labyrinth kann man Anämie bei Embolie der Art. auditiva int., ferner bei Aneurysma der Art. basilaris, chronischer

Endarteriitis, Kompression der Art. audit. int. durch Geschwülste erwarten, Blutfülle und Blutungen bei allerhand akuten Infektionskrankheiten, besonders Scharlach, aber auch Typhus, Pyämie und Puerperalfieber, Variola u. s. f., bei Meningitis basilaris, hämorrhagischer Pachymeningitis, eiterigen Mittelohrentzündungen, nach Traumen mit oder ohne Schädelfraktur; unter den gleichen Umständen kommen auch Blutergüsse in die Scheide und das interstitielle Bindegewebe des Nerv. acusticus zustande. Bleibt das Leben erhalten, so weisen noch Pigmentierungen auf die früheren Blutungen hin, doch muss man bei solchen Befunden berücksichtigen, dass auch ohnedem Pigment in dem häutigen Labyrinth vorkommen kann.

    c) **Entzündungen** treffen die Haut der Ohrmuschel in gleicher Weise wie die übrige Haut. Phlegmonöse Entzündungen können von einer Durchstechungswunde des Ohrläppchens ihren Ausgang nehmen; der Rand kann durch Frost entzündet werden. Selten ist eine eiterige Perichondritis mit Abszessbildung.

    Auch die Entzündung des äusseren Gehörganges (Otitis externa) trägt im allgemeinen den Charakter der Hautentzündungen. Besonders bemerkenswert sind die Furunkel, welche von den Haarbälgen des äusseren Abschnittes ausgehen, die pseudomembranösen, sowohl oberflächlichen (sog. kroupösen) wie tiefen (sog. diphtherischen) Entzündungen, welche sowohl im Anschluss an Rachendiphtherie wie selbständig auftreten können, endlich die desquamativen (Keratosis, cholesteatomatöse Entzündung), bei welchen sich zylindrische oder kugelige, perlmutterglänzende Pfröpfe bilden, welche aus konzentrisch geschichteten, mit Cholesterin- und Fettsäurekrystallen gemischten verhornten Plattenepithelzellen bestehen.

    Sowohl nach pseudomembranösen wie nach eiterigen Entzündungen kann es zur Verschwärung und daran anschliessend zur Granulationsbildung kommen, die wiederum zur Narbenbildung oder zu allerhand band- oder strangartigen Verwachsungen und selbst zu völligem Verschluss des Ganges führen kann. Umschriebene Granulationswucherung in polypöser Form kommt besonders in dem knöchernen Gehörgang im Anschluss an Karies und Nekrose des Knochens vor. Durch Beteiligung des Periostes an den entzündlichen Neubildungen können Verdickungen des Knochens, Exostosen entstehen.

    Am Trommelfell betrifft die Entzündung (Myringitis) wesentlich den häutigen und schleimhäutigen Ueberzug, in welchem Hyperämie, auch wohl Blutungen (selbst förmliche Blutblasen an der kutanen Seite), zellige Infiltration auftreten. Es können sich Abszesschen, die als gelbe Hervorragungen erscheinen, bilden, und schliesslich kann eine völlige eiterige Zerstörung der Ueberzüge wie der Propria, d. h. eine Perforation eintreten. Diese ist bei Mittelohreiterungen insofern nicht ungünstig, als durch sie dem Eiter ein Abfluss geschafft und dadurch die Gefahr für das Labyrinth und die Knochen vermindert wird. Diese Perforationsöffnung kann wieder zuheilen, sie kann sich ausbreiten, bis fast das ganze Trommelfell zerstört ist, sie kann endlich als dauernde Oeffnung bestehen bleiben. Dies geschieht dann, wenn nach Aufhören der Vereiterung das Epithel der kutanen Auskleidung über die Perforationsränder auf die schleimhäutige Seite herüberwächst. Die Substantia propria erscheint bei diesen alten überhäuteten Perforationen nach innen umgeschlagen. Es sind vor allem die eiterigen Mittelohrentzündungen, welche solche Perforationen zu bewirken pflegen. Bei den pyämischen Entzündungen suche man nach Bakterienembolien in den Trommelfellgefässen. Als Entzündungsresiduen findet man Epithelverdickungen, gefässhaltige Zöttchen der Dermis (Myringitis villosa), auch wohl Verkalkung, selten Verknöcherung.

Die Mittelohrentzündung (Otitis media) ist zunächst eine Schleimhauterkrankung und führt zu beträchtlicher Schwellung, welche besonders in den Tuben erhebliche Verengerung und selbst Verschluss des Lumens bewirken kann. Je nach dem Exsudat unterscheidet man verschiedene Formen, die sich aber nicht scharf trennen lassen: seröse, schleimige, hämorrhagische, eiterige, pseudomembranöse. Alle Formen sind häufig vom Nasenrachenraum durch die Tuben fortgepflanzt, seltener vom äusseren Gehörgang, andere sind hämatogene (bei akuten Exanthemen, Sepsis usw.) (Fig. 72). Am bedenklichsten sind die eiterigen, welche, auf das Periost übergreifend, zu Karies und Nekrose der Knochen führen, zu eiteriger Entzündung und Zerstörung des Trommelfells, der Chorda tympani und des Facialis, der Mittelohrmuskeln, welche auf das Labyrinth, in die Cellulae mastoideae, nach der Dura, Pia und dem Gehirn fortschreiten

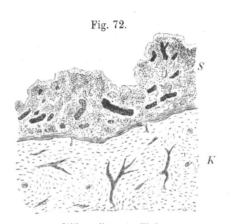

Fig. 72.

Otitis media acuta, Kind.
K Knochen, S Schleimhaut mit Hyperämie und zelliger Infiltration bei erhaltenem Epithel.

kann. Es kann zu völliger Zerstörung des ganzen Mittelohres, Loslösung der Gehörknöchelchen, Sequestrierung der Schnecke, Perforation des Tegmen tympani usw. kommen. Bei diesen eiterigen Entzündungen spielen die pyogenen Kokken (Staphylo- und Streptokokken), ganz besonders aber der Micrococcus pneumoniae, selten der Pneumoniebazillus, der Bac. pyocyaneus u. a. eine Rolle, Kombinationen mit tuberkulöser Erkrankung sind häufig. Die reinen Fremdkörpereiterungen bei Neugeborenen wurden schon erwähnt; im frühen Kindesalter kommen nicht selten bakterielle Mittelohreiterungen vor, welche nicht nur an und für sich schwächliche Säuglinge gefährden, sondern nach Ponfick auch Gastroenteritis und Pneumonie erzeugen können. Deshalb muss bei kleinen Kindern stets auf das Mittelohr geachtet werden.

Als Ausgänge von Entzündungen kommen auch hier Granulationswucherungen, narbige Verdickungen und Verwachsungen, Ankylosen an den Gehörknöchelchen, besonders am Stapediovestibulargelenk, Verkalkung und Verknöcherung vor. Letztere kann insbesondere auch in der Pars mastoidea, selbst nach vorgängiger Rarefaktion, zu einer völligen Eburneation durch Osteosklerose führen. Besonders auffällig ist die bei solchen sog. chronischen Entzündungen vorkommende Ersetzung des zylinderförmigen Epithels durch Plattenepithel. Diese findet sich öfter in der Ohrtrompete, kommt aber auch in der Paukenhöhle vor, besonders in ihrem oberen Teil und in dem Antrum mastoideum, der grössten, dicht am hinteren Rand der Paukenhöhle liegenden Cella mastoidea. Wahrscheinlich handelt es sich hier nicht um eine metaplastische Umwandlung des Zylinderepithels in Plattenepithel, sondern um ein Einwachsen der Epidermis des Trommelfelles durch eine Perforationsöffnung mit Verdrängung des autochthonen Epithels. Diese epidermoidale Auskleidung des Mittelohres ist die Grundlage der sog. Cholesteatombildung, wie sie schon vom Gehörgang erwähnt wurde. Sie wird bedingt durch eine chronische Entzündung mit Verdickung der Schleimhaut, welche zu immer neuer Produktion nicht nur von Hornzellen, sondern von Epidermis überhaupt führt. Denn diese bringt den Knochen immer weiter zum Schwund, so dass endlich sogar bis wallnussgrosse Hornmassen entstehen können, welche in die Schädelhöhle oder, wenn sie sich vorzugsweise in der Pars mastoidea entwickelten, an der Oberfläche des Processus mastoides durchbrechen können. Es ist also das sogen. Cholesteatom in der Regel keine eigentliche Geschwulstbildung, sondern eine entzündliche Neubildung, doch gibt es vielleicht auch noch ähnliche, mehr geschwulstartige Bildungen (s. unter Geschwülsten).

Betreffs der Entzündungen des Labyrinths (Otitis interna) wurde schon erwähnt, dass sie sich häufig an Mittelohrentzündungen anschliessen. Ausserdem können sie vom inneren Gehörgang fortgeleitet oder vom Blute aus entstanden sein (bei Diphtherie, Masern, Osteomyelitis, Leukämie usw.). Man findet dabei Trübung der Lymphe, zellige Infiltration der Weichteile, oft kleine Blutungen, aber auch fibrinöse Gerinnsel in den Hohlräumen und Eiter. Durch Eiterung kann das häutige Labyrinth zerstört und Knochenfrass bedingt werden. Die Möglichkeit einer Totalnekrose der Schnecke und des ganzen Labyrinthes wurde schon erwähnt. Sowohl längs des Hörnerven wie durch den Ductus perilymphaticus kann eine Fortleitung nach der Schädelhöhle stattfinden. Auch bei dieser Erkrankung kann wieder an das exsudative ein produktives Stadium sich anschliessen (chronische Entzündung) mit Granulationsbildung, Bindegewebsbildung, Verkalkung und Verknöcherung. Durch Knochenbildung können schliesslich sämtliche Hohlräume ausgefüllt werden, so dass das ganze Labyrinth eine einzige kompakte Knochenmasse darstellt.

Bei der eiterigen Neuritis acustica wird der Nerv von Leukozyten infiltriert, während die Fasern schliesslich degenerativ zugrunde gehen.

Von **infektiösen Granulomen** sind die tuberkulösen bei weitem die wichtigsten. An der Ohrmuschel kommt hauptsächlich der Lupus vor, in den übrigen Abschnitten die gewöhnliche Tuberkulose. Im

Mittelpunkte steht hier die Paukenhöhle, in deren Schleimhaut ausser akuter Miliartuberkulose sowohl schnell verkäsende, wie langsamer fortschreitende und zu massigeren Granulationswucherungen führende tuberkulöse Veränderungen vorkommen. Sie greifen auf das Trommelfell über, das in sehr kurzer Zeit perforiert werden kann, ferner auf die Tube, die allerdings an ihrer pharyngealen Mündung auch vom Pharynx aus infiziert werden kann, auf die Cellulae mastoideae und auf den Knochen, der kariös und in grosser Ausdehnung nekrotisch werden kann. Die Mittelohrtuberkulose kommt vorzugsweise bei Kindern vor, bei welchen einerseits das Labyrinth, andererseits der Annulus tympanicus mit Teilen der Pars mastoidea und der Pars squamosa ossis temporis nekrotisch und sequestriert werden können. Es pflegt übrigens hier eine (sekundäre) Mischinfektion von Tuberkelbazillen und Eiterkokken vorzuliegen, indessen kommt auch im Ohr eine typische tuberkulöse Exsudatbildung (mit grossen Lymphozyten) vor.

Primäre syphilitische Sklerosen sind selten am äusseren Gehörgang und am Ostium pharyngeum tubae beobachtet worden. Schleimpapeln kommen hier wie am Trommelfell und am Tubenostium vor, wo durch syphilitische Narben Verengerungen bewirkt werden können. Gummöse Neubildungen sind vom äusseren und inneren Gehörgang (hier Kompression des Akustikus), vom Trommelfell, von der Tube, vom Periost des Labyrinths beschrieben worden. Ausserdem ist von Vasculitis syphilitica der Paukenhöhlenschleimhaut, sowie von knöchernen und bindegewebigen Neubildungen im Labyrinth bei erworbener wie kongenitaler Syphilis berichtet worden.

Auch bei Leukämie sind neben Zellinfiltrationen und Blutungen, Bindegewebs- und Knochenneubildungen in den Bogengängen gefunden worden.

Progressive Ernährungsstörungen. Ausser den bei den Entzündungen erwähnten epithelialen, bindegewebigen und knöchernen Neubildungen, gibt es auch nicht entzündliche Hypertrophien an der Ohrmuschel, besonders dem Ohrläppchen (auch durch Dehnung). Den Uebergang zu den Geschwülsten machen die Polypen, welche im äusseren Gehörgang, am Trommelfell, in der Tuba, hauptsächlich aber in der Paukenhöhle vorkommen. Ausser den gewöhnlichen Schleimpolypen gibt es auch fibröse und sarkomatöse. Ihr Epithel ist verschieden, je nach ihrer Entstehung, aber auch abhängig von äusseren Verhältnissen: Paukenhöhlenpolypen mit Zylinderepithel, das Wimpern tragen kann, erhalten ein Plattenepithel, wenn und soweit sie in den Gehörgang hineinragen. Dieses Epithel kann auch in die Tiefe dringen und Perlkugeln bilden (cholesteatomähnliche Bildungen), um welche Fremdkörperriesenzellen entstehen können. Die Oberfläche der Polypen ist meist sehr höckerig, zuweilen enthalten sie Cystchen, die vielleicht aus Abschnürung der Krypten an der Oberfläche entstanden sind.

Von sonstigen Geschwülsten sind zu nennen: von der Aurikula Karzinome, Fibrome (auch Keloide), Enchondrome der Knorpel, von dem Meatus ext. Osteome, Enchondrome, Talgdrüsen-Adenome (sehr selten), von der Paukenhöhle Sarkome und Karzinome (selten), von der Pars mastoidea ausserdem noch Osteome, Cholesteatome und die seltenen Dermoidcysten, vom Akustikus endlich Fibrome, Gliome, Neurome, Sarkome. Betreffs der Cholesteatome der Pars mastoidea ist noch zu bemerken, dass wohl auch hier der grösste Teil zu den entzündlichen Neubildungen gehört, dass aber vielleicht ein Teil in ähnlicher Beziehung zu den Dermoiden steht wie die sog. Cholesteatome des Gehirns (s. S. 144), also auf angeborene Keimstörungen zurückzuführen ist.

Im Labyrinth kommen wohl nur sekundäre Geschwulstbildungen durch Uebergreifen aus der Nachbarschaft vor. Solche finden sich auch an der knorpeligen Tube (bei Zungen- und Oberkieferkrebs), in der Paukenhöhle usw.

Von den **rückgängigen Ernährungsstörungen** ist auch schon vorher vieles erwähnt, so dass ich mich kurz fassen kann. Am Ohrknorpel treten im Alter, bei Kachektischen, bei Geisteskranken ähnliche degenerative Veränderungen auf wie an den Rippenknorpeln, also fibrillärer Zerfall, Erweichung, Verkalkung, Gefäss- und Knochenbildung. Ueber die Beziehungen zum Othämatom ist bereits berichtet worden. Durch partielle muzinöse Verflüssigung können cystoide Bildungen entstehen. Seltener kommen gleiche Veränderungen am korpeligen Gehörgang vor und an der knorpeligen Tube. Verkalkung am Trommelfell bewirkt weisse, etwas vorragende Flecken, welche schliesslich die ganze Membran einnehmen können.

Eine Atrophie erleidet das Trommelfell durch langandauernde Dehnung und durch Druck. Es schwindet dabei die Lamina propria. Die atrophischen Stellen unterscheiden sich von Narben durch ihre weniger scharfe Begrenzung. Eine senile Osteoporose findet man am knöchernen Gehörgang. Die Atrophie des Akustikus (graue Degeneration) kann eine absteigende sein bei zerebralen Erkrankungen, eine aufsteigende bei mangelnder Schallzuleitung (Inaktivitätsatrophie). Bei der letzten sind aber meist nur die Fasern innerhalb der Schneckenwindungen atrophisch. Auch bei Tabes ist Akustikusatrophie beobachtet worden. Häufiger werden Corpora amylacea, sowie runde, ovale, keulenförmige usw., oft konzentrisch geschichtete Phosphate und Karbonate in der Akustikusscheide gefunden.

Die Karies und Nekrose der Knochen bei eitrigen und tuberkulösen Veränderungen wurden schon erwähnt. Es sei daher nur noch angeführt, dass die dabei vorkommende Perforation in den Gehörgang an der hinteren und oberen Wand zu sitzen pflegt. Eine Lücke in der vorderen Wand ist bei Kindern bis zum 4. Jahre regelmässig vorhanden.

Eine Gangrän an der Ohrmuschel ist nach Typhus, Erysipel bei Säuglingen beobachtet worden.

Die Perforationen des Trommelfells können ausser durch krankhafte Prozesse auch durch Traumen bewirkt werden. Sie sind selten mehrfach und sitzen hauptsächlich zwischen Hammergriff und Sehnenring, wo die Propria am dünnsten ist. Man erkennt die frischen Rupturen an der blutigen Suffusion der Ränder.

Unter Hernie des Trommelfells versteht man die blasenförmige Hervorstülpung der Schleimhaut durch eine Lücke in der Propria. **Fremdkörper** gelangen sowohl in den äusseren Gehörgang (Erbsen, Bohnen, Obstkerne, Perlen usw., kleine Tiere) wie in die Tuba Eustachii (Erbrochenes, Sand, Aehrenstücke usw.). Ein Spulwurm ist sogar durch die Tuba und das Mittelohr in den Gehörgang gelangt. In diesem können sich aus Caerumen, Epithel, Schmutz, Pilzen grosse harte Pfröpfe bilden, durch welche sogar Erweiterung des knöchernen Ganges und Perforation des Trommelfells bewirkt werden kann.

Von **Parasiten** sind noch die Schimmelpilze des äusseren Gehörganges (Otomykosis) zu erwähnen. Sie sind wohl hauptsächlich Saprophyten, können sich also im gesunden und reinen Ohr nicht ansiedeln, aber eine Anzahl kann doch nach der Ansiedlung entzündungserregend wirken. Sie wachsen nicht über das Epithel hinaus, nur ins Trommelfell hat man sie in vereinzelten Fällen eindringen sehen. Sie bilden einen gelblich weissen, manchmal dunkel punktierten, samtartigen Belag am Trommelfell und hinteren Drittel des Gehörganges, nach dessen Entfernung die gerötete und ihrer Hornschicht beraubte Schleimhaut sichtbar wird. Am häufigsten kommt Aspergillus in verschiedenen Unterarten vor, seltener Mukor, noch seltener andere Pilze. Einmal ist auch Soor in der Paukenhöhle und dem Gehörgang gefunden worden. Als tierische Parasiten des Gehörganges sind der Acarus folliculorum und gelegentlich Fliegenlarven beobachtet worden.

III. Untersuchung der Brust- und Bauchhöhle.

Wenn man nicht die früher (S. 153) erwähnten seitlichen Halsschnitte schon gemacht hat, so kann man die Untersuchung des Halses, der Brust- und Bauchhöhle mit ihnen einleiten oder man beginnt den Eröffnungsschnitt am Kinn und macht einen einzigen langen, vom Kinn bis zur Schambeinfuge, und zwar links vom Nabel hergehenden Schnitt, bei dem man das Messer möglichst horizontal hält, mit der ganzen Messerschneide, nicht bloss mit der Spitze arbeitet, um unbeabsichtigte Verletzungen in der Tiefe zu vermeiden. Ein stark vorspringender Kehlkopf ist besonders leicht Verletzungen ausgesetzt. Am Jugulum, wo besonders bei mageren Leichen eine tiefe Grube sich befindet, muss man mit Daumen und Zeigefinger der linken Hand die Haut anspannen. Am Thorax soll der erste Schnitt sofort bis zum Knochen geführt werden, an dem Abdomen dagegen nur bis in die Muskelschicht hinein. Dann fasst man unter dem Schwertfortsatz den rechten Schnittrand, zieht an ihm die Bauchhaut in die Höhe und macht vorsichtig immer tiefer dringende Schnitte, bis man an einer kleinen Stelle die Bauchhöhle eröffnet hat. Bei dem Einschneiden des Bauchfells ist darauf zu achten, ob Gas (zischendes Geräusch) oder Flüssigkeit austritt. Hat man Grund zur Annahme, dass freies Gas vorhanden ist (Pneumaskos, Ponfick), so kann man vor der Eröffnung des Peritonäums in den etwas trichterförmig gestalteten Schnitt Wasser giessen oder man lässt ein brennendes Streichholz vor die Oeffnung halten. Man muss den letzten Einschnitt ganz besonders vorsichtig machen, damit man nicht mit Gas gefüllte Darmschlingen, die oft fest der Bauchwand anliegen, anschneidet. Aus demselben Grunde soll man auch nicht das Messer mit der Spitze einstechen, sondern mit dem bauchigen Teil desselben schneiden. Es wird dann zunächst ein, sodann noch ein Finger eingeführt, vermittelst derselben die Bauchwand von den Eingeweiden abgezogen und zwischen beiden ∧förmig ausgespreizten Fingern der weitere Schnitt durch die Bauchdecken geführt. Wenn aufgetriebene Darmschlingen fest der Bauchwand anliegen oder Verwachsungen vorhanden sind, ist es vorteilhaft, mit einer stumpfen Schere unter Leitung des eingeführten linken Zeigefingers das Bauchfell zu durchschneiden. Um die Bauchwandungen nachher gut zurückklappen zu können, empfiehlt es sich, besonders bei noch bestehender Muskelstarre und bei Oedem, den Ansatz der graden Bauchmuskeln am Becken und den Pannikulus subkutan zu durchschneiden. Einen Kreuzschnitt unterhalb des Nabels durch die Bauchwand zu machen, ist nicht zu empfehlen, da die Wiedervereinigung schwieriger ist und aus den seitlichen Schnitten leicht Flüssigkeiten aus der Bauchhöhle hervordringen, welche dann die Leichenkleider usw. beschmutzen können. Wo ein solcher aber besondere Vorteile gewähren kann, mag man ihn immerhin machen, am besten unter Schonung der Haut, welche man für sich allein leicht weit genug abpräparieren kann. Dadurch wird der Schnitt auch von aussen unsichtbar.

Bei neugeborenen Kindern müssen nun zunächst die Nabelgefässe einer genauen Untersuchung unterzogen werden, welche sich sowohl auf ihre Umgebung als auch auf ihren Inhalt und ihre Wandungen zu erstrecken hat. Man kann dabei so vorgehen, dass man die rechte Hälfte der Bauchwand über den auf den Nabel gelegten Zeigefinger der linken Hand herumschlägt und nun zuerst die Vena umbilicalis an- und mit einer Schere weiter aufschneidet, dann einen Querschnitt durch beide Aa. umbil. macht und durch sanften Druck den Inhalt sowohl aus dem peripherischen als auch aus dem zentralen Ende herausdrückt und endlich durch einen vom Peritonäum aus geführten Schnitt auch den Nabel untersucht. Um recht bequem und ohne die Lage der Teile zu sehr zu verändern, untersuchen zu können, kann man auch den Hautschnitt etwas oberhalb des Nabels in zwei divergierende Schenkel auslaufen lassen, von denen der eine links, der andere rechts am Nabel vorbeigeht. Nachdem die Vene nebst dem Ligamentum teres untersucht und durchschnitten worden ist, schlägt man den durch die divergierenden Schnitte getrennten Hautlappen nach unten und kann dann die Arterien, den Urachus, den Nabel mit Bequemlichkeit untersuchen.

Als pathologische Veränderungen findet man hier, besonders bei Kindern von puerperalkranken Müttern, wichtige entzündliche Prozesse: die Arteriitis umbilicalis, wobei die Wandungen verdickt und die Lumina mit einer eiterähnlichen Masse gefüllt sind, die aber oft nur bis in die Nähe der Harnblase reicht, wo ein fester Thrombus die Lumina abschliesst, die Thrombophlebitis und Periphlebitis umbilicalis, welche besonders wegen ihrer Beziehungen zur Pfortader und Leber (siehe dort) wichtig sind, und die Entzündung des Nabelbindegewebes, die Nabelphlegmone.

Die normalen Vorgänge, welche den Abfall der Nabelschnur vorbereiten, können nach Kockel für gerichtsärztliche Beurteilung der Lebensdauer von Bedeutung sein, da sie in grosser Regelmässigkeit verlaufen.

Schon 1 Stunde nach der Geburt beginnt an der Nabelbasis eine zellige Infiltration in den alleroberflächlichsten Lagen, weiterhin nimmt die Ansammlung der Leukozyten zu, indem sie einen Ring bilden, dann dringen sie nach dem Zentrum zu, um endlich eine Platte zu bilden, welche die abzutrennende Nabelschnur vom bleibenden Gewebe scharf sondert. Es lässt nun eine kleine oberflächliche Infiltration an dem oberen oder unteren Umfang des Nabelschnuransatzes mit Wahrscheinlichkeit auf ein Leben von 1—3 Stunden schliessen, eine ringförmige, ganz oberflächliche Infiltration auf 2—4 Stunden; sind die Leukozyten 0,5—1 mm in die Tiefe gedrungen = 18—24 Stunden, haben sie eine Platte gebildet, mindestens 24 Stunden. Vom 4. Tage ab ist regelmässig die beginnende Ablösung, mindestens in Form einer eigentümlichen, mit Kernverlust verbundenen Auffaserung der Sulze zu bemerken, zuweilen gar schon vom Ende des 2. Tages ab.

Nach Ausführung des Hauptschnittes wird die Bauchwand erst rechts, dann links kräftig über den Rippenrand herübergezogen, die Muskulatur mit einem langen Schnitte vom Schwertfortsatz an dicht über dem Rippenbogen bis auf die Rippen durchschnitten und der Schnitt bis zur 11. Rippe nach aussen geführt. Indem man nun den Daumen der linken Hand an die Schnittfläche, die übrigen Finger auf die äussere Haut legt, zieht man diese mitsamt der Muskulatur in senkrechter Richtung kräftig von den Rippen ab und schneidet, nachdem man erst durch einen senkrechten Schnitt die vorderen Ansätze der Muskeln getrennt hat, mit flachen Schnitten das sich nun anspannende submuskuläre Bindegewebe durch, indem man stets am Orte der grössten Spannung die Schnitte führt und zwar so, dass man das Messer am hinteren Ende der Klinge ansetzt und dann lang auszieht. Da es gewöhnlich nur darauf ankommt, die Grenze zwischen den knorpeligen und knöchernen Rippen frei zu haben, so genügt es, die Weichteile bis wenig über diese Grenze hinaus abzupräparieren. Nur wenn die Brustdrüse von hinten her untersucht werden soll oder wenn schon von aussen irgendwelche weiter rückwärts gelegenen Veränderungen bemerkt werden, kann nach Bedürfnis das Abpräparieren der Weichteile noch weiter fortgesetzt werden. Am Halse trägt man für gewöhnlich mit der Haut die oberflächlichen Muskeln und den Ansatz des Sternokleidomastoideus ab, wobei man insbesondere vor einer Verletzung der grossen Halsgefässe sich zu hüten hat, dagegen löst man nur die Haut (man denke an die Rundung des Halses, damit man seitlich nicht die Haut durchschneidet!) und den Ansatz des Kopfnickers ab, wenn Veränderungen am Halse sichtbar oder zu erwarten sind.

1. Untersuchung der Weichteile.

Zunächst wird nun die Dicke des **Fettpolsters** (Panniculus adiposus) genauer bestimmt, dann die Farbe beachtet, welche bei Atrophie dunkler, oft orange- oder rotgelb ist. Betreffs der Erkrankungen siehe Haut.

Dann folgt die Untersuchung der Hals-, Brust- und Bauch-**Muskeln,** zuerst in bezug auf

1. die allgemeinen Verhältnisse,

auf Grösse, Farbe und Konsistenz. Die Atrophie der Muskeln kann gerade auch am Thorax die äussersten Grade zeigen; die Farbe ist bei gesunder Muskulatur ein kräftiges Rot (Fleischrot), erscheint aber bei blutarmen und abgezehrten Menschen in verschiedenen Tönen blass-, selbst graurot, während sie bei anderen Erkrankungen, z. B. Typhus, umgekehrt durch ihre dunkle Röte (Spickgansmuskeln) sich auszeichnet. Gerade bei Typhus, aber auch bei anderen Erkrankungen, zumal solchen, bei welchen die Muskeln in starke Tätigkeit versetzt werden, tritt besonders an den Bauchmuskeln eine fleckige, graue, durchscheinende Farbe auf (wachsige Degeneration). Die Konsistenz steht in der Regel in geradem Verhältnis zur Färbung; blasse Muskeln sind meist auch schlaff, dunkle derb. Die Schnittflächen haben zuweilen (z. B. bei Typhus) ihren feuchten Glanz mehr oder weniger eingebüsst, die Muskeln sind trocken; umgekehrt ist bei Oedem die Flüssigkeitsmenge im intermuskulären Bindegewebe oft sehr gross.

2. Die einzelnen Erkrankungen

entsprechen den bei den Extremitätenmuskeln zu erwähnenden. Nur einige besondere Punkte seien hervorgehoben.

a) Grössere Blutungen, welche eine geschwulstartige Verdickung erzeugen, kommen besonders bei Typhus in den graden Bauchmuskeln vor (Haematoma recti abdominis). Es fehlen dabei nicht die auch ohne Blutung bei Typhus, aber auch anderen Erkrankungen vorkommenden degenerativen Veränderungen (Verfettung, wachsige hyaline Degeneration usw.).

b) Eitrige Entzündungen entstehen an dem Thorax gern von der Pleura aus, an den Bauchmuskeln von den Beckenorganen aus. Letztere haben häufig einen jauchigen Charakter; dasselbe ist an den Halsmuskeln oft nach Tracheotomien zu beobachten. Die chronische fibröse Entzündung gesellt sich oft zu verschiedenen chronischen Erkrankungen benachbarter Teile, z. B. zu Rippenerkrankungen, Pleuritis, Drüsenerkrankungen am Halse usw. hinzu.

c) In bezug auf die Muskelgeschwülste ist besonders zu beachten die häufige Beteiligung der Brustmuskeln an der Krebsbildung bei Brustdrüsenkrebs auch zu einer Zeit, wo das Mammakarzinom noch nicht direkt in die Muskeln hineingewachsen ist.

d) Von Muskelparasiten haben die Trichinen gerade in den Hals- und Brustmuskeln (Zwischenrippenmuskeln) neben dem Zwerchfell ihren hauptsächlichen Sitz. —

Die Untersuchung der **Brustdrüse** wird an der Leiche mit Schonung der äusseren Haut von hinten her vorgenommen, indem man sie der Länge nach durchschneidet. Da die männliche rudimentäre Drüse nur ausnahmsweise pathologische Veränderungen zeigt, so beziehen sich die folgenden Angaben wesentlich auf das weibliche Organ.

a) Allgemeines.

Je nach dem Alter der Trägerin hat die weibliche Brustdrüse bekanntlich eine sehr verschiedene Grösse; sie erreicht ihre gewöhnliche Ausbildung erst mit der Pubertät und atrophiert wieder in den klimakterischen Jahren zu einer derben, fast rein bindegewebigen Masse, in welcher nur noch die kolbig endenden Drüsengänge deutlich erhalten sind. Grössere Unterschiede bestehen noch zwischen der ruhenden und der sezernierenden Drüse Erwachsener.

Die ruhende besteht zum grössten Teile aus weisslichem, sehr derbem, fibrösem Gewebe, in welches man nur spärliche, stecknadelkopfgrosse, graurötliche Drüsenkörnchen eingestreut sieht. Schon gegen Ende der Schwangerschaft, noch mehr während der Laktation ist das Verhältnis gerade umgekehrt; die Drüse, welche auch im ganzen vergrössert ist, hat ein graurötliches Aussehen und eine ganz körnige Schnittfläche, wodurch sie sich in ihrem Aussehen den Speicheldrüsen nähert, nur dass die Körnchen kleiner sind als dort. Grössere Mengen fibrösen Gewebes finden sich nur in der Nähe der Warze. Schon von selbst oder auf leisen Druck treten an der Schnittfläche der im Beginn oder am Schluss ihrer Tätigkeit stehenden Drüse zahlreiche intensiv gelbe, rahmige Tropfen hervor, welche man leicht für Eiter halten könnte, die aber nichts anderes als Kolostrum sind; befindet sich die Drüse in voller Tätigkeit, so entleert sich weisse Milch. Unter dem Mikroskope sieht man neben zahlreichen, verschieden grossen Fetttröpfchen (Milchkügelchen) eine je nach der Stärke der gelben Färbung verschieden grosse Menge von maulbeerförmigen Fettkörnchenkugeln (Kolostrumkörperchen) und Fettkörnchenzellen (mit glatter Begrenzung und erkennbarem Kern).

Die Drüse besitzt eine dreieckige Gestalt mit einer inneren und zwei äusseren Spitzen, von denen die äussere obere manchmal sehr weit gegen die Achselhöhle sich erstreckt und bei der Untersuchung besonders beachtet werden muss.

b) Die einzelnen Erkrankungen.

1. **Missbildungen** mit dem Charakter der Hypoplasie sind häufig an den Warzen (Mikrothelie), die ausserdem in einer Vertiefung verborgen liegen können (Hohlwarze). Bei Mikromazie ist die Drüse selbst ungenügend entwickelt; man spricht insbesondere von Mamma infantilis, wenn die Pubertätsentwicklung ausbleibt oder ungenügend erfolgt ist. Es treten alle diese hypoplastischen Anlagen bei Schwangeren und Puerperen am deutlichsten hervor. Hyperplasien treten vorzugsweise an der männlichen Drüse auf, die eine mehr weibliche Ausbildung erfahren kann (Gynaekomastie). Vermehrung der Zahl der Warzen (Polythelie) wie der Drüsen (Polymastie) wird bei beiden Geschlechtern einseitig wie doppelseitig beobachtet. Man hat bis zu 5 Warzen an einer Drüse und bis zu 10 Drüsen gefunden. Die überzähligen Drüsen liegen oberhalb der normalen mehr nach aussen, unterhalb mehr nach innen (Richtung der fötalen Milchleiste), aber gelegentlich auch in der Achselhöhle, am Rücken usw. Die überzähligen Warzen sind meist, wie es auch an normalen vorkommt, an der Spitze höckerig oder gespalten.

2. Von **Kreislaufstörungen** ist zu erwähnen, dass kongestive menstruelle Hyperämien, selbst mit Blutungen, vorkommen. Die letzten sind meist traumatischer Natur, können vielleicht zur Cystenbildung (Blutcyste, Haematocystis) führen, erfolgen aber auch gern in schon vorhandene Cysten hinein. Der Befund von Epithel an der Wand spricht für diese Entstehungsweise. Da an Verletzungen sich auch sonstige Geschwulstbildungen anschliessen können, so achte man gegebenen Falles auf die Reste von Blutungen in Gestalt von gelbbraunem Pigment. Durch neuropathische Hyperämie und ödematöse Exsudation können nach Charcot ein- oder mehrfache geschwulstähnliche Verdickungen entstehen (hysterisches oder blaues Oedem Charcots).

3. **Entzündung** der Warze (Thelitis) wird besonders bei Säugenden gefunden, deren Warzen oft Exkoriationen, Schrunden, Fissuren zeigen. Die Entzündung der Drüse selbst (Mastitis) kommt zwar auch bei Neugeborenen und in der Pubertätszeit oder sonst wann vor, ist aber doch vorzugsweise eine puerperale.

Sie ist eine eitrige Entzündung, bald phlegmonöse (Mastitis phlegmonosa), bald abszedierende (M. apostematosa), welche meistenteils auf einzelne Abschnitte der Drüse, besonders häufig auf den unteren äusseren Quadranten beschränkt ist, der Eiter erscheint gewöhnlich in das Bindegewebe um die und zwischen den Läppchen und Gängen infiltriert oder bildet hier grössere Abszesse, es kommen aber auch Abszedierungen nach aussen, zwischen Haut und Mamma (antemammäre Abszesse), sowie nach innen, zwischen Muskeln und Mamma (retromammäre Abszesse) vor. Wenn diese durch Fortleitung, z. B. nach einer Operation in der Nachbarschaft, entstanden sind, haben sie zuweilen eine jauchige Beschaffenheit. Sind besonders die grossen Drüsengänge entzündet und mit Eiter gefüllt, so kann man das Galaktophoritis nennen. Ein Abszessdurchbruch an der Haut kann an der säugenden Drüse zu einer Milchfistel führen; gewundene Fistelgänge mit indurierter Umgebung kommen besonders bei retromammären Abszessen vor. Als Ueberbleibsel eitriger Entzündungen werden (selten) Höhlen mit bröckeligem, käseartigem Inhalte (eingedicktem und verfettetem Eiter) gefunden, welche jedoch stets der Tuberkulose verdächtig sind.

Chronische Entzündung (Mastitis chronica fibrosa) bewirkt eine Verdickung des Bindegewebes, in der Regel an kleineren Abschnitten der Drüse (Infiltration, klinisch sog. Fibrombildung), aber gelegentlich mit allgemeiner Schrumpfung (Cirrhosis mammae, schrumpfende Mastitis); sie können mit cystischer Ektasie von Milchgängen und von Drüsenläppchen verbunden sein. Von manchen Untersuchern wird in dieser Cystenbildung (Polykystom, Cystadenom) das Wesen des Vorganges erblickt und dieser sonach den Geschwulstbildungen zugerechnet. Nicht selten geht die Erkrankung in Krebsbildung über.

4. Infektiöse Granulome kommen in Gestalt von syphilitischen Initialsklerosen der Warze, selten als Gummata der Drüse vor. Häufiger als man früher annahm ist die Tuberkulose, welche einzelne oder mehrfache, kleinere oder grössere Granulationsherde mit Verkäsung und Erweichung (tuberkulöse Abszesse) bilden kann. Das tuberkulöse Granulationsgewebe sitzt mit Vorliebe an den Drüsengängen. Bei tiefliegenden Herden suche man nach Karies der Rippen, auch beachte man die axillaren Lymphknoten. Gelegentlich kommen Tuberkel in Geschwülsten der Mamma vor, z. B. in Fibroadenomen.

5. Progressive Ernährungsstörungen treten nur selten als Hypertrophien, z. B. kompensatorische nach Verlust von Drüsengewebe, auf, zuweilen als Pseudoschwangerschaftshypertrophie bei Geschwülsten der inneren weiblichen Geschlechtsteile usw., als Gynäkomastie bei Männern nach Hodenatrophie usw., als diffuse Hypertrophie von mehr bindegewebigem oder mehr drüsigem Bau (partieller Riesenwuchs). Es muss hierbei besonders die Verwechslung mit Fibromen und Adenofibromen vermieden werden, welche ebenso enorme Vergrösserungen bewirken können.

Am wichtigsten sind die Geschwulstbildungen in der Mamma, welche jetzt seltener an der Leiche, in der Regel nach Entfernung während des Lebens zur anatomischen Untersuchung gelangen.

a) Sowohl der Häufigkeit als der Wichtigkeit nach die ersten sind die Karzinome, welche meistens unter dem histologischen Bilde des Cancer (S. 42) auftreten und von welchen gerade hier harte, scirrhöse (Figg. 73 u. 74), weiche, medulläre (Figg. 75 u. 76) und die zwischen beiden stehenden gewöhnlichen Krebse unterschieden werden können, zu denen als vierte Form der Schleim- oder Gallertkrebs hinzukommt. Gerade die Mammakrebse zeichnen sich durch die Neigung ihrer besonders in den scirrhösen Formen sehr kleinen Zellen zu fettiger Degeneration aus, welche sich schon makroskopisch durch gelbe Flecken und netzförmige Streifen (daher Carcin. reticulatum) zu erkennen gibt. Die scirrhösen Formen sind in der Regel kleiner wie die medullären.

Fig. 73.

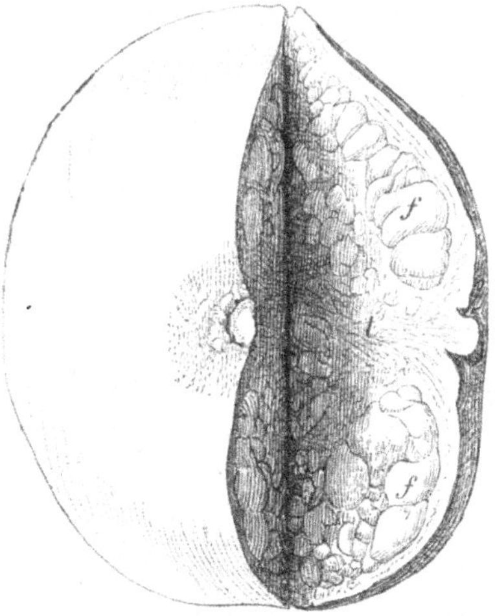

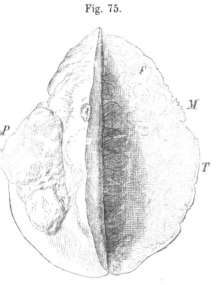

Scirrhus mammae. ½ nat. Gr.
Bei t das geschrumpfte Tumorgewebe unterhalb
der tief eingezogenen Warze, f Fettgewebe.

Fig. 74.

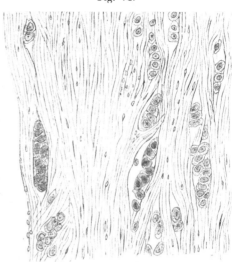

Scirrhus mammae. Mittlere Vergr.
Viel derbes zellarmes Bindegewebe, kleine, spaltförmige
Krebsalveolen.

Fig. 75.

Weicher Krebs der Mamma, perforiert. ½ nat. Gr.
der grosse vielknotige Tumor, welcher bei P die Haut
erforiert hat. M Mamilla, nicht eingezogen, mit ausgeprägt papillärer Oberfläche. F Fettgewebe.

Fig. 76.

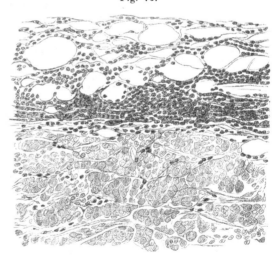

Weicher Krebs der Mamma mit zelliger Infiltration des anstossenden
Fettgewebes. Mittlere Vergr. Karminfärbung.

Infolge einer narbenartigen Schrumpfung des an elastischen Fasern sehr reichen Stromas können die Krebszellen (durch Verfettung) atrophieren (Cancer atrophicans), so dass auf diese Weise eine Art von Heilung der Geschwulst entsteht, freilich leider nur in den zentralen Teilen, während an der Peripherie die Wucherung weiterzugehen pflegt. Die Mamilla ist infolge der zentralen Schrumpfung in der Regel tief eingezogen (Fig. 73). Es gibt übrigens keine scharfen Grenzen zwischen Scirrhus und Medullarkrebs, denn erstens kann ein und dieselbe Geschwulst im Innern ein mehr scirrhöses, an dem Rand ein medulläres Gewebe besitzen, dann aber können die von einem harten Krebse ausgegangenen Metastasen viel weicher sein als der Mutterknoten selbst. Unter den weichen Krebsen hat man auch noch eine acinöse und eine tubulöse Form, erstere mit grossen rundlichen Alveolen und mächtigerem Gerüst, unterschieden. Es besteht zwischen beiden wohl nur der Unterschied, dass bei letzteren die Geschwulst wesentlich im Innern von Lymphgefässen und etwas langsamer als im ersten Fall gewachsen ist, doch mögen auch adenomatöse Krebse unter diesem Namen bezeichnet worden sein. Häufig ist in der Peripherie schnell wachsender Mammakrebse eine mehr oder weniger breite Zone zelliger Infiltration (nicht durch Leukozyten, sondern durch Lymphoidzellen) zu sehen (Fig. 76). Gelegentlich findet man auch im Innern der Krebse knötchenförmige Lymphzellenanhäufungen.

Auch an der Mamma hat man geglaubt, am Rande von Krebsen eine fortschreitende Umwandlung von Drüsengewebe in Krebsgewebe (Epithelwucherung, Durchbruch der Tunica propria) erkennen zu können, doch sind diese Bilder auch anders erklärt worden.

Die Mammakrebse entwickeln sich seltener mehr diffus als infiltrierte Krebse (hauptsächlich die scirrhösen Formen), meist in Form von Knoten, wenn auch zuweilen in mehrfacher Anzahl. Die Knoten sitzen bald zentral, häufiger peripherisch und zeigen in der Regel keine ganz scharfe Begrenzung. Die Mehrzahl der Mammakrebse ist primär und einseitig, doch kommen auch sekundäre Formen vor, zuweilen so, dass in der einen der primäre, in der anderen ein sekundärer Krebsknoten sitzt. Der Rest des Drüsengewebes zeigt dem höheren Alter vieler der krebskranken Frauen entsprechend oft cystisch erweiterte Drüsengänge, manchmal aber auch noch Drüsenacini, die sogar eine Art milchigen Sekretes liefern können. Auch mikroskopisch sind fern vom Krebsknoten oft allerhand progressive Veränderungen, Epithelwucherungen usw. zu finden. Die Verbreitung der Krebse nach der Haut, nach innen (Fascia pectoralis, Brustmuskeln, Brustfell) sowie nach den Achsellymphknoten ist vorher schon erwähnt worden oder wird noch erwähnt werden.

Seltener kommen auch sog. Kankroide an der Mamma vor, die von der äusseren Haut ausgehen (Plattenepithelkrebse), oder zylinderzellige Adenome bzw. Adenokarzinome der Drüsenausführungsgänge. Die letzten treten auch als papilläre Neubildungen in cystischen Erweiterungen von Drüsengängen auf, die ersten haben eine besondere Beziehung zu ekzemartigen Erkrankungen der Mamilla (Pagets Krankheit), bei welchen angeblich Protozoen (sog. Psorospermien) aufgefunden worden sind, die von manchen für die Erreger der Erkrankung (die daher als Psorospermose bezeichnet worden ist) gehalten wurden. Die angeblichen Parasiten sind aber sicher Degenerationsprodukte der Epithelien, welche in einer oberflächlichen krebsigen Wucherung begriffen sind. Neuerdings ist behauptet worden, es handle sich um einen primären Krebs der Ausführungsgänge, welcher von unten her in die Epidermis hineingewachsen sei und dort degenerative Veränderungen erzeugt habe.

Reine Adenome sind in der Mamma selten, um so häufiger gibt es Mischformen mit Adenom- und Bindesubstanzneubildungen, unter

Fig. 77.

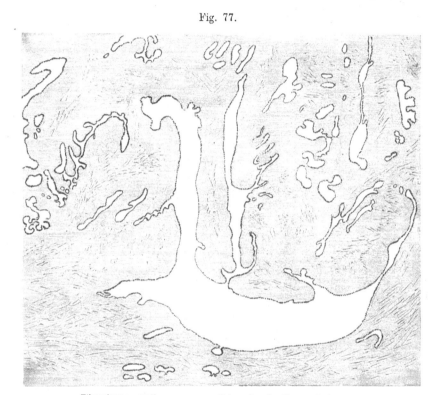

Fibroadenoma cysticum mammae. Sehr schwache Vergr. Spaltcysten.

denen die fibromatösen häufiger sind als die sarkomatösen und myxomatösen, welche übrigens auch untereinander und mit jenen gemischt vorkommen. Je nach dem Vorwiegen des einen oder des anderen Gewebes wird man die Diagnose Fibroadenom oder Adenofibrom, Adenosarkom, Adenomyxom, Myxofibroadenom usw. stellen. Häufig zeigen die drüsigen Bestandteile, welche oft zylindrisches Epithel und vielfach eine sehr deutlich sich abhebende zellige Tunica propria besitzen, Erweiterungen, welche zum Teil rundlich, hauptsächlich spaltförmig (Spaltcysten, Fig. 77) sind und diesen cystischen Fibroadenomen (oder Kystadenofibromen usw.) ein eigentümliches Aussehen

verleihen, indem man schon makroskopisch an Schnittflächen die rötlich
graue Geschwulstmasse von zahlreichen feineren oder weiteren Hohlräumen, Spalten durchsetzt sieht. An manchen Geschwülsten kann man
schon makroskopisch eine Umlagerung dieser Hohlräume durch Ge-
schwulststränge sehen (plexiformes Fibroadenom), die mikroskopisch
noch deutlicher hervortritt (periglanduläres Fibrom, Fig. 78).

Noch weiter wird das Bild kompliziert durch das Hineinragen von
Neubildungen in die cystischen Hohlräume. Handelt es sich dabei
nur um feine Papillen, so kann man die Geschwulst als Kystadenoma
papillare oder papilliferum bezeichnen, gewöhnlich spricht man von

Fig. 78.

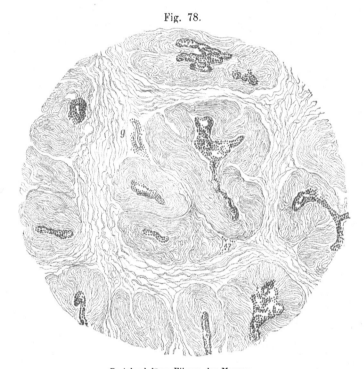

Periglanduläres Fibrom der Mamma.
Läppchenbildung; bei g ein Blutgefäss im interstitiellen Gewebe mit zelliger Infiltration der Umgebung.

Cystofibroma bzw. Sarkoma oder Myxoma proliferum, intra-
canaliculare, arborescens, weil die in die drüsigen Hohlräume
hineinragenden papillären, warzigen, polypösen usw. Massen aus Geschwulstgewebe bestehen (Fig. 79). Es werden durch die eingewachsenen
Massen die Hohlräume bis auf unregelmässige Spalten ausgefüllt, so
dass man makroskopisch erst nach Herausheben dieser Massen auf
den Durchschnitten das Cystenlumen erkennt. Man hat dies Bild mit
dem Aussehen eines durchschnittenen Kohlkopfes verglichen (Adenoma
phyllodes). Dadurch dass neben Cysten mit intrakanalikulärer Wucherung gewöhnliche Spaltcysten, ferner grössere Mengen homogener Ge-

websmasse von verschiedener Beschaffenheit (fibrös, sarkomatös, myxomatös, hämorrhagisch, nekrotisch, verfettet usw.) vorhanden sein können, wird das Aussehen der Schnittfläche oft sehr bunt und kompliziert (Fig. 80). Sehr grosse Cystofibrome können durch die Haut wachsen, wobei es dann vorkommt, dass die intrakanalikulären Wucherungen nach Perforation der Cystenwand frei zutage treten.

Die Grösse der adenomatösen Geschwülste schwankt von den kleinsten bis zu ungeheuer grossen; ihre Oberfläche ist häufig höckerig und setzt sich scharf gegen die Umgebung ab, ja manchmal sind sie geradezu wie abgekapselt. Der Rest der Mamma kann unverändert bzw. zur Seite gedrängt sein, es sind aber nicht selten mehrere Knoten vorhanden. Der letzte Umstand erklärt es, dass zuweilen nach Entfernung eines Geschwulstknotens ein neuer heranwächst: es handelt sich dann nicht um ein Rezidiv des ersten, sondern um einen neuen, von dem ersten ganz unabhängigen Knoten.

Die Beziehungen gewisser multipler Fibrom- und Cystenbildungen mit Induration der Mamma zu chronischen Entzündungen sind bei diesen schon erwähnt worden.

Seltener sind solitäre, aus Drüsengängen hervorgegangene Cysten, in die aber auch gelegentlich fibromatöse usw. und papillär-adenomatöse Wucherungen hineinragen

Fig. 79.

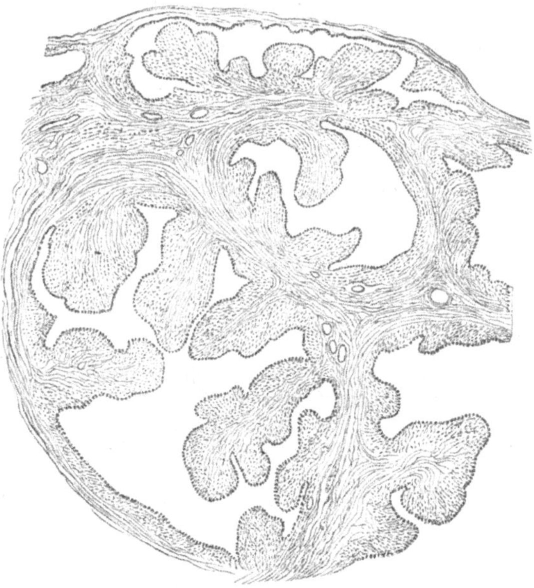

Intrakanalikuläres Fibrom. Schwache Vergr.
Die eingewachsenen Geschwulstmassen zeigen meistens deutlich zwei Bestandteile, ein streifiges Zentrum und eine weniger streifige Peripherie.

Fig. 80.

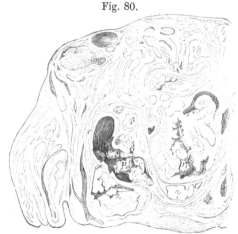

Cystosarcoma phyllodes mammae. Teil eines Durchschnitts. Natürl. Grösse.
Bei c ein grösserer cystischer Hohlraum, in welchem papilläre Geschwulstmassen (p) hineinragen; bei p_1 ist nur ein vielfach verästelter Spaltraum von dem Cystenlumen übrig.

können. Enthält eine solche Cyste Milch (säugende Mamma), so nennt man sie Galaktocele.

Reine Fibrome, Myxome, Sarkome sind seltener; die letzten sind hauptsächlich Rundzellensarkome. Von sonstigen Geschwülsten sind noch zu nennen: Angiosarkome, Riesenzellen- und melanotische Sarkome, Chondrome, Osteome und Mischformen, Angiome (auch kongenital), Dermoidcysten, Lipome (des Fettgewebes). Nicht zu den Geschwulstbildungen, sondern zu den Hypertrophien rechne ich die lipomatöse Hyperplasie des mammalen Fettgewebes, welche sowohl für sich allein, als auch sekundär neben Karzinomen, besonders den atrophischen, sowie bei schrumpfender Mastitis beobachtet wird. — Wegen der Häufigkeit, mit welcher die axillaren Lymphknoten an den Erkrankungen der Mamma, besonders den karzinomatösen Neubildungen, sich beteiligen, kann man diese in geeigneten Fällen gleich hier mituntersuchen. Man erreicht sie am leichtesten durch einen in der Richtung des Armes in der Achselhöhle geführten Schnitt, doch kann man auch, wenn man einen neuen Schnitt vermeiden will, durch noch weiteres Abpräparieren der Haut (besonders auch über der Klavikula) von vornher zu ihnen gelangen. Bei karzinomatöser Infektion sind sie mehr oder weniger vergrössert und entweder ganz oder teilweise in eine Krebsmilch liefernde Geschwulstmasse verwandelt. Es ist jedoch zu beachten, dass die Schwellung der Knoten bei Mammakrebs auch eine einfach hyperplastische sein kann (viele Keimzentren).

2. Besichtigung der Bauchhöhle.

Nachdem die Untersuchung der Weichteile beendet ist, wird die Haut nach beiden Seiten manschettenförmig umgeschlagen, worauf man das künftige Arbeitsfeld vollständig übersieht. Wenn nicht besondere Veranlassungen, z. B. bei Gerichtsärzten die Vermutung der Todesursache in der Bauchhöhle, dazu bestimmen, zuerst diese zu untersuchen, so folgt zwar im regelmässigen Gange der Sektion die weitere Eröffnung der Brusthöhle, doch hat man unter allen Umständen vorher die allgemeinen Verhältnisse der Bauchhöhle, und zwar die Lage und die Färbung, insbesondere den Blutgehalt der vorliegenden Baucheingeweide, sowie einen etwa vorhandenen abnormen Inhalt zu untersuchen, weil durch die Sektion der Brusthöhle die Bauchorgane verschoben und durch mögliche Beschmutzung und Hineindringen von Flüssigkeit auch die übrigen Verhältnisse geändert werden können. Den Schluss bildet die Untersuchung des Standes und sonstigen Verhaltens des Zwerchfells.

a) Die Lage der Organe in der Bauchhöhle

kann insofern eine fast allgemein abnorme sein, als besonders Magen, Leber, Querkolon, Milz, Nieren herabgesunken sind (Enteroptose), was wesentlich durch Herabsetzung des Bauchdruckes infolge von schneller Fettabnahme (wegen gestörter Ernährung), durch Ausweitung der Bauchwand (Hängebauch) u. a. bedingt ist; Frauen sind häufiger betroffen als Männer. Für einen Teil der Fälle wird mangelhafte oder fehlende Befestigung des vorderen Endes der 10. Rippe als bedeutungsvoll angesehen. Im einzelnen ist besonders auf die Lage des Magens und der Leber zu achten, da sie am meisten bei dem weiteren Fortgange der Sektion verändert wird. Bei der Leber hat man sowohl die Lage des linken scharfen Randes, der für gewöhnlich bis ins linke Hypochondrium, unter pathologischen Verhältnissen aber weit unter die Rippen bis über die Milz hin reichen kann, als auch besonders das Verhältnis des vorderen Randes zum Rippenrand an den verschiedenen topographischen

Längslinien zu bestimmen. Oft reicht er bis zum Rippenrand, häufiger noch (in der Mammillarlinie) 2—5 cm über diesen hervor. In Rücksicht auf das gegenseitige Verhältnis von Leber und Magen sei daran erinnert, dass der Pylorus des letzten vom linken Leberlappen gewöhnlich verdeckt wird. Die Lageveränderungen, welche der Magen durch krankhafte Veränderungen erleidet, werden bei Besprechung dieser noch erwähnt werden. Wie bei der Leber achte man auch beim Magen auf seine Beziehungen zu dem Rippenrande, weil an beiden Organen durch Druck von Seiten der Rippen Furchenbildungen bewirkt werden können (Schnürleber, Schnürmagen).

Vielfache Lageveränderungen, aber von verschiedener Wertigkeit, zeigt der Darm. Ganz gewöhnlich ist eine Verlagerung aller oder vieler Dünndarmschlingen, die bald im kleinen Becken, bald in der rechten oder linken Bauchseite zusammenliegen; sehr häufig auch eine schlingenförmige Abwärtsbiegung des Querkolon, selbst bis zum Becken hin, oder ein Vorragen der Flexura iliaca bis in die rechte Bauchseite oder gar bis zur Leber hin (bei sehr langem Mesokolon).

Wichtiger sind die Lageveränderungen, welche kleinere oder grössere Teile des Darmes (besonders des Dünndarmes) dadurch erleiden, dass sie in Ausstülpungen des Bauchfells geraten, die Hernien, Darmbrüche. Diese Bauchfellausstülpungen (Bruchsäcke) können auch leer sein, also nur Bruchanlagen bilden; man achte auf die vorkommenden Lipome an der Aussenseite der Bruchsackkuppe. Die häufigste Form, insbesondere bei Männern, sind die Leistenhernien (Hern. inguinales), von denen man gewöhnlich eine äussere und innere unterscheidet. Bei den äusseren oder indirekten liegen die Darmschlingen im Leistenkanal, bei den inneren oder direkten gehen sie direkt in die Bauchwand hinein. Anatomisch unterscheiden sie sich am einfachsten durch ihr Verhalten zur Art. epigastrica inf., indem die ersten nach aussen, die letzten nach innen von ihr gelegen sind. Wenn der Bruchsack der äusseren Leistenhernien im Leistenkanal endet, so ist es eine H. funiculi spermatici, reicht er bis ins Skrotum: H. scrotalis, ist der ganze Proc. vaginalis offen, so dass der Hode das Ende des Sackes bildet: H. testicularis, gewöhnlich H. i. congenita genannt. Neben Darmschlingen kann sich auch ein Stück Netz im Bruchsacke befinden (Darm-Netzbruch) oder auch letztes allein (Netzbruch, H. omentalis).

Alle übrigen Brüche sind viel seltener. Es sind: die bei Frauen häufiger als bei Männern vorkommenden Schenkelbrüche (H. femorales s. crurales), welche unter dem Poupartschen Bande liegen und deren Bruchsack sich in der Scheide der Schenkelgefässe ausstülpt. Die H. foraminis ovalis, H. ischiadica, H. lineae albae, H. umbilicalis genügt es zu nennen. Es liegen in diesen, besonders in letzter, häufig auch noch andere Organe (Leber usw.). Die sog. H. diaphragmatica ist häufig gar keine eigentliche Hernie, sondern es sind Bauchorgane, ohne von Peritonäum bedeckt zu sein, durch eine Oeffnung im Zwerchfell in eine oder die andere Brusthöhle eingetreten (Dystopie, Ektopie von Baucheingeweiden). Rechts (selten) wird das Loch meist durch die Leber verschlossen, von der dann nur ein Teil warzig in die Brusthöhle vorspringen kann, links dagegen (häufiger) treten ausser Darmschlingen oft noch Magen, Milz usw. in die Höhle ein. Die Oeffnungen können durch Verwundung entstanden oder angeboren sein (H. diaphragm. congenita). Da durch diese meistens sofortiger Tod der Kinder (durch Erstickung) bedingt wird, so können sie unter Umständen von gerichtlicher Bedeutung werden. Der Zwerchfellbruch gehört zu den inneren Hernien, deren eigentliche Vertreter in der Bauchhöhle sich finden: H. retroperitonaealis. Bei der häufigsten, H. duodeno-jejunalis, liegen Darmschlingen in dem gleichnamigen Recessus, bei H. coecalis in einer der am Cöcum vorkommenden Gruben, bei H. sigmoidea in der Plica sigmoidea, bei H. foram. Winslowi, die auch keine echte Hernie ist, da ihr ein besonderer Sack fehlt, in der Bursa omentalis.

Fig. 81.

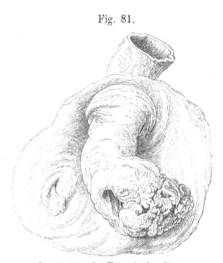

Invagination des Ileum in das Cöcum.
Das Ende des invaginierten Darmes geschwollen, geschwürig; links am Eingang in den Proc. vermiformis ein kleiner Polyp.

Mit der Verlagerung der Eingeweide bei Brüchen kann eine Verengerung der Darmlichtung verbunden sein (Brucheinklemmung, s. bei Darm), welche von vornherein bei Achsendrehungen und Einstülpungen des Darmes vorhanden ist, durch die deshalb das Leben aufs höchste bedroht wird.

Eine Achsendrehung (Volvulus) findet sich entweder am Dünndarm, wo dann meistens ein sehr langes Mesenterium vorhanden ist, oder an der Flexura iliaca, besonders wenn bei grosser Länge des Mesokolon die beiden Schenkel der Schlinge nahe beieinander an der Bauchwand befestigt sind. Unter Einstülpung (Invagination, Intussusception, Fig. 81) versteht man jenen Zustand, wo ein oberer Darmteil (meist Dünndarm) in einen unteren (meist Dickdarm) so eingestülpt ist, dass man auf dem Durchschnitt drei Darmwandungen findet, von denen die äussere und mittlere mit der Schleimhaut, die mittlere und innere mit der Serosa aneinanderstossen. Mit dem Darme ist natürlich auch der betreffende Teil des Mesenteriums mit eingestülpt, welches dadurch ganz straff angespannt und ausserdem zusammengedrückt ist. In frischen Fällen kann man durch einen Zug an diesem die Einstülpung wieder aufheben, nach längerem Bestehen gelingt dies aber wegen der bereits eingetretenen Verwachsungen der einzelnen Wandungsabschnitte untereinander nicht mehr. Durch die Zerrung und Verengerung der Gekrösgefässe entsteht Hyperämie, selbst Stase und Nekrose, Verschwärung (besonders am Ende) des eingestülpten Teiles, von dem ein mehr oder weniger grosses Stück ganz losgetrennt werden kann. Zuweilen findet sich am Ende des eingestülpten Teiles eine

Geschwulst, auch habe ich ein in den Darm eingestülptes, an seiner Spitze ein Pankreasstück tragendes Meckelsches Divertikel die Spitze einer Invagination bilden sehen. Es haben übrigens nicht alle Invaginationen eine pathologische Bedeutung, vielmehr findet man verhältnismässig häufig, besonders bei Kindern, einzelne oder mehrere Einstülpungen, welche sich durch ihre geringe Ausdehnung, sowie durch den Mangel jeglicher Folgeveränderung, selbst der Hyperämie, als in der Agone entstandene erweisen. Ihre Anwesenheit lässt auf heftige, aber ungeordnete peristaltische Bewegungen vor und bei dem Tode schliessen.

Eine Beeinträchtigung der Darmlichtung kann auch noch bewirkt werden, wenn Darmschlingen in Löchern im Netze oder Gekröse oder zwischen Bauchfellverwachsungen usw. eingeklemmt sind. Man muss in allen Fällen, wo Einklemmungserscheinungen während des Lebens bestanden, sehr sorgfältig und zugleich vorsichtig den Darm in bezug auf seine Lagerung untersuchen, da die Ursachen der Einklemmung oft nur schwer aufzufinden sind.

Ohne Bedeutung für das Leben ist der seltene Situs inversus, wobei die Lage sämtlicher Organe dem Spiegelbilde der normalen entspricht.

b) Die Farbe und der Blutgehalt der vorliegenden Teile.

Die Farbe der vorliegenden Teile der Bauchhöhle ist, von den nach dem Tode entstehenden galligen Imbibitionen in der Umgebung der Gallenblase abgesehen, im wesentlichen bedingt durch ihren Blutgehalt. Um die sämtlichen Dünndarmschlingen von allen Seiten betrachten zu können, ist es nötig, sie aus dem kleinen Becken herauszuheben.

Es geschieht dies am besten in der Weise, dass man mit der rechten Hand, ihre Innenfläche der Beckenwand zugekehrt, vor dem Cöcum in die Beckenhöhle eingeht, während der Daumen oben, rechts neben der Wurzel des Mesenteriums, liegen bleibt; darauf bringt man die zusammengelegten 4 Finger, vor dem Mastdarme und hinter den Darmschlingen hergehend, auf die linke Seite der Wirbelsäule und schiebt nun die ganze Hand auf der Wirbelsäule nach aufwärts, bis man das gesamte Mesenterium an seiner Wurzel in die Gabel zwischen Daumen und den übrigen Fingern fest gefasst hat, worauf man dann das gesamte Konvolut der Dünndarmschlingen aus dem kleinen Becken herausheben und nach jeder beliebigen Richtung hin drehen und sich zur Anschauung bringen kann.

An den tiefstgelegenen Schlingen ist in der Regel eine je nach dem allgemeinen Blutgehalte verschieden starke und ausgedehnte, meist bläuliche, hypostatische Färbung zu bemerken. Betrifft eine Hyperämie die Gefässe der Submucosa, erscheint die Farbe immer gedämpft, graubläulich, blutgefüllte subseröse Gefässe zeigen lebhafte, ungedämpfte und oft mehr rote Farbe.

Besonders zu beachten ist das Vorhandensein einer stärkeren Rötung an denjenigen Stellen, wo die einzelnen Darmschlingen aneinanderstossen, da sie, wenn sie in grösserer Ausdehnung vorhanden ist, auf frische allgemeine Peritonitis hindeutet.

c) Abnormer Inhalt der Bauchhöhle.

Es ist die Entfernung der Darmschlingen aus dem kleinen Becken auch nötig, weil etwa in der Bauchhöhle vorhandener abnormer Inhalt sich gerade in der kleinen Beckenhöhle zu sammeln pflegt. Doch muss man auch die übrigen Buchten, so besonders an den beiden Hypochondrien, daraufhin nachsehen.

Abnormer Inhalt wird nach Menge (wenn ihr grössere Wichtigkeit zukommt, durch Ausmass), nach Farbe (hellgelb, ikterisch, rötlich, milchig, bräunlich usw.), nach Konsistenz (wässerig, dickflüssig, breiig, fest usw.) und nach den Mischungsverhältnissen (klar, mit grossen oder kleinen Flocken, mit Blutgerinnseln usw.) bestimmt.

1. Normal sind nur wenige Tropfen Flüssigkeit in der Bauchhöhle vorhanden. Eine grössere Anhäufung von wässeriger Flüssigkeit bedingt das Hydroperitonäum (Hydrops peritonaei, H. ascites). Sehr wichtig ist die Differentialdiagnose zwischen einfachem serösem Transsudate (einfachem Hydrops) und entzündlichem serösem oder serös-fibrinösem Exsudate (entzündlichem Hydrops). Wenn das Exsudat eitrig ist oder grössere Mengen von Fibrin enthält, dann ist die Unterscheidung leicht, denn Transsudate enthalten weder Eiter noch auch der Regel nach Fibrin; die Schwierigkeit ist nur bei jenen Formen vorhanden, wo man kleine Flöckchen in einer sonst klaren wässerigen Flüssigkeit schwimmen sieht. Es wird sich in solchem Falle darum handeln, ob diese Flöckchen Fibrin oder bloss abgelöste Endothelfetzen sind, welche natürlich auch in Transsudaten vorkommen. Die Fibrinflocken sind in der Regel grösser und besonders auch dicker, ferner mehr oder weniger undurchsichtig und von grauweisser Farbe; die Endothelflöckchen dagegen sind dünn, schleierartig, grau durchscheinend und oft erst recht deutlich zu sehen, wenn man bei durchfallendem Lichte die in einem engen Glase befindliche Flüssigkeit durch einen vorgehaltenen Finger leicht beschattet. Bei der mikroskopischen Untersuchung zeigen sich die erstgenannten Flocken aus feinsten Fäserchen, die in Essigsäure stark aufquellen, zusammengesetzt, die letzten bestehen aus platten, zu einer dünnen Membran aneinandergelagerten Zellen mit grossem Kern und Kernkörperchen, welche häufig mit zahlreichen glänzenden Fettkörnchen versehen sind. Die sicherste Entscheidung der Frage, ob einfacher oder entzündlicher Hydrops vorliegt, kann durch die chemische Untersuchung der Flüssigkeit herbeigeführt werden. Ein Eiweissgehalt bis zu 2,5 pCt. spricht für einfachen, ein höherer für entzündlichen Hydrops.

Die Ursachen für den einfachen Hydrops ascites sind bald allgemeine, so dass der Aszites nur eine Teilerscheinung eines allgemeinen Hydrops ist, bald lokale, nämlich Behinderungen irgendwelcher Art (durch Leberzirrhose, Pfortaderkompression usw.) in dem Pfortaderkreislauf. Der entzündliche Hydrops ist natürlich das Produkt einer Peritonitis.

Zuweilen ist die Aszitesflüssigkeit mehr oder weniger milchig getrübt und opaleszierend. Dies kann durch die Anwesenheit von Globulinen bedingt sein, rührt aber häufig auch von beigemischten Fettkörnchen her, welche entweder durch chylösen Erguss nach Traumen oder infolge von Zerreissung von Chylusgefässen durch Stauung dahingelangt sind (Ascites chylosus) oder von verfetteten Zellen herstammen (Ascites adiposus). Letzterer kommt bei einfacher chronischer (verfettete Deckzellen) und bei krebsiger Peritonitis (verfettete Krebszellen) vor. Bei der letzten Affektion findet man der Peritonäalflüssigkeit auch noch weniger veränderte Krebszellen beigemischt, welche nach Quincke im Gegensatze zu den Deckzellen oft Glykogen enthalten (Deckglastrockenpräparat mit einem Tropfen Jodgummi auf einen Objektträger: Glykogen wird braun).

2. Eiterige Exsudate werden an ihrer gelben Farbe und ihrer flüssigen Beschaffenheit erkannt; eiterig-fibrinöse enthalten um so mehr Eiter, je gelber und weicher die in der Regel in Form von Häuten auf der Peritonäaloberfläche liegenden Massen sind. Jauchige und fäkulente Exsudate machen sich durch ihren Geruch und ihre schmutzig-bräunliche oder graue Farbe kenntlich; sie enthalten zahlreiche Bakterien (besonders Bact. coli) und gegebenen Falles Kotbestandteile; in dem Exsudate der puerperalen Peritonitis finden sich in der Regel zahlreiche, oft sehr lange rosenkranzförmige Ketten von Mikrokokken (Streptokokken); die Eiterkörperchen sind vielfach in fettiger Degeneration begriffen.

Die mikroskopische Untersuchung wird in der üblichen Weise ausgeführt. Wenn in dem entzündlichen Exsudate nur wenige Eiterkörperchen oder sonstige körperlichen Elemente vorhanden sind, was man meistens an der stärkeren oder geringeren Trübung der Flüssigkeit erkennt, so bringt man etwas davon in ein Spitzglas und lässt es eine Zeitlang ruhig stehen. Es werden sich nun die körperlichen Elemente zu Boden senken (sedimentieren), worauf man sie mit einer zugespitzten Glasröhre in der Weise herausholt, dass man die Röhre beim Eintauchen in die Flüssigkeit mit einem Finger oben fest verschliesst, dann, wenn die Spitze bis zum Boden des Glases gekommen ist, öffnet, worauf der Bodensatz in der Röhre aufsteigt. Wenn man genug davon aufgefangen hat, verschliesst man die Röhre wieder mit dem Finger und zieht sie so heraus. Schneller als durch Stehenlassen kommt man durch Zentrifugieren zum Ziele. — Sollte der Eiter zu dicklich sein, so ist es besser, ihn behufs der Untersuchung mit indifferenter Kochsalzlösung entsprechend zu verdünnen, weil sonst die Eiterkörperchen oder andere Elemente zu dicht beieinander liegen oder sich gar gegenseitig überdecken. Man nehme deshalb auch den zu untersuchenden Tropfen nicht zu gross, weil sonst die in ihm enthaltenen körperlichen Elemente hin- und herschwimmen, sich übereinanderlegen usw. Der Tropfen sei gerade so gross, dass er den kapillaren Raum zwischen dem Objektträger und dem gut anliegenden Deckgläschen bis zum Rande füllt. Zur Färbung werden Trockenpräparate hergestellt.

Auf Grund experimenteller Erfahrungen ist an die Möglichkeit zu denken, dass es tödliche, ganz akute bakterielle Peritonitis ohne Exsudat gibt. Man muss deshalb in geeigneten Fällen nicht unterlassen, die Oberfläche des Peritonäums, besonders die Darmschlingen, abzuschaben und die etwa gewonnenen Massen auf Mikroorganismen zu untersuchen.

3. Die rote Farbe einer Flüssigkeit kann von Blutkörperchen oder von Blutfarbstoff herrühren. Sehr einfach ist ja die Entscheidung durch die mikroskopische Untersuchung zu geben, aber es gibt auch makroskopische Anhaltspunkte. Eine ganz gleichmässige rote Färbung und der Mangel auch der kleinsten Gerinnsel spricht für diffundierten Blutfarbstoff, um so mehr, wenn bei ruhigem Stehen die Farbe sich nicht ändert, da Blutkörperchen sich in solchem Falle

immer am Boden anhäufen, wodurch die Stärke der Färbung von oben nach unten zunimmt. Diffusionsrötung ist in der Regel eine Leichenerscheinung, die auch auftreten kann, wenn keine Blutkörperchen in der Flüssigkeit vorhanden waren (Diffusion aus der Nachbarschaft).

Hämorrhagischer Inhalt in der Bauchhöhle kann von nicht entzündlichen und von entzündlichen Hämorrhagien herrühren. Die nicht entzündlichen (Hämatoperitonäum) sind in vielen Fällen auf Traumen zu beziehen, doch können auch andere Ursachen, z. B. spontane Milzrupturen, vorliegen. Besonders sorgfältig muss das ergossene Blut durchsucht werden, wenn es vorzugsweise in der Beckenhöhle liegt, weil hierbei oft geplatzte extrauterine Fruchtsäcke vorliegen, deren Embryo womöglich aufgefunden werden muss, um die Diagnose sofort unzweifelhaft festzustellen. Stammt das Blut von einer Entzündung her, sind also blutige Exsudate vorhanden, so kann man von vornherein immer auf einen längeren Bestand der Entzündung und besonders auf rekurrierende Formen derselben oder auf Entzündungen, welche mit Tuberkel- oder Karzinombildung kompliziert sind (sog. tuberkulöse und karzinomatöse Entzündungen), schliessen.

4. Eine besondere Aufmerksamkeit erfordern jene Fälle, wo unverdaute Speisereste in der Bauchhöhle gefunden werden. Es muss dann sofort mit grosser Vorsicht untersucht werden, ob die Magenwandungen durch einen geschwürigen Prozess oder durch eine Erweichung des Fundus (Gastromalacie) perforiert worden sind.

Auf An- oder Abwesenheit von Entzündungserscheinungen am Peritonäum ist zur Bestimmung der Zeit der Perforation besonders sorgfältig zu achten.

5. Als freie Körper findet man in der Bauchhöhle zuweilen kleine Lipome, Fibrome oder Chondrome, welche meistens von der Darmoberfläche abgerissen sind (Appendices epiploicae), ferner (bei Perforationen) gelegentlich Eingeweidewürmer. Der mehrmals gefundene Ascaris lumbricoides scheint aber auch die unversehrte Darmwand durchbohren zu können.

Am Schlusse dieser Betrachtungen über den Inhalt der Bauchhöhle (und aller serösen Höhlen) sei noch des eigentümlichen schlüpfrigen Gefühles gedacht, welches der immer vorhandene geringe flüssige Ueberzug des Peritonäums infolge von Eindickung des Blutes (am deutlichsten bei Cholera) oder von beginnender Entzündung darbietet und welches von dem grossen Eiweissgehalt der Flüssigkeit herrührt, der es auch bewirkt, dass beim Zerreiben derselben zwischen den Fingern Schaum entsteht.

d) Zwerchfellstand.

Die vorläufige Untersuchung der Bauchhöhle schliesst mit der Bestimmung des Standes des Zwerchfells, welche in der Weise vorgenommen wird, dass man die rechte Hand mit der Innenfläche nach aussen unter den betreffenden Rippenbogen einführt, sie bis zur höchsten Spitze des Zwerchfells hinaufbringt und dann mit den Fingerspitzen

die entsprechende Stelle der Brustwand, die man von aussen leicht bestimmen kann, berührt. Die Zwerchfellkuppe steht bei normalen Verhältnissen in der der Knochenknorpelgrenze entsprechenden Linie, an
der, um vergleichbare Resultate zu erhalten, womöglich alle Messungen
vorgenommen werden sollten, rechts (wegen des Andrängens der Leber)
an der 4. Rippe oder dem 4. Zwischenrippenraum, links an der 5. Rippe.
Durch starke Vermehrung des Inhaltes der Bauchhöhle kann die Kuppe,
besonders rechts, bis zur 2. Rippe und selbst noch höher hinauf-
rücken, während umgekehrt, durch Inhaltsvermehrung der Brusthöhle
ihr Stand vertieft wird, die Wölbung sich abflacht, ja sogar umgekehrt
wird, so dass das Zwerchfell unter dem Rippenrande mit konvexer
Kuppe vorragt. Es ist nicht immer mit Sicherheit zu bestimmen, ob
die Volumszunahme durch Vergrösserung der Lunge oder durch abnormen Inhalt in dem Pleuraraume bedingt ist, doch lässt häufig die
deutlich wahrnehmbare Fluktuation auf flüssigen Inhalt im Brustraume
schliessen. Ein Tiefstand des Zwerchfells infolge von Herz- und Herz-
beutelerkrankungen lässt sich meistens aus dem Orte der grössten Abweichung erkennen.

Bei Neugeborenen entspricht der Zwerchfellstand, wenn sie noch
nicht geatmet haben, im Mittel rechts der 4., links der 5. Rippe oder
dem 4. Interkostalraume, nach vollständiger Ausdehnung der Lungen
aber rechts der 5.—6., links der 6. Rippe.

a) Sektion der Brusthöhle.

Bevor die Eröffnung des Brustkorbes vorgenommen wird, muss
dieser von aussen untersucht werden.

1. Aeussere Untersuchung des Brustkorbes.

a) Zuerst werden die allgemeinen Verhältnisse betrachtet.
Die Ausdehnung kann durch verschiedene Affektionen verändert
werden, bald im ganzen, bald nur auf einer Seite oder an einzelnen
Teilen. Eine Erweiterung im ganzen trifft man z. B. bei Emphysem,
während durch einseitiges Empyem oder durch Pyopneumothorax auch
eine einseitige Erweiterung bedingt sein kann. Bei jeder Erweiterung
erscheinen insbesondere die Zwischenrippenmuskeln vorgetrieben. Umgekehrt findet man bei chronischer Lungenphthise den Brustkorb im
ganzen verschmälert, besonders aber an der Spitze, wo das Schlüsselbein sehr stark vorspringt. Eine einseitige Verschmälerung, selbst
Einbiegung bleibt nach chronischer Pleuritis, besonders nach geheiltem Empyem usw., häufig zurück. Sehr eigentümlich und charakteristisch ist die als Pectus carinatum s. gallinaceum (Hühner-
brust) bezeichnete Veränderung, welche darin besteht, dass das
Brustbein stark vorspringt, während die Rippen eine muldenförmige
Einbiegung zeigen. Bei der häufigsten Form, der rachitischen (Fig. 82),
sitzt die Einbiegung an der Knochen-Knorpelgrenze, bei der osteomalacischen (Fig. 83) dagegen etwas weiter seitwärts, da, wo die Arme
dem Thorax anliegen.

14*

b) Die einzelnen Knochen anlangend, so sind

1. am Brustbeine neben mehr oder weniger tiefen Einbiegungen und Einknickungen, die durch Verbiegung des ganzen Skeletts (Fig. 83) oder auch zuweilen durch die Beschäftigung (Schuster usw.) oder durch Wachstumsanomalien (Trichterbrust) herbeigeführt sind, von aussen nur

Fig. 83.

Fig. 82.

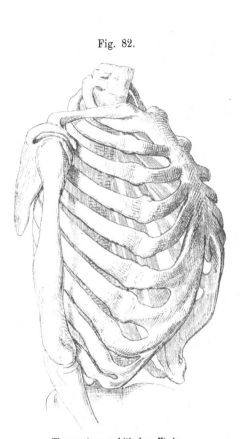

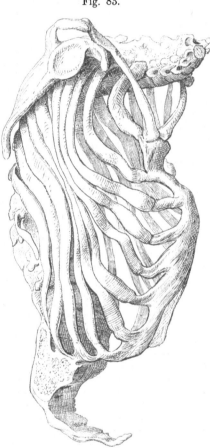

Thorax eines rachitischen Kindes.
Rachitischer Rosenkranz und Einbiegung an der Knochenknorpelgrenze.

Osteomalacischer Thorax.
Verkrümmung des Sternums und der Rippen.

noch angeborene Spaltbildungen zu bemerken, die bald in wirklichen Fissuren (Fissura sterni), häufiger in kleinen runden Knochendefekten bestehen, welche selbst zu mehreren in der Mittellinie vorhanden sein können. Sehr häufig ist eine Spaltung und dadurch Verdoppelung oder eine Durchlöcherung des Proc. xiphoides.

2. An den Rippen sieht man ebenfalls nicht selten angeborene Verdoppelungen, welche bald den Knorpel allein, bald Knochen und

Knorpel betreffen, häufig so, dass der Knochen sich gabelig teilt, die Knorpel aber wieder zu einem einzigen sich vereinigen. Sowohl an den Knorpeln wie an den Knochen kommen homologe Neubildungen vor (Ekchondrosen und Exostosen), durch welche benachbarte Rippen fest oder in Form einer Art Gelenk miteinander verbunden werden können. Dies ist häufig nach Brüchen der Fall. Bemerkenswert ist, dass Knorpelbrüche durch knöchernen oder fibrösen Kallus heilen.

2. Eröffnung des Brustkorbes.

Nun kann zur Eröffnung der vorderen Thoraxwand geschritten werden.

Zu diesem Zwecke werden die Rippenknorpel wenige Millimeter nach innen von ihren Ansatzstellen an die knöchernen Rippen mit einem starken Messer (Knorpelmesser) durchschnitten, wobei dieses, um das Eindringen der Spitze in die Lungen oder das Herz zu vermeiden, möglichst parallel der Oberfläche zu führen ist, so dass es nach dem Durchschneiden einer Rippe immer von der folgenden aufgefangen wird. Wenn Verdacht auf einen Pneumothorax vorhanden ist, muss bei dem ersten Einschnitt in jede Pleurahöhle auf etwa hervorströmendes Gas geachtet werden. Ein vorgehaltenes brennendes Streichholz erleichtert oft die Erkennung, besonders aber die Demonstration für Zusehende, da es beim Austritt von Gas auflodert und selbst ausgeblasen wird. Ausserdem kann man auch die Eröffnung unter Wasser vornehmen, welches man in eine an einem Zwischenrippenraum durch Fingerdruck erzeugte Vertiefung giesst.

Bei Verkalkung der Knorpel, welche am häufigsten an der 1. Rippe sich findet, ist es vorzuziehen, die knöchernen Rippen nach aussen von den Ansatzstellen der Knorpel mit einer Knochenschere zu durchtrennen.

Es empfiehlt sich, jetzt schon durch Niederdrücken der Rippenknorpel die Pleurahöhle möglichst weit zu öffnen, um etwa vorhandenen flüssigen Inhalt zu sehen und wenigstens teilweise aufzufangen, da er jetzt noch kaum verunreinigt sein kann.

Nunmehr wird jederseits das Schlüsselbein vom Handgriffe des Brustbeins durch halbkreisförmig (mit nach innen gerichteter Konvexität) geführte vertikale Schnitte getrennt, wobei man zuletzt, um einen nach unten und innen gerichteten Fortsatz des klavikularen Gelenkendes zu umgehen, den Messergriff etwas nach oben hin senken muss (Fig. 84). Es erübrigt dann noch, die 1. Rippe, deren Knorpel wegen der grösseren Breite des Handgriffs etwas weiter nach aussen liegt als derjenige der übrigen Rippen, sei es mit dem Messer, sei es, bei der sehr häufigen Verknöcherung, mit der Schere zu durchschneiden. Bei der grossen Bedeutung, welche neuerdings angeborenen Abnormitäten, bes. Verkürzung der 1. Rippe für die Entstehung der Schwindsucht zugeschrieben wird (W. A. Freund), muss gegebenen Falles die Rippe (auch auf etwa vorhandene neue Gelenke) genau untersucht werden, ehe man sie zerschneidet. Zu diesem Zwecke wird die Klavikula bis zum Armgelenk abgelöst und nach oben hinaufgeschlagen. Zur Durchtrennung der Rippe wird das Messer im ersten Interkostalraume senkrecht an ihrem unteren Rand angesetzt und dann in der Richtung von unten und aussen nach oben und innen durch Senkung des Messergriffs durch den Rippenknorpel hindurchgeführt, wobei die grösste Vorsicht zur Vermeidung einer Verletzung der dicht darunter gelegenen Gefässe anzuwenden ist. Es geht auch, besonders bei Kindern, sehr wohl an, den Eröffnungsschnitt des Gelenkes sofort in der Richtung nach aussen und unten durch die 1. Rippe fortzusetzen.

Alsdann wird das Zwerchfell, soweit es zwischen den Endpunkten der genannten Schnittlinien angeheftet ist, dicht an dem Rippenrand und dem Schwertfortsatze abgetrennt, das Brustbein nach aufwärts geschlagen und das Mittelfell immer dicht an dem Knochen (um jede Verletzung des Herzbeutels und der grossen Gefässe zu vermeiden) durch quere Schnitte abgelöst. Sollte bei diesen verschiedenen Tätigkeiten doch eine Verletzung von grösseren Gefässen stattgefunden haben, so ist sofort eine Unterbindung oder doch wenigstens ein Abschluss derselben durch einen Schwamm vorzunehmen, damit das ausfliessende Blut nicht in die Brustfellsäcke trete und später das Urteil trübe.

Um sicher die Verletzung grösserer Gefässe zu vermeiden, kann man auch nach Durchschneidung der 2. und der folgenden Rippen das Sternum von dem Mediastinum abtrennen und dann von innen her sowohl die 1. Rippe durchschneiden, wie unter starkem Heben des Brustbeins das Sternoklavikulargelenk eröffnen. Diese Methode ist dann besonders empfehlenswert, wenn es darauf ankommt, den Inhalt der Pleurahöhlen möglichst rein zur Untersuchung zu erhalten, denn man kann nach Ablösung des Sternums bis zur 1. Rippe bereits vollkommen gut die Höhlen übersehen und ihren etwaigen Inhalt herausbefördern.

Fig. 84.

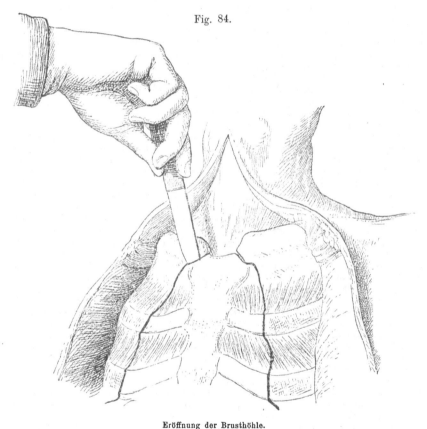

Eröffnung der Brusthöhle.
Haltung des Messers bei der Auslösung der Clavicula; die schwarzen Striche deuten die Schnittrichtung an den Rippen an.

Wenn es aus irgend einem Grunde nicht gestattet ist, das Brustbein zu entfernen, man aber doch den Wunsch hat, die Brustorgane zu sezieren, so trennt man nach Entfernung der Bauchorgane das Zwerchfell am Rippenrande ab, wobei man sowohl den Inhalt der Pleurahöhlen wie denjenigen des Herzbeutels genügend feststellen und untersuchen kann. Nun schneidet man das Herz heraus, löst dann das vordere mediastinale Bindegewebe mit der linken Hand von dem Sternum los, macht die Lungen frei und durchtrennt mit einem kurzen Skalpell, dessen Klinge man beim Einführen in den Thorax ganz mit den Fingern der rechten Hand deckt, die Luft röhre und Speiseröhre so hoch wie möglich, worauf man unter Trennung des hinteren mediastinalen Gewebes und der Pleura beide Lungen mit Bronchien, Oesophagus, Aorta herausnehmen kann.

3. Untersuchung der Knochen von innen.

Die Untersuchung des Brustbeins und der Rippen in ihrem vorderen Abschnitte kann nun auch von der Innenseite her bewerkstelligt werden.

a) Die hauptsächlichsten, am Brustbein vorkommenden Veränderungen sind Karies, am häufigsten tuberkulöse, oft durch verkäste mediastinale Lymphknoten hervorgerufen, ferner Usur (fibröse Atrophie), die durch andrängende Aneurysmen verursacht wird und sogar bis zur Perforation fortschreiten kann; selten sind Brüche des Brustbeins, welche meistens quer verlaufen und am häufigsten zwischen 2. und 3. Rippenknorpel, also an der Grenze von Handgriff und Körper, gefunden werden. Das Mark des Brustbeins, welches man sich auf einem Längsschnitte zur Ansicht bringen kann, ist auch im Alter noch teilweise rotes lymphoides Knochenmark und zeigt gelegentlich leukämische und anämische Veränderungen, Tuberkel- und Geschwulstbildungen usw., welche sich nicht von den bei den Extremitätenknochen zu besprechenden Erkrankungen unterscheiden, aber besser der Untersuchung zugänglich sind.

b) Die Rippen zeigen an ihren Verknöcherungszonen bei rachitischen Kindern beträchtliche, fast kugelige Anschwellungen (geringere nach aussen, stärkere nach innen), welche in ihrer Aufeinanderfolge an den verschiedenen Rippen den sog. rachitischen Rosenkranz (Fig. 82) darstellen. Auf einem Längsschnitte durch die Anschwellung zeigen sich makro- wie mikroskopisch dieselben Veränderungen wie an den Epiphysengrenzen der Röhrenknochen.

Auch an den Rippen findet man wie am Brustbein kariöse Prozesse, häufig von Entzündungen der Pleura ausgehend.

Sehr leicht kann man sich von den Rippen zur mikroskopischen Untersuchung (bei Leukäme, Anämie usw.) Marksaft verschaffen, indem man ein Stück Rippe im Schraubstock so lange quetscht, bis der rötliche Saft an dem einen Schnittende hervortritt.

Die Rippenknorpel erleiden sehr regelmässig Altersveränderungen, welche sich leicht an frischen Schnittpräparaten mikroskopisch untersuchen lassen.

Schon ziemlich früh nimmt der Knorpel eine bräunliche Färbung an, die durch ein feinkörnige Trübung des Grundgewebes bedingt ist und die immer dunkler wird. Die Knorpelzellen sind von einer dicken, oft deutlich mehrschichtigen Kapsel umgeben und zeigen vielfach Wucherung. Hie und da erscheinen mikroskopisch kleine asbestartig glänzende Stellen, an welchen die Grundsubstanz faserig zerfallen ist, während die Zellen gerade hier durch Teilung sich zu grossen, meist langgestreckten Zellhaufen umgebildet haben. Der faserige Zerfall der Grundsubstanz ist der Vorläufer einer schleimigen Erweichung, welche bis zur Höhlenbildung fortschreiten kann. Die letzte Veränderung ist die Verkalkung, welche ebenfalls in kleinen, makroskopisch kreideweiss erscheinenden Herden auftritt, die an ihrer Härte leicht erkannt werden können. Mikroskopisch sieht man kleinste, bei durchfallendem Lichte schwarz, bei auffallendem weiss erscheinende, in Salzsäure sich leicht lösende Kalkkörnchen, welche

erst an den Polen der meist länglichen Kapseln auftreten, in höheren Graden der
Veränderung aber die ganze Zelle erfüllen. An die Verkalkung, welche besonders
in der Nähe von Gefässen, am Knorpelrande und um Markräume herum auftritt,
kann sich eine echte Verknöcherung anschliessen. Sehr häufig enthalten die Zellen
kleine Fettropfen, seltener rotgelbe Pigmentklumpen. — An der 1. Rippe kommt
Querspaltung des ganzen Knorpels vor, eine Art Gelenk (Nearthrose), welches von
Freund als Anpassungs- bzw. kompensatorische Erscheinung bei kongenitaler Verkürzung angesehen wird (s. S. 213).

c) An die Untersuchung dieser Knochen schliesst man auch noch
diejenige des Sternoklavikulargelenkes an, welches häufig durch
chronische deformierende Entzündung, öfters auch durch (metastatische)
eiterige Entzündung mit Karies der Gelenkenden verändert ist. Endlich
kann auch noch die Clavicula, sofern an ihr besondere Veränderungen
(Brüche, frische und geheilte, Geschwülste usw.) wahrzunehmen sind,
hier mituntersucht werden.

4. Besichtigung der Brusthöhle.

Nachdem das Brustbein entfernt worden ist, wird zunächst
a) der Ausdehnungszustand und das Aussehen der vorliegenden Lungenteile bestimmt. Die normale Lunge verfällt nach
der Eröffnung des Thorax der Wirkung ihrer eigenen elastischen Kräfte,
d. h. sie zieht sich zusammen, bis diese in den Gleichgewichtszustand
gekommen sind. Diese Zusammenziehung kann, abgesehen von einer
Verminderung der Elastizität selbst, einmal dadurch verhindert werden,
dass die Lungenoberfläche befestigt ist (durch entzündliche Verwachsungen); zweitens dadurch, dass das Gewebe durch Ausfüllung
der Alveolen mit festen oder flüssigen Körpern an der Zusammenziehung gehindert wird, und drittens dadurch, dass der Luft die Ausgänge verschlossen sind (Stenosen in Kehlkopf, Trachea usw.). Sehr
charakteristisch ist die Ausdehnung der Lungen ad maximum (Hyper-
volumen Caspers) bei Ertrunkenen und Erstickten. Die Farbe der
vorliegenden Lungenteile ist abhängig von ihrem Pigmentgehalte (Kohle)
überhaupt, dann von dem Blutgehalte und etwa vorhandenen pathologischen Erzeugnissen.

b) Hierauf wird der Zustand der Pleurahöhlen, besonders ein
etwa vorhandener abnormer Inhalt untersucht, in welcher Beziehung
auf das bei der Besichtigung der Bauchhöhle Gesagte (S. 204) verwiesen wird.

Sind, wie das so unendlich oft der Fall ist, bindegewebige Verwachsungen
zwischen Rippen- und Lungenfell vorhanden, so trennt man sie, wenn sie keine
grössere Ausdehnung erreichen oder wenn sie leicht zerreisslich sind, denn es findet
sich dann doch oft noch in den hinteren und unteren Partien des Brustfellraumes
ein Exsudat. Nur wenn ausgedehntere oder sehr feste straffe Verwachsungen sich
finden, dann unterlässt man jede weitere Trennung bis zur Herausnahme der Lungen,
welche erst nach derjenigen des Herzens stattfindet. Vorher müssen auch noch die
Zustände des Mittelfelles, insbesondere das Verhalten des darin vorhandenen Thymus,
sowie die äussere Beschaffenheit der grossen, ausserhalb des Herzbeutels gelegenen
Gefässe, besonders auch die Füllung der Venen festgestellt werden. (Die Gefässe
dürfen jedoch noch nicht eröffnet werden.) —

Die eigentliche Sektion des Brusthöhleninhalts wird stets mit der Untersuchung
des Mittelfelles und seines Inhaltes, mit Untersuchung des Herzbeutels, mit der
äusseren Untersuchung des Herzens sowie mit derjenigen des Herzbeutels zu be-

ginnen haben, weil diese Untersuchungen ohne Schädigung für die übrigen Organe ausgeführt werden können und weil insbesondere die Untersuchung des Herzinhaltes sichere Resultate nur geben kann, wenn sie in situ vorgenommen wird. Ob weiterhin das Herz, jede einzelne Lunge, die Halsorgane für sich herausgenommen werden oder alle oder einzelne im Zusammenhang, das hängt von den Verhältnissen des einzelnen Falles ab und muss deshalb in jedem Falle besonders entschieden werden. Hier wird bei der Beschreibung die erste Methode eingehalten, aber mit der ausdrücklichen Erklärung, dass sie nicht für alle Fälle gilt.

5. Untersuchung des Mittelfelles und seines Inhaltes.

a) In dem **Bindegewebe** des Mittelfelles zeigt sich fast immer ein künstliches, bei dem Abziehen des Brustbeins entstandenes Emphysem, welches seinen Hauptsitz vor dem Herzen hat, während das zuweilen vorkommende, durch Lungenzerreissung entstandene pathologische Emphysem sich seitlich an der Lungenwurzel und mehr in der oberen Hälfte des Mediastinum findet und sich meistens auch weiter in das Halsbindegewebe erstreckt. Hämorrhagien sind in dem Mediastinum, abgesehen von traumatischen, besonders bei Phosphorvergiftung, akuter Leberatrophie usw. fast stets in grosser Zahl vorhanden; eine eiterige Entzündung (Mediastinitis) zuweilen fortgeleitet vom Halse aus. Chronische Entzündungen (Mediastinitis chron. fibrosa), welche fibröse Verdickung, Trübung und weissliche Färbung, sowie Härte des Bindegewebes erzeugen und meistens mit fibröser Perikarditis zusammen vorkommen (Mediastinoperikarditis), können Störung der Herztätigkeit verschulden.

b) Die oberen **mediastinalen Lymphknoten** enthalten bei älteren Menschen stets mehr oder weniger Kohle und werden sowohl bei Erwachsenen wie besonders bei Kindern verhältnismässig häufig im Anschluss an Tuberkulose der Lungen tuberkulös und verkäst gefunden, während die unteren häufig an den tuberkulösen und krebsigen Veränderungen am Bauchfell teilnehmen.

c) In bezug auf den **Thymus** ist zu bemerken, dass derselbe bis zum 2. Jahre schneller wächst, von da an bis zur Pubertätszeit nur noch wenig. Sein individuell sehr schwankendes Gewicht beträgt im Mittel bei der Geburt etwa 13 g, im 2. Jahre 23 g, zu Beginn der Pubertät 25—26 g. Von da an bildet sich der Thymus zurück (natürliche Involution), bis zum 30. Lebensjahre sind kaum noch Reste von ihm vorhanden; an seine Stelle pflegt Fettgewebe zu treten, der thymische Fettkörper.

Die Drüse hat eine etwas komplizierte Entwicklung und schwierig zu verstehenden Bau, so dass sowohl über ihre Morphologie als auch erst recht über ihre Tätigkeit Widerstreit der Meinungen und grosse Unklarheit besteht. Das darf man wohl als sicher annehmen, dass sie ursprünglich ein rein epitheliales Gebilde ist und auch nach der Geburt noch einen epithelialen Bestandteil besitzt, der in der Marksubstanz liegt und als kennzeichnende Bestandteile epitheliale Schichtungskugeln (sog. Hassalsche Körperchen) führt, welche in bezug auf Bau und Verhalten (Verhornung, Lipoidbildung, Keratohyalinbildung, Verkalkung) weitgehende Uebereinstimmung mit den Perlkugeln der Kankroide zeigen. Sind sie verkalkt, so kann man sie sehr gut mit blossen Augen als weissliche Fleckchen erkennen. Zwischen den epihelialen, netzförmig angeordneten Zellen liegen ziemlich grosse runde oder ovale Zellen, deren Natur noch nicht festgestellt ist. Zwischen Mark und Rinde, aber weit in diese hineinreichend und mehr ihr angehörend, finden sich reichlich eosinophile Leukozyten, die bei der natürlichen Involution wie bei pathologischem Schwund mit der Rinde verschwinden. Diese, die eigentliche Rindensubstanz wird aus kleinen runden grosskernigen Zellen gebildet, welche von einigen Untersuchern (bes. Schridde) für epitheliale, von anderen, denen ich mich anschliesse, für Lymphozyten gehalten werden. Dass die Thymusdrüse zu den lymphatischen Organen gehört, dafür spricht u. a. auch ihre unzweifelhafte Beziehung zu den übrigen lymphatischen Organen, insbesondere den Lymphdrüsen, an deren Pathologie der Thymus vielfach gleichsinnigen Anteil nimmt.

Das zeigt sich schon bei der von Paltauf aufgestellten konstitutionellen Anomalie, welche als Status thymico-lymphaticus bezeichnet wird und gekennzeichnet ist durch Reichlichkeit und Grösse des gesamten, wenn auch nicht gleichmässig beteiligten lymphatischen Gewebes, einschliesslich der Thymusdrüse. Dabei findet sich trotz starker Entwicklung des Fettgewebes oft Anämie, Rachitis, Hypoplasie des chromaffinen Systems, der Geschlechtsorgane, der Aorta bei Hypertrophie und Dilatation des linken Ventrikels. Diese Konstitutionsanomalie macht die von ihr betroffenen Menschen, besonders Kinder, hinfällig, so dass schon geringfügige krankmachende Einwirkungen genügen, den Tod herbeizuführen, ja man findet nicht selten bei Kindern keinerlei andere Todesursache als eben nur den Status thymico-lymphaticus. Früher hat man mehr an eine mechanische Wirkung der vergrösserten Thymus (Druck auf die Trachea oder den Vagus) gedacht und man wird gut tun, in entsprechenden Fällen statt der gewöhnlichen Sektionsmethode einen Horizontalschnitt durch den Thymus und die anliegenden Organe zu machen, da doch immer wieder Fälle vorkommen, bei denen eine Druckwirkung möglich und sogar wahrscheinlich ist. Meist fehlt ein Druck und man muss bei dem häufig durch Herzschwäche bedingten Tode nach örtlichen Veränderungen suchen, die man in zahlreichen Fällen in Gestalt von diffusen lymphozytären Infiltrationen der Herzmuskulatur finden wird, im übrigen aber muss man an innersekretorische Wirkungen denken, d. h. mit anderen Worten, man muss annehmen, dass der Thymus zu den endokrinen Drüsen gehört.

Dafür spricht auch der Umstand, dass der Thymus, wie er einerseits an Veränderungen der Lymphapparate teilnimmt, so auch bei Erkrankungen endokriner Drüsen Veränderungen darbietet. Hierher gehört die Nebennierenatrophie beim Morbus Addisonii, die Schilddrüsenerkrankung beim Morbus Basedowii. In beiden Fällen findet sich ein Status thymico-lymphaticus auch bei Erwachsenen, bei dem die Anwesenheit einer Thymusdrüse überhaupt (Thymus persistens) und die oft sehr erhebliche Vergrösserung der Drüse (Thymushyperplasie) ganz besonders in die Augen fällt. Man wird in diesen Fällen ganz besonders an Störung der inneren Sekretion des Thymus denken müssen und bei dieser wiederum an ihren epithelialen Bestandteil, es ist deshalb von Wichtigkeit, dass in beiden Fällen vorzugsweise eine Hyperplasie des Markes der Thymusdrüse beobachtet worden ist. Beachtenswert ist gegenüber dem Verhalten des Thymus bei Basedow-Krankheit (mit Hypersekretion der Schilddrüse), dass bei angeborenem Myxödem (mit verminderter Schilddrüsensekretion) auch eine Hypoplasie des Thymus beobachtet worden ist. Hypoplasie der Nebennieren und Hypoplasie des Thymus kommen zusammen bei Akraniern vor.

Fig. 85.

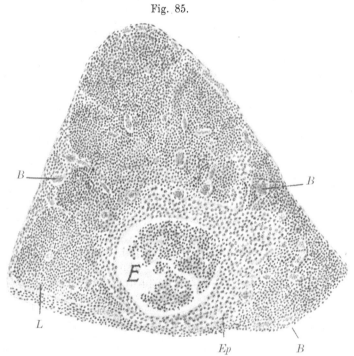

Duboisscher Abszess der Thymusdrüse eines syphilitischen Neugeborenen. Schwache Vergr. E Eiter in einem von Epithel (Ep) ausgekleidetem Hohlraum. L lymphozytäre Rindensubstanz. B Blutgefässe.

Bei totgeborenen und erstickten Kindern enthält der Thymus oft viele Hämorrhagien, die aber an sich einen akuten Erstickungstod nicht erweisen können; selten sind eiterige Entzündungen, metastatische wie fortgeleitete, bei deren Diagnostizierung man sich davor zu hüten hat, dass man die aus weichem und schon etwas faulem Thymus austretende trübe Flüssigkeit, welche zuweilen sogar in (kadaverösen) Erweichungshöhlen (ohne glatte Begrenzung) vorhanden ist, nicht für entzündliches Exsudat halte. Abszessähnliche Veränderungen kommen bei angeborener Syphilis vor (Duboissche Abszesse), doch handelt es sich dabei nicht um einfache Eiterung, sondern um Störungen in der Rückbildung der epithelialen Bestandteile des Thymus. Mikroskopisch (Fig. 85) sieht man Leukozyten in Hohlräumen, welche von mehrfachen Schichten epithelialer Zellen umgeben sind, in deren äusseren Lagen lymphoides Gewebe, die einzelnen Epithelzellen auseinander drängend, eingelagert ist. Auch gummöse und käsige tuberkulöse Veränderungen kommen vor; bei letzteren müssen Verwechslungen mit verkästen anliegenden Lymphknoten vermieden werden. Die vorher erwähnten Beziehungen der Thymusdrüse zu den lymphatischen und allgemeiner ausgedrückt zu den blutbereitenden Organen treten auch bei den Systemerkrankungen dieser Organe (Hämoblastosen) deutlich hervor, denn die Thymusdrüse nimmt auch an ihnen, soweit sie noch vorhanden ist, teil, und zwar sowohl bei den leukämischen (Fig. 86) als auch bei aleukämischen Erkrankungen, ja, gewisse Formen der letzten können von dem Thymus, es handelt sich dabei wohl meist um Thymus persistens, ihren Ausgang nehmen. Es bilden sich hierbei grosse, mehr oder weniger höckerige, das ganze Mittelfell einnehmende und über das Sternum nach oben ragende Tumoren von lymphknotenähnlicher Beschaffenheit, die als (Mediastinaltumoren) Lymphoma s. Lymphosarcoma oder Sarcoma thymicum bezeichnet wurden. Sie unterscheiden sich von ähnlichen Geschwülsten der mediastinalen Lymphknoten dadurch, dass sie mehr gleichmässige Massen darstellen, während jene aus einzelnen Knoten (den einzelnen Lymphknoten entsprechend) zusammengesetzt sind. Das Auffinden von Resten der epithelialen Anlage in Gestalt der geschichteten, sog. Hassalschen Körperchen in mikroskopischen Präparaten der Geschwülste gibt den sichersten Beweis

Fig. 86.

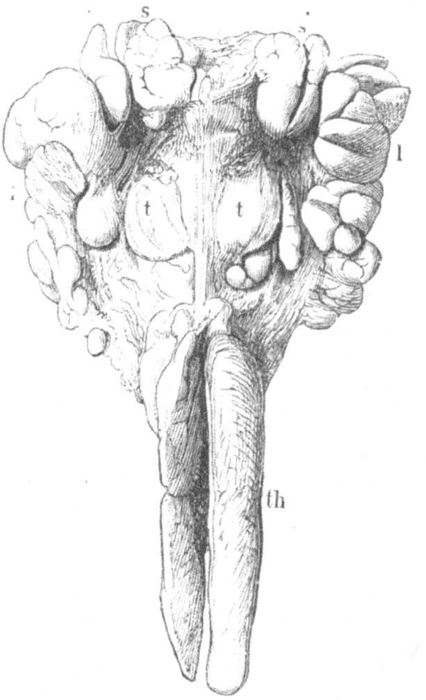

Leukämische Schwellung der Halslymphknoten (l) und des Thymus (th) eines fünfjährigen Kindes. ½ nat. Gr. Spirituspräparat. Der Thymus der Länge nach durchschnitten und auseinandergeklappt. s Submaxillares. t Thyreoidea.

dafür, dass diese aus dem Thymus hervorgegangen sind. Uebrigens können sowohl die Lymphknoten wie der Thymus gleichzeitig verändert sein. Eine cystische Umwandlung durch Erweiterung von Lymphräumen kann dabei in beiden Organgruppen vorkommen. Was man als auf dem Lymphwege entstandene Metastasen dieser Geschwülste bezeichnet hat, sind meines Erachtens keine Metastasen im gewöhnlichen Sinne, sondern Erscheinungen einer Systemerkrankung.

Uebrigens gehören nicht alle Mediastinaltumoren dieser Gruppe an, sondern es gibt auch gewöhnliche Sarkome und es gibt auch Karzinome, die man von den epithelialen Bestandteilen des Thymus ableiten muss. Ehe nicht die Frage über die Natur der Thymuszellen völlig geklärt ist, mag man alle diese Geschwülste unter dem Namen der bösartigen Thymusgeschwülste, oder, was ich für noch empfehlenswerter halte, der bösartigen Mediastinalgeschwülste zusammenfassen. Den Ausdruck Thymom kann ich nicht empfehlen.

Von rückgängigen Ernährungsstörungen des Thymus ist noch die sklerotische Atrophie, (akzidentelle Involution) zu erwähnen, welche bei allen an Marasmus leidenden Kindern sich findet. Die Rindensubstanz, und mit ihr die eosinophilen Leukozyten, schwinden zuerst, später folgt die Marksubstanz langsam nach, während die Hassal-Körperchen im Gegensatz zu der natürlichen Involution nicht entsprechend abnehmen, einzeln sogar grösser werden können. Der Hauptunterschied ist aber der, dass dabei inter- und intralobulär sich entwickelndes Bindegewebe, nicht Fettgewebe an die Stelle des schwindenden Drüsengewebes tritt. Freilich gibt es auch bei älteren Kindern Kombinationen von natürlicher und akzidenteller Involution.

Zur mikroskopischen Untersuchung muss man wegen der bedeutungsvollen eosinophilen Zellen die entsprechenden Färbemethoden (Eosin-Hämatoxylin, Pappenheims Panchromfärbung), wegen der Hassalschen Körperchen und der Fettgewebsentwicklung Fettfärbungen anwenden. Die Verhornung der Körperchen sieht man gut an van Gieson-Präparaten.

6. Untersuchung des Herzbeutels.

Zu der nun folgenden Eröffnung des Herzbeutels hebt man in der Mitte seiner vorderen Fläche eine längsverlaufende Falte auf, in deren linke Seite man mit flach gehaltener Klinge einen Einschnitt macht, durch welchen, wie bei der Eröffnung der Bauchhöhle, zwei Finger eingeführt werden, zwischen denen man einen Schnitt nach links und unten und einen zweiten nach rechts und unten bis an das Zwerchfell führt. Dann zieht man die rechte Hälfte des Herzbeutels kräftig nach vorn, um ohne Verletzung des Herzens den Schnitt nach oben zu bis an die Umbeugestelle des Herzbeutels auf die grossen Gefässe verlängern zu können (am besten mit einer Schere!).

Wenn sich in dem Herzbeutel reichliche Flüssigkeit befindet, ist es besser, sie schon vor Vollendung der letzten Schnitte vo viel wie möglich auszuschöpfen, weil sonst zu leicht etwas davon verloren gehen kann, so dass eine genaue quantitative Bestimmung nicht mehr zu ermöglichen ist. Gewöhnlich wird erst nach gänzlicher Eröffnung des Beutels die vorhandene Flüssigkeit, welche normal im Mittel 1 Teelöffel voll beträgt, entfernt, wobei man das Herz an seiner Spitze in die Höhe hebt, weil sich hinter ihm die meiste Flüssigkeit ansammelt. Eine bedeutungslose Vermehrung der Herzbeutelflüssigkeit, selbst bis zu 100 ccm, tritt bei langdauerndem Todeskampfe ein.

Sollte eine Verwachsung zwischen den beiden Blättern des Herzbeutels bestehen, so kann man sie, wenn sie klein ist. umschneiden, oder man sucht sie vorsichtig zu trennen. Bei ausgedehnten festen Verwachsungen muss man die Eröffnung der Höhlen auf gut Glück vornehmen und nachher den Herzbeutel und das Diaphragma pericardiale mit dem Herzen zusammen herausnehmen.

a) Die Untersuchung des Inhaltes.

In bezug auf die möglichen Verschiedenheiten des Inhaltes sowie auf die Methoden der mikroskopischen Untersuchung wird auf das bei der Inspektion der Bauchhöhle Gesagte (S. 209) verwiesen, nur einige Eigentümlichkeiten müssen noch erwähnt werden. Die erste ist die, dass die normale Perikardialflüssigkeit zwar keine Fibrinflocken enthält, dass sie aber beim Stehen an der Luft koagulieren kann, woraus man also nicht etwa auf eine entzündliche Veränderung schliessen darf. Blut im Perikardialsacke kann wie in der Bauchhöhle von einer primären Blutung grösserer Gefässe bzw. des Herzens selbst oder von einer Blutung aus entzündlich neugebildeten Gefässen herrühren. Im letzten Falle ist das Blut mehr mit Exsudatflüssigkeit gemischt, während es im ersten Falle zu dicken Klumpen geronnen ist, die oft das Herz mantelartig umgeben (Hämatoperikardium). Flüssiges Blut stammt niemals von einer einfachen Hämorrhagie her. Es können solche Hämorrhagien traumatischen Ursprunges sein oder durch spontane Herz- oder Aortenrupturen (bes. bei Aneurysma dissecans) entstehen.

Eine durch nachweislich pathologische Verhältnisse erzeugte oder über das äusserste normale Mass hinausgehende Ansammlung von wässeriger (trans- oder exsudierter) Flüssigkeit wird als Hydroperikardium oder Hydrops pericardii bezeichnet. Bemerkenswert ist, dass bei allgemeinem Hydrops der Herzbeutel oft auffällig wenig beteiligt ist. Die Anwesenheit von Luft oder Gas in der Herzbeutelhöhle bedingt das Pneumoperikardium, die Pneumatosis pericardii. Sowohl Durchbrüche schleimhäutiger Kanäle (Magen, Speiseröhre) und der Lunge, als auch jauchige Zersetzungen eines entzündlichen Exsudates können die Ursache dazu abgeben. Fremdkörper verschiedener Art (Nadeln usw.), sowie (selten) grössere Schmarotzer (Cysticerken, Echinokokken, auch Trichinellen) sind gelegentlich gefunden worden.

b) Die Erkrankungen des Herzbeutels.

Unter den Erkrankungen des Herzbeutels sind die wichtigsten

1. die Entzündungen. Die einfachen fibrinösen sind bald solche mit geringer trockener Exsudation (Pericarditis fibrinosa sicca) bald solche mit reichlichem serofibrinösem Exsudate (Pericarditis serofibrinosa). Die letzten sind leicht zu erkennen, dagegen jene ersten, welche man als Anfänge entzündlicher Vorgänge gerade am Perikardium verhältnismässig häufig zu sehen bekommt, oft um so schwerer. Sie werden in der Regel zunächst angezeigt durch die starke Rötung des Herzbeutels (entzündliche Hyperämie), welche in der Nähe des Sulcus circularis am stärksten ist, wo man auch oft kleine Blutungen findet; dann aber ist sehr kennzeichnend die Trübung und der matte Glanz der sonst spiegelnden Fläche, welcher besonders deutlich bei schräger Beleuchtung hervortritt, nachdem man, um die etwa vorhandene, Unebenheiten ausgleichende Flüssigkeit zu entfernen, mit einer trockenen Messerklinge, dem Daumenballen u. a. die Oberfläche abgetrocknet hat.

Die grösseren fibrinösen Beschläge der Herzbeutelblätter zeigen oft, besonders wenn wenig Flüssigkeit daneben vorhanden ist, sehr charakteristische Gestaltung (Fig. 87). Ausser der hauptsächlich vorhandenen Netzbildung sieht man von den Bewegungen des Herzens abhängige leistenartige Vorsprünge (besonders an der vorderen Fläche über dem Conus arteriosus pulmonalis) verschieden lange warzige und

zottenartige Bildungen (besonders an der hinteren Fläche des rechten
Ventrikels). Sind solche Zottenbildungen weit verbreitet und gross, so
spricht man wohl von Zottenherz (Cor villosum).

Die fibrinöse Perikarditis ist meistens nicht rein fibrinös, sondern
mit einer Neubildung eines gefässhaltigen Granulationsgewebes (Pericarditis productiva) verbunden, welches sich schon mit blossem
Auge auf senkrechten Durchschnitten des Perikards als eine einen bis

Fig. 87.

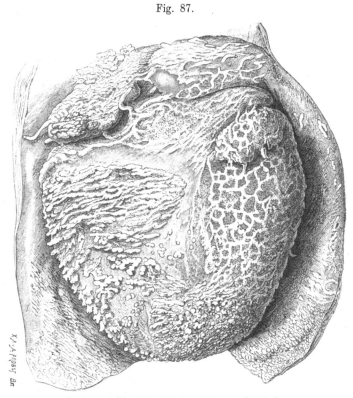

Fibrinöse Perikarditis. Frisches Präparat. Natürl. Gr.
Herzbeutel aufgeschnitten und zurückgeschlagen. Verschiedene Gestaltung der Fibrinauflagerungen.

mehrere Millimeter dicke, rötliche, weiche Schicht zwischen dem alten
Perikard und der Fibrinlage erkennen lässt.

Mikroskopisch (Fig. 88) zeigt diese Schicht das typische Bild des jungen Bindegewebes: Zahlreiche Zellen, darunter grössere, häufig spindelförmige, mit grossem
Kern versehene (Fibroblasten), dazwischen feine Bindegewebsfädchen und zahlreiche
verhältnismässig weite Gefässe mit dünner, deutlich zelliger Wand. Die Gefässe
gehen aus denjenigen des alten Perikardiums, welches leicht an seinem Gehalt an
regelmässig angeordneten elastischen Fasern, die dicht unter der Oberfläche eine
förmliche Grenzhaut bilden, erkannt werden kann und gleichfalls eine zellige Infiltration zeigt, hervor. Bei etwas älteren Fällen erscheinen die dem Perikard benachbarten Teile des Granulationsgewebes faserreicher und zellenärmer, also älter,

die entfernteren zellenreicher, also jünger; sie erscheinen auch mit ihren obersten Schichten in unregelmässiger Weise in die Fibrinmassen eingelagert, so dass häufig kleine Fibrinhäufchen ganz von der Hauptmasse abgetrennt und von dem Granulationsgewebe umwachsen sind. Hieraus kann auf eine Organisation des Fibrins durch das Granulationsgewebe geschlossen werden. Zuweilen zeigt sich zwischen alter Haut und neugebildetem Gewebe hie und da noch ein schmaler Spalt, der mit einem Rest der (vergrösserten) Perikardialdeckzellen ausgekleidet ist, und zwar nicht nur an der proximalen, sondern auch an der distalen Seite (Vakatwucherung), so dass ein drüsenartiges Bild vorhanden ist. Durch Flüssigkeitsansammlung können die drüsenähnlichen Bildungen cystisch werden. In älteren Fällen kommen an tieferen Schichten des neugebildeten Gewebes feine, ebenfalls neugebildete elastische Fasern vor.

Fig. 88.

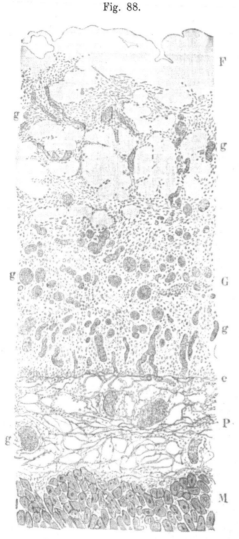

Eiterige Entzündungen (Pericarditis suppurativa) sind seltener und wenn sie nicht von Traumen oder aus der Fortleitung von einer Mediastinitis suppurativa, Caries costarum, Gangraena pulmonum usw., in welchen Fällen sie oft einen jauchigen Charakter haben, abgeleitet werden können, erwecken sie immer den Verdacht, durch (meistens metastatische) Abszesse hervorgerufen worden zu sein. Häufig wird man bei den Fällen der ersten Art an dem äusseren Blatte, bei den anderen an dem inneren (Epikard) aus einer partiellen stärkeren Veränderung, besonders Nekrose, den Ort, von wo die Entzündung ausging, erschliessen können. Uebrigens ist es sehr häufig, dass die durch Fortleitung entstandene septische Perikarditis zunächst einen mehr fibrinösen Charakter besitzt; das Fibrin kann der Bindegewebsschicht aufsitzen, oft aber sind in grosser Ausdehnung die dann vergrösserten

Fibrinös-produktive Perikarditis. Pikrolithionkarmin.
Schwache Vergr.

M Herzmuskulatur. P altes Perikardium, dessen Grenze durch dichte elastische Fasernetze, die Grenzlamelle (e) angezeigt wird. G neugebildete Granulationsschicht, deren Gefässe (g) prall mit Blut gefüllt sind. F Fibrin, zum Teil von dem Granulationsgewebe durchwachsen.

Deckzellen zwischen beiden noch erhalten. Bei länger bestehender eitriger Perikarditis sieht man meistens in ähnlicher Weise, wie es soeben von der fibrinösen angegeben wurde, eine Granulationsneubildung auf dem Perikard sitzen, welche gerade hierbei oft eine beträchtliche Dicke besitzt.

Hämorrhagische Beschaffenheit der Exsudate (Pericarditis haemorrhagica) ist immer das Zeichen einer schweren, meist tuberkulösen Affektion.

Auf dem sonst dünnen und vollkommen durchscheinenden Perikardium finden sich, besonders gern über dem Conus arteriosus pulmonalis, in sehr vielen Fällen und ohne dass ihnen eine besondere Wichtigkeit zukäme, beschränktere oder ausgedehntere Verdickungen, verbunden mit milchiger Trübung (Sehnenflecke), welche teilweise sicher als die Erzeugnisse umschriebener produktiver Entzündungen, teilweise aber wohl nur als einfache Hyperplasien zu betrachten sind. Zuweilen bestehen als Ueberbleibsel früherer Entzündungen bindegewebige Verwachsungen zwischen seitlichem und innerem Blatte des Herzbeutels, freilich bei weitem viel seltener, als das bei der Pleura der Fall ist. Auch auf grössere Strecken ausgedehnte und selbst völlige Verwachsungen (Synechien) der Herzbeutelblätter mit teilweisem oder vollständigem Verschluss (Obliteration) der Höhle kommen vor; man muss in solchen Fällen auf die Ablösung häufig verzichten. Ein vor der Verwachsung vorhandenes fibrinöses oder eiteriges Exsudat kann spurlos durch Zerfall und Resorption verschwinden; zuweilen aber dickt es sich stellenweise ein, verkäst und verkalkt, so dass man nun zwischen den alten Verwachsungen käsig-kalkige, kreidige oder auch ganz knochenharte Herde eingesprengt findet.

Diese Verdickungen und Verwachsungen(Reste einer Pericarditis fibrosa, adhaesiva) sind aus der vorher geschilderten granulie-

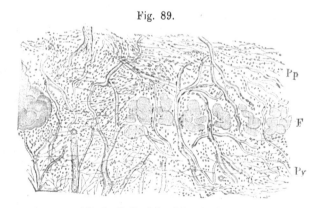

Fig. 89.

Adhäsive Perikarditis. Schwache Vergr.
Die Granulationsmassen des Pericardium parietale (Pp) und des Pericardium viscerale (Pv) sind bereits teilweise zusammengeflossen, ihre Gefässe in Verbindung getreten, nur noch einzelne Reste von Fibrin (F) dazwischen.

renden produktiven Entzündung hervorgegangen, indem das Granulationsgewebe wie bei der Vernarbung einer Hautwunde immer mehr faserig wurde und sich schliesslich in fast rein fibröses Gewebe umwandelte. Waren vor dieser Umwandlung die von beiden Herzbeutelblättern ausgegangenen Granulationsmassen zusammengeflossen — dem Zusammenfluss geht immer eine Verklebung durch die auf den Granulationen liegenden fibrinösen Massen voraus —, so entstehen die Verwachsungen, zwischen welchen man auch mikroskopisch zunächst noch Reste des Exsudats in Gestalt von Fibrinklümpchen auffinden kann (Fig. 89); waren sie durch flüssiges Exsudat getrennt oder wurden die Verklebungen durch die Herzbewegungen wieder zerrissen, so tritt nur eine Verdickung der Herzbeutelblätter ein.

Kleine hellgraue, knotenförmige Verdickungen sitzen nicht selten im Verlaufe der epikardialen Gefässe, besonders der Arterien, deren Wand dann auch mikroskopische Veränderungen (besonders Schwund der elastischen Elemente der Media) zeigt. Das ist auch der Fall bei der sehr seltenen, daneben mit starker Intimawucherung einhergehenden Arteriitis nodosa multiplex, welche gerade an den Herzgefässen besonders leicht zu erkennen ist.

2. Selten findet man neben jenen Ueberresten alter Exsudate grössere käsige tuberkulöse Knoten, häufiger dagegen miliare Tuberkel, welche gern in den neugebildeten Bindegewebsmassen selbst sitzen (Pericarditis fibrosa tuberculosa). Es kommen jedoch auch bei allgemeiner Tuberkulose Tuberkel ohne exsudative Entzündung vor (Tuberculosis pericardii), die dann gern längs der Gefässe aufgereiht erscheinen (nicht mit den eben erwähnten Knötchen zu verwechseln!), während sie andererseits auch wieder mit fibrinöser hämorrhagischer und produktiver Entzündung verbunden sein können (Pericarditis fibrino-haemorrhagica et productiva tuberculosa). Da sie in diesen Fällen gänzlich durch die Fibrinschwarten dem Auge entzogen werden können, so darf man nie unterlassen, diese an verschiedenen Stellen zu entfernen, um den Zustand des darunterliegenden Perikardiums beobachten zu können.

Mikroskopisch erhält man dieselben Bilder wie bei der nicht tuberkulösen Perikarditis, nur kommen noch Tuberkel hinzu, die mit Vorliebe in dem neugebildeten Granulationsgewebe sitzen, aber auch einerseits in das Fibrin, andererseits in die alte Serosa eingelagert sein können. Sitzen sie an der Grenze des alten und des neugebildeten Gewebes, so fehlt in ihrem Bereich die Elastika. Man mache deshalb auch eine Elastikafärbung.

Besonders bemerkenswert ist das Vorkommen tuberkulöser Perikarditiden bei älteren Leuten, bei denen man einen für eine Infektion verantwortlich zu machenden Käseherd vermisst. Sehr selten sind tuberkulöse Geschwüre des Perikards. Auch gummöse adhäsive Entzündungen kommen, wenngleich nur selten, vor, häufiger erhält man lymphomatöse Wucherungen, insbesondere bei mediastinaler thymischer Lymphombildung zu Gesicht, vor allem am äusseren Blatt, in welches die Lymphomwucherung gern kontinuierlich eindringt.

3. Als seltenere Befunde sind metastatische Geschwulstknötchen (Karzinome, Sarkome usw.) des Perikardiums zu nennen.

4. Sehr selten kommen angeborene totale und partielle Defekte des äusseren Herzbeutelblattes (mit Einschluss der äusseren fibrösen Schicht) vor.

c) Veränderungen des subperikardialen Fettgewebes.

Das subperikardiale (epikardiale) Fettgewebe unterliegt zahlreichen quantitativen Schwankungen, die nicht immer mit denen des Pannikulus übereinstimmen. Bei kachektischen Zuständen zeigt es oft eine bemerkenswerte Umwandlung in eine weiche, durchscheinende, gallertige Masse, die auf Essigsäurezusatz sich weisslich trübt und mikroskopisch (flache Scherenschnittchen) aus einer hellen, von feinen Fasern durchzogenen, Muzinreaktion gebenden Grundsubstanz und grossen, entweder noch Fettröpfchen, die dann deutlich gelb gefärbt sind, oder seröse Flüssigkeit einschliessenden Zellen besteht (schleimige Metamorphose, gallertige Atrophie). Zuweilen finden sich besonders in der Nähe der Herzspitze kleine Lipome. Gerichtsärztlich von besonderer Wichtigkeit sind die kleinen, vorzugsweise an der Basis der hinteren Wand sitzenden Blutungen im subperikardialen Gewebe, die subperikardialen Ekchymosen, wie sie so häufig bei Erstickungstod, vor allem bei Neugeborenen sich zeigen. Ein Beweis für Erstickungstod sind sie nicht.

7. Untersuchung des Herzens.

a) Aeussere Untersuchung.

Bei der Prüfung des Herzens ist seine Lage, Grösse und Gestalt, die Füllung der Kranzgefässe und der einzelnen Herzabschnitte (Vorhöfe und Kammern), seine Farbe und Konsistenz (Kontraktionszustand) zu bestimmen, bevor irgend ein Schnitt in dasselbe gemacht oder es gar aus dem Körper entfernt wird.

1. Die Lage des Herzens kann im ganzen verändert sein (Verschiebung durch Pleuritis usw.) oder es kann durch Vergrösserung des Herzens selbst seine Grenze sich verschoben haben, in welcher Beziehung der Stand der Herzspitze besonders wichtig ist. Sie reicht nicht selten bis zur Axillarlinie hin.

2. Für die Beurteilung der Grösse des Herzens gibt die etwa gleichgrosse rechte Faust der Leiche einen gewissen Anhaltspunkt. Die genaueren Masse betragen zwischen dem 20. und 60. Jahre nach Bizot im Mittel: Länge 85—90 mm beim Manne, 80—85 bei der Frau, Breite 92—105 resp. 85—92, Dicke 35—36 resp. 30—35. Verkleinerungen, manchmal in exzessiver Weise, bei allen kachektischen Krankheiten, sowie oft bei chronischer Perikarditis mit reichlichem Exsudate; Vergrösserungen sowohl bei Erkrankungen des Herzens selbst, als auch anderer Organe, Lungen, Nieren, Aorta usw.; im zweiten Falle meistens partiell.

3. Die Gestalt wird am meisten durch vorwiegende Vergrösserung einer Seite verändert. Eine Vergrösserung des linken Ventrikels bedingt eine mehr lange und relativ schmale, spitz kegelförmige oder auch walzenförmige Gestalt (Fig. 90), diejenige des rechten Ventrikels bewirkt vorzugsweise eine Verbreiterung. Für die Beurteilung der Grösse dieses Ventrikels hat man einen guten Anhaltspunkt in der Gestaltung der

15*

Fig. 90.

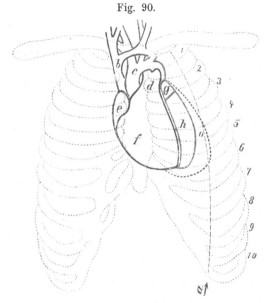

Vergrösserung des linken Ventrikels. Schematische Darstellung der Gestalt- und Lageveränderung des Herzens. Nach Rindfleisch. a Mamillarlinie, b obere Hohlvene, c Aorta, d Bulbus der Art. pulm., e rechter Vorhof, f rechter Ventrikel, g linker Vorhof, h linker Ventrikel, o der vergrösserte linke Ventrikel, 1—10 Rippen.

Fig. 91.

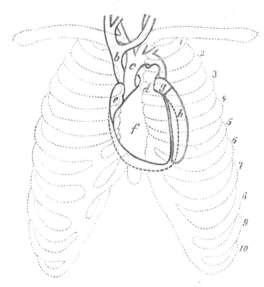

Vergrösserung des rechten Ventrikels. Schematische Darstellung der Gestalt- und Lageveränderung des Herzens. Nach Rindfleisch. b—h, 1—10 wie in der vorigen Figur; die Konturen des vergrösserten rechten Ventrikels sind durch punktierte Linien angedeutet

Herzspitze (Fig. 91), welche normal nur vom linken Ventrikel gebildet wird, so dass eine Beteiligung des rechten an ihrer Bildung immer einen Schluss auf Vergrösserung desselben erlaubt. — Als angeborene Gestaltveränderung kommt zuweilen ein flacherer oder tieferer Einschnitt zwischen den Spitzen beider Kammern zur Beobachtung.

4. Die Farbe der Herzoberfläche ist wesentlich von dem Zustande des Epikards und des Fettgewebes unter demselben bedingt. Die Vorhöfe haben besonders bei starker Füllung eine dunkelblaue Färbung, die Kammerfarbe hängt von den Zuständen der Muskulatur ab, worüber bei dieser Ausführlicheres.

5. Die Konsistenz der verschiedenen Abschnitte ist wesentlich bedingt von dem Kontraktionszustand der Muskulatur, dann aber auch von der Menge und Beschaffenheit des Inhalts. Bei einfacher Kontraktion ist nichts von einer Höhle zu fühlen, während man bei bloss praller Füllung den Inhalt immer etwas wegdrücken kann.

6. Bei den Kranzgefässen ist die Unterscheidung zwischen Arterien und Venen durch

die relative Dicke der Wandungen und durch den Verlauf leicht zu machen. Starke Füllung besonders der grösseren Venen deutet immer auf ein Hindernis des Blutabflusses aus dem rechten Vorhof (Erstickung usw.) hin, wenn sie nicht auf die hintere Fläche beschränkt ist (Hypostase); sehr geringe Füllung wird ausser durch allgemeine Anämie zuweilen auch durch Verkalkung oder Endarteriitis der Koronararterien herbeigeführt, welche Veränderungen sich oft schon von aussen an der Starrheit, Härte und weissgelben Färbung erkennen lassen.

7. Auf die Füllung der einzelnen Herzabschnitte kann man aus dem Verhalten der Wandung einen Rückschluss machen. Wenn diese abgeplattet oder sogar vertieft (eingesunken) ist, dann ist nur geringer Inhalt zu erwarten, während umgekehrt eine Vorwölbung, besonders in Verbindung mit starker Spannung, auf reiche Füllung schliessen lässt. Ueberfüllung des rechten Herzens bei allen Erstickungsarten; Ueberfüllung im linken Ventrikel bei Tod durch Herzparalyse (Zustand höchster Diastole).

Um die Menge des in den einzelnen Abschnitten des Herzens vorhandenen Blutes nach Mass und Beschaffenheit genau bestimmen zu können, müssen sie eröffnet werden, solange das Herz noch in seinem natürlichen Zusammenhange sich befindet.

b) Eröffnung des Herzens in der Leiche.

Zur Eröffnung der rechten Seite des Herzens (Fig. 92) dreht man dieses mit der rechten Hand so um seine Längsachse, dass die scharfe rechte Kante direkt nach vorn liegt. Darauf bringt man die linke Hand so unter seine hintere Fläche, dass der Zeigefinger an den Sulcus circularis zu liegen kommt, während der Daumen etwas nach hinten von der scharfen rechten Kante der rechten Kammer seine Stelle findet. Indem man nun das Herz etwas nach links und unten zieht und zugleich über den linken Zeigefinger herüberspannt, bringt man die Einmündungsstellen der beiden Hohlvenen zum Vorschein, zwischen denen der Vorhofschnitt beginnen soll. Er wird bis zum Sulcus circularis weitergeführt, dann wird, um das venöse Ostium zu schonen, der Schnitt in der Ausdehnung von etwa 1 cm ausgesetzt, um endlich in derselben Richtung an der erwähnten Kante der rechten Kammer weiterzugehen — auf dieser Seite nicht bis zur Spitze, da die rechte Kammer normalerweise nicht bis zur Herzspitze reicht. Die rechte Hand fasst nun die Herzspitze, während die linke den Inhalt des Vorhofs, dann denjenigen der Kammer herausbefördert. Nachdem er untersucht ist, führt man vom Vorhof aus zwei Finger der linken Hand in das Ostium venosum dextrum, welches so weit sein soll, dass man zwischen die auseinandergespreizten Finger einer mittelstarken Männerhand von der Kammer her noch einen dritten einfügen kann. Darauf fasst man die linke Kammer mit der linken Hand so, dass die Herzspitze in die Falte zwischen Daumen und Zeigefinger, ersterer an die Hinterfläche, letzterer an die Vorderfläche zu liegen kommt, oder man legt das Herz so in die Hohlhand, dass der Daumen an der vorderen, die übrigen Finger an der hinteren Fläche liegen, zieht nach rechts und unten und schneidet hinter dem Herzohr auf der oberen der nun deutlich hervortretenden linken Lungenvenen in den Vorhof hinein. Am Sulkus setzt man wieder ab und fährt am linken Rande der Kammer weiter, wie rechts, nur dass hier der Schnitt bis zur Spitze geführt werden muss. Es folgt ebenfalls wieder die Untersuchung des Inhalts der Höhlen, wobei die linke Hand in derselben Stellung verbleibt, dann die Prüfung (gegebenenfalls nach Lösung der Totenstarre) der Weite des Ostium venosum sinistrum, in welches man bequem zwei Finger soll einführen können. Das Einführen der Finger in das Ostium muss indessen, besonders auf dieser linken Seite, sehr vorsichtig geschehen, damit man dabei nicht etwa vorhandene thrombotische Auflagerungen abreisse. Hat man Grund zu der Erwartung, dass frische endokardiale Veränderungen vorliegen, so kann man diese Prüfung auch ganz unterlassen.

In Fällen von Vergrösserung des Herzens empfiehlt es sich, zuerst einen Horizontalschnitt mitten durch beide Herzkammern zu machen, weil man dann am

Fig. 92.

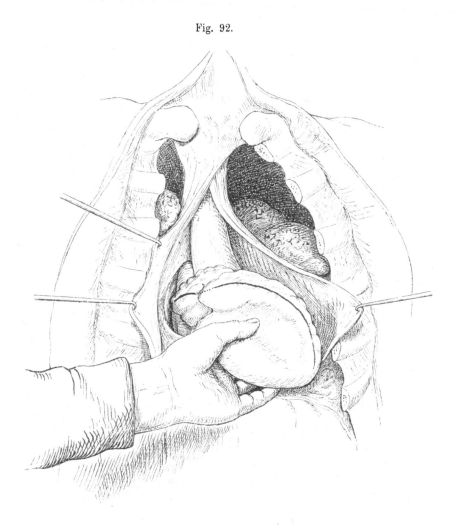

Haltung der linken Hand zur Eröffnung des rechten Herzens.
Am Herzen bezeiohnet der schwarze Strich die Schnittrichtung; da wo dieser punktiert erscheint, wird der Schnitt unterbrochen.

besten den Füllungsgrad jeder einzelnen feststellen und vor allem das Verhalten der Höhlen und die Lage wie Dicke der Scheidewand übersichtlich erkennen kann. Die übrigen Schnitte werden nun bis zu diesem bzw. von diesem Schnitte aus gemacht, so dass die Herzspitze unverändert bleibt.

c) Untersuchung des Blutes.

Die Veränderungen, welche das **Blut** erfährt, sind teils makro-skopische, teils mikroskopische; zum Teil beruhen sie auf Veränderungen der normalen Blutbestandteile, sei es in quantitativer, sei es in quali-tativer Richtung, teils auf abnormen Beimengungen verschiedener Art. Die letzten sind in der Regel nur mikroskopisch erkennbar.

1. Dem grössten Wechsel unterworfen sind die Gerinnungs-erscheinungen, indem sich alle Uebergänge finden vom ganz flüssigen ungeronnenen Blute bis zu dem festesten und derbsten, der roten Blut-körperchen fast ganz entbehrenden Fibringerinnsel (Herzpolypen).

Die mangelhafte oder fehlende Gerinnbarkeit des Blutes kann sowohl von Verminderung der Fibringeneratoren (Hypinose), z. B. bei hydropischer Blutbeschaffenheit, als auch von einer Verhinderung der Gerinnung durch gewisse Stoffe herrühren, unter denen die Kohlen-säure die erste Stelle einnimmt. Alle Vorgänge, welche zu einer Ueber-ladung des Blutes mit Kohlensäure führen, vermindern oder verhindern die Gerinnbarkeit des Blutes, also alle mit schliesslichem akuten Sauer-stoffmangel endenden Krankheiten, sowie die direkte Tötung durch Ver-schluss der Luftwege von aussen. Aehnliche Folge haben Vergiftungen mit anderen Gasen (Grubengas, meist auch Kohlenoxyd usw.), sowie viele Infektionen, besonders putride.

Die festen, reinen Fibringerinnsel, besonders wenn sie an den Wandungen des Herzens sitzen, deuten darauf hin, dass der Tod sehr langsam eingetreten bzw. die Herztätigkeit allmählich erlahmt ist, so dass die farblosen Blutkörperchen in Verbindung mit den Blut-plättchen in immer grösserer Menge kleben blieben und Fibrin bildeten, während die roten Blutkörperchen immer noch durch die geringe Herz-tätigkeit weiter bewegt wurden. Unabhängig von langer Agone finden sich aber fibrinreiche Gerinnsel bei Vermehrung der Fibringeneratoren (Leukozyten, Blutplättchen), wie sie z. B. bei akut entzündlichen Pro-zessen sich einstellt (Hyperinose). In diesen Fällen sitzen aber die Fibrinmassen nicht wie bei jenen so fast ausschliesslich an den Wan-dungen, sondern sämtliche Gerinnsel sind fibrinreich. Uebrigens be-stehen auch schon bei ganz normalem Blute und ganz normaler Ge-rinnung desselben Verschiedenheiten in dem Fibringehalte der einzelnen Gerinnsel; so ist z. B. das in dem Conus arteriosus der rechten Kammer und im Anfangsteile der Pulmonalis steckende Gerinnsel fast stets sehr fibrinreich. Es kann sich baumförmig verzweigt in die kleinen Gefässe fortsetzen und gerade diese Gerinnsel zeigen ihre agonale Entstehung manchmal dadurch an, dass an Tuberkel erinnernde knötchenartige Zu-sammenlagerungen von Leukozyten, besonders an ihren feineren Zweigen, vorkommen. Wenn die festen Gerinnsel umfangreich sind, so entstehen oft vollkommene Abgüsse der Unebenheiten der Wandungen, z. B. der Semilunarklappentaschen, der Zwischenräume der Musculi pectinati usw.

In einem gewissen Zusammenhang mit Gerinnung stehen die während des Lebens innerhalb des Gefässsystems entstandenen Blut-pfröpfe, die Thromben, denn man findet in ihnen, wenn auch in sehr wechselnder und nach Entstehungsart wie nach Alter verschiedener Menge, Fibringerinnsel, die man färberisch nachweisen kann, aber es handelt sich nicht um eine einfache Gerinnung, sondern um zusammengesetzte Vorgänge, bei denen eine Sonderung der einzelnen Blutbestandteile und Zusammenlagerung gleichartiger Teile, vor allem der Blutplättchen, eine wesentliche Rolle spielt. Dadurch kommt ein besonderer Aufbau, eine Art Architektur des Thrombus zustande. Diese ist nicht überall genau die gleiche, ja derselbe Pfropf kann an verschiedenen Stellen verschiedenen Bau zeigen. Das hängt zum Teil mit den Bedingungen seiner Entstehung zusammen: es ist ohne weiteres klar, dass die Thromben an Herzklappen, an Arterien, besonders an der Aortenwand, in Aneurysmen, in Herzohren, in Venen jedesmal andere sind und vielfach auch am selben Ort zeitlich wechseln. Durch den letzten Umstand kann ein geschichteter Bau entstehen, bei dem die einzelnen Schichten mikroskopisch in ihrer Zusammensetzung verschieden sind und dementsprechend auch makroskopisch ein verschiedenes Aussehen haben.

Unter den Bedingungen, welche für die Thrombusbildung massgebend sind, spielen neben der Blutbeschaffenheit hauptsächlich zwei Umstände eine wesentliche Rolle, das sind Veränderung der Wandoberfläche und Aenderung der Blutströmung (Verlangsamung, Wirbelbildung). Jede für sich kann Thrombose begünstigen, am ehesten können es natürlich beide zusammen. Je mehr eine Verlangsamung der Blutströmung bei der Pfropfbildung mitwirkt, um so mehr kann eine einfache Gerinnung mit Abfangung roter Blutkörperchen durch das sich bildende Fibringerinnsel zustande kommen, um so mehr wird das Erzeugnis eine rote Farbe haben (rote Thromben), je besser der Blutstrom beschaffen ist, um so mehr werden auch rote Blutkörperchen fehlen und farblose Blutkörperchen sowie vor allem Blutplättchen überwiegen, um so grauer wird der Pfropf aussehen (sog. weisse Thromben). Wo ein Pfropf selbst eine Verlangsamung der Blutströmung an Ort und Stelle im Gefolge hat, da kann sich an den erst weissen Thrombus ein immer mehr roter anschliessen, der schliesslich in ein einfaches Gerinnsel übergehen kann, wenn das Blut ganz zum Stillstand gekommen ist. Solche Verhältnisse sind in den Venen, und zwar rückwärts von dem Primärthrombus, oft gegeben. Nach vorwärts, also in der Richtung des Blutstroms, kann jeder Thrombus wachsen, dieses Wachstum pflegt aber, da Strömung vorhanden ist, in Form des weissen Thrombus zu erfolgen.

Betrachtet man einen grauen Pfropf am frischen Zupfpräparat, so fällt schon die Menge der vorhandenen körnigen Massen, die im wesentlichen nichts Anderes sind als zusammengesinterte Blutplättchen (Fig. 93), sowie die farblosen kernhaltigen Blutkörperchen auf, die in etwas älteren Thromben stets mehr oder weniger reichliche glänzende Körnchen (wesentlich Fettkörnchen) enthalten. An Schnitten (Fig. 93 und Fig. 95) erkennt man die Zusammenlagerung von Blutplättchen in Form von klumpigen (wolkigen) Haufen, von Blättern und Balken, die, verzweigt und untereinander zusammenhängend, ein korallenstockartiges Gerüst bilden (Fig. 95), um das sich kernhaltige Blutzellen in mehr oder weniger dicken Schichten gelagert haben, während in den übrigbleibenden Zwischenräumen, in denen zunächst ein sehr verlangsamter Blutstrom vorhanden sein muss, eine Gerinnung mit Abfangung von roten Blutkörperchen zustande kommt. Die Grenzen der einzelnen Schicht sind nicht scharf, sondern pflegen allmählich ineinander überzugehen.

Von dem mikroskopischen Bau hängt auch die makroskopische Beschaffenheit des Thrombus ab, die ihn wieder von den kadaverösen Gerinnseln unterscheidet: er ist fester, trockener, weniger elastisch

Fig. 93.

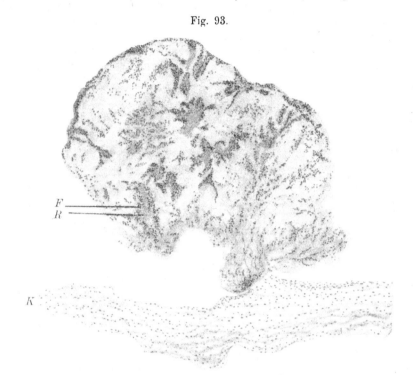

Blutplättchenthrombus auf einer Herzklappe.
Nur wenige farblose (F, die dunklen Pünktchen) und rote Blutkörperchen mit Fibrin (R, die helleren Massen) in den kleinen Zwischenräumen zwischen den Blättchenballen. K Klappenrand.

und darum brüchiger, ungleichmässiger zusammengesetzt, sowohl auf dem Durchschnitt, wo oft eine deutliche Schichtung sichtbar ist, als auch an der Oberfläche, wo leisten- oder netzartige, weissliche Hervorragungen, Riffelungen, wie sie der Seestrand darzubieten pflegt, ein besonderes kennzeichnendes Unterscheidungsmerkmal gegenüber den Leichengerinnseln bilden (Fig. 94).

Fig. 94.

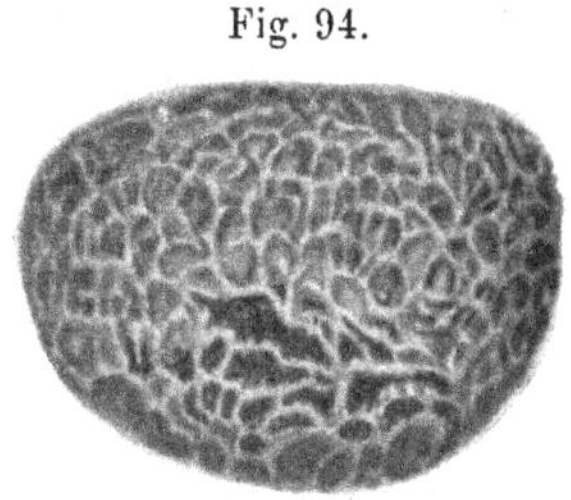

Thrombus aus dem rechten Vorhof mit netzförmiger Riffelung. Nat. Gr.

Mit dem Alter des Thrombus gehen Veränderungen an ihm vor. Soweit Blutfarbstoff in ihm vorhanden war, entfärbt er sich, die Farbe wird mehr und mehr eine braune, rost-, bis gelbbraune infolge der Bildung von Pigment, welches teils körnig, teils kristallinisch ist (Hämatoidin, Fig. 98, S. 241). Nächstdem spielen zwei entgegengesetzte Veränderungen eine Rolle, einmal eine in den innersten Schichten des

Thrombus beginnende Erweichung mit Zerfall der Bestandteile zu einem roten oder rotbräunlichen Brei (rote Thromben) oder zu einer grau-gelben bis eiterähnlichen zähen Flüssigkeit (weisse Thromben). Dieser puriforme Erweichungsbrei hat aber mit Eiter in der Regel nichts zu tun, sondern besteht aus Detritusmassen, welche nur zerfallende farblose Blutkörperchen enthalten.

Die zweite Veränderung ist die Organisation der Thromben. Es wächst gefässhaltiges Bindegewebe von der Wand aus in die Thrombus-

Fig. 95.

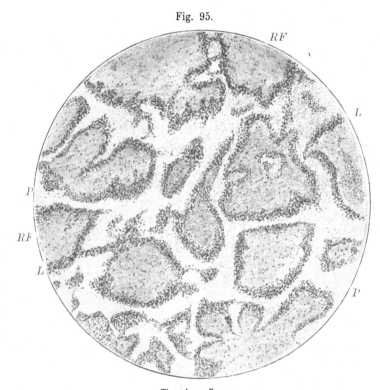

Thrombenaufbau.
Korallenartiges Gerüst von Blutplättchen (P) umsäumt von Leukozyten (L), in den Zwischenräumen rote Blutkörperchen und Fibrin (RF).

masse hinein, welche durch dieses neugebildete Gewebe immer mehr ersetzt wird bis auf Reste des Blutfarbstoffes, welcher in körniger Form in Zellen eingelagert zu sein pflegt. Während in der Peripherie die Organisation fortschreitet, kann im Innern gleichzeitig Erweichung vorhanden sein. Auch kann ein Thrombus im peripherischen Teile schon organisiert werden, während er an der Oberfläche sich noch weiter vergrössert (s. Abbildungen bei Herzklappen, Venen).

Das setzt voraus, dass der Thrombus nur an der Wand ansitzt, wandständiger Thrombus, aus dem aber an geeigneten Orten ein die ganze Lichtung füllender Pfropf (obturierender Thrombus) werden kann.

Er muss es aber nicht werden, sondern auch ein wandständiger kann vollkommen organisiert werden, so dass an seiner Stelle pigmentiertes, aber selbst wieder grosse Gefässräume enthaltendes Bindegewebe übrig bleibt. Wird ein obturierender Thrombus organisiert, so kann durch diese Blutraumbildung (kavernöse oder sinusartige Umwandlung) unter Umständen wieder ein Kreislauf ermöglicht werden.

Dieselben Umwandlungen, vor allem auch die Organisation kann ein Blutpfropf auch erfahren, wenn er nicht am Orte seiner Bildung sitzen bleibt, sondern als mehr oder weniger grosser Embolus abgelöst und vom Blutstrom weiter geschleppt wird, bis er an einer Stelle aus mechanischen Gründen bei zu kleiner Gefässlichtung oder beim Auffahren auf den Vorsprung an einer Teilungsstelle (reitender Embolus) haften bleibt und eine Embolie erzeugt. Auf einem solchen haften gebliebenen Pfropf kann sich wieder neue Thrombusmasse und, nach Verschluss der Gefässlichtung, auch Gerinnsel anlagern.

Wichtig kann die Frage werden, ob ein in einem Gefässe gefundener Pfropf an Ort und Stelle entstanden oder dahin geschleppt worden ist, ob es ein örtlicher Thrombus oder ein Embolus ist. Im allgemeinen wird man, von der Pfortader abgesehen, in Venen Thromben annehmen, doch gibt es auch hier, infolge rückläufigen Venenstroms, Embolien; in Arterien wird ein Embolus anzunehmen sein, wenn der Pfropf reitet und wenn die Wand frei von krankhaften Veränderungen ist; ein auf veränderter Gefässwand aufsitzender wandständiger Pfropf wird immer als thrombotischer angesehen werden müssen. Für einen Embolus muss man auch stets eine Quelle haben, doch kann es sein, dass ein ganzer Thrombus als Embolus fortgeschwemmt wurde, so dass man dann seine Herkunft nicht mehr oder doch nicht mehr sicher feststellen kann, was auch der Fall ist, wenn verschiedene Thromben vorhanden sind, welche Ausgangspunkt für einen Embolus sein könnten. In solchem Falle muss man das in der Richtung des Blutstroms liegende Ende der Thromben ansehen, wo man dann doch manchmal die Abrissstelle wird erkennen können.

Ein an Ort und Stelle bleibender Thrombus kann schliesslich verkalken.

Alles bisher Gesagte bezieht sich auf die gewöhnlichen, gutartigen, blanden Pfröpfe, welche nur aus Blutbestandteilen zusammengesetzt sind, es gibt aber auch Pfröpfe mit Bakterien. Es kann sich um Fäulnisorganismen handeln, die dann eine faulige Erweichung (putride Thromben) hervorrufen, oder um Eiterbakterien verschiedener Art (septische Thromben). Der Gehalt der Thromben an Bakterien kann ein sehr verschiedener sein — die meisten findet man in septischen Herzklappenthromben — die Bakterien können von vornherein vorhanden oder erst nachträglich in einen aseptischen Pfropf vom kreisenden Blute oder von der Wand aus hineingeraten sein. Die putriden und septischen Thromben erregen, wenn nicht eine solche schon vorhanden war, eine eiterige Entzündung der Wand, von der aus nun Eiterkörperchen in den Thrombus einwandern können, die mittels ihrer Fermente rasch eine Erweichung des Thrombus herbeiführen, bis zu völlig eiteriger Schmelzung, die von der einfachen puriformen Erweichung durch ihren Gehalt an frischen Eiterkörperchen

und an Bakterien sich unterscheidet. Es ist aber nicht aller abnormer
Inhalt in Gefässen mit eiteriger Wandveränderung als umgewandelte
Thrombusmasse anzusehen, sondern ausser der Einwanderung von Eiter-
körperchen gibt es auch eine Ausschwitzung gerinnbarer Massen in die
Gefässlichtung, aus denen fibrinöse Pseudomembranen hervorgehen, die
mit Thrombose unmittelbar nichts zu tun haben.

Da septische und putride Thromben weicher zu sein pflegen als
aseptische, so werden von ihnen leichter und häufiger Emboli abgerissen, die weiter in kleinste Stückchen zerschellen können, so dass
zahlreiche, aber auch viele kleine Embolien entstehen. Aus den verschleppten Pfropfstückchen gehen wieder eiterige bzw. faulige Veränderungen hervor, die man als metastatische bezeichnet. Tuberkelbazillen können ebenfalls in Pfröpfe hineinwachsen; sie machen nicht
notwendig besondere Veränderungen der Pfröpfe, bewirken aber, wenn
embolisch verschleppt, metastatische tuberkulöse Veränderungen. Aehnlich ist es mit den Geschwulstthromben, die durch Hineinwachsen von
Geschwulstzellen in die Gefässlichtung entstehen und, da sie lebende
Geschwulstzellen enthalten, embolisch-metastatische Geschwülste erzeugen können. Der Unterschied zwischen metastatischen Tuberkeln
und den metastatischen Geschwülsten ist nur der, dass die ersteren
aus örtlichen Zellen, die letzteren aus dem Zellinhalt des Embolus
selbst hervorgehen; die Geschwulstzellen wachsen aus dem Embolus
unmittelbar in die Gefässwand und durch diese in die Umgebung hinein. Die Elastikafärbung fördert die Erkennung dieser Verhältnisse sehr.

2. Bei Kohlensäureüberladung hat das Blut eine dunkle Farbe,
man darf dabei aber nicht vergessen, dass der Unterschied zwischen arteriellem und venösem Blute je später nach dem Tode untersucht wird,
um so mehr überhaupt verschwunden ist, so dass auch die Pulmonalvenen dunkles (also venöses) Blut enthalten. Im übrigen hängt der
Farbenton auch von der relativen Menge und dem Farbstoffgehalt der
roten Blutkörperchen ab, sieht also bei Anämien und Chlorose sehr
hell, bei Leukozytosen und vor allem bei der Leukämie geradezu graurot,
selbst, soweit es geronnen ist, graugelb aus. Weitere Veränderungen
der Blutfarbe werden bedingt durch Verbindung des Hämoglobins mit
Kohlenoxyd bei der Kohlenoxydgasvergiftung; es erhält dadurch eine
helle kirschrote Färbung; eine bräunliche Färbung wird durch Methämoglobin (bei Vergiftung mit Kali chloricum, mit Morcheln usw.) bewirkt.

Bei der Beurteilung der Farbe des Blutes muss man die Gesamt-
farbe und die Farbe des Serums auseinanderhalten. Das Serum hat
gewöhnlich eine hellbernsteingelbe Färbung, die aber bei Krankheiten,
besonders perniziöser, zum Teil auch bei sekundärer Anämie einen ge-
sättigteren, bis dunkelgoldgelben Ton erlangen kann. Bei Ikterus hat
das Serum eine entsprechende gallengelbe Farbe. Durch Uebertritt von
Blutfarbstoff aus den Erythrozyten in das Serum wird dieses bräunlich,
wenn zugleich eine Umwandlung in Methämoglobin statthat (Methämoglobinämie), oder rötlich (einfache Hämoglobinämie). Dies setzt den
Uebertritt während des Lebens voraus, ein solcher erfolgt aber auch
nach dem Tode als erstes Zeichen der Leichenzersetzung und Grund-

lage der kadaverösen oder Imbibitionsfärbungen der Leichen, die an intrauterinen abgestorbenen Früchten oder an gefrorenen und wieder aufgetauten Leichen rasch auftreten. Die Farbe erhält hierbei etwas Verwaschenes, Schmutziges, um so mehr, je mehr die eigentliche Fäulnis fortschreitet, die auch am Blute grünliche Farbentöne hervorbringen kann. Bei vollendeter Fäulnis sieht man mikroskopisch nur noch die entfärbten als blasse kugelige Körperchen erscheinenden Stromata der roten Blutscheiben (sog. Schatten).

3. Weitere Veränderungen seines Aussehens erleidet das Blut durch Störungen des relativen quantitativen Verhältnisses der Blutkörperchen und des Serums einerseits, der roten und farblosen Blutkörperchen andererseits, wobei diese zum Teil auch qualitative Veränderungen darbieten. Da dem Blute seine Körperchen aus den blutbereitenden Organen zugeführt werden, unter denen das Knochenmark obenan steht, so muss bei allen derartigen Blutveränderungen das Knochenmark eines Röhrenknochens untersucht werden.

Durch Verlust an Serum (Anhydrämie) wird das Blut dickflüssig, selbst teerartig (z. B. bei Cholera); durch Vermehrung desselben erhält es eine wässerige Beschaffenheit (Hydrämie, bei Herz-, Nieren-, Lungen- und Leberleiden). Ist die Vermehrung eine absolute, ist also die Blutmenge überhaupt vermehrt, so nennt man das eine hydrämische Plethora oder Pl. serosa, bei einer einfachen Hydrämie ist die Vermehrung nur eine relative, hervorgerufen durch eine Verminderung der Blutkörperchen (Oligozythämie), entweder beider Formen oder der roten allein. In beiden Fällen sieht das Blut auffallend hell aus. Den höchsten Grad von Verminderung der Blutkörperchen findet man bei der sog. perniziösen Anämie, wo das Blut an manchen Stellen aus kaum gefärbtem Plasma bestehen kann. Zu einer genauen Feststellung des Grades der Abnahme der Blutkörperchen (norm. im Kubikmillimeter 4—5 Millionen, Abnahme bis 0,5 Millionen) sowie zur Erkennung geringerer Abnahme genügt die einfache Betrachtung oder mikroskopische Untersuchung nicht, dazu ist eine genaue Zählung mittels eigens zu diesem Zwecke konstruierter Apparate, und zwar am Lebenden notwendig.

Die roten Blutkörperchen (Erythrozyten) erfahren kaum eine dauernde Vermehrung ihrer Zahl (Polycythaemia, Polyglobulia rubra, Erythrozytose), wohl aber können einzelne ungewöhnlich gross sein (Megalo-, Makrozyten, in oligämischem Blute, bei akuter Bleivergiftung usw.), wobei aber (bei den Makrozyten) ihr Hämoglobingehalt sogar abgenommen haben kann (Chlorose), eine Veränderung, welche auch normalgrosse Körperchen erfahren können. Höhere Grade der Hämoglobinabnahme (Oligochromämie, statt 13 bis 14 g Hämoglobin in 100 ccm Blut nur 6 bis 3 g) sind in frischen mikroskopischen Präparaten an der blasseren Färbung der Blutscheiben zu erkennen. Die braune Farbe des Methämoglobins ist gleichfalls an den einzelnen Körperchen wahrnehmbar. Gleichzeitig mit der Abnahme der Zahl der roten Blutkörperchen findet man stets in mehr oder weniger hohem Grade auch qualitative Veränderungen (Fig. 96) derselben. Neben normal aussehenden kommen verkleinerte Körperchen vor, sowie rundliche, stark pigmentierte Kügelchen von verschiedener Grösse (Mikrozyten), welche wohl als Zerfallsprodukte farbiger Körperchen zu betrachten sind. Ferner findet man in verschiedenster Weise missstaltete, in die Länge gezogene, hantel-, keulenförmige, zackige, durchlöcherte Körperchen (Poikilozyten) und endlich auch kernhaltige rote Körperchen (Jugendformen), bei welchen man wieder die Normoblasten mit normaler Grösse von den grösseren Megaloblasten (embryonale Formen) unterschieden hat. Am regelmässigsten und reichlichsten trifft man alle diese Gebilde bei sogenannter essentieller perniziöser Anämie, aber auch bei akuter Verblutungs-, sowie bei vielen chronischen sekundären Anämien. Das Auftreten dunkler Körnchen innerhalb der roten Blutkörperchen bei Malaria, aber auch anderen Krankheiten ist als körnige Degeneration bezeichnet worden, es handelt sich dabei wohl hauptsächlich um unfertige Körperchen mit Kernresten.

Fig. 96.

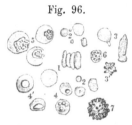

Aus dem Blute eines an Anämie verstorbenen 17jähr. Mädchens.
1 normale rote Blutkörperchen, Geldrollenform. 2 verschiedene Mikrozyten. 3 Poikilozyten. 3' zackig geschrumpftes Körperchen. 4 mit Vakuolen versehene Körperchen. 4' pessarienförmige rote Körperchen. 5 verschiedene Formen von kernhaltigen roten Körperchen, 6 freier Kern. 7 verfettete farblose Zelle.

Das klinische Blutbild ist bei essentieller und sekundärer Anämie nicht das gleiche. Bei jener finden sich besonders reichlich Megalozyten, hämoglobinreiche grosse Körperchen, wie sie beim Embryo vorkommen, weniger kernhaltige, dagegen solche mit Kerntrümmern, Abnahme der Leukozyten und myeloischen Zellen, relative Zunahme der Lymphozyten, Abnahme der Blutplättchen. Bei den sekundären Formen findet sich oft Vermehrung der Leukozyten, Verminderung des Hämoglobingehalts, kernhaltige rote, überhaupt junge, unreife und pathologische Erythrozyten. Bei beiden Arten sind in der Regel starke Veränderungen im Knochenmark, besonders der Röhrenknochen vorhanden, ausnahmsweise können solche aber auch fehlen (aplastische Anämien).

Fig. 97.

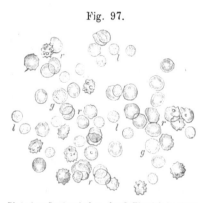

Blut eines Leukämischen, durch Einstich in einen Finger gewonnen; frisch in Kochsalz.
r rote Blutkörperchen, l kleine, g grössere farblose Zellen, in der einen Andeutung eines Kernes.

Bei den farblosen Blutkörperchen (7000 im Kubikmillimeter Blut) ist umgekehrt, wie bei den roten, eine Abnahme (Leukopenie), nur höchst selten vorhanden (z. B. bei Typhus, Masern, manchen Anämien), tritt sie bei septischer Infektion auf, so ist das ein ungünstiges Zeichen, während eine Vermehrung derselben in geringem Masse bei sehr vielen Krankheiten (akut entzündlichen, infektiösen usw.) vorkommt, im höchsten Masse aber bei der Leukämie (Fig. 97). Allerdings sind diese beiden Prozesse nicht lediglich als quantitativ verschiedene aufzufassen, denn in jenen ersten Fällen findet man wirklich nur die farblosen Zellen vermehrt, während bei der Leukämie eine Verminderung der farbigen damit verbunden ist.

In beiden Fällen kann die Vermehrung ganz verschiedenartige Elemente betreffen. Im normalen Blute gibt es nach Ehrlich Zellen ohne deutliche Körnchen (Granula) im Leibe mit einem runden, gut färbbaren Kerne, die Lymphozyten, welche, je nachdem sie kleiner oder etwas grösser als rote Blutkörperchen sind, als kleine oder grosse Lymphozyten bezeichnet werden und welche 20—25 pCt. aller farblosen Blutzellen ausmachen, ferner in geringer Zahl (2—4 pCt.) grössere Zellen mit verhältnismässig groben Körnchen im Zellenleib, die sich mit Farbsäuren, besonders Eosin stark färben (acidophile, eosinophile Zellen) und vielgestaltigem, in einzelnen Zellen aber auch einfach rundem Kern (Vorstufen der polymorphonukleären), ferner sehr wenige Mastzellen (mit basophilen Granulationen). Weiterhin grosse, die roten Blutkörperchen um das 2—3 fache übertreffende Zellen mit einfachem, wenig färbbarem, bläschenförmigem Kern, wie solche in der Milz und besonders im Knochenmark vorkommen (Myelozyten), sowie allerhand Uebergangsformen (zusammen 5—8 pCt.) zu den die Hauptmenge (65—70 pCt.) bildenden mit einem sehr gelappten, oft anscheinend mehreren kleinen, stark färbbaren Kernen versehenen sogenannten polynukleären Leukozyten, deren Leib voll neutrophiler Körnchen steckt. Diese Zellen sind vorzugsweise vermehrt bei denjenigen Leukozytosen, welche viele Infektionskrankheiten (fibrinöse Pneumonie, septische Erkrankungen, Erysipel, akuten Gelenkrheumatismus, Scharlach, Diphtherie usw.) begleiten, die Lymphozyten aber bei Magendarmkatarrh, Syphilis, schwerer Rachitis, Keuchhusten usw., während bei Asthmatikern mit eosinophilen Zellen im Sputum, bei Pemphigus und anderen Hautkrankheiten, bei Trichinose, tierischen Darmparasiten, manchmal auch bei malignen Tumoren eine eosinophile Leukozytose gefunden worden ist.

Bei der Leukämie treten im allgemeinen die gelapptkernigen Zellen gegen die rundkernigen zurück, doch lassen sich auch hier verschiedene Formen unterscheiden. Je nach der Art der farblosen Zellen lassen sich zunächst zwei Formen von Leukämie trennen, die Myelozythämie und die Lymphozythämie. Jene, welche mit starker Milzschwellung und Knochenmarksveränderung verbunden ist, ist vorzugsweise gekennzeichnet durch die Vermehrung der myeloischen Zellgruppe (myeloische Leukämie), von der immer jüngere Formen im Blute erscheinen, so dass zuerst noch reichlich gelapptkernige Leukozyten, allmählich immer mehr Myelozyten und schliesslich auch Myeloblasten erscheinen. Die eosinophilen Zellen sind wie die spärlichen Mastzellen vermehrt, beide zeigen aber schwankendes Verhalten. Bei der zweiten Form, welche mit Lymphdrüsenschwellung beginnt und bei welcher Uebergänge von aleukämischer zu leukämischer Erkrankung vorkommen, sind vor allem die kleinen Lymphozyten vermehrt (lymphatische Leukämie), bei der akuten Leukämie endlich sind alle einkernigen Formen im Gegensatz zu den polynukleären vermehrt.

Neben diesen farblosen Zellen sind meistens auch noch Mikrozyten, kernhaltige rote Blutkörperchen, sowie farblose Zellen mit Pigment- und Fettkörnchen vorhanden, wie solche sich auch noch bei anderen Erkrankungen, bei Infektionskrankheiten, chronischen Kachexien usw. finden.

Um Lymphozyten und Leukozyten (myeloische Zellen), um also lymphatische und myeloische Leukämie sicher zu unterscheiden, besitzen wir in der Oxydasereaktion ein sicheres Mittel; Lymphozyten geben sie nicht, wohl aber die myeloischen Zellen (Myelozyten, Leukozyten, Mastzellen) und sonst nur noch Speicheldrüsenzellen. Nach W. H. Schultze verfährt man folgendermassen: Trockenpräparate des Blutes werden mit Formoldämpfen, Organstücke mit 10 proz. Formol fixiert, Gefrierschnitte. Die Präparate kommen für einige Minuten nacheinander (oder auch in ein Gemisch zu gleichen Teilen) in folgende Lösungen: A. 1 proz. wässerige α-Naphthollösung (heiss gelöst, kalt filtriert, Alkalizusatz wirkt günstig); B. 1 proz. wässerige Dimethyl-p-Phenylendiamin (E. Merck); Abspülen in Wasser, Untersuchen in Wasser oder in Glyzerin-Gelatine. Kerne und Leukozyten ungefärbt, myeloische Lymphozyten blau gekörnt.

Die makroskopische Farbe des leukämischen Leichenblutes ist bei mässiger Veränderung hell himbeerfarben, in den schwersten Fällen aber, besonders hinter der Mündungsstelle des Ductus thoracicus (im rechten Herzen) selbst gelblich, eiterartig. Nach Neumann sehen die Blutgerinnsel, welche myelozytäre Elemente enthalten, eitergelb, solche mit Lymphozytenanhäufungen milchweiss aus. Die roten Blutkörperchen bilden dann oft nur kleine rote Streifen zwischen den hellen Gerinnseln.

Bei der mikroskopischen Untersuchung, besonders des Leichenblutes, findet man ausser den besprochenen körperlichen Blutbestandteilen auch noch viele körnige Massen (Blutstäubchen, Hämokonien) frei in der Flüssigkeit oder zu Haufen vereinigt, welche, von Bakterien abgesehen, teils Fett-, teils Eiweisskörnchen sind, die durch Zerfall von Leukozyten entstanden oder auch anderer Herkunft sind, zum grossen Teil aber mit den Blutplättchen zusammenhängen, wenn auch der Anteil dieser noch nicht sicher angegeben werden kann. Bei vielen Krankheiten sind am Lebenden die Blutplättchen vermehrt gefunden worden, bald dauernd (Chlorose, Purpura), bald zeitweise und dann manchmal plötzlich, wie bei fibrinöser Pneumonie.

Die mikroskopische Untersuchung der Blutkörperchenveränderungen an der Leiche ist mit derjenigen im Blute des Lebenden nicht gleichwertig, darf also nur mit Vorsicht benutzt werden. Sie kann zunächst am frischen Blut ohne oder mit Zusatz von 0,9 proz. Kochsalzlösung vorgenommen werden, wobei man nur darauf zu achten hat, dass man ja nicht zu viel Blut zu einem Präparat benutzt. Um die Kerne der farblosen Körperchen und damit zugleich diese selbst deutlicher hervortreten zu lassen, setzt man zu den Präparaten etwas Essigsäure zulaufen, welche die roten Blutkörperchen schnell abblassen macht. Wenn man die Deckgläschen (oder Objektträger) zuvor mit einer dünnen angetrockneten Schicht von Methylenblau, Neutralrot usw. versehen hatte, kann man sofort gewisse Färbungen an den frischen Präparaten erzielen, ebenso, wenn man etwas Farbe (Kernfarben, Eosin für rote Blutkörperchen) hinzugibt. Die Hämokonien erkennt man am besten bei Dunkelfeldbeleuchtung. Die Hauptmethode für Blutuntersuchung ist die Trockenmethode (S. 17). Die Erwärmung muss bei Blutuntersuchungen etwas länger geschehen als es früher für Bakterienuntersuchungen angegeben wurde, sie geschieht am besten bei 120° C. Sehr schöne Präparate erhält man auch, wenn man Deckglaspräparate lufttrocken werden lässt und 15 Sek. lang der Einwirkung von Formaldehyddämpfen aussetzt. Als Färbung verwendet man die im allgemeinen Teil angegebenen Eosin-Hämatoxylin-, Eosin-Methylenblau-, Giemsa-, May-Grünwald-, Pappenheimfärbungen usw. Ehrlich empfiehlt die 10—12 Stunden auf 120⁰ erhitzten Deckglaspräparate in einer aus je 2,0 g Aurantia, Indulin und Eosin und 30,0 g Glyzerin bestehenden (vor dem Gebrauche umzuschüttelnden) Farbe zu färben, nach ¹/₂ Stunde bis einigen Tagen vorsichtig in Wasser abzuspülen, an der Luft zu trocknen und mit Kanadabalsam einzudecken. Die Zellkerne erscheinen dann blau, die eosinophilen Körnchen rot, die roten Blutkörperchen gelb. Die Ehrlichsche Triacidlösung (Orange, Säurefuchsin, Methylgrün) bezieht man am besten von Grübler; man färbt die 5 bis 10 Min. erhitzten Deckglaspräparate 5—10 Min. lang, spült in Wasser ab, trocknet, legt in Kanadabalsam ein: r. Bk. gelborange, Kerne grünlichblau, eosinophile Körner rot, neutrophile violett. Um Mastzellen zu suchen, färbt man erst mit Anilinölgentiana, wäscht mit Salzsäure-Alkohol aus und färbt mit Pikrolithionkarmin nach, dann sind die Mastzellenkörner blau, ihre Kerne wie die aller übrigen Zellen rot. Für Blutplättchenfärbung eignet sich besonders die Giemsafärbung (S. 27) nach Fixierung in Alkohol-Aether.

Cruor-, Speckhautgerinnsel kann man nach Formol- oder Formolmüller-Fixierung in Gelatine einbetten und dann schneiden, Thromben können nach gleicher Härtung mitsamt der Wand, an der sie sitzen, an Schnitten untersucht werden.

Will man wissen, ob an der Haut (oder Kleidern, Gegenständen aller Art) blutähnliche Flecken von Blut herrühren, versucht man zunächst in Kochsalzlösung oder in 32 proz. Kalilauge (auch zusammen mit 40 proz. Formol) einzelne Blutkörperchen zu isolieren, aus deren Grösse, Form, Kerngehalt man schon wichtige Schlüsse ziehen kann (Menschen-und Säugetierblutkörperchen sind rund, kernlos, die der anderen Tiere oval, kernhaltig). Lassen sich keine Körperchen mehr darstellen, so versucht man den mikroskopischen Nachweis von Blutfarbstoff durch Herstellung von Häminkristallen (Teichmannschen K.) zu bringen. Man bringt etwas der zu untersuchenden Masse mit Eisessig und einem Kochsalzkristall auf einen reinen Objekt-

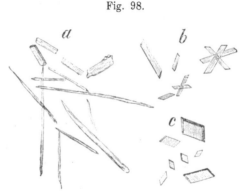

Fig. 98.

Kristalle des Blutfarbstoffes vom Menschen. ³⁰⁰/₁.
a Hämoglobinkristalle, b Häminkristalle, c Hämatoidinkristalle aus dem Ovarium.

träger, zerreibt tüchtig, erwärmt bis zum Kochen, lässt langsam abkühlen, untersucht in Glyzerin. Die Häminkristalle (Fig. 98) sind braun, rhombisch, oft zu Rosetten oder andreaskreuzartig zusammengelagert. Auf die wichtige Präzipitinreaktion kann hier nicht eingegangen werden.

4. Schon in dem Vorhergehenden wurden Veränderungen erwähnt, welche zu der letzten Gruppe der Blutveränderungen, derjenigen durch Beimischung abnormer Gebilde gehören.

a) Von zelligen Elementen sind da zunächst noch jene zu erwähnen, welche man besonders bei den typhösen Krankheiten gefunden hat, allerdings vorzugsweise in dem Milzvenenblute, doch auch zuweilen im peripherischen Stromgebiete, nämlich blutkörperchenhaltige Zellen, wie man sie auch in der Milz, sowie in Lymphknoten und Knochenmark findet (wobei also ein oder mehrere Blutkörperchen oder Teile von solchen in farblosen Zellen eingeschlossen sind), sowie von der Wandung der Blutgefässe selbst stammende Zellen (Endothelzellen), die sich dann im Zustande der fettigen Degeneration befinden. Megakaryo-

zyten des Knochenmarks kommen bei zahlreichen Todesarten hauptsächlich wohl in der Agone, ebenso Plazentarriesenzellen, ja ganze
Plazentarzotten gelegentlich ins Blut hinein. Geschwulstzellen werden
sich vielleicht in jenen Fällen finden lassen, wo nachgewiesenermassen
durch Embolien die Weiterverbreitung erfolgt (manche Melanome usw.),
oder wo weiche Geschwulstmassen in grössere Gefässe (Venen) hineingewachsen sind (z. B. Nierensarkome); Hauptfundorte für Krebszellen,
die, auch wenn keine embolischen Krebsmetastasen vorhanden sind,
häufig direkt oder mit der Lymphe ins Blut gelangen, sind die Lungen-
gefässe.

b) Bei der Verunreinigung des Blutes durch Farbstoffe kann es
sich, auch abgesehen von der Hämoglobinämie und Methämoglobinämie um Veränderungen des Hämoglobins handeln: Die Melanämie
entsteht durch seine Umwandlung innerhalb der roten Blutkörperchen
unter dem Einfluss der Malariaparasiten zu schwarzen Körnchen, welche
schliesslich auch in die Blutflüssigkeit (besonders der Milzvene), sowie
in farblose Zellen gelangen. Dass nicht selten auch schwarze Kohlenstäubchen ins Blut gelangen müssen, erkennt man an ihrer Ablagerung
in der Milz, der Leber (Anthra-
kose), frei im Blute wird man
sie nur ausnahmsweise erwarten
dürfen. Hämatoidinkristalle
finden sich im Blute, sowie in
sämtlichen von Blutfarbstoff
durchtränkten Geweben von mazerierten Früchten, wodurch eine
schon makroskopisch erkennbare
gelbe Färbung erzeugt werden
kann (Kirrhonose). Sie gleichen
vollständig jenen, welche man im
Leichenblute (also als kadaveröse
Erscheinung) bei bestehendem
Icterus neonati findet (Fig. 99),

Bilirubinkristalle im Herzblute bei Icterus neonati.
Frisches Präparat. Sehr starke Vergr.
Nadelförmige Kristalle in Sternform frei und an farblosen Blutkörperchen, wo sie an rhombischen Täfelchen
sich anheften.

oft so massenhaft, dass die speckhäutigen oder die in Wasser tüchtig
ausgewaschenen Cruorgerinnsel schon dem blossen Auge eine orangegelbe
Färbung darbieten. Mikroskopisch sieht man hauptsächlich Nadeln,
welche aber oft büschel- oder strahlenförmig kleinen rhombischen
Krystallen aufsitzen, die ihrerseits wieder gern Leukozyten anhaften.
In Leichen Erwachsener kommen solche als Bilirubin bezeichnete
Krystalle nur bei akuter gelber Leberatrophie, perniziöser Anämie,
Pyämie u. a. Krankheiten vor, nicht bei dem gewöhnlichen Ikterus, bei
welchem der Gallenfarbstoff hauptsächlich in gelöster Form vor-
handen ist und so die gallengelbe Färbung der Speckhautgerinnsel
bewirkt.

c) Auf einer Aufschwemmung feinster Fetttröpfchen im Serum
beruht der als Chylämie bezeichnete Zustand, bei dem das Serum
durch reichliche Beimengung von Chylus eine milchige Trübung zeigt;
sie findet sich regelmässig während der Verdauung. Als pathologischer

Zustand (Lipämie, Piarämie) kommt diese Verunreinigung bei Diabetes häufiger vor. Einzelne, dafür aber z. T. auch grössere Fetttröpfchen findet man in Fällen von frischer Fettembolie (s. Lungen).

d) Eine Beimischung von Glasbläschen (Pneumathämie), oft in solcher Menge, dass das Blut schaumig erscheint, wird durch die Fäulnis erzeugt, welche besonders bei gewissen septischen Infektionen ungemein schnell eintritt; es gibt Gas erzeugende Bakterien, welche gerade im Blute nach dem Tode sehr schnell wachsen können, so dass dieses Gasbläschen enthalten kann, während im übrigen die Zersetzung der Gewebe noch eine geringfügige ist. Bald pflegt aber auch in den Organen die Gasbildung sich einzustellen, wodurch die „Schaumorgane" entstehen. Kleinere und grössere Luftblasen in frischem Blute, besonders auch in den Gerinnseln der rechten Herzhöhle und der grossen Gefässe, sind auf während des Lebens erfolgten Lufteintritt in Venen zu beziehen. (Gegebenen Falles kann das Herz unaufgeschnitten der Leiche entnommen und unter Wasser eröffnet werden.)

e) Im Leichenblute Leukämischer kommen farblose anscheinend oktaëdrische, in Wirklichkeit dodekaëdrische (Charcot-Neumannsche) Krystalle vor, deren Hauptfundort das Knochenmark ist.

f) Als die wichtigste Veränderung ist unstreitig die Beimengung von niederen Organismen zu bezeichnen. Von dem Vorkommen von Bakterien in Thromben war schon die Rede, es wurde aber auch schon angedeutet, dass sie auch im strömenden Blute vorkommen. Waren sie schon im lebenden Blute vorhanden, so wird man sie erst recht im Leichenblute erwarten dürfen, da viele sich sicherlich auch nach dem Tode ihres Wirtes vermehren. Andererseits kommen auch erst nach dem Tode Bakterien in das Blut hinein, vor allem in der Nähe des Darmkanals (Colibazillen), jedoch geht ihre Verbreitung im Blute nicht so schnell und so ausgiebig vor sich, dass man nicht mit Vorteil bakteriologisch sowohl wie mikroskopisch auch in solchen Fällen das Herzblut untersuchen könnte, in welchen nicht solche Organismen vorhanden sind, bei denen die kadaveröse Verunreinigung des Blutes ausgeschlossen ist. Die pathogenen Bakterien sind nur zum kleineren Teil reine (obligate) Blutparasiten, zum grösseren nur fakultative, die keineswegs notwendig und dauernd in gleicher Menge im Blute vorhanden zu sein brauchen. Sie sind aber auch nicht nur dann vorhanden, wenn erkennbare lokale Krankheitsherde bestehen, sondern können schon ohne solche nicht nur ins Blut gelangen und dann hämatogene Lokalerkrankungen erzeugen, die man dann wohl kryptogenetische nennt, sondern vermögen schon ohne Lokalisation den Tod herbeizuführen. Man darf deshalb nie unterlassen, wenn man keine anatomische Todesursache findet, das Blut mikroskopisch und besonders bakteriologisch auf Bakterien zu untersuchen, und wird dann oft in einer Bakteriämie die Todesursache entdecken. Von einer Sepsis in solchen Fällen zu sprechen, weil Bakterien im Blute sind oder gar diese Bezeichnung auf alle Fälle, in denen Bakterien im Blute vorhanden sind, auszudehnen, hat weder historische noch sonstige Berechtigung. Es handelt sich in diesen Fällen um eine primäre oder sekundäre Bakteriämie, die der

Regel nach mit einer Toxinämie verbunden ist, welche aber auch für sich allein vorkommen kann. Nur wenige Bakterien haben ein so charakteristisches Aussehen oder färberisches Verhalten, dass man sie ohne weiteres nicht nur als Bakterien, sondern auch nach ihrer Art erkennen kann. Hierher gehören die bei der Febris recurrens während der Anfälle so leicht nachweisbaren und als feinste spiralig gewundene und durch Drehung in der Richtung ihrer Achse sich fortbewegende Fädchen erscheinenden Spirochäten (Fig. 100), die allerdings nach dem Tode nicht immer wieder aufgefunden werden können. Sie sind echte Blutparasiten.

Unter den Bazillen ist der Tuberkelbazillus am leichtesten zu erkennen, der, wie alle metastatische Herde erzeugenden pathogenen Bakterien im Blute zeitweise auftreten muss, aber offenbar nicht nur bei akuter, sondern auch bei chronischer Tuberkulose viel häufiger vorkommt als man früher geglaubt hat. Der Diphtheriebazillus tritt nur

Fig. 100.   Fig. 101.

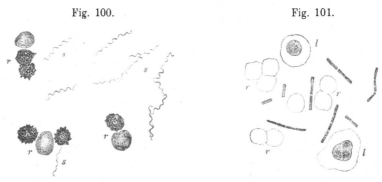

Blut von einem Rekurrenskranken. Starke Vergr.
r rote Blutkörperchen. s Spirochäten. Nach einer Photographie von Koch, Mitteil. aus dem Kaiserl. Gesundheitsamte, Tab. IV, Fig. 20. Die Blutkörperchen und Spirochäten sind hier etwas näher zusammengerückt.

Milzbrandblut, getrocknet, Gentiana. Sehr st. Vergr.
r ganz blass gewordene rote Blutkörperchen. l farblose Blutkörperchen mit intensiv gefärbten Kernen, dazwischen Bazillen von verschiedener Länge, zum Teil zu Fäden zusammengelagert.

gelegentlich ins Blut über, der Typhusbazillus soll noch vor Auftreten der Darmveränderungen im Blute sein, in dem er sicherlich nachher vorhanden ist. Er kann wie noch manche andere (Pyocyaneus, Friedländer usw.) nur bakteriologisch diagnostiziert werden, während der Milzbrandbazillus (Fig. 101) unter Berücksichtigung der übrigen Befunde an seiner Grösse, seiner Kettenbildung, seiner Lücke zwischen den einzelnen Kettengliedern, wohl histologisch diagnostiziert werden kann.

Am schwierigsten ist die Diagnose, und durch frische Blutuntersuchung oft überhaupt nicht zu stellen, wenn es sich um kleine Stäbchen oder um Mikrokokken handelt, da es selbst mit Zuhilfenahme von einfachen Reagentien durchaus unmöglich ist, mit Sicherheit die Hämokonien von parasitären Körnchen zu unterscheiden, besonders, da beide lediglich die bekannte sog. Molekularbewegung zeigen. Etwas anders wird die Sache, wenn die Mikrokokken nicht isoliert, sondern zu kleineren oder grösseren rosenkranz-ähnlichen Kettchen vereinigt sind (Streptokokken, Fig. 102). Wenn auch gelegentlich einmal Fettkügelchen eine ähnliche Erscheinung bieten können, so ist das jedenfalls etwas Ungewöhnliches, zumal Fettkörnchen selten so gleichmässige Grösse besitzen, wie es bei den Parasiten immer der Fall ist. Wenn man daher aus gleich grossen Kügelchen zusammengesetzte Kettchen findet, so darf man mit um so grösserer Sicherheit die Diagnose auf Mikrokokken stellen, je zahlreicher sie vorhanden sind. Am sichersten wird die Diagnose gestellt werden können, wenn sich die Mikrokokken in grossen Haufen angesammelt haben, die durch ihr gleichmässiges Korn und die regelmässige dichte Anordnung der Körnchen nicht leicht mit anderen Dingen verwechselt werden können.

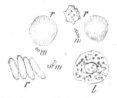

Fig. 102.

Blut einer septischen Puerpera. Frisch. Starke Vergr.
r rote, l farbloses Blutkörperchen, m Mikrokokkenkettchen.

Will man sehr schnell sich von der An- oder Abwesenheit der Parasiten im Blute überzeugen, so untersucht man dasselbe am besten in Essigsäure oder dünner Alkalilauge, worin sowohl die roten Blutkörperchen, als etwa vorhandene Fibringerinnsel verschwinden, im allgemeinen aber wird man am besten sofort Deckglastrockenpräparate anfertigen und diese in geeigneter Weise färben. Es ist grade bei der Untersuchung des Blutes, wo die Organismen meist isoliert oder doch nicht in grösseren Haufen vorkommen, vorteilhaft, die Präparate nach der gewöhnlichen Färbung noch kurze Zeit mit Kali carbonicum-Lösung zu behandeln, in welcher die Farbe von allen organischen Gebilden, mit Ausnahme der Bakterien, verschwindet, oder die Gramsche Methode anzuwenden. Zum Nachweis einer geringen Zahl von Organismen und zur Feststellung ihrer Art müssen Züchtungen angelegt werden.

Die Mikrokokken sind im Blute der verschiedensten Kranken schon gefunden worden, hauptsächlich aber waren es solche, die an septischen Wundkrankheiten, einschliesslich der Puerperalerkrankungen, litten. Es muss jedoch hervorgehoben werden, dass sie für die mikroskopische Untersuchung durchaus keinen konstanten Befund bilden, und dass nicht selten Mikrokokken gefunden werden, welche mit der Hauptkrankheit direkt gar nichts zu tun haben, sondern einer sekundären Invasion (Mischinfektion) zuzuschreiben sind. In faulendem Blute findet man stets die verschiedensten Formen von Mikrokokken, Bazillen usw., von denen die letzteren sehr häufig, besonders bei Erwärmung, die lebhaftesten Bewegungen zeigen.

Aus der Gruppe der Protozoen gibt es obligate Parasiten im Blute, die man aber am Lebenden untersuchen muss.

Man gewinnt das nötige Blutströpfchen leicht, wenn man in eine durch Reiben hyperämisch gemachte Fingerspitze oder in das Ohrläppchen einen Einstich macht. Selbstverständlich müssen Haut und Nadel sorgfältig gereinigt und desinfiziert werden. Um das hervorquellende Blut vor der Luft zu schützen, kann man den Einstich durch ein auf die Haut gebrachtes Tröpfchen Zusatzflüssigkeit machen.

Sehr wichtig sind die, bei den verschiedenen Formen des Wechselfiebers etwas verschiedenen Parasiten der Malaria (Fig. 103), welche im Innern der roten Blutkörperchen als amöbenartiges (Haemamoeba

malariae, auch Plasmodium mal. genannt) farbloses, bei der Perniciosa
zunächst ringförmiges Körperchen vorkommen, das sich vergrössert und
mit schwarzen Melaninkörnchen füllt, während das Hämoglobin mehr
und mehr und schliesslich ganz verschwindet. Mit Methylenblau färbt
sich der Körper des Parasiten blau, mit Eosin ein kernartiges Gebilde
rot. Unter Anhäufung des Pigments im Zentrum und Vermehrung der
Kerne tritt nun eine Segmentierung auf (Gänseblumform beim Quartan-
parasit) und endlich eine Ablösung der pigmentfreien Segmente, von
denen jedes wieder aus Protoplasma und Kern besteht und welche von
neuem in Blutkörperchen eindringen usw. Bei der Perniciosa bildet sich
noch innerhalb der roten Blutkörperchen als Dauerform die im Zentrum
pigmentierte, kernhaltige Laveransche Sichel (Halbmond), die hauptsächlich frei im Plasma gefunden wird, wo auch noch eine dritte Form
(rund, mit kranzförmig angeordnetem Pigment und mehreren Geisseln)
selten vorkommt. Diese beiden letzten Formen gehören der geschlecht-
lichen Fortpflanzung an, welche vorzugsweise im Leibe der Anophelesmücke vor sich geht. Im Blute einheimischer Tiere (bes. Ratten), aber

Fig. 103.

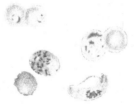

Fig. 104.

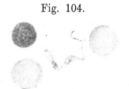

Malaria tertiana.
Verschiedene Entwicklungsstadien des Parasiten,
unten ein Halbmond, noch in einem Blutkörperchen
sitzend. Melaninkörner in den älteren Formen.

Schlafkrankheit.
Trypanosoma neben roten Blutkörperchen.
(Nach Neumann und Mayer.)

auch im Blute kranker Tiere und Menschen (Schlafkrankheit) finden sich
Trypanosomen, langovale Protozoen, mit Kern, einem Zentrosoma
(Blepharoblast), einer undulierenden Membran, welche sich in einen
Polfaden festsetzt (Fig. 104).

    Zur mikroskopischen Untersuchung werden Doppelfärbungen mit Eosin-Methylen-
blau, E.-Azur benutzt. Zentrosomen und Fäden der Trypanosomen, Körner in den
Malariaparasiten färben sich rot, das übrige blau.

    Die Filaria sanguinis und die Bilharzia haematobia (Disto-
mum h.) kommen bei dem heutigen Weltverkehr auch in Europa zur
Beobachtung; Schistosoma japonicum steht der Bilharzia nahe,
kommt in Japan und Ostasien vor.

d) Herausnahme und weitere Eröffnung des Herzens.

    In vielen Fällen empfiehlt es sich, die Eröffnung der Pulmonalis an dem in
seiner natürlichen Lage befindlichen Herzen vorzunehmen, so vor allem bei plötzlichem Tod, wo möglicherweise eine Embolie im Stamme der Pulmonalis vorhanden
ist, da man nur so gewiss sein kann, den Embolus sicher zu finden, dann auch bei

Neugeborenen, um sofort die Untersuchung des Ductus Botalli anschliessen zu können, ferner bei angeborenen Herzfehlern usw. Dabei, wie bei Aortenaneurysmen, Perforationen in den Herzbeutel u. s. f. sollte man stets die gesamten Hals- und Brustorgane im Zusammenhang herausnehmen (siehe Sektion der Halsorgane). Für gewöhnlich mag man das Herz allein entfernen. Zu diesem Zwecke fasst man dasselbe mit dem Daumen der linken Hand im rechten, mit dem Zeigefinger im linken Ven-

Fig. 105.

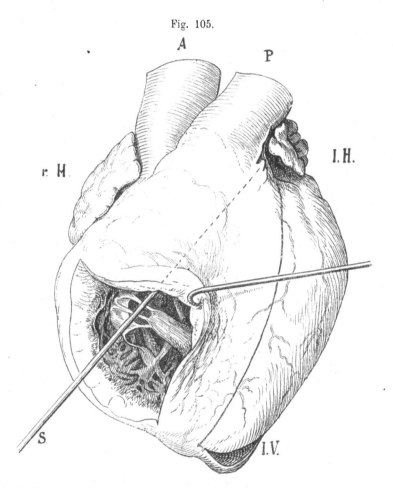

Sektion des Herzens: Die Sonde S und die punktierte Linie auf dem Conus arteriosus pulmonalis zeigen die Schnittrichtung für die Eröffnung der Pulmonalis (P) an; der schwarze Strich längs des Septums deutet den Eröffnungsschnitt der Aorta (A) an; bei l. V. sieht man das untere Ende des Eröffnungs-schnittes des linken Ventrikels.

trikel, hebt hoch und schneidet von unten an mit flachen Schnitten Vena cava, Lungenvenen und die beiden grossen Arterien möglichst weit vom Herzen entfernt durch. Zunächst wird nun die Schlussfähigkeit der beiden arteriellen Klappen durch Aufgiessen von Wasser geprüft, wobei es die Hauptsache ist, dass sich kein Blutgerinnsel mehr in der Oeffnung befindet und dass man keinerlei Zug oder Druck auf die Klappen ausübt, weshalb man weder das Herz auf die Hand setzen, noch die Gefässwandungen selbst fassen darf, sondern an den Vorhöfen das Herz so halten muss, „dass die Ebene des betreffenden Ostiums genau horizontal steht und nach keiner Seite hin gezerrt wird" (Virchow). Auch kann eine Täuschung dadurch entstehen, dass das Wasser durch die Kranzarterien abläuft, wenn diese zufällig vorher in der Nähe ihres Ursprunges verletzt wurden. Angesichts der zahlreichen Fehlerquellen kann ich dieser Untersuchung keinen grossen Wert beilegen; kommt es einmal auf eine genaue Prüfung der Schlussfähigkeit an, so kann man sie auch vor der Herausnahme des Herzens ausführen, indem man die Aorta in ihrem absteigenden Teile oder am Arkus unterbindet, zentralwärts eine Kanüle einbindet, die zentralwärts abgehenden grösseren Aeste unterbindet und nun Wasser einspritzt, während man von der eröffneten linken Kammer die Aortenklappen beobachtet.

Nachdem man darauf das Herz in Körperlage vor sich auf einen Teller gelegt hat, schneidet man (Fig. 105), um die Trikuspidalis in ihrer natürlichen Lage zu belassen, oberhalb des an der vorderen Wand des rechten Ventrikels sitzenden Papillarmuskels in die Arteria pulmonalis hinein und zwar möglichst weit nach dem linken Herzen zu, wo ein stärker vorspringendes längliches Fettträubchen oder eine Fettleiste die Stelle andeutet, wo zwei Klappen zusammenstossen, welche auf diese Weise beide geschont werden. Der Schnitt in die Aorta beginnt an der Herzspitze, geht längs des Septums weiter und zwischen Herzohr und Pulmonalis, die mit dem Daumen der linken Hand etwas zur Seite gezogen werden muss, in die Aorta hinein. Da hier das linke Klappensegel quer vorliegt, so lässt es sich nicht vermeiden, dass es durchschnitten wird. Am meisten wird es noch geschont, wenn man die Pulmonalis sehr stark anzieht und den Schnitt dicht an ihrer Wand vorbeigehen lässt. Um es vollständig zu schonen, muss man vorsichtig die Pulmonalis von der Aorta eine Strecke weit abpräparieren und letztere dann an der Stelle durchschneiden, welche dem Zusammenstosse des rechten und linken Pulmonalklappensegels entspricht, da diese ungefähr mit dem Zusammenstosse des rechten und linken Aortenklappensegels zusammenfällt. Da wichtige Veränderungen grade an den Verbindungsstellen zweier Klappensegel vorkommen, so ist ein Schnitt durch die Mitte eines Segels oft weniger störend als einer durch die Verbindungsstelle. —

Man versäume nicht, besonders von dem Vorhofe aus, auch die venösen Ostien und Klappen zu betrachten. Für viele Fälle, besonders wenn nur geringe entzündliche Veränderungen an der Schliessungslinie der Klappen vorhanden sind, empfiehlt es sich, den Vorhofs- und Kammerschnitt nachträglich unter Durchschneidung des Ostiumringes und des kleinen Klappensegels der Bikuspidalis zu verbinden, weil man dann bequemer die Vorhofsfläche der Klappensegel betrachten kann.

Zur genaueren Untersuchung der Muskulatur, besonders in Rücksicht auf etwa vorhandene Schwielen macht man an verschiedenen Stellen, vor allem an der Spitze der linken Kammer (durch den dreieckigen abgetrennten Zipfel und durch die Kammerscheidewand), sowie an ihrer Rückseite nahe der Basis, Flachschnitte durch die Muskulatur und eröffnet die Kranzarterien, insbesondere den vorderen absteigenden Ast der linken Koronaria.

e) Innere Untersuchung des Herzens.

1. Allgemeine Verhältnisse.

Man ist nun imstande, die Weite der Kammern und deren Verhältnis zur Grösse des Herzens, sowie die Beschaffenheit des Herzfleisches, dessen Dicke, Farbe, Konsistenz und besondere Veränderungen zu untersuchen. Die Dicke der rechten Kammerwand (ohne die freien Muskelbalken) beträgt 2—4 mm (beim Weibe im allgemeinen weniger wie beim Manne), steigt pathologisch bis zu 7—10 mm und mehr; diejenige der linken beträgt 7—10 mm und kann pathologisch auf 20 bis 25 mm und mehr steigen. Die Grössenveränderungen der eigentlichen Herzwand sind, wenn auch häufig, so doch nicht notwendig mit denselben Veränderungen der Papillarmuskeln und Trabekeln verbunden; so findet man z. B. zuweilen, besonders wenn sehr hoher Druck in der

Kammer herrschte, trotz enormer Hypertrophie der Wandungen abgeplattete und ganz dünne Papillarmuskeln. Bei der Beurteilung der
Vergrösserung oder Verkleinerung der Herzmuskulatur darf man nicht
vergessen, dass die Dicke der Wandung allein nur einen Anhaltspunkt
für die relative Atrophie oder Hypertrophie gibt, nicht für die absolute.
Um letztere zu erkennen, muss die Weite der Höhlen in Betracht gezogen werden. Es kann bei starker Dilatation eine Vergrösserung der
gesamten Muskelmasse vorhanden sein, auch wenn der Durchschnitt
unter dem normalen Masse bleibt, und es wird die absolute Hypertrophie
der Muskulatur bei vorhandener Verdickung der Wandung um so stärker
sein, je grösser zugleich die Dilatation ist. Durch den Kontraktionszustand der Muskulatur, besonders bei sehr anämischen Personen, kann
eine Hypertrophie vorgetäuscht werden (sog. konzentrische Hypertrophie,
da dabei die Höhle sehr klein ist); sie kann leicht als falsche erkannt
werden, wenn man die Muskulatur auseinanderzieht, worauf diese die
normale Dicke zeigt, was natürlich bei wirklicher Hypertrophie nicht
möglich ist. Die Höhle hat dann auch die normale Grösse, die man
einigermassen an der Entfernung des Endokards an der Herzspitze von
der tiefsten Ansatzstelle des hinteren Aortensegels (normal im Mittel
80 mm) abschätzen kann.

Den genauesten Aufschluss über die wirkliche Hypertrophie gibt
das Gewicht des Herzens, welches im Mittel bei Weibern 250 g, bei
Männern 300 g beträgt, aber pathologisch bis zu 500—1000 g ansteigen
kann. Die Verhältniszahl Körpergewicht durch Herzgewicht beträgt
zwischen dem 20. und 50. Jahre 173,5, das Massgebende für das
Herzgewicht ist aber nicht das Körpergewicht überhaupt, sondern die
Masse (und Tätigkeit) der Körpermuskulatur. Um genaue Masse zu
erhalten ist es notwendig, nicht nur die grossen Gefässe, sondern auch
das Herzfett sorgfältig abzupräparieren; zur Feststellung partieller
Hypertrophie sind die einzelnen Höhlenwandungen voneinander und von
den Scheidewänden abzutrennen.

Die Farbe des Herzfleisches wechselt sehr nach dem Blutgehalte,
ist jedoch stets heller und mehr graurot als diejenige der Skelett-
muskulatur. In sehr vielen Fällen ist sie eine mehr oder weniger
braunrote oder selbst (bei gleichzeitiger Anämie) rein braune, in anderen
wieder mehr gelblich bis fast buttergelb. Die gelbe Farbe ist seltener
gleichmässig über die gesamte Muskulatur verbreitet, häufiger bloss in
den inneren oder äusseren Schichten und in Form von kleinen Flecken
und netzförmigen Streifen besonders an den Papillarmuskeln vorhanden
(Verfettung). Hellgraue Färbung in kleineren oder grösseren Flecken
deutet auf Schwielenbildung hin.

Mit der Farbe steht die Konsistenz des Herzfleisches in gewisser
Beziehung, indem braune Herzen zugleich sehr derb, gelbe um so
schlaffer und mürber zu sein pflegen, je ausgedehnter und intensiver
die Farbe ist. Ebenso wächst in der Regel die Konsistenz (bis zu fast
brettartiger Härte) mit dem Grade der Hypertrophie, und es ist ein
seit langem bekanntes Zeichen von Hypertrophie, wenn die Herzwandungen
besonders im rechten Ventrikel nach der Eröffnung nicht zusammen-

fallen, sondern starr stehen bleiben. Die Fäulnis bewirkt eine Erschlaffung
der Herzmuskulatur verbunden mit einer schmutzig roten Färbung;
faule Herzen erscheinen immer sehr breit, weil sie infolge ihrer Schlaffheit ganz abgeplattet sind. Auffällig schlaff und dabei mürbe oder
brüchig wird das zugleich oft fahl, graugelb, graubraun aussehende
Herz bei solchen gefunden, welche an Herzschwäche nach Infektionskrankheiten, besonders typhösen oder im Alter (besonders häufig nach
chirurgischen Eingriffen) gestorben sind. Gerade in diesen Fällen ist
zur vollen Aufklärung die frische mikroskopische Untersuchung notwendig.

Eine solche ist auch unerlässlich, um das Verhalten des sog. His-
schen Muskelbündels, des Reizleitungssystems festzustellen, das, nachdem
sein Verlauf und seine Bedeutung im allgemeinen festgestellt ist, nunmehr in jedem Falle, bei dem während des Lebens entsprechende Unregelmässigkeiten in der Herztätigkeit beobachtet wurden, untersucht
werden muss, und zwar in allen seinen Abschnitten (Sinusknoten, Atrio-
ventrikularknoten, linkem und rechtem Schenkel).

Das Reizleitungssystem, dessen Muskeln durch Glykogenreichtum
ausgezeichnet sind, besitzt der übrigen Herzmuskulatur gegenüber eine
gewisse Selbständigkeit; es nimmt an Hypertrophie und Atrophie des
Myokards nicht teil, bei Pigmentierung ist es weniger und wesentlich
im oberen Abschnitt beteiligt. Es kommen auf das Bündel beschränkte
Verfettungen (auch Adipositas) und sonstige Degenerationen (auch Verkalkung) vor. Das Bündel wird nicht von der linken, sondern von
einem besonderen Aste der rechten Koronaria versorgt.

Nächst der Muskulatur wird dann auch noch das Endokardium,
sowohl der Wandteil wie die Klappen, sowie endlich der Anfangsteil
der grossen Arterien untersucht.

2. Die einzelnen Erkrankungen.

a) Von den am Herzen vorkommenden **Missbildungen** gebe ich
nur eine allgemeine Uebersicht, da die einzelnen Formen ungemein verschieden sind, wenn auch insofern eine Regelmässigkeit besteht, als die
Mehrzahl sich aus der Entwicklungsgeschichte erklärt.

Abgesehen von abnormer Lagerung des Herzens infolge von
Spaltbildungen an der Brust (Ektopie) ist zunächst die Dextrokardie
zu erwähnen, welche bei allgemeinem und auf die Brusthöhle beschränktem
Situs inversus, sowie für sich allein vorkommt und bei welcher die
Lagerung des Herzens dem Spiegelbilde der normalen entspricht. Mehrfachbildungen sind häufig in Form überzähliger Segel an den Halbmondklappen, sowie überzähliger Muskel- oder Sehnenfäden, besonders
im linken Ventrikel. Diese enthalten häufig (nicht alle) Teile des
Muskel-Reizleitungssystems. An den Zipfelklappen kommt es zuweilen
vor, dass statt eines Sehnenfadens ein Muskelbalken als Fortsetzung
eines Papillarmuskels bis zum Klappensegel heranreicht. Seltener sind
umschriebene Muskelverdickungen, welche am Conus arteriosus pulmonalis eine Verengerung (muskuläre Konusstenose) bedingen können,
die durch sekundär hier entstehende Endomyokarditis einen sehr hohen

Grad erreichen kann. Wenn dabei der pulmonale Abschnitt des Konus weit ist, so erscheint dieser Abschnitt gewissermassen als dritter Ventrikel.

Am wichtigsten sind die Defektbildungen, welche das ganze Herz oder einzelne grössere oder kleinere Abschnitte betreffen können. Eine ungenügende Entwicklung des ganzen Herzens (Hypoplasie) kommt, meist in Verbindung mit Hypoplasie der Aorta, besonders bei manchen chlorotischen Individuen vor. Defekte der Wand kommen am häufigsten an den Scheidewänden vor, unter denen wieder das Septum atriorum voran steht. Hier können die Lücken leicht übersehen werden, da sie häufig nur einen schräg von rechts hinten nach links vorn verlaufenden Spalt oder Kanal darstellen. Es kommen einfache und mehrfache Durchlöcherungen sowie Unregelmässigkeiten in der Muskelbildung (Muskelring mit ausgespannter unversehrter oder durchlöcherter bindegewebiger Membran) vor, welche zum Teil sich gut als Hemmungsbildungen erklären lassen. Bei vollständigem Mangel ist ein Cor triloculare biventriculare vorhanden, während bei gleichzeitigem völligen Mangel der Kammerscheidewand ein Cor biloculare vorliegt. Ist dagegen die Vorhofscheidewand gut entwickelt, aber die Kammerscheidewand nicht vorhanden, so hat man ein Cor triloculare biatriatum. Bei dem Septum ventriculorum kann der hintere Septumschenkel defekt sein oder auch der vordere, am häufigsten ist ein Loch dicht an dem nach His von dem Septum trunci arteriosi communis gebildeten oberen Teil der Kammerscheidewand, unter den Aortenklappen an der Pars membranacea, wodurch es bewirkt wird, dass die Aorta sowohl mit der rechten als auch mit der linken Kammer in Verbindung steht. Es ist dabei der Conus pulmonalis unvollständig entwickelt (Konusstenose), das Ostium pulmonale eng, die Klappen bilden häufig einen nach der Arterie zu verengten Trichter mit oft nur sehr enger Oeffnung. Solche Verengerungen der Lungenarterienbahn, bei denen auch noch die Pulmonalis selbst beteiligt sein kann, gehören zu den wichtigsten Herzmissbildungen, weil sie verhältnismässig häufig sind und öfter ein kürzeres oder längeres extrauterines Leben gestatten. Selten ist dabei das Septum ventriculorum geschlossen, häufig eine derartige Verschiebung der grossen Arterien, dass die Aorta mehr nach rechts und vorn gerückt ist und zugleich eine Drehung um ihre Längsaxe nach rechts erfahren hat. Je älter die Individuen geworden sind, um so mehr sind chronisch entzündliche Veränderungen (Endomyokarditis) vorhanden, die das Verständnis erschweren. In der Mehrzahl der Fälle handelt es sich um primäre Bildungsstörungen, zu denen die entzündlichen Veränderungen sekundär hinzugekommen sind; primäre fötale Endokarditis wird man nur da annehmen dürfen, wo ausser dem Pulmonalostium alle übrigen Teile normal gebildet sind.

Viel seltener ist eine Stenose am Aortenostium, wieder häufiger als diese eine solche an den venösen Ostien, wo sie meistens eine totale, d. h. eine Atresie ist. Sie kann hier primär und sekundär sein; im ersten Falle ist sie auf Entwicklungsstörungen oder auf Entzündung zurückzuführen; im letzten ist sie wesentlich durch Fortkriechen einer

Entzündung von der Nachbarschaft her entstanden. Die entsprechende Kammer ist meistens im Wachstum zurückgeblieben; sie zeigt oft durch Verkleinerung ihrer Höhle eine relative konzentrische Hypertrophie. Verhältnismässig häufig ist eine Verminderung der halbmondförmigen Klappen auf zwei; zum Unterschied von den durch krankhafte Verwachsung entstandenen Klappenverschmelzungen sind hierbei auch die Klappentaschen entsprechend vermindert, höchstens ist an dem einen in der Regel grösseren Segel nur durch eine schmale Leiste eine Zweiteilung angedeutet. Das Bestehen nur zweier Aortensegel gibt eine Disposition zu Endocarditis aortica.

Bedeutungslos ist unter normalen Verhältnissen die sog. Fensterung der Halbmondklappen, d. i. die einfache oder mehrfache Durchlöcherung des zwischen Rand und Schliessungslinie gelegenen Teiles des Segels.

Eine Transposition kann sowohl an den Arterien- wie an den Venenstämmen vorkommen, so dass also die Aorta aus der rechten, die Pulmonalis aus der linken Kammer entspringt, eine Vena cava in den linken oder eine oder mehrere Venae pulmonales in den rechten Vorhof einmünden. Meistens sind, besonders bei den arteriellen Transpositionen, noch andere Störungen vorhanden.

b) **Kreislaufstörungen** können unter sonst normalen Verhältnissen nur am Myokardium vorkommen, da das Endokardium mit Einschluss der Klappensegel, beim erwachsenen Menschen wenigstens, keine Gefässe besitzt; bei Kindern haben allerdings die Zipfelklappen Gefässe, die aber bis auf einen Rest an der Basis der Segel später verschwinden. Es ist daher jede diffuse Rötung der Klappen und des Endokards ohne weiteres als eine durch Imbibition mit diffundiertem Blutfarbstoff entstandene anzusehen. Nur an schon länger erkrankten Klappen, in welchen sich Gefässe neugebildet hatten, kann man rötliche Streifchen oder Fleckchen bemerken. Letztere entsprechen zuweilen kleinen flachen Blutungen, wie sie häufiger aus dyskrasischen Ursachen verschiedener Art unter dem parietalen Endokardium vorkommen. Eine eigentümliche Art von anscheinenden Blutungen findet sich öfter bei Neugeborenen oder jungen Säuglingen an den Schliessungslinien der Zipfelklappen, besonders der Bikuspidalsegel, seltener an den Halbmondklappen, wo eine oder mehrere sandkorn- bis hirsekorngrosse schwarzrote, immer dem Blutstrom entgegengerichtete Hervorragungen an der Vorhof- bzw. Kammerseite sitzen (Klappenhämatome). Es handelt sich weder um Blutungen in Albinische Knötchen, noch um Varizenbildungen, sondern um ausgeweitete endothelbekleidete Hohlräume, welche mit der Kammerhöhle bzw. dem Taschenraum in Verbindung stehen oder doch standen. Sehr selten sind subendokardiale grössere Blutungen, welche in die Herzhöhle hineinragende Hämatome bilden, nicht zu verwechseln mit Varizen, die besonders am hinteren Quadranten des Foramen ovale vorkommen, gelegentlich Venensteine enthalten, sowie als gestielte Polypen hervorragen können. Kleine Blutungen im Myokardium, seltener in entzündlich vaskularisierten Klappensegeln werden durch septische kleinste Embolien, wie sie am häufigsten bei Endocarditis ulcerosa vorkommen, häufig erzeugt (in Verbindung mit kleinen Eiterungen); grössere Blutungen können in der Muskulatur durch Zerreissung von Aneurysmen der Koronararterienäste oder als hämorrhagische Infarkte nach Verschluss von arteriellen Aesten entstehen. Dieser Verschluss kann embolisch entstehen, wird aber häufiger durch Thrombose auf skleratheromatös veränderten, meist verkalkten Stellen erzeugt und bewirkt einen anämisch-nekrotischen Infarkt von trübem, lehm- bis ziegelgelbem Aussehen, der von einem mehr oder weniger ausgedehnten hyperämischen oder auch hämorrhagischen Hofe umgeben ist. Man findet diese Infarkte besonders links nahe der Herzspitze im Septum ventriculorum und der vorderen Herzwand sowie in den Papillarmuskeln des vorderen Mitralsegels. Aus den Infarkten gehen Schwielen hervor (siehe bei Entzündungen), wenn die nekrotisch gewordene Muskulatur durch Bindegewebe ersetzt wird, kommt es aber zuvor zu einer Erweichung des nekrotischen Gewebes, so kann eine Herzruptur die Folge sein. Nicht selten findet man derartige Prozesse verschiedenen Alters nebeneinander, frischere Infarcierung mit Perforation neben Schwielenbildungen, die, wenn sie eine grössere Ausdehnung erlangt hatten (Herzspitze), die Grundlage einer aneurysmatischen Ausbuchtung (chronisches partielles Herzaneurysma) werden. Wo die Ernährung nicht vollständig aufgehoben war, treten gelbe Flecken von verschiedenem Umfang hervor infolge von Verfettung (Ernährungsstörung) der Muskeln.

c) Die **Entzündung** des Herzmuskels wird als Myokarditis, diejenige des Endokardiums als Endokarditis bezeichnet.

α) Die Myokarditis kann man nach dem Hauptsitz in parenchymatöse, die eigentliche Muskelsubstanz betreffende, und in interstitielle wesentlich im bindegewebigen Zwischengewebe ablaufende einteilen. Dass diese immer mit Veränderungen auch der Muskelfasern verbunden sind, ist leicht verständlich. Nach dem anatomischen Charakter der Entzündung kann man die parenchymatöse Myokarditis auch degenerative Myokarditis nennen, während die interstitielle in die eiterige und produktive zerfällt. Neuerdings werden die parenchymatösen Veränderungen vielfach von den entzündlichen getrennt und als Myodegeneration bezeichnet, doch ist auch der Ausdruck parenchymatös-degenerative Entzündung noch im Gebrauch, darum mögen sie hier berücksichtigt werden.

1. Die parenchymatösen Veränderungen können totale oder partielle sein. Die totalen findet man bei den meisten Infektionskrankheiten und erkennt sie im ersten Stadium an der schlaffen Konsistenz und der trüben grauroten Färbung des Herzfleisches; in den späteren an der meistens sich einstellenden Verfettung, deren anatomische Erscheinungsweise später angegeben werden wird. Bei der mikroskopischen Untersuchung der Muskelfasern aus dem ersten Stadium sieht man wie bei der Verfettung Körnchen im Innern der Fasern; diese verschwinden aber auf Zusatz von Essigsäure oder verdünnten Alkalien, sind also nicht Fett-, sondern Eiweisskörnchen (albuminöse Trübung). Daneben trifft man häufig die als hyaline Degeneration später zu be-

schreibende Veränderung. Als partielle Affektion kommt die parenchymatöse Entzündung bei Verstopfung der Koronararterienäste durch
maligne Emboli (bei Puerperalfieber, Pyämie, Endocarditis ulcerosa,
Rotz usw.) vor. Man sieht dann in der Regel unter dem Endokard
mehrfache kleine (stecknadelkopfgrosse oder etwas grössere), abszess-
artige Herdchen, oft von einem roten Hofe umgeben, in welchen man
neben Eiterkörperchen eine grosse Menge verfetteter Muskulatur (re-
gressives Stadium der parenchymatösen Entzündung) findet.

2. Es bilden diese Erkrankungen den Uebergang zu der akuten
Form der interstitiellen Entzündungen, da die Eiterkörperchen das Erzeugnis einer akuten eiterigen Entzündung (Myocarditis interstitialis
apostematosa, Fig. 106)
sind. Im Innern der Herdchen
erkennt man bei der mikroskopischen Untersuchung Haufen
von Mikrokokken, welche sich
meist gut nach Gram färben
lassen.

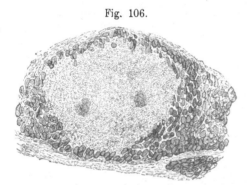

Fig. 106.

Es kann eine gleiche Er-
krankung auch durch direktes
Fortkriechen einer septischen
Entzündung des Endokardiums
(am häufigsten der Klappen)
auf die Muskulatur zustande
kommen. Dabei entsteht dann
ein von der Oberfläche nach
der Tiefe zu fortschreitender

Miliarer Herzabszess mit 2 Mikrokokkenherden bei Endocarditis ulcerosa. Muskeln im Querschnitt. Schw. Vergr.

Zerfall, ein akutes Herzgeschwür, an dessen Stelle eine Ausbuchtung
der noch übrigen verdünnten Herzwand (akutes partielles Herzaneurysma) zustande kommen kann, welche meist schnell zur Perforation führt. Diese kann in den Herzbeutel, aber auch in andere
Herzhöhlen erfolgen, wodurch dann abnorme Kommunikationen derselben
erzeugt werden. Selten sind isolierte, manchmal grössere, Herzabszesse
von unbekannter Entstehung.

3. Ob man alle mit Bindegewebsbildung einhergehenden Prozesse
den chronischen interstitiellen Entzündungen zurechnen soll, darüber
lässt sich streiten. Jedenfalls muss man scharf unterscheiden zwischen
primären und sekundären Veränderungen. Die sekundären Schwielenbildungen im Gefolge von anämischen oder hämorrhagischen Infarkten
sind schon bei den Kreislaufstörungen erwähnt worden. Sie bilden zweifellos die überwiegende Majorität aller Schwielenbildungen im Innern des
Myokards, und da gerade bei ihnen die Bezeichnung Myocarditis fibrosa
zu Missverständnissen in Bezug auf die Entstehung Veranlassung geben
könnte, so empfiehlt es sich, bei der Diagnose den tatsächlichen Befund zu berücksichtigen, d. h. nur Schwielen zu diagnostizieren. Diese
stellen in frühen Stadien rötlich graue, in späteren rein graue oder
weisslich graue derbe Flecken und Streifen in der Muskulatur dar
(Fig. 107), welche an Grösse und Gestalt sehr wechseln können und

mikroskopisch aus derbem faserigen Bindegewebe bestehen, welches meistens arm an Zellen ist, aber gelegentlich, bei jüngeren Schwielen, auch noch zellig sein kann, vor allem am Rande der Schwielen und um die Gefässe herum. Hat man die seltenere Gelegenheit, eine Infarktschwiele noch in der Entwicklung anzutreffen, so findet man noch mehr oder minder grosse Reste der nekrotischen (kernlosen) Muskulatur umgeben und teilweise durchwachsen von jungem Granulationsgewebe, in dem zahlreiche Leukozyten vorhanden zu sein pflegen. Auch bei den älteren Schwielen ist meist ein Ineinandergreifen von Muskeln und Bindegewebe zu bemerken (Fig. 108). Die Randmuskeln können deutlich atrophisch sein (man hüte sich vor Verwechslung mit Schrägschnitten), haben dagegen vielfach auffällig grosse Kerne. Braunes in Zellen eingeschlossenes Pigment kann Rest von zugrunde gegangenen Muskeln sein, der von Phagozyten aufgenommen wurde, doch könnte

Fig. 107.

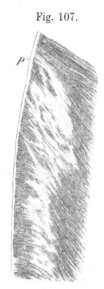

Fig. 108.

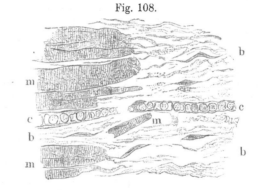

Herzschwielen. Nat. Gr.
Schrägschnitt durch das Septum
ventriculi. p Perikardium.

Vom Rande einer Herzschwiele. Starke Vergr.
m Muskelfasern, teilweise deutlich atrophisch. c Kapillaren inmitten des schwieligen Bindegewebes (b).

es auch, wenn die Schwiele aus einem hämorrhagischen Infarkt hervorgegangen ist, dem Blut entstammen. Das letzte ist mehr gelbbraun.

Diese sekundären Schwielen kommen auch in den Papillarmuskeln vor, doch sind gerade diese auch Sitz einer anderen Art von Schwielen, welche insofern zu den primären zu rechnen sind, als ein vorausgehender Muskelschwund nicht nachgewiesen ist. Hier kann man also eine Myocarditis fibrosa diagnostizieren und hat dazu um so mehr Recht, als diese Schwielenbildung Teilerscheinung einer Endokarditis zu sein pflegt. Die hervorragende Beteiligung der Muskelbalken (Myocarditis trabecularis) und Papillarmuskeln (Myocarditis papillaris) ist danach verständlich. Auch an einer chronischen Perikarditis können die oberflächlichen Muskelschichten sich beteiligen. Eine mehr diffuse, auch im Innern der Herzwand verbreitete Myocarditis interstitialis kommt bei Infektionskrankheiten vor, wo man dann, z. B. bei Diphtherie, auch die frischeren Stadien der Veränderung, d. h. mehr zellige Infiltration des interstitiellen Gewebes findet. Nach meinen Erfahrungen spielen bei diesen Krankheiten die diffusen parenchymatösen Veränderungen eine weit grössere Rolle als die interstitiellen. Immerhin findet man manchmal diffuse Bildung fibrösen Gewebes, bei der man an interstitielle Myokarditis denken kann, wenn nicht skleratheromatöse Veränderungen an den Herzarterien zu finden sind; sind diese vorhanden, so wird man sie als Ursache der Schwielenbildung zu betrachten haben. Dabei ist zu beachten, dass nicht notwendig die grösseren Aeste schwerer erkrankt zu sein brauchen; eine Veränderung der kleinsten genügt, doch darf selbstverständlich in keinem Falle die Untersuchung der Kranzgefässe, insbesondere die des vorderen absteigenden Astes der linken Koronaria unterlassen werden.

Eine umschriebene interstitielle Veränderung findet sich mikroskopisch in Gestalt von kleinen, höchstens submiliaren Knötchen bei Gelenkrheumatismus (und Chorea). Diese rheumatischen Knötchen liegen hauptsächlich im Bindegewebe um die Arterien herum (ausnahmsweise auch im Klappengewebe) und bestehen aus auffällig grossen, grosskernigen Zellen, welche bei Färbung nach Pappenheim-Unna eine Rotfärbung des Leibes zeigen, aber mit Plasmazellen nicht identisch sind, ferner verschiedenartigen Lymphozyten, auch wohl gelapptkernigen Leukozyten.

β) Die Endokarditis, welche im extrauterinen Leben hauptsächlich im linken Herzen ihren Sitz hat, während die fötale, so selten sie überhaupt primär vorkommt, häufiger auf der rechten Seite entsteht, kann an den verschiedenen Abschnitten des Endokardiums auftreten und wird nach ihrem Sitz als E. valvularis, chordalis, papillaris, trabecularis, parietalis bezeichnet. Bei ihrer Lokalisation spielen offenbar mechanische Verhältnisse eine Rolle, denn es sind z. B. bei der meist sekundären fötalen Endokarditis gerade solche Stellen, welche einem ungewöhnlichen Anprall des Blutes und abnormem Druck ausgesetzt sind, an welchen sie auftritt. Auch bei der extrauterinen Endocarditis valvularis, der wichtigsten Form, sind es diejenigen Stellen, mit welchen die Segel bei dem jedesmaligen Klappenschluss aneinanderprallen (Schliessungslinien), wo die entzündlichen Veränderungen in der Regel beginnen. Eine Gefässverstopfung durch die Entzündungserreger an dieser Stelle kann nicht das Massgebende für diese regelmässige Lokalisation sein, da normale Klappensegel Erwachsener hier gar keine Gefässe haben.

Je nach dem verschiedenen anatomischen Befund kann man drei Formen von Endokarditis, eine verruköse (granulierende), eine fibröse und eine nekrotisch-ulzeröse unterscheiden, von welchen die beiden ersten als produktive zusammengehören. Die erste und dritte Form sind im wesentlichen akute Erkrankungen, die zweite eine chronische, Zu einer chronischen Endokarditis kann eine neue akute sich hinzugesellen (E. recurrens), ausserdem kommen Mischformen zwischen der ulzerösen und verrukösen vor.

1. Die granulierende produktive Endocarditis valvularis bewirkt kleinere oder grössere warzenartige, hahnenkammförmige, kon-

dylomatöse, papillöse Verdickungen (End. verrucosa, Fig. 109) an den Schliessungslinien, d. h. also bei den Atrioventrikularklappen an einer, einige Millimeter vom Rand entfernten Linie auf der Vorhofseite, bei den Semilunarklappen aber an einer vom Nodulus valvularis (Arantii) bogenförmig nach jeder Ansatzstelle hinziehenden Linie. Die Verdickungen haben meist eine graurötliche Farbe und weich elastische Konsistenz mit weicherer oberster Schicht, welche sich durch Schaben entfernen lässt.

Fig. 109.

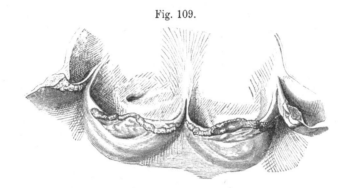

Rekurrierende Endocarditis aortica. Nat. Gr.
Frische verruköse Massen an den Schliessungslinien der verdickten Klappen, die Verdickung am durchschnittenen linken Segel zu sehen, früher Gelenkrheumatismus, frische Affektion im Anschluss an fibrinöse Pneumonie.

Fig. 110.

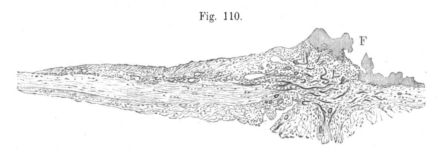

Verruköse Endocarditis recurrens. Durchschnitt durch die Randpartie des Klappensegels. Schw. Vergr
Die Verdickung der Schliessungslinie besteht aus jungem Bindegewebe mit Gefässen und einer dieses bedeckenden Fibrinschicht (F), in welche das Bindegewebe eindringt.

Mikroskopische Durchschnitte (Fig. 93, S. 233) lehren, dass bei frischen Erkrankungen die ganze warzige Masse, bei älteren die oberen Schichten einen Thrombus darstellen, der wesentlich aus einer körnigen, von zusammengesinterten Blutplättchen gebildeten, wolkenballenähnlich angeordneten kernlosen Massen besteht und somit den Typus eines Blutplättchenthrombus bildet. Fibrin kann fast völlig fehlen, Leukozyten und rote Blutkörperchen finden sich, wenn überhaupt, in den kleinen, zwischen den wolkigen Blutblättchenballen gelegenen Zwischenräumen. Das darunter liegende Klappengewebe kann nahezu unverändert aussehen oder eine Zellenwucherung zeigen, die schliesslich einen zelligen Auswuchs des Klappengewebes bildet, der gegen den aufliegenden Thrombus nicht scharf abgegrenzt ist, sondern fibroplastische Zellen in den Thrombus hineingeschoben hat, die eine Organisation des Thrombus einleiten. Die charakteristischen Bilder von Granulationsgewebe, welche oft durchaus denen von einer fibrinös-produktiven Perikarditis gleichen, da auch Blutgefässe nicht fehlen, erhält man bei rekurrierender verruköser Endokarditis (Fig. 110). Bei ihr, aber auch bei älterer einfacher Endokarditis treten auch Bindegewebsfasern auf, die zuerst in den tieferen Abschnitten des Auswuchses erscheinen und so hinüberleiten zu der chronischen fibrösen Endokarditis.

Es kommen auch bei dieser Erkrankung Bakterien vor, nach denen man an Schnitten oder an Quetschpräparaten von den weichen Auflagerungen suchen kann, doch sind dieselben spärlich, und ich wenigstens habe sie oft (mit dem Mikroskop) überhaupt nicht nachweisen können, was ja freilich nicht ausschliesst, dass sie im Beginn der Erkrankung vorhanden waren, aber später zugrunde gegangen sind. Auf jeden Fall ist der Befund in unkomplizierten Fällen ein anderer als bei der ulzerösen Form. Bei einem Teil der verrukösen Veränderungen ist sicher eine thrombotische Auflagerung das erste, die Granulationswucherung eine sekundäre Veränderung (Thromboendokarditis). Eine der häufigsten Ursachen ist der Gelenkrheumatismus (einschliesslich Chorea); bei der rheumatischen frischen Endokarditis kommen gelegentlich auch an beliebigen Stellen im Klappengewebe die beim Myokardium erwähnten rheumatischen Knötchen vor. In bezug auf die nicht rheumatischen Fälle ist die Häufigkeit bemerkenswert, mit der man frische verruköse Endokarditis bei an Krebs verstorbenen Menschen findet.

Fig. 111.

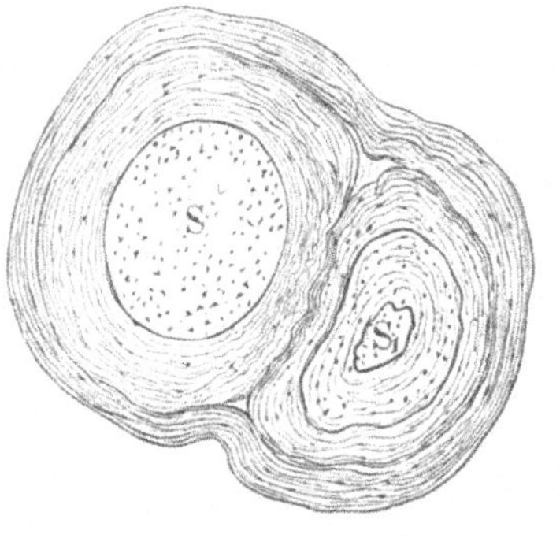

Chron. Endocarditis chordalis. Schw. Vergr.
Zwei Sehnenfäden (S und S$_1$) zeigen zunächst jeder für sich eine Verdickung durch Auflagerung konzentrisch geschichteten Bindegewebes, ausserdem sind aber beide auch noch gemeinsam durch eine Lage konzentrischer Fasern umhüllt.

2. Die fibröse produktive Endokarditis kann der Ausgang der vorigen sein, aber, wie man aus klinischen Beobachtungen erschliessen kann, wohl auch ohne akuten Anfang, von vornherein als Sklerose und Induration sich entwickeln. Sie bildet hauptsächlich die Grundlage der sog. Klappenfehler und wird bei den Sektionen am häufigsten gefunden. Die durch sie bewirkten Veränderungen können verschiedener Art sein. Zuweilen sieht man nur eine Verdickung der Klappen, welche gleichfalls an den Schliessungslinien stärker zu sein pflegt und hier oft in Form rundlicher Knoten auftritt. Von den Bikuspidalsegeln greift die Verdickung häufig auch auf die Sehnenfäden über. In schweren Fällen sind die verdickten Klappensegel oder Sehnenfäden auch noch verkürzt (Endocard. retrahens) und miteinander verwachsen (Fig. 111). Ersteres tritt besonders an den Aortenklappen hervor (Fig. 112), wodurch diese insuffizient werden, letzteres am ausgeprägtesten an den Mitralsegeln (Fig. 113), wo das Ostium dadurch, dass nicht nur die Segel, sondern auch die oberen Enden der verdickten Sehnenfäden miteinander verwachsen, ganz nach unten rücken und in

einen schmalen Spalt verwandelt werden können. In wieder anderen
Fällen tritt mehr eine Reihe von rückgängigen Veränderungen in den
Vordergrund (Endoc. atheromatosa), welche in den verdickten, ver-

Fig. 112.

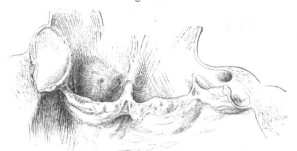

Chronische Endokarditis der Aortenklappen. Nat. Gr.
Verdickung, Retraktion und Verwachsung der Klappen. Zwischen der Verwachsungsstelle von linkem
und hinterem Klappensegel und der Ansatzstelle an der Aorta in jedem Segel ein Fenster, in dessen
Umgebung nur geringe Verdickung.

Fig. 113.

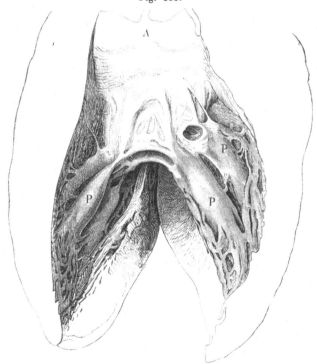

Frische Bikuspidalendokarditis mit Stenose. Nat. Gr.
Verdickung und Verwachsung der Klappensegel, Verdickung, Verwachsung und Verkürzung der Chorden
fibröse Umwandlung der Spitzen der Papillarmuskeln (P). A Aortenklappen (die dritte nicht sichtbar).

17*

wachsenen und geschrumpften Segeln und Sehnenfäden Platz greifen
und in Nekrose, Verfettung und Verkalkung bestehen, von welchen bald
die letzte, bald die ersten überwiegen. Die Verkalkungen treten zuweilen in Form unregelmässig klumpiger oder auch zackiger Massen
auf, welche starke Vorsprünge an der Oberfläche bilden und zum Teil
aus Verkalkung von Thromben hervorgegangen sein dürften, welche
sich besonders gern an solchen Stellen ansetzen, wo infolge der Nekrose und Verfettung des Gewebes Erweichung und dadurch Substanzverluste entstanden sind (Endocarditis ulcerosa atheromatosa,
Fig. 114). Man findet gerade in diesen Fällen die entzündlich neugebildeten Gefässe des
Klappengewebes durch
eine bindegewebige Ver-
dickung der Intima
verengt.

Fig. 114.

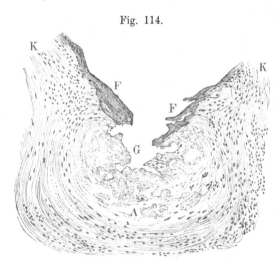

Endocarditis ulcerosa atheromatosa. Schwache Vergr.

A kleiner atheromatöser (nekrotisch-fettiger) Herd am Zusammenstoss
zweier Aortenklappen (K); in der Umgebung ist Kernfärbung vorhanden, im Herde nicht; an der Oberfläche ein unregelmässiger Substanzverlust (G), zu dessen Seiten kleine Thrombusauflagerungen (F).

Die mikroskopische Un-
tersuchung wird an Schnitten
vorgenommen, nachdem man
nötigenfalls die Klappen entkalkt hatte. Man färbt mit
Pikrokarmin oder nach van
Gieson, weil dann die ne-
krotisch-fettigen Partien am
besten hervortreten; aus
demselben Grunde ist Untersuchung einiger Schnitte in
Wasser oder Glyzerin anzuraten. Man achte auch auf
das oft in reichlicher Menge
vorhandene Pigment. Bei
Färbung mit Methylenblau
nehmen einzelne Teile des
schwieligen, sklerosierten
Bindegewebes eine violette
oder rötliche Farbe an, was
auf chemische Verschiedenheiten hinweist. Sehr wichtige Aufschlüsse über die
Lage der Hauptveränderungen, ob an der einen oder an der anderen Oberfläche der
Segel, gibt eine Elastikafärbung. Sudanfärbung zeigt die grosse Rolle, welche lipoide
Veränderungen in dem verdickten Klappengewebe spielen.

Die eben erwähnte enge Beziehung der elastischen Fasern zu den
Klappenveränderungen ist besonders bei den Aortenklappen von Wichtigkeit, welche ihre Elastika nicht von der Media der Aorta, sondern
vom Endokard erhalten. Die bisher besprochenen chronischen Veränderungen sitzen wesentlich an der Ventrikelseite der Klappen, es gibt
aber auch solche an der Aortenseite, durch welche unregelmässige, oft
höckerige Verdickungen erzeugt werden, die in die Klappentasche hinein
vorspringen und rückgängige Veränderungen, atheromatöse und besonders gern Verkalkung darbieten. Man hat in diesen Veränderungen
gleichsam eine Teilerscheinung der später genauer zu erörternden Skleratherose (Atherosklerose) der Aorta sehen und ihr gleichstellen wollen
degenerative Veränderungen an dem Ventrikelabschnitt der Mitralsegel,

bei denen aber die sklerotischen Wucherungserscheinungen fehlen, und
die ich deshalb von den entzündlichen Erkrankungen trenne und unter
den rückgängigen Ernährungsstörungen aufführen werde (S. 269).
Dagegen darf man wohl hierher rechnen die Verkalkungen, welche
gelegentlich an der Ansatzstelle der Klappensegel (Endocarditis valvul.
basilaris), insbesondere derjenigen der zweizipfligen Klappe mit oder
ohne gleichzeitige Veränderungen der übrigen Segelabschnitte vorkommen,
wodurch dann reine Stenosen der Ostien bewirkt werden können. Dabei
sitzt der Kalk allerdings häufig auch ausserhalb der Klappen im Sehnenring, ja in der Muskulatur.

3. Als Endocarditis ulcerosa oder genauer E. ulc. maligna
bezeichnet man eine Affektion, welche durch Bakterien erzeugt wird,
die in frischen Fällen oft in so enormen Mengen vorhanden sind, dass
man ihre Haufen an gefärbten mikroskopischen Schnitten schon mit
blossen Augen sehen kann. Es kommen dabei zwar verschiedene Mikroorganismen in Betracht, hauptsächlich aber Kokken, und zwar Staphylo-
coccus und Streptococcus pyogenes zusammen oder einer allein. Dementsprechend wird die ulzeröse Endokarditis hauptsächlich sekundär
bei Pyämie, insbesondere bei puerperaler, aber auch bei anderen Infektionen gefunden, kommt jedoch auch als primäre Affektion vor. Im
Beginn derselben sieht man nur einen etwas trüben, gelblichen, fein-
höckerigen Fleck, der manchmal ein wenig hervorragt, aber auch schon
einem deutlichen Substanzverluste des Segels entsprechen kann, später
finden sich weiche, rötlich graue Thromben, welche eine grosse Mächtigkeit erreichen können, und nach deren Entfernung sich ein mehr oder
weniger grosser Defekt am Segel zeigen kann. Diese Veränderungen
sitzen an denselben Stellen wie die akuten verrukösen, greifen aber von
da aus meist rasch um sich. Durch immer weiteres Fortschreiten der
Zerstörung in die Tiefe können Einrisse in den Klappensegeln entstehen.
Sehnenfäden können zerreissen, ja es können ganze Stücke von Klappensegeln losgetrennt werden. Der Zerfall greift auf den Segeln immer
weiter auch der Fläche nach um sich, und gerade dadurch können
dünne Stellen mitten im Segel gebildet werden, welche überhaupt kein
lebendes Gewebe mehr enthalten, sondern aus nekrotischen Resten des
Gewebes mit einer Thrombenauflagerung bestehen, und welche von dem
Blutdruck aneurysmatisch ausgebuchtet werden (akutes Klappenaneurysma, Fig. 115). Diese Aneurysmen sind immer dem Blutstrom
entgegengerichtet und zeigen die Hauptgewebsveränderung an der konvexen Seite; sie pflegen bald zu platzen, wodurch sich dann Perforationsöffnungen bilden, welche meistens von dicken thrombotischen Auflagerungen umgeben sind, und in deren Umkreis das Segel auf beiden
Seiten eine geschwürige Oberfläche zeigt. Die ulzeröse Endokarditis
ist häufig eine rekurrierende, greift also an einem Klappensegel Platz,
welches schon durch fibröse oder verruköse proliferierende Entzündung
verändert ist. Danach wird dann die anatomische Erscheinungsweise
entsprechend verändert. Es kann aber auch eine ulzeröse in eine proliferierende Entzündung ihren Ausgang nehmen, wenn sie einen chronischen Verlauf hat und zur Heilung sich wendet, wodurch abermals

Fig. 115.

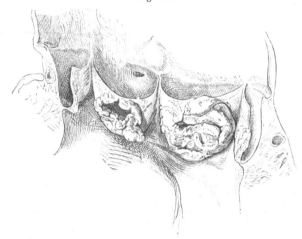

Perforierte akute Klappenaneurysmen der Aortenklappen. Nat. Gr.

Fig. 116.

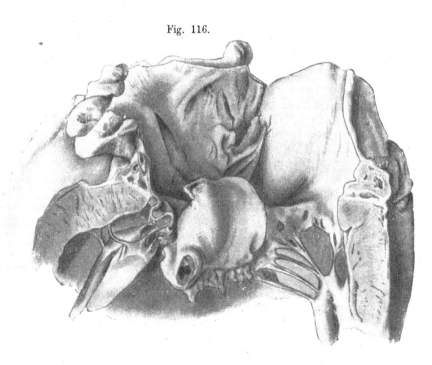

Sekundäres Aneurysma des grossen Mitralsegels, mehrfach perforiert. Ansicht vom Vorhof aus.
Ostium eröffnet. Nat. Gr.

das anatomische Bild Umänderungen erfahren kann. Gerade hierbei finden sich oft enorm mächtige thrombotische Auflagerungen, welche manchmal in grosser Ausdehnung verkalkt sind. Wiederholt ist gerade in solchen milder verlaufenden Fällen der Pneumococcus mucosus gefunden worden.

Die mikroskopische Untersuchung ergibt, wie schon erwähnt, als Ursache der Veränderungen die Ansiedlung von Mikroparasiten. Diese erfolgt der Regel nach auf der Oberfläche der Klappen, und zwar an der Schliessungslinie, aber gelegentlich auch an anderen Stellen, z. B. sekundär an der Kammerfläche des grossen Mitralissegels, wenn grosse Thromben der erkrankten Aortenklappen an dieser Stelle das Mitralsegel berühren und so gewissermassen die Mikrokokken überimpfen; am leichtesten geschieht das, wenn zugleich starke Verkalkungen vorhanden sind, wodurch zunächst rein mechanische Oberflächenverletzungen statthaben, welche in solcher Weise auch wohl bei nicht maligner Endokarditis entstehen könnten. Bei septischer sekundärer Endokarditis des

Fig. 117.

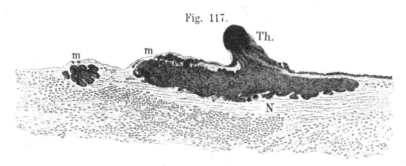

Akute ulzeröse Endokarditis. Schwache Vergr.
Grosse Mikrokokkenhaufen (m) im Klappengewebe, welches um dieselben Nekrosen (N) und weiterhin zellige Infiltration zeigt; geringe thrombotische, von Kokken durchsetzte Auflagerung (Th.).

grossen Mitralsegels kann auch hier ein Aneurysma sich bilden (sekundäres akutes Klappenaneurysma, Fig. 116), welches gegen den Vorhof sich vorwölbt, aber im Gegensatz zu dem primären die erste und stärkste Gewebsveränderung an seiner konkaven Oberfläche zeigt.

Bei dem Vordringen der Organismen in das Klappengewebe, das in unregelmässiger Weise erfolgt (Fig. 117), entsteht hier eine toxische Nekrose mit folgender Erweichung, aus welcher wiederum die Ulzeration hervorgeht. Um den nekrotischen Teil herum tritt eine starke entzündliche Schwellung und zellige Infiltration mit Leukozyten ein, welche man schon makroskopisch an der Verdickung und gelblichen Trübung der Segel erkennen kann, allein es bildet sich in der Regel keine umfänglichere Eiterung oder gar Abszedierung aus, obgleich auch diese vorkommt, besonders wenn ein septischer Embolus von einer erkrankten Klappe in (neugebildete) Gefässe derselben oder einer anderen Klappe hineinfuhr: dann gibt es dieselben miliaren Hämorrhagien resp. Abszesse wie anderwärts. Durch immer weiteres Vordringen der Organismen und der

Fig. 118.

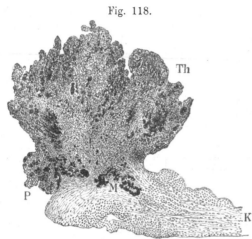

Endocarditis ulcerosa.

Rand einer Perforationsstelle (P). Die Klappe (K) ist an der Perforationsstelle nahezu völlig nekrotisch, hier Mikrokokken-haufen (M), die auch in der grossen thrombotischen Auflage-rung (Th) vorhanden sind.

Nekrose in dem Klappenge-webe werden dann die grös-seren Zerstörungen, Perfora-tionen usw. bedingt (Fig. 118).

Da, wenigstens bei den akut verlaufenen Fällen, Mikroorganis-men in grossen Mengen vorhanden zu sein pflegen, so kann man sie, besonders Streptokokken, schon an frischen Zupfpräparaten in Kalilauge sehen, sicherer sind ge-färbte Deckglastrockenpräparate. Schnitte werden in Pikrokarmin vor-, nach Gram nachgefärbt: Organismen blau, Kerne rot, Thrombus gelb. — Bei einer nicht rekurrierenden ulzerösen Endo-karditis kommen die an der Grenze des von den Bakterien-toxinen abgetöteten Gewebes sich ansammelnden Leukozyten zum Teil vielleicht direkt aus dem Blut, der Hauptsache nach aber doch wohl aus den Gefässen an dem Klappenansatz, jedenfalls sieht man in den basalen Abschnitten der erkrankten Segel die bekannten langgestreckten und sonderbar gestalteten Figuren der auf der Wanderung durch das Gewebe begriffen gewesenen Leukozyten.

Die gleichen Veränderungen wie an den Klappen können auch an dem parietalen Endokardium vorkommen; am häufigsten sind die besonders in Verbindung mit oberflächlicher fibröser Myokarditis vor-kommenden umschriebenen fibrösen Verdickungen der Membran (E. chron. fibr. parietalis), welche besonders gern an den Trabekeln und Papillar-muskeln vorkommen. Es wird aber auch, besonders in der linken Kammer, eine allgemeine Verdickung und lokale verruköse, sowie ulzeröse Endokarditis gefunden, letztere fast stets im Anschlusse und als Fort-setzung ähnlicher Veränderungen an den Klappen. Aus ihr geht das früher erwähnte akute Herzgeschwür sowie das akute Herzaneurysma hervor. Ein wahrscheinlich ebenfalls mit Endokarditis, aber nicht ulzeröser zusammenhängendes chronisches Aneurysma ist das A. septi membranacei, welches stets nach rechts sich vorwölbt.

An dem Endokard der Scheidewand finden sich besonders bei In-suffizienz der Aortenklappen gelegentlich halbmondförmige, klappen-artige Verdickungen, welche, soweit sie mit der konkaven Seite nach der Aorta zu gerichtet waren, als zweckmässige Veränderungen zur Be-hinderung des Blutrückstromes ausgegeben worden sind, welche ich aber auch in der umgekehrten Stellung gesehen habe.

d) Von infektiösen Granulomen sind die syphilitischen Gum-mata zu nennen, welche in Form grösserer gelber, von fibrösem, schwieligem Gewebe umgebener Knoten vorkommen. Ausser diesen kann durch Syphilis zwar auch eine fibröse Myokarditis erzeugt sein, doch ist wie an anderen Organen so auch hier nur dann deren syphi-litische Natur mit Sicherheit zu diagnostizieren, wenn daneben gummöse

Bildungen vorhanden sind. Man hüte sich, anämisch-nekrotische Infarkte (S. 253 u. 269), welche ebenso wie Schwielen aus einer syphilitischen Koronararterienveränderung hervorgehen können, für Gummata zu halten. Tuberkel kommen als miliare bei allgemeiner Miliartuberkulose vor, selten als grössere käsige Knoten. Die miliaren Tuberkel sitzen meist subendokardial und mit Vorliebe im Conus arteriosus pulmonalis; sehr selten kommen sie an Klappen vor, wo dafür neuerdings wiederholt eine tuberkulöse Form der verrukösen Endokarditis (mit Tuberkeln und Bazillen) beobachtet worden ist. Ich habe sie nie gefunden. Es gibt im Myokardium leukämische und aleukämische lymphomatöse Infiltrationen, z.T. in Knotenform. Diffuse lymphozytäre Infiltrationen habe ich wiederholt bei Status thymico-lymphaticus (S. 218) gesehen.

e) Unter den **progressiven Ernährungsstörungen** sind die wichtigsten und häufigsten die Hypertrophien. Sie treffen bald die eine oder andere Seite allein, bald beide zusammen und es wird in den meisten Fällen nicht schwer sein, die mechanischen Gründe für die Hypertrophie aufzufinden. So ist z. B. nichts gewöhnlicher, als dass bei einer Insuffizienz und Stenose der Aortenklappen beide Ventrikel hypertrophiert sind, der linke direkt infolge des Klappenfehlers, der rechte sekundär infolge der durch relative Insuffizienz der Mitralis beförderten Stauung des Blutes im kleinen Kreislaufe und der dadurch vermehrten Arbeit. — Eine ausschliessliche Hypertrophie des rechten Ventrikels kann entweder von Veränderungen im Herzen selbst (Stenose und Insuffizienz der Mitralis) oder von solchen in den Lungen abhängen. Im letzten Falle beachte man nicht nur die Zustände des Lungengewebes in Rücksicht auf die durch sie bewirkte Erschwerung des Kreislaufs (Emphysem, chron. Bronchialkatarrh, Phthise, feste Verwachsungen usw.), sondern auch die entgegengesetzt wirkenden Umstände wie geringe Blutmenge, Kollateralgefässe in pleuralen Adhäsionen, welche sogar die Wirkung jener ganz aufheben können. — Die Hypertrophie des linken Ventrikels hat ein viel ausgedehnteres Ursprungsgebiet (Herz, Aorta, kleine Arterien); besonders häufig ist das Vorkommen einer Hypertrophie der linken Kammer bei Nierenschrumpfung, seltener bei Nephritis ohne Schrumpfung. Bei Hypertrophien der linken Kammer oder des ganzen Herzens ohne anatomische Ursachen (idiopathische Herzhypertrophie) hat man an Ueberanstrengung durch Muskelarbeit beim Marschieren usw., durch übermässigen Biergenuss u. s. f. oder durch nervöse Einwirkungen zu denken.

Die Hypertrophie kann mit Erweiterung der Höhle verbunden sein (exzentrische H.) oder nicht; im letzten Falle erscheint die Höhle am frischen Leichenherzen infolge der Muskelkontraktion oft klein (konzentrische H.). Die hypertrophische Muskulatur hat eine lebhaft rote Farbe, ist meist etwas durchscheinend, glänzend, derb und steif. Mikroskopisch erscheinen die Fasern nicht erheblich breiter als normal, es muss demnach eine Vermehrung ihrer Zahl vorliegen, womit eine gewisse Verdickung der einzelnen Fasern nicht ausgeschlossen sein soll. Häufig tritt in der hypertrophischen Muskulatur, besonders an den Trabekeln und Papillarmuskeln eine Verfettung ein.

Von reinen Geschwülsten sind primär Fibrome (z. T. vielleicht organisierte Parietalthromben), Myxome (beide auch mit Bildung elastischer Fasern), Lipome, Sarkome, sowie angeborene Myome (mit sternförmigen quergestreiften Muskelzellen), sekundäre Karzinome, Sarkome, besonders mehrfache Melanosarkome beobachtet worden. Die sekundären können durch direktes Uebergreifen oder metastatisch entstehen.

f) **Rückgängige Ernährungsstörungen.** Die häufigen atrophischen und degenerativen Veränderungen am Herzen betreffen hauptsächlich das Myokardium. Ausser einer, den einfachen Gegensatz der Hypertrophie darstellenden und wie diese auch auf einzelne Herzabschnitte beschränkt (z. B. am linken Ventrikel bei starker Stenose des Bikuspidalostiums) vorkommenden einfachen Atrophie findet sich besonders häufig die braune Atrophie (Atrophia fusca), bei welcher neben einer allgemeinen Atrophie der gesamten Muskulatur vorzugs-

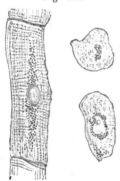

Fig. 119.

weise ihre mehr oder weniger reine braune Färbung auffällig ist. An Zupfpräparaten (Fig. 119) erkennt man leicht als Ursache der Färbung unregelmässige bräunliche Farbstoffkörnchen, welche wesentlich an beiden Polen der Kerne, mit jedem derselben eine Spindelfigur bildend, gelegen sind. Durch Ausmass ist eine Dickenabnahme der einzelnen Muskelfasern bei ihr wie bei der einfachen Atrophie festgestellt worden. Gerade in pigmentierten Herzen sieht man ganz besonders deutlich dicke, dunkle, glänzende Querlinien von Strecke zu Strecke hervortreten, die früher sog. Kittlinien, welche man für Begrenzungen der einzelnen Zellgebiete hielt, welche aber jetzt für Kontraktionserscheinungen gehalten werden. Ebenso sieht man besonders an braunen Muskeln eine Querspaltung der Muskelzüge in grössere, anscheinend den einzelnen Zellen entsprechende (Segmentation), oder

Braune Atrophie der Herzmuskulatur; rechts zwei Muskelzellen im Querschnitt, die untere derselben zeigt den Kern. Starke Vergr.

kleinere Abschnitte (Fragmentation). Es handelt sich dabei um eine agonale Veränderung, doch muss wenigstens in der Mehrzahl der Fälle eine sie begünstigende Störung vorausgegangen sein. Man setze den Präparaten etwas Essigsäure zu. — Die braune Atrophie tritt im normalen Laufe des Lebens im Alter ein, dann aber auch bei allen Kachexien, seien sie phthisischer, karzinomatöser oder sonstiger Natur, vor allem aber bei Inanitionskachexie (Oesophaguskrebs, Magenkrebs, Narbenstenosen im Oesophagus und Magen usw.). Selbstverständlich kann sie auch an vorher vergrösserten Herzen auftreten, in welchem Falle man nicht braune Atrophie, sondern nur braune Pigmentierung der Muskulatur diagnostiziert.

Die **albuminöse Schwellung** und körnige Trübung der Muskulatur ist bei der Myokarditis schon erwähnt worden. Es sei hier nur noch bemerkt, dass auch eine kadaveröse Trübung vorkommt, bei der die Körnchen den Querstreifen der Muskeln entsprechen und die Schwellung fehlt.

Eine weitere wichtige Ernährungsstörung des Herzmuskels ist die Verfettung der Muskelfasern (gewöhnlich Degeneratio adiposa myocardii genannt), mit welcher keineswegs immer eine Verkleinerung des ganzen Herzens verbunden ist, dagegen oft eine Vergrösserung, da sie häufig in hypertrophischen Herzen sich einstellt.

Man sieht (Fig. 120) bald rechts, bald links, bald auf beiden Seiten sowohl hie und da an den eigentlichen Wandungen als auch besonders deutlich an den Papillarmuskeln (den am meisten mechanischen Insulten ausgesetzten Teilen) hellgelbe Flecken und Streifen, die zuweilen ein zierliches Gitterwerk darstellen oder an die Zeichnung des Jaguar-, seltener des Tigerfelles erinnern. Bei Sklerose der Koronargefässe sieht man öfter sowohl oberflächlich wie mitten in der Muskulatur grössere

Fig. 120.

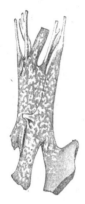

Fig. 121.

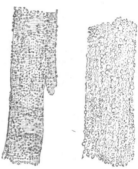

Fettige Degeneration des Herzfleisches, frisch. Natürl. Gr.
Papillarmuskel des rechten Ventrikels; die hellen Flecke entsprechen den gelben, am meisten verfetteten Abschnitten.

Herzmuskelverfettung. Starke Vergr.
Links im Beginn, rechts weiter vorgeschritten.

unregelmässige gelbe Flecken, die von fettiger Degeneration der Muskelfasern herrühren und neben Schwielen vorkommen können.

Ausser der partiellen gibt es aber auch noch eine totale Verfettung, die sich durch die gleichmässige gelbliche Färbung des Herzmuskels auszeichnet, aber in der Regel nicht so hohe Grade erreicht, wie jene; beide kommen übrigens häufig zusammen vor. Bei den geringeren Graden beider Veränderungen, besonders den partiellen Verfettungen bei Dilatation (durch Klappenfehler usw.) sind stets die innersten Schichten allein oder am stärksten erkrankt, nur die sekundäre Verfettung, welche sich so häufig zu Perikarditis hinzugesellt, sitzt in den peripherischen Schichten und ist dann auch schon von aussen her zu diagnostizieren. Die höheren Grade, welche besonders bei der akuten Leberatrophie, den Vergiftungen durch Phosphor, Arsenik usw., bei der sog. perniziösen Anämie, der Leukämie usw. gefunden werden, betreffen alle Schichten fast gleichmässig.

Unter dem Mikroskope erscheinen die verfetteten Stellen bei durchfallendem Lichte und schwacher Vergrösserung als dunkele Flecken, die sich bei stärkerer Vergrösserung (Fig. 121) in kleinere und grössere dunkel begrenzte und lebhaft glänzende Tröpfchen auflösen, welche sich weder in Essigsäure noch in verdünnten Alkalien verändern. Besonders an den mit Kalilauge behandelten Präparaten sieht man die Fettkörnchen dem Verlauf der Muskelprimitivfibrillen entsprechend zu Längsreihen angeordnet; sie liegen zwischen den Fibrillen. Im Beginn der Veränderung erscheinen die Muskelfasern nur wie fein bestäubt und ohne Zuhilfenahme der Essigsäure oder Kalilauge ist eine Verwechselung mit albuminöser Trübung, welche durch jene Reagentien zum Verschwinden gebracht wird, um so leichter möglich, als beide nicht selten gleichzeitig vorhanden sind. Bei höheren Graden der Veränderung wird die Querstreifung der Muskelfasern undeutlich, bei den höchsten ist sie gänzlich verschwunden. Entsprechend dem makroskopischen Befund grenzen wenig oder nicht veränderte Muskelfasern unmittelbar an stark veränderte an. Das sieht man besonders gut an Schnitten, welche nach Formolhärtung mit dem Gefriermikrotom hergestellt und mit Sudan gefärbt sind. Die Fettkörnchen im Herzen sind optisch einfach brechend.

Es darf die beschriebene Muskelfaserverfettung nicht verwechselt werden mit jener anderen Verfettung des Herzens, bei welcher von der äusseren Oberfläche aus Fettgewebe zwischen die Muskelschichten eindringt und sie mechanisch zum Schwund bringt. An solchen Herzen ist schon von aussen die grosse Menge des subperikardialen Fettes auffallend, von dem man auf dem Durchschnitte schmälere oder breitere Fortsätze in die Muskulatur hineingehen sieht, welche an der rechten Kammer selbst bis zum Endokardium reichen, so dass also hier die gesamte Wand von Fett durchwachsen, fettig infiltriert ist (Obesitas, Adipositas cordis, eigentliches Fettherz). Nicht selten findet man gerade in solchen Herzen kleinere oder grössere, meist längliche, in die Ventrikelhöhle vorspringende Fetttträubchen unter dem Endokard, besonders des rechten Ventrikels, sitzen. Dass die Farbe der Herzwandung im ganzen durch dieses Fett sehr wesentlich beeinflusst wird, ist klar; manchmal wird nur durch einen leichten, braunrötlichen, dem Gelb beigemischten Schein die Anwesenheit von Muskelfasern gekennzeichnet. Dass das Reizleitungssystem wie in bezug auf die Verfettung der Muskelfasern so auch in bezug auf die Fettdurchwachsung eine selbständige Stellung einnimmt, wurde schon früher erwähnt.

Die mikroskopische Untersuchung, welche an Doppelmesserschnitten oder mit Vorteil an Schnitten von (in Formol) gehärteten Herzen, die mit Osmiumsäure zur Schwärzung des Fettes oder mit Sudan (rotes Fett) behandelt wurden, vorgenommen wird, zeigt, dass das Fettgewebe zunächst den um die Gefässe herum liegenden grösseren Bindegewebszügen folgend, von der perikardialen Oberfläche aus zwischen die Muskelbündel einstrahlt, dass es schliesslich aber auch zwischen die einzelnen Fasern, diese auseinanderdrängend und komprimierend, eindringt (Fig. 122). Schöne Uebersichtspräparate kann man sich schnell von frischen Herzen in der Weise verschaffen, dass man einen in der Richtung der Muskelfasern angefertigten Durchschnitt der Herzwand auf dem Spatel in absolutem Alkohol entwässert, dann in dünner alkoholischer Lösung von Alkannaextrakt ein paar Minuten färbt, in Salzsäure-Alkohol tüchtig auswäscht, in Pikrolithionkarmin in gewöhnlicher Weise nachfärbt und in Glyzerin untersucht. Dann ist alles Fett leuchtend hellrot, Muskelfasern gelb, ihre Kerne karminrot, Bindegewebe farblos. Auch Nachfärbung mit saurem Hämatoxylin gibt gute Bilder.

Es wurde schon früher bemerkt, dass mit der aus parenchymatöser Entzündung hervorgehenden Verfettung häufig eine degenerative

Veränderung zusammen gefunden wird, welche als wachsartige oder hyaline Degeneration bezeichnet wird. Sie ist nur mikroskopisch, am besten an Zupfpräparaten zu erkennen und besteht in einem Homogen-, Glänzendwerden der Muskelfasern, welche dabei aufquellen, ihre Querstreifung verlieren, aber leicht Quersprünge bekommen oder in einzelne länglich-rundliche Brocken zerfallen. Wahrscheinlich gehört diese Veränderung in das Gebiet der Koagulations-nekrosen.

Fig. 123.

Eine solche findet sich auch in umschriebener Weise mit Verfettung verbunden in den früher erwähnten, aus örtlichen Kreislaufstörungen hervorgegangenen anämischen und hämorrhagischen Infarkten, welche hauptsächlich in den vorderen Abschnitten der linken

Fig. 122.

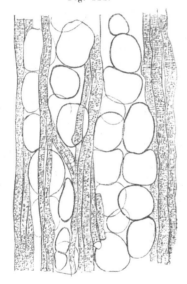

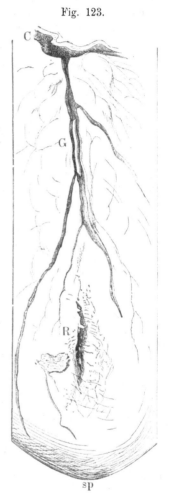

Fettinfiltration des Herzens; Schnitt aus der Wand des rechten Ventrikels. Auseinanderdrängung und Atrophie der Muskelfasern. Schwache Vergr.

Herzruptur. Abschnitt der vorderen Herzwand Natürl. Gr.
sp Herzspitze. C Art. coron. sin. G Gerinnsel in dem vorderen Hauptast. R Rissstelle, in deren Umgebung einige Gerinnsel auf dem Perikard

Kammer vorkommen. In den inneren Teilen der Infarkte sind die Muskelfasern meist ganz nekrotisch, in der Peripherie aber, wo noch ein gewisser Grad von Stoffwechsel bestand, sind sie verfettet. Es tritt allmählich in diesen fettig-nekrotischen Herden ein Zerfall mit Erweichung (Myomalacie) ein, wodurch mitten im Herzfleisch, am häufigsten in den vorderen unteren Abschnitten der linken Ventrikelwand, eine mit breiiger, aus Eiweiss- und Fettdetritus, Cholesterin usw. bestehender Masse gefüllte Höhle entsteht. Infolge der dadurch bedingten Widerstandsverminderung können diese Herde, wenn sie nicht (seltener) durch allmähliche Eindickung und Verkalkung oder (häufiger) durch sekundäre Schwielenbildung verhältnismässig unschädlich gemacht werden, Veranlassung zu Rupturen der Herzwand (Fig. 123) und zu plötzlichem Tode geben. Nicht selten finden sich ältere Schwielen (auch mit Aneurysmenbildung) und frischere Erweichungen nebeneinander.

Bei den traumatischen Rupturen des unveränderten Herzens ist meistens der Riss grösser, der Risskanal glatt und ziemlich grade, in seiner Umgebung keine Infiltration mit Blut, und mikroskopisch die anstossende Muskulatur frei von degenerativen Veränderungen, während bei der spontanen Ruptur, auch wenn sie unter Mithilfe eines Traumas entstanden ist, sich oft nur ein ganz kleiner Riss findet und der Risskanal so zackig ist, dass man mit einer Sonde nur schwer hindurchkommen kann; ausserdem ist in der erweichten Umgebung eine ausgedehntere blutige Infiltration und eine Degeneration der Muskulatur vorhanden.

Eine amyloide Degeneration kommt zwar an den Muskelfasern selbst nicht vor, wohl aber an den Gefässen und dem Bindegewebe. Dabei beteiligt sich dann auch öfter das Endokard.

Eine vakuoläre oder hydropische Degeneration, bei der die Muskelfasern ein wabiges Aussehen erhalten, findet sich besonders in der Umgebung von Infarkten, eine Verkalkung ist selten, kommt aber einerseits in Schwielen, andererseits an Muskelfasern selbst, letzteres auch beschränkt auf das Reizleitungssystem, vor.

An den Klappen findet sich zuweilen, besonders bei vikariierender Vergrösserung eine atrophische Verdünnung, ja Perforation vor, nicht zu verwechseln mit der früher erwähnten, angeborenen Fensterung; häufig ist, besonders bei älteren Leuten, eine umschriebene weissliche, weissgelbliche Fleckung und Streifung, besonders an dem grossen Segel der Mitralis. Diese Flecken sitzen an der Kammerseite und bedeuten Abnutzungserscheinungen, bei denen der auf der Kammerseite dieser Klappen bei der Systole lastende Druck eine wichtige Rolle spielt. Mikroskopisch findet man neben Verfettung von Zellen hauptsächlich Degeneration, Nekrose, Verkalkung des interstitiellen Gewebes einschliesslich der elastischen Fasern.

Zur frischen Untersuchung hat man nur nötig, das betreffende Stück Klappensegel herauszuschneiden und mit Kalilauge unter das Mikroskop zu bringen, nachdem man etwa noch vorher die beiden Klappenlamellen mit Pinzetten auseinandergezogen hatte. Zur genaueren Untersuchung macht man Schnitte durch die gehärteten Klappen in der Richtung von der Ansatzstelle zum freien Rand.

Umschriebene schleimige Quellung, wodurch der Anschein einer Cystenbildung erweckt werden kann, findet sich besonders an den Pulmonalsegeln; einer umschriebenen Entartung des Gewebes verdanken wohl auch die meist hanfkorn- oder kleinerbsengrossen, dem Blutstrom entgegengerichteten, hauptsächlich an Aortenklappensegeln vor-

kommenden Ausbuchtungen (chronische Klappenaneurysmen) ihre
Entstehung, da alle sonstigen Zeichen vorangegangener Entzündung
fehlen können.

Auch an den automatischen Ganglien der Herzmuskulatur sind
insbesondere bei chronischen Erkrankungen des Herzens selbst, bei
verschiedenen Kachexien usw. atrophische und degenerative Veränderungen an den Ganglienzellen wie im Zwischengewebe gefunden worden.

g) **Abnormer Inhalt, Fremdkörper, Parasiten.** Mit einer abnormen
Zunahme des normalen Inhaltes der Herzhöhlen ist die Erweiterung
(Dilatation) der Höhlen verbunden. Jede Erweiterung einer ganzen
Höhle hat man früher als Aneurysma totale bezeichnet, ob sie mit
einer Hypertrophie der Muskulatur verbunden
war (aktives A.), oder nicht (passives A.). Die

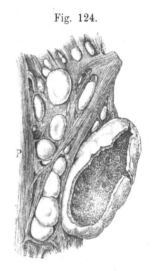

Fig. 124.

Ursache der Erweiterung ist immer der Blutdruck, der in der Regel erhöht ist, doch
kann bei einer vorhandenen degenerativen
Veränderung der Muskulatur der normale
Druck bereits genügen. Besonders auffällig
ist die Erweiterung der Kammern, vor allem
der linken bei dem Herztod Diphtherie-
kranker, bei denen die örtlichen Erscheinungen am Rachen usw. völlig abgelaufen sein
können. Eine gleiche Erweiterung kommt
auch beim Status thymico-lymphaticus der
Kinder (mit lymphozytärer Infiltration), bei
Basedowkrankheit Erwachsener usw. vor.

Eine örtliche qualitative Veränderung
des Inhalts der Herzhöhlen wird durch im
Leben entstandene Blutpfröpfe, Thromben,
bedingt. Insbesondere mit den Klappenfehlern sind sehr häufig thrombotische
Abscheidungen aus dem Blute verbunden,
sowohl an den veränderten Klappen selbst,
als auch an sonst unveränderten Abschnitten
der Wandungen (Thromboses parietales,
Fig. 124). Die letzten Formen kommen

Kugelige Parietalthromben zwischen
den Trabekeln des linken Ventrikels,
rechts eine eröffnete sog. Eiterzyste
(zentral erweichte Thrombenmasse),
deren Inhalt ausgeflossen ist. Bei
P der Rand des vorderen grossen
Papillarmuskels.

auch ohne Klappenfehler vor und haben meist wie jene ihren Grund
in mechanischen Störungen des Kreislaufs (marantische Thrombosen).
Es finden sich deshalb diese Parietalthromben vorzugsweise rechts,
an der Herzspitze und zwischen den Muskelbalken sowie in den
Herzohren, wo es am leichtesten zu einer Stagnation des Blutes
kommen kann. Die Thromben sind bald klein und ragen dann oft
kaum über die Oberfläche der Balken hervor, bald sind sie zu kirschgrossen und noch grösseren, weit in das Lumen vorspringenden kugeligen
Massen angewachsen. Sie bestehen dann in der Regel aus einer festeren,
grauen oder grauroten Hülle und einem breiigen, rötlichgrauen, gelben oder
braunen Kerne. Durch fortgehende Erweichung wandeln sich die inneren
Teile in eine eiterähnliche Zerfallsflüssigkeit um, wodurch die Gebilde

Aehnlichkeit mit Eitercysten erhalten, wofür man sie früher auch wirklich hielt (sog. Eiterbälge). Eine Organisation tritt nicht oder nur sehr unvollkommen ein, ausnahmsweise aber kann doch durch totale Organisation seitens der Wand eine Art fibromatöser Geschwulst entstehen. In den Vorhöfen, besonders dem linken, können Thromben polypenartig gestielt aus dem Herzohr in die Höhle hineinragen und abreissen. Sie können dann als sog. freie Kugelthromben in der Höhle gefunden werden (Fig. 94, S. 233). Ein solcher im linken Vorhof befindlicher freier Thrombus kann bei bestehender Mitralstenose plötzlich das Ostium verstopfen. Die parietalen Herzthromben dürfen nicht verwechselt werden mit den in der Agone entstandenen festen und zähen, graugelben Fibrinausscheidungen (Sterbepolypen), die sich stets ohne grosse Mühe zwischen den Muskelbalken herausziehen lassen.

Fremdkörper, insbesondere spitzige, verschiedener Art (Nadeln, Knochenstücke usw.), können gelegentlich in die Herzwandungen, selbst bis in die Herzhöhle eindringen und sogar in die Wand einheilen; Parasiten grösserer Art sind im Herzen sehr selten. Trichinen kommen gar nicht vor, Cysticerken sowohl wie Echinokokken werden beobachtet, ausnahmsweise auch Pentastomen. Durch Einbruch in die rechten Herzhöhlen können Echinokokken durch ihre Tochterblasen Embolien in den Lungenarterien bewirken.

Erkrankungen des Anfangsteiles der Aorta und der Arteriae coronariae.

Der Anfangsteil der Aorta ist gleich beim Herzen mit zu untersuchen, ebenso wie die Kranzarterien. Die Veränderungen der aufsteigenden Aorta weichen nicht von den später zu schildernden der übrigen Aortenabschnitte ab, hier ist der Hauptsitz der syphilitischen Aortitis, die gern auf die Aortenklappen übergreift. An den Koronargefässen gibt es sowohl an den Abgangsstellen wie andererseits in grösserer Verbreitung oder nur an kleineren Stellen sklerotische Verdickungen mit Atherom und Verkalkung, welche oft zu Verengerungen der Lichtung führen und besonders durch sekundäre Thromben einen völligen Verschluss, wie er auch durch Emboli entsteht, herbeiführen können. Bei allen Schwielenbildungen, Infarkten, herdweisen Verfettungen des Herzens müssen deshalb die Koronarien sorgfältig verfolgt werden. Eine Verengerung bzw. ein Verschluss kann dabei auch entfernt von der Muskelveränderung, ja an der Abgangsstelle vorhanden sein. Es gibt Fälle, wo nur an der Abgangsstelle eine Verengerung eingetreten ist und auch hierbei sind es vor allem die syphilitischen Erkrankungen im Anfangsteil der Aorta, welche die Koronarien gefährden.

Angeborene Veränderungen sind die ziemlich häufigen Abnormitäten im Ursprunge der Koronararterien, welche zuweilen nicht in dem Sinus Valsalvae, sondern höher oben aus der Wandung der Aorta entspringen, verdoppelt sein oder nur eine einzige gemeinsame Abgangsöffnung besitzen können. Als Persistenz eines fötalen Zustandes ist das Offenbleiben des Ductus arteriosus zu erwähnen, die kompensatorisch sowohl bei Stenose der Pulmonalis, als auch bei der der Aorta oberhalb der Mündung des Duktus vorkommt. In seltenen Fällen sind aneurysmatische Erweiterungen des Duktus beobachtet worden, ganz selten Zerreissungen.

8. Untersuchung der Lungen.

Die genauere Untersuchung der Lungen setzt deren Herausnahme aus der Brusthöhle voraus. Dabei ist jedoch mit grosser Vorsicht zu verfahren, um jede Zerreissung oder Zerdrückung des Gewebes zu vermeiden. Sind ausgedehntere, namentlich ältere Verwachsungen vorhanden, so sind diese nicht zu trennen, sondern es ist an dieser Stelle das Rippenbrustfell mit zu entfernen.

Zu diesem Zwecke macht man einen Längsschnitt durch die Rippenpleura und bohrt einen Finger der rechten Hand in einem Zwischenrippenraume hinter den hinteren Schnittrand, worauf man dann in der Regel leicht durch seitliche Bewegungen des Fingers, verbunden mit einem nach innen gerichteten Drucke so viel Pleura abheben kann, dass nun die ganze Hand Platz findet, welche durch dieselben Bewegungen, wie sie der Finger machte, die Ablösung vollendet. Um die Rückenfläche der Hand vor Verletzungen an den gerade in diesen Fällen meist verkalkten Rippenknorpeln zu schützen, schlägt man die Haut über die Schnittfläche der Rippen herüber, welche man ausserdem mit der anderen Hand kräftig nach aussen zieht. Sobald die Lungenoberfläche allerseits frei ist, nimmt man entweder in der später zu schildernden Weise die Halsorgane mitsamt den Lungen heraus, oder man umfasst mit den ∧-förmig auseinandergespreizten Fingern der linken Hand von oben her die Wurzel erst der einen, dann der anderen Lunge so, dass die Lungenspitze in die Hohlhand zu liegen kommt, zieht gerade nach unten in der Richtung der Symphyse kräftig an und dringt dann mit senkrecht zur Wirbelsäule gerichteten Schnitten so lange in die Tiefe, bis der Hauptbronchus durchschnitten ist. Sobald dies geschehen ist, darf man nur noch mit horizontalen Schnitten weiter arbeiten, weil sonst zu leicht die Speiseröhre oder die Aorta verletzt werden könnten. Ein Haupterfordernis ist dabei immer, dass man mit der linken Hand die Lunge nicht mehr bloss nach unten, sondern auch in senkrechter Richtung von der Wirbelsäule abzieht.

a) Untersuchung des Lungenfells.

Nachdem die Lungen herausgenommen sind, wird noch einmal sorgsam ihre Oberfläche betrachtet, um namentlich frischere Veränderungen der Pleura, z. B. die Anfänge entzündlicher Ausschwitzungen, die sich durch eine matte, trübe Beschaffenheit der sonst spiegelglatten Oberfläche kennzeichnen, nicht zu übersehen (vgl. S. 222). Alles bei dem Bauchfell und dem Herzbeutel Gesagte gilt auch für die Brustfelle, nur dass diese überhaupt viel häufiger erkrankt sind, insbesondere bei der Mehrzahl der Leichen Verwachsungen zwischen Lungen- und Rippenfell zeigen, welche bald dünn und bandartig, bald fest und straff sind (Synechia pulm.). Häufiger ist auch die, sei es verbreitete, sei es auf kleinere Abschnitte beschränkte (über Lungenherden gelegene) Anwesenheit grauer submiliarer Knötchen (Tuberkel), welche sowohl mit frischen und dann häufig hämorrhagischen, entzündlichen Exsudaten als auch bei chronischer Pleuritis vorkommen und dann mit Vorliebe in den neugebildeten Bindegewebssträngen sitzen. In chronischen Fällen erreichen die einzelnen Knoten durch Zusammentritt vieler einzelner Knötchen oft eine beträchtliche Grösse, verkäsen und bilden, besonders in den Einschnitten zwischen den Lappen, grössere

käsige Massen. Man hüte sich, die gleichmässig grauen, nicht verkäsenden, meistens inmitten schwarzer Flecken an den Grenzen von
Lungenläppchen gelegenen fibrösen Knötchen für Tuberkel zu nehmen.
Häufiger auch wie am Herzbeutel kommt an der Lungenpleura
eine partielle Nekrose (Fig. 125) über eiterigen, jauchigen, zerfallenden käsigen Herden des Lungengewebes vor, die man an der
trüben gelblich grauen Farbe und weichen, mürben Konsistenz der
Pleura erkennt. Sehr interessant ist die Tatsache, dass diese nekrotische,
leblose Partie der Pleura, selbst wenn die ganze Umgebung mit fibrinösen Auflagerungen bedeckt ist, in der Regel eine glatte und spiegelnde
Oberfläche zeigt, also keinerlei entzündliche Veränderungen wahrnehmen
lässt. Die Nekrose kann bis zur Perforation fortgeschritten sein,

Fig. 125.

Fig. 126.

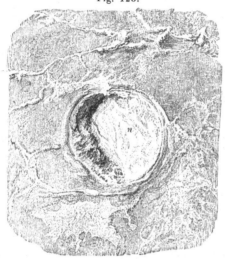

Pleuranekrose über einem ungewöhnlich grossen embolischen Abszess und eiterige Pleuritis. Natürl. Gr.
n der noch haftende nekrotische Abschnitt der Pleura, der nach
links hin abgerissen und zerfetzt ist (Perforationsöffnung);
in der Umgebung eiterige Auflagerungen auf der Pleura.

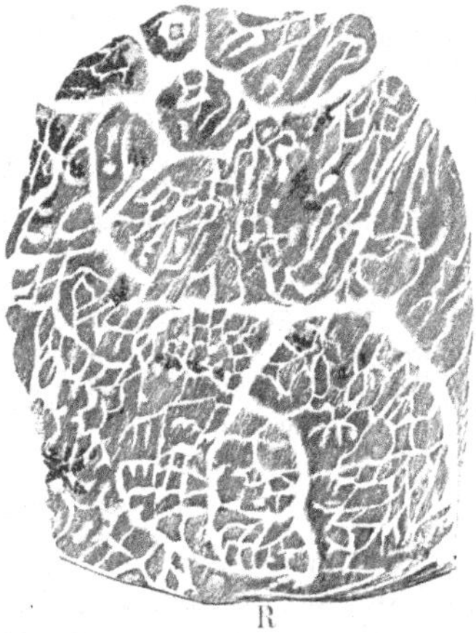

Lymphgefässkrebs der Lungenpleura bei
Magenkrebs. Natürl. Gr. R Lungenrand.

so dass ein, meistens 3—5 mm breites Loch in der Pleura existiert,
durch welches man in den darunter liegenden Lungenherd (meist eine
Höhle) gelangt. Allen spontanen Perforationen der Pleura geht eine
Nekrose der betreffenden Teile voraus.

Geschwulstknoten verschiedener Art kommen nicht selten sekundär
(auch durch Kontaktinfektion von dem Rippenfell her) an dem Lungenfell vor, seltener primäre oder sekundäre diffuse Geschwulstbildung
(Karzinom, Sarkom, Lymphom). Nirgendwo findet man so häufig wie
hier eine durch das Fortwuchern von Geschwulstmassen in ihrer Höhlung
hervorgerufene Veränderung der Lymphgefässe. Es handelt sich dabei
am häufigsten um Krebs (bei Magen-, aber auch Mamma- und anderen

Krebsen), viel seltener um Sarkome, Lymphome oder andere Geschwülste. Die oberflächlichen Lymphgefässe verlaufen bekanntlich an den Rändern der Lungenläppchen und bilden so ein subpleurales nur ausnahmsweise von vereinzelten kleinen, oft durch Kohle ganz geschwärzten Lymphdrüschen unterbrochenes Netzwerk. Bei dem Lymphgefässkrebs (Fig. 126) sieht man nun ein aus varikösen weisslichen oder grauen Zügen, den mit Geschwulstmasse gefüllten Lymphgefässen, gebildetes Maschenwerk, das nur von Strecke zu Strecke, meist an den Knotenpunkten von grösseren oder kleineren Geschwulstknötchen unterbrochen wird. Sehr häufig geht die Affektion von der Lungenwurzel, deren Lymphdrüsen dann auch Geschwulstbildung zeigen, aus, wo dann die Lymphgefässe am breitesten, die Knötchen am dicksten sind, und verliert sich allmählich nach den Seiten hin. Der mikroskopische Befund wird bei der Lunge angegeben werden.

Ein ähnliches Bild, das man aber viel seltener sieht, kann durch eiterigen Inhalt (Lymphangitis pleuralis purulenta) bewirkt werden, während bei der häufigeren chronischen Lymphangitis die dickwandigen Lymphgefässe durch helle Lymphe gefüllt sind. Bei Blutungen in der Lunge kann man grössere Abschnitte des Lymphgefässnetzes mit blutiger Flüssigkeit gefüllt finden.

b) Aeussere Untersuchung der einzelnen Lungenabschnitte.

Nach der Untersuchung der Pleura folgt diejenige der einzelnen Lungenabschnitte nach Grösse, Gestalt, Gewicht, Farbe, Luftgehalt und Konsistenz.

1. Die Grösse der Lunge im Ganzen ist schon vor der Eröffnung des Herzens untersucht worden, aber eine genaue Betrachtung der einzelnen Teile, besonders in ihrem gegenseitigen Verhältnisse ist doch erst jetzt möglich. Bei der Beurteilung legt man die Verhältnisse, wie sie bei mittlerem Ausatmungszustande vorhanden sind, zugrunde. Vergrösserung eines Lappens ist meistens durch Emphysem oder Pneumonie oder Oedem bedingt, Verkleinerung sehr häufig durch Kompression von Seiten einer Flüssigkeitsansammlung in der Pleurahöhle. Dauert der Zustand schon lange Zeit an, so ist oft eine vikariierende Vergrösserung eines anderen Lappens vorhanden.

2. Die Gestalt der einzelnen Lappen zeigt bald angeborene Veränderungen (abnorme Furchen mit Vermehrung der Lappen), bald erworbene, zu welchen besonders die durch partielle narbige Schrumpfung der Pleura (Pleuritis deformans) oder des Lungengewebes selbst erzeugten Veränderungen gehören, deren Hauptsitz die Lungenspitze ist. Bei Engigkeit der oberen Thoraxappertur kommt eine horizontale Schnürfurche am Oberlappen entsprechend der Gegend der 1. Rippe vor. Ferner gehören hierher die partiellen Vergrösserungen durch Emphysemblasen, die natürlich erst nach Eröffnung der Plurahöhle bei Retraktion der Umgebung Hervorragungen bilden können, sowie die partiellen Verkleinerungen durch Kollaps der Oberfläche über grösseren Höhlen des Lungengewebes. Ganz eigentümliche Gestaltveränderungen finden sich oft, wenn bei grossem Flüssigkeitsergusse einzelne kleine Stellen mit

der Brustwand verwachsen sind, indem dann der angewachsene Teil
zitzenartig ausgezogen erscheint.

3. Das Gewicht der Lunge im ganzen wie einzelner Teile wird
durch Anfüllung der Alveolen mit Flüssigkeit (Oedem) oder festeren
Massen (Blut, Exsudat, Geschwulstmasse) vermehrt, desgleichen — in
geringerem Grade — durch Blutfülle und Verdickung des Gerüstes
(Stauungsinduration), es wird vermindert durch Schwund von Gerüst-
bälkchen bei gleichzeitiger Blähung des Restes (Emphysem).

4. Die Farbe der Oberfläche wechselt je nach dem Alter und
Stande des Individuums, sowie nach dem Luftgehalte und der Blutfülle
des Organes. Hat die Person durch Alter oder besondere Umstände
Gelegenheit gehabt, viel Kohlenstaub einzuatmen, so wird durch ihn
eine schieferige, schwärzliche Färbung hervorgebracht, welche zuerst um
die Lymphgefässe zwischen den Läppchen auftritt und daher eine netzförmige Zeichnung darbietet mit erweiterten Knotenpunkten, an denen
gern die vorher erwähnten fibrösen, tuberkelähnlichen Knötchen sitzen,
in höheren Graden aber auch auf die Grundfläche der Läppchen übergreift und eine zusammenhängende Färbung bewirkt. Durch diese
schieferige Farbe, welche fast bei keinem erwachsenen Menschen fehlt,
wird die Eigenfarbe der Lunge oft sehr verdeckt, welche je nach dem
Blutgehalte eine mehr graue oder mehr rote ist. Atelektatische Stellen
zeichnen sich sofort schon von aussen durch ihre blaurote Färbung
vor den lufthaltigen Partien aus. Eine hellbräunliche Farbe der Oberfläche, welche wegen des in der Regel geringeren Blutgehaltes am Oberlappen und vor allem an den am meisten luftenthaltenden Teilen am
deutlichsten hervortritt und bald mehr gleichmässig, bald feinfleckig
ist, rührt von bräunlichem oder bräunlichrotem Blutpigment (Hämosiderin)
her und findet sich bei Stauungszuständen im kleinen Kreislauf (braune
Induration). Dass endlich partielle Färbung der Oberfläche durch das
Durchschimmern von in dem Lungengewebe gelegenen Herden erzeugt
werden kann, ist selbstverständlich; man muss sich in dieser Beziehung besonders hüten, durchschimmernde kleinste käsige Herde für
Tuberkel der Pleura zu nehmen (Einschneiden!).

5. Den Luftgehalt kann man nach Rumpf durch Bestimmung
der Tragfähigkeit der Lunge bestimmen, d. h. durch Bestimmung desjenigen Bleigewichts, welches nötig ist, die auf Wasser schwimmende
Lunge unter den Wasserspiegel zu bringen. Bestimmt man auch das
Lungengewicht, so kann man aus dem Verhältnis Gewicht zu Tragfähigkeit mit Vorsicht gewisse Schlüsse auf die Beschaffenheit der
Lungen ziehen. Für gewöhnlich beurteilt man den Luftgehalt, nachdem
man zunächst versucht hat, die einzelnen Luftbläschen zu sehen, zugleich
mit der Konsistenz durch das Gefühl. Weichheit, Knistern, Zusammen-
drückbarkeit sind die charakteristischen Merkmale des normalen Luft-
gehaltes. Auffällig weiche, schwappende Beschaffenheit deutet auf Erweichung und Höhlenbildung hin. Eine derbe feste Konsistenz bei
fehlendem Knistern wird auf verminderten oder aufgehobenen Luftgehalt
schliessen lassen. Ist dabei der Umfang des betreffenden Teiles nicht
verkleinert oder gar vergrössert (verhältnismässig gegenüber der Nach-

barschaft, bzw. dem mittleren Ausatmungszustande), so kann man auf die Anwesenheit abnormer fester Ausfüllungsmassen der Lufträume schliessen, während Verkleinerung der Lunge auf Kollapszustände (durch Kompression usw.) hindeutet. In solchen Fällen ist es in klinischer Beziehung oft von Interesse, zu wissen, ob solche Teile sich noch hätten mit Luft füllen können, oder ob z. B. durch Schrumpfung der Pleura oder Veränderungen im Gewebe die Ausdehnung unmöglich geworden. Man muss dann, nachdem die Oberfläche nach allen Richtungen hin untersucht ist, noch bevor ein Schnitt gemacht worden ist, von den grossen Bronchien aus den betreffenden Teil künstlich aufzublasen versuchen. Dasselbe kann in denjenigen Fällen von Pneumothorax geschehen, wo das Loch in der Lunge nicht wie gewöhnlich sofort entdeckt werden kann. Wenn man Luft in die Lunge einbläst, während man sie unter Wasser hält, wird die Oeffnung sich durch die hervorsprudelnden Luftblasen verraten. Legt man Wert darauf, nur einen kleineren Abschnitt des Lungenparenchyms aufzublasen, so führt man einen dünnen, vorn abgestutzten Katheter in die Bronchien des aufzublähenden Teiles so weit wie möglich hinein. Auf diese Weise gelingt es leicht, auch nach ausgeführtem Hauptschnitt noch kleinere Abschnitte aufzublasen. Diese Methode ist mutatis mutandis auch zum Injizieren von Lungenteilen vorteilhaft zu verwerten. — Sehr charakteristisch ist das Gefühl, welches die Lunge darbietet, wenn in ihrem sonst lufthaltigen Parenchym hirsekorn- bis kirschen-, ja bis apfelgrosse, feste, derbe Knoten zerstreut liegen (Knotenlunge), welche in der Regel von schieferiger Induration mit bronchitischen und peribronchitischen Herden herrühren.

Ueber die Grösse der lufthaltigen Räume gibt die Betrachtung besonders der Spitze und der Ränder der Lungen Aufschluss. Normal weite Alveolen sind soeben als kleine Bläschen sichtbar; sobald sie die Grösse eines Stecknadelkopfes, Hirsekornes oder gar einer Erbse und mehr erreichen, sind sie abnorm gross, es besteht Emphysema alveolare s. vesiculare, wobei sich die Teile zugleich weich, flaumig, substanzarm (Rokitansky) anfühlen. Häufig ist die emphysematöse Erweiterung nur partiell und sie kann dann gerade zur Bildung von kirschen- bis wallnussgrossen, ja noch grösseren Blasen führen, welche nur hie und da durch kleine vorspringende Leisten ihre Entstehung aus dem Zusammenfluss vieler kleiner Bläschen erkennen lassen.

Wesentlich verschieden von dem eben genannten ist ein anderer emphysematöser Zustand, welcher durch Zerreissung von Lungenbläschen und Austritt von Luft in das interstitielle (interlobuläre) Bindegewebe bei erschwerter Ausatmung oder durch Entwicklung von Fäulnisgasen entsteht, das Emphysema interstitiale s. interlobulare. Es kennzeichnet sich dadurch, dass kleinere und grössere Luftbläschen rosenkranzartig hintereinander gestellt unter der Pleura zwischen den Läppchen erscheinen und oft dieselben netzförmigen Figuren wie die Lymphgefässe bilden. Diese Luftbläschen lassen sich durch Druck etwas verschieben.

c) Innere Untersuchung der Lungen.

Zur Untersuchung des Parenchyms der Lungen macht man, indem man sie auf ihre Zwerchfellfläche aufsetzt und mit der linken Hand den vorderen Rand so umfasst, dass er in die Gabel zwischen Daumen und Zeigefinger zu liegen kommt, einen grossen, den Ober- und Unterlappen in der grössten Durchschnittsebene teilenden Schnitt, der in der Tiefe des Lungengewebes sich immer nach der Wurzel hinwenden soll, damit die grossen Bronchien und Gefässe zugleich mit eröffnet werden. Der rechte Mittellappen wird für sich allein in seiner Längsrichtung (also von hinten nach vorn) durchschnitten. Sowohl die Bronchien wie die Gefässe müssen bis in die feineren Verzweigungen hinein eröffnet werden, wobei man immer möglichst viel Lungengewebe zwischen die Scherenblätter fasst, um alles über dem Bronchus oder Gefässe liegende Gewebe sofort zu durchschneiden. Wenn die Lungen keine besonderen Veränderungen zeigen, so kann man sich mit dem einen grossen Durchschnitt begnügen, andernfalls macht man noch eine Anzahl (ebenfalls längsverlaufender) kleiner Schnitte, stets natürlich da, wo man schon vorher Krankheitsherde erkannt hat. Um Inhalt von kleineren Bronchien gut zu sehen, kann man am Unterlappen auch Horizontalschnitte anbringen, auf denen die Bronchien quer durchschnitten sind. Durch leichten Druck kann man ihren Inhalt hervortreten machen. Die Untersuchung hat sich auf das Lungengewebe, die Bronchien, die Gefässe und die bronchopulmonalen Lymphknoten zu erstrecken.

1. Allgemeine Verhältnisse.

Die nächste Beachtung verlangt nun der Blutgehalt des Organs, den man einmal erkennt an der Menge des auf die Schnittfläche aus den Gefässen von selbst oder auf Druck sich entleerenden Blutes, dann aber besonders an der Färbung des Lungenparenchyms. Seine normale Farbe (ohne Blut) ist eine hellgraue, die durch den verschiedenen Blutgehalt eine hellrote oder ziegelrote (bei mittlerem Blutgehalt) oder eine mehr oder weniger dunkel-, schwarz- oder blaurote wird. Natürlich hängt die Farbe auch wesentlich von dem Luftgehalte ab und eine braunrote kindliche Lunge zum Beispiel, welche noch nicht geatmet hat, wird nach dem Aufblasen eine hellziegelrote Färbung zeigen, während umgekehrt die dunkle Färbung eines Lungenteiles beim Erwachsenen durch blossen Luftmangel (also Verteilung der gewöhnlichen Blutmenge auf einen kleineren Raum) bewirkt sein kann. Zur Färbung der Lunge trägt ferner wesentlich bei der aufgenommene Kohlenstaub, welcher eine schieferige, schwärzliche Farbe verleiht. Ist die Menge dieses Pigmentes sehr gross, so spricht man von einer Anthracosis, die durch Hinzutreten chronischer Entzündungserscheinungen in eine Anthracopneumonoconiosis sich verwandelt. Eine reichliche Ablagerung von Kohle, zu der sich aber auch noch aus Blutfarbstoff hervorgegangenes gelbbraunes Pigment gesellen kann, findet regelmässig in den umschriebenen Bindegewebsneubildungen statt, welche vorzugsweise in phthisischen Lungen gefunden werden (schieferige, anthrakotische Induration). Endlich ist noch jener zu gewissen Herzkrankheiten sich hinzugesellenden braunen Färbung zu gedenken, die auf Umwandlung von Blutfarbstoff beruht (braune Induration). Alles vom Blute stammende Pigment löst sich in konzentrierter Schwefelsäure.

Der Geruch der aufgeschnittenen Lunge kann allerhand diagnostische Anhaltspunkte geben, teils betreffs allgemeiner Verhältnisse

(z. B. Harngeruch bei Urämie, Aceton bei Diabetes), teils betreffs Erkrankungen der Lungen selbst (faulig bei putrider Bronchitis und Lungengangrän, sauer bei Aspiration von Mageninhalt). Bei saurem Geruch prüfe man die Reaktion durch Lackmuspapier.

Da bei den Erkrankungen der Lunge vorzugsweise die Zustände der Alveolen eine Veränderung erfahren, so müssen diese stets auf ihren Luftgehalt und ihren etwaigen fremden Inhalt genau untersucht werden. Besteht dieser aus einer Flüssigkeit, so tritt diese meist schon von selbst an der Schnittfläche hervor, jedenfalls aber kann man sie durch einen vorsichtigen Druck leicht hervortreten lassen. Man achte dabei besonders darauf, ob die Flüssigkeit klar oder getrübt, ob sie blutig gefärbt ist und ob sie Luftblasen enthält. Sind festere Massen vorhanden, so ist besonders die Farbe, aber auch die Konsistenz sowie die Beschaffenheit der Schnittfläche festzustellen, denn auf der Beachtung dieser Momente beruht die Differentialdiagnose. Man versäume nicht, mit dem Messer vorsichtig die Schnittfläche abzustreichen, um zu sehen, ob sie körnig erscheint, ob man leicht etwas abschaben kann, und um den Feuchtigkeitsgrad der Ausfüllungsmassen der Alveolen kennen zu lernen.

Die ausgedrückten oder abgeschabten Massen können gleich zur frischen mikroskopischen Untersuchung ohne Zusatz oder in Kochsalzlösung oder auch zur Anfertigung von Deckglastrockenpräparaten benutzt werden. Zum vorsichtigeren Auffangen von Lungensaft, insbesondere wenn es sich um möglichst reine Gewinnung von Organismen handelt, bediene man sich der Seite 122 bei der Pia mater angegebenen Methode, oder man mache einen Einschnitt mit einem frisch geglühten Messer, nachdem man vorher die Lungenoberfläche an der betreffenden Stelle mit 1 proz. Sublimatlösung sorgfältig gereinigt oder ebenfalls abgeglüht hatte. Für die frische Untersuchung des Parenchyms lufthaltiger Lungenteile gewinnt man häufig ausreichende Schnitte, wenn man eine feine Schere mit eröffneten Blättern horizontal auf die Schnittfläche auflegt, sie etwas andrückt und dann mit raschem Schnitt das sich zwischen den Scherenblättern vorwölbende Gewebe abtrennt. Ausserdem kann hier auch das besonders für derbere Lungenabschnitte passende Doppelmesser verwandt werden. Zur Härtung können gelegentlich alle in der allgemeinen Einleitung angegebenen Methoden (Kochen, Einbetten) benutzt werden; wer kein Mikrotom zur Verfügung hat, kann die Lunge durch Imprägnierung mit Glyzeringummi zum Schneiden vorbereiten: Ein gut ausgewässertes, vorher gehärtetes Stückchen wird in syrupdicker Lösung von Gummi in Glyzerin so lange liegen gelassen, bis es zu Boden sinkt: darauf bringt man es in 70—80 proz. Spiritus, in welchem das Gummi sich in fester Form niederschlägt und so das ganze Stückchen, welches von ihm durchtränkt war, hart macht. Die Schnitte werden in Wasser wieder von dem Gummi befreit.

Bei den grösseren Bronchien und Gefässen hat man sowohl auf etwaigen abnormen Inhalt, wie auf die Zustände der Wandung (Dicke, Färbung, Beschaffenheit der Oberfläche) zu achten; die mikroskopische Untersuchung wird mit den gewöhnlichen Mitteln vorgenommen, sowohl was die Wand als was den Inhalt betrifft.

2. Die einzelnen Erkrankungen.

Das eigentliche Lungengewebe und die kleinsten Bronchien stehen in Rücksicht auf Erkrankungen in so innigen Beziehungen, dass sie bei der Betrachtung der einzelnen Erkrankungsformen nicht getrennt werden können, während die grösseren Bronchien auch in dieser Be-

ziehung mehr Selbständigkeit besitzen. An sie sollen sich die Blutgefässe und endlich die bronchialen Lymphknoten in der Betrachtung
anschliessen.

a) **Die Veränderungen des Gewebes und der kleinsten Bronchien.**

a) **Missbildungen** spielen an den Lungen für den makroskopischen
Befund keine wesentliche Rolle. Nicht selten sind abnorme Abfurchungen,
insbesondere der Spitzenabschnitte der Unterlappen sowie der Lingula
des linken Oberlappens. Sehr selten sind Nebenlungen, die Gefässe
aus der Aorta statt aus der Pulmonalis erhalten können und keinen
Zusammenhang mit den Bronchien der Hauptlungen haben. Angeborene
Bronchialerweiterungen gehen aus Verschluss oder Verengerung von
Bronchien hervor, die auch partielles Emphysem nebst Kohlenmangel
(Albinismus) verursachen können. Diese Veränderung kommt aber
auch bei offenen Bronchien vor, so dass man an angeborene Störungen
des alveolären Gerüstes denken muss, die auch dem familiären Emphysem
(sog. angeborenem Emphysem) zugrunde liegen müssen.

b) **Kreislaufstörungen.** Anämie, an der hellgrauen oder bei
reichlich vorhandenem Kohlenstaub mehr oder weniger dunkelen schiefer-
grauen Färbung erkennbar, findet man sowohl allgemein wie partiell
(durch Druck z. B. von pleuritischen Exsudaten, durch Emphysem);
von Hyperämien kommen alle möglichen Formen vor. Eine kongestive H. findet man besonders als kollaterale neben umschriebenen
Anämien; idiopathisch wird sie in den seltenen Fällen von tödlichem
sog. Lungenschlag nach übermässigen Muskelanstrengungen infolge ge-
steigerten Atmungsbedürfnisses beobachtet. Die Lungen erscheinen
dann stark aufgebläht, dunkelrot bis braunrot gefärbt. Häufig trifft
man die entzündliche Hyperämie, besonders in der Nähe akuter entzündlicher Infiltrationen. Als hypostatische bezeichnet man jene
venöse Hyperämie, welche man in den unteren und hinteren Lungenabschnitten besonders bei solchen Individuen vorfindet, welche an Herzschwäche zugrunde gegangen sind. Die Teile sehen dunkel blaurot
aus und haben meistens gleichzeitig verringerten Luftgehalt. Dieser,
besonders gänzlicher Luftmangel bedingt an sich schon grössere Blutfülle (Kollapshyperämie), einmal wegen der Verminderung des Volumens bei nicht verminderter Blutmenge, dann weil Knickungen, starke
Schlängelungen der Gefässe die Blutströmung hemmen. Infolge fehlender Sauerstoffaufnahme ist die Farbe blaurot. Eine Hemmung der
Blutströmung durch Veränderungen der Gefässwandungen ist die Ursache
der embolischen Hyperämie, welche zum hämorrhagischen Infarkt
führt. Diese Hyperämien bilden den Uebergang zu der häufigen und
wichtigen Stauungshyperämie, welche hauptsächlich durch linksseitige Herzfehler, vor allen durch Stenose und Insuffizienz der Bikuspidalis erzeugt wird. Infolge der starken Füllung und Ausdehnung der
Kapillaren erscheint die ganze Lunge zunächst rot, und zwar hellrot,
weil sauerstoffhaltiges Blut gestaut ist, weiterhin aber auch derber, da
durch das stärkere Vorspringen der Kapillaren in das Alveolarlumen der
Raum für die Luft verringert wird (rote Induration). Nach längerem

Bestande der Hyperämie wird infolge von Verdickung des Lungenparenchyms, insbesondere der glatten Muskeln (Arbeitshypertrophie infolge des
nie fehlenden Bronchialkatarrhs) die Konsistenz noch etwas fester und
gleichzeitig die Farbe mehr braun (braune Induration, Fig.
127) durch
reichliches Auftreten von gelbbraunem Pigment, welches wohl aus extra-
vasierten roten Blutkörperchen hervorgegangen ist. Es befindet sich, wie
Abstreif- und Zupfpräparate zeigen, sowohl im Innern der Alveolen, meist
in grosse, rundliche Zellen eingeschlossen (Herzfehlerzellen), als auch
in dem Parenchym selbst, wo man es an Scheren- oder Doppelmesserschnitten, welche man etwa noch mit Essigsäure oder dünner Kalilauge
behandelte, leicht auffinden kann. Die Pigmentanhäufungen sind bisweilen
so beträchtlich, dass man sie
schon mit unbewaffnetem
Auge als braune Flecken
erkennt. Nur äusserst selten tritt völlige Stagnation
und Pigmentumwandlung
des Blutes innerhalb der
Kapillaren ein (Fig. 127).

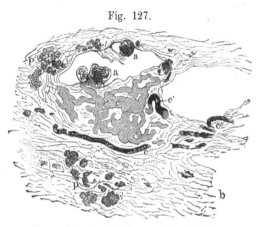

In der Stauungslunge
findet eine Desquamation
von Epithelzellen in den
Alveolen statt, die stellenweise so stark werden kann,
dass die betroffenen Lungenabschnitte wie hepatisiert
erscheinen (desquamativer
Katarrh). Nur der kleinere
Teil dieser epithelialen
Zellen pflegt pigmenthaltig
zu sein.

Fig. 127.

Braune Induration der Lunge. Schwache Vergr.
b ein interlobuläres Bindegewebsseptum mit Pigment (p). a pigmenthaltige Zellen im Alveolarlumen. c Kapillaren (injiziert),
bei c' beginnende, bei c'' völlige Verstopfung des Lumens mit
Pigment.

Blutungen kommen in der Lunge nicht selten vor. Abgesehen
von grösseren Blutergüssen mit Zertrümmerung des Gewebes durch
direkte oder indirekte (Rippen) traumatische Einwirkungen, abgesehen
von den später zu erwähnenden, von Entzündungen abhängigen Blutungen
(blutigen Exsudaten), abgesehen ferner von den oft lebensgefährlichen,
ja direkt tödlichen Blutungen aus arrodierten oder aneurysmatisch erweiterten Pulmonalarterienästen (in phthisischen Kavernen, seltener in
Gangränherden), abgesehen endlich von der Aspiration von Blut aus
grösseren Bronchien (bei Bronchialblutungen, Kavernenblutungen), wobei
meistens in der stark geblähten Lunge zerstreute, hellrote, besonders
subpleural gelegene Flecken hervortreten, gibt es in der Lunge bei
hämorrhagischer Diathese verschiedenen Ursprungs, sowie bei vielen
Gehirnaffektionen, insbesondere des Pons und der Medulla oblongata
(in diesem Falle auch einseitig auf der gleichen Seite) unregelmässige
blutige Infiltrationen im Gewebe und Austritt von Blut in die Alveolen,
sowie unter besonderen Umständen eine eigentümliche Form von Blutungen, welche den hämorrhagischen Infarkt bewirkt.

Dieser stellt (Fig. 128) einen verschieden grossen, stets an der
Peripherie gelegenen, keilförmigen, mit der Spitze nach innen gerichteten,
oft ganz scharf umschriebenen, manchmal aber auch allmählich in das
lufthaltige Gewebe übergehenden Herd dar, von sehr derber Konsistenz,
der an der pleuralen Oberfläche in der Regel über die Umgebung etwas
hervorragt, eine dunkele schwarzrote Farbe besitzt und oft mit einer
dünnen Fibrinschicht bedeckt ist. Hier kann man sich bei den scharf
umschriebenen Infarkten sehr leicht überzeugen, dass der Herd sich
mit seinen äusseren Grenzen genau an die Grenzen der Lobuli anschliesst, so dass niemals ein Teil eines Lobulus, sondern immer nur
ein ganzer in denselben einbezogen ist. Auf dem Durchschnitte hat
der Herd ebenfalls eine dunkel-, oft schwarzrote Farbe und unterscheidet sich von gleich zu erwähnenden, ähnlich gefärbten entzünd-

Fig. 129.

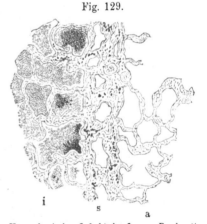

Fig. 128.

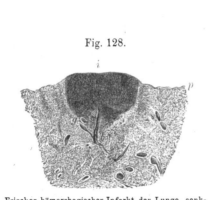

Frischer hämorrhagischer Infarkt der Lunge, senkrechter Durchschnitt. Nat. Gr.
i der über die Umgebung sowohl an der Pleura (p)
wie am Durchschnitt hervorragende Infarkt, an
dessen Spitze Durchschnitte von Gefässen (g) und
Bronchien (b).

Hämorrhagischer Infarkt der Lunge, Randpartie.
Schwache Vergr.
In dem Infarkt i sind die Alveolen mit roten
Blutkörperchen, teilweise auch (an den dunkleren
Stellen) mit Pigmentzellen gefüllt. s ein inter-
lobuläres Septum mit Kohlenablagerungen. a die
leeren Alveolen des Nachbarlobulus.

lichen Herden durch seine keilförmige Gestalt, die fast glatte, nur ganz
schwach körnige Schnittfläche, von der man meistens etwas flüssiges Blut
abstreifen kann, durch seine grosse Derbheit und seinen peripherischen
Sitz. Der Inhalt der Alveolen besteht, wie Zupf- und Schnittpräparate
(Fig. 129) beweisen, hauptsächlich aus roten Blutkörperchen, nur hie
und da findet man einmal etwas mehr Fibrin oder mehr Leukozyten,
besonders an der Spitze und in den peripherischen Abschnitten der
Herde. Häufig sind vereinzelte oder zusammengehäufte Epithelzellen
mit oder ohne Pigmentgehalt. Geeignete Härtungen (Formol-Müller)
lassen erkennen, dass die Kapillaren der prall mit Blut gefüllten Alveolen
ebenfalls stark gefüllt sind (embolische Hyperämie), zum Teil auch
hyaline (Fermentations-)Thromben enthalten. Die Venen sind regelmässig durch einen Thrombus verschlossen, in den Arterien findet sich

in den meisten Fällen, wenn auch nicht immer, genau an der Spitze des Infarkts oder etwas weiter zentralwärts, ein Embolus, selten ein durch Wandveränderung hervorgerufener autochthoner Thrombus, nur ausnahmsweise gar nichts oder ein frisches Gerinnsel. In dem die verstopfte Arterie begleitenden Bronchus kann am Rande des Infarktes nur eine einseitige Hyperämie des dem Infarkte zugewendeten Abschnitts der Schleimhaut vorhanden sein, ein Beweis, dass die Bronchien nur sekundär bei dem Prozess beteiligt sind.

Die Schnitte von der Grenze der scharf umschriebenen Infarkte lassen erkennen, dass diese mit einem interlobulären Bindegewebsbalken abschliessen, in welchem die Lymphspalten an der Infarktseite oft stark von Blut ausgedehnt sind, während die Alveolen des nachbarlichen Läppchens ganz frei von Blut sein können (Fig. 129). Die nicht scharf abgegrenzten Infarkte lassen auch mikroskopisch gegen das normale Gewebe hin eine immer geringere Füllung der Alveolen mit Blut erkennen. Bei ihnen ist im allgemeinen der Vorgang noch nicht zum Höhepunkt seiner Entwicklung gelangt.

Die einfachen Infarkte kommen vorzugsweise unter denselben Umständen vor wie die braune Induration, also bei Stenose und Insuffizienz der Mitralis, bald einfach, bald mehrfach, in allen Lappen, aber etwas häufiger im Unterlappen und rechts häufiger als links. Von vielleicht einzelnen, dann besonders zu beurteilenden Fällen abgesehen, ist die Ursache der Infarktbildung ein Verschluss des zuführenden Pulmonalarterienastes, möge er, wie gewöhnlich durch einen Embolus oder durch eine Thrombose aus örtlichen Ursachen entstanden sein. Eine Beziehung des Sitzes der embolischen Infarkte zu dem Sitz des den Embolus bedingenden Thrombus hat sich nicht feststellen lassen.

An sich bewirken Gefässverschlüsse keine Infarktbildung in der Lunge, da der kapilläre Kollateralkreislauf für die Aufrechterhaltung der Zirkulation und der Ernährung genügt, aber wenn andere Störungen mitwirken, dann entsteht Hyperämie, Stase, Diapedese, hämorrhagische Infarzierung in dem betreffenden Gefässgebiet. Diese anderen, mithelfenden Störungen sind entweder bestehende Stauung (einfache Infarkte bei Herzkranken) oder Folgen infektiöser Einwirkungen bei septischer Embolie (septische hämorrhagische Infarkte). Wenn man keinen Arterienverschluss findet, muss daran gedacht werden, dass ein primärer Kapillarverschluss eingetreten ist, der allmählich zur Ausbreitung der Kreislaufstörung auf ein grösseres Gefässgebiet geführt hat. Jedenfalls spricht die stets im Innern der Infarkte nachweisbare Hyperämie der Kapillaren dafür, dass in einer diapedetischen Blutung die Ursache der Ausfüllung der Alveolen mit Blut zu suchen ist.

An die Hyperämie schliesst sich Stase an, welche schliesslich zur Nekrose des infarzierten Gewebes führt. Auch in den nekrotischen Abschnitten kann man die pralle Füllung der Kapillaren noch erkennen.

Da die einfachen Infarkte meistens zu einer Zeit entstehen, wo die von der Grundkrankheit ausgehenden Störungen den höchsten Grad erreicht haben, so kommen sie in der Regel in frischem Zustande zur Untersuchung, doch hat öfter die Zeit schon genügt, um eine Nekrose mit mangelhafter Färbbarkeit der Kerne hervorzurufen, welche zunächst nur das alveoläre, dagegen nicht das peribronchiale und interstitielle Gewebe betrifft. Je älter der Infarkt ist, um so mehr sind die bekannten Umwandlungen des hämorrhagisch in Körpergewebe ergossenen Blutes (Entfärbung, Pigmentbildung, Erweichung) sowie die reaktiven entzündlichen Veränderungen (Bindegewebs- und Gefässneubildung) vorhanden.

Diese, der Organisation des Thrombus vergleichbaren Vorgänge im Lungengewebe, zu denen sich auch in der Tat eine Organisation des

Fig. 130.

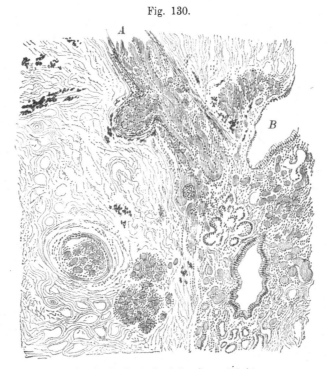

Vom Rande eines nekrotischen Lungeninfarktes.

Organisation des Infarktes von dem peribronchialen und periarterialen Gewebe aus, Organisation des Embolus in den Arterien; drüsenartiges Aussehen der Lungenalveolen. B Bronchus, A Arterie im Längsschnitt mit Seitenast, eine zweite im Querschnitt weiter in dem Infarkt; Kohlenablagerung an mehreren Stellen innerhalb und ausserhalb des Infarktes.

Pfropfes in den Arterien gesellen kann, können von dem peribronchialen Gewebe im Innern des Infarktes ihren Ausgang nehmen, stammen aber hauptsächlich von dem peribronchialen und interstitiellen Gewebe des Randes her (Fig. 130), wo auch das Epithel der benachbarten Alveolen hypertrophiert, so dass diese wie richtige Drüsenbläschen aussehen. Schon die Anwesenheit von Fibrin auf der Pleura über Infarkten beweist, dass in dieser noch eine Zirkulation stattgehabt haben muss, dass sie also eine gewisse Selbständigkeit der Blutversorgung besitzen muss. Noch mehr geht dies daraus hervor, dass die Pleura über nekrotischen Infarkten noch Kernfärbung darbieten und dass auch sie an der Organisation des Infarktes teilnehmen kann. Ein lichter Saum in der Peripherie des Infarktes zeigt dem unbewaffneten Auge den Beginn der Organisation an. Sobald keine Infektion des Herdes eintritt, kann eine Resorption des Blutes zustande kommen, und es hängt nun von der Ausdehnung und Stärke der reaktiven produktiven Entzündungen ab, ob nur eine Verdickung des Lungengerüstes oder eine völlige narbige Zerstörung desselben eintritt. Sehr selten ist eine Eintrocknung und Verkalkung des Infarktes. Gelangen, was ja gerade in der Lunge auch von den Atemwegen aus wohl möglich ist, Eitererreger an und in den Infarkt, so kann er sekundär von dem umgebenden Gewebe aus vereitern, kamen Fäulniserreger in den Blutherd, so kann eine faulige Zersetzung entstehen, wodurch eine umschriebene Gangrän sich entwickelt; der gangränöse Teil wird durch eine reaktive eiterige Entzündung abgelöst und kann, wenn nicht durch septische Infektion, putride Pleuritis usw. vorher der Tod eintritt, ausgestossen und durch Husten entfernt werden. Dann kann durch Narbenbildung eine Heilung entstehen. Häufig findet man das den Gangränherd umgebende Gewebe in weiter Erstreckung im Zustande akuter Entzündung.

Die gleiche Verbindung von Eiterung und selbst Gangrän mit hämorrhagischer Infarzierung trifft man bei den septischen Infarkten, welche zwar auch als regelrechte frische hämorrhagische Infarkte auftreten können, die sich von jenen sog. Laënnecschen nur durch den Gehalt an Bakterien unterscheiden, welche sich aber in der Regel in metastatische Abszesse und Gangränherde umgewandelt haben, welche nur mehr oder weniger hämorrhagisch-infarziertes Lungengewebe umschliessen (Fig. 131). Hier tritt nicht Organisation, sondern Eiterung in der Umgebung ein

Fig. 131.

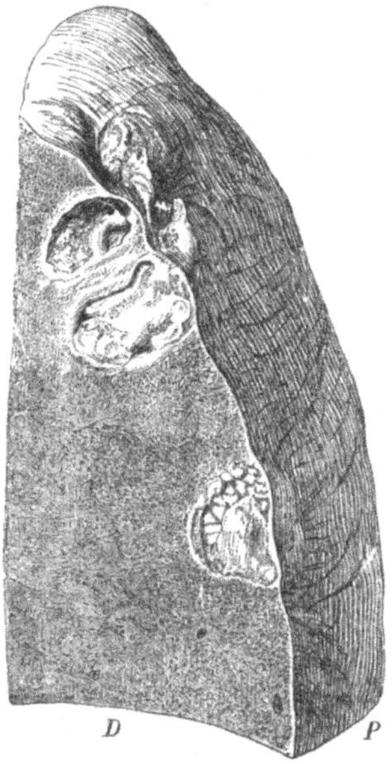

Embolische Abszesse der Lunge bei Pyämie. Nat. Gr.
D Durchschnitt durch die Lunge und die Abszesse. P Pleuraoberfläche. In den beiden unteren Abszessen liegen noch nicht ganz gelöste nekrotische Lungenteile, über den beiden oberen eiterige Auflagerungen auf der Pleura.

(demarkierende Eiterung), welche ebenfalls nicht nur im Lungengewebe, sondern auch unter der Pleura sich einstellt. In diesem Stadium ist das rote Zentrum von einem gelben Saum umgeben, später schmilzt jenes immer mehr ein, so dass schliesslich nur ein Hohlraum mit eitrigem Erweichungsbrei übrig ist. Nicht alle embolischen Abszesse entstehen aus einem hämorrhagischen Infarkt, sondern es kann von vornherein ein Eiterherd sich bilden, der dann einen von kollateraler Hyperämie und Hämorrhagie bewirkten roten Hof besitzen kann. Diese

Herde sitzen zwar auch meistens subpleural, aber doch auch in der
Tiefe, sie sind manchmal sehr zahlreich und im Durchschnitt kleiner
als die Infarkte, unter denen die septischen ihrerseits kleiner als die
einfachen zu sein pflegen: bakterienhaltige Emboli sind weicher und
deshalb zerbrechlicher.

Ausser abgerissenen Thrómbusstücken können auch noch andere
Gebilde Lungenembolien bewirken. Zunächst flüssiges Fett, welches
besonders bei Knochenbrüchen, aber manchmal auch bei jauchiger
Phlegmone im Fettgewebe, bei Puerperen, fettigen Stauungslebern usw.
in die Venen gelangt und Fettembolien in der Lunge erzeugt (Fig. 132).
Je nach der Menge des verschleppten Fettes sind nur einzelne Kapillarschlingen oder ausgedehntere Gebiete des Kapillarnetzes und selbst
kleine Arterien verstopft. Aus-
gedehnte Fettembolien können
den Tod bringen, kleine sind unschädlich; hämorrhagische Infarzierung wird niemals durch sie
bewirkt, wohl aber kann Oedem
entstehen. Makroskopisch ist
Fettembolie schwer zu erkennen
(man beachte die auf Schnittflächen heraustretende Flüssigkeit und die Messerklinge wegen
Fettaugen), leicht aber mikroskopisch an feinen Scheren- oder
Doppelmesserschnitten, besonders wenn man den Präparaten
dünne Kalilauge zufügt. Die oft
sehr störenden Luftblasen bringt
man am besten fort, wenn man
die Schnitte in frisch ausgekoch-
tem Wasser mehrmals tüchtig

Fig. 132.

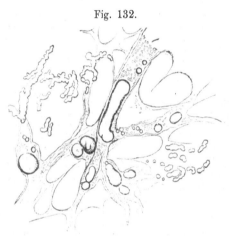

Fettembolie der Lunge sowohl in grösseren Gefässen
als auch in Kapillaren bei Knochenbruch. Frisch in
Wasser. Mittelstarke Vergr.

ausschwenkt. Färbung des Fettes mit Osmiumsäure oder Sudan gibt
schöne Präparate, welche man lange aufbewahren kann.

Ebenfalls nur mikroskopisch sind die Gewebszellenembolien
zu erkennen, von denen fast bei allen Leichen riesenkernige, aus dem
Knochenmark stammende Zellen (Megokaryozyten), bei Wöchnerinnen
auch Placentarriesenzellen, sowie, bei Eklampsie, Leberzellen, die auch
bei sonstigen Lebererkrankungen vorkommen können, gefunden werden.
Wichtig ist das Vorkommen von Krebszellen in Lungengefässen von
Krebskranken, welche makroskopisch keine Lungenmetastasen erkennen
lassen. Man spricht von Gewebsembolien, wenn nicht einzelne Zellen,
sondern ganze Gewebsstückchen, z. B. vom Knochenmark, von der Leber,
in Lungengefässen gefunden werden. Es liegen dabei Verletzungen zugrunde,
welche im besonderen an der Leber so grosse Emboli absprengen können,
dass man sie sogar mit blossem Auge in der Lunge erkennen kann.

Durch Geschwulstemboli, die noch grösser sein können als die Ge-
websemboli, können sekundäre Geschwülste entstehen.

Ein häufiger Befund ist das Lungenödem. Man findet die ganze Lunge oder einzelne Teile derselben bei mehr oder weniger erhaltenem Luftgehalte schwer, konsistenter, oft von eigentümlich durchscheinendem, gallertigem Aussehen; auf der Schnittfläche entleert sich schon von selbst, mehr noch auf Druck, eine grosse Menge feinschaumiger, bald mehr, bald weniger durch Blut rot gefärbter Flüssigkeit. Die feinschaumige Beschaffenheit der Flüssigkeit dieser ausgedehnteren Oedeme ist ein Beweis für ihre Entstehung noch während des Lebens, während Mangel des Schaumes bei ausgedehntem Oedem für postmortale Entstehung (häufig im unteren Lappen) spricht. Wenn die Flüssigkeit beim Leichenödem durch diffundierten Blutfarbstoff schmutzig rot gefärbt wird, so entsteht das sog. rote Oedem. Tritt das Oedem in der Umgebung anders veränderter Teile auf, so pflegt man es als kollaterales Oedem zu bezeichnen, und es kann dann trotz seiner räumlichen Beschränkung die direkte Todesursache sein. Besonders beachtenswert ist das Auftreten von Lungenödem bei verschiedenen Gehirnerkrankungen (Verletzungen usw.). In und neben indurierten Partien kommt schaumfreies partielles Oedem vor. Wenn man ein Stückchen ödematöses Lungengewebe abbindet und kocht, so kann man sich an davon gefertigten mikroskopischen Schnitten (Fig. 133) leicht überzeugen,

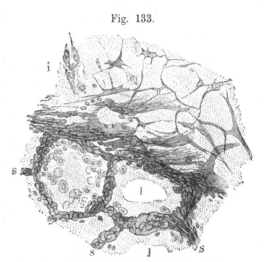

Fig. 133.

Lungenödem. Kochpräparat. Schwache Vergr.
Die körnig geronnenen Eiweissmassen der Oedemflüssigkeit zeigen sich sowohl im interstitiellen Gewebe (i) als auch in den Alveolen, welche teilweise auch noch Luftblasen (l) enthalten.
S Alveolarsepta; Desquamation der Alveolarepithelien.

dass hauptsächlich die Alveolen mit Flüssigkeit gefüllt sind (alveoläres Oedem, Alveolarhydrops), dass aber auch in mehr oder weniger hohem Grade im Gewebe und besonders im interlobulären Bindegewebe eine ödematöse Infiltration (interstitielles Oedem) vorhanden ist, da man auch hier wie dort überall die feinkörnigen Eiweissniederschläge aus der Oedemflüssigkeit findet. Das Oedem ist entweder ein entzündliches — und gerade dieses kann tödlich sein — oder es ist ein mechanisches, welches weniger Ursache als Begleiterscheinung und Folge des Todes resp. Absterbens ist. Ein vorzeitiges Erlahmen des linken Ventrikels bei kräftig weiterarbeitendem rechten bedingt nach Cohnheim dieses Oedem, man achte deshalb in solchem Falle genau auf die Zustände beider Ventrikel. Eine besondere Stellung nimmt das Oedem in den Lungen Ertrunkener ein, bei welchen das interstitielle Gewebe ganz besonders stark beteiligt ist, und die Pleura geradezu blasig ab-

gehoben sein kann. Die Oedemflüssigkeit hat nicht selten eine rötliche Färbung.

c) **Entzündungen.** Die Lungenentzündungen (Pneumonien) sind
bald wesentlich oberflächliche, den Katarrhen und fibrinösen Entzündungen der Schleimhäute vergleichbare, und bewirken dann eine Exsudation in das Lumen der Alveolen (alveoläre Pneumonien), bald sind
sie tiefe, im Bindegewebe und dem Parenchym verlaufende interstitielle
und parenchymatöse. Letzterer Ausdruck könnte zu Missverständnissen
führen, da ein wie in anderen Drüsen funktionierender epithelialer Bestandteil nicht vorhanden ist. Zum Studium der pathologischen Anatomie
wird es auch hier wie anderwärts am besten sein, die Einteilung nach
dem anatomischen Produkt der Entzündung vorzunehmen.

1. Wenn auch bei einer ganzen Anzahl von entzündlichen Prozessen
eine fibrinöse Exsudation vorhanden sein kann, so spielt diese doch
unter den akuten Entzündungen
nur bei einer einzigen Form die
Hauptrolle, welche man deshalb
als fibrinöse Pneumonie bezeichnen kann (der Ausdruck
croupöse Pn. ist ungeeignet). Sie
ist in der Regel eine lobäre, d. h.
über einen ganzen Lappen oder
doch einen grösseren Teil eines
solchen gleichmässig ausgebreitet
und fast stets diffus, d. h. es findet
ein allmählicher Uebergang vom
normalen Lungengewebe zu dem
am meisten veränderten statt. Je
nach dem Stadium, in welchem sich
die Entzündung befindet, wird die
Lunge ein verschiedenes Aussehen
darbieten. Das erste Stadium,
das der sog. Anschoppung,

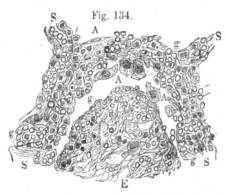

Fig. 134.

Fibrinöse Pneumonie, rote Hepatisation. Starke Vergr.
Teil eines Alveolus: E das Exsudat aus Fibrinfasern,
Exsudatzellen und roten Blutkörperchen zusammengesetzt; die Gefässe (g) in den Alveolarsepta (S) bluthaltig, in dem Gewebe der Septa Exsudatzellen, am
Rande der Alveole vergrösserte Alveolarepithelien (A),
meist losgelöst.

bei welchem durch die starke Füllung der Gefässe die Lunge ein dunkelrotes Aussehen erhält, ist selbstverständlich als solches nicht zu diagnostizieren, da man weder der Hyperämie, noch der mit ihr verbundenen
serösen Exsudation, dem entzündlichen Oedem ansehen kann, was aus
ihr werden soll; erst wenn eine charakteristische Exsudation beginnt
oder wenn sich die Hyperämie an eine schon bestehende Exsudation
anschliesst, kann man sie als Initialstadium der Entzündung betrachten.
Das zweite Stadium ist daran kenntlich, dass der betreffende Teil gross
ist und schwer und derb anzufühlen, dass die Schnittfläche ein dunkelrotes, höchstens graurotes Aussehen und eine grobkörnige Beschaffenheit
hat. Diese Körnung wird deutlicher, wenn man mit der Messerklinge
fest über die Oberfläche streicht, wobei man kleinste, aber mit blossem
Auge ganz gut sichtbare Pfröpfe aus den Alveolen herausdrücken kann,
welche mit etwas Wasser unter das Mikroskop gebracht, oft deutlich
als Abgüsse einer oder mehrerer Alveolen erscheinen. Diese Pfröpfe

(Fig. 134), welche, wie Durchschnitte des Parenchyms lehren, in allen
Alveolen sitzen, bestehen ihrer Farbe entsprechend zum grossen Teile
aus Blut, aber nicht aus reinem Blut, wie beim hämorrhagischen Infarkt,
sondern aus Blut mit einer grossen Menge von Fibrin und zahlreichen
farblosen Zellen, welche teils aus farblosen Blutkörperchen (leukozytären
Exsudatzellen), teils (zum geringeren Teil) aus verdickten körnig gewordenen und vielfach abgestossenen Alveolarepithelien bestehen.

Die Fibrinpfröpfe zeigen häufig in der Peripherie eine dichtere
Anordnung der Fibrinfäden, solche benachbarter Alveolen hängen durch
Verbindungsbrücken, welche durch die kleinen Lücken in den Alveolen-
wandungen hindurchgehen, miteinander zusammen. Beim Abschaben der
Pfröpfe reissen die Brücken durch und bilden kleine Hervorragungen,
an welchen man am besten das Fibrin bei frischer Untersuchung
erkennen kann. Diesem Fibrinreichtum ist auch die grobkörnige Schnittfläche zu verdanken, wodurch sich schon makroskopisch die fibrinöse
Pneumonie von dem hämorrhagischen Infarkt unterscheidet. Da das
so entzündete Gewebe in seiner Konsistenz eine grosse Aehnlichkeit
mit der Leber hat, so hat man den Zustand als den der roten Hepatisation (Hepatisatio rubra) bezeichnet. Zuweilen ist die hepatisierte
Partie nicht gleichmässig gefärbt, sondern die Exsudatpfröpfe sind infolge geringerer Blutbeimischung heller wie das intensiv gerötete hyperämische Gewebe; so erscheinen jene dann als helle, graue Fleckchen,
welche von schmalen roten Ringen umgeben sind.

Auf die rote folgt die graue oder graugelbe Hepatisation (Hepatisatio grisea, flava), durch welche die Lunge noch mehr ausgedehnt
wird, so dass oft deutliche Abdrücke der Rippen an der Oberfläche
entstehen. Sonst ist sie von der ersten makroskopisch nur durch die
Verschiedenheit der Farbe unterschieden, während mikroskopisch von
Blut nichts mehr zu sehen ist, statt dessen aber eine reichlichere Menge
kleiner, leukozytärer Zellen erscheinen, von welchen viele alsbald Fettkörnchen zu enthalten pflegen. Die Gefässe sind durch das Infiltrat
komprimiert und daher ist die Lunge anämisch, doch lassen sich die
Gefässe leicht injizieren und nicht selten findet man sie an Weigert-
Fibrinpräparaten (S. 26) in grosser Ausdehnung mit fibrinösen Massen
gefüllt. In solchen Lungen, welche reichlich schwarzes Pigment enthalten, wird durch dieses die hellgelbgraue Farbe in eine dunkelgraue,
oft marmorierte oder granitfarbene verwandelt und viele im Exsudat
liegende Epithelzellen enthalten Kohlenstaub.

Da die lobäre Pneumonie zu den typisch verlaufenden Krankheiten
gehört, so kann man aus dem anatomischen Befund einen gewissen
Rückschluss auf die Dauer der Krankheit machen. Das Stadium der
Hyperämie dauert 1—2 Tage, das der roten Hepatisation 2—3 Tage
und das der grauen ebenso lange, so dass voll entwickelte rote Hepatisation auf eine Krankheitsdauer von 3—5, eine graue von 5—8 Tagen
schliessen lässt. Nach dieser Zeit folgt das letzte Stadium, das der
Resolution, welches ebenso wie die rote Hepatisation in die graue
allmählich übergeht, so auch wieder aus dieser allmählich hervorgeht.
Die Konsistenz des erkrankten Abschnittes wird immer geringer, die

Schnittfläche immer weniger körnig und die Farbe immer mehr gelb. Grösstenteils durch Resorption, zum kleineren Teil durch Expektoration kann diese Erweichungsmasse verschwinden und der hepatisiert gewesene Teil der Luft wieder zugängig werden; stirbt aber das Individuum in diesem Stadium, so lässt sich nun eine durch Autolyse entstandene schleimige, trübe, eitergelbe Flüssigkeit in grosser Menge an der Schnittfläche ausdrücken, in welcher man mikroskopisch (Fig. 135) fettig zerfallende Zellen in eine schleimige (aus der Umwandlung des Fibrins entstandene) Flüssigkeit eingebettet findet. An Schnitten sieht man überall den Epithelbelag der Alveolen vollkommen hergestellt. Oft ist in diesem Stadium das infiltriert gewesene Lungengewebe so weich, dass man es bei der Herausnahme subpleural zerdrücken kann (Brüchigkeit des elastischen Gewebes infolge von Fermentwirkung), worauf sich dann mit puriformer Flüssigkeit gefüllte und wie Abszesse aussehende Höhlungen bilden können. Wirkliche Abszessbildung im Anschluss an fibrinöse Pneumonie ist jedenfalls sehr selten und wohl immer auf eine sekundäre Invasion von Eiterkokken zu beziehen.

Fig. 135.

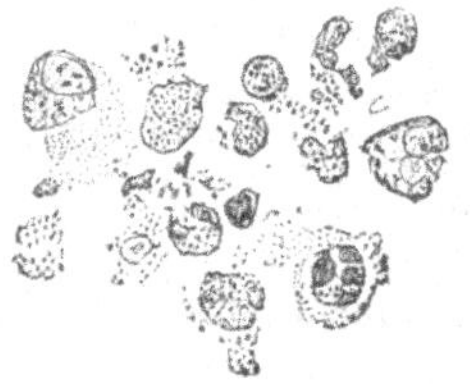

Fibrinöse Pneumonie, Resolution. Starke Vergr.
Zerfallende Zellen, Detritus von dem an den Schnittflächen austretenden Alveolarinhalt.

Häufiger findet man eine starke Verbreiterung und gelblichgraue Färbung der interlobulären Bindegewebsbalken, in welchen man mikroskopisch sowohl die Lymphgefässe beträchtlich durch Thromben erweitert, als auch das umgebende Bindegewebe mit fibrinös-zelligen Exsudatmassen infiltriert sieht (Lymphangitis und Perilymphangitis).

Selten, aber jedenfalls häufiger als in Abszessbildung, geht die Pneumonie über in eine nicht umschriebene Gangrän (Gangraena diffusa) der Lunge, die öfter wohl aus schon früher vorhandenen Bronchialerkrankungen (Bronchiektasien und putrider Bronchitis) hervorgeht, zuweilen aber auch ohne solche (bei schon vorhandener Ernährungsstörung der Gefässe und stark ausgesprochenem hämorrhagischem Charakter der Entzündung, z. B. bei Säufern) entsteht.

Ein seltener Ausgang der fibrinösen Pneumonie ist der in chronische Pneumonie. Ich meine dabei nicht einen Ausgang in tuberkulöse Verkäsung, denn einen solchen gibt es nicht, sondern ich habe jene an manchen Orten offenbar häufiger, an anderen seltener vorkommenden Fälle im Auge, wo statt der Resolution eine Umwandlung des hepatisierten Gewebes in eine derbe, luftleere, gleichmässig graue oder rote (fleischähnliche) Masse (Karnifikation) eintritt. Die mikroskopische Untersuchung zeigt, dass die Alveolarsepten durch Bindegewebsneubildung mehr oder weniger verdickt, hauptsächlich aber die Lumina der Alveolen von einer gefässhaltigen Granulationsmasse erfüllt sind, unter deren Entwickelung das entzündliche Exsudat mehr und mehr geschwunden ist. Wir haben es also mit einem der Organisation der Thromben ähnlichen Prozess zu tun, bei dem eine neue, produktive Entzündungsform auftritt, doch hängt das intraalveoläre Bindegewebe nicht allseitig mit den Alveolarwandungen zusammen, sondern zwischen beiden ist meist ein Spalt zu sehen, in welchem Alveolarepithelien, oft in grosser Zahl, liegen können. Die Gefässe der Pfröpfe hängen hie und da deutlich mit alten Gefässen der Alveolarwandung zusammen, die Pfröpfe benachbarter Alveolen sind oft durch Brücken miteinander verbunden.

Die fibrinöse Pneumonie sitzt häufiger rechts als links und häufiger im Unter- als im Oberlappen; sie schreitet meist nach oben fort (aszendierende Pneumonie), so dass man oft mehrere Stadien nebeneinander findet und danach den Gang der Pneumonie erkennen kann. Der Uebergang aus einem Stadium in das andere erfolgt nicht immer gleichmässig, so dass mehr rot und mehr graugelb hepatisierte Teile in unregelmässiger Weise abwechseln können. An die hepatisierten Teile schliesst sich immer Oedem an (kollaterales Oedem), welches man auch bei einseitiger Pneumonie meistens auf der freien Seite findet.

Wenn die Pneumonie an einer Stelle schwindet aber neue Stellen ergreift, spricht man von wandernder Lungenentzündung, von zentraler Pneumonie, wenn die Erkrankung in der Tiefe sitzt oder begonnen hat, von schlaffer Pneumonie, wenn wenig Fibrin, mehr Flüssigkeit vorhanden ist. Bei Kindern sind lobäre Pneumonien selten, statt der lobären können lobuläre fibrinös-entzündete Herde auftreten.

Mit der fibrinösen Pneumonie ist, wie mit den meisten anderen Entzündungen, fast stets eine gleiche Erkrankung der Pleura (fibrinöse Pleuritis) verbunden (Pleuropneumonie). Es gibt jedoch auch Fälle, wo umgekehrt zu einer zuerst bestehenden Pleuritis sekundär eine fibrinöse Pneumonie der anstossenden Lungenabschnitte hinzukommt. Auch nach den Bronchien hin pflanzt sich die Entzündung fort, sehr häufig in Form der fibrinösen Bronchitis, welche mit einer Ausfüllung der Bronchiallumina mittels röhrenförmiger oder fester grauweisser, fibrinöser Massen einhergeht, während in anderen Fällen eine einfache Bronchitis mit Schwellung und Rötung der Schleimhaut und vermehrter Sekretion vorhanden ist.

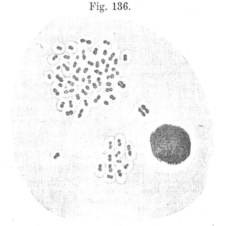

Fig. 136.

Pneumokokken aus dem Sputum. Deckglaspräparat, Gentiana, Oelimmersion.
Diplokokken mit Gallertkapsel, rechts ein stark gefärbter Zellkern.

Nur ein Teil der fibrinösen Pneumonien geht mit den allgemeinen Erscheinungen der akuten Infektionskrankheiten (Milzschwellung, parenchymatöser degenerativer Entzündung der Herzmuskeln, der Nieren usw.) einher, trotzdem ist jede Pneumonie eine akute, durch Bakterien bewirkte Infektionskrankheit. Ihre Aetiologie ist aber keine einheitliche, denn wenn auch der Fränkelsche Pneumokokkus (meist als Diplokokkus erscheinend, grösstenteils in den Exsudatzellen gelegen, nach Gram färbbar, Fig. 136), in der Mehrzahl der Fälle vorhanden ist, so kommen doch neben ihm oder für sich allein in einer kleinen Zahl von Fällen auch der Friedländersche Pneumobazillus oder auch anderen Bakterien (Eiterkokken, vielleicht Colibazillen und andere) vor, so dass also ätiologisch mehrere Formen von lobären fibrinösen Pneumonien unterschieden werden müssen, die bis jetzt weder klinisch noch pathologisch-anatomisch sicher voneinander getrennt werden können. Die durch Pneumobazillen erzeugten Entzündungen sollen durch schleimiges Aussehen und schlüpfrige Beschaffenheit der Schnittfläche und des Exsudates, welches relativ arm an Leukozyten ist, ausgezeichnet sein, bei Influenzapneumonie ist die bunte Schnittfläche, das Hervortreten hämorrhagischer oder eitriger Stellen, eitrige Bronchitis auch an nicht pneumonischen Stellen diagnostisch wichtig.

Friedländer empfahl Färbung der Deckglaspräparate in einer Mischung von 50 g konz. alkohol. Lösung von Gentiana mit 100 g Wasser und 10 g Acid. acet. conc., nach 24 Stunden Auswaschen (ca. 2 Minuten) in 0,1 proz. Acid. acet., kurzes Entwässern in absol. Alkohol, dann Nelkenöl, Balsam. Für die Untersuchung des Fränkelschen Pneumokokkus ist besonders Grundfärbung mit Pikrokarmin, Nachfärbung nach Gram oder noch besser nach Weigert (Fibrinfärbung, S. 26) geeignet.

2. Als katarrhalische Pneumonie bezeichnet man eine vorzugsweise bei Kindern und alten Leuten vorkommende entzündliche Affektion der Lunge, bei welcher ein weiches, an Flüssigkeit reiches zelliges Exsudat sich in dem Alveolarlumen anhäuft, eine Erkrankung also, welche man mit dem einfachen Katarrh der Schleimhäute vergleichen kann, wenn auch dem Exsudat der Schleim fehlt. Sie ist meistens eine Bronchopneumonie, d. h. dadurch ausgezeichnet, dass sie von den Bronchien aus auf das Parenchym übergreift, also sich an eine Bronchitis der kleinen Aestchen (Bronchitis capillaris, Bronchiolitis) anschliesst. Sie ist im Gegensatze zu der fibrinösen ihrem Wesen nach eine lobuläre Affektion, d. h. der einzelne Entzündungsherd umfasst nur je einen Lobulus oder auch nur einen Teil eines solchen (miliare Pneumonien) und selbst wenn sie über eine grössere Strecke verbreitet auftritt, so besteht doch nicht immer eine gleichmässige Hepatisation, sondern man sieht innerhalb einer geröteten Grundmasse zahlreiche graue oder graugelbliche Fleckchen (Fig. 137), welche eben die an die kleinsten Bronchien sich anschliessenden kleinsten pneumonischen Herde sind. Diese ragen über die Schnittfläche mehr oder weniger hervor und erweisen sich dem zufühlenden Finger als festere Knötchen. Auf Druck sieht man meistens aus dem Bronchiolus ein kleinstes graugelbes Exsudattröpfchen hervorkommen. In vorgerückteren Stadien allerdings, oder wenn der Prozess sehr akut verläuft, dann gibt es auch aus der Vereinigung getrennter Herdchen entstandene zusammenhängende Infiltrationen (Konfluenzpneumonien), welche oft noch die Zusammensetzung aus vielen Einzelherdchen mit blossem Auge an der wechselnden Farbe erkennen lassen, schliesslich aber auch eine mehr gleich-

Fig. 137.

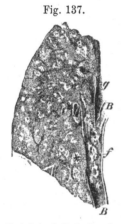

Akute katarrhalische Bronchopneumonie von einem Kinde. Frisch. Nat. Gr.

Mittellappendurchschnitt. Sekundär bei fibrinöser Tracheo-Bronchitis; das Lungengewebe vollständig hepatisiert, von grauroter Grundfarbe, mit eingestreuten, den kleinsten Bronchien entsprechenden gelblichen Herdchen. Stellenweise Andeutung der Lobulargrenzen. B grösserer Bronchus mit fibrinösen Exsudatfetzen (f). g Durchschnitt einer Art. pulm.

mässig graurot gefärbte Hepatisation erzeugen können, mit glatter oder höchstens feinkörniger Schnittfläche, an welcher sich eine reichliche Menge einer grauen, trüben, luftleeren Flüssigkeit ausdrücken lässt: das in den Alveolen enthalten gewesene Exsudat. Unter dem Mikroskope sieht man in der Flüssigkeit zahlreiche kleine gelapptkernige Rundzellen und einzelne grössere, dem Alveolarepithel angehörige Zellen. In beiden treten häufig Fetttröpfchen hervor, welche zeigen, auf welche Weise die Zellen wieder zu verschwinden pflegen (fettige Degeneration und Resorption). Durch Kochen, z. T. auch durch Formol-Müller, kann man auch die flüssigen Exsudatmassen in den Alveolen festhalten, während man nach der Härtung in Müllerscher Flüssigkeit nur die zelligen Bestandteile des Exsudates sieht. Fibrin ist kein notwendiger und regelmässiger Bestandteil des Exsudates, doch ist es häufig und

Fig. 138.

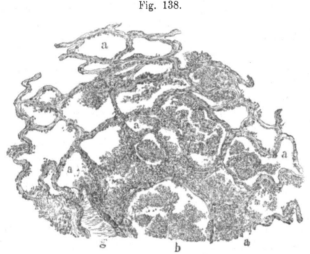

Katarrhalische Bronchopneumonie, kleiner Entzündungsherd. Schwache Vergr.
b querdurchschnittener kleinster Bronchus, dessen Lumen ein zelliges Exsudat enthält; die Alveolen (a) in der Umgebung mit ähnlichen Massen gefüllt, weiterhin leer. g schräg durchschnittene Arterie.

zuweilen sogar in grosser Menge vorhanden, aber dann vorzugsweise in den peripherischen Abschnitten der Entzündungsherdchen. Die Beziehung der kleinen Herdchen zu den Bronchiolen, welche dasselbe Exsudat enthalten wie die Alveolen, tritt an den mikroskopischen Präparaten deutlich hervor (Fig. 138).

Der Ausbildung des bronchopneumonischen Katarrhs geht häufig ein Zustand von Lungenkollaps, Atelektase, voraus, so dass dann die kleinen Entzündungsherde von luftleerem aber hyperämischem, nicht selten auch hämorrhagischem Gewebe umgeben sind. Grade in solchen Fällen pflegt der lobuläre Charakter dieser Entzündung besonders scharf hervorzutreten, da, wenn das ganze atelektatische Gebiet in Entzündung versetzt ist, die entzündeten Teile sich mit der Lobulusgrenze ganz

scharf gegen das umgebende, nicht hepatisierte und lufthaltige Lungengewebe absetzen.

Eine andere sekundäre Form der Katarrhalpneumonie ist die in
hypostatischen Lungenpartien sich einstellende sog. hypostatische
Pneumonie, welche weniger den bronchopneumonischen Charakter
darbietet, obgleich auch hier ein vorhandener Bronchialkatarrh häufig
die Ursache dafür abgibt, dass zu der Hypostase sich die Entzündung
gesellt. Diese geht in der Regel aus dem später (S. 326) noch zu erwähnenden Zustande der Splenisation (Hyperämie und Kollaps) hervor,
wobei das Lungengewebe sich infolge der katarrhalischen Ausfüllung
der Alveolen wieder ausdehnt, aber nie so, dass eine festere Hepatisation
entsteht; der hypostatisch-pneumonische Teil ist stets schlaff, dunkel
graurot, auf der Schnittfläche entleert sich reichlich trübe, rotgraue
Flüssigkeit.

Ein sehr eigentümliches Bild erzeugt die chronische katarrhalische Entzündung, welche sehr häufig, bald auf kleinere Strecken
beschränkt, bald in grösserer Ausdehnung neben und zwischen anderen
chronisch entzündlichen Affektionen sich findet. Das Gewebe erscheint
an diesen Stellen luftleer, ödematös, im ganzen grau, aber mit hellgelben Fleckchen gesprenkelt. Auf Druck entleert sich eine eiweissreiche, ziemlich klare Flüssigkeit, in welcher ebenfalls kleine gelbe,
punktförmige Körperchen schwimmen. Unter dem Mikroskope erweisen
sich die letzteren als Haufen von Fettkörnchenzellen, also als die verfetteten katarrhalischen Zellen, welche oft so gross sind, dass eines
der makroskopisch sichtbaren Pünktchen nur einer einzigen Zelle entspricht. Rindfleisch fasste den geschilderten Zustand nicht als katarrhalische Entzündung im Endstadium, sondern als eine Folge von
Atelektase, zu der sich Oedem gesellt hat, als „inveteriertes. Oedem"
auf. Ich bezeichne, um nichts zu präjudizieren, die Affektion am
liebsten als Alveolarverfettung, bemerke aber, dass die lipoiden
Zellen Lymphozyten zu sein pflegen, und dass es sich hier im wesentlichen um eine tuberkulöse Erkrankung der Lunge handelt.

Bei Kindern sind die Bronchopneumonien bei weitem die häufigsten;
im Exsudat findet sich bei ihnen nicht selten Fibrin, die Alveolarepithelien beteiligen sich manchmal so sehr an den Veränderungen, dass
die Alveolen wie Drüsendurchschnitte aussehen. Die Kinder-Broncho-
pneumonien gesellen sich vielfach zu anderen Erkrankungen, z. B. Diphtherie, Masern u. a. hinzu und haben dann häufig eine andere Aetiologie
als die Hautkrankheit, wie denn überhaupt die Bakterienbefunde nicht
nur im allgemeinen sehr wechselnde sind, sondern besonders häufig
gleichzeitig verschiedenartige Mikroorganismen ergeben (Mischinfektion).

Den neugeborenen Kindern eigentümlich ist die fötale, als weisse
Hepatisation (Hepatisatio alba) bezeichnete Veränderung der Lungen,
welche darin besteht, dass die Lungen derb, luftleer und von weisslicher
Farbe sind. Mikroskopisch enthalten zwar sowohl die Alveolen wie
die kleinen Bronchien gelappterkernige Leukozyten, welche ebenso wie
die Epithelzellen der Alveolen und kleinen Bronchien verfettet sind,
aber wichtiger als dies ist doch die gleichzeitig vorhandene zellige

Wucherung im Gerüst, besonders um die Arterien herum, welche diese der kongenitalen Syphilis zugehörige Affektion anderen syphilitischen Neubildungen an die Seite stellen lässt. Sie kann mit umschriebener Gummibildung verbunden sein.

Wie der einfache Katarrh der Schleimhäute in eiterigen übergehen kann, so geht auch die akute katarrhalische Pneumonie ohne scharfe Grenze in

3. die eiterige Pneumonie über, wenigstens in die eine Form der eiterigen Pneumonie, welche man als akute Fremdkörperpneumonie bezeichnet, weil sie durch Hineingelangen von Fremdkörpern in die Bronchien bzw. Alveolen entsteht. Diese Schluck- oder Aspirationspneumonien können sowohl durch Mageninhalt (besonders beim Erbrechen), wie durch Mundhöhlenflüssigkeit, Speiseteile, pathologische Sekrete (bei jauchigen Entzündungen oder zerfallenden Geschwülsten der oberen Teile), von aussen stammende Fremdkörper u. s. f. erzeugt werden, mag ein ungenügender Abschluss der Luftwege oder ein ungeschickter Atemzug deren Eindringen in die unteren Luftwege bedingt haben. Sie sind im wesentlichen katarrhalische Bronchopneumonien, aber die erregende Ursache bringt es mit sich, dass sie sehr leicht einen bösartigen Charakter annehmen, so dass abszedierende Entzündungen, ja unter Umständen sogar vollständige Gangrän (Gangraena diffusa) daraus hervorgehen. Wie leicht verständlich, sitzen diese Pneumonien meist in den Unterlappen und in den zentralen Partien; nur wenn dyspnoische Atmung vorhanden war, sind auch mehr die oberen Lungenabschnitte beteiligt. Das Vorhandensein von Speiseteilen in den Bronchien lässt sich oft schon mit unbewaffnetem Auge erkennen oder aus dem sauren Geruch, wenn es sich um Erbrochenes handelt, erschliessen; sicheren Aufschluss ergibt die mikroskopische Untersuchung des Bronchial- und Alveolarinhalts, welche sowohl frisch an Abstreich- und Trockenpräparaten, wie nach Erhärtung an Schnitten vorgenommen werden kann. Sehr lehrreich sind Schnitte von gekochten Präparaten, da man an ihnen sehr gut sehen kann, wie Alveolen, welche nur fast flüssiges Exsudat, das durch das Kochen geronnen ist, enthielten, dicht neben solchen liegen können, welche ganz voll Eiterkörperchen stecken. Da, wo weniger Exsudatzellen vorhanden sind, sind die meist abgehobenen, aufgequollenen Epithelzellen deutlich zu sehen.

Schon bei dieser Entzündungsform zeigt sich ein wesentlicher Unterschied gegenüber dem eiterigen Katarrh der Schleimhäute, welcher bei den übrigen Formen der eiterigen Pneumonie meistens noch schärfer hervortritt, in der neben der eiterigen Exsudation an die Oberfläche (in die Alveolen) vorhandenen eiterigen Infiltration und schliesslich auch eiterigen Schmelzung (Vereiterung) des Parenchyms.

Dies ist der Fall bei den metastatischen Pneumonien, deren schon früher bei Besprechung der embolischen Infarkte gedacht worden ist (s. S. 285).

Die Pleura wird durch die Abszesse stets in Mitleidenschaft gezogen, häufig ebenfalls in Form einer Entzündung mit jauchigem Exsudate. Der Zusammenhang dieser letzteren mit metastatischen

Lungenherden ist ein so gewöhnlicher, dass man bei dem Mangel anderer plausibler Erklärungen für eine septische Pleuritis stets die Lungen sehr genau nach Metastasen durchsuchen muss, selbst dann, wenn keine anderen Befunde deren Vorhandensein vermuten lassen. Die über den Abszessen entstehende Nekrose der Pleura (s. S. 274) erleichtert die Auffindung. Wie bei allen septischen Eiterungen sind auch hier die Zellen sehr vergänglich und man findet deshalb bei der mikroskopischen Untersuchung fast nur zerfallende Eiterkörperchen, Detritus und oft enorme Massen von Mikrokokkenkolonien oder anderen Bakterien, welche durch die bekannten Methoden leicht nachgewiesen werden können.

Eine andere Reihe von eiterigen Lungenentzündungen erweist sich wesentlich als eine zunächst oberflächliche eiterige Lymphangitis bzw. Perilymphangitis, welche den Bindegewebszügen folgend von der Pleura aus und im Anschluss an eine eiterige Pleuritis in die Tiefe dringt (pleurogene eiterige Pneumonie). Durch die Vereiterung der grösseren Bindegewebssepta können einzelne Abteilungen des Parenchyms völlig voneinander getrennt werden (dissezierende Pneumonie), wie das z. B. bei der Lungenseuche des Rindviehes, welche ein typisches Beispiel interstitieller exsudativer Pneumonie darstellt, vorkommt. Wenngleich das Ereignis beim Menschen sehr selten ist, so tritt es doch auch hier gelegentlich ein.

Es ist endlich noch derjenigen eiterigen Entzündung zu gedenken, welche bei der sog. Lungenphthise sich häufig findet. Zum Teil handelt es sich hierbei nur um Oberflächeneiterungen an der Wand von Kavernen, aber es kommen dabei auch Parenchymeiterungen vor, welche besonders bei den akuten multiplen Höhlenbildungen eine wichtige Rolle spielen können. Die Eiterung und Vereiterung geht dabei hauptsächlich in dem peribronchialen Gewebe vor sich (Peribronchitis purulenta) und ist auch hier wesentlich als von den Lymphgefässen ausgehend (Perilymphangitis peribronchialis) zu betrachten. Wahrscheinlich handelt es sich bei diesen Eiterungen nicht um eine Wirkung der Tuberkelbazillen, sondern wohl stets um eine Mischinfektion mit Eiterkokken.

4. Eine vierte Gruppe der Entzündungen, die ätiologisch der Tuberkulose angehört, kann man als käsige Entzündungen bezeichnen, da ihre hervorstechendste anatomische Eigentümlichkeit darin beruht, dass die Entzündungserzeugnisse und mit ihnen in der Regel auch das Organgewebe jener eigentümlichen Nekrose anheimfällt, welche man Verkäsung nennt. Je nach dem hauptsächlichsten Sitze der Veränderung kann man mehrere Formen käsiger Entzündung der Lunge unterscheiden, welche aber häufig gleichzeitig vorhanden sind, ja vielfach sich gegenseitig bedingen.

Da ist zunächst die käsige Bronchitis oder besser Bronchiolitis, welche dadurch ausgezeichnet ist, dass die katarrhalischen Entzündungsprodukte in dem Lumen bleiben, sich eindicken und verkäsen (Fig. 144, S. 301) und dass gleichzeitig die Schleimhaut von einem grosszelligen Infiltrat durchsetzt wird und mit diesem gleichfalls der Verkäsung anheimfällt. Die käsige Entzündung der etwas grösseren Bronchien (Fig. 139) ist nicht schwer zu erkennen und durch Aufschneiden derselben mit der Schere leicht der weiteren Untersuchung zugänglich zu machen. Es sind besonders der hintere aufsteigende Ast des Oberlappens und seine Zweige, welche Primärsitz käsiger Bronchitis werden, wobei jedoch zu bemerken ist, dass es sich hier wohl meistens nicht um exsudative Entzündung, sondern um Granulombildung in der Wand handelt (s. S. 312). Die Verkäsung der kleinsten Bronchien ist besonders dann, wenn sie, wie so häufig, mit fibröser Peribronchitis verbunden ist, leicht mit Miliartuberkulose zu verwechseln, da durch sie auf Querschnitten ein ähnliches Bild wie bei alten käsigen Tuberkeln entsteht, nämlich ein gelbes käsiges Zentrum und eine graue Peripherie, die hier allerdings fibrös ist (encystierter Tuberkel der älteren Autoren). Diese käsig bronchitischen Herdchen sind wie die gleich zu erwähnenden peribronchitischen dadurch kenntlich, dass sie stets in regelmässigen kleinen Gruppen auf der Schnittfläche angeordnet sitzen.

Eine zweite Form ist die käsige Pneumonie im engeren Sinne, welche sich im Anschluss an käsige Bronchitis zu entwickeln pflegt (Bronchopneumonie). Bei ihr enthalten die Alveolen verkäsendes Entzündungsexsudat und auch sie führt wie die fibrinöse zur Hepatisation und hat mehrere Stadien, in denen die Schnittfläche eine verschiedene Färbung darbietet. Sie beginnt mit Rot, aber nicht mit jenem Dunkelrot der fibrinös-hämorrhagischen, sondern einem helleren, mehr Graurot, welches allmählich in ein Graugelb und endlich in ein reines Gelb oder Weissgelb übergeht. Die beiden letzten Stadien sind die der Verkäsung, deren Fortschreiten durch die immer zunehmende gelbe Farbe gekennzeichnet wird.

In allen ihren Stadien zeichnet sich diese Form der Pneumonie durch die derbe Konsistenz, die Trockenheit und in den ersten Stadien durch die feinkörnige Beschaffenheit der Schnittfläche aus, an der jedes Körnchen der in einer Alveole liegenden Exsudatmasse entspricht. Die mikroskopische Zusammensetzung der die Alveolen anfänglich nur lose, später vollständig erfüllenden Masse (Fig. 140) unterscheidet sich sowohl von jener bei der gewöhnlichen katarrhalischen wie von jener bei der fibrinösen Pneumonie — sie enthält im Anfang oft rote Blutkörperchen,

Fig. 139.

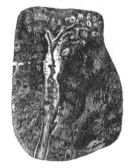

Käsige Bronchitis u. Bronchopneumonie. Nat. Gr.
Man sieht in dem Entzündungsbezirk Durchschnitte von Bronchiolen.

Fig. 140.

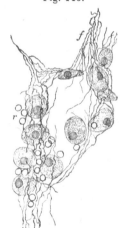

Käsige Pneumonie. Teil eines Alveolarexsudates bei frischer Entzündung. Mittlere Vergr.
f Fibrinfasern, welche die grossen Exsudatzellen und rote Blutkörperchen (r) einschliessen.

stets reichliche Menge von Fibrin, welches dieselbe Anordnung zeigt wie bei der fibrinösen Pneumonie, und in ihm eingeschlossen in grosser Menge rundliche, mattgekörnte, einen relativ kleinen runden Kern tragende Zellen, welche vielfach als desquamierte Epithelien und ihre Abkömmlinge (daher Desquamativpneumonie) betrachtet werden, obwohl kaum noch ein Zweifel darüber sein kann, dass es sich, wie bei allen tuberkulösen Exsudaten, um Lymphozyten handelt. Ihre Kerne stimmen an Grösse und Gestalt mit denjenigen der Epithelien nicht überein, ausserdem aber ist es in der Regel leicht, besonders an den Grenzalveolen solche zu finden, an denen man die Epithelzellen noch den Alveolarpfropf umhüllen (Fig. 141) oder in regelmässiger Anordnung an der Alveolaroberfläche sitzen sieht.

Fig. 141.

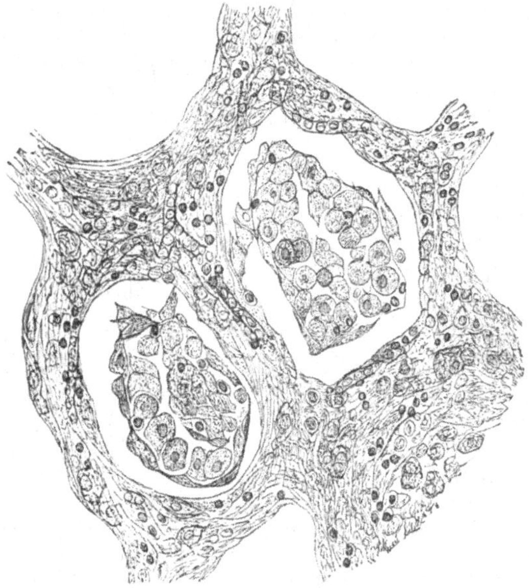

Käsige Pneumonie, Anfangsstadium. Mittlere Vergr.
Zwei Alveolen mit grossen Zellen gefüllt, am Rande der Zellenhaufen die von der Wand abgelösten Epithelien; zwischen den grossen Zellen mit nur schwach tingiertem Kern kleinere Zellen mit dunkel gefärbtem Kern: die verdickten Alveolarsepta enthalten ebenfalls kleinere und grössere Zellen, sowie hie und da Kapillaren mit natürlicher Füllung.

Freilich bleiben die Epithelzellen nicht unverändert, aber sie erfahren nur Veränderungen, wie man sie bei allen Pneumonien findet, sie schwellen an, werden kubisch, selbst kurz zylindrisch, erhalten ein körniges Protoplasma, sie werden abgelöst und mit dem Exsudat vermischt, so dass es dann kaum möglich ist, sie sicher von den Exsudatzellen zu unterscheiden. Ganz besonders deutlich tritt die Veränderung der Epithelzellen, aber auch ihre Verschiedenheit von den Exsudatzellen bei der Alveolarverfettung (s. S. 294) hervor, welche vorzugsweise in tuberkulösen Lungen vorkommt, teils an der Grenze käsig-pneumonischer Herde, teils als Kollateralpneumonie neben chronischer Miliartuberkulose (s. Fig. 155). An Sudanpräparaten sieht man (Fig. 142) die Lymphozyten in den Alveolen mehr oder weniger gleichmässig und prall mit Lipoidkörnchen gefüllt, während die vergrösserten Epithelzellen völlig frei von Fetttröpfchen sein können. Die grossen Lymphozyten können die einzigen Exsudatzellen sein, doch kommen neben ihnen, sowohl im Exsudat als auch im Gerüst Plasmazellen (also ebenfalls lymphozytäre Zellen) in wechselnder Menge sowie auch oft gelapptkernige Leukozyten vor, besonders wenn eine Komplikation mit Eiterung vorliegt (Mischinfektion). Die Alveolarsepta können zunächst vollkommen unverändert sein, meistens erscheinen sie durch Zelleneinlagerung verdickt und die Zellen gleichen zum grossen Teil jenen grossen Formen des Alveolarexsudates, welche man auch in den nächsten Bindegewebssepten, sowie im peribronchialen Bindegewebe nicht vermisst, wo sie nicht wohl von Epithelzellen abgeleitet werden können. Häufig kommt in der Nachbarschaft der käsig-pneumonischen Herde eine produktive Endarteriitis vor, welche meist deutlich erkennen lässt, dass sie erst sekundär zu den käsigen bronchopneumonischen Veränderungen hinzugetreten ist, 1. weil hier noch Kernfärbung

Fig. 142.

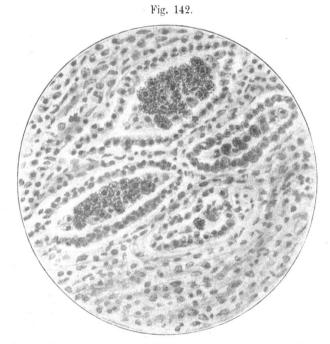

Alveolarverfettung in chronisch-tuberkulöser Lunge. Nach einem Sudan-Präparat.
Mehrere drüsenartig umgewandelte Alveolen, deren Epithel erhalten und nicht verfettet ist, während die lymphozytären Exsudatzellen grösstenteils voller Fettkörnchen stecken.

möglich zu sein pflegt, während am Bronchus und den Alveolen Gewebe und Exsudat bereits völlig verkäst sind, 2. weil die Intimaverdickung im Beginn nur an der dem Bronchus zugewendeten Seite sich findet, von dem also die Anregung zur Wucherung ausgegangen sein muss. Weiterhin kann die Verdickung der Intima einen so hohen Grad erreichen, dass ein vollständiger Verschluss des Lumens der Arterien eintritt. Diese Verdickung kann den Charakter einfacher Endarteriitis tragen, sie kann aber auch aus tuberkulösem Granulationsgewebe bestehen, also auch im morphologischen Sinne tuberkulös sein.

Diese Arterienveränderungen in Verbindung mit dem Undurch-
gängigwerden von Kapillaren, welche vielfach mit hyalin-fibrinoiden
Massen vollgestopft sind (Weigert-Fibrinpräparate) spielen sicherlich
eine wichtige Rolle bei der Verkäsung, welche sich unter dem
Mikroskope dadurch anzeigt, dass die Zellkerne ihre Färbbarkeit verlieren, teilweise auch zerfallen, die Zellkonturen sich verwischen und
die ganze entzündete Partie endlich zu einer mattglänzenden, undeutlich
grobkörnigen, in Pikrinsäure sich gelblich färbenden Masse einschrumpft,
in welcher man die elastischen Fasern des Lungengerüstes mit den
früher (S. 28) angegebenen Färbemethoden noch lange nachweisen
kann, während die Fibrinfärbung versagt.

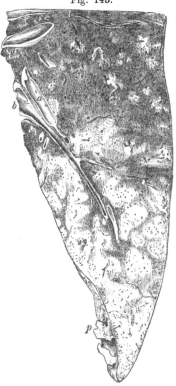

Fig. 143.

Käsige Pneumonie. Durchschnitt durch den
ganz hepatischen Unterlappen. Frisches Präparat. Natürl. Gr.
In den oberen Abschnitten war die Farbe graurot (frischere Stadien), nach unten hin wurde
sie immer mehr gelb infolge der zunehmenden
Verkäsung; frische fibrinöse Pleuritis (bei p
sind einige fibrinöse Auflagerungen sichtbar).
b Bronchus, a Arterien.

Zur Verkäsung tragen sicher auch
die Toxine derjenigen Tuberkelbazillen
bei, welche man sowohl in unverkästem
Alveolarexsudat, hier zum grossen Teil
innerhalb der Exsudatzellen, wie inmitten und am Rande der Käseherde
findet, wenn auch nicht überall und
nicht stets in gleicher Menge. Es
können neben diesen auch noch andere
Bakterien vorhanden sein, aber notwendig ist das nicht; die Tuberkelbazillen können für sich allein die
fibrinös-käsige Pneumonie erzeugen
(tuberkulöse Pneumonie).

Viel häufiger als man makroskopisch sicher erkennen kann, kommt
auch bei der käsigen wie bei der
genuinen fibrinösen Pneumonie der
Ausgang in Karnifikation (s. S. 290)
vor, wobei das neugebildete Bindegewebe durchaus demjenigen bei der
gewöhnlichen pneumonischen Karnifikation entstehenden gleichen, aber
auch spezifisch tuberkulösen Charakter
(Epithelioidzellen, Riesenzellen, submiliare Tuberkel) haben kann.

Die käsige Pneumonie tritt in
der Regel zu älteren phthisischen
Veränderungen hinzu. Es kann durch
sie eine ganz gleichmässige Verkäsung eines ganzen Lappens oder
doch eines grösseren Teils eines solchen erzeugt werden, meist aber ist
die Verkäsung nur partiell (Fig. 143),
ganz unregelmässig oder so, dass
man einen allmählichen Fortschritt von ganz verkästen Abschnitten
zu partiell verkästen und endlich zu frisch entzündeten vor sich hat.

Bei diesen ausgedehnteren käsigen Hepatisationen, die mit Vorliebe im Unterlappen vorkommen, handelt es sich wohl immer um die Folgen einer Aspiration bazillenhaltiger Massen, deren Einbruchstelle man zuweilen schon makroskopisch nachweisen kann.

Sehr häufig ist aber die käsige Pneumonie eine ausgesprochen lobuläre, oder sie tritt in noch kleineren Herden (miliare käsige Pneumonie) auf. Diese sind meistens deutlich bronchopneumonischer Natur, wie denn überhaupt die meisten, wenn auch nicht alle käsigen Pneumonien Bronchopneumonien sind. Eine ausgedehntere Beteiligung der Alveolen an einer käsigen Bronchitis kann man an der feinkörnigen Beschaffenheit der Schnittfläche erkennen, bei kleineren Herden gibt nur die an

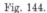

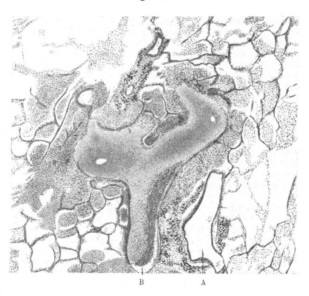

B   A

Käsige Bronchopneumonie. Elastikafärbung.
A Arterie, B dazu gehöriger Bronchus, welcher mit erst zur Hälfte verkästem Exsudat erfüllt ist, während seine beiden Teiläste total verkäst sind. In den Alveolen der Umgebung frische tuberkulöse Pneumonie.

eingebetteten Stücken vorgenommene mikroskopische Untersuchung Aufschluss (Fig. 144).

Man hat auch von käsiger Peribronchitis gesprochen, doch handelt es sich dabei nicht um einen exsudativen Prozess, sondern um eine tuberkulöse Granulombildung, welche auch die Verkäsung der Bronchialwand bei freiem Lumen bewirkt.

5. Produktive Entzündungen, d. h. solche, welche mit Bindegewebsbildung einhergehen (auch Lungencirrhose genannt), können an den verschiedenen Teilen der Lunge vorkommen. Partielle fibröse Pneumonie haben wir schon kennen gelernt als Ursache der Vernarbung hämorrhagischer Infarkte. Am häufigsten findet sie sich sekundär bei

käsigen Prozessen in der Lunge, wo sie bald als Peribronchitis und Bronchitis fibrosa, bald als eigentliche Pneumonia fibrosa auftritt. Die fibröse Bronchitis (Endobronchitis) mit völligem Verschluss der Bronchien (obliterierende Bronchitis) kommt auch in nicht tuberkulösen Lungen vor, die fibröse Peribronchitis schliesst sich öfter an eine käsige Bronchitis an und bildet dann jene vorher schon erwähnten tuberkelartigen Herde mit gelbem Zentrum, grauer Peripherie. Bei der fibrösen Pneumonie (Gerüstpneumonie, Fig. 145) werden in der Regel zunächst die bindegewebigen Septa durch zellige Wucherung verdickt, dann fibrös, so dass man nun das Lungengewebe von breiteren und schmäleren, grauen, fibrösen Bälkchen durchzogen sieht, meist aber tritt auch an den Alveolarsepten selbst eine Verdickung ein, wodurch die Lumina verengt

Fig. 145.

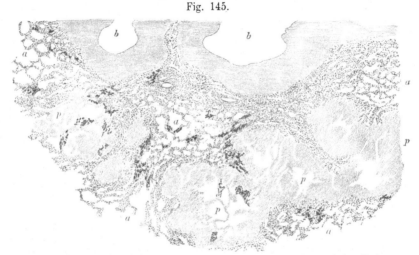

Beginnende fibröse (schiefrige) Induration zwischen käsigen bronchopneumonischen Herden.
Schwache Vergr.
Bei a sieht man alveoläres Parenchym, dessen Septa verdickt und bei stärkerer Vergrösserung deutlich zellig infiltriert erscheinen, welches aber ausserdem in der Nähe der käsigen Herde, besonders zwischen dem rechts gelegenen Bronchus b und den anstossenden Käseherden eine Kollapsinduration zeigt.

werden. Es kann aber auch in diese hinein eine Wucherung sich erstrecken (entzündliche Induration, Karnifikation nach fibrinöser Pneumonie, häufig auch in tuberkulösen Lungen), wodurch sie dann ganz unzugänglich für die Luft werden, ein Zustand, der in anderen Fällen dadurch erzielt wird, dass ein Kollaps der Alveolen entsteht, wodurch ihre Wandungen unter Erhaltenbleiben der zusammengeschnurrten und darum an gefärbten Präparaten sehr dicken und dicht zusammenliegenden elastischen Fasern durch eine mehr oder weniger reichliche Menge von Bindegewebe, welches an die Stelle des Alveolarlumens tritt, miteinander verwachsen (Kollapsinduration, Fig. 146). Die Schlussfolge ist die, dass das Gewebe mehr und mehr in eine harte fibröse Schwiele verwandelt wird. Da gerade an diesen Stellen eine grosse Menge Kohlenstaub, der noch dazu durch die Schrumpfung dichter zusammen-

liegt, vorhanden zu sein pflegt, so entsteht die sog. schiefrige Induration (Fig. 147). In dem Bindegewebe kommen auch zellenreichere
Abschnitte, zuweilen geradezu lymphknötchenartige Bildungen vor, doch
pflegt es im ganzen sehr derb, an vielen Stellen hyalin, sklerotisch zu
sein, auch fehlen nekrotische (kernlose) Stellen nicht, in denen die
Kohle nicht mehr zu dichten Häufchen in den Zellen zusammenliegt,
sondern, wie wenn sie ihren Halt verloren hätte, auseinandergestreut
erscheint. Gelegentlich bildet sich in dem Bindegewebe lamellärer
Knochen. Wenn die Alveolen nicht ganz zugrunde gegangen waren,
so kann sich das Epithel verdicken (Fig. 154, S. 311), so dass dann
die kleinen Lumina wie Drüsendurchschnitte erscheinen. Die schiefrige
Induration findet sich am häufigsten in der Lungenspitze, wo sie zu

Fig. 146.

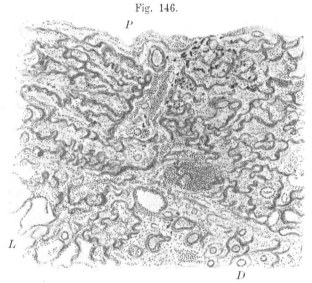

Kollapsinduration mit Lymphoidzelleninfiltration. Elastikafärbung.
P Pleura, bei L lufthaltige, bei D drüsenartige Alveolen.

beträchtlichen (auch klinisch nachweisbaren) Schrumpfungen (Retrak-
tionen) führen kann (Spitzeninduration). Es kann durch die fibröse Entzündung eine wenigstens lokale Ausheilung von käsigphthisischen Prozessen herbeigeführt werden, sowohl an Zerfallshöhlen, wo nach Abstossung aller krankhaften Erzeugnisse Granulationen aufschiessen und
sich endlich in schwieliges Narbengewebe umwandeln können, als auch
bei käsigen Vorgängen verschiedener Art, wo dann kleinere oder grössere
käsig-kalkige oder rein kalkige, allseitig von derbem Schwielengewebe
umschlossene Herde die letzten Reste der Käsemassen darstellen.
    In mehr selbständiger Weise kommt eine oft sehr ausgedehnte,
aber gern in Knotenform auftretende, produktive fibröse Entzündung
als Folge von Staubinhalationen, bei Steinhauern, Kohlengräbern usw.
vor. Hervorragend sind dabei die Bronchien, besonders auch in Form

der Endobronchitis fibrosa, beteiligt. In reinen Fällen von Endobronchitis (Fig. 148) sieht man wie bei der Karnifikation von einer kleinen
Stelle aus Bindegewebspfröpfe in das Lumen der Bronchien polypenartig vorspringen, aber derart, dass sie das Epithel vor sich herstülpen,
also zunächst subepithelial gelegen sind. Da aber das die Wucherung
bedeckende Epithel leicht zugrunde geht, findet man vielfach die Polypen
frei in das Lumen hineinragen, nur durch einen schmalen Spalt von

Fig. 147.

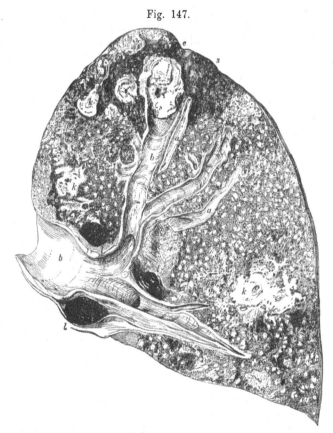

Schiefrige Induration der Lungenspitze mit Bronchiektasie, lokalisierte chronische und disseminierte
akute (miliare) Tuberkulose. Nat. Gr.

Im Bereich der schiefrigen Induration (s) eine starke Einziehung der Oberfläche bei e; darunter ein ekta-
tischer Bronchus (b) mit (bazillenhaltigem) käsigem Inhalt; mehrere Käseherde (k) in dem indurierten wie
in dem übrigen Gewebe, ausserdem akute disseminierte Miliartuberkulose. l anthrakotische Lymphknoten.

dem die freie Wand überziehenden Epithel getrennt. An Längsschnitten
von Bronchien kann man den bindegewebigen Pfropf oft weithin im
Bronchiallumen verfolgen. In der Steinhauerlunge, die schon von
aussen derbe, hirsekorn-, hanfkorngrosse und noch grössere Knötchen
durchfühlen lässt, ist besonders oft eine völlige Obliteration von kleinen
Bronchien vorhanden, an deren Stelle man am mikroskopischen Schnitt

(Fig. 149) nur ein aus zellarmem, derbem, konzentrisch geschichtetem Bindegewebsgebilde sieht, das nur an der daneben liegenden, an der Bronchialseite meist mitbeteiligten Arterie (hügelige Intimaverdickung mit Defekt der Elastika) noch als umgewandelter Bronchus erkannt werden kann. Da hier regelmässig auch ein allgemeiner chronischer Bronchialkatarrh vorhanden ist, welcher häufig partiellen Kollaps der Lunge zur Folge hat, so können endlich ausgebreitete Schrumpfungen entstehen. Wie dadurch Erweiterungen von Bronchien, Eindickung und Verkäsung von Bronchialinhalt bewirkt werden kann, wird später noch

Fig. 148.

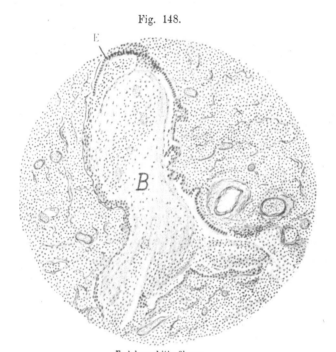

Endobronchitis fibrosa.

B Bindegewebspfropf in einem Bronchus, dessen Epithel (E) zum Teil noch erhalten ist; neben dem Pfropf Leukozyten; das Lungengewebe kollabiert und infiltriert.

gezeigt werden. Hier ist noch zu erwähnen, dass auch durch Syphilis eine, besonders das interstitielle Bindegewebe betreffende fibröse Entzündung entstehen kann, welche bald mehr an der Pleura sitzt und von da in das Parenchym dringt, bald mehr als Peribronchitis und Perivaskulitis auftritt. Eine reine Cirrhose ohne käsig-phthisische Prozesse und ohne Staubinhalation wird immer den Verdacht einer syphilitischen erregen müssen, vor allem, wenn eine starke Beteiligung der Gefässwandungen, besonders der Intima, stattgefunden hat. Dass bei der sog. weissen Pneumonie syphilitischer Neugeborener eine interstitielle Gewebswucherung eine wesentliche Rolle spielt, wurde schon früher erwähnt (S. 294).

d) Unter den **infektiösen Granulomen** nimmt die tuberkulöse Neubildung den ersten Rang ein. Sie kommt in mehreren, sehr wesentlich voneinander verschiedenen Formen vor.

1. Die einfachste, aber seltenere Form ist die akute allgemeine disseminierte Tuberkulose (Fig. 147), welche im allgemeinen als Teilerscheinung einer allgemeinen oder doch sehr verbreiteten Tuberkulose auftritt. Nicht in jedem Falle sind die im Lungengewebe zerstreut sitzenden knötchenartigen Gebilde echte tuberkulöse Granulome, sondern es kommen auch miliare und submiliare Pneumonien vor, oder Granulome und exsudative Veränderungen miteinander vereinigt, aber

Fig. 149.

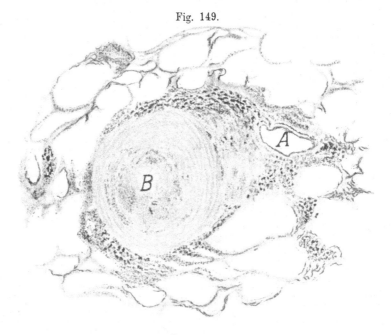

Steinhauerlunge. Elastikafärbung. Schwache Vergr.
A Ast der Art. pulm. B an Stelle des Bronchus ein konzentrisch geschichteter Bindegewebsherd, fast kernlos, im Zentrum erweicht. Anthrakose.

es gibt reine Fälle, wo wenigstens in den unteren Lungenabschnitten nur Granulome vorhanden sind (Fig. 150)*). Das kann man aber nur

---

*) Seit man erkannt hat, dass die Tuberkelbazillen nicht nur Tuberkel, d. h. knötchenförmige Granulome erzeugen, sondern auch diffuse Granulationswucherungen und exsudativ-entzündliche Veränderungen, enthält die Bezeichnung tuberkulös, Tuberkulose nicht mehr den Begriff der Knötchen-(Tuberkel-)bildung. Man hat versucht, für die knötchenförmigen Wucherungen die Bezeichnung Miliartuberkulose zu gebrauchen, indessen, da es auch miliare tuberkulöse (käsige) Pneumonien gibt, die ebenfalls beanspruchen können, unter den Begriff Miliartuberkulose zu fallen, so ist auch diese Bezeichnung nicht zutreffend. Es wird deshalb nichts anderes übrig bleiben, als den knötchenförmigen Neubildungen die Bezeichnung miliare oder submiliare tuberkulöse Granulome beizulegen. Für die Erkrankung im ganzen würde ich die Bezeichnung tuberkulöse Granulie nicht ungeeignet halten.

durch die mikroskopische Untersuchung sicher feststellen. Je nach dem Verlauf des Prozesses sind die Herde, die sog. Miliartuberkel, grösser oder kleiner, zahlreicher oder spärlicher; nicht selten kann man zweierlei feststellen: 1. dass die Herdchen in den unteren Lungenabschnitten spärlicher sind als in den oberen, gegen die Basis des Unterlappens, gegen den vorderen Rand des Oberlappens hin spärlicher als in dem Spitzenteil der Lappen, 2. dass an den genannten Teilen nicht nur die Zahl, sondern auch der Durchmesser der Herdchen grösser ist, dass

Fig. 150.

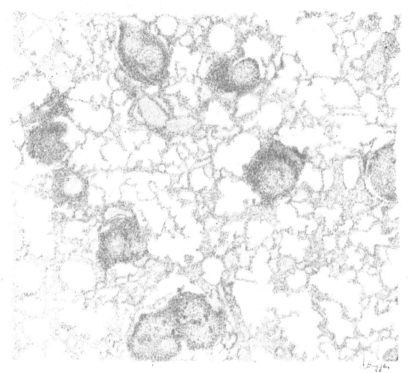

Akute disseminierte Miliartuberkulose (Granulie) der Lunge.
Zentrum der Tuberkel heller (epithelioide Zellen), Peripherie dunkler (lymphoide Zellen), Alveolen frei von Exsudat. Viele Tuberkel in der Nähe von Blutgefässen.

unten oder vorn mehr graue, oben im Zentrum gelbe, in der Peripherie graue Herdchen vorhanden sind (örtliche Disposition der Spitzenteile). Die grösseren Knötchen lassen fast stets im Zentrum ein Granulom, in der Peripherie einen Hof von käsiger Pneumonie erkennen (Fig. 151), die reinen Granulome sitzen mit Vorliebe in der Nähe von kleinen Arterien, kommen aber auch in der Wand von Arterien und Venen, von Bronchien, im interstitiellen Gewebe vor. Von dem Alveolargerüst aus wachsen sie gegen die Alveolen hin, aber nicht eigentlich in sie hinein, da sie das Epithel vor sich herschieben und dadurch, wenigstens

20*

so lange als dieses nicht zugrunde gegangen ist, ausserhalb des Alveolarlumens gelegen sind, im Gegensatze zu dem Exsudat der käsigen
Pneumonie, welches innerhalb dieses Lumens sich befindet und von dem
Epithel aussen umgeben ist. Durch das einseitige Vorwachsen des
tuberkulösen Granulationsgewebes gegen das Lumen der Alveolen kann
dieses verengt, spaltförmig, sichelförmig gestaltet werden. Da das
elastische Gewebe unter der Entwicklung des tuberkulösen Granulationsgewebes rasch zugrunde geht, kann es kommen, dass man an der
Tuberkelseite einer solchen Spaltalveole gar keine elastischen Fasern,
an der gegenüberliegenden, vom Tuberkel freien noch das ganze Gerüst
deutlich nachweisen kann. Schon ganz kleine Granulome können in

Fig. 151.

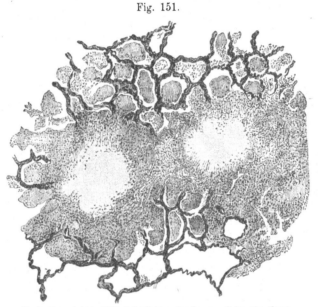

Akute disseminierte Miliartuberkulose der Lunge. Schwache Vergr.
Zwei Tuberkel mit hyalin käsigem Zentrum, in deren Umgebung käsig-pneumonische Exsudate
die Alveolen erfüllen. Gefässe injiziert.

Alveolargänge oder kleine Bronchien einbrechen (Fig. 152), so dass aus
dem Befund einer Bronchialtuberkulose nicht auf die Herkunft der
Tuberkelbazillen aus den Atemwegen geschlossen werden kann, da die
disseminierte Tuberkulose eine metastatische ist, bei der die Bazillen
im Blute zugeführt wurden. Dementsprechend finden sich auch häufig
in grösseren Pulmonalgefässen Intimatuberkel, besonders in Venen; in
Arterien daneben allerdings auch einfache endarteriitische Verdickungen.
Die Einbruchstelle der Tuberkelbazillen ins Blut kann an Venen oder
Lymphgefässen ausserhalb der Lungen sein, verhältnismässig häufig sind
es ältere Spitzenveränderungen in einer Lunge selbst, von denen die
metastatische Tuberkulose ausgegangen sein kann. Dann findet man
ältere und frischere tuberkulöse Veränderungen nebeneinander, was aber

auch, sowohl in oberen wie in unteren Lungenabschnitten, der Fall sein kann bei reiner metastatischer Tuberkulose als Beweis, dass nicht nur ein einziges Mal, sondern wiederholt Tuberkelbazillen im Blute vorhanden waren. Diese können sowohl aus der Durchbruchstelle immer wieder ins Blut gelangt sein, als auch sekundär von entstandenen Gefässtuberkeln herrühren. Venentuberkel in der Lunge werden die übrigen Organe durch Aussaat bedrohen, Pulmonalarterientuberkel können aber in der Lunge selbst immer neue Infektionsherde erzeugen. War ein grösserer Ast der Pulmonalis Einbruchstelle der Bazillen, so kann die

Fig. 152.

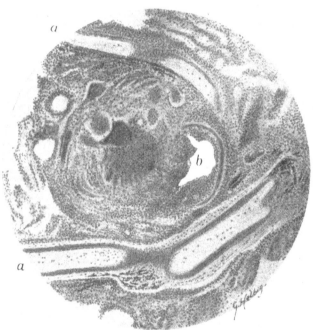

Uebergreifen eines riesenzelligen Tuberkels auf die Wand eines kleinen Bronchus (b), welcher in dem durch gabelige Teilung einer Arterie (a) entstandenen Winkel liegt. In der rechten Hälfte der Bronchialwand sieht man deutlich die Muscularis, welche in der linken Hälfte durch den Tuberkel völlig zerstört ist.

miliare Tuberkulose auf die Lunge beschränkt sein. Die Bazillen in den Lungenherden sind oft sehr spärlich und schwer nachzuweisen (s. S. 37).

Der Sitz eines Teiles dieser metastatischen Lungenherdchen an den und in der Nähe der Endausbreitungen der Luftwege ist die Ursache dafür, dass bei etwas längerem Bestehen der Erkrankung örtliche Emphysemblasen von Hirsekorn-, Hanfkorn- und selbst noch beträchtlicher Grösse sich entwickeln, in deren in der Tiefe gelegenen Wandabschnitten man schon mit blossen Augen die grauen tuberkulösen Herdchen sieht (tuberkulöses Lungenemphysem).

2. Die partielle disseminierte Tuberkulose steht der allgemeinen disseminierten sehr nahe, indem sie im Kleinen und für die
Lunge darstellt, was jene, in der Regel wenigstens, im Grossen und für
den ganzen Körper. Es handelt sich um die sekundäre Entwicklung
von zerstreuten Tuberkeln in der Umgebung eines käsigen Herdes oder
eines käsigen Geschwürs der Lunge selbst oder auch der Bronchialknoten. Die Tuberkel liegen auch hier meistens in sonst unverändertem
Lungengewebe und sind häufig so angeordnet, dass sie zunächst dem
käsigen Zentrum dichter stehen, grösser sind und schon mehr oder
weniger vorgeschrittene Verkäsung zeigen, während sie, je weiter von

Fig. 153.

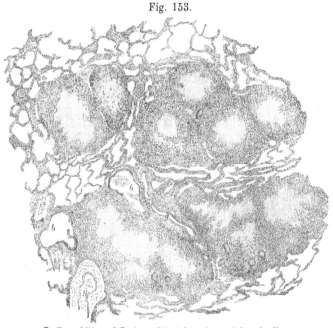

Peribronchitis und Perivasculitis tuberculosa. Schwache Vergr.
b Bronchialquerschnitte, Epithel nur teilweise vorhanden; in dem einen etwas Sekret. g Gefässe.
In den Tuberkelknoten an mehreren Stellen Riesenzellen sichtbar.

dem Zentrum entfernt um so spärlicher, kleiner und jünger sind. Wie
die allgemeine so wird auch die partielle disseminierte Tuberkulose
häufiger bei Kindern als bei Erwachsenen gefunden. Bei ihr ist es nicht
der Blut-, sondern der Lymphweg, auf welchem von dem Ursprungsherd aus die Tuberkelbazillen sich verbreiten (lymphogene Miliartuberkulose).
3. Eine chronische miliare tuberkulöse Granulombildung kommt in
meist sehr reiner Form an umschriebenen, mehr oder weniger ausgedehnten Stellen als sog. chronische Miliartuberkulose vor. Man
sieht graue Knötchen gehäuft, in Reihen, aber auch vereinzelt im Lungengewebe sitzen, welches meist noch etwas lufthaltig ist, aber von grauen

Streifen und Netzen durchzogen erscheint und eine vermehrte Konsistenz darbietet. Mikroskopisch sieht man, dass die Knötchen gern in der Umgebung der Arterien und Bronchien sitzen (Fig. 153), dass sie meist reich an Riesenzellen sind, welche teilweise Kohlenstäubchen enthalten können, dass sie im allgemeinen wenig Verkäsung, mehr hyaline Umwandlung im Zentrum zeigen, und dass endlich eine fibröse Umwandlung (fibröse Tuberkel) in grosser Ausdehnung eingetreten sein kann (van Gieson-Färbung!). Noch besser wie bei der akuten disseminierten Granulombildung sieht man bei der chronischen Form am Rande der Knoten und besonders gut zwischen zwei benachbarten Knoten, dass die Granulome ausserhalb der Alveolen sich entwickeln, dass diese verengt, missstaltet werden, während ihr Epithel sich verdickt, so dass drüsenähnliche Bilder entstehen (Fig. 154). Nicht immer freilich bleibt diese chronische Miliartuberkulose eine reine Granulombildung, sondern es kann auch zu ihr in den anstossenden Alveolen eine käsige

Fig. 154.

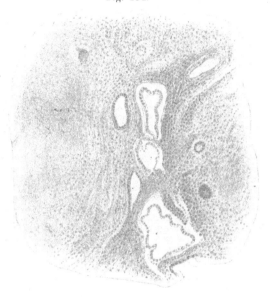

Chronische lokalisierte Miliartuberkulose.
Rechts und links Teile von Tuberkeln mit Riesenzellen; die zwischen ihnen liegenden Alveolen zeigen stark verdickte Septa, ihr Epithel ist erheblich verdickt, das Lumen leer; drüsenartiges Aussehen besonders der klein gewordenen Alveolen.

Pneumonie sich hinzugesellen. Dann kann man drei wichtige Beobachtungen machen: 1. Fibrin findet sich wohl in dem intraalveolären Exsudat, nicht aber in den Granulomen, 2. die elastischen Fasern sind wohl noch im Gebiete der Pneumonie, nicht aber in den Granulomen vorhanden, 3. häufig zeigen die Alveolen nächst den Granulomen noch ihr drüsenartiges Aussehen, aber im Lumen finden sich doch die grossen einkernigen Exsudatzellen, die demnach keine desquamierten Epithelzellen sein können (Fig. 155). Ihr verschiedenes Verhalten gegenüber den Epithelzellen ist schon früher hervorgehoben worden (Fig. 142, S. 299, Alveolarverfettung).

Eine wichtige chronische Granulombildung bildet die Hauptgrundlage der Verkäsung der Bronchialwand (Fig. 145) und des peribronchialen Gewebes. In der Regel bekommt man die Bronchien auf dem Durchschnitt zu sehen, so dass sie makroskopisch wie miliare Tuberkel aussehen, aber ein kleines Lumen in der Mitte des Gebildes beweist, dass man es nicht mit einer exsudativen käsigen Bronchitis zu tun hat, bei der das Lumen durch Käsemasse verstopft ist. Mikroskopisch sieht man deutliche, in der Regel riesenzellige Tuberkel in der Wand mit oberflächlicher Verkäsung und Zerfall, frischere Granulombildung im peribronchialen Bindegewebe und nicht selten weiterhin wieder käsig-pneumonische Veränderungen in benachbarten Alveolen.

Fig. 155.

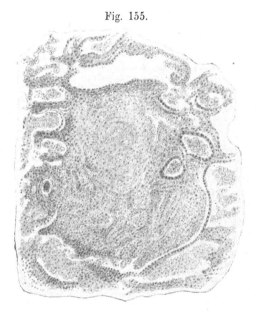

Tuberkel und käsige Pneumonie in der Lunge eines Kindes. Drüsenartiges Aussehen der Alveolen, aber Füllung ihres Lumens mit grosszelligem Exsudat; die Exsudatzellen können nicht abgestossene Epithelzellen sein.

So sehen wir auch hier wieder die Kombination dieser beiden Prozesse, des wesentlich gewebsbildenden und des wesentlich exsudativen in engem räumlichen Zusammenhang. Sie kommen aber auch unabhängig voneinander, in der verschiedensten Weise miteinander gemischt vor bei allen jenen Lungenerkrankungen, zu denen die vorher geschilderten auch gehören, welche schliesslich zur Zerstörung der Lunge, zu der Lungenschwindsucht, Phthisis pulmonum führen. Sie wird bei den regressiven Veränderungen noch weiter zu erörtern sein.

Ausser der schon erwähnten syphilitischen weissen Hepatisation Neugeborener (S. 294), den fibrösen Pneumonien und Peribronchitiden (S. 301) gibt es auch Gummibildungen sowohl in den Lungen kongenital-syphilitischer Kinder (auch neben weisser Hepatisation, welche Wagner als diffuse Syphilombildung bezeichnet hat), als auch bei Erwachsenen. In den Lungen Neugeborener enthalten die Gummata schon faseriges Bindegewebe, welches bei van Gieson-Färbung eine rötliche Farbe zeigt, wie sie sonst in den Lungen Neugeborener nicht vorkommt. Inwieweit durch Gummata Höhlenbildungen erzeugt werden können und wie häufig diese sog. syphilitische Phthise bei Erwachsenen vorkommt, über diese Fragen sind weitere Untersuchungen und Beobachtungen vonnöten. — Spezifische Erkrankungsprodukte in Gestalt von Knötchen bewirken auch die Rotzbazillen in der Lunge, doch wiegen dabei eitrige Entzündungen vor, wie das auch bei der Aktinomykose der Fall ist. Endlich werden auch gelegentlich noch andere infektiöse Granulationsgeschwülste, insbesondere leukämische und aleukämische Lymphome (sog. Lympho-Sarkome, maligne Lymphome) in der Lunge gefunden, welche gern den Lymphgefässen folgend sich in den Lungen verbreiten, besonders wenn sie von den bronchopulmonalen Lymphdrüsen ausgehen.

e) **Progressive Ernährungsstörungen.** Aeusserst selten ist eine echte vikariierende Hypertrophie des Lungengewebes im ganzen, da Funktionsausfall eines Lungenabschnittes der Regel nach sogar Atrophie anderer Abschnitte bedingt, doch ist eine solche, besonders bei angeborener Aplasie einer Lunge, aber auch extrauterin als kompensatorische Hypertrophie, gesehen worden. Häufiger kann man dagegen eine Hypertrophie der glatten Muskulatur des Lungengewebes beobachten, welche am deutlichsten bei brauner Induration gefunden wird, wo sie aber nicht etwa Folge der Stauung, sondern Folge des Bronchialkatarrhs ist; es handelt sich offenbar um eine Arbeitshypertrophie. Selten ist Muskelneubildung in indurierten Lungenabschnitten, sog. muskuläre Lungenzirrhose. Die drüsenartige Umwandlung der Alveolen neben chronisch-produktiven (auch tuberkulösen) Veränderungen kann man, soweit das Epithel in Betracht kommt, auch zu den hypertrophischen Vorgängen rechnen, es handelt sich aber hier nicht um eine wirkliche drüsenartige Neubildung, wie solche als atypische Epithelneubildungen an den kleinen Bronchien beschrieben worden sind. Ich vermute, dass es sich hier um Verwechselung mit den veränderten Alveolen der Nachbarschaft gehandelt hat, die ebenso wie die kleinsten Bronchien unter der Einwirkung der nachbarlichen Gewebswucherung die sonderbarsten Missstaltungen ihres Lumens erfahren können.

Geschwülste der Lungen kommen als fortgeleitete (besonders von der Mamma aus) oder metastatische (bei Brustdrüsenkrebs, Magenkrebs, Oesophaguskrebs, bei Sarkom der Halslymphknoten, der Schilddrüse usw.) nicht so selten vor, was begreiflich ist, da Geschwulstembolien von den Venen aus leicht in der Lunge entstehen können, doch sind auch primäre Lungengeschwülste der verschiedensten Natur (Fibrome, Osteome, Enchondrome, Karzinome usw.) beobachtet worden. Letztere können, von grösseren Bronchien ausgehend, auf das Lungenparenchym übergreifen oder aus dem respirierenden Parenchym (Bronchiolen und Alveolen) selbst hervorgehen. Ein Teil der Krebse ist zylinderzellig, adenomatös, häufiger klein- und polymorphzellig und von canceröscm Bau, ein anderer Teil zeigt typischen Kankroidbau mit Verhornung. Jene wird man wohl stets auf Bronchien zurückführen dürfen, diese können wohl aus dem Alveolarepithel, aber auch aus metaplastisch oder durch Verlagerung entstandenem Plattenepithel von Bronchien hervorgehen. Mehrfach sind Kankroide in tuberkulösen Kavernen beobachtet worden, wo ebenfalls Bronchialepithel die Grundlage gebildet haben muss.

Das Stroma der Lungenkrebse kann ausschliesslich von dem alveolären Gerüst gebildet werden, ein schöner Beweis dafür, dass das Stroma der Krebse etwas Sekundäres, Nebensächliches ist, dass allein die Krebszellen das Wesentliche sind. Das gilt besonders für metastatische Krebse, bei denen die Geschwulstzellen unmittelbar die unveränderten Alveolarsepta überziehen können, in denen man die elastischen Fasern noch prächtig färben kann, während von dem Epithel nichts mehr zu sehen ist.

Fig. 156.

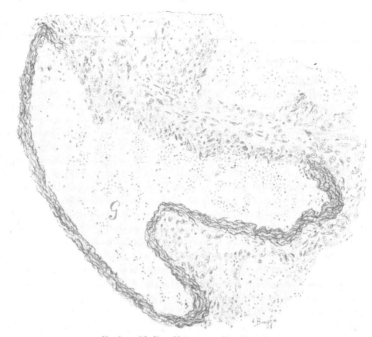

Chorionepitheliom-Metastase. Elastikafärbung.
Zerstörung eines Teiles der Wand, insbesondere der elastischen Fasern eines Gefässes (G) durch die
Krebszellen.

Fig. 157.

Fig. 158.

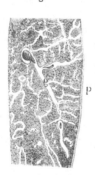

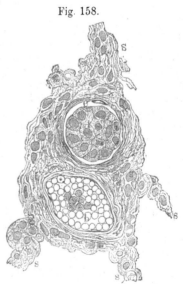

Lymphgefässkrebs des Lungenparenchyms bei
Magenkrebs. Nat. Gr.

P Pleura. g Gefäss, mehrfach angeschnitten,
von krebsigen Lymphgefässen umgeben.

Sekundäres Karzinom der Lungenlymphgefässe bei
primärem Magenkarzinom. Starke Vergr.

b Blutgefäss. l Lymphgefäss mit Krebszellen gefüllt,
die Endothelien (e) noch erhalten. S Alveolarsepta.

Noch eine zweite wichtige Beobachtung kann man gelegentlich in der Lunge machen, nämlich dass die verschleppten Krebszellen die biologischen Eigenschaften ihrer Ursprungszellen bewahrt haben: die Zellen metastatischer Chorionkarzinome wachsen, die elastischen Elemente zerstörend, in Gefässwandungen hinein (Fig. 156), woraus sich dann der hämorrhagische Charakter auch der Metastasen erklärt.

Alle Karzinome haben die Neigung zu Zerfall, und es können dadurch Erweichungshöhlen gebildet werden, welche ähnlich wie die Käseherde mit einem Bronchus in Verbindung treten und sich auch untereinander vereinigen. So kann also eine geschwürige Zerstörung der Lunge bewirkt werden, die man Phthisis carcinomatosa nennen könnte, wenn es nicht besser wäre, die Bezeichnung Phthise für die durch den Tuberkelbazillus erzeugten Veränderungen vorzubehalten. — Eine zweite Eigentümlichkeit ist das Wachsen von Geschwulstmassen, hauptsächlich Krebsen, im Innern von Lymphgefässen (Fig. 157), wie es schon von dem Lungenfell (S. 274) erwähnt worden ist. Die tiefen Lymphgefässe der Lunge liegen hauptsächlich in den Interlobularsepten, sowie um die Luftröhren- und vor allem um die Arterienäste herum, deren Wand deshalb in solchen Fällen auffällig, aber unregelmässig verdickt erscheint. Mikroskopisch erweisen sich die Lymphgefässe oft sehr stark ausgedehnt, und gerade dann ist häufig ihre Lichtung nicht ganz mit den Geschwulstzellen erfüllt, sondern diese bilden nur einen mehr oder weniger dicken Wandbesatz, während das Zentrum von einer körnigen, Lymphozyten und Detritus enthaltenden Masse eingenommen wird. Besonders an kleinen Lymphgefässen (Fig. 158) kann man die Endothelzellen noch von den Geschwulstzellen gut unterscheiden. Die Geschwulstzellen können die Lymphgefässwand durchbrechen und in das Lungengewebe mit Einschluss der Alveolarhöhlen eindringen; es bilden sich dann grössere Knötchen, welche für das blosse Auge Verdickungen des Lymphgefässnetzes darstellen.

f) **Rückgängige Ernährungsstörungen.** Eine einfache Atrophie des Lungengerüstes bildet die wesentliche anatomische Grundlage des alveolären oder vesikulären Emphysems der Lunge (Fig. 159). Man bezeichnet damit einen Zustand der Leichenlunge nach Eröffnung des Thorax, bei dem das Lungenparenchym ausgedehnt, wie aufgebläht

Fig. 159.

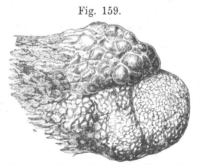

Lungenemphysem. Lingula des linken Oberlappens mit teils kleineren. teils grössen Emphysemblasen. Nat. Gr.

erscheint und die einzelnen luftführenden Räume nicht nur wie gewöhnlich als kleine Bläschen soeben sichtbar sind, sondern die Grösse eines Stecknadelkopfes, eines Hanfkorns und so fort bis eines Taubeneies, ja eines Apfels erreichen. Die Wand der grösseren Blasen zeigt makroskopisch, die der kleineren mikroskopisch eine Anzahl mehr oder weniger stark vorspringender Leisten, welche ihre Entstehung aus der

Konfluenz kleinerer Blasen anzeigen, deren Zwischenwände durch
Atrophie zugrunde gegangen sind. Da mit ihnen natürlich auch ihre
Kapillaren verschwanden, so sehen diese Teile anämisch aus; sie
fühlen sich ausserdem sehr weich, flaumig an und wenn man mit
Gewalt die Luft entfernt, so behält man nichts als ein papierdünnes
Gewebe übrig. Da die Emphysemblasen hauptsächlich an den Rändern
und an der Spitze der Lunge sitzen, so erscheinen diese Teile abgerundet. Die Atrophie der Alveolarsepta geht in der Weise vor sich,
dass zunächst die in den Alveolarwandungen normal vorhandenen
kleinen Lücken unter Schwund des anstossenden Gewebes, das oft
etwas körnig aussieht, sich immer mehr vergrössern, während gleichzeitig die Kapillaren nach vorgängiger Thrombose oder hyaliner Degeneration zugrunde gehen. Das Epithel der Alveolen zeigt fettige
Degeneration, die glatte Muskulatur bleibt lange erhalten, wahrscheinlich weil sie infolge des fast nie fehlenden Bronchialkatarrhs
vorher hypertrophisch geworden war. Nach Schwund der Alveolarsepta gehen auch die grösseren Scheidewände zwischen den Alveolar-
röhren, zwischen den Acini, ja zwischen den Lobuli mehr und mehr
zugrunde, so dass immer mehr Hohlräume ganz oder teilweise ineinander fliessen. Bei diesem Gewebsschwund schwindet natürlich auch
die im Gewebe enthalten gewesene Kohle, aber auch aus dem zurückbleibenden Gewebe findet eine Abwanderung der Kohle statt, so dass
es auffällig hell wird.

Das Emphysem ist bald nur partiell, neben unwegsam gewordenen
Lungenteilen vorhanden: konsekutives, kollaterales, vikariieren-
des Emphysem, dessen Ursache in dem erhöhten Inspirationszug zu
suchen ist; bald ist es über die ganze Lunge, wenn auch nicht gleichmässig, verbreitet, substantielles, primäres Emphysem, welches
seinen Hauptgrund in dem durch den wohl stets vorhandenen Bronchialkatarrh bedingten erhöhten Exspirationsdruck hat. Es mögen dabei
aber auch primäre atrophische Zustände oder doch Verminderung der
Widerstandsfähigkeit des Gewebes unterstützend wirken. Dies ist gewiss
bei dem im Alter sich entwickelnden senilen Emphysem der Fall,
aber auch bei dem mit Albinismus (fehlender Kohlenablagerung) verbundenen, auf kongenitaler Anlage beruhenden, dürften angeborene
Mängel der elastischen Gewebsbestandteile eine wesentliche Rolle
spielen, da Verengerung der zuführenden Bronchien, welche eine ungenügende Atemtätigkeit erklären könnten, nicht regelmässig vorhanden
sind. Aus dem Ueberwiegen der mechanischen Ursache ergibt sich,
dass der Atrophie der Scheidewände in der Regel eine Erweiterung
der Alveolen mit Erniedrigung der zwischen benachbarten Alveolen der
gleichen Alveolarröhre spornförmig vorspringenden Scheidewände, eine
Alveolarektasie vorausgehen muss, da bei abnormem exzentrisch
wirkenden Drucke buchtige Hohlräume immer mehr der Kugelgestalt
zustreben. Der Alveolarektasie selbst muss wieder die höchste physiologische Füllung der Alveolen (Zustand höchster Inspiration) vorausgehen. Es wird nicht immer möglich sein, diese beiden Formen,
welche bei dem sog. akuten kollateralen Emphysem (Fig. 166, S. 325),

wie es sich bei schnell eingetretenem Kollaps eines Lungenabschnittes entwickelt, sowie bei der akuten Lungenblähung überhaupt allein vorhanden sind, voneinander zu trennen. Bei Alveolarektasie sind die Lufträume grösser, doch nicht über die Grösse eines Stecknadelkopfes hinaus. Selbstverständlich geht auch eine Form des Emphysems in die andere ohne scharfe Grenze über.

Mikroskopische Uebersichtsbilder über die Gestaltung der emphysematösen Lufträume kann man leicht an Schnitten von aufgeblasenen und dann getrockneten Lungen erhalten: zur Untersuchung der Wandveränderungen schneidet man sich Stückchen der Scheidewände zwischen grösseren Blasen heraus. Um feine Schnitte zu machen kann man das luftleer gemachte Parenchym von den Bronchien aus mit flüssiger warmer Einbettungsmasse füllen; Spritze und Lunge müssen gleichfalls erwärmt sein.

Von den indurativen Atrophien der Lunge, sowohl solchen, bei welchen die Alveolen selbst durch fibröses Bindegewebe erfüllt werden, als solchen, bei welchen unzugänglig gewordenes Lungenparenchym kollabierte und dann die Alveolarwandungen zu einem fibrösen Gewebe zusammenwuchsen (Kollapsinduration) ist schon früher (S. 303) die Rede gewesen. Desgleichen wurden die wichtigsten Formen der Nekrose, die Gangrän und die Verkäsung bereits erwähnt.

Die Gangrän kann auf einen umgrenzten Teil des Parenchyms beschränkt sein (Gangraena circumscripta), entweder primär oder sekundär durch Demarkation, oder sie geht ohne scharfe Grenze in das umgebende Gewebe über (diffuse Gangrän, fortschreitende Gangrän). Das gangränöse Lungengewebe bildet stets eine weiche, missfarbig grünliche oder bräunliche Masse von höchst übelem Geruch. War eine Abgrenzung zustande gekommen, so ist meist eine Höhle vorhanden, in welcher innerhalb einer trüben, missfarbigen Flüssigkeit unregelmässige weiche Fetzen von Lungengewebe flottieren, welche in bald grösserer, bald geringerer Ausdehnung der Wand noch anhaften, zuweilen einen fast vollständig isolierten Sequester darstellen. Die Höhle kann nach der Pleura sich eröffnen und das abgelöste Lungenstück ebendahin entleert werden.

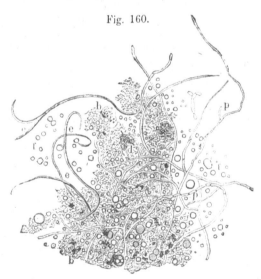

Fig. 160.

Lungengangrän; gangränöse Massen. Starke Vergr.
d Detritus und Bakterien. e elastische Fasern. f Fetttropfen.
b Pigment. p Pilzfäden, die aber nicht zu den gewöhnlichen Befunden gehören.

Unter dem Mikroskop zeigen die jauchigen Massen die allerverschiedensten Dinge (Fig. 160); charakteristisch ist (und für die Diagnose

intra vitam von grösster Bedeutung), dass sich die elastischen Fasern
des Lungengerüstes länger als die anderen Bestandteile erhalten und
besonders nach Zusatz von verdünnter Alkalilauge mit Leichtigkeit
nachgewiesen werden können, doch ist zu bemerken, dass sie bei Gangrän
schliesslich auch zerstört werden können. Ferner werden niemals
grössere Haufen von Bakterien, sowohl Kugeln wie Stäbchen, endlich
Fettsäurekrystalle, Fetttropfen, Blutpigment usw. vermisst, die sich
mit jenen zu kleinen, weisslichen, besonders übelriechenden Krümeln
vereinigt finden. Zuweilen trifft man auch Myzelien von Soor- und
Schimmelpilzen oder die Würfel der Sarcine.

Sehr selten ist ein anderer feuchter Brand des Lungenparenchyms,
bei welchem die Fäulnis fehlt und nur ein einfaches Absterben mit
Erweichung (Pneumomalacie, aputrider feuchter Brand) vorhanden ist. Ich habe einen solchen aus Embolie eines mittleren Lungen-
arterienastes hervorgehen sehen, wo er offenbar das Aequivalent der
anämischen embolischen Nekrosen anderer Organe darstellte. In der
geruchlosen weichen Masse war keine Kernfärbung zu erzielen. Bei
Diabetikern kommt die Malacie ebenfalls vor, welche in ihren Folgen
(Weichheit, zunderartige Beschaffenheit des Parenchyms) die grösste
Aehnlichkeit mit der durch verschluckten oder nach dem Tode in die
Lunge gelaufenen Magensaft bewirkten sauren Erweichung (Pneumo-
malacia acida) hat, von der sie sich jedoch leicht durch den Mangel
des sauren Geruchs unterscheidet.

Ungemein häufig und von der allergrössten Wichtigkeit ist die als
Verkäsung bezeichnete Nekrose. Es ist schon festgestellt worden,
dass die Verkäsung in der Lunge von Granulomen wie von pneumonischen Herden ausgehen kann; das letzte ist das bei weitem häufigere
und es kann keinem Zweifel unterliegen, dass die Neigung der Lungen
zu käsigen Veränderungen auf ihrer Disposition zu käsig-entzündlichen
Vorgängen beruht.

Es ist jetzt noch das weitere Schicksal der verkästen Teile zu
verfolgen. Seltener und nur in geringerer Ausdehnung, am häufigsten
dann, wenn ein kleiner Käseherd allseitig von fibrösem, induriertem
Gewebe umgeben ist, tritt eine Verkalkung ein, wodurch sich die
käsigen Massen zunächst in schmierige, käsig-kalkige, dann aber
weiterhin in ganz feste steinige Massen umwandeln, die in seltenen
Fällen noch von einer Knochenhülle umgeben sein können. Nach Auflösung der Kalksalze kann man in solchen käsig-kalkigen Herden das
elastische Alveolargerüst wenigstens teilweise durch Färbung noch
nachweisen, ein Beweis, dass es sich um alte käsig-pneumonische
Herde handelt. Geht die Konkrementbildung wirklich im Lungenparenchym vor sich, so bilden sich Calculi pulmonales, die gelegentlich
von Knochenspangen umgeben sein können, während aus eingedicktem
und verkalktem Bronchialsekret die Calculi bronchiales hervorgehen.
Erstere finden sich zuweilen, selten in grösserer Zahl, in dem Lumen
oder in der Wand von Höhlen (Cavernae, vomicae), deren Bildung
der gewöhnliche Erfolg von Verkäsungen des Lungenparenchyms ist.
Die Käsemasse, welche anfangs fest und trocken ist, wird später wieder

woich und wandelt sich unter Wasseraufnahme in einen mehr oder weniger flüssigen Brei um (Fermentwirkung). Dadurch entstehen nun Hohlräume, Erweichungshöhlen (Fig. 161), welche man bei der Sektion entweder geschlossen und mit einer eiterig-käsigen, meistens kleine weisslichgelbe breiweiche Bröckchen enthaltenden Flüssigkeit gefüllt findet, oder welche mit einem Bronchus in offener Verbindung stehen und ihren Inhalt, der sich ja freilich von der Wand aus in der Regel immer wieder erneuert, mehr oder weniger vollständig entleert haben (Fig. 162). Die Wandungen der Höhlen zeigen je nach den Zuständen, in welchen sie sich befinden, ein verschiedenes Aussehen. War der Zerstörungsprozess noch im Vorschreiten begriffen,

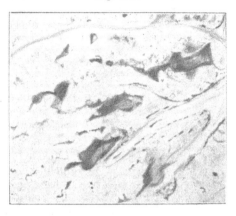

Fig. 161.

Beginnende Höhlenbildung in käsigem Lungengewebe eines Unterlappens. Nat. Gr.

Einschmelzungshöhlen Erwachsener.

Fig. 162.

so wird die Höhle von gelben, käsigen, zerfallenden Massen umgrenzt, oder es hängen auch in besonders akut verlaufenden Fällen kleinere und grössere käsig gewordene Lungenstücke, nur noch an einer kleineren Stelle festsitzend, als abgestorbene, nekrotische Massen in die Höhlen hinein. Manchmal findet man spalten- oder schalenartige Hohlräume um käsige Massen verschiedener Grösse herum gelagert (Fig. 163), wie bei der Demarkation eines septischen Infarktes, so dass man annehmen muss, es sei

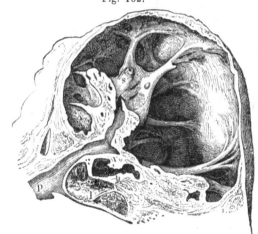

Grosse Kaverne der Lungenspitze. Durch Füllung mit absolutem Alkohol gehärtetes Präparat. ²/₃ nat. Gr.

p Pulmonalarterienast, dessen Teilungsäste hauptsächlich die in der Kaverne hervortretenden Leisten und Balken bilden. s ein Gefässstumpf, dessen Lumen an der Spitze eröffnet ist (Haemoptoe). b Durchschnitt eines Bronchus. l anthrakotische Lymphknoten der Lungenwurzel.

hier durch demarkierende Ablösung eines käsig-nekrotischen Stückes die Höhle (Demarkationshöhle) überhaupt erst entstanden. Wär der Prozess mehr oder weniger vollständig zum Stillstand gekommen, so erscheinen die Höhlen mehr oder weniger gereinigt, d. h. an kleineren

oder grösseren Abschnitten der Wand fehlen die Käsemassen, dafür
tritt ein rotes, weil gefässreiches, Granulationsgewebe zutage, aus dem
es bluten kann, oder es ist gar schon ein graues derbes Fasergewebe
vorhanden, es ist eine oberflächliche Narben-
bildung eingetreten. Es gibt sicherlich gänzlich ausgeheilte, nicht weiter sich vergrössernde, sondern allmählich etwas ein-
schrumpfende Kavernen, aber allerdings sind
sie weit seltener als die anderen und in dem
schwieligen Gewebe der Wand sind meist
immer noch einzelne Tuberkel nachzuweisen.

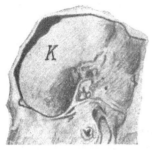

Fig. 163.

Bildung einer Lungenhöhle in der
Spitze einer Kinderlunge durch Sequestration eines verkästen Gewebs-
abschnittes (K). Nat Gr.

Die geschilderten, aus käsiger und käsig-
eiteriger Ulzeration hervorgegangenen Höhlen
sind nicht die einzigen, welche man in den
Lungen mit käsigen Prozessen findet, vielmehr können auch durch partielle Erweiterungen von Bronchien abnorme Höhlen in
der Lunge gebildet werden (bronchiekta-
tische Höhlen), an deren Wand tuber-
kulöse und käsige Veränderungen und Geschwüre sich entwickeln
können. Der alleinige Umstand, dass ein grösserer Bronchus mit
einer Lungenhöhle in Verbindung steht, beweist noch nicht, dass sie
aus einer Bronchiektasie hervorgegangen sei, da jede eine gewisse Grösse
überschreitende Höhle naturgemäss stets auf einen grösseren Bronchus
treffen muss. Den einzigen Aufschluss über die Herkunft solcher
Höhlen kann das Verhalten der Schleimhaut des betreffenden Bronchus
geben. Kann man diese auch nur eine kleine Strecke weit nach allen
Richtungen auf die Wandungen der Höhle verfolgen oder sieht man an
dieser hie und da an verschiedenen Stellen noch Reste von Schleimhaut,
so ist der sichere Beweis geliefert, dass hier vorher eine Bronchiektasie
bestand; ist dies dagegen nicht der Fall, so ist es aus dem Befunde in
loco unmöglich, eine Differentialdiagnose zu stellen. Eine glattwandige
Beschaffenheit der Höhlen allein beweist natürlich gar nichts, da auch
eine geschwürige Gewebshöhle, wenn die Verschwärung zum Stillstand
gekommen ist, eine glatte Oberfläche besitzen kann. Dieser fehlt selbstverständlich zunächst der bei einfachen Bronchiektasien vorhandene Epithelbelag, doch kommt auch eine sekundäre Ueberhäutung von Kavernen
in der Lunge vor, wobei dann das Epithel aus platten Zellen besteht.

Liegen mehrere Höhlen nahe beieinander, so vereinigen sie sich
allmählich und es kommt zur Bildung grösserer, unregelmässiger,
buchtiger Hohlräume, an denen man durch die vorspringenden Leisten
noch die Zusammensetzung aus mehreren erkennt.

Nur ein Gebilde ist es, welches der Zerstörung einen grossen
Widerstand entgegensetzt, nämlich die Aeste der Lungenarterie, die
man oft als rundliche Stränge und noch wegsam mitten durch solche
Höhlen hindurchziehen oder als Leisten an der Wand vorspringen sieht.
Zuweilen bildet sich bei den noch zum Teil im Gewebe liegenden

Arterien nach vorausgegangener hyaliner Degeneration des Gewebes und Schwund der elastischen Fasern an der Kavernenseite eine Ausbuchtung der Wand nach der Höhle hin, ein Kavernenaneurysma, durch dessen Platzen eine unstillbare Blutung herbeigeführt werden kann. Es gehen aber endlich auch die in den die Höhlen durchziehenden Kavernenbalken gelegenen Gefässe zugrunde und man findet dann oft von ihnen nur noch kleine Stummel an der Wandung hervorstehen, die sich durch ihre Härte und ihre graue Farbe in der Regel auszeichnen. Sobald man sie an der Wandung einer Höhle sieht, kann es keinem Zweifel mehr unterliegen, dass diese, so wie sie jetzt vorliegt, durch Verschwärung entstanden ist. Auch aus solchen Gefässstummeln kann, wenn sie teilweise noch durchgängig sind, nach Zerstörung der Spitze eine tödliche Blutung hervorgehen, in der Regel aber werden sie vorher durch eine meist einfache, zuweilen spezifisch tuberkulöse Intimawucherung verschlossen, so dass eine Blutung nicht

Fig. 164.

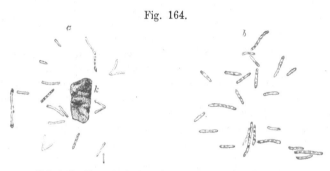

Tuberkelbazillen. Deckglastrockenpräparat, gefärbt. Immersion.
a aus dem Sputum eines Phthisikers. k Kern eines Leukozyten. b aus erweichten Käsemassen einer phthisischen Lunge. Viele Bazillen zeigen körnige Degeneration.

entstehen kann. Liegt in einem Kavernenbalken eine Arterie nicht in der Mitte, sondern der Oberfläche näher, so pflegt die Intimaverdickung an der Kavernenseite stärker zu sein.

Die in den Kavernen vorhandenen käsig-eiterigen Inhaltsmassen, insbesondere die erwähnten festeren, weissgelben Bröckchen sind ganz besonders für die Bazillensuche geeignet, denn Bazillen, unter denen sich besonders häufig an den gefärbten Präparaten körnig aussehende (degenerierte) befinden, sind hier in der Regel zu Milliarden vorhanden (Fig. 164). Wie aber die Oberfläche der Kavernen inbezug auf vorhandene Käsemassen eine grosse Verschiedenheit darbieten kann, so sind auch die Kolonien der Bazillen nicht stets überall zu finden, sondern oft nur an einer kleinen Stelle vorhanden. Wie bei den gegebenen Verhältnissen nicht anders zu erwarten ist, finden sich in dem Kaverneninhalt auch noch andere Bakterien, welche teils als harmlose Saprophyten, teils als ebenfalls pathogene Organismen anzusehen sind. Bei ausgesprochen eiterigem Charakter des Inhalts dürften Eiterkokken niemals fehlen; Fäulnisbakterien treten in grosser Menge bei der sog. gangränösen Phthise auf, wo eine Fäulnis des Höhleninhalts entstanden ist, welche sich auch auf das umgebende Gewebe erstrecken kann; die Kavernen enthalten dann nicht mehr eiterig-käsige, sondern schmutzig grünlich-gelbe, nekrotische Massen; die Wandungen sind fetzig, in jauchiger Auflösung.

Zur mikroskopischen Untersuchung der Kavernen an Schnitten verwendet man Zelloidineinbettung, damit die bröckligen Massen an der Oberfläche erhalten bleiben, die Veränderungen der Arterien kann man nur an Elastikapräparaten mit Sicherheit erkennen.

Wir haben damit nun die wichtigsten Prozesse kennen gelernt, welche zu der gewöhnlichen Zerstörung der Lungen, zur **Lungenschwindsucht** (Phthisis pulmonum) führen. Obwohl ein Lungenschwund durch anatomisch wie ätiologisch sehr verschiedene Prozesse herbeigeführt werden kann, so empfiehlt es sich doch als Phthisis im engeren Sinne jene besondere Form der Zerstörung der Lunge zu bezeichnen, die man früher wohl auch als skrophulöse, neuerdings als bazilläre Phthisis bezeichnet hat, da sie durch den Tuberkelbazillus bewirkt wird. Zu dieser Phthise gehören also nicht die Zerstörungen durch zerfallende Geschwülste, die syphilitischen Indurationen, die durch Staubinhalationen usw. erzeugten Erkrankungen, sondern nur das, was durch Tuberkelbazillen bewirkt wird. Die durch sie erzeugten Veränderungen können sehr verschiedenartige sein: käsige Bronchitis und Pneumonie, tuberkulöse Granulombildung in allen ihren Formen — sie alle können den Bazillen ihre Entstehung verdanken. Inwieweit die vorkommenden Eiterungen auch als Bazillenwirkung anzusehen sind, inwieweit als Wirkung anderer Bakterien (Mischinfektion), ist nicht ohne weiteres zu sagen, zweifellos kommen Mischinfektionen mit Eiterkokken, wie auch gelegentlich mit anderen Mikroorganismen häufig vor, darum bleibt aber doch immer der Ausgang und die Grundlage der Lungenschwindsucht eine Tuberkulose, so dass nichts wesentliches dagegen einzuwenden ist, wenn man die Lungenschwindsucht der Lungentuberkulose zurechnet und nach dem Grundsatze, a potiori fit denominatio, sie kurzweg als Lungentuberkulose bezeichnet. Je mehr Mischinfektion um so komplizierter das Bild der erkrankten Lungen. Und es ist an sich schon wechselvoll genug, da nur selten ein einziger der beschriebenen Prozesse sich vorfindet, vielmehr in den meisten Fällen mehrere, ja viele Veränderungen zugleich vorhanden sind und zu den frischen tuberkulösen Veränderungen auch noch Heilungsvorgänge, Bindegewebsbildung, Induration sich hinzugesellen. Es können deshalb auch hier die einzelnen Bilder nicht weiter ausgeführt werden, mit Berücksichtigung des oben Gesagten wird man sich von der Natur jedes einzelnen Prozesses Rechenschaft geben und so auch das Ganze verstehen können. Das Gemeinsame ist allein die Aetiologie, welche sich freilich in denjenigen Fällen, wo der Prozess zum Stillstand gekommen ist und die indurativen Veränderungen vorwiegen, nicht immer mehr feststellen lässt. Doch versäume man auch in solchen Fällen nicht, nach Bazillen zu suchen, da sie sich offenbar, wenigstens in einzelnen Exemplaren, sehr lange erhalten. Berücksichtigt man nun noch, dass sicherlich durch gewisse Erkrankungen der Lungen, insbesondere durch Staubeinatmungskrankheiten, den Bazillen ein günstiger Boden bereitet wird, wo sie leichter haften können, und dass dadurch neue Komplikationen geschaffen werden können, so wird es verständlich, dass keine phthisische Lunge der anderen gleicht, sondern eine unendliche Mannigfaltigkeit der Veränderungen besteht.

Immerhin lassen sich doch gewisse allgemeine Feststellungen machen, zunächst, dass die Lungenspitze d. h. die obersten Abschnitte der Oberlappen, Hauptsitz der Tuberkulose zu sein pflegt. Das gilt für die Fälle, wo erst eine beginnende Tuberkulose bei der Sektion festgestellt wird, wie für die besonders häufigen, wo eine Spitzeninduration mit käsigen oder kalkigen Einschlüssen gefunden wird. Solche Indurationen mit Schrumpfung der Spitze und Verwachsung der Pleurablätter finden sich bei sehr vielen Menschen; fehlen käsige oder kalkige Herde, so hat man kein Recht, die Veränderung als eine tuberkulöse zu diagnostizieren, es sei denn, dass man mikroskopisch Tuberkel nachweisen kann. Vorhandene käsige und kalkige Herde beweisen die Tuberkulose mit an Gewissheit grenzender Wahrscheinlichkeit. Die Bevorzugung der Spitze gilt aber auch für die fortschreitende Schwindsucht: oben die ausgedehntesten und ältesten Veränderungen, oben hauptsächlich die Kavernen, in unteren Abschnitten desselben Lappens wie im Unterlappen spärlichere, geringfügigere Veränderungen, aber auch im Unterlappen wieder Bevorzugung der Spitzenabschnitte gegenüber den anderen; die an die Zwerchfellfläche angrenzenden pflegen am wenigsten verändert zu sein. Eine Ausnahme machen nur die lobären bzw. pseudolobären käsigen Pneumonien, die Grundlage der sog. galoppierenden Schwindsucht, welche vorzugsweise im Unterlappen

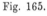

Fig. 165.

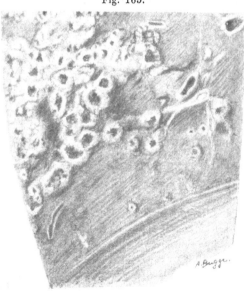

Vereinzelte und zusammengelagerte tuberkulöse Knoten mit schwarzem Zentrum im Unterlappen einer schwindsüchtigen Lunge. Nat. Gr.

gefunden werden (Aspirationspneumonie). Unter den zerstreuten Herdchen der unteren Abschnitte trifft man käsig bronchitische, bronchopneumoni-

sche, aber auch vielfach gemischte Veränderungen, vor allem etwas
grössere Knoten (von Hanfkorn-, bis Erbsen-, ja Kirschengrösse), welche
dadurch ausgezeichnet sind, dass sie im Zentrum schiefrig aussehen, an
der Peripherie zahlreiche kleine graue oder gelbliche Herdchen erkennen
lassen (Fig. 165). Mikroskopisch sieht man in der Mitte Induration mit
drüsenartigen Alveolen, in der Peripherie teils Tuberkel (Granulome),
teils käsig-pneumonische Herdchen. Bei Kindern kann die Lokalisation
der Veränderungen die gleiche sein, häufig aber sind die stärksten Veränderungen im Unterlappen, oder im rechten Mittellappen, weil es
sich um Aspirationserkrankung handelt im Anschluss an eine in einen
Bronchus eingebrochene käsig-erweichte Lymphdrüse. Ueberhaupt ist
beachtenswert, dass bei allen Kinderphthisen die broncho-pulmonalen,
häufig auch tracheo-bronchiale Lymphdrüsen tuberkulös verkäst zu sein
pflegen, während bei der Phthise Erwachsener diese Drüsen meistens
überhaupt keine käsigen, sondern höchstens kalkige Veränderungen darbieten oder frische (sekundäre) Tuberkel enthalten. Die Entstehung der
Schwindsucht Erwachsener muss danach im allgemeinen eine andere
sein, wie diejenige der Kinder.

Ueber degenerative Prozesse in der Lunge ist nicht viel zu
sagen. Fettige Degeneration des Epithels kommt bei zahlreichen
Affektionen der Lunge selbst, ferner bei Phosphor- und Arsenikvergiftung
vor. Amyloide Degeneration spielt nur eine untergeordnete Rolle.
Zuweilen finden sich mikroskopisch kleine rundliche, geschichtete Konkremente, welche amyloidähnliche Reaktion geben (Corpora amylacea),
deren Entstehung aus Blutungen von Friedreich angegeben wurde.
In chronisch-entzündlichem Exsudat lässt sich oft Myelin in kleinen
doppeltumgrenzten Kügelchen und Zylindern nachweisen (frische Untersuchung!).

g) **Abnormitäten des Luftgehalts, Fremdkörper, Parasiten.** In
Betreff des Luftgehalts der Lunge, deren Alveolen nicht mit pathologischen Produkten erfüllt sind, hat man drei Zustände an der Leiche
zu unterscheiden: Exspirationszustand, Zustand vollster Inspiration,
Luftmangel. Die beiden letzten sind abnorm. Man findet die Lungen
in vollem Inspirationszustand bei Ertrunkenen und vielen Erstickten, bei Tod an Lungenschlag (bei Ueberanstrengung), endlich im
höchsten Grade (Alveolarektasie) bei sog. akutem Emphysem, wovon
früher schon die Rede war (S. 277).

Ein Mangel der Luft in den Alveolen kann davon herrühren, dass
beim neugeborenen Kinde die Alveolen überhaupt nicht mit Luft sich
gefüllt haben, fötale Atelektase, Apneumatosis, die bald auf einzelne Lobuli beschränkt, bald über grössere Strecken verbreitet ist;
oder davon, dass die vorhanden gewesene Luft wieder verschwunden ist
und die ausgedehnt gewesenen Alveolarwandungen wieder zusammen-
gefallen, kollabiert sind: sekundäre Atelektase, Kollaps. Dieser
Zustand kann auf viererlei Weise herbeigeführt werden: erstens durch
Verschluss der Bronchien (Verstopfungskollaps, Fig. 166), indem
dabei nicht nur keine neue Luft mehr in den Teil eintreten kann,

sondern auch die vorhandene allmählich vollständig resorbiert wird. Da hierbei die Blutgefässe gefüllt bleiben, ihr Blut aber nicht oxydiert wird, so nehmen die luftleeren Abschnitte durch Aneinanderrücken der Alveolarwandungen eine dunkelrote, blaurote Färbung an, welche noch durch die infolge des Kollapses entstehende Hyperämie vermehrt wird. Die Herde haben stets eine keilförmige Gestalt mit nach dem Bronchus zu gelegener Spitze und sind natürlich, wie alle Kollapsherde, zugleich verkleinert, so dass, wenn sie wie in der Regel an die Oberfläche stossen, sie hier tiefer liegen als ihre lufthaltige, meist geblähte Umgebung. Besonders charakteristisch und für die Diagnose wichtig sind die lobulären Atelektasen, welche durch kapilläre Bronchitis hervorgerufen werden.

Zweitens entsteht Kollaps durch Druck von aussen her (Kompressionskollaps), wobei zugleich auch die Blutgefässe komprimiert sind, weshalb diese kollabierten Partien eine schmutzig-graue Färbung zeigen. Sie besitzen meist beträchtliche Ausdehnung und finden sich am häufigsten bei grossen entzündlichen Exsudaten in den Pleurahöhlen, aber auch bei Geschwulstbildung in der Brusthöhle, Dystopie der Baucheingeweide (sog. Hernia diaphragmatica) usw. Die Unterscheidung eines solchen Kompressionskollapses von einfachem Kollaps der Lunge wird durch den Blutgehalt der Teile ermöglicht, welcher im letzteren Falle nicht vermindert, ja selbst scheinbar vermehrt ist. Bei Flüssigkeitsansammlung in der Pleurahöhle geht dem Kompressionskollaps eine dritte Form von Kollaps voraus, welche als Stillstandskollaps bezeichnet werden kann, weil das Ausgeschlossensein von den Atembewegungen, der Stillstand der unter dem Flüssigkeitsspiegel liegenden Lungenabschnitte die Ursache des hier durch Resorption auch der Residualluft eintretenden Kollapses ist. Dieser Form steht die vierte nahe, welche durch mangelhafte Respiration bei grosser Schwäche (marantischer Kollaps) zustande kommt, natürlich immer nur in den untersten bzw. hintersten Abschnitten der Lungen. Da zugleich damit auch eine Stauung des Blutes in diesen Teilen statthat, so entstehen jene als hypostatische bekannten Zustände, wo bei vermindertem oder selbst aufgehobenem Luftgehalte das Gewebe sehr blutreich und von dunkel schwarzroter Farbe ist. Gerade zu diesen Zuständen, aber auch zu den Verstopfungsatelektasen gesellt sich sehr häufig eine nachträgliche Anfüllung der Alveolen mit hydropischer Flüssigkeit, wodurch die vorher verkleinerten Teile wieder anschwellen und schliesslich ein der Milzpulpa ähnliches, weiches, blau-

Fig. 166.

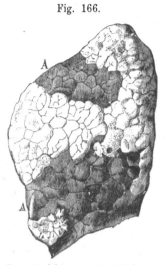

Lungenatelektase von einem Kinde mit Bronchitis. Frisch. Nat. Gr.

Vorderer Lungenrand; bei A zwei grössere atelektatische Stellen, umgeben von akut geblähtem Parenchym.

rotes, luftleeres Gewebe bilden: Splenisation. Sehr gern entwickelt sich in dem splenisierten Gewebe sowie bei dem Verstopfungskollaps eine sekundäre katarrhalische Pneumonie. Wird ein Lungenabschnitt dauernd für die Luft unzugängig und treten keine sekundären, exsudativen Prozesse auf, so verwachsen die Alveolarsepta miteinander durch neugebildetes Bindegewebe, wodurch die sog. Kollapsinduration und Schrumpfung entsteht. —

Kein Mensch entgeht dem Schicksal, mit der Atmungsluft zahlreiche Staubteilchen, insbesondere Kohle (Russ) in die Lunge einzuatmen. Dort werden sie in den Alveolen von Zellen aufgenommen, welche sich dadurch in „Staubzellen" umwandeln und mit dem Staub beladen in die Lymphgefässe einwandern, um diesen nun teils in der Lunge selbst, besonders in der Umgebung der Lymphgefässe, also im perivaskulären, peribronchialen (um die Arterien pflegt die grösste Menge zu liegen) und im interstitiellen Bindegewebe, teils in bronchialen Lymphknoten wieder abzulagern, wo die Staubpartikelchen meist wieder in Zellen liegend vorgefunden werden. Ein Teil derselben gelangt wohl auch direkt in die Lymphgefässe von den Alveolen aus. Geringere Mengen Staub bringen keinen erheblichen Schaden, grössere erzeugen die Staubinhalationskrankheiten (Pneumonokoniosen), welche sich teils in chronischen Bronchialkatarrhen, teils in produktiven fibrösen Entzündungen äussern, von denen früher (S. 304) schon die Rede war. Sie disponieren zur bazillären Lungenphthise. Besteht der Staub wesentlich aus Kohle, so heisst der Zustand Anthracosis, die Lunge sieht schwarz aus; Siderosis wird durch Eisenstaub bedingt, die Lunge hat eine zinnoberrote (Eisenoxyd) oder schwarze (Eisenoxyduloxyd) Farbe. Durch Staub von Steinen verschiedener Art entsteht die Chalicosis (Schleiferlunge, Steinhauerlunge). Letztere darf nicht verwechselt werden mit den seltenen Fällen von sog. Kalkmetastasen, wobei aus den Knochen resorbierter Kalk von dem Blute in dem Lungengewebe unter Bildung bimsteinartiger Herde wieder ausgeschieden wird. Dabei zeigen sich Veränderungen der Kapillarwandungen und der elastischen Fasern.

Von Parasiten sind die wichtigsten, die verschiedenen Bakterienformen, schon erwähnt; auf abgestorbenen Lungenteilen (in Gangränherden z. B.) kommen verschiedene Schimmelpilze (Pneumomycosis aspergillina, mucorina usw.) gelegentlich vor, ob nur als zufällige Bewohner ist neuerdings sehr zweifelhaft geworden. Der Strahlenpilz (Aktinomyces) erzeugt in der menschlichen Lunge Eiterherde, die meist in derbes schwieliges Bindegewebe eingelagert sind. Man muss bei Verdacht auf Aktinomykose Schnitte untersuchen, wenn man in dem manchmal spärlichen Eiter nicht gleich die Strahlenpilze findet.

Von tierischen Parasiten kommen beim Menschen sehr selten Cysticerken, etwas häufiger Echinokokken (s. S. 147) vor, welche zuweilen zu Abszessbildung und Perforation führen. Auch Pentastomen werden unter der Pleura gefunden (s. Leber).

β) Die Erkrankungen der Bronchien.

Die wichtigsten Erkrankungen der Bronchien sind die entzünd-lichen. Es war nicht zu vermeiden, dass schon vorher eine grosse Zahl derselben, welche in innigster Verbindung mit ähnlichen Er-krankungen des Lungengewebes stehen, erwähnt wurde, insbesondere die käsige und fibröse Bronchitis und Peribronchitis, es erübrigt daher nur noch eine kurze Besprechung der mehr selbständig auftretenden oder weitere Besonderheiten darbietenden Erkrankungen. Da sind zu-nächst die gewöhnlichen exsudativen Entzündungen zu erwähnen, sowohl die einfachen, schleimig-katarrhalischen wie die eiterigen Entzündungen (Bronchitis catarrhalis, B. purulenta). Die katarrhalische Form zeigt eine mit Schwellung und Rötung der Schleimhaut einhergehende vermehrte Schleimsekretion und seröse Exsudation, die eiterige eine noch stärkere Rötung und Schwellung verbunden mit grau- oder weiss-gelbem, schleimigeiterigem oder rein gelbem, eiterigem Sekret bzw. Exsudat, welches selbst grössere Bronchien fast ganz ausfüllen kann. Es fehlt in diesen Formen niemals eine Infiltration der Schleimhaut mit kleinen Zellen. Am bedenklichsten ist die katarrhalische Ent-zündung, wenn sie die kleinsten Bronchien ergreift (Bronchitis capillaris, Bronchiolitis), wie das bei Kindern so häufig ist, weil dadurch dieselbe Wirkung hervorgebracht wird, wie durch Pneumonie. Da man diese kleinsten Bronchien nicht leicht mit der Schere ver-folgen kann, so muss man durch Druck an horizontalen Schnittflächen ihren Inhalt zu erkennen suchen. In gewisser Entfernung voneinander hervorquellende kleinste Eitertröpfchen zeigen die eiterige kapilläre Bronchitis an. Der Verbindung dieser Entzündungsform mit lobulären Atelektasen sowie katarrhalischen Bronchopneumonien ist schon früher Erwähnung getan worden.

In solchen Fällen, wo der Entzündungserreger putride Eigenschaften besitzt, oder wo in schon vorhandenes katarrhalisches Exsudat nach-träglich Fäulniserreger gelangen, nimmt die eiterige Entzündung einen fauligen, gangränösen Charakter an (Bronchitis putrida, gangrae-nosa). Gerade dabei kann es auch zu einer Vereiterung, Verjauchung der Bronchialwand und zu einem Uebergreifen der eitrigjauchigen Pro-zesse auf das peribronchiale und alveoläre Gewebe kommen (Lungen-gangrän).

Die sogenannte chronische katarrhalische Entzündung (Bronchitis chronica catarrhalis), wie sie z. B. neben Emphysem in der Regel gefunden und als Ursache vieler Bronchiektasien alsbald erwähnt werden wird, ist ihrem Wesen nach eine produktive Entzündung, denn sie führt zu einer beträchtlichen Verdickung der Schleimhaut, an der besonders die bekannten fibrös-elastischen und muskulösen Längs- und Querzüge auffällig stark hervortreten, vor allem an den Teilungs-stellen, so dass dadurch hier oft förmliche Stenosen bewirkt werden können. Zwischen diesen stark vorspringenden Faserzügen, welche manchmal ganz aus hypertrophischer Muskulatur bestehen (Arbeits-hypertrophie), erleidet die zellig infiltrierte Bronchialwand häufig eine Ausbuchtung, so dass kleinste Divertikel oder richtiger hernienartige

Ausbuchtungen der Schleimhaut gebildet werden (Fig. 167). Die Bronchialwand zeigt so im kleinen dieselben Verhältnisse, wie sie bei der Balkenblase im grossen vorhanden sind. Das Epithel der Schleimhaut kann bei chronischer Bronchitis eine mehr oder weniger ausgedehnte Metaplasie in geschichtetes Plattenepithel erfahren, von der man nicht entscheiden kann, inwieweit sie etwa angeboren ist.

Es wäre endlich noch jener Fälle zu gedenken, wo ohne fibrinöse Pneumonie eine fibrinöse Bronchitis (Fig. 168) besteht, die sich dann meistens an die gleiche Kehlkopferkrankung anschliesst. Man findet die grösseren Bronchien ausgekleidet mit oft 2 mm dicken, ziemlich derben, fibrinösen Pseudomembranen, welche für sich betrachtet Röhren bilden und als solche auch aus den Bronchien entfernt werden können. Unter den Membranen fehlt das Epithel, die Schleimhaut ist hyperämisch und zellig infiltriert, aus den Ausführungsgängen

Fig. 167.

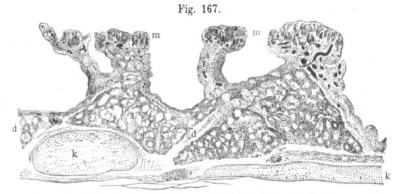

Bronchitis chronica bei Emphysem. Querschnitt. Schwache Vergr.
m hypertrophische Muskulatur an der Spitze der Vorsprünge; Schleimhaut wie Schleimdrüsen (d) mit starker zelliger Infiltration. k Knorpel.

der Schleimdrüsen ragen oft dicke Sekretpfröpfe hervor, welche die Fibrinmembran abgehoben haben. In den kleineren Bronchien geht das fibrinöse Exsudat meist in einfach katarrhalisches über. Am seltensten sind diejenigen Fälle, wo fibrinöse Bronchitis allein vorhanden ist; es sind dies meist chronisch verlaufende Fälle, bei welchen sich öfter periodisch eine fibrinöse Exsudation einstellen kann. Es können dabei baumförmig verzweigte Ausgüsse der Bronchien ausgehustet werden. — Ueber den Befund bei Asthma bronchiale siehe bei Sputa.

Häufig und in mancherlei Beziehung wichtig ist die tuberkulöse Bronchitis. In ganz frischen Fällen sieht man kleinste, oft nur als graue Pünktchen oder Fleckchen dem unbewaffneten Auge erscheinende Tuberkel in der Schleimhaut der Bronchien, meistens des oberen Lappens. Zu warnen ist hierbei vor der Verwechselung der kleinen Knorpelplättchen, welche sich in den kleineren Bronchien finden, sowie der Sekretpfröpfchen aus den Schleimdrüsen der grösseren mit Tuberkeln. Die Schleimpfröpfchen kann man wegwischen. Grössere und

besonders verkäste Knötchen erhält man nicht zu Gesicht, da sie sehr
schnell und in der Regel schon, ehe eine ausgedehntere Käsebildung
zustande gekommen ist, zerfallen. An ihrer Stelle entstehen flache,
mit ausgebuchteten Rändern und graugelblichem Grunde versehene sog.
Lentikulärgeschwüre, welche auf stark geröteter Schleimhaut leicht, auf
blässerer oft sehr schwer erkannt werden können. Man gelangt oft
am besten zum Ziele, wenn man etwas Blut über die Fläche über-
streicht, welches sich in den Rändern der Geschwüre festsetzt und
diese dadurch deutlicher hervortreten lässt. Die Geschwüre vergrössern
sich sowohl nach der Tiefe, wie nach der Fläche durch stets neue
Tuberkelbildungen und können schliesslich zur Perforation der Bronchial-

Fig. 168.

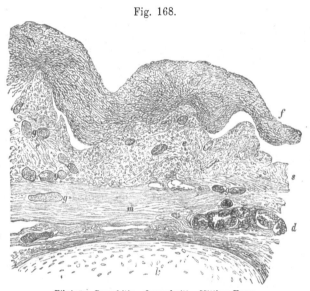

Fibrinöse Bronchitis. Querschnitt. Mittlere Vergr.

f fibrinöse Pseudomembran, teilweise abgehoben von der Schleimhaut (s), deren Epithel vollständig verschwunden ist und deren Gewebe zellige Infiltration zeigt. Bei e Durchschnitte elastischer Faserbündel.
g Blutgefässe. m Muskelschicht. d Schleimdrüse. k Knorpel.

wand und zur Beteiligung des umgebenden, meist schon entzündeten
Lungengewebes an der Verschwärung führen.
    Fast stets ist die Tuberkulose der Bronchien eine sekundäre.
Wenn man in Betracht zieht, dass die Geschwüre in der Regel nur in
solchen Bronchien auftreten, durch welche Kaverneninhalt bei Aus-
gehustetwerden hindurchgeht, dass je näher der Kaverne, um so stärker
die Affektion ist, dass in den grösseren Bronchien häufig nur diejenige
Seite erkrankt ist, an welcher die von den Kavernen kommenden
Bronchien einmünden, so kann kaum ein Zweifel darüber bestehen,
dass die Bazillen, welche man hier, wie bei allen tuberkulösen
Prozessen findet, von den vorbeistreichenden Sputa in die Schleimhaut
gelangt sind.

Ebenfalls eine wichtige Rolle spielen die Erweiterungen der Bronchien (Bronchiektasien, Fig. 169). Sie kommen bald in grösserer
Ausdehnung und mehr gleichmässig (zylindrische Ektasien) oder ungleichmässig und auf kleinere Strecken beschränkt vor (sackartige
Ektasien). Sie sind entweder sekundäre, vikariierende, wenn aus irgend
einem Grunde benachbarte Bronchien oder die zu ihnen selbst gehörigen
Alveolen undurchgängig sind (hierher gehören auch die in fötalatelek-
tatischen Lungenabschnitten sich ent-
wickelnden sog. atelektatischen Bronchiektasien), oder wenn schrumpfendes, peribronchiales und interstitielles,
fibröses Gewebe einen exzentrischen
Zug auf ihre Wand ausübt, oder sie
sind unabhängig von dem übrigen
Parenchym aus einer chronischen
Bronchitis hervorgegangen, durch
welche das Bronchialgewebe nach-
giebiger gegen den Luftdruck gemacht
wird, oder endlich sind sie die Folge
einer umschriebenen Verengerung eines
Bronchus (Narbe, Druck von Geschwülsten der Umgebung u. a), welche
peripherisch Sekret- bzw. Exsudatanhäufung sowie auch, wenn noch kein

Fig. 169.

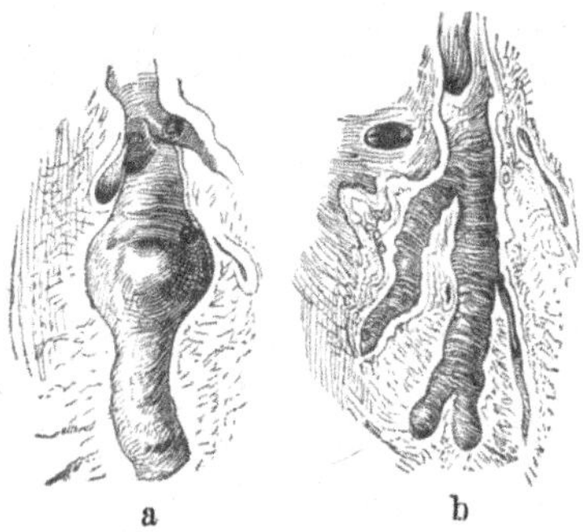

a   b
Bronchiektasien. ¹/₂ nat. Gr.
a sackige, b zylindrische (mit stark vorspringenden Querfalten der Schleimhaut versehene)
aus derselben Lunge.

völliger Verschluss vorhanden war, eine Luftretention (durch Exspirations-
störung) bewirkt. Die Bronchiektasien sind ganz mit Schleimhaut ausgekleidet, welche einen zusammenhängenden Besatz von Epithelzellen
(Flimmerzellen, aber zuweilen auch Plattenepithelzellen) trägt. Besonders die sackigen sind zu Stagnationen, fauligen Zersetzungen und
daran sich anschliessenden fauligen Entzündungen (Bronchitis
putrida), desgleichen zu Retention und Eindickung bzw. Verkäsung
des Sekrets bei Entzündung disponiert, andererseits sitzen auch hier
gern jene oben beschriebenen tuberkulösen Geschwüre, durch welche
sehr bald die Bronchiektasien in ulzeröse Höhlen umgewandelt werden.
In solchen Fällen kann die Tuberkulose hier primär sein.

Selbständige Geschwülste der Bronchien sind sehr selten; zuweilen gehen kleine Ekchondrosen von den Knorpelringen aus; auch
primäre Karzinome kommen vor; bei reichlicher Metastasenbildung
in der Lunge finden sich öfter auch Knötchen in der Bronchial-
schleimhaut.

γ) Die Veränderungen der Lungengefässe.

Den letzten wichtigen Bestandteil des Lungenparenchyms, welcher
untersucht werden muss, bilden die Gefässe. Es ist schon zahlreicher
Veränderungen derselben gedacht worden, so der Ektasie der Kapillaren
infolge von Stauung bei Klappenfehlern des linken Herzens als Grundlage der braunen Induration, bei welcher auch die grösseren Zweige und

selbst der Stamm der Lungenarterie deutlich erweitert zu sein pflegen. Von ganz besonderer allgemein-pathologischer Bedeutung ist das Auftreten von weissgelben, mehr oder weniger erhabenen Flecken in der Intima, welche das Gegenstück der arteriosklerotischen Veränderungen der Aorta und ihrer grösseren Aeste darstellen. Die Druckerhöhung in den Arterien bei der Stauung im kleinen Kreislauf spielt bei der Entstehung dieser Veränderungen zweifellos eine wesentliche Rolle. Mikroskopisch stehen degenerative Veränderungen (Lipoidbildung, Nekrose, auch Verkalkung) im Vordergrunde, es fehlen aber nicht zellige Infiltrationen der Intima. Seltener sind schwerere, deformierende Veränderungen und Geschwürsbildung, sehr selten selbständige, von Stauung unabhängige Veränderungen der Intima und Media, welche den syphilitischen Erkrankungen der Aorta in jeder Beziehung entsprechen und arteriitische Verdickungen kleiner Pulmonalarterien kommen als Teilerscheinungen allgemeiner produktiver Endarteriitis im grossen und kleinen Kreislauf vor und sind ebenfalls syphilisverdächtig. Durch grosse septische Emboli kann eine septische Arteriitis der Stämme und Hauptäste der Pulmonalis erzeugt werden. Gedacht wurde schon der kleinen Emboli als Ursache embolischer Infarkte und metastatischer Abszesse; ferner der Fettembolien, der Aneurysmen, welche sich manchmal in Kavernen bilden und durch Ruptur den Verblutungstod herbeiführen können, der Endarteriitis der kleinen Arterien in der Nachbarschaft chronisch entzündlicher Herde, durch welche eine vollkommener Verschluss ihres Lumens bewirkt werden kann, so endlich des Vorkommens von miliaren Tuberkeln und grösseren tuberkulösen Entzündungsherden in der Intima von Lungenvenen, seltener von Lungenarterien. Es wäre daher jetzt nur noch einiges Allgemeine über die nicht zur Infarkt- oder Abszessbildung Veranlassung gebenden Embolien, besonders der grösseren Aeste zu erwähnen. Nicht alles, was man von Pfropfmasse findet, darf ohne weiteres als verschleppt angesehen werden, denn auch Emboli können durch sekundäre Thrombose noch wachsen. Der Unterschied in dem Aussehen kann zur Unterscheidung einen Fingerzeig geben. Es muss aber ein solches sekundäres Wachstum nicht eintreten, denn man findet Emboli, welche die Gefässlichtung nicht ganz verlegen, insbesondere reitende Emboli, also solche, welche auf der vorspringenden Kante an der Teilungsstelle sitzen und nur eine Strecke weit in die Höhlung der beiden Aeste hineinreichen, und gerade solche können dann, ohne grosse Störungen herbeizuführen, die bekannten Umwandlungen durchmachen; sie entfärben sich von aussen nach innen zu immer mehr, werden dabei trockner, fester und kleiner und beginnen der Wandung anzuhaften, indem von dieser gefässhaltiges Granulationsgewebe hervorsprosst, welches schliesslich gänzlich an die Stelle des Gerinnsels tritt (Organisation) und sich in eine oft nur dünne, sehr fest sitzende, derbe bindegewebige Masse verwandelt, welche durch Pigment, den einzigen Rest des Embolus, eine rotgelbe oder ockergelbe Farbe besitzen kann. Verstopft der Embolus das Lumen der grössten Aeste ganz, was auch bei dünnen Pfröpfchen möglich ist, wenn sie nur lang genug sind und sich zusammenschlingen, so wird in der Regel das Leben nicht lange bestehen können, ja es kann plötzlich erlöschen; ist der Ast kleiner, so folgt oft gar keine Störung; die zuerst vorhandene völlige Verschliessung kann durch die Organisation des Embolus wieder teilweise aufgehoben werden. Es kann aber auch, wie früher geschildert, ein hämorrhagischer Infarkt, Gangrän usw. die Folge sein. Da die Emboli an dem Orte ihrer Entstehung schon verschiedene Veränderungen (Entfärbung) erlitten haben können, ehe sie in die Lunge kamen, so können sie natürlich hier von vornherein schon, ehe sie anhaften, mehr oder weniger entfärbt sein. Grade ein solcher Befund beweist, dass man es mit einem Embolus und nicht mit einem Thrombus zu tun hat, welcher der Wand bereits fest anhaften würde.

Was die wichtige Frage nach dem Orte ihrer Bildung betrifft, so muss man zuerst immer das rechte Herz berücksichtigen und hier gegebenenfalles noch einmal genau das Herzohr und die Rezessus zwischen den Trabekeln durchsuchen. Ist hier die Ursache nicht zu finden, so muss man weiter nach den Venen zurückgehen und da sind es denn ausser den Venen der unteren Extremitäten, vorzugsweise diejenigen des kleinen Beckens, die periprostatischen und periuterinen, sowie perivaginalen Venengeflechte, von denen aus Emboli in die Lungen gelangen können. In frischen Fällen wird eine Uebereinstimmung in der Beschaffenheit (Farbe, Gestalt, Konsistenz) der Emboli in der Lunge und der Thromben an dem Orte der vermuteten Entstehung jener die Annahme ihres Zusammenhanges stützen; bei grossen Thromben kann selbst die Gestaltung der Risstelle für die Bestimmung der Herkunft von Wichtigkeit sein. Dass eine regelmässige Beziehung zwischen Sitz der Thromben und Sitz der Embolien in den Lungen nicht besteht, ist bei Blut schon erwähnt worden.

Ausser den von Thromben stammenden Embolis können auch noch andere Dinge, z. B. Geschwulststückchen (in kleineren Gefässen), Echinokokkenblasen (in den Hauptästen) Verstopfungen bedingen. Letztere sind meist tödlich, aus ersteren können sekundäre Geschwülste hervorgehen.

δ) Die Veränderungen der bronchialen Lymphknoten.

Die bronchialen Lymphknoten sind vielen pathologischen Veränderungen unterworfen, bald primären, bald sekundären, zu Lungenaffektionen sich hinzugesellenden. Eine der häufigsten, ja eine selten fehlende ist die schwarze Färbung durch Kohlenstäubchen (Anthrakose), welche bald nur partiell, bald total, manchmal so stark ist, dass der an den Schnittflächen ausgedrückte Saft wie Tinte aussieht. Im grossen und ganzen steht die Pigmentierung dieser Knoten in Uebereinstimmung mit derjenigen des Lungenparenchyms, ist aber in der Regel verhältnismässig stärker. Mikroskopisch zeigt sich die Kohle in Form feinster Stäubchen hauptsächlich in Zellen des lymphatischen Gewebes abgelagert (Fig. 170). Stark anthrakotische Bronchialknoten sind meistens sehr derb, mit Bronchien und Gefässen sehr fest verbunden, in deren Wand nicht selten an entsprechender Stelle ebenfalls schwarze Färbung sich zeigt. Das sind die Stellen, wo ein Eintritt von Kohlenstaub ins Blut erfolgen kann. Die indurierten anthrakotischen Lymphknoten zeigen mikroskopisch das gleiche Bild wie die schieferigen Indurationen der Lungen (S. 302). Auch andere Staubpartikel, sowie in der Lunge entstandenes Blutpigment, desgleichen rote Blutkörperchen selbst (aus Lungenhämorrhagien) können durch die Lymphgefässe den Knoten zugeführt werden.

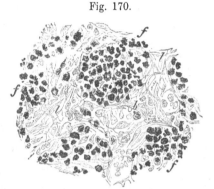

Fig. 170.

Schwarze Bronchialdrüse; Marksubstanz.   Mittelstarke Vergr.

Das Pigment wesentlich in den Marksträngen. Bei b eine körniges Blutpigment enthaltende Zelle in einem Lymphraum. f Markstränge. l Lymphräume.

Nächstdem beteiligen sich die Knoten an fast allen entzündlichen Vorgängen in der Lunge durch Schwellung und oft Rötung; die Schnittflächen sind feucht, das Gewebe ist sehr weich; bei phthisischen Zuständen in der Lunge von Kindern fehlen käsige Veränderungen in den Knoten selten, bei Erwachsenen ist dies meistens der Fall, während man hier oft genug kleinere oder grössere verkalkte Partien antrifft. Manchmal findet man neben schweren Lungenveränderungen frischere graue Tuberkel, allein oder mit einem Käseherdchen verbunden, so dass über die sekundäre Natur der Veränderungen kein Zweifel sein kann, es kommen jedoch auch sehr viele Fälle vor, besonders bei Kindern, wo offenbar die käsigen (früher sog. skrofulösen) Veränderungen in den Knoten älter sind als diejenigen in der Lunge, ja es können die letzten ganz fehlen. Die dann in den Knoten etwa gefundenen Bazillen resp. ihre Vorfahren müssen ohne Schaden anzurichten die Lunge passiert haben oder extrauterin von oberen Lymphdrüsen nach den tieferen gelangt sein, da für die Annahme einer kongenitalen Erkrankung alle Anhaltspunkte fehlen. Ihre Beziehungen zu den nicht von den Lungenspitzen ausgehenden Kinderphthisen wurden schon (S. 324) erwähnt.

Bei weitem am häufigsten an den Bronchialknoten finden sich dann auch jene schon bei der Lunge erwähnten, zu relativer Heilung führenden Inkrustationsprozesse an den käsigen Massen, die erst zur Bildung kreideartiger, dann steinharter Kalkmassen führen, welche schliesslich an die Stelle ganzer Knoten treten können und nur noch von der verdickten bindegewebigen Kapsel umgeben sind. Einfach fibröse Indurationen sind häufig, besonders im Anschluss an reichliche Staubablagerungen. Steinstaub scheint dabei wirksamer zu sein als Kohle, wohl weil diese unlöslich ist.

Sarkomatöse und karzinomatöse Veränderungen kommen ebenfalls vor. Jene sind in den meisten Fällen, diese immer sekundär.

Die bronchialen Lymphknoten gehören zu den Lieblingssitzen des malignen Lymphoms (Adenie).

9. Untersuchung des Rippenfells und der hinteren Abschnitte der Rippen.

Für gewöhnlich wird man wohl kaum Veranlassumg haben, die Kostalpleura genauer zu untersuchen; in einzelnen Fällen wird ihre Untersuchung mit derjenigen der Lunge verbunden, nämlich dann, wenn man sie zugleich mit den Lungen abgezogen hat. Dies muss, wie früher erwähnt wurde, geschehen, wenn ausgedehnte und feste Verwachsungen vorhanden sind; es geschieht mit Vorteil, wenn eine chronische fibrinöse oder eiterige Pleuritis besteht, weil man dann am besten die Ausdehnung des Pleurasackes, die Einwirkung der Exsudatanhäufung auf die Lunge usw. bemessen kann. Es ist dann in der Regel, um ein vollständig übersichtliches Präparat zu erzielen, auch nötig, die entsprechende Zwerchfellshälfte im Zusammenhang mit zu entfernen. Es geschieht dies am besten mit der Schere, weil man damit am leichtesten Verletzungen der anliegenden Bauchorgane vermeidet.

Die an der Rippenpleura vorkommenden Veränderungen sind im wesentlichen natürlich nicht von denjenigen der Lungenpleura verschieden, doch zeigen sie manche Eigentümlichkeiten, die mit Veränderungen ihrer Nachbarorgane zusammenhängen, ebenso wie die Lungenpleura durch ihre Beziehungen zur Lunge Besonderheiten darbot. Ich erinnere hier an die schon früher erwähnte Entwicklung von Krebsknötchen bei Carcinoma mammae, welche wenigstens in der Regel zuerst an dem Rippenfell auftritt, ferner an die Entzündungen, Verschwärungen und Perforationen bei Karies und Brüchen der Rippen, bei äusseren Verwundungen usw. Von Interesse ist oft die Verteilung der Tuberkel auf dem Rippenfell. Bei ausgebreiteter Entwicklung stehen sie an den Zwischenrippenräumen oft dichtgedrängt, über den Rippen nur spärlicher; auch finden sich dort in der Regel die zusammenhängenden käsigen Massen, welche in manchen Fällen von chronischer Tuberkulose gebildet werden. Hier finden sich ferner schon normal grössere Mengen von Fett in der subserösen Schicht, welche öfter durch Hyperplasie zu schmalen, langen, interkostalen Fettwülsten sich umwandeln. In alten pleuritischen Schwarten, besonders an der Kostalpleura können ansgedehnte Verkalkungen vorkommen, welche platte, höckerige, knochenharte Massen bilden, sog. Pleuraknochen, und als individuelle Eigentümlichkeit gibt es kleine, hirsekorn- bis erbsengrosse Lymphknötchen, welche selbst hängend mit einem dünnen Stiele an der Oberfläche befestigt sein können. Selten gehen primäre Geschwulstbildungen von der Kostalpleura aus, doch finden sich eigentümliche, mit einer ausgedehnten, meist unregelmässig knotigen Verdickung der Pleura verbundene Neubildungen, welche teils als von den Lymphgefässendothelien ausgehende Endotheliome, teils als echte von dem Pleuraepithel (Koelomepithel) ausgehende Karzinome aufgefasst wurden.

Mit der Untersuchung der Kostalpleura kann man sogleich diejenige der hinteren Rippenabschnitte verbinden, inbezug auf welche das früher von den vorderen Teilen der Rippen Gesagte gilt.

10. Untersuchung der Halsorgane.

a) Sektionsmethode.

Ueber die Untersuchung der Halsorgane geben die Vorschriften für die Gerichtsärzte (§ 19) folgende Anweisungen, die auch für nicht gerichtliche Fälle Geltung haben.

Die Untersuchung des Halses kann je nach der Eigentümlichkeit des Falles nach derjenigen der Brustorgane oder in Verbindung mit ihr vorgenommen werden. In der Regel empfiehlt es sich, die grossen Gefässe und Nervenstämme in ihrer natürlichen Lage zu untersuchen, was insbesondere bei Erhängten oder bei dem Verdacht des Erwürgungstodes geboten ist, um zu ermitteln, ob die inneren Häute der Halsschlagadern verletzt sind oder nicht. In diesen Fällen sind vorher etwaige Veränderungen an den vorderen Halsmuskeln festzustellen, auch ist dabei die Ablösung der Haut des Halses in besonders vorsichtiger Weise zu bewirken, damit eine Verwechselung zwischen den während des Lebens entstandenen Rissen in den Halsmuskeln und den bei der Sektion etwa bewirkten Verletzungen derselben ausgeschlossen werden kann. Wenn, wie bei Ertrunkenen, auf den Inhalt der Luftwege besonderer Wert zu legen ist, werden stets der Kehlkopf und die Luftröhre vor Herausnahme der Lungen in ihrer natürlichen Lage durch einen Schnitt von vornher eröffnet, welcher in die grösseren Luftröhrenäste fortzusetzen ist. Dabei ist zugleich ein vorsichtiger Druck auf die Lungen auszuüben, um zu sehen, ob und welche Flüssigkeiten usw. dabei in die Luftröhre aufsteigen. Für gewöhnlich, insbesondere in Fällen, wo Verletzungen des Kehlkopfs und der Luftröhre stattgefunden haben, oder wichtige Veränderungen ihres Gewebes vermutet werden, findet die Oeffnung der Luftwege erst nach ihrer Herausnahme von der hinteren Seite her statt.

Bei der Aufsuchung und Blosslegung der Gefässe und Nervenstämme machen die medianwärts liegenden Karotiden, die lateralwärts liegenden Jugularvenen und die zwischen beiden und etwas hinter den beiden liegenden Vagi keine Schwierigkeiten, wohl aber pflegt das bei dem Halssympathikus der Fall zu sein. Man findet ihn am besten, wenn man vorsichtig die mediale Seite der Karotis fasst und das Gefäss mässig lateralwärts ziehend mit vorsichtigen Längsschnitten das darunter liegende lockere Gewebe durchtrennt. Hat man erst einmal den Stamm gefunden, so braucht man diesem nur nach dem Schädel hin zu folgen, um auch das in der Höhe des 2. und 3. Halswirbels auf den tiefen Halsmuskeln hinter der Carotis interna und dem Nervus vagus liegende obere Halsganglion zu finden, welches man mit herausschneidet. Da durch Druck von Geschwülsten, Aneurysmen usw. auf die Kehlkopfäste des Vagus häufig wichtige Störungen am Kehlkopfe (Lähmungen verschiedener Muskeln mit Verfettung derselben) hervorgerufen werden, so kann es von Interesse sein, die genannten Aeste in ihrem Verlaufe zu verfolgen. Es mag daher daran erinnert werden, dass der N. laryngeus superior an der Innenseite der Carotis interna von oben her zum Kehlkopfe gelangt und mit seinem inneren Aste in Begleitung der Art. laryngea die Membrana hyothyreoidea durchbohrt, während der andere sich in äusseren Muskeln verästelt. Der N. laryngeus inferior s. recurrens ist links länger als rechts, umschlingt rechts die Art. subclavia dextra, links den Aortenbogen und verläuft beiderseits zwischen Trachea und Oesophagus nach oben, um die inneren Kehlkopfmuskeln zu versorgen.

Wo Verletzungen des Kehlkopfes oder der Luftröhre stattgefunden haben oder wichtige Veränderungen derselben vermutet werden, da ist jedesmal die Oeffnung der Luftwege erst nach ihrer Herausnahme vorzunehmen, die im Zusammenhang mit den übrigen Organen auf folgende Weise geschieht. Wenn man nicht die auf Seite 153 angegebene Methode benutzen will, löst man, um ein möglichst breites Arbeitsfeld zu erhalten, die Haut über dem Schlüsselbein bis zum Schultergelenk und entsprechend weit an der Thorax- und Halsseite ab, worauf man sie so weit zur Seite legen kann, dass man leicht an den Kieferwinkel gelangen kann. Hier sticht man das Knorpelmesser immer dicht am Knochen bleibend, bis in die Mundhöhle hinein und schneidet dann in sägenden Zügen, immer genau dem Knochen folgend, nach dem Kinn und von da bis an den anderen Kieferwinkel. Besonders in der Nähe des Kinnes muss der Messergriff stark gesenkt werden, weil die Spitze sonst leicht in die Zungenmuskulatur gerät, statt den Genioglossus zu durchschneiden. Ist die Zunge von dem Unterkiefer allerseits abgetrennt, dann zieht man sie unter dem Kieferbogen mit der linken Hand oder mittelst einer starken Hakenpinzette hervor, sticht mit dem Messer an der Grenze von hartem und weichem Gaumen in diesen ein und löst ihn nach rechts und links mitsamt den Gaumenbögen und Tonsillen durch Bogenschnitte ab. Nachdem man darauf die hintere Pharynxwand möglichst weit oben durch einen quer über die Wirbelsäule geführten Schnitt durchtrennt hat, löst man unter einem kräftigen Zuge an der Zunge den Pharynx und Oesophagus von der Wirbelsäule und tiefen Halsmuskulatur los, indem man abwechselnd an beiden Seiten mit senkrecht auf die Wirbelsäule gerichteten Schnitten das lockere, retropharyngeale und oesophageale Gewebe durchtrennt. Am Eingange in die Brusthöhle müssen die Armgefässe durch einen besonderen von dem Sternalende der Clavicula nach aussen und hinten geführten Schnitt durchtrennt werden. Man kann nun entweder vor dem Bogen der Aorta den Oesophagus und die Bronchien durchschneiden, um die Aorta später im ganzen zu untersuchen, oder man löst diese mit dem Oesophagus zusammen bis zum Zwerchfell von der Wirbelsäule los und untersucht dann die auf diese Weise leicht zugänglichen Teile, ohne ihren Zusammenhang mit den zugehörigen Teilen in der Bauchhöhle zu stören. Diese Methode sollte man immer anwenden, wenn eine wichtigere Affektion des Oesophagus vermutet wird, wobei es oft (bei Vergiftungen, Krebs usw.) wünschenswert ist, nicht nur den Oesophagus selbst, sondern auch seine Verbindung mit dem Magen unverändert zu erhalten.

In allen Fällen, wo es sich um Feststellung besonderer Beziehungen zwischen Erkrankungen der tiefer liegenden Organe des Halses und der Brusthöhle zu den oberflächlicheren (besonders Lunge und Herz) handelt oder doch handeln könnte, ist es vorteilhaft, sämtliche Hals- und Brustorgane im Zusammenhange aus der Leiche zu entfernen und die weitere Zergliederung erst später vorzunehmen, nachdem die topographischen Verhältnisse nach allen Richtungen sichergestellt sind.

Die oberen Abschnitte des Rachens (Rachenmandel) und die hinteren Abschnitte der Nasenhöhle (Choanen) kann man bei hängendem Kopfe an der Leiche selbst betrachten und untersuchen; will man sie herausschneiden, so sticht man zwischen hartem und weichem Gaumen in frontaler Richtung in die Nasenhöhle ein bis zur Schädelbasis und trennt die hintersten Teile der Nasenhöhle (mit den Choanen) von der übrigen Nase ab. Durch vorsichtiges Abpräparieren der Weichteile von der Wirbelsäule und an der Seite, wo die knorpeligen Ohrtrompeten durchschnitten werden, kann auch das Rachengewölbe nebst der Rachenmandel im Zusammenhang mit den übrigen Teilen herausgenommen werden. Wegen der Untersuchung der Nase s. S. 155.

b) Untersuchung der einzelnen Teile.

1. Untersuchung der grossen Gefässe und Nerven des Halses.

a) Abgesehen von den schon erwähnten gerichtsärztlich wichtigen Zerreissungen der Intima der Karotiden und den Blutungen unter der Intima bei Erhenkten und Erdrosselten sind an den grossen Halsgefässen, besonders an den Karotiden wegen ihrer Beziehungen zu den Zirkulationsverhältnissen im Gehirne, die Verengerungen und Verschliessungen des Lumens am wichtigsten. Erstere werden durch chronisch entzündliche Prozesse, besonders verkalkte Wucherungen der Intima (ähnlich den an den Herzklappen vorkommenden), welche besonders gern in der Nähe der Teilungsstelle sitzen und die Quelle für Embolie in Gehirnarterien werden können, bewirkt, letztere durch grosse Emboli, in welchen man manchmal die bis dahin vergeblich gesuchte Ursache eines plötzlichen Todes finden wird. In dem Winkel zwischen den beiden Karotiden liegt die kleine Glandula carotica

(Glomus caroticum, Nodulus intercaroticus, Paraganglion intercaroticum), an der ein paar mal Geschwulstbildung beobachtet worden ist.

Von den Veränderungen an den Venen will ich nur an die Erweiterung bei manchen Herzfehlern, Aneurysmen des Aortenbogens usw., sowie an die in dem oberen Teile der Jugularis interna bei entzündlicher Thrombose des Sinus transversus (S. 147) vorkommende Thrombophlebitis erinnern, welche durch die vor dem unteren Bulbus des Gefässes liegenden Klappen in der Regel ganz scharf abgegrenzt wird.

b) Unter den grossen Nervenstämmen ist der Sympathikus von allgemeinerem Interesse, besonders seine drei Halsganglien, von denen das mittlere häufig fehlt. Zur Untersuchung wählt man in der Regel das grösste und leicht auffindbare Ganglion cervicale supremum.

Die meisten pathologischen Veränderungen, welche bisher hier gefunden wurden, bezogen sich auf solche, die von den Gefässen ausgingen: Hämorrhagien in verschiedenen mit Delirien verlaufenden Krankheiten, bei Hitzschlag; variköse Ektasie der Gefässe bei einseitiger Hyperhidrosis; ferner wurden beobachtet Verfettung Remakscher Nervenfasern bei hektischen Krankheiten und bei Pneumonien, die mit Delirien verliefen; stärkere Pigmentierung der Ganglienzellen bei allen kachektischen Krankheiten sowie im Alter.

Auch am Nervus vagus werden Hämorrhagien beobachtet bei hämorrhagischen Pocken, bei Hitzschlag (Köster); sekundäre Veränderungen, besonders atrophische, können durch Geschwülste usw. in der Nachbarschaft bewirkt werden, sowohl am Stamm, wie an den Aesten, insbesondere dem Rekurrens (mikroskopische Untersuchung wie beim Rückenmark).

2. Untersuchung der Mundhöhle und des Rachens.

Zur Untersuchung der Mundhöhle und des Rachens legt man die Halsorgane so vor sich, dass Rachen und Speiseröhre oben liegen, ersterer dem Obduzenten zugewandt, und schneidet nun den weichen Gaumen entweder an der Seite des Zäpfchens durch oder trennt ihn, was sich zur Erhaltung des Gaumens mehr empfiehlt, nach vorn von der linken Tonsille durch einen Schnitt, welcher durch die seitliche Rachenwand direkt in die Speiseröhre hineingeht, die man an ihrer linken (von dem Obduzenten aus rechten) Seite sogleich mit aufschneiden kann. Man erhält auf diese Weise eine bessere Uebersicht über die Schleimhaut des weichen Gaumens und ihr Verhältnis zu den beiden Mandeln. Diese selbst werden der Länge nach eingeschnitten.

Sehr wechselnd ist die Färbung der Rachen- und Gaumenschleimhaut; bald blassgrau, bald hellrot, bald dunkelblaurot (Zyanose bei Erstickungstod usw.). Mit den dunkelen Färbungen ist meistens auch eine geringere oder bedeutendere Schwellung der Schleimhaut verbunden, die jedoch auch ohne Rötung vorkommen kann, wobei dann die Schleimhaut oft eine etwas gelbliche Farbe zeigt (Oedem). Sowohl Rötung wie Schwellung sind nach dem Tode in der Regel bedeutend geringer, als sie während des Lebens waren; in der Regel zeigt sich an der Leiche eine scharfe Grenze zwischen roter Rachen- und blassgrauer Speiseröhrenschleimhaut.

Als Reste in der Regel von syphilitischen (doch auch von lupösen) Geschwüren findet man Stenosen sowohl des Isthmus faucium als auch des Cavum pharyngo-nasale durch die Schrumpfung ausgedehnter, in der Schleimhaut sitzender Narben, die sich gerade bei Syphilis durch ihr grosses Schrumpfungsvermögen auszeichnen (Fig. 174). Solche Narben von geringerer Ausdehnung und strahliger Form sitzen am häufigsten an der Oberfläche der Mandeln und beeinträchtigen auch deren Grösse mehr oder weniger.

Verwundungen der Zungenränder, den Zähnen entsprechend, kommen bei Krämpfen, besonders epileptischen, vor und können, wenn sie an der Leiche gefunden werden, wichtige Anhaltspunkte für die Beurteilung der dem Tode vorausgegangenen krankhaften Symptome gewähren.

Häufige und praktisch wichtige **Missbildungen** an den die Mundhöhle umgrenzenden Teilen sind die Spaltbildungen, welche an der Oberlippe (Hasenscharte, Cheiloschisis), dem Oberkiefer (Kieferspalte, Gnathoschisis) und harten Gaumen (Wolfsrachen, Palatoschisis) ein- oder doppelseitig, am Gaumensegel und Zäpfchen (Uvula bifida, häufig allein) in der Mitte vorkommen, entweder nur an einem Teil oder vereinigt (Cheilognathopalatoschisis). Bei doppelseitiger Hasenscharte und Kieferspalte kann der Zwischenkiefer fehlen oder rüsselförmig hervorragen. Wegen Feststellung des Sitzes der Kieferspalte (neben oder im Zwischenkiefer, der die Schneidezähne trägt) ist es wichtig, etwa vorhandene Zähne genau ihrer Art nach zu bestimmen; nach Warnekros fehlt bei diesen Spalten niemals je ein überzähliger Zahn, der als Ursache der Spaltbildung anzusehen sei.

Die wichtigsten Veränderungen der Rachen- und Mundhöhlenschleimhaut sind die **entzündlichen** in ihren verschiedenen Formen.

In den vorderen Abschnitten der Mundhöhle kommt eine mit vermehrter Epithelbildung einhergehende desquamative Stomatitis, besonders als Glossitis an der Zunge (Zungenbelag) vor. Durch ihren hämorrhagischen Charakter ist die schliesslich zu gangränösem Zerfall führende skorbutische Entzündung des Zahnfleisches (Gingivitis) ausgezeichnet, durch den schnellen Zerfall des Zahnfleisches zu einem grauen, aashaft riechenden Brei die Stomatitis ulcerosa. Als Stomatitis aphthosa wird eine besonders bei Kindern vorkommende Erkrankung bezeichnet, bei der sich gelblich-weisse erhabene Fleckchen bilden, die durch ein festes, unter dem Epithel sitzendes Exsudat bedingt sein sollen. Endlich spricht man von Stomatitis vesiculosa, wenn sich kleine Bläschen (Herpes) im Epithel (an Lippen, Zunge, Wange) bilden.

Die einfache katarrhalische Angina und Pharyngitis zeichnet sich durch die dunkle Rötung und Schwellung der Schleimhaut und dicken, zähen, schleimigen Belag derselben aus und ist sehr häufig mit beträchtlicher Schwellung der lymphatischen Gewebe verbunden. In höheren Graden der Entzündung findet man an Stelle des Schleims dicken graugelben Eiter. Bei der sog. chronischen Form der katarrhalischen Entzündung, die in Wirklichkeit eine produktive Entzündung ist, bieten die Schwellungen der Lymphknötchen die hervorstechendsten Veränderungen (Pharyngitis granulosa). Die Mandeln sind bei allen diesen Prozessen beteiligt durch starke Schwellung (Amygdalitis oder Angina nodularis, fälschlich auch follicularis genannt) und Ausfüllung ihrer Taschen mit einer weichen, gelblichen, eiterähnlichen Masse (follikuläre oder lakunäre Angina), die sich mikroskopisch aus abgestossenen Epithelien, Eiterkörperchen, Schleim, fettigem Detritus und Bakterien zusammengesetzt erweist. Bei der chronischen Entzündung sind sie von viel derberer Konsistenz, häufig ganz oder zum Teil schieferig gefärbt, in den Taschen finden sich stinkende, gelbgraue, oft auch mehr oder weniger verkalkte Pfröpfe (Amygdalolithen), welche nicht mit den gelegentlich vorkommenden, auf embryonaler Anlage beruhenden Knorpel- und Knochenbildungen am hinteren Rand der Mandeln verwechselt werden dürfen. In gleicher Weise wie die Mandeln nehmen auch die Lymphknötchen des Zungengrundes (Zungentonsille) sowie die Rachenmandel an der Entzündung durch Schwellung Anteil.

Eine besondere Art produktiver Angina und Pharyngitis ist dadurch ausgezeichnet, dass sich hauthornähnliche Wucherungen des Epithels in Knoten- oder Zottenform bilden, weshalb man von einer keratösen Entzündung sprechen kann (Ang. kerat. punctata). Sie soll durch besondere Bakterien, welche in sehr grosser Zahl gefunden wurden, hervorgerufen werden.

Unter den akuten Anginen sind zunächst die, akute Exantheme begleitenden zu nennen: Angina morbillosa (fleckige Röte), scarlatinosa (diffuse dunkle Röte), variolosa (mit pockenähnlichen Bildungen); finden sich Bläschen, so diagnostiziert man eine Angina herpetica. Bei Scharlach entstehen gern Geschwüre an den Mandeln, von welchen später noch berichtet werden wird; eine nicht auf die Mandeln beschränkte ulzeröse Angina (Ang. Plaut-Vincenti) wird durch fusiforme Bazillen in Symbiose mit Spirochäten erzeugt.

Eine sowohl ihrer Häufigkeit wie ihrer Bedeutung nach besonders wichtige Entzündungsform ist gekennzeichnet durch die Bildung einer grauen, mehr oder weniger derben Haut an der Oberfläche der Schleimhaut. Die Pseudomembran entsteht in der Regel aus einzelnen kleinen grauen „Stippchen“, welche am häufigsten auf den Mandeln auftreten, sich flächenhaft ausbreiten und schliesslich zu grossen zusammenhängenden Häuten sich vereinigen, welche Rachen, Gaumen mit Mandeln, Zungengrund, Kehlkopfeingang, Kehlkopf, Luftröhre und selbst noch einen Teil der Bronchien überziehen können (Fig. 171).

Sie liegen bald der Oberfläche der Schleimhaut nur lose auf, so dass man sie leicht von der dann glatt, nur gerötet und geschwollen erscheinenden Schleimhaut abziehen kann, bald haften sie fester an und sind manchmal so innig mit dem Gewebe verbunden, dass, auch wenn man die über die Schleimhaut hervorragenden Schichten entfernt, doch immer noch eine schorfige graue Masse zurückbleibt, weil ein Teil des Schleimhautgewebes selbst in die Membranen aufgegangen ist. Es ist, um diese Verschiedenheit festzustellen, notwendig, senkrechte Schnitte durch Membran und Schleimhaut zu machen, — die graue Färbung lässt dann erkennen, ob und inwieweit in die Tiefe hinein das Gewebe verschorft ist.

Um die Zusammensetzung der Membran kennen zu lernen, macht man zunächst
Zupfpräparate, welche als Hauptbestandteil ein engmaschiges, aus starren glänzenden
Fäden und knorrigen hyalinen Balken bestehendes Netzwerk erkennen lassen, welches
aber stellenweise auch in die feinen verfilzten Fäden des gewöhnlichen Fibrins übergeht. Ausserdem zeigen sich in wechselnder Menge Leukozyten, seltener noch Epithelzellen, welche dann manchmal eigentümlich zackige Gestalt und glänzendes Aussehen besitzen.

Genauere Untersuchungen werden an gehärteten Präparaten vorgenommen,
welche besonders mit Pikrokarmin, van Giesons Färbung und Weigerts Fibrinfärbung sehr schöne Bilder geben. An ganz kleinen frischen Membranen kann es
gelingen, den ersten Anfang der Bildung in einer Aenderung des Epithels zu sehen
(Fig. 172). Die Epithelzellen verwandeln sich unter Mithilfe von Exsudat in eine

Fig. 171.

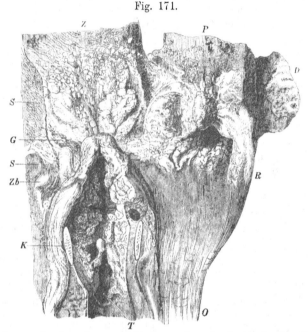

Fibrinöse Angina usw. Pseudomembranen auf dem Gaumen (besonders Zäpfchen) und den Mandeln an der
hinteren Rachenwand, am Zungengrund, dem Kehldeckel und der ganzen Kehlkopfschleimhaut. Z Zunge.
P Gaumen. D Durchschnitt der rechten Mandel, mit Membranbildung an der Oberfläche der Recessus und
punktförmigen Hämorrhagien in der Tiefe. R Rachen. O Oesophagus. T Tracheotomiewunde. K Durchschnitt des Ringknorpels. Zb Vorsprung des linken Zungenbeinhorns. G diphth. Geschwüre an der Basis
der Zunge. S die von der Abtrennung des Gaumens und Rachens herrührende Schnittfläche.

hyaline, allmählich immer deutlicher netzförmige, in Pikrokarmin sich gelb färbende
Masse: die Pseudomembran. Es ist allerdings wohl diese Beteiligung nicht notwendig, das Epithel kann auch auf andere Weise zerstört und entfernt werden, jedenfalls aber gilt als Regel, dass unter den ausgebildeten Membranen, deren Dicke
1—2 mm und mehr betragen kann, von Epithel nichts mehr zu sehen ist, und da,
wo noch ein Rest vorhanden sein sollte, ist der Rand einer primären Membran,
welche nur über das Epithel herüberhängt (Fig. 172, rechts). Vereinigen sich zwei
benachbarte Membranen, so kann an dieser Stelle auch wohl eine Zeitlang ein Rest
des Epithels sich erhalten (Fig. 173). Die Membranen zeigen auch an Schnitten die
hyalinen knorrigen Balkennetze, welche eine glänzend gelbe Färbung in Pikrokarmin,
eine gelbbraune bei van Gieson-Färbung annehmen, daneben gewöhnliche Fibrin-
fädchen, welche sich wie jene nach Weigerts Methode blau färben lassen, so dass

man von einer fibrinösen Pseudomembran sprechen darf. Leukozyten befinden sich in dem fibrinösen Maschenwerk in wechselnder Anzahl; in der Regel haben sie sich in den oberen Schichten der Pseudomembran reichlicher angehäuft.

Fig. 172.

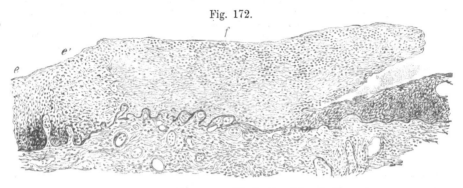

Frische fibrinöse Pharyngitis. Pikrokarmin. Schwache Vergr.

f fibrinöse Pseudomembran, aus dem Epithel hervorgegangen, links bei e normales Epithel, bei e' beginnende Degeneration desselben, rechts liegt die Membran eine Strecke weit über normal aussehendem Epithel, von dem sie sich etwas abgehoben hat, dazwischen eine körnige Masse (Schizomyceten?). Die tieferen Abschnitte der Pseudomembran, die scharf gegen die Schleimhaut sich absetzen, bestehen aus groben fibrinösen Netzen, zwischen denen wenige Kerne hervortreten, nach oben hin sieht man mehr Kerne und bei stärkerer Vergrösserung auch noch in ein feineres Fasernetz (Exsudat) eingeschlossene deutliche Epithelzellen mit Kernen; doch gehört die Mehrzahl der Kerne offenbar Wanderzellen an. In der Schleimhaut entzündliche Zellanhäufung.

Fig. 173.

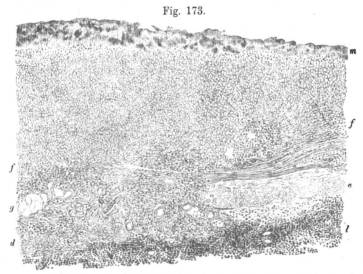

Tiefe fibrinöse Amygdalitis (Diphtherie der Tonsillen). Schwache Vergr.

l das lymphatische Tonsillargewebe. e ein Rest des Epithels, über dem die fibrinöse Pseudomembran (f) eine eigentümliche parallele Schichtung zeigt. Nach links ist ein Teil der Schleimhaut selbst (d) fibrinös degeneriert, die Gefässe in diesem Teil noch deutlich sichtbar. Bei g die Grenze zwischen dem nekrotischen Gewebe und dem Exsudat, in beiden an vielen Stellen Wanderzellen mit stark gefärbten Kernen. m Schicht von Bakterienhaufen (Saprophyten).

Unter der Membran folgt, wenn sie lose sass, die hyperämische und nicht selten von kleinen Blutungen durchsetzte Schleimhaut, in welcher eine starke entzündlich ödematöse Schwellung, eine zellige Infiltration und selbst ein feinfädiges

Fibringerinnsel zwischen den noch färbbaren Zellen vorhanden sein kann. Derselbe Befund kann auch an Stellen gemacht werden, wo die Membran fester haftete — es muss dann die Beteiligung des Epithels, die Anwesenheit von Papillen und der Mangel einer hyalinen Grenzhaut für das festere Haften verantwortlich gemacht werden, aber in anderen Fällen sieht man hyalin-fibrinoide Degenerationen in der Schleimhaut selbst, frühzeitig an den Gefässwandungen, die aufquellen, hyalin werden und in Pikrinsäure sich gelb färben, dann auch am Gewebe, bis schliesslich ein grösserer oder kleinerer Abschnitt der Schleimhaut in das gleiche hyaline Netzwerk umgewandelt ist, wie es in den oberflächlichen Membranen hervortritt (Fig. 173). Soweit diese Veränderung reicht, soweit reicht die makroskopische graue Färbung. Jene oberflächliche Membranbildung wird vielfach als croupöse, die letzte als diphtherische oder diphtheritische bezeichnet. Da Croup ein wesentlich klinischer Ausdruck ohne sichere anatomische Grundlage ist, so möchte ich ihn aus der Sprache der Anatomen ganz ausgeschlossen sehen, die Bezeichnung Diphtherie, von διφθέρα Fell, Haut, passt für beide, nur dem Grade nach verschiedene Vorgänge, da der Ausdruck aber auch für eine ätiologisch einheitliche Krankheit als Nomen morbi gebraucht wird (s. unten), und die Form diphtherisch als anatomische Bezeichnung Missverständnisse erzeugen kann, so ziehe ich es vor, von pseudomembranöser oder fibrinöser Angina, Pharyngitis usw. zu sprechen und die beiden Formen als oberflächliche und tiefe voneinander zu unterscheiden, was um so mehr berechtigt ist, als bei derselben Erkrankung nicht nur an verschiedenen Stellen, sondern an derselben Stelle dicht nebeneinander die oberflächliche und die tiefe Membranbildung gefunden wird. Jene trifft man häufig am Rachen und Gaumen, besonders an der hinteren Wand und am Zäpfchen, in den Sinus pyriformes, diese vorzugsweise an den Mandeln an, welche dabei oft sehr stark geschwollen und gerötet sind und nicht nur an der Oberfläche, sondern auch in ihren Taschen Membranbildung zeigen, wie Durchschnitte lehren. Sehr bemerkenswert ist jede, besonders an Präparaten mit Fibrinfärbung leicht feststellbare Tatsache, dass in den Tonsillen tiefe (fibrinöse) Veränderungen diskontinuierlich in den Lymphknötchen auftreten.

Uebrigens muss man bei Sektionen wohl berücksichtigen, dass während des Lebens Membranen entfernt werden können, so dass aus dem Leichenbefund nur mit Vorsicht ein Schluss auf den Verlauf des Prozesses gemacht werden kann. Wo oberflächliche Membranen entfernt wurden, kann sehr schnell durch Regeneration des Epithels eine Heilung eintreten, durch die Abstossung tiefer entsteht immer ein Geschwür. Sowie nach Entfernung der ersten unter Umständen wieder neue Membranen entstehen können, so kann auch der Geschwürsgrund wieder von neuem verschorfen (sog. diphtherisches Geschwür).

Die Aetiologie der fibrinösen Angina und Pharyngitis kann eine verschiedene sein, indem sowohl thermische (heisse Getränke), wie chemische Einwirkungen die gleiche Entzündung mit Membranbildung bewirken können. Die hauptsächlich in Betracht kommende Ursache ist aber eine infektiöse, das Gift jener vorzugsweise bei Kindern vorkommenden kontagiösen Infektionskrankheit, welche deutsch als Rachenbräune bezeichnet wird und für welche Bretonneau den durchaus unpassenden, weil falsch gebildeten Namen Diphtheritis eingeführt hat, den er selbst später mit dem besseren Diphtherie vertauscht hat.

Die Rachenbräune ist eine meistens im Rachen beginnende Lokalkrankheit, bei der aber durch resorbierte chemische Substanzen (Toxine) Allgemeinstörungen und Veränderungen anderer Organe (Nephritis, Muskellähmungen, besonders auch an der, dann erweiterten, linken Herzkammer usw.) bewirkt werden können. Wenn sie auch an den Schleimhäuten vorzugsweise fibrinöse Entzündungen erzeugt, so ist dies doch nicht notwendig, sondern sie kann auch als einfache katarrhalische Angina ohne Membranbildung verlaufen· Da also einerseits eine häutige Schleimhauterkrankung durch verschiedene Einwirkungen erzeugt werden kann, anderseits die Rachenbräune nicht notwendig eine Pseudomembran, Diphthera erzeugen muss, so ist der Ausdruck Diphtherie als Nomen morbi durchaus unpassend und ungeeignet, allein wer vermag gegen den Strom zu schwimmen?

An der Oberfläche der Membranen finden sich stets grosse Ballen von Organismen, Kokken und Bazillen, welche aber grösstenteils nur saprophytisch hier wachsen. Der spezifische Diphtheriebazillus nistet mehr in der Tiefe der Membranen, wo er mit alkalischem Methylenblau und nach der Weigertschen Fibrinfärbemethode, aber nicht nach Gram gut gefärbt werden kann. Der Bazillus hat etwa die gleiche Länge, aber die mehrfache Dicke des Tuberkelbazillus, ist an den Enden abgerundet und auch in den Membranen (häufiger in künstlichen Kulturen) nicht selten kolbig verdickt. In die Schleimhaut dringen die Bazillen für gewöhnlich nicht ein, man kann sie aber, wie an Lebenden auch an Leichen auf der Oberfläche der Rachen- und Gaumenschleimhaut öfter finden, auch wenn keine Pseudomembranen und selbst überhaupt keine nennenswerten Veränderungen vorhanden sind (Bazillenträger).

Auch bei anderen Infektionskrankheiten, insbesondere akuten Exanthemen, kommt eine pseudomembranöse Erkrankung am Rachen und Gaumen vor, die entweder durch den Diphtheriebazillus erzeugt ist und dann nicht von der genuinen Form abweicht, oder durch andere Bakterien hervorgerufen wird. Das letzte ist besonders oft beim Scharlach der Fall, wo durch einen den pyogenen Kokken gleichenden Organismus (Streptokokken) eine Angina erzeugt wird, welche wenig Neigung hat, auf den Kehlkopf überzugehen und bei der die Exsudation zurücktritt gegenüber einer tiefgreifenden Nekrose des Gewebes, welches von grossen Kokkenschwärmen durchsetzt ist. Dadurch tritt bei der Scharlachangina sehr leicht eine ausgedehnte, in die Tiefe dringende Verschwärung besonders an den Mandeln ein.

Diese Kokken sind nicht die Scharlachorganismen, sondern es handelt sich um eine Mischinfektion, wie eine solche auch bei anderen pseudomembranösen Anginen, insbesondere auch bei der Bretonneauschen Diphtherie durch Staphylokokkus oder häufiger noch durch Streptococcus pyogenes bedingt werden kann. Diese können ins Blut eindringen und an entfernten Organen, besonders in den Nieren, schwere Entzündungen bewirken. Auch der vorkommende gangränöse Zerfall der diphtherisch erkrankten Mandeln, Gaumenbögen usw. ist Folge einer Mitwirkung anderer Organismen. Gerade dabei tritt oft ein hämorrhagischer Charakter der Entzündung besonders stark hervor, der sich nicht nur in Blutungen in das Gewebe, sondern auch in blutigen Beimischungen zu den Pseudomembranen, die dabei schmutzig bräunlich und graugrünlich aussehen, äussert.

Die gerade bei den gangränösen Diphtherien sich einstellende, aber auch selbständig vorkommende Entzündung der tiefsten Schichten der Schleimhaut, der Submukosa und des benachbarten Bindegewebes, wird wegen ihrer Uebereinstimmung mit den erysipelatösen und phlegmonösen Entzündungen der äusseren Haut als erysipelatöse oder phlegmonöse bezeichnet (Angina und Pharyngitis erysipelatosa oder phlegmonoßa). Sie zeichnet sich vor allem durch die gewaltigen Schwellungen aus, welche die ergriffenen Teile erleiden, besonders die Mandeln, welche Taubeneigrösse und selbst mehr erreichen können. Auf Durchschnitten sieht man in den Anfangsstadien der Erkrankung nur eine trübe, etwas graugelbe Flüssigkeit die Maschenräume der Gewebe erfüllen, in der man unter dem Mikroskope schon eine grosse Zahl von Eiterkörperchen erkennt. In späteren Stadien wird die Flüssigkeit immer mehr gelb, immer mehr trübe, kurzum immer mehr Eiter, der sich besonders in den Mandeln zu Abszessen sammeln und nach aussen entleeren kann. Wenn die Erkrankung ihren Hauptsitz an der hinteren Rachenwand hat, so kann sich ein sog. Retropharyngealabszess bilden. Diese Form der Entzündung ist meistens eine infektiöse, sie kommt besonders bei Milzbrand, Erysipel, Diphtherie usw. vor, doch gibt es auch eine selbständige Form (primäre phlegmonöse Angina, oft eine Pharyngolaryngitis), bei welcher Streptokokken wirksam sind, welche eine so ausgedehnte Nekrose des Gewebes bewirken können, dass die Schleimhaut schon makroskopisch eine trübe gelbgraue Färbung zeigt (Färbung der Schnitte mit Methylenblau oder nach Gram). Eine phlegmonöse Entzündung findet sich auch an der Zunge, sowie nicht selten am Zahnfleisch (Parulis) und von da übergreifend auf die Wange, ausgehend von kariösen Zähnen.

Von **infektiösen Granulomen** wird man die frischeren syphilitischen Affektionen, die Sklerosen, die Schleimpapeln(Plaques muqueuses), wie leicht verständlich, bei den Sektionen seltener antreffen; sie zeigen das typische Aussehen. In der Regel findet man nur die Ueberbleibsel von Geschwüren in Gestalt von Narben (Fig. 174), von denen vorher schon erwähnt wurde, dass sie zu verschiedenen Verunstaltungen der Teile, besonders Stenosen, führen. Wenn man den Zungengrund auffallend abgeglättet (Lingua glabra),

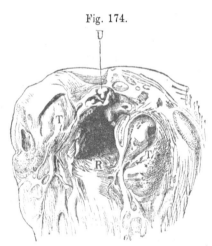

Fig. 174.

Syphilitische Narben am Gaumen, den Mandeln und dem Rachen. Nat. Gr.

R hintere Rachenwand.   T Tonsillen.   U Uvula
(ganz geschrumpft).

die Lymphknötchen verschwunden, die Schleimhaut verdickt und grauweiss gefärbt findet, so kann man, besonders wenn noch ähnliche narbige Veränderungen auch am Gaumen vorhanden sind, mit einiger Wahrscheinlichkeit auf früher bestandene Syphilis schliessen. Ausserdem kommen in der Muskulatur der Zunge auch noch grössere, gelbe Gummositäten bzw. daraus hervorgegangene Narben in seltenen Fällen vor. Als Ausgang syphilitischer Erkrankungen der Knochen des harten Gaumens sind die Perforationen desselben zu erwähnen, die bald ganz klein, bald für einen Finger durchgängig oder noch grösser sind und deren Vorhandensein, wenn Wolfsrachen (Fissura palati) ausgeschlossen werden kann, fast mit Sicherheit auf Syphilis zu beziehen ist. Die tuberkulösen Veränderungen des Rachens und der Mundhöhle (besonders in der Nähe der Mundwinkel) sind im allgemeinen seltener als die syphilitischen, doch kommen sowohl disseminierte graue Tuberkel als auch tuberkulöse Verschwärungen vor, die sich zwar häufig durch ihre unregelmässigen wie ausgefressenen Ränder und die in Grund und Rändern sitzenden, schon käsig gewordenen oder noch frischen grauen Knötchen als solche ausweisen, aber nicht selten auch gar nichts besonderes an sich haben, so dass sie erst durch den mikroskopischen Befund von Tuberkelbazillen in ihrer wahren Natur erkannt werden können. Gerade diese Geschwüre sind zuweilen mit hypertrophischen Vorgängen in der Umgebung vergesellschaftet, so dass ihre Ränder papilläre Wucherungen zeigen. Besondere Erwähnung verdient das gelegentliche Vorkommen von tuberkulösen Geschwüren und disseminierter Tuberkulose auf und in der Zunge (den Lymphgefässen folgend). Die Rachen- und Gaumentuberkulose ist mit wenigen Ausnahmen sekundär zur Kehlkopf- bzw. Lungenphthise hinzugekommen, nur in den Mandeln (des Gaumens wie des Rachens) kommt auch eine primäre Tuberkulose häufiger vor als man früher angenommen hat.

Die Lupusform der Tuberkulose sowie die Lepra kommen in ähnlicher Weise wie in der äusseren Haut auch an der Schleimhaut der Mundhöhle, des Gaumens usw. vor. Besonders der Lupus kann durch ausgedehnte Narbenbildung zu grossen Verunstaltungen der Teile führen. Leukämische und aleukämische maligne Lymphome der Mandeln und Zungenbalgdrüsen fehlen ebenfalls nicht.

Progressive Ernährungsstörungen in Gestalt von Hypertrophien kommen besonders an den Mandeln vor. Die Gaumenmandeln sind dabei stark vergrössert und durch weite Lakunen zerklüftet; die Rachenmandel zeigt mehr einzelne kolbige, hahnenkammförmige usw. Wucherungen (adenoide Vegetationen). Man findet in vergrösserten Mandeln in der Regel Keimzentren in zahlreichen Lymphknötchen. Eine Hypertrophie mit starker Verhornung des Epithels, zu der aber auch eine Hypertrophie des Papillarkörpers hinzukommt, kennzeichnet die Leukoplakia buccalis et linguae, bei welcher weissliche, glänzende Verdickungen an der Mund- und besonders Zungenschleimhaut auftreten, die durch Furchen oder Einrisse gefeldert zu sein pflegen. Aus dieser Hyperkeratosis, welche hauptsächlich bei syphilitischen und rauchenden Männern vorkommt, kann nach längerem Bestand ein Kankroid hervorgehen (Fig. 175).

Unter den Geschwülsten sind die häufigsten und wichtigsten die Krebse, wesentlich Hornkrebse, welche sehr häufig an Unterlippe und Zunge (hier gern ausgehend von Stellen, wo kariöse Zahnstummel die Zungenränder verletzten und reizten), seltener am Gaumen, der Wangenschleimhaut, den Mandeln, dem Rachen vorkommen. Nächstdem sind Fibrome und Sarkome zu nennen, welche einerseits als Rachenpolypen und Nasenrachenpolypen besonders von der Schädelbasis ausgehen, andererseits vom Kiefer aus ins Zahnfleisch wachsen (Epulis).

Die letzten Geschwülste enthalten häufig Riesenzellen und meist aus Blutungen hervorgegangenes Pigment. Sehr weiche und schnell wuchernde sog. Sarkome der Mandeln gehören wohl grösstenteils in das Gebiet der malignen Lymphome. Eine eigentümliche angeborene Geschwulstbildung findet sich an der Zunge und den Lippen in Gestalt einer beträchtlichen Vergrösserung (Makroglossie und Makrochcilie), welche vorzugsweise durch Neubildung und Erweiterung von Lymphgefässen (Lymphangiom) bewirkt wird. Umschriebene Lymphangiome sind ebenfalls am Mundboden, besonders in der Gegend der Speicheldrüsen verhältnismässig häufig. Echte mit Abnormitäten der Zahnsäckchen in Verbindung stehende Kystombildung (Adenokystom) kommt im Kiefer (bes. Unterkiefer) vor, die von den Ausführungsgängen der Mundspeicheldrüsen ausgehenden Cysten, von denen die aus der Blandin-Nuhnschen Zungendrüse hervorgehende als Ranula be-

Fig. 175.

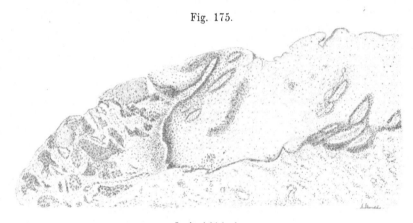

Leukoplakiekrebs.
Links Karzinom mit einer Perlkugel, rechts Leukoplakie mit vergrösserten Papillen und dickem verhorntem Epithel.

zeichnet wird, sind Retentionscysten. Aus Zahnbestandteilen zusammengesetzte Neubildungen an den Zähnen bezeichnet man als Odontome, als Adamantinome angeborene kleine aus Schmelz bestehende Verdickungen an der Schmelzgrenze, als Dentalosteome von dem Knochen der Zahnwurzeln ausgehende Knochengeschwülste. Ueber die Bedeutung der Hypophysis pharyngea und des Hypophysenganges für Geschwulstbildung s. S. 149.

Von **rückgängigen Ernährungsstörungen** ist die Noma (s. S. 76) zu nennen, welche wie an der Wangenschleimhaut so auch am Gaumen vorkommt. In untersten Teil des Rachens gibt es Druckbrandgeschwüre (Dekubitalgeschwüre), welche über dem Ringknorpel und an der entsprechenden Stelle der Rückwand bei körperlich heruntergekommenen Menschen, besonders bei Typhus auftreten können. Die häufigsten und folgenschwersten regressiven Veränderungen erfahren aber die Zähne in Form der sog. Zahnkaries. Man versteht darunter einen Zerstörungsprozess an den Zahnkronen, der mit einer durch Säuren der Mundhöhlenflüssigkeit bedingten Entkalkung und Erweichung beginnt und durch eindringende Mikroorganismen fortgesetzt wird. Durch die Zerstörung können sich tiefe Höhlen bilden, welche oft bis zur Pulpa vordringen. Es entstehen häufig von dem mit fauligem Inhalt angefüllten kariösen Höhlen aus sekundäre Entzündungen der Pulpa (Pulpitis), des Kieferperiosts (Periostitis alveolaris), des Zahnfleisches (Parulis). Es können sich an den Wurzeln der Zähne förmliche Eitersäckchen bilden, es kann Karies des Alveolarfortsatzes entstehen, es kann durch Perforation eines parulischen Abszesses eine Zahnfistel zustande kommen.

An den Zähnen entstehen auch am häufigsten **Fremdkörper** in Gestalt von grauen Konkrementen (Zahnstein), welche die Zähne förmlich untereinander vermauern können. Die Amygdalolithen wurden schon erwähnt.

Von grösseren **Parasiten** kommt der Soor vor, wegen dessen auf der Speiseröhre verwiesen wird. Der Leptothrix buccalis, welche lange Fäden bildet, kommt vielleicht eine Rolle bei der Bildung des Zahnsteins einerseits, der Zerstörung der Zähne bei Karies andererseits zu. Eine von der Spirochaete pallida verschiedene Spirochäte, die viel dicker ist, kommt in der Mundhöhle, insbesondere in kariösen Zahnhöhlen so regelmässig vor, dass man von Spirochaete dentium gesprochen hat.

3. Untersuchung der Speiseröhre.

Wenn die Speiseröhre noch nicht nach der vorher angegebenen Methode eröffnet worden ist, so schneidet man sie nun an ihrer linken (von dem Obduzenten aus be· trachtet der rechten) Seite mit einer Schere auf und schlägt sie dann auseinander.

a) Allgemeine Verhältnisse.

An der Speiseröhre kommen sowohl Vergrösserungen (Erweiterungen) wie Verkleinerungen (Verengerungen) vor. Die Erweiterungen sind totale oder partielle; erstere können infolge von Stenosierung der Kardia auftreten, kommen aber in seltenen Fällen auch spontan vor und sind dann meist spindelförmig; beide Mal sind sie mit einer Hypertrophie der Wand, besonders der Muskularis verbunden. Manchmal wird bei der Sektion eine Erweiterung durch die Lähmung der Muskulatur vorgetäuscht; der Mangel jeglicher Veränderungen und die Schlaffheit der Muskelhaut lässt Irrtümer vermeiden. Bei primärer Erweiterung versäume man nicht, sowohl die Muskulatur der Speiseröhre als auch die Vagi mikroskopisch auf degenerative Veränderungen zu untersuchen (Spasmus infolge Lähmung der kardiaerweiternden Vagusfasern?). Die partiellen Dilatationen finden sich oberhalb von Stenosen der Speiseröhre selbst, seien diese durch Geschwülste oder Narben bedingt, erreichen in der Regel aber keine beträchtlichere Grösse. Während die bis jetzt genannten Erweiterungen das Rohr in seinem ganzen Umfang betreffen, gibt es auch andere, welche Erweiterung kleinerer Teile darstellen, Divertikel, von welchen man

zwei Formen unterscheidet: Pulsionsdivertikel, welche vorzugsweise
an der Grenze von Rachen und Speiseröhre sitzen, eine sackförmige
Gestalt haben, gewöhnlich zwischen Speiseröhre und Wirbelsäule gelegen sind und eine beträchtliche Grösse erreichen können. Sie sind
zum Teil angeboren, können aber auch erworben werden durch partielle
Herabsetzung des Muskelwiderstandes. Die Traktionsdivertikel
sitzen meist an der vorderen Wand in der Nähe der Teilungsstelle der
Luftröhre, sind in der Regel nur klein, trichterförmig und durch den
Zug schrumpfender Lymphdrüsen usw. entstanden oder nach Ribbert
durch einen kongenitalen Bindegewebsstrang zwischen Trachea und
Oesophagus, welcher bei seinen Bewegungen durch den wenig nach-
giebigen, an der Trachea befestigten Strang ausgezerrt wird. Gelegent-

Fig. 176.

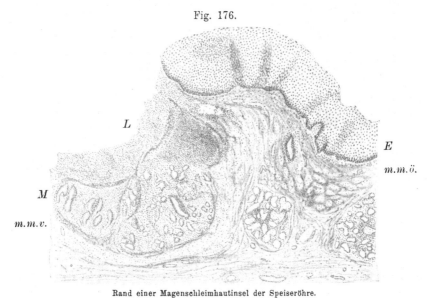

Rand einer Magenschleimhautinsel der Speiseröhre.
E Epithel der Speiseröhre. m.m.ö. Muscularis mucosae oesophagie. M Magenschleimhaut mit Lymphknötchen (L) und Muscularis mucosae (m.m.v.).

licher Befund von Zylinderzellen an Divertikeln wird als Stütze der
Theorie kongenitaler Anlage angeführt. Die nicht zu leugnende häufige
Beziehung zu geschrumpften, indurierten Lymphdrüsen soll eine sekundär
entstandene sein. An der Spitze des Trichters, in dessen Bereich die
Muskulatur durch die ausgestülpte Schleimhaut unterbrochen ist, kommen
nicht selten nekrotisch entzündliche Geschwüre vor, gelegentlich auch
tuberkulöse.

Die Verengerungen sind fast nur partiell und entweder wirkliche Stenosen (durch Narben oder Krebsgeschwülste), welche in der
Regel entweder dicht über der Kardia oder der Teilungsstelle der
Luftröhre oder dem Ringknorpel entsprechend sitzen, oder sind Verengerungen des Rohres ohne besondere Erkrankungen z. B. unterhalb
beträchtlicher Stenosen, oder sind durch Kompression von aussen oder

endlich durch Verstopfung seitens eines Fremdkörpers bedingt. Um den Sitz einer Stenose durch Maass zu bestimmen, misst man vom unteren Rande des Ringknorpels ab; um mit den ärztlichen im Leben genommenen Maassen einen Vergleich anstellen zu können, muss man die Entfernung Zahnreihe bis unterer Rand des Ringknorpels (im Mittel 13,7 mm) hinzurechnen. Angeborene Atresien sind selten.

Kontinuitätstrennungen können durch geschwürige (besonders krebsige) Vorgänge, aber auch durch Fremdkörper (einschliesslich der Schlundsonde) bewirkt werden mit Perforation in das paraösophageale Bindegewebe, in die Luftwege, die Lunge, die Pleurahöhle usw., in denen dann jauchige Entzündungen sich finden. Eine Erweichung durch Magensaft (im unteren Teil) kann gleichfalls eine Zerreissung vorbereiten, die dann etwa bei Erbrechen vollendet wird (Längsriss). Sehr selten sind angeborene Oesophageotrachealfisteln, die verhältnismässig am häufigsten unterhalb angeborener Atresien der Speiseröhre gefunden werden. Eine Perforation in die Speiseröhre kann besonders von Aortenaneurysmen (mit tödlichem Bluterbrechen) ausgehen.

Umschriebene Zerstörungen der Epitheldecke (Erosionen) können durch Magensonden bewirkt, aber auch durch Stellen von Magenschleimhaut ähnlicher Beschaffenheit (Magenschleimhautinseln) vorgetäuscht werden, welche nicht nur in den unteren, sondern gerade auch in den oberen, Verletzungen am ehesten ausgesetzten Abschnitten in Gestalt von meist ovalen, längs gestellten, rötlichen, scharf umgrenzten Flecken vorkommen (Fig. 176).

Die Farbe der Schleimhaut ist in der grössten Mehrzahl der Fälle eine blassgraue oder, wenn sie mit galligem Mageninhalt in Berührung war, graugelbe; selbst bei den stärksten Hyperämien des Rachens schliesst die Röte mit dem Anfange der Speiseröhre meist scharf ab. Eine mehr weissliche Farbe wird durch stärkere Epithelabsonderung erzeugt, eine braune, mit Erweichung verbundene ist im unteren Teile in der Regel nach dem Tode durch den Magensaft entstanden (braune Erweichung).

b) Die einzelnen Erkrankungen.

1. Von **Missbildungen** wurden schon die Atresien, die Oesophageotrachealfisteln, die auf angeborener Anlage beruhenden Divertikel, die Magenschleimhautinseln erwähnt. Während die letzten, häufigen Missbildungen, bei denen nicht nur Magenschleimhaut, sondern auch ihre Muscularis mucosae in die Speiseröhre eingelagert ist, hauptsächlich im oberen Abschnitt der Speiseröhre gefunden werden, kommen cystische Bildungen, die sehr selten sind, vorzugsweise am untersten Teile vor. Diese Cysten können Flimmerepithel tragen, aber auch von typischer Magenschleimhaut ausgekleidet sein, an der ich in einem Falle ein richtiges chronisches Magengeschwür gefunden habe.

2. Wichtige **Kreislaufstörungen** werden bei Leberzirrhosen beobachtet, welche im unteren, zum Wurzelgebiet der Pfortader gehörigen Abschnitt zur Bildung von Varizen führen können, durch deren Platzen schwere, selbst tödliche Blutungen erzeugt werden. Kleine variköse

Venenerweiterungen sind bei alten Leuten in allen Abschnitten der Röhre nicht selten; es können sich auch Steine in ihnen bilden.

3. **Entzündungen** der Speiseröhre (Oesophagitis) sind nicht von grosser Bedeutung; die einfachen sind mit stärkerer Anhäufung des Epithels verbunden. Pseudomembranöse Entzündungen sind selten, doch kommen sie zuweilen vor bei Rachendiphtherie im oberen Teil und sonst besonders bei Skarlatina und Variola (haemorrhagica). Sie könnten leicht mit Soor (s. gleich) verwechselt werden. Noch seltener ist die sog. Oesophagitis follicularis (an den Schleimfollikeln sitzend), während phlegmonöse Eiterungen, die sich sekundär von Verletzungen aus oder als demarkierende zu Verätzungen hinzugesellen, relativ häufiger sind. Der Eiter kann sich längs der Speiseröhre weithin verbreiten (Paraoesophagitis) und in die Pleurahöhle, die Luftwege usw. durchbrechen, intraparietale Abszesse können aber auch einen oder mehrere Durchbrüche in die Höhle der Speiseröhre selbst bewirken.

4. Selten sind in der Speiseröhre **infektiöse Granulationsgeschwülste**, doch sind solche syphilitischer und tuberkulöser Art beobachtet worden. Tuberkulöse Geschwüre entstehen von anliegenden käsigen Herden (Lymphknoten, Wirbelsäule) aus, welche perforierten,

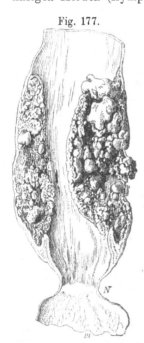

Fig. 177.

oder schliessen sich an Pharynxgeschwüre an, seltener muss man einedirekte Infektion (etwa durch verschluckte Sputa) oder eine hämatogene annehmen. Gerade an der Speiseröhre sind öfters Fälle beobachtet worden, bei denen sich die Tuberkulose auf einem durch andere Erkrankungen (z. B. Verätzung) disponierten Boden entwickelt hatte.

5. **Progressive Ernährungsstörungen**. Die Hypertrophie der Muskulatur oberhalb verengter Stellen wurde schon erwähnt, sie pflegt die Dilatation verhältnismässig zu überwiegen.

Eine Hypertrophie des Epithels wurde als Folge chronischen Katarrhs erwähnt. Es gibt aber auch anscheinend von Entzündung unabhängige, der Leukoplakie der Zunge (S. 345) ähnliche Veränderungen, die auch als Leukoplakie oder als multiple Warzen- oder Fibroepitheliombildungen bezeichnet worden sind. Vermöge ihrer starken Verhornung leisten sie den kadaverösen Veränderungen Widerstand und sind darum an sauer erweichten Speiseröhren besonders auffällig.

Krebs, narbige Striktur (N), Dilatation und Hypertrophie der Speiseröhre. m Magen. ¹/₃ nat. Gr. Spir.-Präp.

Von Geschwülsten kommen in der Speiseröhre sehr selten Lipome, Myome, Fibrome, Sarkome, Adenome, Dermoide, Cysten aus Schleimdrüsen-Ausführungsgängen usw. vor; wichtig sind allein die Karzinome (Fig. 177), welche in überwiegender Menge an drei Stellen sitzen, am oberen Ende hinter dem Kehlkopf, der

Teilungsstelle der Luftröhre entsprechend, über der Kardia, also an Stellen, wo eigentümliche mechanische Verhältnisse obwalten. Am häufigsten' finde ich Krebse im mittleren Drittel, am seltensten im Bereich des oberen Drittels. Die Krebsbildung geht meist von einer umschriebenen Stelle aus und pflegt nach oben oder unten sich rascher zu verbreiten als nach den Seiten, so dass häufig selbst neben den grösseren Geschwülsten noch Reste der Schleimhaut vorhanden sind. Ihrer Zusammensetzung nach sind die Geschwülste fast stets Kankroide (Hornkrebse, Fig. 178), die in der Regel bald ulzerieren und schliesslich zu Perforationen des Oesophagus in Trachea, Pleura, Perikardium usw. führen können. Selten sind schrumpfende Formen; die Störung der Nahrungsaufnahme ist wesentlich abhängig von der Starrheit und Unnachgiebigkeit

Fig. 178.

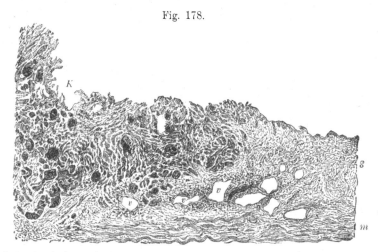

Speiseröhrenkrebs; senkrechter Durchschnitt von der in Fig. 177 abgebildeten Geschwulst. Ganz schwache Vergr.

s die normale Schleimhaut. m Muskelschicht. K der oberflächlich ulzerierte Krebs, dessen allmähliches Tieferdringen erkennbar. In der Schleimhaut in der Umgebung des Krebses zellige Infiltration, besonders in der Umgebung der Venen (v). Der Krebs ist ein Kankroid mit zahlreichen Schichtungskugeln, von welchen die grössten in der Zeichnung angedeutet sind.

der vom Krebs durchwachsenen Wand. Bei Krebsen an Stellen, wo glatte Ringmuskulatur und quergestreifte Längsmuskulatur vorhanden ist, konnte ich die interessante Beobachtung machen, dass der vordringende Krebs in der weicheren äusseren Schicht (quergestreifte Muskeln) weiter verbreitet war, als in der derberen, inneren, glatten Muskelschicht. Metastasen können völlig fehlen oder auf regionäre Lymphdrüsen beschränkt sein, Lebermetastasen wird man, der Venenverbindungen wegen hauptsächlich bei den unteren Krebsen erwarten dürfen. Verhältnismässig nicht selten sieht man in der Umgebung eines Oesophaguskrebses sowohl nach auf- wie nach abwärts sekundäre Krebsknötchen entwickelt. Sonst kommen sekundäre Krebse durch Uebergreifen vom Kehlkopf selten, vom Rachen im Anfangs- und vom Magen (am häufigsten) im Endteil vor.

6. Der kadaverösen, durch Einwirkung von Magensaft bedingten sauren Erweichung im unteren Speiseröhrenteil gleichende Veränderungen kommen auch als **rückgängige Ernährungsstörungen** während des Lebens oder doch in der Agone in seltenen Fällen zustande (Oesophagomalacie). Durch umschriebene verdauende Einwirkungen des Mageninhalts können ähnliche Verdauungsgeschwüre (Ulcera e digestione) wie im Magen entstehen. Diese sowohl wie die diffuse Malacie vermögen Perforation zu bewirken. Ob eine Perforation im Leben oder erst im Tode zustande gekommen ist, erkennt man hauptsächlich an dem Verhalten der Pleura und Lunge. Anätzung allein beweist nichts, aber Reaktionserscheinungen, Hyperämie, Blutungen oder gar Fibrinauflagerungen beweisen den Austritt von Inhaltsmassen während des Lebens, mindestens in der Agone.

Fig. 179.

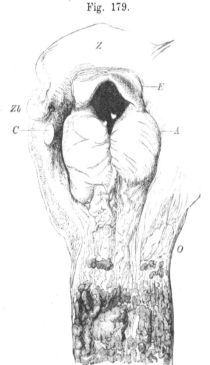

Soor der Speiseröhre und Kehlkopfödem. Nat. Gr. Z Zungengrund. Zb Vorsprung durch das Zungenbeinhorn bewirkt. C Durchschnitt durch das Horn der Cartilago thyreoidea. E Epiglottis. A stark ödematöse aryepiglottische Falten. O Oesophagus. in welchem nach unten hin starke Soorbildung vorhanden ist.

Durch Verschlucken ätzender Gifte (Schwefelsäure, Salzsäure, Karbolsäure, Laugen usw.) entstehen in der Speiseröhre oft nur geringfügige oberflächliche graue Trübungen, weil die Flüssigkeiten in der Regel schnell hindurchgehen. Am stärksten pflegen die Veränderungen dicht über der Kardia zu sein. Die Schleimhaut ist bei geringer Veränderung durch Säuren grau oder gelblich gefärbt, hart, gerunzelt, durch Alkalien bräunlich gefärbt und zunächst auch hart, später aber weich (von der kadaverösen braunen [sauren] Erweichung durch die Reaktion zu unterscheiden); in höheren Graden wird durch beide Stoffe die ganze Schleimhaut in eine braune oder schwarze Masse verwandelt. Ist der Tod nicht sofort eingetreten, so ist der verschorfte Teil oft durch eiterige Entzündung abgestossen worden (bei totaler Verätzung in Gestalt einer Röhre) und es haben sich Narben gebildet, die bald mehr bald weniger ausgedehnte und hochgradige Stenosen bewirken.

7. **Fremdkörper** verschiedener Art, besonders Knochenstücke, aber auch Nadeln, Geldstücke, Holzstückchen u. s. f. können beim Verschlucken in der Speiseröhre stecken bleiben und nicht nur Stenose, sondern auch Verletzungen, Entzündungen bewirken.

Von **parasitären Erkrankungen** ist noch der Soor zu erwähnen, dessen Kenntnis besonders auch deswegen von Wichtigkeit ist, weil er gelegentlich leicht mit pseudomembranösen Entzündungen verwechselt werden könnte. Der Soor, welcher auch im Mund und am Rachen vorkommt, ist besonders bei Kindern (Päppelkindern) und kachektischen Erwachsenen zu finden und erzeugt eine weiche, weissliche oder graue, an der Leiche manchmal durch Galle (Erbrechen!) gefärbte, leicht von der Oberfläche entfernbare Haut (Fig. 179), die sich makroskopisch oft nur durch ihre Weichheit von fibrinösen Pseudomembranen unterscheidet, mikroskopisch aber (an Zupfpräparaten) leicht ihre Zusammensetzung aus den oberflächlichen (verhornten) und mittleren Epithellagen der Schleimhaut und aus zahlreichen feinen, gegliederten Pilzfäden (Saccharomyces [Oidium] albicans, auch Monilia candida genannt), welche zahlreiche längliche Konidien (Soorhefe) abgeschnürt haben, erkennen lässt. Selten dringen die Pilze tiefer, selbst in die Schleimhaut und deren Gefässe ein (Gram-Färbung!), doch zeigt sich diese häufig entzündlich verändert (Hyperämie, leukozytäre Infiltration). In den von Soor durchsetzten Epithelmassen können kleine Pusteln entstehen.

4. Untersuchung des Kehlkopfes und der Luftröhre.

Man belässt zur Eröffnung dieser Teile die Halsorgane in derselben Lage wie bei der Eröffnung der Speiseröhre und schneidet, nachdem man vorher einen Blick in das Innere des Kehlkopfes geworfen hat, um den Stand der Stimmlippen zu untersuchen, mit einer Schere genau in der Mitte der hinteren (an der Luftröhre muskulösen) Wand auf, wobei man den linken Schnittrand des Oesophagus, um ihn zu schonen, mit dem Daumen der linken Hand kräftig nach der (vom Obduzenten aus) linken Seite herüberzieht. Nun legt man die Organe auf die zusammengelegten vier Finger beider Hände und zieht mit beiden Daumen an den Hörnern des Schildknorpels den Kehlkopf auseinander. Auf diese Weise kann man dessen Inneres vollkommen überschauen, ohne mit den Fingern seine Schleimhaut berührt zu haben. Sollten die Knorpel verknöchert sein, so bleibt nichts anderes übrig, als sie durch kräftiges Auseinanderbiegen zu zerbrechen.

a) Allgemeine Verhältnisse.

Von grösster Wichtigkeit besonders bei Kindern sind die Grössenveränderungen, welche die Schleimhaut sowohl der Stimmlippen selbst wie der Plicae aryepiglotticae (Fig. 179) durch ödematöse Schwellung erleidet (Oedema laryngis, Oe. circa glottidem). Man darf bei der Beurteilung dieses Zustandes niemals vergessen, dass an der Leiche ödematöse Schwellungen sehr viel geringfügiger erscheinen, als sie es im Leben waren, ja dass oft kaum eine Spur davon noch zu sehen ist, wo vorher eine lebensgefährliche Schwellung vorhanden war. Einigermassen kann man sich nach dem Spannungsgrade der Schleimhaut richten: ist diese nicht glatt, sondern in zahlreiche Runzeln gelegt, so kann man daraus schliessen, dass sie kurz vorher stärker ausgedehnt war und diese Ausdehnung kann nur durch Oedem bewirkt gewesen sein. Das Oedem ist fast immer entzündlicher Natur und bald sekundär bei Erkrankungen des Kehlkopfs und Rachens, bald primär, wenigstens in bezug auf den Kehlkopf, denn auch dann ist es meist sekundär, durch Fortleitung von erysipelatösen und phlegmonösen Prozessen im Gesicht, entstanden. Bemerkenswert ist das bei Ertrunkenen

und durch Aspiration von Speisen Erstickten vorkommende Oedem des
Kehldeckels.

In bezug auf die Gestalt der Teile ist neben unwesentlichen durch
Druck von aussen oder durch Verkalkung von Knorpelringen, durch
Narben usw. bewirkten Gestaltsveränderungen der Luftröhre (oft säbel-
scheidenartig) als besonders wichtig die sog. suffokatorische Stellung
des Kehldeckels hervorzuheben. Während dieser für gewöhnlich eine
ganz flache Wölbung zeigt, ist er bei allen suffokatorischen Todesarten
sehr stark, oft vollständig halbrinnenförmig gekrümmt.

Ebenfalls von grosser Wichtigkeit ist die Farbe bzw. der Blutgehalt der oberen Respirationsorgane besonders für den Gerichtsarzt,
dem die etwa vorhandene grüne oder grünbraune Färbung durch ihre
verschiedene Stärke Aufschluss über die Zeit des Todes gibt, den die
zyanotische Färbung auf den Tod durch Erstickung hinweist usw. Es
ist aber auch hier dasselbe, was eben von dem Oedem gesagt wurde,
zu beherzigen, nämlich dass die Färbung und Blutfüllung an der Leiche
durchaus nicht immer eine genaue Vorstellung von den im Leben be-
standenen Verhältnissen gewähren kann, so dass sehr häufig, besonders
bei Kindern, die geringfügigen bei der Obduktion gefundenen Veränderungen der Kehlkopfschleimhaut, besonders der Stimmlippen, durchaus
keine ausreichende Erklärung für die heftigen im Leben beobachteten
Erscheinungen gewähren.

b) Die einzelnen Erkrankungen.

1. Während am Rachen **Entzündungen** mit haftenden fibrinösen
Pseudomembranen und mit Nekrose der Schleimhaut häufiger sind
als solche mit locker aufliegenden Pseudomembranen, ist es bei
dem Kehlkopf und mehr noch bei der Luftröhre umgekehrt. Röhren-
förmige Ausgüsse des Kehlkopfinnern und der Luftröhre (Fig. 180) sind
häufig genug, noch häufiger die Auflagerung kleiner fibrinöser Membranen auf verschiedenen Stellen der Schleimhautoberfläche (oberflächliche pseudomembranöse Laryngotracheitis, sog. Croup). Die
Dicke der Membranen wechselt beträchtlich; an den dünneren sieht
man zuweilen schon mit blossem Auge, deutlicher bei Lupenvergrösserung, eine regelmässige Durchlöcherung, welche durch die Schleimdrüsen
bedingt wird, indem einer jeden Lücke der Ausführungsgang einer
solchen Drüse entspricht, deren hervorquellender Schleim die Bildung
einer Membran an dieser Stelle verhinderte. Mikroskopisch enthalten
diese Membranen neben oft reichlichen Exsudatzellen zwar vorzugsweise
feinfädige Fibrinnetze, aber es fehlen die dickeren, glänzenden hyalinen
Balken doch keineswegs ganz, so dass also keine wesentlichen Unterschiede zwischen ihnen und der Rachen- und Gaumenmembranen bestehen.

Die fibrinösen Membranen setzen sich oft weit bis in die Bronchien
hinein fort, ohne ihre Beschaffenheit zu ändern; in der Regel aber gehen
sie, indem sie immer weicher, immer weniger zusammenhängend werden,
allmählich in ein rein katarrhalisches schleimig-eiteriges Sekret über.

Wenn auch seltener, so kommen doch nicht ungewöhnlich auch
die tiefen fibrinösen Erkrankungen in Kehlkopf und Trachea vor.

Man wird nicht nur am Kehldeckel, sondern auch tiefer im Kehlkopf (bes. an den Bändern) und selbst in der Luftröhre, besonders in der Nähe von Tracheotomiewunden, zuweilen Membranen finden, welche nur mit grosser Gewalt sich entfernen lassen und unter denen die Schleimhaut in eine graue nekrotische Masse verwandelt erscheint. Auch an diesen Schleimhäuten fehlt unter der oberflächlichen Pseudomembran das Epithel, die Tiefenveränderungen kann man besonders gut an van Gieson-Präparaten erkennen, an welchen die rötlich gefärbte Grenzhaut scharf die Grenze der Propria bezeichnet und sich gut von den gelb gefärbten fibrinoiden Massen abhebt. Die fibrinöse Laryngitis und Tracheitis gesellt sich am häufigsten zu der gleichen Erkrankung der Rachengebilde hinzu und zwar bei der Rachen-

bräune (Diphtherie). Es kann dabei aber, an der Leiche wenigstens, die Verteilung der Membranen in den einzelnen Fällen eine ungemein wechselnde sein: neben solchen mit ununterbrochener Membranbildung von oben bis unten (vergl. Fig. 180), gibt es andere, welche nur unterbrochene Membranen zeigen, oder solche, bei welchen die Fauces usw. ganz frei sind und nur im Kehlkopf und der Luftröhre oder selbst nur in den letzten die Membranen sich finden. Gerade für Fälle der letzten Art hat man vielfach eine andere Aetiologie angenommen, doch ist die Existenz eines sog. genuinen infektiösen Croup bisher nicht nachgewiesen, sondern man wird auch in diesen Fällen eine Wirkung der Diphtheriebazillen zu sehen haben.

Fig. 180.

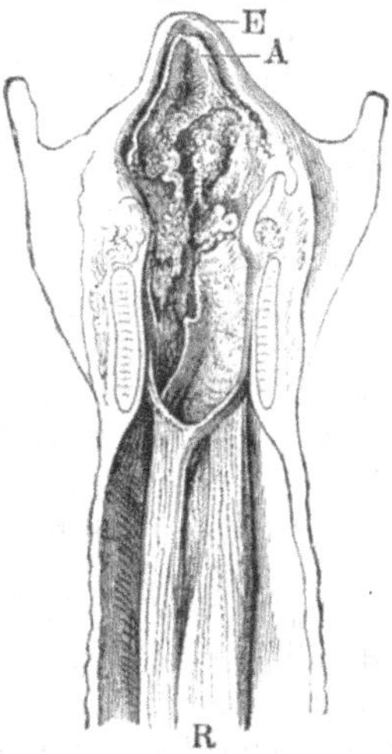

Pseudomembrauöse Laryngo-Tracheitis von einem Kinde. Nat. Gr.
E Epiglottis, welche an ihrer hinteren Seite ebenso wie die Kehlkopfschleimhaut mit einer unregelmässig gestalteten fibrinösen Auflagerung (A) bedeckt ist, die in der Luftröhre als Rohr (R) sich abgehoben hat.

Sehr häufig gesellen sich zu diesen fibrinösen Erkrankungen entzündliche Prozesse in der Lunge, welche meistens in deutlicher Weise ihre Entstehung in kollabierten Stellen erkennen lassen. Sie haben niemals den Charakter der lobären, fibrinösen, sog. croupösen Pneumonie, sondern sind stets Bronchopneumonien, welche meistens nicht durch den Diphtheriebazillus, sondern durch Kokken (Mischinfektion) erzeugt werden. Bei gangränösen Veränderungen der oberen Teile kann auch die Pneumonie einen gangränösen Charakter annehmen.

Auch bei anderen Infektionskrankheiten können fibrinöse Entzündungen in Kehlkopf und Luftröhre auftreten, besonders bei Variola kommen kleinere derartige (sog. diphtheritische) Herde in der Luftröhre (meist über den Knorpelringen) vor, die oft fälschlich für Pockenpusteln gehalten worden sind. Bei Typhus (s. auch unter 2. Infektiöse Granulome) treten im Kehlkopf an dem Kehldeckel, an den Stimmbändern und anderen Stellen Geschwüre auf, welche aus grauen Schorfen, welche die netzförmige hyalin-fibrinoide Degeneration des Gewebes zeigen, aber oft nur wenig Exsudat enthalten, hervorgegangen sind.

Als Erreger dieser, der pseudomembranösen Entzündung jedenfalls nahestehenden Veränderung sind wohl die in den Schorfen zu findenden pyogenen Kokken anzusehen; inwieweit etwa auch Typhusbazillen mitwirken, ist noch nicht genügend festgestellt.

Das Vorkommen einer meist vom Rachen fortgeleiteten phlegmonösen Entzündung am Kehlkopfeingang braucht nur erwähnt zu werden, da ihre Eigentümlichkeiten genau mit denjenigen derselben Erkrankung des Rachens (s. S. 344) übereinstimmen. Sie ist schon vorher als Ursache des Oedema laryngis erwähnt worden. Durch Entzündung der Knorpelhaut (Perichondritis laryngealis, trachealis) wird eine mehr oder weniger ausgedehnte Nekrose der Knorpel bewirkt, die erweichen und zum Teil oder ganz (Aryknorpel) ausgestossen werden können. Die Erkrankung kommt bei Typhus, hauptsächlich aber bei Tuberkulose vor.

Die oberflächlichen eiterigen, schleimig-eiterigen und schleimigen Entzündungen (Laryngotrachealkatarrhe) erkennt man an der mehr oder weniger starken Rötung der Schleimhaut und der ihr anhaftenden Abscheidung. Schon bei kräftigem Auseinanderbiegen der Luftröhre treten dabei manchmal kleine graue Sekrettröpfchen aus den Ausführungsgängen der Schleimdrüsen hervor, welche Tuberkeln nicht unähnlich sehen, aber sich wegwischen lassen.

Produktive chronische Entzündungen sind sehr häufig und geben je nach ihrem Grade und ihrer Dauer einen verschiedenen Befund. Ein den leichteren Graden zukommender Befund, ein solcher, der sich in der Regel auf ausgiebige Benutzung des Stimmorganes zurückführen lässt (Sänger, Ausrufer usw.) ist eine bläulichweisse Färbung und Verdickung der Stimmlippen, oft nur an ihrem hinteren Ansatz. Man kann leicht mit der Pinzette ein ziemlich derbes Häutchen entfernen, welches fast allein die Verdickung und bläulichweisse Färbung bewirkt, da unter demselben die Schleimhaut ganz unverändert erscheint. Die mikroskopische Untersuchung zeigt dasselbe lediglich aus stark verhornten Epithelzellen zusammengesetzt. Weiterhin aber verdickt sich auch die Schleimhaut selbst, nicht nur der Stimmlippen, sondern auch der Seitenwandung und nimmt eine weisslichgraue Farbe und derbere Beschaffenheit an (Pachydermia diffusa). Die Verdickung kann ungleichmässig papillär sein (Pachydermia verrucosa), doch gehört manches hierher gerechnete m. E. mehr den Geschwulstbildungen zu. Nach lange bestandenem Keuchhusten findet man zuweilen auch bei Kindern schon solche Veränderungen. Die Schleimdrüsen beteiligen sich an diesen sog. chronischen Katarrhen sehr lebhaft, sie vergrössern sich und es können endlich vollständig cystenartige Bildungen aus ihnen hervorgehen. Oefter findet im Verlauf solcher chronischen Katarrhe ein Ersatz von Zylinderepithel durch geschichtetes Plattenepithel statt, ausserdem kommt in der Luftröhre die Bildung von Knochenspangen vor (Tracheitis chron. ossificans), welche nicht alle mit den Knorpeln in Verbindung stehen, aber neben knorpeligen Auswüchsen der Trachealknorpel gefunden werden, durch welche die Oberfläche ein unregelmässiges höckeriges Aussehen erhält. Die Knorpelauswüchse sind im Gegensatze zu ihrem Mutterboden reich an elastischen

Fasern, zum Studium der Veränderung muss man deshalb von Elastika-Färbungen Gebrauch machen. Die Aetiologie und systematische Stellung der Erkrankung sind noch unklar (Missbildung?), man hat sie deshalb neuerdings als Tracheopathia chondro-osteoplastica bezeichnet.

2. Infektiöse Granulationswucherung nach Art der markigen Schwellung der Darmlymphknötchen ist bei Typhus (Fig. 181) im Kehlkopf selten, kommt aber besonders an der Hinterseite des Kehl-

Fig. 181.   Fig. 182.

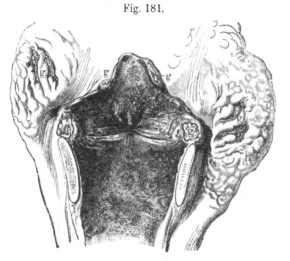

Typhusgeschwüre (g) des Rachens, Kehldeckels und Kehlkopfes. Starke Hyperämie und körnige Beschaffenheit der Kehldeckel- und Kehlkopfschleimhaut.

deckels vor neben allgemeiner Hyperämie (oft mit Hämorrhagien) und den vorher erwähnten Geschwüren und der Perichondritis. Spezifisch syphilitische Geschwüre sitzen am häufigsten an den Rändern des Kehldeckels, den sie in grosser Ausdehnung zerstören können, doch kommen sie auch weiter unten im Kehlkopf, seltener in der Luftröhre vor. Sie zeichnen sich durch ihren gelben speckigen Grund und ihre gewulsteten Ränder aus, an welchen öfters

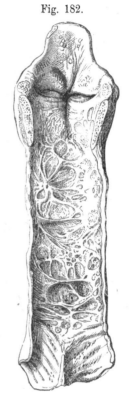

Syphilitische Narben am Kehlkopf und der Luftröhre, kleiner Defekt am linken Rande des Kehldeckels. Spir.-Präp. $^2/_3$ nat. Gr.

eine polypöse Wucherung der Schleimhaut sich zeigt. Es gehen aus ihnen vorspringende strahlige Narben hervor (Fig. 182).

Die tuberkulösen Geschwüre (Fig. 183) haben wie die typhösen ihren Lieblingssitz in der Nähe des hinteren Ansatzes der Stimmlippen, von wo aus sie gern weitere Veränderungen an den Knorpeln erzeugen, ferner am vorderen Winkel der Stimmlippen, sind aber nicht auf diese Stellen beschränkt, sondern kommen von der inneren Fläche des Kehldeckels an bis in die Luftröhre hinein an jeder beliebigen Stelle vor. Sie sind oft, besonders am Kehldeckel, so flach (Lentikulärgeschwüre) und, wie auch die Umgebung, so blass, dass man sie kaum sieht, andere Male haben sie das gewöhnliche Aussehen tuberkulöser Schleimhautgeschwüre, verdickte gelbliche Ränder von unregelmässig zackiger Gestalt, unregelmässigen, wie angefressenen Grund, in dem man wie in den Rändern graue oder gelbliche Knötchen sieht. Durch Zusammenfluss entstehen grössere Geschwüre, zwischen welchen oft nur kleine Schleimhautreste übrig bleiben, welche dann häufig stark hyperämisch, auch hämorrhagisch und zuweilen hyperplastisch vergrössert sind. Seltener sieht man bei der Sektion submiliare Tuberkel für sich allein in der Kehlkopfschleimhaut, häufiger schon sind sie neben Geschwüren zu sehen, gelegentlich treten sie als tuberkulöse Infiltration auf, wobei besonders die Kehldeckelschleimhaut, die aryepiglottischen Falten, Taschenbänder usw. eine mächtige derbe Anschwellung zeigen, ohne dass eine nennenswerte Geschwürsbildung vorhanden zu sein brauchte. In diesen Fällen liegen die Tuberkel subepithelial (Fig. 184) in Granulationsgewebe eingebettet und enthalten meist viele Riesenzellen. Bei den Geschwüren ist mikroskopisch die miliartuberkulöse Natur der Erkrankung in der Regel ebenfalls deutlich zu erkennen, doch gibt es auch

Fig. 183.

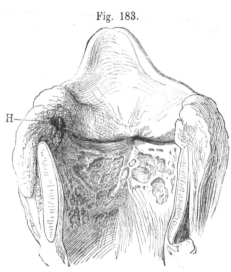

Flache tuberkulöse Geschwüre der Kehlkopfschleimhaut und linksseitige Perichondritis arytaenoidea. Nat. Gr.
In der Perforationsöffnung der perichondritischen Höhle (H) sieht man ein Stückchen nekrotischen Knorpel vorragen.

Fig. 184.

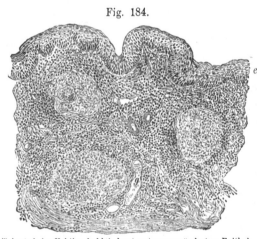

Tuberkel der Kehlkopfschleimhaut unter unverändertem Epithel: tuberkulöse Infiltration. Mittelstarke Vergr.
e Epithel. g Gefässe der stark zellig infiltrierten Schleimhaut, in der 3 Tuberkel sitzen, von welchen der links oben gelegene 2 Riesenzellen zeigt.

im Kehlkopf kleine oberflächliche Geschwürchen, welche histologisch gar nichts Tuberkulöses an sich tragen, sondern nur von ein wenig Granulationsgewebe gebildet werden, in dem aber die Tuberkelbazillen sich nachweisen lassen. Ob es daneben noch andere, etwa durch Retention von Sekret hinter geschwollenen Schleimhautfalten (regio interarytaenoidea!) entstandene septische Geschwürchen gibt, ist mir durchaus zweifelhaft, wenn es auch wohl möglich ist, dass jene Umstände begünstigend wirken können; zweifellos kommen durch Kokken erzeugte Geschwürchen an den Stimmlippen sowohl bei Erwachsenen als auch bei Kindern bei allgemeiner, besonders puerperaler Sepsis vor, es ist auch möglich, dass durch besonders reizende Sputa nekrotische und entzündliche Veränderungen ausgelöst werden. Die Kehlkopftuberkulose ist fast stets eine sekundäre, wahrscheinlich durch von der Lunge stammende bazillenhaltige Sputa erzeugte, doch habe ich selbst auch primäre Tuberkulose gesehen.

Zu den tuberkulösen Geschwüren, besonders der Stimmbänder, gesellt sich noch häufiger wie zu den typhösen eine eitrige Entzündung

Fig. 185.

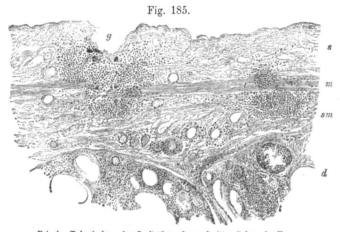

Frische Tuberkulose der Luftröhre, Querschnitt. Schwache Vergr.
s Schleimhaut. m Muscularis mucosae. sm Submucosa. d Drüsen. g kleinstes Geschwür, unter dem Tuberkel mit einzelnen kleinen Riesenzellen, weiterhin ein Tuberkel (t) an der Muscularis mucosae und in einer Schleimdrüse. In allen Schleimdrüsen starke interstitielle Zelleninfiltration.

des Perichondriums am Aryknorpel (Perichondritis arytaenoidea, Fig. 183). Durch den gebildeten Eiter wird das Periost vom Knorpel abgehoben, dieser dadurch seiner Ernährung ganz oder zum Teil beraubt und nekrotisch. In der Regel bricht der Abszess nach dem Kehlkopf durch und man findet dann hier eine kleinere oder grössere Oeffnung, durch welche man in eine Höhle gelangt, in deren Grunde der nekrotische Knorpel blossliegt. Bei längerer Dauer der Affektion löst sich dann der ganze Aryknorpel oder ein Teil desselben los, wird oft entfernt, und man findet dann an seiner Stelle nur eine etwa kirschkerngrosse Höhle. Es kann sich übrigens der Prozess mit allen Folgen zuweilen auch auf die anderen Kehlkopfknorpel erstrecken.

In der Luftröhre tritt in der Regel sehr frühzeitig schon eine Geschwürsbildung auf, so dass die ersten Geschwürchen sehr klein und oberflächlich zu sein pflegen (Fig. 185) und oft nur schwer erkennbar

sind. Später können sie zu lentikulären oder zu grossen zusammenhängenden Geschwüren sich umwandeln, an denen aber auch nur ausnahmsweise nennenswerte Käsemassen die Geschwürsoberfläche bilden.
Auch an tuberkulösen Geschwüren können sich fibrinöse Pseudomembranen bilden wie bei diphtherischen, wenn sie auch meistens
dünner sind. Zu tiefgreifenden Geschwüren kommt häufig eine
Perichondritis trachealis hinzu, welche zu meist partieller Nekrose
eines oder mehrerer Knorpelringe führt, die man dann als unbedeckte
weissliche, oft mehr oder weniger arrodierte Massen im Grunde der
Geschwüre liegen oder an ihren Rändern vorstehen sieht.

Wie im Kehlkopf, so kommen auch in der Luftröhre neben tuberkulösen Geschwüren oder auch ohne diese submiliare Tuberkel vor,

Fig. 186.   Fig. 187.

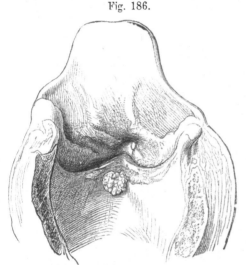

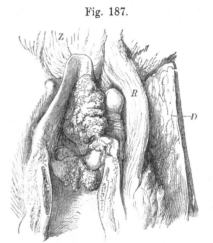

Papillärer Polyp des Kehlkopfs unterhalb der vorderen
Ansatzstelle der Stimmlippen, daneben beiderseits kleine
warzige Wucherungen, an den Taschenbändern und dem
Kehldeckel tuberkulöse Geschwüre, das tiefste rechts
oberhalb des Polypen. Nat. Gr.

Papillärer Krebs des Kehlkopfs, sowohl den
Kehldeckel als auch die eigentliche Kehlkopfschleimhaut betreffend. $\frac{1}{2}$ nat. Gr.

R Stück Rachenschleimhaut durch einen submukösen Geschwulstknoten teilweise kugelig
vorgewölbt. D Stück eines stark vergrösserten krebsigen Halslymphknotens. Z Zungengrund.

die hier in der Regel von äusserster Kleinheit und ganz grau durchscheinend gefunden werden, deren mögliche Verwechselung mit (weg-
wischbaren!) Sekretpfröpfchen der Schleimdrüsen schon erwähnt wurde.
Frischere Knötchenbildung wie Narben können durch die lupöse Form
der Tuberkulose bewirkt werden. Lepröse, rotzige Veränderungen
wurden gleichfalls gefunden, ebenso wie das Rhinosklerom, zu dem
die sog. Laryngitis hypoglottica hypertrophica zu gehören
scheint.

3. **Progressive Ernährungsstörungen.** Der Hypertrophien der
Schleimhaut in der Umgebung von Geschwüren wurde schon gedacht,
ebenso der Wucherungen der Schleimhaut wie des Epithels bei chronischen Entzündungen (Pachydermie). Den letzten stehen nahe Wuche-

rungen papillärer Art, welche über grosse Abschnitte der Schleimhaut sich erstrecken können und über sehr feinen, mehr oder weniger verzweigten Papillen dicke Lagen von Plattenepithel zeigen, auch an solchen Stellen, welche sonst Zylinderepithel tragen. Epithelioma papillare ist meines Erachtens die geeignetste Bezeichnung für diese Neubildungen, welche schon bei ganz kleinen Kindern, anscheinend auf embryonaler Anlage, wofür auch das Plattenepithel spricht, vorkommen. Sie stellen zunächst reine Oberflächenwucherungen dar. Doch muss man gegebenenfalls an Schnitten genau untersuchen, ob nicht irgendwo ein Tiefenwachstum der Epithelien stattgefunden hat; ich habe Krebse daraus hervorgehen sehen.

Am häufigsten kommen Polypen (Fig. 186) vor, welche meist auf den oder in der Nähe der Stimmlippen sich vorfinden, oft mehrfach gelappt sind und eine verschiedene Konsistenz vom Gallertigweichen bis Fibrösen besitzen, auch Cysten enthalten können. Nächstdem sind noch die gelegentlich zu beobachtenden Karzinome (Fig. 187) zu erwähnen, welche häufig papilläre Wucherungen bilden und wesentlich Plattenepithelkrebse (Kankroide) sind. Sekundär kann durch Uebergreifen von Pharynx- und Speiseröhrenkrebsen, sehr selten metastatisch Karzinombildung entstehen. Alle anderen Geschwülste, Sarkome, Fibrome, Angiome, Lymphome, sind seltene Befunde, ebenso das Eindringen von strumösen Wucherungen der Schilddrüse.

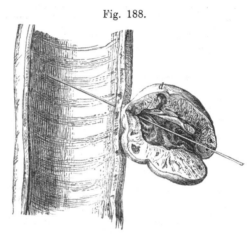

Fig. 188.

Adenom einer Schleimdrüse der Luftröhre, frisches Präp. Nat. Gr.

Starke zystische Erweiterung des Ausführungsganges, durch dessen Mündungsöffnung in der Luftröhre eine Sonde gesteckt ist. Auch in der adenomatösen Gewebsmasse sind noch weite Drüsengänge (z. B. bei d) vorhanden.

Noch seltener wie im Kehlkopf sind primäre und metastatische Krebse in der Luftröhre, auf welche aber Speiseröhrenkrebse häufig übergreifen. Die Luftröhre hat eine Besonderheit in erbsen- bis kirschgrossen, mit dünnem Stiel an der äusseren Wand sitzenden cystischen Geschwülsten, die aus Schleimdrüsen hervorgegangen sind, wie man aus der an der Schleimhaut vorhandenen, oft für eine grössere Sonde durchgängigen Oeffnung erkennt (Fig. 188). Manchmal überwiegt eine adenomatöse Neubildung von Drüsengewebe, manchmal eine Ausdehnung der Ausführungsgänge mit fibröser Neubildung im Drüsengewebe (Cystofibrome). Diese Geschwülste können multipel sein. Das Vorkommen von Ekchondrosen, zum Teil neben Knochenbildung bei Tracheopathia chondro-osteoplastica wurde schon erwähnt (S. 357), es gibt aber anscheinend auch gewöhnliche erworbene Ekchondrosen, die mit jenen nichts zu tun haben.

4. **Rückgängige Ernährungsstörungen** spielen für sich selbst im ganzen nur eine geringe Rolle. Am häufigsten ist Verkalkung und Verknöcherung an den Knorpeln besonders des Kehlkopfs, bei alten Leuten und bei chronischen Katarrhen; Atrophie der Schleimhaut ist gleichfalls bei alten, aber auch bei kachektischen Individuen zu beobachten. Eine fettige Degeneration der Kehlkopfmuskeln ist ausser bei Erkrankungen des Kehlkopfs (bei Phthise) auch bei Lähmung der Nerven (am häufigsten des Rekurrens) zu finden. Grosse Kröpfe können Erweichung der Trachealknorpel hervorrufen mit säbelscheidenförmiger Gestaltung, durch eine Tracheotomiekanüle kann nicht nur in der Umgebung der Wunde, sondern auch da, wo das untere Ende der vorderen Wand der Luftröhre anliegt, eine Drucknekrose und ein Druckgeschwür hervorgerufen werden, bei dessen Heilung eine luxuriierende Granulationsbildung vorkommt. Später findet man eine Narbe. Selten ist Amyloid, einigemal in Form von Tumoren im Kehlkopf, in Verbindung mit chronischen produktiv-entzündlichen (syphilitischen?) Veränderungen diffus in Kehlkopf und Luftröhre beobachtet worden.

5. **Fremdkörper** verschiedener Art kommen von aussen in die Luftwege und können besonders den oberen Teil des Kehlkopfs unwegsam machen. In den Morgagnischen Taschen können kleinere Körper längere Zeit verweilen; hier bilden sich auch manchmal Konkremente. Von grösseren **Schmarotzern** kommt zuweilen Soor vor, in den Muskeln treten bei Trichinose zahlreiche Tiere auf.

Anhang.
Untersuchung der Sputa.

Wenngleich man die Sputa in der Regel nur am Lebenden untersucht, so will ich zur Vervollständigung der Angaben über die mikroskopische Technik doch nicht unterlassen, ihrer auch hier zu gedenken, um so weniger, als man sie ja auch noch von der Leiche gewinnen kann und es nur empfohlen werden kann, jede Gelegenheit zur Untersuchung derselben an der Leiche zu benutzen, weil man sich dadurch am besten über die Beziehungen zwischen der verschiedenen Beschaffenheit der Sputa und Veränderungen der sie liefernden Organe unterrichten kann.

Schon makroskopisch zeigen die Sputa viele Verschiedenheiten und es ist nötig, sie zunächst mit blossem Auge zu betrachten, um sich die passenden Stellen zur mikroskopischen Untersuchung aufsuchen zu können. Um dies zu erleichtern, breite man sie auf einer Glasplatte aus, die man nun nach Belieben über eine weisse oder eine schwarze Unterlage zur Erkennung etwaiger dunkler bzw. heller gefärbter Bestandteile der Sputa legen kann. Man schneidet mit der Schere die zur Untersuchung gewählten Teile heraus oder holt sie mit Pinzette und Nadel hervor und drückt sie direkt mit dem Deckglas auseinander, oder setzt Wasser oder Kochsalzlösung zu oder endlich — und das ist besonders empfehlenswert — man fertigt Deckglastrockenpräparate an.

Fast regelmässig enthalten die ausgeworfenen Sputa Bestandteile der Mundhöhle: die bekannten grossen verhornten Epithelplatten, oft mit Bakterien besetzt, Schleimkörperchen, Speisereste der verschiedensten Art. Wurde das Sputum unter Würgen entleert, so können auch aus dem Magen stammende Stoffe in ihm enthalten sein. Bei vorhandenem Tonsillarkatarrh können sich die früher erwähnten, manchmal aashaft stinkenden, weisslichen oder grauen Pfröpfe aus den Mandeltaschen beimischen, welche man an dem grossen Gehalt an Plattenepithelien erkennt. Die häufigsten Sputa, die katarrhalischen, sind entweder durchsichtig, glasig — Sputa cruda, schleimige Sputa — oder trüb, mehr oder weniger undurchsichtig, grau oder gelblich — Sputa cocta, schleimig-eiterige oder eiterige Sputa. Je trüber die Sputa sind, desto mehr Leukozyten pflegen vorhanden zu sein. Ausserdem finden sich Lymphozyten sowie verschiedene Formen von Epithelzellen, Plattenepithelien wie Zylinderepithelien. Letztere sind, wenn sie in irgendwie beträchtlicher Menge vorhanden sind, stets pathologisch, erstere nur, wenn sie in sehr grosser Zahl oder in unverhornten Formen (Mundkatarrh, Rachenkatarrh) sich vorfinden. Die Zylinderzellen haben ihre Flimmern öfter verloren, sie können zu Becherzellen umgewandelt und verfettet sein. Für die akuten Katarrhe sind kleine, abgerundete, Leukozyten nicht unähnliche, aber mit Wimpern besetzte (also Flimmer-) Zellen charakteristisch. Eine dritte Epithelform, welche auch schon im einfachen katarrhalischen Bronchialsputum vorkommt, bilden rundliche platte Zellen mit grossem bläschenförmigem Kern und Kernkörperchen, wie sie den Epithelzellen zukommen. Diese Zellen stammen aus den Lungenalveolen bzw. den respirierenden Bronchiolen und können bei allen möglichen entzündlichen Lungenaffektionen gefunden werden, haben also keine spezifische diagnostische Bedeutung. Sie enthalten häufig eckige schwarze Kohlenpartikelchen oder sonstige Staubteilchen, Fettkörnchen oder Myelintropfen (blasse, häufig unregelmässig konzentrisch geschichtete rundliche Klümpchen). Diese Zellen sind am reichlichsten vorhanden, wenn stärkere akut entzündliche Veränderungen in den Lungenalveolen sitzen. Bei der fibrinösen Pneumonie sind sie in den Anfangsstadien mit roten Blutkörperchen gemischt (zwetschenbrühfarbene Sputa). Kleine fibrinöse Gerinnsel, welche bei derselben Affektion vorkommen, stammen aus den kleinen Bronchien (fibrinöse Bronchitis). Für sich allein kommen die fibrinösen Ausgüsse der Bronchien und der Luftröhre bei chronischer fibrinöser Bronchitis (sog. Croup) der Luftröhre und Bronchien vor. Bei Bronchiolitis mit Asthma finden sich in zähem glasigem Sputum eigentümliche bandartige Gebilde von verschiedener Dicke, spiralig gewunden und längsgestreift, teilweise mit einem hellglänzenden Zentralfaden, teilweise deutlich röhrenförmig. Curschmann hält diese Massen für Exsudate aus den Bronchiolen verschiedener Grösse, die Zentralfäden (Curschmannsche Spiralen) für solche der kleinsten. Häufig waren dabei jene schon öfter erwähnten Charcot-Neumannschen Krystalle vorhanden, welche besonders Leyden in den Sputa von Asthmatikern (Asthmakrystalle) gefunden hat. Die Zellen im Asthmasputum sind grösstenteils eosinophile.

Alveolarepithelien mit gelbbraunem Pigment, seltener mit Hämatoidinkrystallen finden sich besonders in dem Sputum von Herzkranken (daher Herzfehlerzellen) mit brauner Induration der Lungen. Das Sputum von Phthisikern mit Kavernen zeigt neben luftleeren, schnell zu Boden sinkenden gelben Eitermassen weissliche Pfröpfe, welche ganz besonders zur Untersuchung sich eignen, da sie einmal eine Unzahl von Bazillen zu enthalten pflegen, dann aber auch oft die Zeichen der Zerstörung des Lungenparenchyms — elastische Fasern einschliessen. Sobald man diese im Sputum findet, ist eine progressive Zerstörung der Lunge vorhanden, sei es durch Phthise, Gangrän oder Abszedierung, es wurde aber bereits früher erwähnt, dass auch die elastischen Fasern bei der Gangrän allmählich zerstört werden. Man erkennt sie (Fig. 160, S. 317) an ihrem geschwungenen Verlauf, den dichotomischen Teilungen, der starken Lichtbrechung, der Widerstandsfähigkeit gegen Essigsäure und verdünnte Alkalilauge. Man verwendet zur Untersuchung am besten die letztere, entweder direkt, indem man ein Stück Sputum darin zerzupft oder so, dass man Sputum mit dünner Kalilauge erwärmt und dann in einem Spitzglase sedimentieren lässt. Mit einer Glasröhre kann man leicht die zu Boden gefallenen elastischen Fasern herausnehmen. Besonders bei bestehender Lungengangrän sind meistens zahlreiche Fettsäurenadeln, gelegentlich auch Leuzin und Tyrosin vorhanden. Lange Fettkrystalle könnten mit elastischen Fasern verwechselt werden, sie schmelzen aber bei Erwärmung der Fettröpfchen zusammen.

Von Parasiten trifft man selten aus der Lunge oder aus der Leber stammende geschrumpfte Echinokokkenblasen; bei Gangrän trifft man manchmal verschiedene Schimmelpilze, Sarzina, sonst grade hier eine grosse Menge von Fäulnispilzen, welche oft mit Fettkrystallen zu kleinen weisslichen oder grünlichen Bröckchen vereinigt sind. Die Untersuchung der Kochschen Tuberkelbazillen geschieht in früher geschilderter Weise an Deckglastrockenpräparaten, desgleichen die Untersuchung auf die elliptischen Pneumoniekokken, die Keuchhustenpilze und sonstige schon entdeckte oder noch zu entdeckende pathogene Organismen. Aehnlich wie die elastischen Fasern kann man auch die Mikroorganismen durch Sedimentation gewinnen, wenn man Sputum mit stark verdünnter Natronlauge bis zur völligen Verflüssigung kocht oder es mit etwa der dreifachen Menge einer Borax-Borsäurelösung (je 24,0 g in 200,0 ccm warmem Wasser) tüchtig durchschüttelt und dann 1—2 Tage im Spitzglase stehen lässt oder zentrifugiert. Bei unsicherem Tuberkelbazillenbefund wende man die Antiforminmethode (S. 39) an. Um Schnitte von den fester geballten Teilen machen zu können, fixiert man in Sublimat und bettet in Paraffin ein.

5. Untersuchung der Mundspeicheldrüsen.

Das Innere der Unterkiefer- und Unterzungendrüsen wird durch einen Längsschnitt der Untersuchung zugänglich gemacht. Diese Drüsen zeigen selten wichtige pathologische Veränderungen, wenngleich Veränderungen an sich häufiger vorkommen als man angenommen hat. Abgesehen von den echten Geschwülsten und den infektiösen Granulationsgeschwülsten (Gummata), welche zuweilen hier entstehen, ist die einzige verhältnismässig häufiger beobachtete Veränderung die interstitielle eiterige Entzündung (Adenitis apostematosa), wie sie als sog. metastatische bei akuten Infektionskrankheiten, z. B. Typhus, Septikämie usw. vorkommt. Sie ist einseitig oder doppelseitig und stimmt ganz mit der entsprechenden Erkrankung der Ohrspeicheldrüse (S. 151) überein. In besonders heftigen Fällen von phlegmonöser Angina oder Diphtheria faucium kann durch Fortleitung eine ähnliche Erkrankung der Unterkieferdrüsen entstehen, deren eiterige oder selbst gangränöse Entzündung die Grundlage der sog. Angina Ludwigi bildet. — Von den Erweiterungen der Ausführungsgänge war schon früher die Rede. Als ihre Ursache werden zuweilen Konkremente (Speichelsteine, S. 153) gefunden, ausserdem kann sie die Folge eines durch chronisch entzündliche Vorgänge (Induration) bewirkten Verschlusses eines grösseren Ausführungsganges sein. Die Folgen des Verschlusses gleichen denen der Bauchspeicheldrüse (s. später), nur kommen die Indurationen selten zur Beobachtung. Erweiterte kleine Gänge können zu grösseren Hohlräumen zusammenfliessen. (Adipöse Umwandlung s. S. 150; Mikulicz- sche Krankheit s. S. 176.)

6. Untersuchung der Schilddrüse.

Die Schilddrüse besteht aus zwei seitlichen Lappen, welche durch ein an Grösse sehr wechselndes Zwischenstück (Isthmus) verbunden werden, das vor der Luftröhre liegt und von welchem häufig ein sich zuspitzender, an Grösse wechselnder Lappen nach oben geht (Proc. pyramidalis). Die Höhe der Seitenlappen beträgt 5—7 cm, ihre Breite 3—4, ihre Dicke 1,5—2,5 cm. Das Gesamtgewicht schwankt zwischen 30 und 60 g. Sie kann angeboren hyperplastisch (in Kropfgegenden häufig), aber auch hypoplastisch sein oder ganz fehlen; dabei können abnorme Drüsen in der Zunge, in Verbindung mit dem Ductus thyreoglossus vorkommen.

Ist die Schilddrüse vorhanden, so macht man in jeden Lappen einen längsgerichteten Eröffnungsschnitt. Ihre wichtigsten und häufigsten Erkrankungen sind die Vergrösserungen, die unter dem gemeinsamen Namen der Strumen (Kröpfe) begriffen werden und bald nur einen, bald beide Lappen (Fig. 189), häufig auch den Processus pyramidalis und selbst diesen manchmal allein betreffen. Die vergrösserte Drüse kann die Luftröhre mitsamt der Speiseröhre umwachsen und komprimieren, selten wächst sie in den Kehlkopf hinein. In allen diesen Fällen empfiehlt sich ein Horizontalschnitt durch die gesamten Halsorgane.

Man hat von einer Struma hyperaemica, vasculosa, inflammatoria, sarcomatosa und carcinomatosa (diese beiden als maligna zusammengefasst) usw. gesprochen, doch ist es besser, diese Namen nur für eine besondere Form von Schilddrüsenvergrösserung zu gebrauchen, welche durch eine Neubildung von Drüsengewebe ausgezeichnet ist.

Diese eigentlichen Strumen treten in verschiedenen Formen auf, welche in der mannigfachsten Weise sich kombinieren können. Die

Struma parenchymatosa, s. hyperplastica, zeichnet sich makroskopisch durch die gleichmässig bräunlichrote Farbe und etwas körnig
erscheinende Schnittfläche aus, mikroskopisch durch die Neubildung von
rundlichen oder länglichen Drüsen (Fig. 190). Man hat solche mit rundlichen, in typischer Weise vaskularisierten Drüsenbildungen als hyperplastische, solche mit langen verzweigten Schläuchen als adenomatöse
Strumen bezeichnen wollen, doch ist eine durchgreifende Scheidung dieser
beiden Formen nicht möglich und auch auf die erste, da eine völlige
Uebereinstimmung mit dem normalen Schilddrüsengewebe nicht vorhanden ist, die Bezeichnung Adenom anwendbar. Häufig und überhaupt
am häufigsten ist die Struma gelatinosa oder colloides (Fig. 191),
welche dadurch entsteht, dass die Drüsenbläschen, und zwar in der

Fig. 189.   Fig. 190.

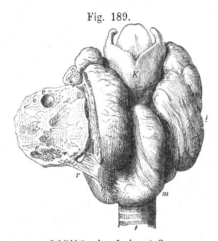

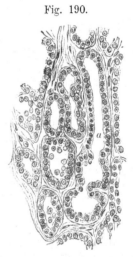

Schilddrüsenkropf. ¹⁄₂ nat. Gr.

K Kehlkopf. l linker, m mittlerer, r rechter Lappen der
Schilddrüse; letzterer durchschnitten und die äussere Hälfte
umgeklappt, so dass man die Durchschnittsfläche sieht, auf
der bei c eine kleine Cyste angeschnitten ist; sonst sieht
man streifige, grösstenteils verkalkte Partien, die unregelmässige Massen von mehr oder weniger kolloidem Drüsengewebe umgeben. e erweichte Kolloidmasse. t Trachea.

Struma parenchymatosa. Mittl. Vergr.
Drüsige Bildungen von verschiedener
Gestalt. Bei a ein längerer Schlauch,
der an seinem unteren Ende varikös
gestaltet ist.

Regel neugebildete, durch eine durchscheinende, meist etwas gelbliche
oder bräunliche Masse ausgedehnt werden. Man sieht deshalb in geringeren Graden an der Schnittfläche stecknadelkopf- bis hirsekorngrosse
Kolloidklümpchen vorspringen, während in höheren Graden kirschkerngrosse und grössere Kolloidklumpen gefunden werden. Die Degeneration
betrifft ebenso wie die Adenombildung bald die gesamte Drüse, bald
einzelne Teile derselben (Struma nodosa), welche dann oft durch
eine Bindegewebskapsel von der Umgebung scharf abgetrennt sind.
        In engem Anschluss an diese Form steht eine andere, welche mit
Bildung von Cysten verbunden ist (daher Str. cystica), die ebenfalls
aus den neugebildeten Drüsenbläschen dadurch entstehen, dass eine
weiche oder selbst ganz flüssige Masse dieselben ausfüllt. Diese
Flüssigkeit hat häufig eine braunrote Farbe infolge von Hämorrhagien

(Str. haemorrhagica). Durch Zusammenfliessen können grosse Cysten entstehen. Von der Wand können papilläre Wucherungen in die Cysten hineinwachsen (papilläres Cystadenom). Es gibt Uebergänge der adenomatösen Struma in Karzinom, wobei nur an einer kleinen Stelle der maligne Charakter, für den der Durchbruch der Kapsel ein wichtiges Zeichen ist, hervorzutreten braucht. Gerade solche Geschwülste sind wohl geeignet zu Metastasenbildung, doch gibt es unzweifelhaft Kropfmetastasen, bei welchen die sekundäre wie die primäre Neubildung lediglich das Bild des gewöhnlichen Kropfes zeigt. Das makroskopische wie das mikroskopische Verhalten der krebsigen Schilddrüsen ist sehr wechselnd, so dass man viele Unterarten von Krebsen unterschieden hat. Besonders häufig ist die tubuläre Form sowie das Adenokarzinom

Fig. 191.

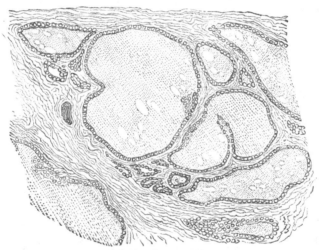

Gallertkropf. Mittl. Vergr.

Die Drüsenbläschen zu grösseren und kleineren mit Gallertmasse gefüllten Cystchen umgewandelt. An den beiden grössten ist noch deutlich ihre Entstehung aus dem Zusammenfluss kleinerer zu erkennen.

mit papillären Wucherungen in die erweiterten neugebildeten Drüsenräume hinein. Jeder primäre Krebs scheint aus einer Struma hervorzugehen.

Bei der Struma, welche ein Zeichen der Basedowschen Krankheit (Exophthalmus, Struma, Herzstörungen) ist, finden sich zwar auch erweiterte Drüsenbläschen, aber sie pflegen nicht die gewöhnliche Kolloidmasse zu enthalten. Die Drüsenzellen sind dabei häufig mehr oder weniger hohe Zylinderzellen (Fig. 192). (Man achte auf die Thymusdrüse, welche bei Basedow-Kropf noch vorhanden zu sein pflegt). In der Mehrzahl der Basedow-Kröpfe findet sich eine bald mehr diffuse, häufig knötchenförmige Anhäufung lymphatischen Gewebes, das aber, wenn auch weniger reichlich und seltener in anderen Kröpfen sowie in nichtkropfigen Schilddrüsen besonders älterer Leute ebenfalls vorkommt.

Durch die Kombination von Basedow- und gewöhnlichem Kropf kann ein zusammengesetztes Bild entstehen.

Die mikroskopische Untersuchung aller dieser Kropfformen wird nach den allgemeinen Regeln vorgenommen. Für den Gallertkropf ist es sehr empfehlenswert, kleine Stücke zu kochen und Schnitte dann mit Pikrolithionkarmin zu färben. Die durch das Kochen fest gewordene Gallertmasse nimmt eine zitronengelbe Färbung an, die Kerne der die Cystchen auskleidenden, sehr kleinen platten Epithelzellen färben sich schön rot. Auch van Gieson-Färbung gibt schöne Bilder.

Wenn auch das interstitielle Gewebe stärker wuchert und faseriges Bindegewebe liefert, so spricht man von Struma fibrosa (Faser-

Fig. 192.

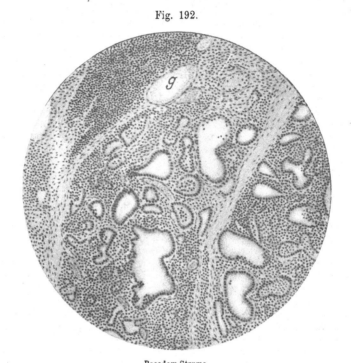

Basedow-Struma.
Hohlräume ohne Kolloid mit hohen Zellen, links oben knötchenförmige Lymphzellenanhäufung, rechts mehr diffuse Infiltration. g Blutgefäss.

kropf), von Struma petrosa, ossea, wenn Verkalkung, oder, was sehr selten ist, Verknöcherung des Bindegewebes eintritt. Unter zunehmender Bildung des fibrösen, häufig eine hyaline Umwandlung erfahrenden, öfter verkalkten Gewebes geht das eigentliche Parenchym zugrunde und es bleibt nur eine derbe faserige graue oder gar eine weissliche knochenharte Masse übrig.

Durch eine starke Gefässentwicklung und -erweiterung zeichnet sich die Struma vasculosa aus, doch hat man diesen Ausdruck auch für die nur durch Gefässveränderungen bedingten Vergrösserungen gebraucht, von denen man noch die auf Erweiterung der arteriellen Gefässe beruhende Struma aneurysmatica und die durch Erweiterung der Venen bedingte Struma varicosa unterschied, welch' letztere Form sehr häufig sich zu anderen hinzugesellt. Bei Frauen schwillt die Schilddrüse infolge von kongestiver Hyperämie sowohl in der Menstruation als auch in der Schwangerschaft an. Einigemale sind umschriebene kavernöse Angiome beobachtet worden. Durch eine amyloide Degeneration der Gefässe entsteht die sog. Struma amyloides, die ebenfalls in Form eingekapselter Knoten vorkommen kann.

Zuweilen findet man kleinere (bis kirschengrosse) Geschwülstchen von derselben Zusammensetzung wie die eigentlichen Strumen, sog. Nebenstrumen, welche aus angeborenen versprengten Partikeln der Drüsensubstanz (akzessorischen Drüsen) sich entwickeln. Nachdem Kropfmetastasen bekannt geworden sind, wird man dabei die Möglichkeit im Auge behalten müssen, dass es sich um Metastasen in Lymphknoten handeln könnte. Dabei könnten Verwechselungen mit vergrösserten Parathyreoid- oder Epithelkörperchen eintreten, von welchen in der Regel 4, oben und unten neben den Schilddrüsenseitenlappen je 1, vorkommen. Diese können auch kleine Geschwülstchen mit Kolloid, Parathyreoidstrumen, bilden und scheinen bei verschiedenen Krankheiten, welche mit Tetanie verbunden sind, so auch z. B. bei Eclampsia puerperalis Veränderungen darzubieten, aber auch mit dem Knochenwachstum und Wachstumserkrankungen (Rachitis) in Beziehung zu stehen. Die wichtigste pathologische Veränderung scheinen Blutungen zu sein, doch spielen auch Veränderungen der Zellen, die schon normal aus glykogenreichen blasig aussehenden zu festeren, mit Eosin sich färbenden und im Alter immer mehr Fetttröpfchen enthaltenden sich umwandeln, eine Rolle (Färbung mit Sudan, eosinhaltigen Farbstoffen). Auch die Epithelkörperchen können durch Fettgewebe völlig ersetzt werden. Sie haben genetisch mit der Schilddrüse nichts zu tun, wenn sie auch in sie ganz oder teilweise eingelagert sein können, sondern gehören mit den Nebennieren, Karotidendrüsen dem sog. chromaffinen System an.

Als Abweichungen der Entwickelung der Schilddrüse, deren Ductus thyreoglossus verschwinden sollte, kommen am Halse in der Richtung von der Schilddrüse zum Zungengrunde sowohl kleine Drüsenläppchen, die auch strumös werden können (z. B. Zungenstruma), als auch Cysten vor mit Epithelauskleidung und Drüsen in der Wand. Die mehr seitlich sitzenden Kiemengangscysten haben teils Flimmer-, teils Plattenepithel und in der Wand mehr oder weniger reichliche Lymphknötchen.

Von anderen Geschwülsten sind noch als relativ häufigere Sarkome zu nennen, welche in verschiedenen Unterarten vorkommen. Mehrmals habe ich ein Einwachsen derselben in die Venen, bis in die Jugularis mit folgenden Geschwulstembolien in der Lunge beobachtet.

Wie in den meisten Drüsen kommen auch in der Schilddrüse gelegentlich Tuberkel vor, sehr selten Gummata, selten auch ähnliche eiterige interstitielle Entzündungen (Thyreoiditis), wie sie vorher von den Speicheldrüsen beschrieben wurden. Wenn diese in einer strumösen Drüse Platz greifen, nennt man die Affektion wohl auch Strumitis. Im Anschluss an partielle Strumektomie mit Gefässunterbindung habe

ich ausgedehnte Nekrose mit demarkierender Eiterung in dem zurückgebliebenen Abschnitt gesehen. Als grösserer Parasit kommt der
Echinokokkus vor.

7. Untersuchung der Lymphknoten des Halses.

Die pathologischen Veränderungen der Halslymphknoten stimmen
im wesentlichen mit denjenigen der bronchialen und mediastinalen überein
und bedürfen deshalb keiner besonderen eingehenden Auseinandersetzung.
Die Knoten sind Lieblingssitze sowohl sekundärer wie anscheinend
primärer, in grossem Prozentsatz durch Rinderbazillen bewirkter tuberkulöser Erkrankungen sowie der Lymphome, der gutartigen wie der
bösartigen. Es sind gerade die Halslymphdrüsen, an welchen am
häufigsten die lymphomatöse Form der Tuberkulose beobachtet wird
(vergl. Lymphdrüsen der Extremitäten).

Die oberen Halsknoten nehmen häufig an den Entzündungen der
Mundhöhle, des Gaumens und Rachens, besonders bei der Diphtherie,
teil, wobei sie bald einfache Schwellung, bald Eiterung, bald Nekrose
zeigen. Sie eignen sich bei diesen Affektionen besonders für die
Suche nach Bakterien, da man leicht aus ihrem Saft Deckglastrockenpräparate herstellen kann. Die submaxillaren Lymphknoten sind häufig
krebsig (von Lippenkankroiden aus), die linken supraklavikularen werden
zuweilen bei Carcinoma ventriculi krebsig gefunden, alle supraklavikularen oft bei Carcinoma mammae.

11. Untersuchung der tiefen Halsmuskulatur und der Halswirbelsäule.

Es erübrigt nun noch, auf die tiefe Halsmuskulatur sowie die
Halswirbelsäule einen Blick zu tun. Die wichtigsten der hier
vorkommenden Veränderungen sind die durch Karies der Wirbelsäule
erzeugten. Ein geringerer Grad von kariöser Zerstörung wird sich oft
kaum erkennen lassen, höhere Grade führen zu sog. Retropharyn-
gealabszessen, die sich verschieden weit von der vorderen Fläche
der Wirbelsäule nach unten und in die Muskulatur hinein erstrecken
können. Durch die tuberkulöse Karies der Halswirbelsäule kann eine
Meningitis tuberculosa nicht nur spinalis, sondern auch cerebralis
erzeugt werden.

12. Die Lungenprobe bei neugeborenen Kindern.

Da es nicht bloss in gerichtlichen Fällen von Interesse sein kann,
zu untersuchen, ob ein neugeborenes Kind in oder nach der Geburt
geatmet habe, so werden hier noch nach den Vorschriften für die Gerichtsärzte (§ 23) die Veränderungen erwähnt, welche der oben aus-
einandergesetzte regelmässige Gang der Obduktion durch die sog. Atem-
probe oder Lungenprobe erleidet.

Zuerst muss mit der Untersuchung der Brust- und Bauchhöhle (nicht mit der
des Kopfes) begonnen werden. Nach Betrachtung der Bauchhöhle (besonders Stand
des Zwerchfells) wird (also noch vor Eröffnung der Brusthöhle) die Luftröhre ober-

halb des Brustbeins einfach unterbunden. Darauf wird ın der gewöhnlichen Weise das Brustbein mit den Rippenknorpeln entfernt und die Betrachtung der Brustorgane sowie die Untersuchung des Herzens in situ (einschliesslich derjenigen des Inhalts der Herzhöhlen) vorgenommen. Nun wird der Kehlkopf und der Teil der Luftröhre oberhalb der Unterbindung durch einen Längsschnitt eröffnet und sein etwaiger Inhalt sowie die Beschaffenheit seiner Wandungen festgestellt. Oberhalb der Ligatur ist dann die Luftröhre zu durchschneiden und in Verbindung mit den gesamten Brustorganen herauszunehmen. Nach Beseitigung der Thymusdrüse und des Herzens, deren innere Untersuchung jetzt vorgenommen wird, ist die Lunge in einem geräumigen mit reinem kalten Wasser gefüllten Gefässe auf ihre Schwimmfähigkeit zu prüfen. Der untere Teil der Luftröhre und ihre Verzweigungen sind zu öffnen und namentlich in bezug auf ihren Inhalt zu untersuchen. In beide Lungen sind Einschnitte zu machen, wobei auf knisterndes Geräusch, auf Menge und Beschaffenheit des bei gelindem Druck auf diese Schnittflächen hervorquellenden Blutes sowie auf die Beschaffenheit des Gewebes wie bei jeder anderen Leichenöffnung zu achten ist. Die Lungen sind auch unterhalb des Wasserspiegels einzuschneiden, um zu beobachten, ob Luftbläschen aus den Schnittflächen emporsteigen. Beide Lungen sind zunächst in ihre einzelnen Lappen, sodann noch in einzelne Stückchen zu zerschneiden und alle insgesamt auf ihre Schwimmfähigkeit zu prüfen. Die Halsorgane sind in der (S. 335) beschriebenen Weise aus der Leiche zu entfernen und zu untersuchen; besonders ist der Schlund zu öffnen und sein Zustand festzustellen. Ergibt sich der Verdacht, dass die Lunge wegen Anfüllung ihrer Räume mit krankhaften Stoffen (Hepatisation) oder fremden Bestandteilen (Kindsschleim, Kindspech) Luft aufzunehmen nicht imstande war, so ist eine mikroskopische Untersuchung vorzunehmen.

Die Anleitung ist noch dahin zu vervollständigen, dass man vor der Sektion der Lungen eine genaue Besichtigung ihrer Oberfläche, insbesondere der Ränder vorzunehmen hat, wobei besonders auf die durch Luftgehalt auch nur weniger Alveolen bewirkte hellziegelrote Färbung zu achten ist. Beim Zerschneiden der Lunge in einzelne Stückchen sind bei vorherrschender Atelektase gerade solche helleren Abschnitte abzutrennen und auf ihre Schwimmfähigkeit zu prüfen. Uebrigens darf nicht jede hellere Fleckung auf Luftgehalt bezogen werden, da auch z. B. durch eingeatmetes Fruchtwasser eine solche bedingt werden kann.

Die Tragfähigkeit (s. S. 276) der Lungen ersticker Neugeborener verhält sich zu dem Lungengewicht nach Stumpf wie 1 : 2; der mit Hülfe eines eingestochenen Trocart manometrisch gemessene Druck in der Pleurahöhle beträgt nach Placzek bei Lungenatelektase = 0, bei Lungen, die geatmet haben = 6—8 mm Hg negativ (elastischer Zug der Lunge).

b) Sektion der Bauchhöhle.

Die eigentliche Sektion der Organe der Bauchhöhle (die Betrachtung derselben s. S. 204) wird entsprechend dem früher aufgestellten Grundsatze, dass kein Teil entfernt werden soll, durch dessen Herausnahme die spätere Untersuchung anderer Teile beeinträchtigt wird, gemäss den „Vorschriften" (§ 20) für gewöhnlich in folgender Reihenfolge vorgenommen:

Nachdem 1. das Bauchfell der vorderen Bauchwand untersucht worden ist, wird untersucht bzw. herausgeschnitten 2. Netz, 3. Milz, 4. linke, dann rechte Nebenniere und Niere, 5. Harnblase, 6. Geschlechtsteile (beim Mann Vorsteherdrüse und Samenbläschen, Hoden, Rute mit Harnröhre; beim Weibe Eierstöcke, Eileiter, Mutterbänder, Scheide, Gebärmutter), 7. Mastdarm, 8. Zwölffingerdarm und Magen, 9. Ligamentum hepatoduodenale (Gallengang, Pfortader), 10. Gallenblase und Leber, 11. Bauchspeicheldrüse, 12. Gekröse, 13. Dünndarm und Dickdarm, 14. die grossen Blutgefässe vor der Wirbelsäule mit den retroperitonäaalen Lymphknoten.

Es ist selbstverständlich, dass nach Lage des besonderen Falles Abweichungen von dieser Reihenfolge vorgenommen werden können, ja oft vorgenommen werden müssen; man wird dann aber eben immer überlegen müssen, auf welche Weise die wichtigsten Veränderungen am besten untersucht werden können, und gegebenen Falles von zwei Uebeln das kleinere wählen. Besonders in vielen Fällen von chronisch-adhäsiver Peritonitis, von krebsiger Verwachsung der Därme usw. wird es vorteilhaft sein, den gesamten Inhalt der Bauchhöhle auf einmal zu entfernen, weil man dann auch von hinten her seine Untersuchungen anstellen kann. Am häufigsten wird man noch in die Lage kommen, den Darm, besonders wenn er durch Gase oder flüssigen Inhalt stark ausgedehnt ist, sogleich bei Beginn der Sektion der Bauchhöhle von seinem Mesenterium, das zuvor nebst seinen Einlagerungen (Lymphdrüsen, Venen) untersucht werden muss, loszutrennen, wenn man ihn auch nicht sofort eröffnet, denn er ist oft für die genaue Untersuchung der äusseren Verhältnisse der Beckenorgane, der Nieren, Ureteren, retroperitonäalen Lymphdrüsen usw. im höchsten Masse störend. Für die Gerichtsärzte ist eine Abweichung von dem gewöhnlichen Gang der Sektion vorgeschrieben, wenn es sich um einen Fall von Vergiftung handelt, wobei die Untersuchung, wie später noch genauer angegeben werden wird, mit dem Magen zu beginnen hat, aber auch Nichtgerichtsärzte werden insbesondere bei Perforationen des Magens oder Darmes sich mit dem perforierten Organ am besten zuerst beschäftigen. Ich meinerseits halte es für zweckmässig, an die Untersuchung der Milz diejenige des Duodenums und Magens, der Leber usw. anzuschliessen, die gesamten Harn- und Geschlechtsorgane aber erst zum Schlusse vorzunehmen, wenn man sie vollständig in situ überblicken kann. Hier habe ich der Tradition folgend die Einteilung der „Vorschriften" beibehalten.

1. Untersuchung des Bauchfells der vorderen Bauchwand.

Das Bauchfell der vorderen Bauchwand zeigt häufig Veränderungen entzündlicher Natur. Diese sind bald akute, die an der starken Rötung, welche häufig einen hämorrhagischen Charakter hat, sowie an den mehr oder weniger reichlichen Auflagerungen von fibrinöseiterigen Massen erkannt werden (Peritonitis fibrino-purulenta); bald sind es chronische, welche entweder bloss mit Verdickung der Membran einhergehen oder häufiger mit Verwachsungen zwischen dem parietalen und dem visceralen Peritonäum (Peritonitis chronica adhaesiva) verbunden sind. Diese Verwachsungen (und die Entzündung überhaupt) können allgemeine oder umschriebene sein. Sehr häufig zeigt das Bauchfell sowohl, wie die Verwachsungen eine fleckige schwärzliche Färbung, welche auch bei der nicht adhäsiven Entzündung vorkommt und vom umgewandelten Blutrot herrührt.

Eine besondere Form von chronischer Entzündung, welche ganz mit der als Pachymeningitis chron. int. haemorrhagica beschriebenen übereinstimmt und also als Peritonitis productiva haemorrhagica bezeichnet werden kann, kommt nur selten an der vorderen Bauchwand vor, wo sie aber auch grosse Blutungen in die neugebildeten Pseudomembranen (Haematoma peritonei) zur Folge haben kann.

Wenn neben einer partiellen adhäsiven Peritonitis eine durch die Verwachsungen umgrenzte eiterige oder gar jauchige Entzündung besteht, kann das Peritonäum verschwären (Peritonitis ulcerosa) und die Entzündung sich in dem subperitonäalen Gewebe weithin erstrecken. Am häufigsten gehen solche Perforationen zwar in der Nähe des Beckens (vom Rektum, Wurmfortsatz aus) vor sich, doch finden sie sich auch höher oben, z. B. von der Gallenblase oder dem Darme ausgehend.

Sehr häufig ist die Tuberkulose des Bauchfells, die bald eine reine sog. disseminierte Miliartuberkulose, häufiger mit Entzündung verbunden ist (Peritonitis tuberculosa), entweder mit frischer, welche dann meistens eine hämorrhagische ist und bei welcher die Tuberkel in einer Granulationsneubildung unter dem fibrinösen Exsudat auftreten (Fig. 193), oder mit chronischer adhäsiver, wobei dann die Tuberkel auch in grosser Menge in den Adhäsionen sitzen. Häufig sind sie, besonders bei der chronischen Form, wo sie auch eine beträchtlichere Grösse (in der Regel bis erbsengross) erreichen, von einem schwärzlichen Hofe umgeben, welcher aus Schwefeleisen besteht, das sich unter der Einwirkung der schwefelhaltigen Darmgase aus Hämosiderin gebildet hat.

Fig. 193.

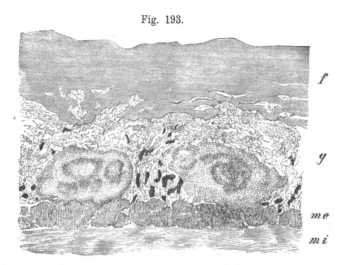

Peritonitis tuberculosa fibrinosa. Schwache Vergr.
Aeusserer Abschnitt der Darmwand: m i Muscularis interna. m e Muscul. ext. g gefässhaltiges Granulationsgewebe mit 2 Tuberkelkonglomeraten, von welchen das rechts gelegene etwas in die Muscularis eindringt. f fibrinöses Exsudat, in welches die Granulationsmasse eingedrungen ist.

Aehnlich wie die Tuberkel, treten auch gelegentlich andere Neubildungen, besonders Karzinome auf, also bald als disseminierte Karzinome, bald als karzinomatöse Entzündung. Adenomatöse, zum Teil einfach cystische oder papilläre Knötchen können als Metastasen von Ovarialkystomen vorkommen. Der Anschein einer diffusen Myxombildung kann dadurch entstehen, dass gallertiger Inhalt einer geplatzten Eierstockscyste sich über das Bauchfell verbreitet und durch einwachsendes Granulationsgewebe festgehalten wird. Primäre diffuse Geschwulstbildung (Koelomepithelkrebs?) kommt am Bauchfell wie am Brustfell (S. 334) vor. Von dem subperitonäalen Gewebe gehen zuweilen Geschwülste aus (Lipome, Sarkom), welche sich in die Bauchhöhle vorwölben und selbst beträchtliche Grösse erreichen können. Während des Lebens können diese leicht mit Ovarialgeschwülsten verwechselt werden.

2. Untersuchung des Netzes.

Lage und Farbe (Blutgehalt) des Netzes sind schon bei der Besichtigung der Bauchhöhle berücksichtigt worden, es sind also jetzt nur
noch die besonderen Veränderungen nachzusehen, zu welchem Zwecke
man das Netz vom Colon transversum abtrennt; man nimmt dabei am
besten das Lig. gastro-colicum gleich mit, wodurch man sofort einen
Einblick in die Bursa omentalis erhält. Das Netz, welches normaler
Weise eine reichliche Menge Fett enthält, das in Form kleinerer und
grösserer Träubchen längs der kleineren und grösseren Blutgefässe angeordnet ist, nimmt an allen atrophischen Zuständen des Gesamt-
körpers teil, und zwar vorzugsweise durch Atrophie des Fettgewebes,
welches fast gänzlich verschwinden kann. Es gibt aber auch eine
Atrophie der Bindegewebsbalken selbst, wobei sie sich oft so verdünnen,
dass kleinere oder grössere abnorme Lücken im Netz entstehen. Eine
Verdickung der Bindegewebsbalken wird durch chronisch entzündliche
Prozesse (Omentitis chronica fibrosa) hervorgerufen, welche oft nur
partiell sind und dann zu narbenartig schrumpfenden umschriebenen
weisslichen Verdickungen (Oment. fibr. retrahens) oder zu strangförmigen Verwachsungen (Oment. adhaesiva) einzelner Teile des Netzes
untereinander oder mit benachbarten Teilen führen können. Durch diese
Stränge werden Ringe gebildet, durch welche hineingeratene Darmschlingen eingeklemmt werden können. Sind die chronisch entzündlichen Prozesse über grössere Strecken verbreitet, so zieht sich, wenn
keine Verbindungen mit anderen Teilen entstanden sind, das gesamte
Netz oft zu einem dicken, derben, grauweissen, fibrösen, vor dem Kolon
gelegenen Strange zusammen. Bei der eitrigen Entzündung erscheint
das Netz lebhaft gerötet, undurchsichtig, mit eiterig-fibrinösen Massen
bedeckt. Es nimmt ferner an den tuberkulösen und karzinomatösen Entzündungen des Bauchfells in hervorragender Weise Anteil und
ist gerade in diesen Fällen oft in einen dicken brettartigen Strang (durch
Schrumpfung) verwandelt. Auf Durchschnitten lässt sich dann oft erkennen, dass die grösste Menge der Tuberkel oder Karzinomknötchen
auf der Oberfläche sitzt, während in der Mitte das gelbe Fett zutage
kommt. Uebrigens kommen sowohl die Tuberkel wie Karzinome,
Melanome und andere Geschwulstarten auch ohne Entzündung im
Netz vor, und besonders für die Tuberkel ist bei allgemeiner Miliartuberkulose das Netz ein Lieblingssitz. Es ist jedoch nicht immer
leicht, die Tuberkelknötchen von feinsten Fetträubchen zu unterscheiden,
zumal wenn diese atrophisch sind und dadurch ihre gelbe Farbe in
eine mehr graue übergegangen ist. Bei der Differenzialdiagnose kann
schon etwas der Sitz der Gebilde leiten, da, wie schon oben gesagt
wurde, die Fetträubchen stets zu den Seiten der Gefässe sitzen, während
die Tuberkel ganz unabhängig von diesen mitten in dem bindegewebigen
Maschenwerk sitzen können. Ferner sind die Tuberkel stets rund und
meist deutlich kugelig, während die Fetträubchen länglich und platt zu
sein pflegen; endlich sind die kleinsten Tuberkel, obgleich auch sie
durchscheinend sind, doch niemals so durchsichtig wie die Fetträubchen.

Sobald die Tuberkel miliar geworden sind, kann ein Irrtum nicht mehr stattfinden.

Gelegentlich werden am Omentum kleine Lipome gefunden und eine oder selbst mehrere Echinokokkusblasen. Wiederholt habe ich gesehen, dass solche Lipome schöne grosse Fettzellen enthielten, während das ganze übrige Fettgewebe des Netzes völlig atrophiert war und nur noch kleinste Fetttröpfchen in den Zellen enthielt.

Das Netz ist ganz vorzüglich zur schnellen (frischen) mikroskopischen Untersuchung der an ihm vorkommenden pathologischen Veränderungen geeignet, da es genügt, ein kleines, möglichst fettloses Stückchen desselben in Wasser oder nach vorheriger Färbung mit Hämatoxylin, Alaunkarmin usw. in Glyzerin auszubreiten, um die schönsten Präparate zu erhalten. So kann man sich z. B. hier sehr schnell und gut von dem Vorhandensein (auch in den Gefässen) gelbbrauner rhombischer und nadelförmiger Kristalle bei mazerierten Früchten (Kirrhonose), sowie bei ikterischen Neugeborenen überzeugen; so kann man bei akuten Entzündungen eine Anhäufung von sehr lebhaft sich färbenden Granulationszellen, besonders in den grösseren Balken um die Gefässe, vor allem um die Venen herum, sehr leicht konstatieren. In gleicher Weise erhält man die schönsten Präparate von kleinen Tuberkeln, Karzinomen oder sonstigen Geschwulstknötchen bei der disseminierten Form der betreffenden Erkrankung (Fig. 194).

Die Erkennung der Geschwülste wird nach früheren Angaben leicht sein; nur in bezug auf die Tuberkel sei erwähnt, dass Riesenzellen innerhalb derselben bald fehlen, bald vorhanden sind, und dass in der Regel nicht ein so deutliches Netzwerk wie an anderen Orten gefunden wird, sondern dass

Fig. 194.

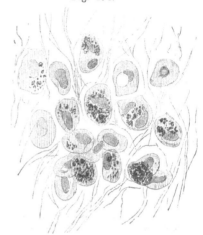

Kleinstes Melanomknötchen aus dem Netz bei multipler Metastasenbildung eines Augenmelanoms. St. Vergr.

Nur ein Teil der Zellen enthält Pigment; kein Gefäss im Knötchen oder in nächster Nähe desselben.

Fig. 196.

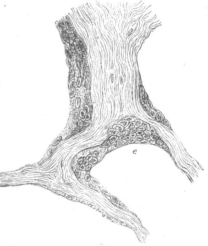

Akute Peritonitis, Umwandlung der Epithelien in grosse vielkernige Protoplasmahaufen. Bei e ragt die Zelle auf die Fläche des Bälkchens herüber. Starke Vergr. Frisches Präp.

Fig. 195.

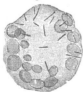

Riesenzelle mit Bazillen aus einem tuberkulösen Omentum, welches drei Stunden post mortem in Alkohol gelegt worden war. Homogene Immersion.

besonders bei den kleinsten Knötchen die durch die ziemlich grossen Zellen auseinandergedrängten Fasern · des Netzgewebes die Grundlage des Tuberkels bilden.
Wenn bei der makroskopischen Betrachtung darauf hingewiesen wurde, dass die
Tuberkel abseits von den Gefässen sitzen können, so soll damit doch nicht gesagt
sein, dass sie nicht auch neben Gefässen sich bilden können, da man gerade bei
der mikroskopischen Untersuchung sich sehr leicht überzeugen kann, dass die Fettzellen unter Verlust ihres Fettes in Wucherung geraten, und dass an Stelle vieler
Fetträubchen Tuberkel entstanden sind. Gerade die kleinen Netztuberkel sind besonders geeignet, um die Frage des Vorkommens von Bazillen in jungen Tuberkeln
und an Orten, welche gar keine Verbindung mit der äusseren Luft haben, zu untersuchen. Es gehört Uebung, Geduld und ein guter Apparat dazu, um die oft sehr
spärlichen, ja vielleicht nur in einem einzigen Exemplar vorhandenen Bazillen zu
finden, aber sie sind zu finden und besonders in Riesenzellen, zuweilen sogar in
grösserer Anzahl (Fig. 195).

Noch eine andere, für die allgemeine pathologische Histologie sehr wichtige
Beobachtung kann man leicht bei Tuberkelbildung in dem Netz, aber auch bei rein
entzündlichen Affektionen machen, nämlich dass die Endothel- bzw. Epithelzellen,
welche bekanntlich alle Bälkchen des Netzes umkleiden, dicker werden und körniges
Protoplasma erhalten, dass ihre Kerne sich vermehren, so dass schliesslich grosse
vielkernige Riesenzellen aus ihnen hervorgehen (Fig. 196). Diese haben mit
der Bildung der Tuberkel nichts zu tun, kommen auch, wenngleich meist kleiner,
bei nichttuberkulösen Entzündungen vor. Sie pflegen zahlreiche Fetttröpfchen zu
enthalten und gehen wohl durch fettige Degeneration zugrunde.

3. Untersuchung der Milz.

Nach der Untersuchung des Netzes schreitet man zur Herausnahme der Milz,
zu deren Aufsuchung man mit der linken Hand dem Magen folgt, hinter dessen
Fundus sie liegt, durch leicht trennbares Gewebe mit ihm verbunden. Man fasst sie
in die volle Hand und zieht sie nach vorn, um die Gefässe an dem Hilus zu durchschneiden, wobei man auf deren Blutgehalt und sonstige Beschaffenheit (Verkalkung,
aneurysmatische Erweiterung usw.) zu achten hat. Ist, was häufig genug vorkommt,
die Milz durch feste Verwachsungen mit dem Zwerchfell verbunden, so muss man diese
sehr vorsichtig zu lösen suchen, da sonst leicht die Kapsel der Milz sich ablöst und
zurückbleibt. In dem Lig. gastrolienale finden sich nicht selten eine oder mehrere
rundliche erbsen- bis kirschgrosse Nebenmilzen (Lienes succenturiati, accessorii),
welche meistens dieselben pathologischen Veränderungen wie die Hauptmilz zeigen.

a) Aeussere Untersuchung.
1. Allgemeine Verhältnisse.

a) Die Lage der Milz kann natürlich sekundär durch Geschwülste usw.
verändert werden, aber es kommt auch (sehr selten) eine primäre Lageveränderung vor (Wandermilz), wobei die Milz nach unten zu herab-
gerückt ist. Ihre Gefässe zeigen in diesen Fällen normalen Ursprung
resp. Einmündung, sind aber ebenso wie die Milzbänder sehr stark verlängert, zuweilen um ihre Axe gedreht, obliteriert usw. Von dem möglichen Eintritte der Milz in die linke Pleurahöhle bei Hernia diaphragmatica ist schon früher die Rede gewesen.

b) Die Grössenverhältnisse der Milz sind oft von höchster
Wichtigkeit und grösstem Interesse und sollten deshalb stets genau
bestimmt werden, bei der wechselnden Gestalt gibt aber die Bestimmung
des Volumens sicherere Anhaltspunkte als das Ausmass der Durchmesser. Das Volumen beträgt bei normalen erwachsenen Menschen im
Mittel 221,5 ccm; die Länge 12—14 cm, die Breite 8—9 cm, die Dicke
3—4 cm.

Die Milz kann in abnormer Weise verkleinert oder vergrössert sein; ersteres ist relativ seltener als letzteres. Da die Verkleinerung in der Regel auf einer Atrophie der Pulpa beruht, so ist die verkleinerte Milz zugleich derb, zäh, sehr häufig auch mit verdickter Kapsel versehen. Man findet sie bei alten Leuten und bei solchen Individuen, welche unter allgemeiner Atrophie zugrunde gegangen sind. Die Vergrösserungen können das normale Mass um das doppelte, das drei- bis vierfache und noch mehr überschreiten. Sie finden sich zunächst, im Gegensatze z. B. von Phosphorvergiftung, wobei nie Milzschwellung vorkommt, bei allen akuten Infektionskrankheiten (Ileotyphus, exanthemat. T., Rekurrens, Pyämie usw.) als frische weiche Schwellungen mit dünner gespannter Kapsel; ferner als chronischer und festerer. Tumor (Fieberkuchen) bei Intermittens, ebenso bei Leukämie und malignem Lymphom; nicht unbeträchtliche Vergrösserungen, verbunden mit teigiger Konsistenz, bedingt die Amyloidentartung, geringere, in der Regel derbe Anschwellung die Stauung des Blutes bei Leber-, Lungen- und Herzkrankheiten. Als seltenere Ursache für Vergrösserung der Milz sind Geschwülste und Echinokokken zu nennen.

c) Das Gewicht der normalen Milz Erwachsener schwankt zwischen 150 und 250 g, beträgt bei Neugeborenen im Mittel 10 g.

d) Die Gestalt der Milz zeigt zahlreiche, aber im ganzen doch nur unwichtige Abweichungen. Als angeborene Unregelmässigkeit kommen zahlreichere und tiefere Einschnitte an dem vorderen, schon normal gekerbten Rande vor. Am häufigsten wird die Gestalt verändert durch Herderkrankungen (Infarkte, Geschwülste, Echinokokken), welche meist Hervorragungen an der Oberfläche bedingen; andererseits entstehen zuweilen Einziehungen, ja vollständige Abschnürungen einzelner Teile (Lappung) infolge von Narben, die selbst wieder verschiedene Ursachen (verheilte Infarkte, Syphilis, Verletzungen) haben können.

e) Die Farbe der Oberfläche ist zum grössten Teile abhängig von der Dicke der Kapsel; je dicker diese, desto weniger schimmert das Milzgewebe durch, desto weisser oder grauer die Färbung. Bei dünner Kapsel lässt die Farbe des durchscheinenden Gewebes einen Schluss auf seinen Blutgehalt zu. Wichtiger als die Färbung der Oberfläche im ganzen sind besondere Färbungen einzelner Herde, die über die Natur derselben oft schon Aufschluss geben können. Die embolischen Infarkte z. B. erscheinen in der Regel gelblich mit rotem Hofe, manchmal aber ist die gelbe Farbe durch eine dunkelrote mehr oder weniger vollständig verdeckt, nämlich dann, wenn auch an der Kapsel noch eine hyperämische Zone sitzt; die hämorrhagischen Infarkte treten als ganz dunkelschwarzrote Herde hervor, über erweichten Herden ist die Kapsel undurchsichtig gelb, nekrotisch. .

f) Die Konsistenz der Milz ist grösstem Wechsel unterworfen: sie hängt einmal ab von dem Zustande des Gewebes, zweitens aber von demjenigen der Kapsel. Ist diese prall gespannt (akute Schwellungen), so wird die Konsistenz eine festere sein, als wenn die Kapsel schlaff ist, z. B. bei Abschwellung vorher vergrösserter Milzen; auch die Dicke der Kapsel wird oft von grossem Einflusse auf die Konsistenz

des Organes sein. Andererseits bedingt der Zustand des Gewebes Verschiedenheiten der Konsistenz im ganzen in der Weise, dass alte chronische Schwellungen (Intermittens, Stauungsmilz) fester sind, akute
(Typhus usw.) dagegen weicher. Durch Fäulnis wird die Milz weich,
bis zum Zerfliessen.

2. Untersuchung der Milzkapsel.

Die Kapsel soll glatt, dünn und durchscheinend sein; es sind jedoch Verdickungen derselben ein sehr häufiger Befund, und zwar
sowohl partielle wie allgemeine (Perisplenitis chronica fibrosa).
Sie können einen beträchtlichen Grad erreichen (mehrere Millimeter)
und sind dann oft mit einer sehr starken Sklerose des Gewebes verbunden, so dass knorpelharte, homogene, weissliche Massen (Kapsel-
schwielen) gebildet werden (Perisplenitis cartilaginea), die allerdings in der Regel nur einen Teil des Organes bedecken. Mikroskopisch
erweisen sich diese, selbst von elastischen Fasern freien Bindegewebsmassen als Neubildungen auf der alten Kapsel, welche mit ihren wohlerhaltenen elastischen Fasern unversehrt unter ihnen herzieht. Durch
Verkalkung solcher verdickter Stellen entstehen förmliche Kalkplatten.
Sehr häufig sind Verdickungen geringeren Grades, die in Form von
Knötchen oder netzförmigen Zügen auftreten. Die Unregelmässigkeit
der Knötchen und ihr, auch bei den kleinsten, trübes graues Aussehen
lässt sie von Tuberkeln, die hier wie an allen serösen Häuten ebenfalls
vorkommen, unschwer unterscheiden. Zuweilen finden sich statt der
Knötchen kleine zottige Wucherungen, die sich manchmal auf frühere,
nun zerrissene Verwachsungen zurückführen lassen. Solche Verwachsungen in grösserer oder geringerer Ausdehnung (Folgen von
Perisplenitis chronica adhaesiva), bald in Form kurzer derber
Verbindungen, bald in Form langer dünner Gewebsfäden, kommen besonders am Zwerchfell häufiger vor. An die fibröse Perisplenitis schliesst
sich gern eine fibröse Splenitis der obersten Milzschichten an, welche
sich in einer nach innen zu abnehmenden Verdickung der Trabekel
zeigt. Eiterige Entzündungen (Perisplenitis purulenta) finden sich
hier wie am übrigen Bauchfell bald als Teilerscheinung allgemeiner
Peritonitis, bald örtlich, durch Milzerkrankungen hervorgerufen. Besondere Veränderungen der Kapsel über Herderkrankungen der Milz,
z. B. Erweichung und Nekrose über erweichten Infarkten oder Abszessen,
welche meist an der trüben gelblichen Färbung zu erkennen sind, bedürfen keiner weiteren Besprechung; sie geben zuweilen Veranlassung
zu Rupturen, die jedoch auch ohne Kapselveränderungen durch
Traumen oder seltener durch übermässige akute Schwellungen entstehen
können. Partielle Rupturen der Kapsel, besonders am vorderen Rand,
können zu herniösen Ausstülpungen von Milzgewebe führen, welche
meist als stecknadelkopf- bis hirsekorngrosse, kugelig vorspringende
Gebilde erscheinen. An die Hernien schliessen sich häufig Cystenbildungen an, welche, bald als von Lymphräumen der Kapsel und Trabekel ausgehend (Auskleidung mit Endothel), bald als aus atypischer
Einwucherung der Peritonäaldeckzellen entstanden, ausgegeben worden

sind. Bei der Untersuchung versäume man nicht, Elastikafärbung auszuführen.

b) Innere Untersuchung der Milz.

Die Untersuchung des Milzgewebes geschieht auf einem grossen, in der
Längsrichtung geführten und bis zum Hilus fortgesetzten Hauptschnitte, zu dem
nötigenfalls noch beliebig viele kleine hinzukommen können.

1. Allgemeine Verhältnisse.

Hier ist von der grössten Wichtigkeit der Blutgehalt, welcher
von den Gerichtsärzten stets beschrieben werden muss. Er wird einmal
bestimmt aus der Menge des auf der Schnittfläche aus den grösseren
Gefässen austretenden Blutes, dann aus der Farbe des Gewebes, welche
ja in der Milz wegen der eigentümlichen Kreislaufsverhältnisse mehr
wie bei jedem anderen Organe von der Blutmenge abhängig ist. Die
normale Färbung der Milz ist ein dunkles Rot, bei Kindern dunkler
und mehr bläulich als bei Erwachsenen; pathologisch kommen alle
möglichen Abweichungen vom hellen Graurot und Hellbräunlichrot bis
Schwarzrot vor.

Neben den von der Blutmenge abhängigen Färbungen finden sich
auch solche, welche durch besondere Farbstoffe hervorgebracht werden.
Dahin gehören die bräunlichen Töne, welche durch Hämosiderin, die
gelblichen, welche durch Ikterus (Bilirubinkristalle bei Neugeborenen)
und endlich die schieferigen, welche durch eine schwarze Modifikation
des Blutfarbstoffes (Melanin) oder durch Kohle erzeugt werden. Endlich
kann durch gewisse pathologische Veränderungen, so besonders durch
die Hyperplasie des faserigen Grundgewebes bei chronischen Schwellungen (Intermittens, Leukämie), eine fast graue Farbe bedingt sein.

Bei der Beurteilung der Veränderungen des Gewebes hat man stets
seine 3 Bestandteile, die Pulpa, die Lymphknötchen und die Binde-
gewebsbälkchen (Trabekel) auseinanderzuhalten, weil alle für sich besondere Veränderungen darbieten können. Es gibt an allen dreien
Vergrösserungen, eine pulpöse Hyperplasie, eine noduläre und eine
bindegewebige, die natürlich sich gegenseitig nicht ausschliessen, sondern
miteinander vereinigt vorkommen können. Die Lymphknötchen sind
in der Regel mohnkorn- bis höchstens stecknadelkopfgross, die Trabekel da, wo sie von der Kapsel oder den grösseren Gefässen ausgehen, etwas dicker, grösstenteils aber soeben als feine graue Linien
zu sehen. Eine allgemeine Hyperplasie des Balkenwerkes ist vorzugsweise bei Stauungszuständen zu beobachten, eine partielle der oberflächlichen Lagen bei chronischer Perisplenitis. Die Lymphknötchen
zeigen sowohl an Grösse wie an Zahl viele individuelle Verschiedenheiten und stimmen in ihren Vergrösserungen oft mit anderen lymphatischen Apparaten überein. Bei Kindern sind sie im allgemeinen deutlicher erkennbar als bei Erwachsenen. Bei den akuten Schwellungen
der Pulpa ist die Schnittfläche nicht glatt, sondern die Pulpa quillt
überall hervor und legt sich über die Knötchen und Bälkchen herüber,
so dass diese mehr oder weniger verdeckt werden. Die Unebenheit

der Schnittfläche zeigt aber auch dann noch eine gewisse Regelmässigkeit, indem man einzelne halberbsengrosse Höcker unterscheiden kann, von denen jeder dem Verbreitungsbezirk eines Penicillus arteriarum entspricht. Der wichtigste von den drei Bestandteilen ist ohne Zweifel die Pulpa, da die hauptsächlichsten der gewöhnlich sogenannten Milz-tumoren (Hyperplasien) auf Vergrösserung der Pulpa beruhen. Man hat deshalb auf die Milzpulpa sowohl bei der makroskopischen wie bei der mikroskopischen Untersuchung das Hauptaugenmerk zu richten.

Da es sich bei einer grossen Zahl der Pulpaerkrankungen um locker in ihrem Maschenwerk liegende abnorme Zellen oder sonstige Körper handelt, so hat man bei der mikroskopischen Untersuchung zunächst immer den durch Abstreichen oder durch Zerzupfen eines kleinen Gewebsstückchens gewonnenen Saft zu berücksichtigen, welchen man mit Kochsalzlösung oder je nach Bedürfnis mit einer anderen Zusatzflüssigkeit zubereitet; auch Deckglastrockenpräparate sind für Zellen- wie für Bakterienuntersuchung mit Vorteil zu verwerten. Wegen der Weichheit des Milz-parenchyms sind Schnitte mit dem Rasier- oder Doppelmesser von dem frischen Organe nur in den seltensten Fällen zu gewinnen, wohl aber mit dem Gefrier-mikrotom in der bekannten Weise, nur empfiehlt es sich, die Milz etwas länger in Formol-Müller liegen zu lassen. Wegen ihres grossen Reichtums an roten Blut-körperchen ist gerade für die Milz die Formol- und Formol-Müllerbehandlung von grösstem Werte. Zur Färbung empfiehlt sich besonders eine Doppelfärbung mit Eosin. Für feinere Zellstudien müssen die verschiedenen Granula- und Protoplasma-färbungen benutzt werden. Da Kapsel und Trabekel reich an elastischen Fasern sind und auch das Verhalten der Gefässelastika von Wichtigkeit sein kann, versäume man auch nicht, diese Fasern zu färben.

2. Die einzelnen Erkrankungen.

a) Nachdem von den **Missbildungen** bereits die Lage- und Ge-staltveränderungen sowie das Vorkommen von Nebenmilzen erwähnt wurden, ist hier nur noch anzuführen, dass die Milz vollständig fehlen kann (Agenesie), ohne dass dadurch erhebliche Störungen bedingt würden. Statt einer Hauptmilz mit Nebenmilzen finden sich gelegentlich eine ganze Anzahl kleiner oder grösserer Milzchen vor.

b) **Kreislaufstörungen.** Bei der Anämie der Milz, welche bei allgemeiner akuter oder chronischer Anämie nicht fehlt und an der blassen, hellroten, grauroten Färbung, der Runzelung der Kapsel und dem Hervortreten der Trabekel erkannt wird, ist besonders zu beachten, dass in der Regel keine auf regenerative Blutbildung hin-weisende Veränderungen in der Pulpa vorhanden sind, sondern nur einzelne kernhaltige rote Blutkörperchen, welche aus dem Körperblut stammen.

Von Hyperämien ist zunächst die Stauungsblutfülle zu nennen, welche sowohl bei allgemeiner Venenblutstauung als auch bei Strömungshindernissen im Pfortaderkreislauf (Leberzirrhose usw.) auf-tritt. Die Stauungsmilz ist in der Regul etwas vergrössert, hart, Pulpa dunkelschwarzrot, Schnittfläche glatt, Kapsel, Trabekel und Ge-fässwandungen verdickt (zyanotische Induration). Die Muskulatur der Arterien soll hypertrophisch sein. Bei lange bestehender schwerer Stauung kann eine erheblichere Vergrösserung und stärkere Induration sich entwickeln, so dass eine Veränderung wie bei chronischer Splenitis entsteht. Besonders in Fällen, wo gleichzeitig Leberveränderungen vorhanden sind, ist zu erwägen, ob die Milzveränderung eine sekundäre ist, oder ob nicht vielmehr eine wirkliche chronisch-entzündliche Milzschwellung (Splenomegalie) vorliegt, welche der Leberzirrhose gleich- oder gar vorgeordnet ist (S. 384). — Eine kongestive Hyperämie findet man im Anfangsstadium der akuten Milzschwellungen, besonders bei Infektionskrankheiten; sie geht aber so unmittelbar in entzündliche Hyperämie und entzündliche Hyperplasie über, dass sie auch in der Beschreibung nicht davon getrennt werden kann. Siehe unter c.

Embolien mit ihren Folgen werden in der mit Endarterien versehenen Milz nächst den Nieren häufiger als in irgend einem anderen Organe gefunden. Die Folge der Embolien ist verschieden, je nachdem es sich um einfache oder um infektiöse Emboli handelt. Letztere bewirken zwar auch, wenn sie grösser sind, zunächst nur dieselben Veränderungen wie jene, aber daraus entwickeln sich weiterhin die alsbald noch genauer zu erörternden metastatischen Abszesse, jene können sowohl hämorrhagische wie anämische Infarkte erzeugen. Welche von beiden Infarktarten entsteht, das hängt davon ab, ob der infarzierte

Fig. 197.

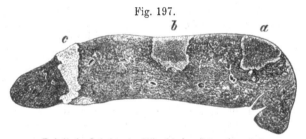

Embolische Infarkte der Milz, frisches Präp. $1/2$ nat. Gr.
Herde von verschiedenem Alter. a und b im Zentrum rot (a etwas dunkler), Peripherie hellgelblich. c ganz gelblich (sog. Fibrinkeil). An der Spitze jedes Infarktes der Durchschnitt einer Arterie, in der sich überall ein Embolus nachweisen liess. Milz beträchtlich vergrössert.

Teil auch noch von der Kapsel aus ernährt wird oder nicht; im ersten Falle kann ein hämorrhagischer Infarkt entstehen, indem von der Kapsel aus zwar Blut in den Teil hinein-, aber nicht hinausgetrieben werden kann, so dass es sich anhäufen muss. Die embolischen Infarkte (Fig. 197) können eine sehr verschiedene Grösse haben; sie sind kaum erbsengross, in der Regel grösser, kirschgross, nussgross, zuweilen nehmen sie die Hälfte der Milz ein. Sie springen an der Oberfläche wie an der Schnittfläche über ihre Umgebung vor, haben im allgemeinen eine keilförmige Gestalt mit nach dem Hilus gerichteter Spitze und eine sehr derbe Konsistenz. Die Färbung ist verschieden: die rein anämischen Infarkte sehen trüb gelb, lehmartig aus, höchstens dass in der Peripherie ein dunkelroter Saum vorhanden ist, die selteneren hämorrhagischen Infarkte haben je nach ihrem Alter eine schwarzrote, gelbrote oder schliesslich auch rein weissgelbe Farbe, indem der vorhandene Blutfarbstoff mehr und mehr verschwindet oder in Pigment sich umwandelt, welches den Infarkten oft eine orangegelbe, rostrote, meist fleckige Farbe verleiht. Es kommen verschiedene Mischformen der beiden Infarktarten vor. Die weissgelben Infarkte nannte man früher Fibrinkeile: es sind in Wirklichkeit, wie die mikroskopische Untersuchung zeigt, umschriebene Gewebsnekrosen, bei welchen die Kerne ihre Färbbarkeit verlieren, die Zellen sich in schollige Massen umwandeln (Koagulationsnekrose). Am längsten behalten die Lymphkörperchen ihre Kernfärbbarkeit und meist ist auch eine schmale subkapsuläre Zone noch gut gefärbt (also noch ernährt gewesen), während im Innern des Infarktes die ganze Pulpa bereits farblos, also nekrotisch, ist. Wegen des nie fehlenden Gehaltes der Milzpulpa an freien roten Blutkörperchen sieht man auch in den anämischen Infarkten mikroskopisch eine gewisse Anzahl von Pigmentkörnchen oder Kristallen, diese meist stechapfelförmig zu kleinen Häufchen zusammengelagert.

Verfettung der Zellen trifft man in der Regel nur in der Peripherie der Herde, wo mikroskopisch regelmässig Hyperämie zu finden ist. Tritt die Infarzierung in einer Amyloidmilz ein, so kann man in den Infarkten bei Sagomilz die amyloiden Lymphknötchen sehr schön noch nachweisen.

In der Umgebung der Infarkte (bei kleinen auch an der Kapselseite) entsteht eine granulierende Entzündung mit Narbenbildung, durch welche der Infarkt von der Umgebung abgegrenzt wird, an der Oberfläche in Gestalt einer Furche. Da mit dem Eindringen des Granulationsgewebes das abgestorbene Gewebe mehr und mehr resorbiert wird, so kann schliesslich eine schmale, zuweilen kleine Kalkkörnchen enthaltende, an elastischen Elementen der Trabekel und Gefässwände sehr reiche Narbe übrig bleiben, an der oft nur die orangegelbe Färbung durch das Pigment noch an die hämorrhagische Natur des abgelaufenen Vorganges erinnert. An der Stelle der Narbe ist stets eine Vertiefung an der Oberfläche vorhanden. Wenn der Infarkt gross ist, hält die Granulationsbildung meistens nicht gleichen Schritt mit dem Zerfall des Infarktes und man trifft daher an der Stelle des letzteren eine mit einer weichen, gelblichen, gelbrötlichen, bräunlichen Masse gefüllte Höhle.

Bei den Embolien der Arterien entwickeln sich auch Thrombosen in den Venen, welche gelegentlich auch noch bei anderen Erkrankungen vorkommen und dann (vielleicht bei Rekurrens) ebenfalls zur Bildung infarktartiger Herde Veranlassung geben können. Auch Varizen werden gefunden; aus Thromben in solchen können Venensteine (Phlebolithen) hervorgehen: harte, kugelige, weissliche Konkremente, welche gerade in der Milz öfters gefunden werden.

Blutungen werden ausser durch Embolien durch Verletzungen und Rupturen des Organes erzeugt; sie können Todesursache sein. Kleine, als dunkelrote Fleckchen erscheinende Hämorrhagien kommen bei Infektionskrankheiten, hämorrhagischer Diathese verschiedener Art vor. In der Milz kommen gewissermassen schon normal Blutungen vor, es handelt sich also bei den pathologischen nur um örtliche Ueberschreitungen der Grenzwerte.

c) **Entzündungen.** Akute Entzündungen mit Ausgang in Eiterung (Splenitis apostematosa) sind nicht häufig. Sie finden sich sekundär bei eitrigen oder jauchigen Entzündungen in der Nachbarschaft, zuweilen im Anschluss an Thrombophlebitis, am häufigsten infolge von maligner Embolie, als metastatische Abszesse. Hämorrhagisch-nekrotische Veränderungen sind hierbei mit den eitrigen innig verbunden, der Eiter ist deshalb häufig von schmutzig rötlich-gelber Färbung. Die Herde sind meistens kleiner wie die durch gutartige Emboli erzeugten und bedingen öfters eitrige Peritonitis nach vorgängiger Nekrose oder selbst Perforation der Kapsel. In der Regel enthält der Eiter zahlreiche Mikroorganismen. Man vergleiche übrigens das bei den metastatischen Abszessen der Lunge Gesagte (S. 285).

Ganz ähnliche nekrotisch-eitrige Herde können bei gewissen Infektionskrankheiten entstehen, die Eiterung ist dann aber sekundär, die Nekrose wahrscheinlich Folge der Splenitis (s. nachher). Selten fanden sich Abszesse von unbekannter Herkunft, welche aber manchmal beträchtliche Grösse erreichten.

Die grösste Bedeutung unter den Milzentzündungen nehmen die produktiven in Anspruch. Eine zellig-hyperplastische Splenitis ist die Grundlage der sog. akuten Milztumoren. Das Organ ist geschwollen, die Kapsel prall gespannt, die Pulpa erscheint auf dem Durchschnitt lebhaft rot, anfänglich dunkler, später etwas heller, sie ist weich, quillt vor, die Lymphknötchen, welche nur manchmal ebenfalls vergrössert sind (bes. bei Scharlach, Rekurrens), überdeckend. Wenn auch im Beginn der Schwellung, wie aus der dunkelroten Färbung hervorgeht, eine Anhäufung von Blut (kongestive Hyperämie) eine Rolle spielt, so tritt doch bald eine wirkliche Hyperplasie, d. h. eine Vermehrung auch der zelligen Elemente, besonders der frei in der Pulpa liegenden, ein, wie man schon an dem Zellenreichtum des in grosser Menge von der Schnittfläche abschabbaren Pulpasaftes (Fig. 198) zu erkennen vermag. Es sind neben den farblosen Blutkörperchen vorzugsweise die eigentlichen Pulpazellen (grössere, mit einem deutlichen runden Kern versehene Gebilde) vermehrt, von denen viele durch Vermehrung der Kerne zu grossen

Fig. 198.

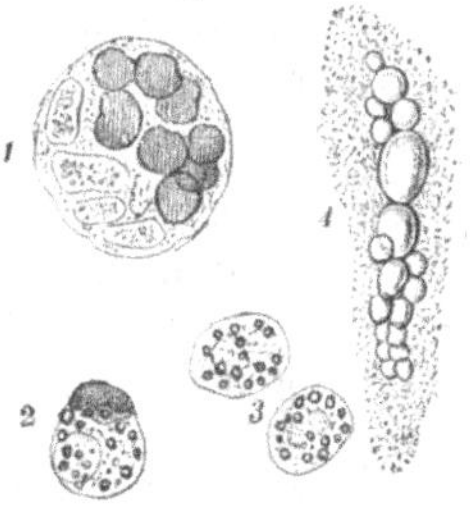

1—3 Zellen aus einer Typhusmilz. St. Vergr

1. grosse mehrkernige, 8 rote Blutkörperchen enthaltende Zelle. 2. kleine einkernige, ein rotes Blutkörperchen enthaltende und zugleich in Verfettung begriffene Zelle. 3. zwei verfettende Zellen.
4. verfettete Endothelzelle aus einer Rekurrensmilz. St. Vergr. (Verkleinert nach Ponfick, Virch. Arch., Bd. 60.)

vielkernigen Zellen (besonders in Typhusmilzen) herangewachsen sind. Gleichfalls oft in sehr reichlicher Menge vorhanden sind auch blutkörperchenhaltige Zellen, die ja auch schon in normalen, besonders jugendlichen Milzen in geringer Menge gefunden werden, bei Hyperplasien (besonders Typhus) aber oft in sehr grosser Anzahl auftreten. Später, wenn die Affektion zurückgeht, wandeln sie sich in pigmenthaltige Zellen um. Ein Teil der farblosen Zellen enthält regelmässig mehr oder weniger zahlreiche Fettkörnchen (fettige Degeneration). Man findet solche nicht bloss in der Pulpa selbst, sondern zugleich mit abgestossenen und verfetteten Endothelien der kavernösen Milzvenen auch in dem Blut der Hauptmilzvenen.

Die Ursachen der akuten Milzschwellungen sind Verunreinigungen des Blutes, hauptsächlich solche infektiöser Natur. Fast alle akuten Infektionskrankheiten erzeugen auch akute Milzschwellungen, die einen regelmässiger und stärker, die anderen weniger regelmässig, so dass man geradezu aus der Anwesenheit einer akuten Milzschwellung einen Wahrscheinlichkeitsschluss auf infektiöse Ursachen machen kann. Dementsprechend lassen sich gerade in der hyperplastischen Milz bei vielen Infektionskrankheiten grosse Massen von Parasiten (Milzbrandbazillen, Rekurrensspirochäten, septische Mikrokokken usw.) nach den bekannten Methoden auffinden. — Ausser den Infektionsstoffen sind es auch noch gewisse Zerfallsprodukte der Blutkörperchen, welche z. B. bei Hämoglobinämie eine Milzschwellung bedingen (spodogene Schwellungen, Ponfick, von σποδός, Schlacke).

Bei einer Reihe von Infektionskrankheiten, besonders bei Rekurrens, Abdominaltyphus, seltener bei Scharlach, Diphtherie, Pneumonie, findet man zuweilen in den hyperplastischen Milzen auch noch besondere Herderkrankungen, welche in jeder Beziehung mit den früher beschriebenen Infarkten und den Abszessen übereinstimmen, ohne dass bis jetzt eine embolische Entstehung nachgewiesen wäre. Ich halte wenigstens einen Teil für anämische, durch den entzündlichen Prozess selbst hervorgerufene Nekrosen, besonders bei Leukämie habe ich lymphomatöse Endarteriitis mit Verengerung des Lumens gesehen. Bei ihnen tritt besonders gern eine Erweichung und selbst Perforation ein. Bei Rekurrens kommen ausserdem in der Pulpa zerstreut kleinere, nicht scharf umgrenzte Degenerationsherde mit Kernzerfall vor, sowie Erweichungen in den durch Verfettung gelblich gefärbten und vergrösserten Lymphknötchen (entzündliche Schmelzung, Ponfick).

Als fibröse, produktive, also chronische Splenitis kann man schon die erwähnte Narbenbildung bei Infarkten, die Verdickung der Trabekel bei Perisplenitis ansehen; über ihre Beziehungen zur Stauungshyperämie ist vorher Mitteilung gemacht worden. Sie kommt ausserdem vorzugsweise bei chronischen Infektionskrankheiten vor und bedingt die sogenannten chronischen Milztumoren. Das beste Beispiel liefert die Intermittens, bei welcher die Milz oft eine sehr erhebliche Vergrösserung zeigt, eine feste derbe Konsistenz und eine heller oder dunkler bräunliche oder schiefrige Färbung besitzt. Die Septa sind verdickt und treten als graue Streifen überall deutlich hervor. Mikroskopisch zeigt sich eine Verdickung und faserige Umwandlung des Retikulums, wodurch dessen Maschen mehr und mehr verengt werden, so dass die Struktur der Pulpa gänzlich zugrunde geht, da für die freien Pulpazellen und die Blutkörperchen der Platz mehr und mehr eingeengt wird. Die schwärzliche bzw. bräunliche Färbung rührt, wie schon einfache Zupfpräparate zeigen, von Pigment her, welches in Zellen eingeschlossen ist.

Es wurde bereits früher erwähnt, dass die mit Leberzirrhose verbundenen chronischen Milztumoren nicht mehr ohne weiteres als Folgen der Stauung im Pfortadersystem angesehen, sondern als koordinierte oder, wie es für gewisse mit Anämie verbundene Splenomegalien von

Banti angegeben worden ist, als der Leberveränderung vorausgehende und sie bedingende Erkrankungen angesehen werden. Man untersuche in solchen Fällen die Milzvene auf Anwesenheit von Phlebosklerose. Anämie ist mit zahlreichen Milzerkrankungen verbunden (insbesondere bei der als Anaemia pseudoleucaemica der Kinder bezeichneten Erkrankung, bei der man myeloisches Gewebe, das bei der perniziösen Anämie zu fehlen pflegt, in grosser Menge findet, Anaemia splenica), chronische Splenomegalien können durch verschiedene Ursachen erzeugt werden, es ist deshalb noch fraglich, ob es eine besondere Bantische Krankheit überhaupt gibt. Unter den Ursachen für Splenomegalien scheinen — von den Malariaparasiten abgesehen — auch protozoische Parasiten vorzukommen.

Den chronisch entzündlichen gleichen auch alte leukämische Milzen, welche sich durch ihre Derbheit und rotgraue Farbe auszeichnen. Im Anfangsstadium der Leukämie ist nur eine Hyperplasie der Pulpa vorhanden, und zwar eine zellige wie bei den übrigen hyperplastisch-entzündlichen Tumoren, dementsprechend ist das Gewebe weich, dunkelrot, erst später kommt eine fibröse Umwandlung des Pulpagewebes zustande (Fig. 199). In vielen Fällen gesellt sich zu der Hyperplasie der Pulpa eine ebensolche der Lymphknötchen, welche Hirsekorn-, Erbsengrösse und mehr erreichen können, meistens eine länglich-ovale, öfters kartenherzförmige Gestalt und eine grauweissliche Färbung besitzen.

Fig. 199.

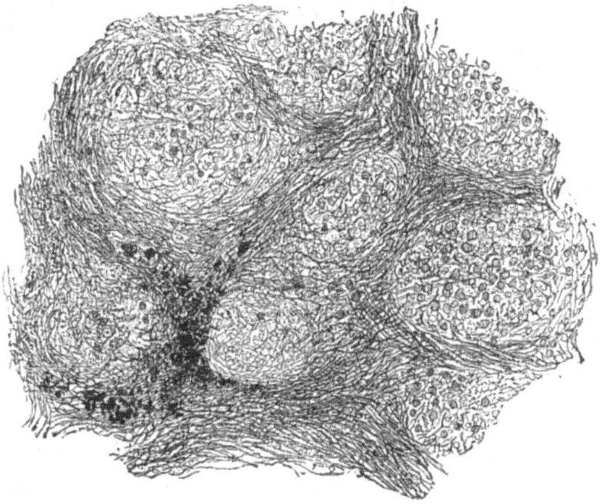

Leukämische Milz, spätes Stadium. Induration (chron. Splenitis): das ganze Parenchym in rundliche Gruppen durch breite faserige, nur noch wenig Zellen, aber braunes Pigment enthaltende Züge geteilt, in den rundlichen Gewebsgruppen deutlich verdicktes Reticulum und noch farbige Blutkörperchen wie farblose Zellen vorhanden. Schwache Vergr.

Es sind zwar vorzugsweise, aber nicht ausschliesslich die lymphämischen Leukämien, bei welchen diese Knötchenveränderung vorkommt. Die Pulpa zeigt in den älteren Fällen häufig eine bräunliche Färbung, welche von der Bildung von Pigmentkörnchen herrührt. Die schon beim Blute erwähnten farblosen Charcot-Neumannschen Krystalle finden sich auch in den leukämischen Milzen. Im Milzvenenblute ist eine sehr grosse Menge von farblosen Blutkörperchen vorhanden, welche entsprechend der Art der Leukämie ebenso wie die in der Pulpa vorhandenen Zellen entweder lymphozytären (auch Plasmazellen) oder myelozytären Charakter haben. An diesen finden sich Karyomitosen, neben ihnen vereinzelt auch Mastzellen.

Ganz ähnliche Veränderungen wie bei der Leukämie finden sich auch bei den aleukämischen Hämoblastosen in ihren verschiedenen Formen. Ich halte es nicht für berechtigt, die als Lymphadenosen, Myelosen, Lymphom- und Myelombildung, Lymphosarkom und Myelosarkom bezeichneten Veränderungen von einander zu trennen, sondern fasse sie alle unter der Bezeichnung Hämoblastosen zusammen und unterscheide sie nur durch Zusätze wie lymphatische, lymphomatöse, myeloische, myelomatöse, allgemeine, umschriebene usw. Bei allen kann die Milz beteiligt sein, bald mit lymphatischer Hyperplasie, wobei besonders die Lymphknötchen beteiligt sind und auch Plasmazellen, wie ich es u. a. bei einem Falle von sog. Lymphosarkom der Mesenterialdrüsen gesehen habe, eine grosse Rolle spielen können, bald mit myeloischer Hyperplasie der Pulpa, bei der auch eosinophile Zellen nicht fehlen. Eine Sonderstellung pflegt man heute der Lymphogranulomatose einzuräumen, bei der die Milz in Gestalt von knotigen, unregelmässigen, schon an der Oberfläche höckerig vorspringenden, häufig zentrale Nekrose darbietenden, geschwulstartigen Herden beteiligt ist. Diese sind bald weiche, und enthalten dann neben eosinophilen auch Spindelzellen und Fasern, vor allem aber riesenkernhaltige grosse Zellen, bald sind sie härter und enthalten nur wenige Zellen, darunter immer noch eosinophile und riesenkernige, aber viel hyalines Bindegewebe. Ihre Beziehung zur Tuberkulose ist noch nicht ganz klargestellt, doch halten viele beide für zusammengehörig.

Auch die Syphilis bewirkt zuweilen fibröse interstitielle Splenitis (Zirrhose), daneben aber auch gelegentlich gummöse Neubildungen, welche also schon in das Gebiet der

d) **infektiösen Granulome** gehören. Sie sind wie in anderen Organen meist mit fibröser Entzündung verbunden, indem in Schwielen die gummösen, gelben Massen liegen.

Viel häufiger sind dagegen die tuberkulösen Veränderungen. Primäre Tuberkulose ist, wenn sie überhaupt vorkommt, jedenfalls höchst selten, wohingegen sekundäre Tuberkelbildung in der Milz zu den häufigsten Erscheinungen sekundärer Tuberkelbildung überhaupt gehört. Man kann 2 Formen der Tuberkulose unterscheiden; bei der einen, der häufigsten, treten die Tuberkel ganz gleichmässig zerstreut auf und zeichnen sich durch ihre Kleinheit aus; die allerwenigsten erreichen miliare Grösse und nur an diesen sieht man auch zentrale Trübung und gelbliche Färbung als Zeichen der beginnenden Verkäsung. Die meisten Tuberkel sind ganz klein, dafür aber auch oft zu Tausenden an einer Schnittfläche vorhanden, und grau durchscheinend. Bei geringerer Zahl von Tuberkeln ist ihre Unterscheidung von den Lymphknötchen der Milz nicht immer leicht. Der Tuberkel ist etwas Fremdes, gleichsam Eingelagertes und deshalb nicht so innig mit der Umgebung verbunden: er springt infolgedessen kugelig auf der Schnittfläche vor und ist leicht als Ganzes herauszuheben, während die Lymphknötchen in der Ebene der Schnittfläche liegen und, wenn man versucht sie auszulösen, zerfallen, gleichsam zerfliessen (daher die alte Bezeichnung Bläschen). Bei der mikroskopischen Untersuchung an gefärbten Schnitten

heben sich die Tuberkel infolge ihres Gehaltes an epithelioiden Zellen
als weniger gefärbte Knötchen von den stark gefärbten Lymphknötchen
deutlich ab; sie können überall in der Pulpa, in Lymphknötchen, in der
Kapsel und in Trabekeln liegen, auch in der Wand von Blutgefässen,

Fig. 200.

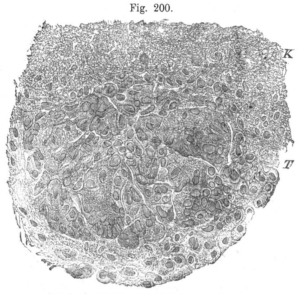

Vom Rande eines miliaren Milztuberkels. St. Vergr.
Bei K der Rand der zentralen käsigen Massen, bei T ein kleinster epitheloider Tuberkel mit mehreren
vielkernigen Riesenzellen.

wo sie einerseits die elastischen Fasern zerstören, andererseits das
Lumen verengern bis zum völligen Verschluss, worauf dann, wenn es
sich um eine Arterie handelte, ein anämisch-nekrotischer Infarkt entsteht. Meistens enthalten die
Milztuberkel grosse Riesenzellen (Fig. 200), sowie oft,
besonders in einer Inter-
mediärschicht, rote Blut-
körperchen.

Fig. 201.

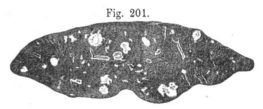

Die zweite Form (Fig.
201) findet sich vorzugs-
weise bei jugendlichen Individuen (skrofulösen Kindern) und zeichnet sich
durch die Grösse der oft
deutlich als Konglomerate

Tuberkulose der Milz eines Kindes, frisches Präp. Nat. Gr.
Durchschnitt.

Die Tuberkel sind teils klein, submiliar, teils miliar, teils zu
grösseren Knoten zusammengelagert, an welchen man vielfach kleinere Knötchen an der Peripherie sitzen sieht; alle
sind mehr oder weniger verkäst.

erkennbaren Knoten aus, welche stets mehr oder weniger verkäst sind.
Schon durch die Kapsel sieht man hierbei einzelne hirsekorn- bis erbsengrosse (und selbst noch grössere) gelbe, deutlich aus kleineren Knötchen
zusammengesetzte Knoten durchschimmern, die auf dem Durchschnitte

sich im ganzen Gewebe verteilt erweisen, aber viel weniger zahlreich sind als jene feinsten Knötchen der ersten Form. Gerade bei diesen Knötchen sieht man, sowohl wenn sie unter der Kapsel liegen (hier allerdings besonders deutlich), als auch im Innern des Parenchyms schmale hellrote Höfe, die von hyperämischen Blutgefässen gebildet werden (kollaterale Hyperämie). Der mikroskopische Befund ist ähnlich wie bei den vorigen, nur sieht man nicht immer die Zusammensetzung der grossen Knoten aus Tuberkeln, sondern nur verkäsendes, diffuses Granulationsgewebe. Der Bazillenbefund ist sehr wechselnd, zuweilen kann man grosse Haufen Bazillen nachweisen, die dann gern um Blutgefässe herum sitzen.

e) **Geschwülste.** Nachdem die leukämischen und besonders die malignen aleukämischen Hämoblastosen, welche von vielen wenigstens zum Teil zu den Geschwülsten gezählt werden, bereits besprochen sind, bleiben nur noch wenige zu erwähnen. Zunächst Hyperplasien in Knotenform, sehr selten, welche man als Splen(aden)oma nodosum bezeichnen könnte. Fibrome, Sarkome kommen selten primär, letztere schon häufiger sekundär vor; Karzinome nur sekundär. Sonst sind gelegentlich Angiome und Dermoidcysten beobachtet worden; auch andere Cysten, zum Teil aus abgeschnürten Varizen, zum Teil aus Lymphgefässen hervorgegangen, kommen vor, besonders am vorderen Rand (s. S. 378).

f) Unter den **rückgängigen Ernährungsstörungen** ist zunächst die Atrophie zu erwähnen. Sie kann alle Teile betreffen, doch ist in der Regel diejenige der Pulpa am häufigsten und am grössten. Häufig treten durch diese Pulpaatrophie die Septa deutlicher und stärker hervor, als dies bei normalen Milzen der Fall ist und man könnte dann leicht geneigt sein, eine Vergrösserung derselben anzunehmen, die freilich auch neben einer Atrophie der Pulpa und Lymphknötchen vorkommt. Die atrophische Pulpa hat häufig ein braunrotes bis rostfarbenes Aussehen und enthält dann braunrote Pigmentkörnchen in Zellen eingeschlossen.

Die wichtigste unter allen regressiven Ernährungsstörungen der Milz ist die amyloide Degeneration, welche zu den ersten Erscheinungen der Amyloidkachexie gehört. Sie tritt in zwei charakteristischen Formen auf, die sich makroskopisch leicht von einander unterscheiden lassen. Beiden Formen gemeinsam ist eine Vergrösserung des Organes von wechselnder Stärke und eine ganz eigentümliche Veränderung der Konsistenz. Die amyloiden Milzen sind derb und dabei unelastisch, so dass jeder Fingerdruck fast in seiner ganzen Stärke bestehen bleibt. Die Konsistenzveränderung tritt bei der gleich zu erwähnenden zweiten Form stärker hervor, als bei der ersten. Diese am leichtesten zu erkennende Form ist die amyloide Degeneration der Lymphknötchen, welche an den Durchschnitten der Milz als vergrösserte (bis über hirsekorngrosse) über die Umgebung mehr oder weniger vorspringende, glasig durchscheinende Körper erscheinen, so dass sie die grösste Aehnlichkeit mit gekochtem Sago darbieten, weshalb diese Form als Sagomilz bezeichnet wird. Zuweilen sieht man inmitten dieser Masse einen kleinen grauen Punkt, welcher der Stelle des das Knötchen tragenden Gefässes entspricht; um das Knötchen ist nicht selten ein schmaler roter Hof (kollaterale Hyperämie) zu bemerken. Die amyloiden Knötchen bleiben erkennbar, auch wenn eine embolische Nekrose in dem Teil entsteht.

Zur Sicherung der Diagnose dient die Reaktion mit Jodjodkaliumlösung. Während alle Gewebe eine je nach der Stärke der Einwirkung dunklere oder hellere gelbe Färbung annehmen, wird die Amyloidmasse dunkelmahagonirot, oft fast braun und hebt sich darum leicht von der Umgebung ab, besonders wenn man diese durch aufgegossene Essigsäure noch etwas durchsichtiger gemacht hat. Bei sehr geringer Veränderung muss man die mikroskopische Untersuchung zu Hilfe nehmen, die sich in der Regel ganz genügend an frischen Doppelmesserschnitten, besser nach Formolhärtung an Gefrierschnitten vornehmen lässt. Sowohl die Färbung mit Jodjodkalium (S. 31), wie die mit Anilinviolett gibt gute Uebersichtsbilder, für die feineren Verhältnisse ist die letzte besser. Die Untersuchung ergibt, dass wesentlich die Kapillaren und das Retikulum der Knötchen der Degeneration unterliegen; letzteres zeigt unregelmässig varikös verdickte Balken. Die Arterien sind häufig gleichfalls amyloid. Nicht selten ist der nächste Teil des Knötchens um die Arterie herum frei von Amyloid; an der Grenze gegen den äusseren amyloiden Teil sieht man dann am besten, dass das Gerüst amyloid entartet ist, nicht die Lymphozyten. Nach Sudanfärbung zeigen die Sagokörner in ihren peripherischen Abschnitten stets eine rötliche Lipoidfärbung.

Die zweite Form ist in ihren Anfängen sehr schwer zu erkennen und selbst die Reaktionen geben bei der makroskopischen Untersuchung nicht immer die genügende Auskunft. Es handelt sich bei ihr nämlich um eine amyloide Degeneration der Pulpa, welche bei vorgeschrittenen

Fig. 202.

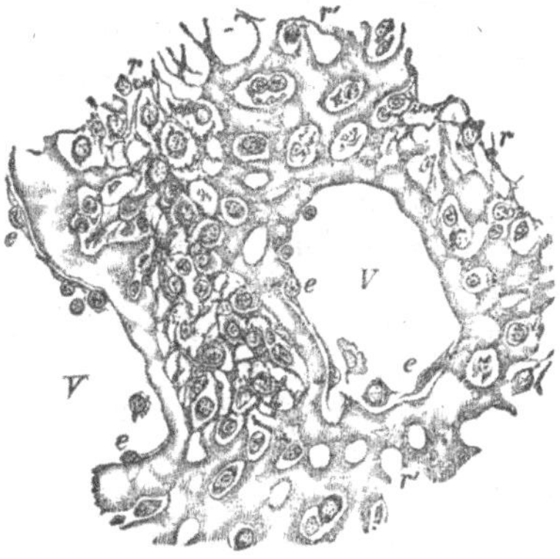

Amyloid der Milzpulpa. St. Vergr.

V Durchschnitte kavernöser Venen, deren Endothel (e) nicht amyloid ist, während die Wandung total entartet ist; das Retikulum der Pulpa (r) teilweise entartet, am stärksten bei r'; nicht amyloid die Zellen der Pulpa.

Fällen sich durch ihre glatte mattglänzende Schnittfläche, ihre unelastische derbe Konsistenz, ihre mattrote Farbe und eigentümlich durchscheinende Beschaffenheit auszeichnet. Man nennt eine so veränderte Milz Speck-, Schinken- oder Wachsmilz.

Die frische mikroskopische Untersuchung ist bei dieser Form durch die vermehrte Konsistenz der Pulpa erleichtert, doch empfiehlt sich zum genaueren Studium auch hier Formolhärtung und Färbung mit Methylviolett. Es sind vorzugsweise die Wandungen der Pulpagefässe amyloid entartet (Fig. 202), doch nimmt auch das Retikulum der Pulpastränge an der Veränderung in mehr oder weniger grosser Ausdehnung teil, während die Pulpazellen wie die Lymphzellen stets frei bleiben. Selten sind nur die Kapillaren der Pulpa entartet.

Die beiden genannten Formen der Amyloiddegeneration können auch kombiniert sein (allgemeine Amyloiddegeneration), wobei dann die Vergrösserung und Konsistenzänderung am deutlichsten hervortritt.

Als Pigmentdegeneration kann man diejenige Pigmentierung der Milz durch gelbes, gelbbraunes, schwarzbraunes Pigment bezeichnen, bei welcher dieses in der Milz selbst aus roten Blutkörperchen gebildet wurde. Dies kommt vor bei hämorrhagischen Infarkten, nach akuten, (bes. typhösen) und bei chronischen Milzschwellungen (Intermittens, Leukämie, Syphilis). Es kann aber Pigment auch aus dem Blute abgelagert werden.

g) **Fremdkörper, Schmarotzer.** Experimentell ist sicher festgestellt, dass im Blute aufgeschwemmte kleine körperliche Elemente vorzugsweise in der Milz (auch in der Leber und dem Knochenmark) abgelagert werden. Das gilt auch für die Melaninkörnchen bei Melanämie, welche der Milz eine gleichmässige schwärzliche Färbung verleihen, sowie für Kohlenstäubchen, deren Ablagerung die Ursache der punktförmigen oder streifenförmigen schwärzlichen Färbungen ist, welche man gar nicht so selten in den Milzen alter Leute findet. Die schwarzen Kohlenkörnchen liegen besonders in den Scheiden der kleinen Arterien, sowie um die Trabekel herum. Ihre Anwesenheit setzt den Einbruch eines anthrakotischen Erweichungsherdes (meist wohl in Lymphknoten) in ein Blut- oder grösseres Lymphgefäss voraus, oder ein direktes Eindringen durch die verdünnte Gefässwand, wie es von Arnold besonders bei emphysematösen Lungen beobachtet worden ist. Sehr selten ist eine diffuse Melanose der Milz bei Melanomen mit vielen Metastasen.

Auf einer Färbung durch gelösten Farbstoff beruht die schokoladenbraune Färbung bei Methämoglobinämie und die olivenbraune bei schwerem Ikterus, während die gelblich-rote oder -braune Farbe der Milzen ikterischer Neugeborener zwar durch Bilirubinkrystalle bewirkt wird, aber erst nach dem Tode sich ausgebildet hat.

Die den Bakterien angehörigen Parasiten der Milz wurden schon erwähnt; von grösseren tierischen Parasiten kommen selten Cystizerken, etwas häufiger Echinokokken vor, bald isoliert, bald zu mehreren. Die einzelnen Blasen können Faustgrösse und mehr erreichen, so dass oft nur kleine Reste von Milzparenchym übrig bleiben. Ich habe einmal neben einer kopfgrossen Blase eine Menge kleiner wie beim multilokulären Echinokokkus gefunden. Dass gerade in der Milz verhältnismässig häufig Venensteine vorkommen, wurde schon erwähnt.

4. Untersuchung der Nieren und Nebennieren.

Von den Nieren und Nebennieren nimmt man erst die linke, dann die rechte zur Untersuchung heraus.

Links (Fig. 203) wird zuerst die Flexura lienalis coli, soweit sie über der Niere liegt, abgetrennt und nach rechts zurückgeschlagen, dann zieht man den Magengrund sowie den Schwanz des Pankreas nach vorn, so dass man die Nebenniere in ihrer ganzen Grösse erblicken kann. Nachdem diese von vorn (Durchschneidung der Nebennierenvene!) und von oben umschnittten worden ist, führt man längs des äusseren konvexen Randes der Niere einen langen Schnitt, macht sie mit der linken Hand von dem umgebenden Bindegewebe los, hebt sie kräftig in die Höhe und schneidet sie von unten her mit der Nebenniere zusammen heraus. Rechts liegt die Nebenniere fest an der unteren Fläche der Leber, weshalb sie erst nach Aufklappen dieser abpräpariert werden kann, und dicht neben der Vena cava inf., die sorgfältig

Fig. 203.

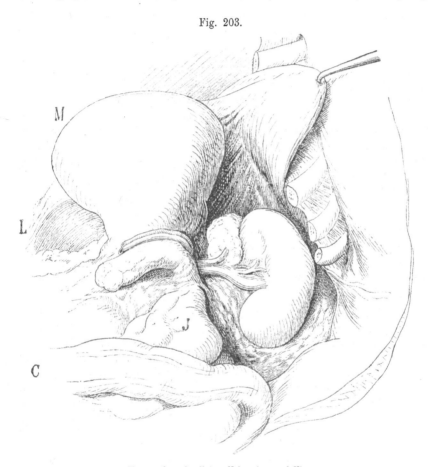

Herausnahme der linken Nebenniere und Niere.
Das Colon (C) ist abgelöst und zurückgeschlagen, Magengrund (M), die Milzgefässe und das Pankreas nach rechts umgeklappt, Nebenniere und Niere mit ihren Venen frei präpariert. J Jejunum. L Leber.
Das Diaphragma durch einen Haken nach oben und links gezogen.

vor Verletzungen bewahrt werden soll, aber auch vorher untersucht werden kann, was sich sogar wegen ihrer Beziehungen zu den Nierenvenen empfiehlt. Sonst ist die Methode wie links, nur dass man das Abschneiden am besten oben beginnt. In allen Fällen, wo man Veränderungen der ableitenden Harnwege erwartet, die zu Hydronephrose hätten führen können, ebenso wie in allen Fällen, wo man über die Krankheit gänzlich im Unklaren ist, muss man vor dem Herausschneiden der Nieren die Harnleiter auf ihre Grösse untersuchen, um gegebenen Falles die Niere mit Harnleitern und Harnblase zusammen herauszunehmen, damit der Ort sowie die Art

der Verengerung genau festgestellt werden kann. Den linken Ureter kann man
leicht ohne weitere Präparation verfolgen; um zu dem rechten zu gelangen, muss
man das Peritoneum da, wo es sich von der seitlichen Bauchwand nach dem Cöcum
und Colon ascendens umschlägt, durch einen Längsschnitt trennen, wobei man durch
kräftiges Anziehen des Darmes Verletzungen der darunterliegenden Teile verhindert.
Für gewöhnlich braucht von dem Ureter nur der obere Teil entfernt zu werden.

Die angegebene Sektionsmethode kann natürlich nur dann angewandt werden, wenn nicht Lageveränderungen der Nieren vorhanden
sind, welche, wie wohl zu merken ist, nicht auch solche der Nebenniere bedingen. Sie sind entweder erworbene, dann liegt die Niere
nicht fest, ihre normal entspringenden Gefässe sind oft sehr verlängert,
wodurch ihr freiere Beweglichkeit gestattet ist (Wanderniere, ren
mobilis, am häufigsten rechts), oder sie sind angeboren, dann liegt die
Niere fest an einem falschen Orte, oft am Eingange zum kleinen
Becken (Dystopie). In den letzten Fällen sind im Gegensatze zu
den ersten die Ursprünge der Nierengefässe der Lage der Niere entsprechend verändert (sie entspringen aus der Teilungsstelle der Aorta,
aus den Iliacae communes oder den Hypogastricae), häufig sind statt
eines zwei oder mehrere Gefässe vorhanden. Zu den angeborenen
Lageveränderungen gehört auch die mit der angeborenen Verwachsung
der beiden Nieren zu einer einzigen (Hufeisenniere) stets verbundene
Verlagerung nach unten.

a) Untersuchung der Nebennieren.

Nachdem man zuerst die Nebennieren von aussen in bezug auf ihre Grösse,
Gestalt usw. untersucht, auch die Zustände des umgebenden Binde- und Fettgewebes
beachtet hat, macht man, während das Organ platt auf dem Holzteller aufliegt,
einen Durchschnitt in der grössten Längenausdehnung, mitten über die platte Fläche.

Die Nebennieren sind bei Kindern weniger absolut als relativ
sehr bedeutend grösser als bei Erwachsenen; ihr Gewicht verhält sich
bei Neugeborenen zu demjenigen der Niere wie 1 : 3, beim Erwachsenen wie 1 : 28. Das absolute Gewicht schwankt zwischen 4,8 und
7,3 g. Sie haben eine platte, auf dem Querschnitt oft dreistrahlige,
aber grossem Wechsel unterworfene Gestalt; die äussere Schicht,
Rindensubstanz, ist bei Erwachsenen hellgelb, bei Kindern graurot
gefärbt, die innere, Marksubstanz, hellgrau und die schmale dazwischen
liegende intermediäre Substanz braun; die Konsistenz ist derb. Die
intermediäre Substanz erweicht nach dem Tode sehr schnell, wodurch
bei der Herausnahme leicht der Anschein entsteht, als enthalte die
Drüse eine Höhle, woher der alte Name Capsula atrabiliaria stammt.
Die Rindensubstanz, deren Zellen neben einfachbrechendem Fett auch
eine grosse Menge doppelbrechender lipoider Tröpfchen (Myelin nach
Virchow) enthalten, verliert bei allen auszehrenden Krankheiten mit
dem Fettgehalte ihre gelbe Farbe, sie wird grau, ist abgemagert. Die
Abmagerung geschieht ungleichmässig, so dass zunächst noch kleine
fetthaltige, also gelbe Stellen übrig sind, welche leicht für pathologische
Gebilde genommen werden können.
Häufig finden sich neben dem Hauptorgan kleinere oder grössere,
oft mehrfache Nebenorgane (akzessorische Nebennieren), welche bald

noch mit dem Hauptorgan zusammenhängen, bald völlig frei neben ihm oder (häufig) unter der Nierenkapsel, in der Nierenrinde, aber auch im ganzen Bereiche des Urogenitalstranges liegen können. Sie enthalten seltener Rinden- und Marksubstanz (Beinebennieren), in der Regel nur Rindengewebe (Beizwischennieren). Inwieweit es sich dabei um Keimabsprengungen oder um vergleichend anatomisch zu erklärende selbständige Gebilde handelt, steht noch in Diskussion. Ihre pathologische Bedeutung wird bei der Niere zu würdigen sein.

Selten fehlt die Nebenniere, beim Fehlen einer Niere ist sie in der Regel unverändert vorhanden, häufiger ist sie auffallend klein (Hypoplasie), besonders bei Gehirnmissbildungen. (Anencephalen u. a.), gelegentlich gleichzeitig mit Hypoplasie der Geschlechtsteile, häufig bei Status thymico-lymphaticus (s. S. 218).

Da das Nebennierenmark mit den Paraganglien des Sympathikus, der Karotis-drüse und anderen Organen mit innerer Sekretion zu dem chromaffinen System ge-hört, so muss man bei allen Veränderungen des Marks das gesamte chromaffine System untersuchen. Da die kennzeichnende Eigenschaft der Zellen dieses Systems, die Braunfärbung mit Chromsalzen (chromaffine, chrombraune, phaeochrome Zellen), bald nach dem Tode sich verliert, muss die mikroskopische Untersuchung so rasch wie möglich durch Einlegen der Drüsen in chromhaltige Härtungsflüssigkeit vor-genommen werden. Zur Färbung müssen des Fettgehaltes der Rindenzellen wegen Fettfärbungen benutzt werden.

Von Kreislaufstörungen gibt es Blutungen, welche die Nebenniere mit Umgebung grösstenteils durch Infiltration in eine derbe schwarz-rote Masse (Hämatom) verwandeln können. Die Ursache kann in einer Thrombose der Nebennierenvene liegen, vielleicht gibt es auch eine hämorrhagische Entzündung. Blutungen können unter Zurücklassung von Pigment und Schwund des zerstörten Gewebes, vor allem des Markgewebes, heilen. Akute entzündliche Vorgänge mit Eiterung kommen selten vor; häufiger indurative fibröse Veränderungen, welche aber im wesentlichen der wichtigsten Nebennierenerkrankung, der Tuberkulose angehören.

Diese (Fig. 204) begleitet meistens ähnliche Erkrankungen anderer Organe, kann aber auch für sich allein vorkommen und bald nur eine, bald beide Drüsen betreffen. Man findet bald kleinere umschriebene käsige Knoten, bald eine gleichmässige käsige Umwandlung der Drüse, oft mit beträchtlicher Vergrösserung verbunden. Die käsigen Massen

Fig. 204.

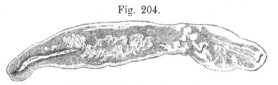

Tuberkulose der Nebenniern. 1,5:1.
Links normaler Drüsenrest. Bei k Käse. Bei f fibröse Massen.

sind häufiger homogen, derb, zäh, seltener weich, bröckelig oder selbst citerartig. Häufig liegen sie in fibröse Massen eingeschlossen, zuweilen tritt Verkalkung ein. Ihre Entstehung lässt sich bald auf wirkliche Tuberkelbildung zurückführen, indem man am Rande und in der Nähe der käsigen Massen noch isolierte Knötchen beobachtet (Fig. 205), bald ist ihre miliartuberkulöse Natur nicht mehr mit Sicherheit nachzuweisen,

doch ist die Aetiologie durch den gelungenen Nachweis von Tuberkelbazillen aufgeklärt. In der Umgebung der veränderten Drüsen finden
sich oft Zeichen chronischer Entzündung (fibröse Verdickung des Bindegewebes), welche sich weit nach der Wirbelsäule hin, bis zum Ganglion
coeliacum sympathici erstrecken kann.

Fig. 205.

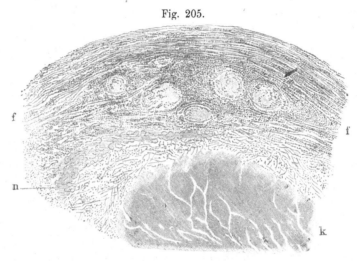

Tuberkulose der Nebenniere. Mittl. Vergr.
k Rand eines Käseherdes in dem ihn umgebenden zellig-fibrösen Gewebe f mehrere Tuberkel. Bei n
Reste von Drüsensubstanz.

Gummöse Bildungen kommen in seltenen Fällen vor, bei kongenitaler Syphilis ausserdem kleine nekrotische Herdchen.
    In ähnlicher Weise wie in der Thyreoidea kommen in der Neben-
niere bald partielle, knotige, bald über die ganze Drüse sich erstreckende
hyperplastische Bildungen vor, die Virchow daher auch mit dem
Namen der Strumen (Struma supra-
renalis, Fig. 206) belegt hat. Sie entstehen lediglich aus der Rindenschicht durch
eine Wucherung des Drüsengewebes und
zeigen deshalb auch meist dieselbe hellgelbe Färbung und also auch dieselbe Verfettung der Zellen wie jene. Es bilden
sich zuweilen kleine Cystchen in denselben.

Fig. 206.

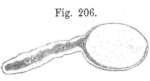

Struma suprarenalis. Nat. Gr.

Aus ihnen können grössere Geschwülste, welche immer noch den Typus
des Nebennierenbaues zeigen, hervorgehen, aber auch solche, welche
drüsenschlauchartige Bildungen enthalten. Jene können als einfache
Adenome, diese als bösartige Adenome oder Karzinome bezeichnet werden, die Bezeichnung Hypernephrom ist ungeeignet, will
man sie gebrauchen, so muss man die aus der Rinde hervorgegangenen
als H. corticale den aus dem Mark abstammenden und fertige Markzellen oder deren Vorstufen enthaltenden viel selteneren Geschwülsten,

dem Hypernephroma medullare (auch Paraganglioma suprarenale genannt) gegenüberstellen. Die letzten Geschwülste, die man wegen ihres Gehaltes an phaeochromen Zellen vielleicht auch Phaeochromatome nennen könnte, können Adrenalin erzeugen und infolge der durch Hyperadrenalinämie bedingten Blutdruckerhöhung eine Herzhypertrophie, vermutlich aber auch Nierenschrumpfung hervorrufen. Andererseits sieht man bei chronischer Nierenschrumpfung auch öfter eine auffällig grosse Marksubstanz der Nebennieren. Ob es ausser den ebengenannten Geschwülsten noch solche gibt, welche die von Virchow gebrauchte Bezeichnung Gliom verdienen, ist sehr zweifelhaft; bemerkenswert ist, dass Nierenmarkgeschwülste einigemal in Verbindung mit multiplen Nervenfibromen beobachtet worden sind. Selten sind Melanome, Sarkome, dagegen nicht so ganz selten metastatische Sarkome und besonders Karzinome, welche auch doppelseitig vorkommen.

Von rückgängigen Veränderungen gibt es eine seltene einfache Atrophie der Rinde, welche so weit gehen kann, dass die graue Marksubstanz an der Oberfläche sichtbar ist, häufiger ist die Amyloidentartung, welche wesentlich in der Rinde sitzt und besonders an der Starrheit und grösseren Durchsichtigkeit des vergrösserten Organs erkannt wird. Durch Jodjodkaliumlösung kann die ganze Rinde braun werden, doch ist auch oft schon makroskopisch sichtbar, dass die tieferen Abschnitte der Rinde am stärksten verändert sind. Degenerative Veränderungen und kleine Nekroseherde finden sich bei vielen Infektionskrankheiten, besonders bei Diphtherie in der Rinde wie im Mark. Abnahme der Lipoide der Rinde ist dabei ebenfalls häufig zu beobachten, Zunahme dagegen bei Stauung, Nierenschrumpfung, Arteriosklerose.

Es ist bei Erwähnung gewisser brauner Färbungen der Haut schon auf den Zusammenhang zwischen diesen und Erkrankungen der Nebennieren hingewiesen worden (Morbus Addisonii). Am häufigsten ist noch der Befund von Nebennierentuberkulose bei Morb. Addis., doch gibt es auch M. A. bei Krebs, Atrophie usw. der Nebenniere, sowie Tuberkulose der Nebennieren ohne M. A., wobei zu berücksichtigen ist, dass auch die braune Färbung der Haut und der Mundschleimhaut fehlen kann, obwohl sonst alle Zeichen von M. A. vorhanden sind. Anscheinend handelt es sich hier um zusammengesetzte Störungen, die einerseits von der Nebennierenrinde, andererseits von ihren Nerven oder deren Zentralstelle im Ganglion coeliacum ausgehen, es ist deshalb nötig, bei jedem klinischen Fall von M. A. einerseits, jedem Sektionsbefund von Nebennierenveränderung andererseits genau festzustellen, wieviel von der Nebennierenrinde beiderseits noch vorhanden ist und in welchem Zustande sich die zugehörigen sympathischen Nerven bzw. das chromaffine System befinden.

b) Untersuchung der Nieren.

An der Niere werden zuerst ihre beiden Kapseln (Fettkapsel und fibröse oder eigentliche Nierenkapsel), nachdem sie untersucht und durch einen seichten, an dem konvexen Rande der Niere geführten

Schnitt durchtrennt wurden, im Zusammenhang (nicht jede für sich) abgezogen, dann wird das Organ von aussen betrachtet und endlich

Fig. 207.

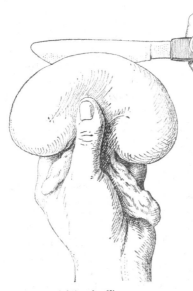

Sektion der Niere.
Haltung der linken Hand und Messerführung.

in dem Eröffnungsschnitte der Kapsel, welcher in das Gewebe etwas eindringen darf, in seiner Hauptdurchschnittsebene bis zum Becken durchschnitten, worauf man sowohl das Gewebe als auch die Kelche, das Becken und den Ureter untersucht.

Bei dem Schnitte durch die Niere fasst man (Fig. 207) diese so in die linke Hand, dass die nach dem Hilus zurückgeschlagenen Kapseln mit diesem in die Gabel zwischen Daumen und die übrigen Finger zu liegen kommen. Nun durchschneidet man erst im Längsdurchmesser mit nach unten konvexem Schnitt, der bis in das Nierenbecken gehen soll, den mittleren Teil, dann, nachdem man die Niere um ihren Dickendurchmesser um 90⁰ gedreht hat, im Breitendurchmesser erst das eine und endlich in ähnlicher Weise auch das andere Ende bis zum Hilus hin. Mit einer Schere werden die Kelche, das Becken und der Harnleiter aufgeschnitten.

1. Untersuchung der Nierenkapseln.

Das Fettgewebe der äusseren Kapsel nimmt an den allgemeinen Veränderungen des Fettgewebes im Körper teil und erleidet besonders auch eine schleimige Atrophie (s. beim Herzen). Bei fettleibigen Personen ist es sehr dick und kann dann leicht Täuschungen über die Grösse der Niere hervorrufen. Dies ist noch leichter möglich in den Fällen von lokaler Hyperplasie des Fettgewebes um die Niere, wie sie z. B. häufig gleichsam als Kompensation bei Atrophie der Nieren auftritt, am leichtesten bei einer Zunahme des Hilusfettes, da man dies auch nach dem Abziehen der Kapseln noch nicht erkennen kann, sondern erst am Hauptdurchschnitt. Die fibröse Kapsel ist gewöhnlich dünn und durchscheinend und leicht von der Oberfläche der Niere abzuziehen; sie besteht aus zwei Blättern, die sich zuweilen von einander trennen, so dass das innere auf der Niere sitzen bleibt. Bei chronischen Entzündungen der Niere verdickt sich die Kapsel und haftet zugleich fester, so dass beim Abziehen kleine Teile des Nierengewebes daran hängen bleiben*). Dieselbe Verdickung kann auch durch chronisch entzündliche Prozesse, welche in dem Gewebe um die Niere herum ablaufen (Paranephritis chron. fibrosa), erzeugt werden. Eine eitrige Entzündung um die Niere (Paranephritis phlegmonosa resp. apostematosa) kann sowohl von der Niere aus (durch Durchbruch von Abszessen usw.) als auch von benachbarten Organen aus (Psoasabszess, Karies der Wirbelsäule usw.) erzeugt werden.

Sowohl zwischen den beiden Blättern der fibrösen Kapsel, als auch zwischen Kapsel und Niere findet sich ab und zu ein versprengtes Nebennierenstück, das man, wenn es grösser ist, leicht an seinen Schichten (Rinde und Pigmentschicht) als solches erkennen kann; kleinere Stücke, welche nur aus (fetthaltigem) Rindengewebe bestehen, sind, besonders wenn sie mehr im Gewebe liegen, leicht mit Lipomen zu verwechseln.

2. Aeussere Untersuchung des Nierengewebes.

a) Allgemeine Verhältnisse.

1. Die Grösse der Niere beträgt normal 11—12 cm in der Länge, 5—6 cm in der Breite und 3—4 cm in der Dicke, das Volumen im Mittel 135 cm.

Eine Vergrösserung trifft man bei der akuten parenchymatösen und interstitiellen, besonders apostematösen Nephritis, bei Geschwulstbildungen, in geringem Grade bei Stauungshyperämien und endlich, wenigstens wenn man die Nieren im ganzen betrachtet, bei Hydronephrose. Sehr bemerkenswert sind die vikariierenden, ohne weitere pathologische Veränderungen einhergehenden Vergrösserungen einer Niere bei Atrophie oder Hypoplasie und Aplasie der anderen.

Eine Verkleinerung der Niere kann angeboren oder erworben, durch Entwicklungsstörung oder durch krankhafte Atrophie (Schrumpfung) bedingt sein; diese Atrophie kann unter sehr verschiedenen Umständen entstehen, die man wohl auseinanderhalten muss. Die Schrumpfung der Niere, welche wesentlich die Rindensubstanz betrifft, kann so beträchtlich werden, dass ihre Grösse nur die Hälfte und selbst noch weniger der normalen beträgt. Meistens ist dabei die Oberfläche nicht glatt (Atrophia glabra), sondern mehr oder weniger höckerig (Atr. granularis), wobei also die Verkleinerung ungleichmässig ist. Sind nur einzelne kleine Abschnitte des Parenchyms atrophisch, so bilden sie narbenartige, meist dunkler als die Umgebung gefärbte Vertiefungen. Zur Beurteilung der Atrophie ist es wichtig zu wissen, dass in normalen Nieren die Malpighischen Knäuel niemals dicht unter der Kapsel liegen, sondern immer durch eine gewisse Menge gewundener Kanäle von dieser getrennt bleiben, so dass man aus dem Befunde oberflächlich gelegener Glomeruli mit Sicherheit auf Atrophie von Kanälchen schliessen kann.

---

*) Der ungenaue Obduzent sagt dann, die Nierenkapsel lasse sich nur mit Substanzverlust abziehen, was logisch bedeutet, dass der Substanzverlust die Kapsel betroffen habe.

2. Die Gestalt der Niere erleidet sowohl durch die Vergrösserungen als auch durch die Atrophien, besonders die partiellen, sowie durch alle Herderkrankungen mannigfache leicht erklärliche Veränderungen. Als einen Rest fötaler Bildung findet man häufig einzelne Abschnitte der Niere durch flachere oder tiefere Furchen umgrenzt: die fötalen Renculi (Lobi), welche bei Neugeborenen sämtlich noch durch tiefe Furchen von einander getrennt sind. Eine eigentümliche Gestaltveränderung zeigen in der Regel die angeboren dislozierten Nieren, indem sie in der Richtung vom Hilus zur konvexen Oberfläche abgeplattet sind und der Hilus also in der Mitte der einen Flachseite (meist nach oben) zu liegen kommt. Die Hufeisenniere wird später genauer geschildert werden.

3. Das Gewicht einer Niere beträgt im Mittel 150 g (die linke ist stets 5—7 g schwerer), dasjenige beider zusammen (nach Entfernung der Kapsel und des Hilusbindegewebes) bei Neugeborenen 23, Ende des 1. Jahres 62, bei erwachsenen Männern 320, bei Frauen 293; es verhält sich zum Körpergewicht wie 1 : 200 (nach Henle 240); das Herzgewicht verhält sich zum Gewicht beider Nieren zwischen dem 20. und 35. Jahre nach Thoma im Mittel wie 1 : 1,1.

4. Die Farbe der Nierenoberfläche hängt vom Blutgehalte besonders auch der Venensterne (Stellulae Verheinii,), sowie von dem Zustande des Gewebes, besonders der Epithelien der gewundenen Harnkanälchen, ab. Die gewöhnliche Farbe ist ein Graubräunlichrot, welches bei den so häufigen parenchymatösen Veränderungen in ein trübes Graubraun (Epithelnekrose), weissgrau (trübe Schwellung) und endlich Gelbgrau, ja Hellgelb (Verfettung) übergehen kann. Eine eigentümliche bald mehr gelbe, bald grüne oder schwärzliche, oft aber in diesen verschiedenen Tönen fleckige Farbe wird durch chronischen Ikterus, eine dunkelbraune durch Methämoglobinämie erzeugt. Partielle Farbenveränderungen werden durch alle Herderkrankungen, Hämorrhagien, Infarkte, Abszesse, Tuberkel, Geschwülste hervorgebracht. Die Oberfläche der rechten Niere zeigt öfter partielle kadaveröse, gallige Färbung, die der linken ebensolche grünlich-schiefrige Verwesungsfarbe (durch den angelagerten Darm).

5. Die Konsistenz der Niere ist für gewöhnlich eine derbe, elastische; sie wird vermehrt bei Stauungen im Gefässsystem (Stauungsniere), bei allen Atrophien, den chronisch fibrösen produktiven Prozessen, Amyloiddegeneration usw., vermindert vor allen Dingen bei den parenchymatösen Entzündungen und Degenerationen, mögen sie sich im Stadium der trüben Schwellung oder der Verfettung oder der Nekrose befinden, ebenso bei den granulierenden, produktiven Entzündungen.

b) Die besonderen Veränderungen.

Ueber viele Herderkrankungen der Niere kann die äussere Betrachtung schon wertvolle Aufschlüsse geben. Es ist vorher schon der Glomeruli, die bei Atrophien an der Oberfläche sichtbar sind, gedacht worden; kleine weissliche oder weisslichgelbe Pünktchen sind seltener durch eine Verkalkung der Glomeruli, in der Regel durch Verkalkung kolloiden Inhalts von Cysten oder Kapselräumen bedingt (Kalkkörperchen). Aus punktförmigen, über die ganze Oberfläche zerstreuten Hämorrhagien diagnostiziert man eine hämorrhagische Nephritis, die am häufigsten eine parenchymatös-degenerative ist, aber auch eine produktive oder eiterige sein kann. Durch die Darmgase, welche am unteren Rande der linken Niere am häufigsten zur Einwirkung gelangen, erhalten die roten Fleckchen eine schwarze Färbung, die durch ihre Beschränkung auf eine auch im allgemeinen etwas schiefrig gefärbte Partie sich als kadaveröse erweisen, während eine gleichmässige Verteilung solcher schwärzlicher Flecken über die gesamte Nierenoberfläche auf einen abgelaufenen hämorrhagischen Prozess schliessen lässt, bei dem das Pigment des ergossenen Blutes dunklere Farbentöne erhalten hat.

Sehr kennzeichnende, aber mit den bei der Milz geschilderten im wesentlichen übereinstimmende Veränderungen bewirken die embolischen Infarkte, an welchen meistens der hyperämische Hof um die infarzierten Stellen in höchster Deutlichkeit zu sehen ist.

Die embolischen (metastatischen) Abszesse sind in der Niere wegen der eigentümlichen Gefässanordnung in der Regel in beträchtlicher Menge vorhanden, aber nur von geringer Grösse. Die ganze Oberfläche erscheint oft mit stecknadelkopf- bis hanfkorngrossen, etwas vorspringenden, gelben, ebenfalls von rotem Hofe umgebenen und oft von einer dünnen, gefässhaltigen Schicht bedeckten Knötchen besät, die an einer oder mehreren Stellen zu kleinen Gruppen zusammenstehen, welche dann als ein grosser roter Fleck erscheinen, in welchem die kleinen gelben Knötchen zerstreut liegen und noch deutlich als solche zu erkennen sind. Manchmal bilden sich aber auch grössere, nun deutlich als Abszesse erscheinende Eiterherde. Es dürfen übrigens nicht immer diese kleinen Eiterherdchen sofort auf Embolien bezogen werden, da dieselben Ver-

Fig. 208.

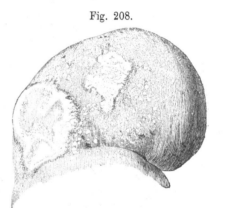

Pyelonephritis, äussere Ansicht. Nat. Gr.
Zahlreiche kleine Eiterherdchen, zwei grössere nekrotisch eiterige Herde mit hyperämischem Hofe; vereinzelte punktförmige Hämorrhagien, geringe fötale Lappung.

änderungen auch durch die nicht embolische apostematöse interstitielle Nephritis erzeugt werden können (Fig. 208), welche sich z. B. zu eiterigen oder nekrotisierenden Entzündungen der ableitenden Harnwege oft hinzugesellt (Pyelonephritis). Bei dieser ist das gruppenweise Auftreten von Abszesschen die Regel, ausserdem kommen weiche nekrotisch eiterige Herde vor, während bei jener häufig gleichzeitig gewöhnliche Infarkte vorhanden sind; auf dem Durchschnitte ist die Differenzialdiagnose in der Regel nicht schwer. Von weiteren auf der Oberfläche erscheinenden Herderkrankungen sind die Tuberkel zu erwähnen, welche als in der Regel nicht vorragende, graue, submiliare oder miliare Knötchen erscheinen, gleichfalls häufig zu kleinen Gruppen vereinigt vorkommen und meistens durch ihre derbere Konsistenz sich von jenen Abszesschen unterscheiden. Grössere Tuberkelknoten sind an der Oberfläche der Niere selten.

Auch alle anderen an der Niere vorkommenden Geschwülste können natürlich unter Umständen schon an der Oberfläche zur Erscheinung kommen, sie bedürfen aber keiner weiteren allgemeinen Besprechung. Dagegen muss ich noch eines Gebildes gedenken, welches von allen erwähnten am häufigsten vorkommt und hauptsächlich in den obersten Gewebsschichten gefunden wird, das sind die Cysten.

Man findet Cysten der verschiedensten Grössen, von solchen, die man soeben sehen kann, bis zu solchen von Faustgrösse. Die kleineren, zugleich häufigsten, kommen in der Regel mehrfach vor, jene ganz grossen meist einzeln. Die letzten finden sich bei sonst ganz gesunden Nieren und sind deshalb wohl als angeborene zu betrachten. Ein sehr charakteristisches Aussehen bieten die angeborenen Cystennieren (Hydrops renum cysticus, Fig. 209), die man am häufigsten bei Neugeborenen (totgeborenen oder doch in der ersten Lebenszeit gestorbenen) findet, ausnahmsweise aber auch bei Erwachsenen und in beiden Fällen, mit wenig Ausnahmen, doppelseitig. Die Nieren sind erheblich vergrössert und man sieht an der Oberfläche nur dicht aneinanderliegende, bei Kindern im allgemeinen stecknadelkopf- bis erbsen- oder kirschkerngrosse, bei Erwachsenen auch kirsch- und selbst walnussgrosse mit klarem, hellem, wässerigem, oft Harnbestandteile und Eiweiss enthaltendem Inhalt gefüllte

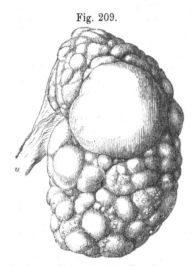

Fig. 209.

Angeborene Cystenniere eines Neugeborenen.
Nat. Gr.

Eine grössere Cyste, in der unteren Nierenhälfte eine Anzahl ganz kleiner, von welchen die kleinsten in der Zeichnung nicht angegeben werden konnten.

Cysten; vom Nierengewebe nichts oder höchstens nur noch Spuren; nur bei Erwachsenen noch etwas grössere Mengen.

Inwieweit die übrigen kleinen multiplen Cysten erworbene oder angeborene sind, steht noch dahin; wenn sie kolloiden Inhalt beherbergen, in dem mikroskopisch öfter geschichtete Kolloidkügelchen vorkommen, sind sie wohl immer erworben, bei den dünne Flüssigkeit führenden nehme ich das Gegenteil an. Manchmal besitzen einzelne Cysten einen bräunlichen, oft noch deutlich hämorrhagischen Inhalt, oder enthalten auch gelbe, breiige, fettige Massen (zerfallende Blut- und Epithelmassen); bei den letzten handelt es sich meist um sog. Adenokystome bzw. verfettete cystische Adenome. Die Cysten besitzen sämtlich eine dünne, mit einfachem plattem Epithel ausgekleidete, bindegewebige Wand, die noch oft deutlich vorspringende Leisten als Reste früherer Scheidewände enthält.

3. Innere Untersuchung des Nierengewebes.

a) Allgemeine Verhältnisse.

Nach Ausführung des grossen Längsschnittes durch die Nieren bedürfen zuerst die Grössenverhältnisse der beiden Nierenabschnitte (Substantia medullaris und corticalis) einer Berücksichtigung, weil sie für die Erkennung vieler Erkrankungen von grosser Wichtigkeit sind. Dies gilt besonders von der Rindenschicht, deren mittlere Breite beim Erwachsenen 5—6 mm beträgt. Verbreiterung der Rindensubstanz deutet auf frische entzündliche Prozesse meist parenchymatöser Natur, Verschmälerung auf Atrophie besonders der Harnkanälchen usw.; Erniedrigung, oft bis zum vollständigen Verstreichen der Papillen der Markkegel trifft man als mechanische Folge abnormer Ausdehnung der Nierenkelche (Hydronephrose usw.). Merkwürdig ist, dass die inneren Teile der sog. Rindenschicht, welche sich als Columnae renales (Bertini) zwischen die Markkegel einschieben, durchaus nicht immer die gleichen Veränderungen wie die eigentliche äussere Rindenschicht zeigen, dass sie z. B. häufig besonders starke Schwellung bei der parenchymatösen Entzündung oder umgekehrt geringe Verkleinerung bei der Atrophie der übrigen Rindenteile erkennen lassen.

Dann folgt die Betrachtung des Blutgehaltes und zwar sowohl des absoluten des ganzen Organes als auch des relativen der Rinden- und Marksubstanz. Gerade bei manchen Formen der parenchymatösen Entzündung ist der scharfe Gegensatz zwischen der blassen, trüb grauen oder gelben Rindenschicht und der dunkelroten Marksubstanz höchst charakteristisch und schon von ferne her deutlich erkennbar. In der Rindensubstanz hat man noch zwischen dem Blutgehalte der Knäuel und demjenigen der übrigen Gefässe zu unterscheiden; erstere sind, wenn mit Blut gefüllt, als kleine rote Pünktchen erkennbar; wenn leer, gar nicht oder als blasse feinste Körnchen, besonders bei schief auffallendem Lichte, an den Schnittflächen zu sehen. In der Marksubstanz weist die Grenzschicht infolge der bündelförmigen Anordnung der Vasa recta breite rote mit den grauen der Harnkanälchen abwechselnde Streifen auf, an deren Stelle bei Querschnitten rote Flecken in grauem Grundgewebe treten.

Neben der durch den verschiedenen Blutgehalt erzeugten Färbung ist gerade bei der Niere die Eigenfarbe des Gewebes von der höchsten Wichtigkeit zur Beurteilung des Zustandes der absondernden Teile des Organes. Da die Hauptsekretionsteile in der Rinde liegen, so ist sie in dieser Beziehung auch am wichtigsten.

Man hat bekanntlich zwei Teile an der Nierenrinde zu unterscheiden, einmal die Markstrahlen (Pyramidenfortsätze), welche als graudurchscheinende Streifen etwas breiter an der Marksubstanz beginnen, allmählich sich verschmälernd bis gegen die Oberfläche hin laufen und nur von grade verlaufenden Harnkanälchen gebildet werden; dann die Labyrinthe (Substantia glomerulosa), welche ausser den die Knäuel tragenden Gefässen und diesen selbst, sämtliche gewundenen Harnkanälchen und einen Teil der Henleschen Schleifenschenkel enthalten. Diese Teile haben, abgesehen von der Blutfarbe, eine etwas mehr weisslichgraue Färbung als die Markstrahlen. Die Labyrinthe sind in bezug auf Farbe die am häufigsten veränderten Teile, indem grade in ihnen die parenchymatösen Veränderungen zuerst auftreten und oft allein verlaufen. Die Veränderungen dieser Teile beruhen nun erstlich in einer Trübung, einem Undurchsichtigwerden des Gewebes, wie wenn es mit kochendem Wasser gebrüht wäre, wobei zugleich die einzelnen Windungen der Harnkanälchen als feinste Streifchen und Pünktchen, besonders bei Lupenvergrösserung, deutlicher hervortreten, und zweitens in einer Farbenveränderung, die der von der Oberfläche angegebenen (S. 398) entspricht.

Die Markstrahlen erleiden weniger Veränderungen, sehen nur manchmal wässerig (ödematös) aus, doch findet sich auch hier eine mit Verbreiterung verbundene graue Trübung und, freilich seltener, eine gelbe Färbung in Form einzelner feiner Streifen.

Aehnliches Verhalten zeigen auch die Kanälchen in der Marksubstanz, von denen nur die in und zunächst der Papille gelegenen zuweilen noch besonders weisse, gelbe oder gelbrote und braune Färbung (durch sog. Infarkte) darbieten. Eine allgemeine, aber meistens an den Markkegeln und insbesondere ihren Papillen deutlichere gelbgrüne, seltener braungrüne Färbung rührt von Ikterus her.

Bei der Fäulnis des Organs erhält das gesamte Parenchym eine schmutzig dunkelrote, später grünliche Färbung. Dabei ist das Gewebe weich, matsch, bei hohen Graden der Fäulnis von kleinen Gasblasen durchsetzt, die, da sie eine hellere, gelbliche Färbung bedingen, besonders von aussen kleine Verfettungsherde oder Abszesschen vortäuschen könnten.

Der Geruch kann auch bei sonst frischer Leiche demjenigen fauler Nieren gleichen, wenn eine schwere, mit Harnzersetzung verbundene Pyelonephritis vorhanden ist, doch ist auch bei den einfachen urinogenen Entzündungen, sowie bei allen mit Urämie einhergehenden Erkrankungen in der Regel ein auffällig starker Harngeruch beim Durchschneiden der Nieren zu bemerken.

Bei der mikroskopischen Untersuchung der pathologischen Nieren spielt das Zerzupfen frischer Präparate im ganzen eine geringe Rolle, ebenso die Anfertigung von Schnitten mit dem Rasiermesser, obwohl es manchmal gelingt, von dem über den linken Zeigefinger gespannten Organe auch mit dem Rasiermesser schon brauchbare Schnitte zu erhalten. Dagegen ist das Doppelmesser für viele Fälle sehr gut verwendbar und besonders ist es für die Untersuchung von Verfettungen am Platze, besonders wenn es sich um die Unterscheidung von Fett- und doppelbrechenden lipoiden Körnchen handelt. Eine noch ausgiebigere Verwendung gestattet das Gefriermikrotom. Im allgemeinen wird man aber für feinere Untersuchungen zu den Härtungsmitteln greifen, welche für Einzelnes geradezu unentbehrlich sind. Das gilt besonders für den wichtigen Nachweis von eiweisshaltiger Flüssigkeit im Innern von Glomeruluskapseln, von Harnkanälchen usw., der nur geliefert werden kann, wenn man das Eiweiss schnell zur Koagulation bringt. Das kann durch absoluten Alkohol geschehen, besser noch durch Kochen kleiner Gewebsstückchen. Im übrigen kommen die allgemeinen Methoden zur Verwendung. Erwähnen will ich nur noch, dass man zur Untersuchung von Veränderungen der Harnkanälchen im allgemeinen die Schnitte in der Richtung der graden Kanälchen anfertigt, während das interstitielle Gewebe besser an darauf senkrechten, also tangential zur Oberfläche der Niere gerichteten Schnitten untersucht werden kann. Erstere enthalten die Rindenarterien und Vasa recta der Marksubstanz wie die graden Kanälchen wesentlich im Längsschnitt, letztere im Querschnitt. Beim Färben mit Pikrolithioncarmin nehmen die Epithelien, besonders der gewundenen Kanälchen, einen gelblichen Farbenton an. Schrumpfnieren färbt man nach van Gieson, verfettete mit Sudan, bei frischen interstitiellen Veränderungen, bei Syphilis und Tuberkulose versäume man nicht Plasmazellenfärbung anzuwenden.

b) Die besonderen Erkrankungen.

1. Missbildungen. Ein Fehlen beider Nieren kommt nur bei nicht lebensfähigen Missgeburten vor, dagegen ist völliges Fehlen (Agenesie) oder unvollständige Entwicklung (Stehenbleiben auf einer frühen Entwicklungsstufe, Hypogenesie, Hypoplasie) einer Niere (am häufigsten der linken) mit dem Leben verträglich, da die andere sich entsprechend vergrössert (angeborene Hypertrophie, richtiger Hyperplasie). Auch durch fötale Entzündung kann die Ausbildung gehindert werden. Rudimentäre Nieren enthalten häufig Cystchen. Ausser der durch besonders tiefe Furchenbildung zwischen den einzelnen Renculi vorgetäuschten Verdoppelung gibt es wirkliche Doppelbildung, welche bald die Harnleiter allein, bald auch das Becken und die Nieren (Ren duplicatus) betrifft. In letzteren sieht man gewöhnlich auf dem Durchschnitte ein breites, drüsiges Septum, welches die zu den beiden Harnleitern gehörigen Teile trennt, aber so, dass es selbst mehr zu dem einen hinzugehört; die Niere sieht

Fig. 210.

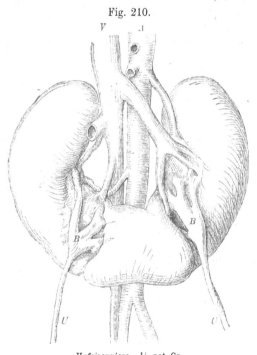

Hufeisenniere. ¹/₂ nat. Gr.

A Aorta. V Vena cava infer. U Ureteren. B Nierenbecken, welche sich bereits ausserhalb der Niere in Kelche teilen.

aus, als wenn an das eine Ende einer vollständigen noch eine halbe angesetzt worden wäre; in seltenen Fällen existiert auch vollständige Teilung der Niere. Die doppelten Harnleiter vereinigen sich irgendwo in ihrem Verlaufe oder bleiben getrennt bis zur Harnblase, wobei dann

der vom oberen Becken kommende Ureter medial und meist auch kaudal
von dem anderen mündet. Der eine Ureter kann an der Mündung verschlossen und cystisch in die Blasenhöhle vorgewölbt sein.
Den Gegensatz zu der Verdoppelung bildet die Verwachsung der
beiden Nieren zu einer einzigen (Ren concretus, coalitio renum).
Die Verwachsung geschieht in der Regel mit den unteren Enden,
wodurch die einfache, meist nach unten verlagerte, vor der Wirbelsäule
gelegene Niere die Gestalt eines Hufeisens (Hufeisenniere, Fig. 210)
erhält. Bald ist die Verbindung nur schmal, bald so breit wie die
einzelnen Hörner des Hufeisens selbst; im letzten Falle ist die Niere
kleiner. Gefässe und Ureteren zeigen dabei gleichfalls häufig Abweichungen, besonders häufig ist eine Herauslagerung des Beckens und
Teilung desselben in Kelche vor dem Hilus (Fig. 210). Kelche und
Ureteren liegen immer an der vorderen (ventralen) Seite der Hufeisenniere. Von der am häufigsten die linke betreffenden Dystopie, sowie
der damit verbundenen Gestaltveränderung war schon die Rede (S. 398),
die angeborenen Cysten und Geschwülste sowie die auch im Nierengewebe vorkommenden versprengten Nebennieren werden später erwähnt
werden.
Ausser den makroskopisch erkennbaren gibt es auch mikroskopische
Hypoplasien oder sonstige Missbildungen an Nierenkörperchen und
Harnkanälchen. Insbesondere finden sich auch noch bei Erwachsenen
einzelne Körperchen oder Gruppen von solchen, welche ihre volle Ausbildung nicht erlangt, sondern den embryonalen Typus, wie er bei der
Geburt in den obersten Rindenschichten regelmässig noch vorhanden
ist, bewahrt haben. Da dabei naturgemäss auch die entsprechenden
Harnkanälchen eine ungenügende Entwicklung erfahren, so können bei
gruppenweiser Entwicklungshemmung umschriebene Schrumpfherde
vorgetäuscht werden.
2. **Kreislaufstörungen.** Eine Oligämie erkennt man an dem
blassen aber nicht trüben Aussehen des Gewebes; eine andauernde
vollständige Anämie hat Nekrose im Gefolge (s. Infarkte); bei vielen
Entzündungen ist die Rinde oligämisch, die Marksubstanz hyperämisch.
In dieser ist dann eine kollaterale kongestive Hyperämie, welche
aber nicht scharf von der entzündlichen zu trennen ist. Eine allgemeine Kongestion, die aber auch unmerklich in Entzündung übergeht,
findet sich bei manchen Vergiftungen (z. B. mit Kanthariden, Terpentin);
rein kongestiv ist die bei lokaler Anämie der einen in der anderen
Niere auftretende Hyperämie, aus welcher unter sonst geeigneten Umständen eine Hypertrophie der Niere hervorgeht. Die Stauungshyperämie ist meistens durch entferntere Ursachen bedingt (Herz-,
Lungenkrankheiten), selten durch Störungen in der Vena cava oder in
den Nierenvenen selbst. Durch letztere wird eine allgemeine starke
Hyperämie der Niere erzeugt, an welche sich totale hämorrhagische
Infarzierung und Nekrose anschliessen kann, erstere bewirken eine zyanotische Induration: die Niere ist etwas vergrössert, an der Oberfläche
wie auf dem Durchschnitt dunkelrot, von derber Konsistenz. Mikroskopisch findet man ausser der starken Hyperämie Zylinder, sowie bei

einigermassen längerem Bestande gelbbraune Pigmentkörnchen (aus umgewandeltem Blutfarbstoff) in den Epithelien, besonders in denjenigen der schleifenförmigen Kanälchen. Ausserdem ist häufig Fett in den Epithelien, besonders der gewundenen Kanälchen, vorhanden (Fettniere der Herzkranken), an gekochten Präparaten sieht man Eiweissgerinnsel in den Kapselräumen sowie in Kanälchen.

Blutungen entstehen in den Nieren selten traumatisch oder aus allgemeinen Ursachen (z. B. in den Papillen bei hämorrhagischen Pocken usw.), häufiger als punktförmige in Verbindung mit entzündlichen Vorgängen (Nephritis haemorrhagica). Sie sind dann in der Regel an der Oberfläche deutlicher zu sehen, als auf dem Durchschnitt, doch fehlen sie auch hier nicht. Mikroskopisch (Fig. 211) findet man Blut sowohl in den Kapselräumen als auch in gewundenen Harnkanälchen, weniger im Zwischengewebe. Als Ueberbleibsel früherer punktförmiger Blutungen

Fig. 211.

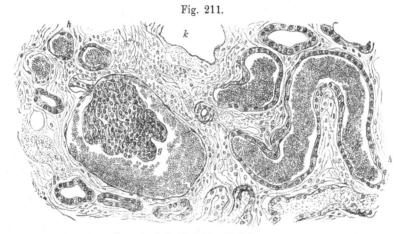

Hämorrhagische Nephritis. Mittl. Vergr.

g Glomerulus von Blut umgeben. h gewundene Kanälchen, mit Blut gefüllt, im Längs- und Querschnitt. k leere Glomeruluskapsel. Im interstitiellen Gewebe entzündlich-produktive Veränderungen, keine Blutung.

finden sich bräunliche oder schwärzliche Pigmentkörnchen innerhalb von gewundenen (besonders denen 2. Ordnung) oder von geraden Kanälchen. Eine sog. hämorrhagische Infarzierung (hämorrhagischer Infarkt), welche aber eigentlich mehr eine Stase ist, wird durch Emboli erzeugt. Jede Embolie bewirkt in der mit Endarterien versehenen Niere Veränderungen, und zwar hauptsächlich in der Rinde, aber es sind wie in der Milz die Folgen der gutartigen Verstopfungen verschieden, indem seltener ein hämorrhagischer, meistens ein anämischer Infarkt entsteht. Die Infarkte haben eine keilförmige, kegelförmige Gestalt und stossen mit der Basis an die Oberfläche, während die Spitze in der Rinde oder an der Grenze von Mark und Rinde oder auch in der Marksubstanz selbst liegt. Dementsprechend ist die Grösse der Infarkte verschieden. Sie haben stets eine derbe Konsistenz. Der seltene hämorrhagische Infarkt sieht zunächst ganz

dunkelschwarzrot aus, später entfärbt er sich vom Zentrum aus, manchmal ungleichmässig, schliesslich erhält er die gleiche trüb gelbliche,
lehmartige Färbung, welche der in der Regel auftretende anämische
Infarkt (Fig. 212) von vornherein besitzt und dann sind beide nicht
mehr zu unterscheiden, um so weniger als auch bei dem letzten die
Peripherie häufig dunkelrot, wie hämorrhagisch erscheint. Nur wenn
das Innere des Infarktes eine orangegelbe oder bräunliche Färbung
hat, kann man den hämorrhagischen Ursprung vermuten. Das mikroskopische Verhalten ist, von der prallen Füllung der Gefässe, insbesondere auch der Knäuel und den spärlichen Blutergüssen in die
Kapselräume und Harnkanälchen, sowie in das interstitielle Gewebe
abgesehen, bei beiden gleich. Es tritt (Fig. 213) eine Nekrose des
Gewebes, zunächst der absondernden Epithelien ein, welche bei kleinen
Infarkten eine unvoll-
ständige ist. Knäuel und
Bindegewebe erhalten
sich etwas länger, ent-
gehen aber häufig der
Nekrose ebenfalls nicht;
am längsten pflegt sich
ein schmaler Streifen
unter der Kapsel zu er-
halten, in welchem in-
folge der kollateralen
Zirkulation von die
Rinde bis zur Oberfläche
durchdringenden Arte-
rien (rami perforantes)
sogar die Epithelien
noch lebendig sein kön-
nen, während sie in den
mittleren Teilen des In-
farktes abgestorben sind.

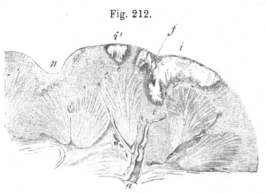

Fig. 212.

Embolische Infarkte der Niere. Nat. Gr. Kombinationszeichnung.
i grosser, im Zentrum anämisch-nekrotischer, in der Peripherie
hämorrhagischer Infarkt durch Verstopfung der zuführenden Arterie
(a) mittelst eines langen Embolus (e). i¹ ein ebensolcher kleinerer,
deutlich keilförmiger Infarkt, an dessen Spitze die embolisch verstopfte Arterie im Querschnitt. n ein geheilter, narbig geschrumpfter
Infarkt. Die im Querschnitt sichtbare verstopfte Arterie ist durch
Organisation des Embolus obliteriert. f fötale Furche.

Die Nekrose erkennt man mikroskopisch wieder vorzugsweise an der
mangelnden Färbbarkeit der Kerne. Die Zellen wandeln sich in blasse
Schollen um, welche die Lichtung der Kanälchen, die zuweilen auch Fibringerinnsel enthält, erfüllen; hie und da trifft man aber auch Verfettung,
welche regelmässig in den peripherischen Schichten, wo noch etwas Zirkulation stattfand, eintritt, aber auch bei nicht vollständiger Nekrose an
den graden Kanälchen und der subkapsulären Schicht gefunden wird, ein
Beweis, dass sie einen geringeren Grad der Veränderung darstellt.
Eine Erweichung wie an der Milz kommt nicht zustande, sondern die
Resorption und die Entwicklung eines Granulationsgewebes aus der
Umgebung hält mit dem Schwund der nekrotischen Massen gleichen
Schritt, so dass man zunächst einen Keil findet, der aussen aus Bindegewebe, innen aus Resten des gelben Infarktes besteht, bis schliesslich
nur noch eine feste, geschrumpfte, höchstens etwas Pigment oder Kalk
enthaltende Narbe übrig bleibt.

Die Verfettung in der Peripherie des Infarktes kann sich als gelbe Grenzlinie makroskopisch kenntlich machen, in der Regel ist aber eihe helle weisslichgelbe Umsäumung bedingt durch eine Anhäufung von Leukozyten in den Kapillaren (sog. Leukozytenhyperämie), zu deren Entstehung Herzschwäche und Blutdruckherabsetzung notwendig zu sein scheint. Nach aussen folgt dann erst die hyperämische Zone, in der häufig auch noch Epithelnekrose in den gewundenen Kanälchen vorkommt. An jungen Infarkten kann hier schon völliger Kernschwund

Fig. 213.

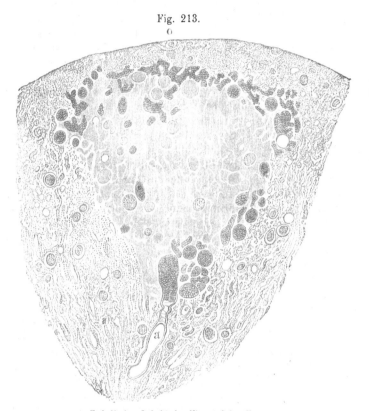

Embolischer Infarkt der Niere.　Schw. Veıgr.
o Oberfläche, an welcher noch ein schmaler Saum lebenden Gewebes. a die verstopfte Arterie. Der anämisch-nekrotische Iufarkt hat einen hyperämischen Hof: einzelne Glomeruli inmitten des Infarktes zeigen noch Kernfärbung.

vorhanden sein, während die inneren Abschnitte des Infarktes noch eine leichte Kernfärbung darbieten, ein Beweis, dass die Karyolysis schneller eintritt, wenn noch eine stärkere Durchströmung der Zellen mit Gewebsflüssigkeit stattfindet.

Wenn der Infarkt etwas älter ist, erscheint er von dem relativ normalen Nierengewebe durch eine mehr oder weniger breite Schicht von Nierengewebe mit stark atrophischen, d. h. schmalen, von entdifferenzierten Zellen ausgekleideten Harnkanälchen getrennt, den Folgen einer Ernährungsstörung, die weit über das Gebiet des eigentlichen Infarktes hinausreichen kann, die sich aber nur an den Kanälchen, nicht an den Nierenkörperchen geltend macht, die ganz normal auszusehen pflegen. Bei ganz alten Infarkten zeigt das Mikroskop, dass, was makroskopisch wie eine Narbe aussah, immer noch Reste des Nierengewebes in Gestalt der geschrumpften, zu hyalinen Klümpchen umgewandelten Nierenkörperchen enthält. Die Körperchen sind meistens in der Richtung von der Oberfläche zum Mark abgeplattet und geben eine andere Farbenreaktion als die primär hyalin-atrophischen Körperchen bei der vaskulären Schrumpfung (s. S. 430). Nicht selten enthalten einzelne von diesen noch oder wieder Kerne, ebenso sieht man schmale Kanälchen mit dünnem Epithel zwischen diese Körperchen hineinreichen, so dass man in Zweifel kommen kann, ob hier sich einzelne Teile lebendig erhalten hatten, oder ob man es mit regeneratorischen Vorgängen zu tun hat, wie man sie sicher gelegentlich in Gestalt von Karyomitosen oder von jungen Zellen, die sich zwischen Tunica propria und abgestorbenen Epithelzellen hineingeschoben haben, in der Umgebung von Infarkten sieht. Häufig sieht man elastische Fasern in reichlicher Menge einerseits in der Umgebung der Gefässe, andererseits um die geschrumpften Nierenkörperchen herum.

Wenn Rindenkanälchen zugrunde gegangen sind, können die mit ihnen im Zusammenhang stehenden Markkanälchen, im besonderen die Schleifenkanälchen nicht normal bleiben, sondern erfahren eine Inaktivitätsatrophie, während das Zwischengewebe sich verdickt (Vakathypertrophie). Die atrophischen Epithelzellen reagieren auf allgemeine Schädigungen, z. B. Verfettung, weniger als die normalen ihrer Umgebung.

Durch maligne Emboli werden zuweilen ebenfalls Infarkte, hauptsächlich aber metastatische Abszesse erzeugt, worüber später mehr. Hier ist noch Einiges über Zirkulationsstörungen in den grossen Nierengefässen zu erwähnen. Ein embolischer oder thrombotischer oder Kompressions-Verschluss des Stammes der Nierenarterien hat eine anämische Nekrose der gesamten Niere zur Folge, nur da, wo durch Kapselarterien oder vom Hilus aus Blut zirkulieren kann, stirbt das Gewebe nicht ab, verfettet aber meistens. Von den grösseren Nierenvenen ist die Thrombose zu erwähnen, wie sie sowohl durch fortgeleitete Thromben aus der Ven. spermatica (besonders sinistra) als auch autochthon z. B. bei Neugeborenen (marantische Thrombose) und bei Erwachsenen neben Geschwülsten der Nieren beobachtet werden. Bei manchen Sarkomen und Karzinomen der Nieren entsteht eine Thrombose der Venen durch Hineinwachsen der Geschwulstmasse und es kann auf diese Weise sogar die Vena cava inf. und selbst ein Teil des rechten Vorhofes mit Geschwulstmassen erfüllt werden. In amyloiden Nieren sind häufig Thromben, welche durch ihre weissgraue Farbe ausgezeichnet sind (weisse Thromben), in den grösseren und kleineren Nierenvenen zu sehen; die kleinsten Venen können frei sein.

Ausgesprochenes Oedem kommt an der Niere, vom Hilusgewebe abgesehen, nicht vor, doch sieht man bei manchen, besonders sog.

parenchymatösen, Entzündungen das Gewebe durch entzündliches Oedem geschwollen, durchsichtig, glasig, was besonders an den Markstrahlen hervorzutreten pflegt.

3. Die **Entzündungen** der Niere bilden noch immer eines der strittigsten Kapitel der gesamten Pathologie; nicht nur die Anatomopathologen sind untereinander uneinig, sondern auch die Kliniker und erst recht können sich beide nicht zu der gleichen Anschauung vereinigen.

Die pathologisch-anatomische Diagnostik kann vorläufig keine Rücksicht auf die klinischen Formen der Nephritis nehmen, ebensowenig wie auf die ätiologischen, da eine und dieselbe Ursache ganz verschiedenartige Prozesse in der Niere erzeugen kann und die verschiedensten Nierenveränderungen ganz ähnliche klinische Erscheinungen bedingen können. Aber auch vom rein anatomischen Standpunkte aus ist eine befriedigende Einteilung sehr schwierig, weil das Bild, welches die erkrankte Niere darbietet, ein ungemein wechselvolles ist, und sich immer, man mag die Einteilung vornehmen wie man will, Uebergangs- und Mischformen zwischen den einzelnen aufgestellten Hauptformen finden werden. Grade bei der Niere hat sich eine Bezeichnung der Erkrankungen nach dem Sitz der hauptsächlichsten Veränderungen sehr eingebürgert, so dass man von parenchymatöser, hauptsächlich die Harnkanälchen betreffender, und interstitieller, wesentlich im intertubulären Gewebe ablaufender Entzündung spricht, wozu dann neuerdings noch die im Bereich der Malpighischen Körperchen vor sich gehende Glomerulo-Nephritis gekommen ist. Aber es handelt sich dabei immer nur um eine Benennung a potiori, da meistens Parenchym und interstitielles Gewebe sowie häufig auch die Glomeruli zugleich verändert sind. An den funktionell wichtigsten Bestandteilen, den Nierenkörperchen und Nierenkanälchen, spielen rückgängige Veränderungen eine grosse Rolle, die in zahlreichen Fällen das Primäre sind, während das interstitielle Gewebe nur sekundär beteiligt wird. Aus dieser Tatsache ergibt sich die Frage, ob man denn hier von Entzündung reden dürfe. Sicherlich ist die noch viel gebrauchte Bezeichnung chronische interstitielle Nephritis meistens nicht richtig, da, wie erwähnt, die interstitielle Veränderung eine durchaus nebensächliche und sekundäre ist, aber auch die Bezeichnung Nephritis überhaupt ist nicht zu begründen. Es ist deshalb vorgeschlagen worden, von Nephrosen zu sprechen. Das ist ungeeignet, weil das Wort Nephrose schon für Veränderungen der oberen abführenden Wege (Hydro - nephrose Pyonephrose) vergeben ist; eher passte Nephronose (Nierenkrankheit), wegen der Aehnlichkeit mit Nephrose würde ich aber das im wesentlichen gleichbedeutende, nur anders lautende Wort Nephropathie vorziehen. Nötig ist m. E. eine solche besondere Bezeichnung überhaupt nicht; ich bin immer mit der Bezeichnung des herbeigeführten Zustandes der Lunge, der Schrumpfung ausgekommen. Die Schrumpfung ist eine leicht nachweisbare Tatsache, die mit theoretischen Vorstellungen nichts zu tun hat, sondern bestehen bleibt, während die Theorien wechseln. Die formale Genese der Schrumpfung kann durch ein Beiwort bezeichnet werden.

Dem von mir allgemein angenommenen Prinzip getreu will ich auch hier die Einteilung nach den wesentlichen anatomischen Erzeugnissen der Entzündung machen.

Am wenigsten missdeutig ist in dieser Beziehung

a) die eiterige Nierenentzündung, Nephritis apostematosa, welche ihrem Sitz nach wesentlich, wenn auch keineswegs ausschliesslich und von vornherein eine interstitielle ist. Es gibt mehrere Formen derselben.

Die metastatische Nephritis wird im wesentlichen durch die septischen Kokken, die vom Blute herangeschwemmt wurden, hervorgebracht und ist durch das Auftreten von kleinsten metastatischen

Abszessen gekennzeichnet. Diese sitzen hauptsächlich in der Rinde, wo sie meistens als stecknadelkopfgrosse gelbliche Knötchen erscheinen, welche oft gruppenweise zusammenliegen und häufig von einem roten Hofe umgeben sind; sie fehlen aber auch nicht in der Marksubstanz, wo sie in der Regel mehr längliche graue oder gelbe, ebenfalls häufig von einem roten Hof umgebene Streifen bilden. Oefter liegen hier wie dort mehrere solcher Herdchen hintereinander, daneben finden sich in der Regel auch punktförmige Hämorrhagien besonders unter der Kapsel.

Die Rindenherdchen sind mikroskopisch meistens leicht als embolische zu erkennen, da in ihrem Zentrum in der Regel ein verstopfter Glomerulus oder sonstiges Gefäss zu sehen ist, um welche herum die Eiterkörperchen zwischen den Harnkanälchen, aber auch im Kapsel-

Fig. 214.

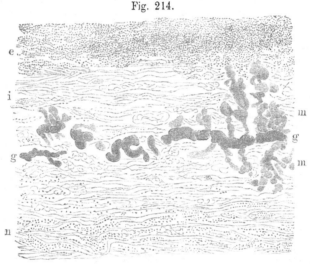

Mikrokokkenembolie in der Spitze eines grösseren Infarktes bei Endocarditis ulcerosa. Schw. Vergr. g mit Organismen vollgestopfte, varikös erweiterte Gefässe. Bei m sind die Mikrokokken aus den Gefässen in das Gewebe eingedrungen. i ein Teil des nekrotischen Infarkts. Bei n noch lebendes Nierengewebe. Bei e beginnende Eiterung.

raum sowie in der Höhle der Kanälchen angehäuft sind. Sie stammen also teils aus den Knäueln, teils aus den Gefässen des interstitiellen Gewebes. Später gehen unter Ausbildung des eigentlichen Abszesses Harnkanälchen wie Zwischengewebe zu grunde. Die Emboli bestehen meist fast ganz aus Mikrokokken, welche nicht nur dichtgedrängt die Gefässe erfüllen, sondern sie auch vielfach knotig (varikös) erweitert haben (Fig. 214), wobei aber nicht ausser acht zu lassen ist, dass die Organismen auch nach dem Tode ihres Trägers noch weiter wachsen können.

Mit der völligen Ausbildung der Abszesse pflegen die Bakterien weniger deutlich erkennbar zu werden, während sie ausser in den Entzündungsherden auch in den hämorrhagischen Stellen, ja in ganz unveränderten Partien gefunden werden — ein Beweis, dass sie früher.

da sind, als die Eiterkörperchen. Je frischer die Embolie um so geringer die Veränderung in der Umgebung.

Neben den kapillären Embolien finden sich gar nicht so selten auch arterielle, welche mehr oder weniger grosse anämisch-nekrotische, mit hyperämischem Hofe versehene Infarkte erzeugen. Diese haben zunächst, von den in den Gefässen steckenden Bakterienhaufen abgesehen, dasselbe Aussehen, wie die durch blande Emboli bewirkten, zeigen aber schon frühzeitig eine eiterige Demarkation, vereitern endlich ganz und bilden Abszesse, welche Eiter mit zerfallener Nierensubstanz gemischt enthalten. Auch durch den Zusammenfluss und die Vergrösserung kleiner Herdchen können schliesslich grössere buchtige Abszesse entstehen.

Die Markherdchen sind meistens dem Verlaufe der Harnkanälchen entsprechend in die Länge gestreckt (Fig. 215) und zeigen mikroskopisch noch häufiger wie jene 3 Zonen (Fig. 216), zentral einen oder mehrere langgestreckte Bakterienhaufen, dann eine Schicht nekrotisch-fettigen Nierengewebes (ohne Kernfärbung),

Fig. 216.

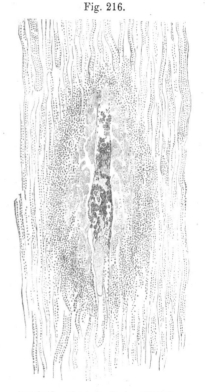

Fig. 215.

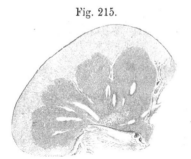

Metastatische Markherde der Niere. Nat. Gr.
Thrombophlebitis und Periphlebitis femoralis nach Amputation eines tuberkulösen Kniegelenks, keine erkennbaren Rindenherde.

Ausscheidungsherd des Marks. Mittl. Vergr.
Mikrokokkenhaufen um hyaline Zylinder herum in einem Harnkanälchen, dann eine nekrotische Zone, dann Eiterung.

endlich zu äusserst eine eitrige Infiltration. Es mögen darunter auch embolische Herdchen, deren Bakterien also in Gefässen (Vasa recta) stecken, vorkommen, aber meistens, insbesondere bei den Herden in den mittleren und papillären Abschnitten der Markkegel, lässt sich leicht aus der Grösse der verstopften Kanäle, aus der Anwesenheit von hyalinen Zylindern oder Epithel nachweisen, dass die Bakterien in der Lichtung von Harnkanälchen, besonders Schleifen und Ductus papillares gelegen sind. Es handelt sich hier also offenbar um sekundäre

Herde, welche durch Bakterien, die von den Knäueln aus in die Harnkanälchen geschwemmt wurden, erzeugt werden (Ausscheidungsherde).
Während nun jene embolischen Rindenherdchen einen septischen
Thrombus an anderer Stelle (besonders an den Klappen bei ulzeröser
Endokarditis) voraussetzen, kommt die letztere, als Nephritis medullaris metastatica zu bezeichnende Erkrankung nicht nur ohne
Rindenherdchen, sondern auch ohne septische Thrombose, ja als einzige
metastatische Veränderung (bei Wund- und puerperaler Sepsis, Erysipel
usw.) vor. Es muss dann eine Ausscheidung der Organismen an
den keine gröberen Veränderungen darbietenden Knäueln stattgefunden
haben. .

Selten betrifft die Bakterienanhäufung vorzugsweise die Papillen,
in denen dann bräunliche Streifen, förmliche Bakterieninfarkte hervortreten können (Nephritis papillaris bacterica), um die herum das
Gewebe in grosser Ausdehnung nekrotisch ist.

Auch bei den metastatischen Markabszessen kommen Eiterkörperchen
sowohl im Zwischengewebe als auch in der Lichtung der Harnkanälchen
vor und grade hierbei habe ich sie auch zwischen Tunica propria
und Epithel, also offenbar auf der Einwanderung vom Zwischengewebe
aus getroffen.

Die beschriebenen metastatischen Nierenherde eignen sich ganz besonders zum
Studium der Bakterien in menschlichen Organen. Zunächst kann man leicht nach
Kochen von Doppelmesserschnitten in absolutem Alkohol und Aether, dann in Eisessig mit folgendem Einlegen der Präparate in Glycerin die Mikrokokkenanhäufungen
sehen, ihre gleichmässige feine Körnung und ihre bei schwacher Vergrösserung
bräunliche Färbung erkennen. Man kann sich an mit Kalilauge behandelten Schnitten
den Unterschied zwischen den gleichmässig grossen resp. kleinen, regelmässig dicht
aneinander gelagerten Mikrokokken und den ungleichmässig grossen, regellos durcheinander liegenden, stärker glänzenden Fettkörnchen klar machen, welche letzteren
ausserdem verschwinden, wenn man die Schnitte in absolutem Alkohol und Aether
kocht. Man kann ferner die Anilinfärbungen der Organismen studieren, welche auch
noch sehr schön gelingen, wenn man vorher die Schnitte mit absolutem Alkohol und
Aether, sowie mit Eisessig gekocht hat.

Während die metastatische (hämatogene) Nephritis fast regelmässig eine doppelseitige ist, sind eine Reihe von anderen, ebenfalls
zur eiterigen Nephritis gehörenden Erkrankungen häufiger nur auf eine
Seite beschränkt oder doch nur in sehr ungleichmässiger Weise auf
beiden Seiten entwickelt.

Es sind das Entzündungen, welche sich an Erkrankungen der ableitenden Harnwege anschliessen (urinogene Nephritis) und welche dem-
gemäss auch zuerst Veränderungen in der Marksubstanz hervorbringen.
Diese bestehen in schmalen gelben, oft von Strecke zu Strecke kugelig
erweiterten Streifen, welche dem Verlaufe der Harnkanälchen folgend
von der Papille nach der Peripherie ausstrahlen. An der Oberfläche
der Papillen findet sich häufig ein zusammenhängender grauer, nekrotischer Schorf (Papillarnekrose, Fig. 217). Es wird übrigens sehr bald
auch die Rindenschicht in Mitleidenschaft gezogen, in welcher die
Abszesse mehr kugelige Gestalt annehmen.

Es ist schon erwähnt worden, dass an der Oberfläche die Abszesse
als kleine hirsekorngrosse gelbe Herde erscheinen, wo sie häufiger wie

bei der embolischen Nephritis nur zu kleinen Gruppen vereinigt vorkommen (Fig. 208, S. 399); auf dem Durchschnitte lassen sich diese in der Regel durch die ganze Rindensubstanz hindurch und bis in die Marksubstanz hinein verfolgen, doch ist nicht immer ein vollkommener Zusammenhang zwischen den Veränderungen in beiden Substanzen nachzuweisen. Häufig ist der ganze Nierenabschnitt, welcher von der Gruppe der Abszesschen eingenommen wird, erweicht, nekrotisch. Wenn sich grössere Abszesse in dem Nierengewebe gebildet haben, so können sie in die Kelche durchbrechen, worauf dann ein eiterndes Geschwür entstehen kann (sog. Phthisis renalis apostematosa).

Es ist gerade diese vom Nierenbecken aus auf die Niere fortschreitende und mit erheblichen Veränderungen der Schleimhaut des Beckens und der Kelche einhergehende Erkrankung (Pyelonephritis deshalb genannt) gewesen, bei welcher Klebs zuerst das konstante Vorkommen von niederen Organismen nachgewiesen hat. Die Affektion gesellt sich fast immer zu entzündlichen, oft direkt pseudomembranösen Veränderungen der Harnblase hinzu (aufsteigende Cystopyelonephritis) und es wird ihre Entstehung von der Verbreitung der Organismen im stagnierenden Harn (oder auf dem Lymphwege?) durch die Harnleiter in das Nierenbecken und die Kelche sowie endlich in die Harnkanälchen selbst abgeleitet. Auch hier sind die Herde, wie bei den embolischen Erkrankungen, nicht reine Abszesse, sondern der Eiter ist mit den Erzeugnissen des fettig nekrotischen Zerfalles der Epithelzellen und des Gewebes überhaupt gemischt, ja oft ist überhaupt noch gar kein Abszess gebildet, sondern nur die Nekrose und beginnende eiterige Infiltration vorhanden. In seltenen Fällen sind ganze Papillen vollständig abgestorben, von grünlich-grauer oder -gelber Färbung (Fig. 217). Die

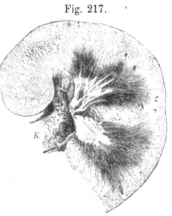

Fig. 217.

Pyelonephritis. Hauptdurchschnitt der in Fig. 208 von aussen dargestellten Niere. Frisches Präp. Nat. Gr.

Parenchymatöse Veränderung der Rinde, Nekrose und Eiterung in den Papillen und mittleren Teilen des Marks. K Nierenkelch mit hyperämisch-hämorrhagischer Schleimhaut (war ausserdem mit Eiter bedeckt).

mikroskopische Untersuchung der kleinen Herdchen gibt im wesentlichen dieselben Befunde wie die der metastatischen, nur sind hier sehr häufig Bazillen vorhanden, unter denen das Bacterium coli eine Hauptrolle spielt. Bei seiner Anwesenheit bleibt der Harn in der Regel sauer und es fehlen ausgedehntere Verschorfungen und Nekrosen, im Gegensatz zu den mit ammoniakalischer Gärung des Harns verbundenen Entzündungen, bei welchen verschiedene andere Organismen, Kokken und Bazillen gefunden werden.

Es kann eine eiterige Pyelonephritis auch durch die Anwesenheit von Nierensteinen bedingt werden (Nephrit. apost. calculosa), sowie bei schon vorhandener Hydronephrose sich entwickeln, wodurch dann

eine Pyonephrose entsteht. Endlich kann durch Fortleitung aus der
Nachbarschaft (eiterige Paranephritis), sowie in selteneren Fällen auch
durch Traumen eine eiterige Nephritis erzeugt werden. Die Steine,
die Hydronephrose, die Traumen stellen dabei aber nur die Gelegen-
heitsursachen dar, die Erreger der Eiterung sind bei diesen Entzündungen so gut wie bei den vorigen ausschliesslich Mikroorganismen.
Bei paranephritischen Eiterungen muss man beachten, dass solche
auch sekundär von der Niere aus erzeugt sein können.

Bei chronischer eiteriger Nephritis sind die Abszesse von
induriertem Gewebe umgeben, das förmlich alveoläre Anordnung darbieten kann; der Eiter ist eingedickt, verfettet oder auch verkalkt.
Solche chronischen Abszesse, deren Umgebung durch Verfettung
(Lipoide) eine buttergelbe Färbung darbieten kann, kommen im Mark
wie in der Rinde vor; ich habe in ihrer Umgebung viele Plasmazellen
gesehen. —

Die übrigen Formen der Nephritis, welche hauptsächlich den
klinisch sog. Morbus Brightii bedingen, haben vorzugsweise ihren
Sitz in der Nierenrinde und sind ebenso wie die embolische Nephritis
stets doppelseitig, wenngleich die Veränderungen beiderseits nicht immer
ganz den gleichen Grad erreicht haben.

b) Eine sehr häufige und zugleich in ihren Anfängen oft sehr
schwierig zu erkennende Form, welche hauptsächlich die Epithelien
der gewundenen Harnkanälchen verändert, ist ausgezeichnet durch ihren
degenerativen Charakter und kann deshalb als Nephritis degenerativa parenchymatosa bezeichnet werden. Sie tritt als Komplikation
zu sehr vielen Krankheiten, besonders infektiöser Natur, hinzu, kommt
aber auch als selbständiges, primäres Leiden zur Beobachtung, häufig
verbunden mit Hämorrhagien als hämorrhagisch-parenchymatöse Form.
In ihrem Anfangsstadium, dem der trüben Schwellung, ist die Rinde
oft nur mässig oder selbst gar nicht vergrössert, die Konsistenz noch
etwas vermehrt und nur an einer leichten Trübung der Labyrinthe (der
gewundenen Harnkanälchen) der Prozess zu erkennen. Untersucht man
diese an Zupfpräparaten, so erscheinen die an sich schon körnig aussehenden Epithelien der gewundenen Kanäle noch körniger, die Kerne
sind undeutlicher, weil durch die Körnchen verdeckt, das ganze sieht
aus wie mit Tusche angestrichen. Auf Essigsäure- oder Alkalizusatz
verschwinden die Körnchen grösstenteils, es waren also Eiweisskörnchen.
Die Entzündung hat damit ihren Höhepunkt bereits erreicht und es
kann nun vollständige Heilung eintreten; häufig aber tritt diese nicht
ein, sondern die Erkrankung nimmt ihren Ausgang in Degeneration,
welche als hyaline Aufquellung und tropfige Entmischung (Albrecht),
Nekrose mit mangelnder Färbbarkeit der Kerne, besonders aber als
Verfettung auftritt.

Es liegt in der Natur der Sache, dass gerade diese Ausgänge der
parenchymatösen Nephritis an der Leiche zur Beobachtung kommen.
Je weiter nun der Prozess in der angedeuteten regressiven Richtung
fortschreitet, desto mehr nimmt die Schwellung der Rinde, ihre Weichheit, sowie ihre Trübung zu. Je mehr tropfige Veränderung um so

heller grau sieht die Rinde aus, je mehr Kernschwund und Epithelnekrose um so mehr bräunlichgrau, je mehr Fett um so mehr gelb,
um so mehr treten auch Körnchen in den Zellen auf, die weder auf
Essigsäure noch auf Kali- oder Natronlaugenzusatz verschwinden und
sich dadurch als Fettkörnchen erweisen. Eine solche Niere ist im
ganzen sehr beträchtlich vergrössert, schon auf der Oberfläche sieht
man einzelne Gruppen von gewundenen Kanälchen als gelbe Flecken
sich von der übrigen graugelben, ganz trüben Grundsubstanz abheben,
die Niere ist meistens schlaff und weich, auf dem Durchschnitte erscheint die Rindensubstanz verbreitert, schwellend, so dass sie über
die Marksubstanz hervorsteht; die Markstrahlen sind als graue, oft
noch vollkommen durchscheinende, manchmal geradezu gallertige,
wässerige Streifen erkennbar, während die Labyrinthsubstanz trübe
und von hellgelben Streifen und Flecken, den verfetteten gewundenen
Kanälen, durchsetzt erscheint. Dabei sind die Rindengefässe in der Regel
wenig, dagegen die Vasa recta der Marksubstanz sehr stark gefüllt, so
dass ein scharfer, auf einige Entfernung meistens besonders deutlich
hervortretender Gegensatz in der Färbung der beiden Substanzen besteht.

Der Nachweis der Verfettung überhaupt, sowie ihre Bevorzugung der gewundenen Harnkanälchen, an welchen sie aber meist fleckweise auftritt oder ungleich
weit vorgeschritten ist, kann sehr leicht an frischen, mit Kalilauge behandelten
Längsschnitten geführt werden. Das Verhalten des Zwischengewebes und der Knäuel
wird am besten an Schnitten festgestellt. Da zeigt sich dann, dass das interstitielle
Gewebe oft nur eine geringere oder stärkere ödematöse Schwellung darbietet, ohne
jede Spur von zelliger Infiltration, in anderen Fällen aber ist gleichzeitig eine
solche in verschiedener Ausdehnung und Stärke vorhanden, so dass also eine Mischform mit der gleich zu besprechenden produktiven Entzündung vorliegt. Gerade in
diesen Fällen hat die Rinde oft keine rein gelbliche, sondern eine fleckige, rötlich
graue und gelbe Färbung. Häufiger zeigen sich die Nierenkörperchen verändert
(glomerulo- oder besser corpusculo-parenchymatöse Nephritis), aber in ganz verschiedener Weise. Das Glomerulusepithel ist oft verdickt, so dass die einzelnen
Zellen kolbenförmig sich abheben, die Zellen sind auch oft gewuchert, desquamiert
und in Eiweissgerinnseln eingeschlossen im Kapselraum gelagert, aber auch degenerative Zustände verschiedener Art, Verfettung, hyaline Degeneration und Nekrose
kann man finden. Die Glomerulusschlingen sind manchmal teilweise hyalin, andere
im Gegenteil körnig, undurchsichtig, verdickt und mit zahlreichen Kernen versehen,
welche wahrscheinlich Leukozyten im Lumen angehören, aus deren Umwandlung
vielleicht auch die erwähnte hyaline Masse hervorgeht. Auch das Kapselepithel
kann Vergrösserung, Wucherung, Degeneration zeigen. Nicht selten findet sich mit
der parenchymatösen Nephritis noch eine Amyloidentartung vergesellschaftet, wobei
dann die Glomeruli sich schon makroskopisch als glasig durchscheinende, vergrösserte
Körnchen auf der Schnittfläche darstellen und auf Jodzusatz eine braune Färbung
annehmen, mikroskopisch aber das glasige Aussehen der Amyloidsubstanzen und die
bekannten Reaktionen darbieten. Fast stets findet man in den parenchymatös entzündeten Nieren auch jene später noch genauer zu besprechenden, als Zylinder bezeichneten abnormen Ausfüllungsmassen der Harnkanälchen, ferner hyaline Kugeln,
netzförmige Gerinnsel, worunter selbst richtige Fibringerinnsel sein können. Sehr
wichtig ist es, die Art der Fetttröpfchen zu bestimmen, ob isotrope oder doppelbrechende (lipoide). Bei manchen der als chronische entzündliche Verfettung angesehenen Veränderungen, z. B. bei der grossen weissen Niere der Syphilitischen finden
sich lipoide Körnchen in den Epithelzellen, bei anderen isotrope. Nicht jede Ablagerung von Fettkörnchen darf als eine entzündliche Erscheinung angesprochen werden.

Sobald die parenchymatöse degenerative Nephritis das Stadium
ausgedehnter Verfettung erreicht hat, pflegt man sie als chronische

parenchymatöse Nephritis zu bezeichnen. Es ist aber damit noch nicht das Ende der Veränderungen erreicht, sondern es kann nun Schwund des Nierengewebes, eine Nierenschrumpfung sich anschliessen, worüber später weitere Angaben folgen.

c) Die vorher erwähnten Veränderungen der Nierenkörperchen, welche sich so häufig bei der parenchymatösen degenerativen Nephritis finden (corpusculo-parenchymatöse Nephritis), können auch für sich allein vorkommen und die Erkrankung wird dann speziell als Glomerulo-Nephritis bezeichnet. Der Name ist nicht zutreffend, da nicht nur die Knäuel, sondern auch die anderen Bestandteile des Malpighischen Körperchens verändert sein können, er müsste also Corpusculo-Nephritis lauten, doch wird ja oft bei der Bezeichnung ein Teil für das

Fig. 218.

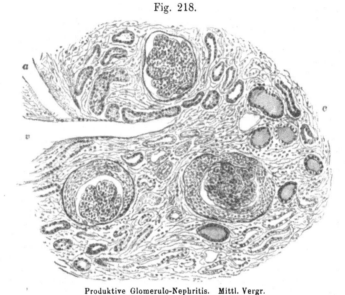

Produktive Glomerulo-Nephritis. Mittl. Vergr.
An zwei Körperchen Wucherung des Kapselepithels, in vielen Harnkanälchen hyaline Zylinder, Verbreiterung des interstitiellen Gewebes. a Arterie. v Vene.

Ganze genommen. In neuerer Zeit hat man das Gebiet der Glomerulonephritis erheblich erweitert, indem die Anschauung, dass bei der Kombination von Veränderungen der Körperchen und solchen der Kanälchen jene die primären und massgebenden seien, so dass man auch sie als Glomerulonephritiden in erster Linie bezeichnen müsse, immer mehr Geltung erlangt hat. Es gibt dabei Veränderungen, welche hauptsächlich die Knäuel betreffen (Glomerulo-Nephritis vascularis), die oft in erster Linie Veränderungen des Endothels zeigen, bald gross und sehr zellenreich werden oder hyalin umgewandelt sein können, wie ich das vorher schon angegeben habe, es gibt solche, welche hauptsächlich die Epithelzellen betreffen (Glomerulo-Nephritis epithelialis), durch deren Wucherung, anscheinend besonders der Kapselepithelien, dicke

Zellpolster sich bilden, welche sichelförmig den Knäuel so umgreifen, dass die Hörner der Sichel an der Stelle des Gefäss-Ein- und -Austritts liegen (produktive Glomerulo-Nephritis epithelialis, Fig. 218). Dass es sich hier wirklich um Wucherung von Zellen handelt, wird durch den gelegentlichen Befund von Karyomitosen bewiesen. Es wird von einigen Untersuchern behauptet, dass aus diesen Zellen Bindegewebe hervorgehen könne, ich habe mich aber davon nie überzeugen können; wenn Bindegewebe den Glomerulus mit der Kapsel verlötet (Glomerulo-Nephritis adhaesiva), so stammt das Bindegewebe entweder aus dem Knäuel oder von dem parakapsulären Gewebe. Wohl aber können degenerative, hyaline Veränderungen auch an diesen Epithelpolstern auftreten. Sieht man im Kapselraum hyaline Massen, so muss man wohl beachten, dass es auch eine exsudative Glomerulo-Nephritis gibt, bei der gerinnbares Exsudat mit Leukozyten aus den Knäuelschlingen austritt, das sich dann bei Kombinationsveränderungen mit den gewucherten Kapselepithelien mischt. Die Glomerulo-Nephritis kommt rein bei infektiösen Krankheiten, vor allem beim Scharlach vor und kann durch Anurie infolge des plötzlichen Undurchgängigwerdens der Knäuel den Tod herbeiführen, doch sind in der Regel die Knäuel ganz ungleichmässig, einzelne stark, andere wenig, manche gar nicht verändert.

Aus der Glomerulo-Nephritis, insbesondere aus ihrer Verbindung mit einer parenchymatös-tubulären Entzündung kann eine Schrumpfung der Niere hervorgehen mit dem später zu schildernden Befund.

So wie die Glomerulo-Nephritis sich mit der parenchymatösen Nephritis vergesellschaften kann, so kann sie auch mit

d) der produktiven interstitiellen zusammen vorkommen, wenngleich das im ganzen weniger regelmässig zu geschehen scheint.

Bei der akuten produktiven oder granulierenden interstitiellen Nephritis findet man, wenn sie eine totale ist, ähnlich wie bei der parenchymatösen Form eine Verbreiterung der Rindensubstanz, welche aber mehr eine homogene grauweisse markige Färbung zeigt, in welcher die Unterschiede zwischen Markstrahlen und Labyrinth mehr oder weniger verwischt sind. An mikroskopischen Querschnitten (Fig. 219) sieht man zwischen den auseinander gedrängten Harnkanälchen Anhäufungen von lymphoiden Zellen, deren Menge an verschiedenen Stellen eine sehr wechselnde ist, da die Veränderung nicht überall eine gleichmässige Stärke erlangt hat. Die Zellen sitzen auch mit Vorliebe um die Kapseln der Knäuel herum, welche dadurch zu einem dicken Granulationspolster umgewandelt erscheinen. Man darf diese Veränderung, welche man als Nephritis interst. glomerulocapsularis bezeichnen kann, nicht mit der vorher erwähnten produktiven Glomerulo-Nephritis verwechseln: bei dieser liegt die Zellenmasse in dem Kapselraum, zwischen Kapsel und Glomerulus, bei jener ausserhalb der hyalinen Kapselmembran, welche die Zellen von dem Kapselraum trennt. In nicht wenigen Fällen, bei Scharlach, Diphtherie, kongenitaler Syphilis u. a. besteht ein grosser Teil der Zellen aus Plasmazellen.

Es kann keinem Zweifel unterliegen, dass auch aus einer primären
interstitiellen Entzündung, zu der sich, wenn sie nicht von vornherein
vorhanden waren, bald Veränderungen des Parenchyms hinzugesellen,
Nierenschrumpfungen hervorgehen können, indem das korpuskulär-
tubuläre Parenchym schwindet, während das interstitielle Gewebe immer
mehr in Fasergewebe sich umwandelt, so dass man in Rücksicht auf
die ähnliche Erkrankung der Leber von einer primären zirrhotischen
Schrumpfniere sprechen kann. Es kann aber heute auch nicht mehr
zweifelhaft sein, dass diese Erkrankung erheblich viel seltener ist, als
man früher angenommen hat und besonders von klinischer Seite auch
heute noch vielfach annimmt, dass die primären corpusculo-tubulären

Fig. 219.

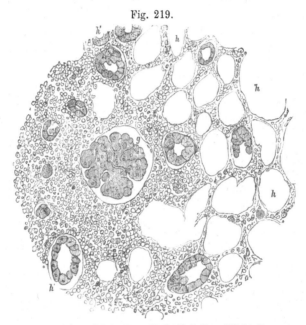

Granulierende produktive interstitielle Nephritis. Mittelst. Vergr.
Links zellige Infiltration des interstitiellen Gewebes, besonders um das Malpighische Körperchen g herum;
rechts nahezu normale Verhältnisse. h Harnkanälchen mit ausgefallenem, h' mit erhaltenem Epithel.

Erkrankungen für die chronischen Nephropathien, die sog. chronische
Nephritis, weit wichtiger sind, dass die interstitiellen Veränderungen
und Komplikationen sekundäre Erscheinungen darstellen, denen freilich
ihre Bedeutung für das Gesamtbild der Nierenschrumpfung nicht abzu-
sprechen ist, da wohl zweifellos durch Kompression der parenchymatösen Bestandteile seitens des infiltrierten Zwischengewebes und noch
mehr seitens des schrumpfenden fibrösen interstitiellen Gewebes weitere
Schädigungen dieses Parenchyms bedingt werden können. Dazu mögen
auch Abknickungen oder Abschnürungen von Kanälchen gehören, durch
welche Sekretstauung mit cystischer Erweiterung bewirkt wird, aber
diese Cysten (Fig. 220) pflegen nur klein, oft nur mikroskopisch er-

erkennbar zu sein und beherbergen kolloiden Inhalt. Bei der Häufigkeit der Cysten mit wässerigem Inhalt können auch solche 'in zirrhotischen Nieren vorkommen, sie sind aber auch hier angeborene
Veränderungen.

Die Bindegewebsneubildung kann sich auf das die Tunica propria der
Nierenkörperchen umgebende Gewebe erstrecken (Nephrit. chron. fibrosa
glomerulocapsularis, Fig. 230, S. 430). Wichtiger aber ist, dass sie
auch an den Wandungen der Arterien sich findet, an denen nicht nur
die Adventitia, sondern meistens auch die Intima entzündliche Verdickung (Endarteriitis productiva obliterans) erkennen lässt.

Da es auch eine primäre
Arteriosklerose gibt, so ist
es oft schwer zu entscheiden, ob die Arterienveränderung das Massgebende oder
nur eine koordinierte Teilerscheinung der interstitiellen
Veränderung ist.

Fig. 220.

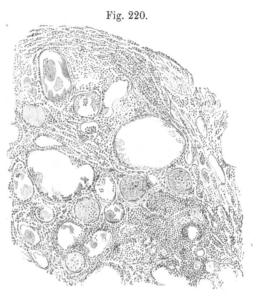

Was für die über die
ganze Niere verbreitete pro-
duktiv-entzündliche Veränderung gilt, das trifft in gleicher
Weise für die umschriebene
Veränderung zu, die in Gestalt einzelner, bei frischer
Infiltration grau aussehender
Herdchen, bei älterer in Gestalt von mehr oder weniger
starker, öfter geradezu narbiger Schrumpfherde auftritt.
Man hat hierbei von partieller chronischer interstitieller
Entzündung oder, wenn die
Herdchen wie so häufig in
mehr- oder vielfacher Anzahl

Aus einer granulierten atrophischen Niere. Schw. Vergr.
Ausgedehnte, teilweise körnige und kolloide Massen enthaltende Harnkanälchen, einige atrophische Glomeruli, Verdickung des interstitiellen Gewebes mit ungleichmässiger
kleinzelliger Infiltration.

vorhanden sind, von Nephritis interstitialis chronica multiplex gesprochen.
Grade diese multiplen, oft tief narbenartig eingezogenen Herde sind der
Syphilis eigentümlich und eine so veränderte Niere muss daher immer
den Verdacht der Syphilis erwecken, wenngleich aus diesem Befunde
allein niemals die Syphilis sicher diagnostiziert werden kann. Am
meisten Aehnlichkeit haben mit diesen syphilitischen die aus embolischen Infarkten hervorgegangenen Narben und es wird Fälle genug
geben, wo eine Differentialdiagnose aus den Befunden in loco völlig
unmöglich ist; man muss dann die übrigen Leichenbefunde mit in
Betracht ziehen. In anderen Fällen jedoch geben auch schon die örtlichen Befunde, besonders die Färbung der Herde einen Anhaltspunkt
für die Unterscheidung. Die syphilitischen Narben haben immer eine
graue Farbe, während in den embolischen Reste des Blutpigments in

Form bräunlicher, grünlich-schieferiger oder schwärzlicher Flecken sich
oft noch lange Zeit erhalten und ein verschlossener Arterienast an der
Spitze liegt.

Wenn auch die partielle interstitielle fibröse Nephritis am häufigsten
in der Rindensubstanz auftritt, so fehlt sie doch auch in dem Marke
nicht, insbesondere kann bei Hydronephrose eine starke zellige Infiltration oder fibröse Induration der Papillen und der ganzen Marksubstanz vorhanden sein. Ueber eine in den Papillen sitzende kongenitale, interstitielle Entzündung (Nephritis interstit. papillaris),
wird bei der Cystenniere Mitteilung gemacht werden.

Häufig mit anderen Nierenentzündungen, aber auch mit Pyelitis
verbunden kommt an den Papillen eine Wucherung und Desquamation
des Epithels der Ductus papillares vor, wodurch eine feine graue
Streifung der Papille bewirkt wird, aus der man eine grosse Menge
trüber Flüssigkeit, welche die desquamierten Zellen enthält, ausdrücken
kann (Nephritis papillaris desquamativa).

4. Unter den **infektiösen Granulomen** nimmt auch in der Niere
die Tuberkulose die erste Stelle ein: sie kommt in zwei Formen vor:
einmal als disseminierte, akute, welche mit Vorliebe ihren Sitz in der
Rinde hat, dann als lokalisierte, chronische Form, welche stets von dem
Mark ihren Ausgang nimmt. Bei der ersten Form sind submiliare und
miliare Knötchen durch die Rindensubstanz, besonders an der Oberfläche,
zerstreut; auf den Durchschnitten sitzen die Knötchen oft in einer schmalen
Reihe in der Richtung der Vasa interlobularia; da in der Regel sich auch
noch Veränderungen (Fettmetamorphose) an den nächsten Harnkanälchen
hinzugesellen, so können diese Herde leicht mit kleinen embolischen Infarkten verwechselt werden. Das Auffinden der kleinen grauen Knötchen
schützt vor Täuschungen. Es kommen übrigens auch bei der und durch
die disseminierte Tuberkulose kleine anämische und hämorrhagische Infarkte von dem gewöhnlichen Aussehen zustande, wenn sich die Tuberkel
in der Wand der Arcus renales oder der Art. adscendentes entwickeln
und dann Verengerung, ja einen Verschluss des Lumens (oft durch
sekundäre Thrombose) verursachen. Bei blosser Verengerung kann das
Gefässgebiet mit sekundären Tuberkeln übersät sein. Manchmal ist eine
solche lokalisierte disseminierte durch Selbstinfektion entstandene Miliartuberkulose neben einem Infarkt vorhanden, der dann auch noch Tuberkel
enthalten kann, als Beweis dafür, dass erst die lokalisierte Miliartuberkulose, dann erst an einer kleineren Stelle der Infarkt (die Nekrose)
entstanden ist. Diese Infarkte zeigen dieselbe kollaterale atrophische
Zone wie die embolischen. Uebrigens kann auch bei völligem Verschluss
eines Arterienastes, offenbar infolge einer kollateralen Zirkulation und
Ernährung, eine Nekrose fehlen und nur ein keilförmiger Schrumpfherd
vorhanden sein, in dem die Nierenkörperchen keine hyaline Atrophie
zeigen, sondern nur die Kanälchen atrophisch sind (Fig. 221).

Bei der allgemeinen disseminierten Tuberkulose sieht man mikroskopisch häufig die Tuberkel um Malphighische Körperchen herumgelagert, an welchen man sowohl in Gefässschlingen wie im Kapselraum

Tuberkelbazillen gefunden hat. Wenn auch die Tuberkel vorzugsweise durch Wucherung des interstitiellen Gewebes entstehen, so können doch Epithelien der Kanälchen, wie vor allem diejenigen der Malphighischen Körperchen an der Wucherung und Riesenzellenbildung sich beteiligen (Fig. 222).

Fig. 221.

I.

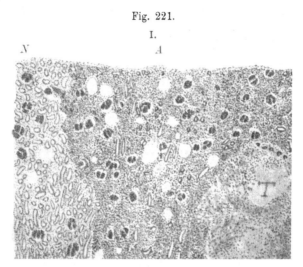

Ein durch Arterientuberkulose bewirkter atrophischer Herd der Niere.
N normales, A atrophisches Gewebe mit erhaltenen Nierenkörperchen. T Tuberkel.

II.

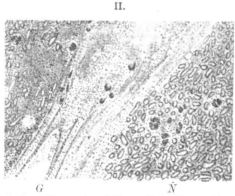

G die durch tuberkulöses Granulationsgewebe mit Riesenzellen völlig verschlossene Arterie, welche den atrophischen Herd von I erzeugt hat. N normales Nierengewebe.

Im Mark haben die disseminierten Tuberkel in der Regel wie die metastatischen septischen Herdchen eine längliche Gestalt und vielfach lässt sich auch bei ihnen der sichere Nachweis bringen, dass die Bazillen im Innern von Harnkanälchen gelegen sind, dass es sich also dann um Ausscheidungstuberkel handelt.

Je akuter der Krankheitsverlauf war und je zahlreicher die Bazillen
in den Tuberkeln sind, um so mehr pflegt eine ausgedehnte Nekrose
mit Kernschwund in den funktionierenden Harnkanälchen als Ausdruck
einer Toxinämie vorhanden zu sein. Sind atrophische Herdchen vorhanden, so fehlt an ihren atrophischen Kanälchen die Nekrose und der
Kernschwund.

Die zweite Form (Fig. 223) zeigt an dem Haupterkrankungsherde,
den Papillen, viel weniger deutlich die Entstehung der Veränderung aus
einzelnen Tuberkelknötchen. Eine verschieden breite, an der Oberfläche
erweichte und zerfallende, gelbe, käsige Masse, an der von einzelnen

Fig. 222.

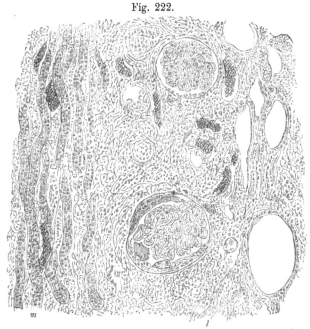

Beginnende Tuberkelbildung in der Nierenrinde. Mittl. Vergr.

Links Markstrahl, in der Mitte zwei Glomeruli, von welchen der untere im Kapselraum eine Wucherung
des Kapselepithels mit zwei Riesenzellen zeigt; in seiner Umgebung zellige tuberkulöse Neubildung mit
Riesenzellen; die dunkel gehaltenen Kanaldurchschnitte entsprechen Blutgefässen.

Tuberkeln nichts mehr zu erkennen ist, nimmt die Stelle der Papillenspitze, sowie der anstossenden Teile der Kelche ein. Dagegen schliessen
sich nach aussen zu in abnehmender Grösse und Zahl isolierte Tuberkel
an, welche in alten Fällen bis zur Oberfläche reichen und hier von
aussen schon erkannt werden können, sich aber natürlich nicht von den
bei der disseminierten Form dort vorkommenden unterscheiden lassen.
Die der Käsemasse zunächst gelegenen sind schon gelb, ebenfalls verkäst, die entfernteren grau, selbst durchscheinend, also ganz frisch.
Indem der Zerfall der Knötchen immer weiter nach aussen zu fortschreitet, werden immer grössere Teile der Marksubstanz und schliesslich

die ganzen Markkegel und selbst noch Teile der Rindensubstanz zerstört: daneben geht eine Ablösung von käsigen Massen an der Oberfläche einher, so dass die Nierenkelche, deren Lumen anfänglich verengert war, später erweitert werden (Phthisis renalis tuberculosa). Es kann die Erkrankung auf einen Renculus (Lobus) beschränkt sein, es können mehrere oder auch alle ergriffen sein; meistens ist sie einseitig; wenn doppelseitig, dann ist stets die eine Niere stärker verändert als die

Fig. 223.   Fig. 224.

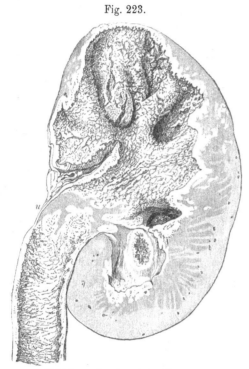

Phthisis renalis tuberculosa. ²/₃ nat. Gr.

Ausgedehnte käsige tuberkulöse Veränderung des Ureters, von dem nur eine kleine Stelle bei u noch intakt ist, sowie des Nierenbeckens und der Kelche; im oberen Teile der Niere grosse, an einer Stelle fast bis zur Oberfläche reichende käsig-ulzeröse Höhle, kleinere, den Kelchen entsprechende nach unten zu; breiter Saum von Käsemassen um die Hohlräume herum, weiterhin im Nierengewebe kleinere, teilweise deutlich miliartuberkulöse Herde, die an einer Stelle gleichfalls bis zur Nierenoberfläche reichen. Rinde und Marksubstanz nur in der unteren Nierenhälfte zu unterscheiden.

Nephrophthisis tuberculosa. Ganz schwache Vergr.

Uebergreifen des tuberkulösen Prozesses von dem Nierenkelch (K) auf die Marksubstanz (M), an der Stelle, wo die Papille (P) der letzteren beginnt. Hier (bei t) sind Tuberkel bereits entwickelt, welche Bazillen enthalten, deren grosse Haufen in dem tuberkulösen Kelch bei b angedeutet sind.

andere. Diese Nierentuberkulose findet sich häufig mit Tuberkulose der ableitenden Harnwege (Harnblase) sowie der männlichen Geschlechtsorgane verbunden.

Auch die mikroskopische Untersuchung zeigt in den käsigen Massen häufig keine Spur von Knötchenbildung, so dass man also auch hier wie bei anderen Organen von einer käsigen Entzündung, Nephritis caseosa, reden könnte, besonders da auch die Lumina der Harnkanälchen mit käsigen Massen (gewucherten und verkästen Epithelzellen) erfüllt zu sein pflegen. Es handelt sich aber um eine Tuberkulose, denn in dem peripherischen Teil der Käseherde ist die knötchenförmige Anordnung der Neubildung meist deutlich zu erkennen, epithelioide und Riesenzellen fehlen hier ebensowenig wie bei der disseminierten Form, vor allem aber finden sich Bazillen bei beiden; bei der lokalisierten Tuberkulose ist die Menge der Bazillen häufig so gross, dass man sie an gefärbten Präparaten schon mit blossem Auge erkennen kann. Die grössten Haufen liegen, oft in Form von sog. Zöpfen, in den Käsemassen, aber man findet sie auch reichlich innerhalb von Harnkanälchen, welche sonst keine gröbere Veränderungen, weder an ihrem Epithel, noch in ihrer Umgebung darzubieten brauchen, in welchen demnach die Weiterverbreitung hauptsächlich stattzufinden scheint; es kann aber auch ein Einbruch in Arterien und von da aus eine embolische Verschleppung nach der Rinde zustande kommen. Eine Beteiligung der Arterien wie der Venen an den tuberkulösen Veränderungen lässt sich bei einer grossen Zahl der chronisch-tuberkulösen Nieren leicht nachweisen, gelegentlich sogar eine völlige Verlegung einer Arterie mit anämischer Infarzierung ihres Verbreitungsgebietes oder mit den schon bei der disseminierten Form erwähnten umschriebenen atrophischen Herdchen. Zur Entstehung einer kanalikulären Atrophie ist übrigens eine Arterienerkrankung nicht notwendige Vorbedingung, sie kann vielmehr auch ohne sie, dann in diffuser Verbreitung, auftreten. Die Nierenkörperchen pflegen dabei nicht hyalin geschrumpft zu sein, nur in nächster Nachbarschaft des Markkäseherdes habe ich wiederholt auch viele geschrumpfte Glomeruli gesehen.

Um recht schöne Uebersichtspräparate zu erhalten, muss man einen erkrankten Lobus (Markpyramide mit zugehöriger Rinde) gut einbetten und Schnitte durch das ganze Stück anfertigen. Sehr schön ist kombinierte Färbung: Bazillen mit Gentiana oder Methylviolett oder Methylenblau, Gewebe mit Pikrolithionkarmin oder Bazillen mit Karbolfuchsin, Gewebe mit Eosin-Methylenblau. Um Gefässtuberkulose zu untersuchen, muss man Elastikafärbungen benutzen.

Die lokalisierte Tuberkulose kann ihren Ausgang vom Nierenkelch und der Papillenoberfläche nehmen (Fig. 224), doch gibt es auch Fälle, bei denen zuerst in der Marksubstanz ein geschlossener Käseherd sich bildet, der erst sekundär in den Kelch durchbricht. Vielleicht handelt es sich dabei um vereinzelte Ausscheidungsherde wie bei den metastatischen Markeiterungen.

Gummöse Bildungen werden nur selten angetroffen; sie sind meist nicht über erbsen- oder bohnengross, dafür aber gern in mehrfacher Anzahl vorhanden. Am seltensten sind zahlreiche Gummata gesehen worden.

Die seltenen Lymphogranulome treten in Knotenform auf, leukämische und aleukämische lymphomatöse Neubildungen, die bei den betreffenden Hämoblastosen nicht selten sind, und die seltenen typhösen usw. Granulationsgeschwülste sehen makroskopisch frischen miliaren Tuberkeln oft sehr ähnlich, die lymphomatösen Knoten können aber eine viel erheblichere Grösse erreichen. Sie enthalten nicht selten Blutungen. Neben ihnen oder auch ohne sie ist oft eine mehr diffuse Veränderung vorhanden. Mikroskopisch fehlen die epithelioiden und Riesenzellen, sowie die Beteiligung des Kanälchenepithels. Selbst in grossen lymphomatösen Herden kann man noch die eingeschlossenen Kanälchen und Nierenkörperchen gut erkennen. Die makroskopischen Knoten erweisen sich also mikroskopisch nur als zellige Infiltrationen des interstitiellen Gewebes.

5. Von den **progressiven Ernährungsstörungen** wurden die regeneratorischen Epithelwucherungen in der Umgebung von Infarkten schon erwähnt (S. 408); eine grössere Bedeutung kommt den Hypertrophien zu, da die Nieren dasjenige Organ darstellen, bei dem am häufigsten die sog. vikariierenden kompensatorischen Hypertrophien eines Teiles oder einer ganzen Niere zum Ersatz des Ausfalles eines anderen Teiles oder der ganzen zweiten Niere gefunden werden und bei dem am leichtesten die Art der Vergrösserung festzustellen ist. Die Hypertrophie kann angeboren oder erworben sein, doch tritt sie ausgiebig nur an noch wachsenden Nieren ein. Die total hypertrophischen Nieren erscheinen im ganzen vergrössert, die Rinde verbreitert, die Zahl der Papillen aber nicht vermehrt. Bei der als vitium primae formationis auftretenden Hypertrophie (Hyperplasie) ist die Zahl der Knäuel und Harnkanälchen vermehrt, dagegen sind bei der in späterer Fötalzeit oder extrauterin entstandenen die Knäuel vergrössert, ihre Zahl ist nicht vermehrt, die Harnkanälchen, deren Epithelien sowohl an Zahl (Hyperplasie) wie an Grösse (Hypertrophie) zugenommen haben, sind verbreitert. Neben dieser totalen Hypertrophie gibt es aber auch noch eine partielle, welche sich als regenerative in Schrumpfnieren verschiedener Art vorfindet. Es handelt sich dabei um Grössenzunahme sowie Vermehrung von Epithelien noch erhaltener Harnkanälchen, nicht bloss gewundener, sondern auch grader, nebst Verbreiterung der ganzen Kanälchen, häufig auch Erweiterung des Lumens.

Von den eigentlichen Neoplasmen kommen Adenome, sekundäre wie primäre Karzinome und Sarkome, ferner Fibrome und seltener einige andere, Lipome, Angiome, Myxome usw. vor.

Die seltenen Lipome oder Fibrolipome haben wohl versprengte Stückchen der Fettkapsel zum Ausgangspunkt. Sudanfärbung lässt ihre grossen Fetttropfen in den Fettzellen deutlich hervortreten.

Von Fibromen gibt es besonders eine typische und nicht selten zu findende Form in Gestalt von kugeligen bis zu einigen Millimetern Durchmesser besitzenden, weisslichgrauen harten Knoten in der Marksubstanz (Markfibrome), die auch in mehreren Markpyramiden derselben Niere, seltener zu mehreren in derselben Pyramide auftreten können. Sie enthalten missbildete Sammelröhren und neben faserigem Bindegewebe auch glatte Muskulatur; man sieht sie als embryonale Gewebsmissbildungen an.

Die Adenome erscheinen als hirsekorn- bis bohnengrosse Knoten von gelber Farbe, oft mit vielen kleinen Cystchen, von einer bindegewebigen Hülle umgeben. Man findet mikroskopisch die Harnkanälchen erweitert, mit Auswüchsen versehen (alveoläre Adenome mit polyedrischen Zellen) oder papilläre Wucherungen in erweiterte Kanälchen hineinragen (papilläre Adenome mit Zylinderepithel). Die Zellen sind oft verfettet, im Lumen häufig Hämorrhagien, welche sich dann auch oft schon an der makroskopischen braunroten Färbung erkennen lassen. Viele kleine, dann auch nicht selten in mehrfacher Anzahl vorhandene, an der Nierenoberfläche liegende Adenome zeigen keinerlei Verdrängungserscheinungen in ihrer Umgebung und werden als Gewebsmissbildungen angesehen.

Die primären Karzinome können sowohl als infiltrierte wie als knotige erscheinen. Bei ersteren (Fig. 225) ist besonders die Rinde verbreitert, markig und ganz von Karzinommasse durchsetzt, deren Entstehung in den Harnkanälchen erkannt werden kann, bei letzteren ist der manchmal sehr grosse Knoten oft scharf von dem umgebenden Nierengewebe getrennt (Fig. 226).

Für die Karzinome sowohl wie für die Sarkome gelten die schon früher erwähnten Erkennungsmittel; es ist jedoch zu erwähnen, dass gerade in der Niere oft Geschwülste vorkommen, bei welchen die Diagnose grosse Schwierigkeiten macht. Es sind gefässreiche Neubildungen mit grossen, hyalinen, glykogenhaltigen, oft deutlich alveolär angeordneten Zellen, welche bald als endotheliale Sarkome (Endotheliome) oder Angiosarkome, bald als Karzinome oder Adenokarzinome, bald als aus versprengten Nebennierenkeimen hervorgegangene Geschwülste beschrieben worden sind. Die von Grawitz begründete Lehre, dass aus versprengten Nebennierenstücken Neubildungen nach Art der Strumae suprarenales, aber auch grössere, maligne Bildungen hervorgehen können (sog. Grawitz-Tumoren), und dass manches als Lipom, Adenom früher aufgefasste hierhergehört, ist zweifellos richtig, aber es ist noch nicht festgestellt, wie weit diese Erklärung ausgedehnt werden darf. Die Zusammensetzung dieser Geschwülste ist die gleiche, wie diejenige der Nebennierengeschwülste und es gilt auch das bei diesen (S. 394) über die Bezeichnung Gesagte. Sie sind häufig sehr blutreich und dann ist besonders die Differentialdiagnose von Angiosarkomen, besonders endothelialen Neubildungen, sehr schwierig, oft unmöglich. Eine Eigentümlichkeit der malignen Nierengeschwülste, insbesondere derjenigen der zuletzt genannten Art, ihr Hineinwachsen in die Nierenvenen und durch diese in die Vena cava inf. usw., ist schon früher erwähnt worden.

Bemerkenswert häufig kommen Nierengeschwülste bei Kindern vor, was schon darauf hindeutet, dass man es hierbei mit Geschwulstbildungen aus abnormer embryonaler Keimanlage zu tun hat. Das ist ohne weiteres bei den echten Teratomen, die verschiedenartige Gewebsanlagen enthalten, anzunehmen, gilt aber auch für andere nicht so kompliziert zusammengesetzte Mischgeschwülste, insbesondere soweit sie Myome sind, welche quergestreifte Muskelfasern enthalten (Rhabdomyome, Fig. 227). Wegen ihres Gehaltes an Zellengewebe sind sie vielfach als Myosarkome bezeichnet worden.

In den Nierenmischgeschwülsten kommen häufig tubulös-adenomatöse Bildungen vor, die auch für sich allein oder doch vorzugsweise

Fig. 225.

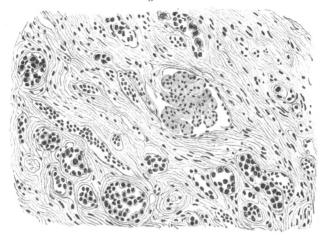

Primärer diffuser Nierenkrebs. Balsampräparat.
Die Harnkanälchen sind mehr oder weniger erweitert und teils noch mit kleinkernigen normalen, teils mit grosskernigen krebsigen Zellen gefüllt.

Fig. 226.

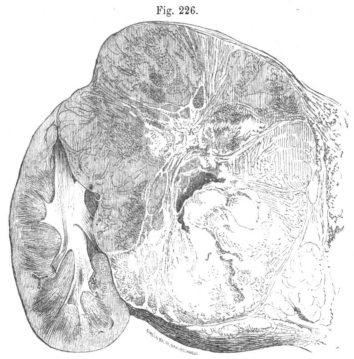

Knotiger Krebs der rechten Niere. Längsdurchschnitt. $\frac{1}{2}$ nat. Gr.
Bei f starke Verfettung, bei e schleimige Erweichung mit Höhlenbildung, bei K Verkalkungen, in feinen Zügen auftretend, bei l Teile grosser krebsiger Lymphknoten von der Porta hepatis.

kindliche Nierengeschwülste zusammensetzen können und auch als
embryonal angelegte Bildungen angesehen werden dürfen.
    Verhältnismässig selten gibt es in den Nieren metastatische Ge-
schwülste. Bei ihnen ist auffällig, wie häufig man auch in scharf
vom Nierengewebe abgesetzten Knoten noch einzelne Glomeruli von
anscheinend ganz guter Beschaffenheit findet. Damit steht in Uebereinstimmung, dass auch in dem umgebenden Nierengewebe, das deutliche Verdrängungserscheinungen mit Atrophie der Kanälchen darbietet,
die Nierenkörperchen verhältnismässig lange und gut sich erhalten,
wie es in gleicher Weise auch in der Umgebung primärer Geschwülste
der Nieren der Fall ist.

Fig. 227.

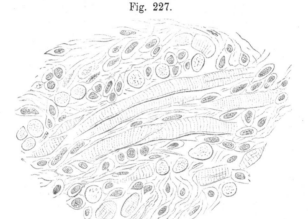

Myosarcoma striocellulare der Niere; die Muskelfasern teils längs, teils quer getroffen; zwischen ihnen
Sarkomzellen.

    6. Regressive Ernährungsstörungen. Wie bei allen Organen,
welche aus einem funktionierenden und einem interstitiellen (Stütz-)
Gewebe bestehen, so betreffen auch bei der Niere die Atrophien
wesentlich die Drüsenkanälchen, bzw. deren Epithelzellen. Sind diese
im ganzen verkleinert, so nimmt auch die ganze Niere an Grösse ab;
so bei dauernder Oligämie, bei Inanition. Häufiger ist die Ernährungsstörung partiell und sonach auch die Atrophie beschränkt, aber oft an
vielen Stellen vorhanden. Die Atrophie macht sich besonders an den
gewundenen Kanälchen geltend, die ganz klein werden, kleines Lumen
und kleine entdifferenzierte Zellen besitzen. Die Niere gibt ein ganz
besonders schönes Paradigma für solche Entdifferenzierung hoch differenziert gewesener Zellen, die im atrophischen Zustand weniger emp-
findlich sind und gegen Schädlichkeiten (Verfettung, Nekrose) weniger
reagieren als normale. Von besonderem Interesse ist das häufige
Vorkommen einer Inaktivitätsatrophie an den Harnkanälchen.
Wenn ein Gefässknäuel aus irgend einer Ursache zugrunde gegangen
ist und kein Harnwasser mehr in sein gewundenes Kanälchen liefert,

so verlieren auch dessen Epithelien ihre besondere Gestalt, sie werden klein, platt, atrophisch, entdifferenziert. Es besteht aber anscheinend ein Unterschied zwischen primär und inaktiv-atrophischen Zellen, denn jene sondern in der Regel kein besonderes Sekret ab, diese bilden Kolloid, welches das Lumen des Kanälchens erfüllt und selbst

Fig. 228.

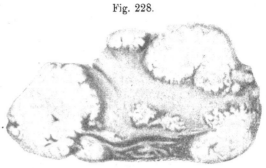

Arteriosklerotische Schrumpfniere. $7/_{10}$ nat. Gr.
Scharfe Grenze zwischen den geschrumpften und nicht geschrumpften Stellen.

Fig. 229.

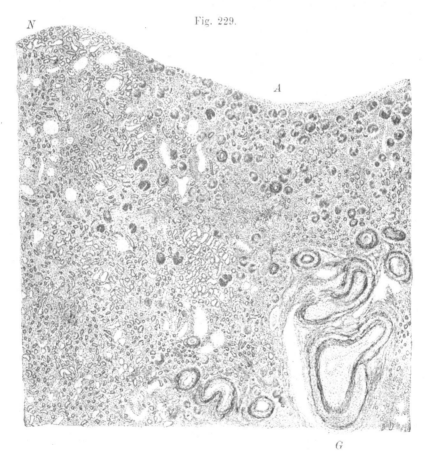

Arteriosklerotische Schrumpfniere. Elastikafärbung.
Schwere Arteriosklerose von Nierenarterien (G), im Gefässgebiet vaskuläre Schrumpfung (A), daneben normales Nierengewebe (N).

cystisch erweitert. In beiden Fällen können die Zellen ganz zerfallen
und resorbiert werden, so dass die leere Tunica zusammenfällt und zu
einem dünnen Streifen verwächst. Solche Veränderungen findet man
besonders bei der senilen Atrophie, wo die Oberfläche dadurch eine
leicht höckerige Beschaffenheit erhält; sie spielt aber auch eine Hauptrolle bei derjenigen Verkleinerung der Niere, welche man als arteriosklerotische Atrophie (Fig. 228 u. 229) bezeichnet hat. Ihre Ursache
liegt häufig in einer Sklerose, besonders Endarteriitis (mit reicher Neubildung elastischer Fasern) der Nierenarterien, des Stammes und der
Zweige oder auch nur einzelner Aeste oder kleinster Zweige, aber es
gibt Fälle, bei denen man hauptsächlich die kleinsten Arterien und
Vasa afferentia verändert findet, wobei eine mit Sudan leicht nachweisbare lipoide Veränderung neben einer, bei van Gieson-Färbung
gelbes Aussehen bedingenden hyalinen Verquellung die Hauptveränderung darstellt. Darum wäre wohl die Bezeichnung vaskuläre Atrophie die geeignetste.

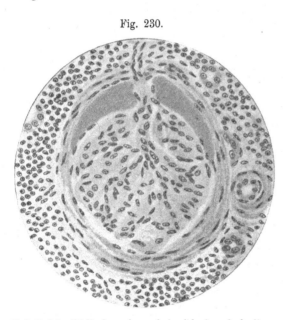

Fig. 230.

In beiden Fällen sind die
Nierenkörperchen ver-
ändert und mag ihre
Veränderung eine pri-
märe oder sekundäre
sein, auf jeden Fall steht
sie im Vordergrunde der
Erscheinungen. Sie be-
steht in einem Undurch-
gängigwerden und einem
Kollaps der Schlingen
(Glomerulusatro-
phie), wodurch der
Glomerulus sich ver-
kleinert und zu einem
hyalinen Klümpchen sich
umwandelt, welches zu-
nächst noch einzelne
Kerne zu enthalten pflegt,
später aber ganz kernlos
wird. Der Kapselraum
und das Kapselepithel
verschwindet, indem die
Kapsel fest den Knäuel-

Nephritis interstitialis glomerulocapsularis mit beginnender hyaliner
Umwandlung der Tunica propria vom Stiel des Glomerulus aus.
Mittlere Vergr.

rest umschliesst. Diese Kapsel selbst ist aber hyalin aufgequollen,
wie man am besten an van Gieson-Präparaten erkennt, an denen
die gequollene hyaline Kapsel rot, der hyaline Glomerulus aber mehr
gelbbraun gefärbt erscheint. Die hyaline Verquellung der Kapsel
pflegt da zu beginnen, wo der Stiel des Glomerulus durch sie hindurchgeht (Fig. 230), sie folgt bald der hyalinen Umwandlung des
Glomerulus nach, bald geht sie dieser voraus, so dass dann ein noch
wohl aussehender Glomerulus bereits von einer roten Hülle (an van

Gieson-Präparaten) umgeben ist. Die hyaline Kapselveränderung kann sich verschieden weit auf die Tunica propria des abgehenden Harnkanälchens forterstrecken; in selteneren Fällen ist eine ausgedehnte hyaline Verdickung der Harnkanälchen, deren Epithelien dann atrophisch sind, vorhanden.

Bei Sudanfärbung nehmen die atrophischen Knäuel ebenfalls eine mehr oder weniger starke rote Färbung an, enthalten also auch Lipoide. Sobald der Knäuel zugrunde gegangen ist, muss die Inaktivitätsatrophie des zugehörigen Kanälchens folgen. Durch diese Atrophie der Knäuel und der zugehörigen Kanälchen können mächtige Schrumpfungen der Niere herbeigeführt werden, indem die Zahl der atrophischen Knäuel allmählich die der durchgängigen übertrifft. Die Atrophie ist aber in der Regel keine gleichmässige, sondern in einzelnen Gefässgebieten stärker oder ganz auf diese beschränkt, so dass dann geschrumpfte und nicht geschrumpfte Abschnitte mit scharfer Grenze dicht nebeneinander liegen. Obwohl natürlich in einem Schnitt von einer geschrumpften Stelle verhältnismässig mehr Bindegewebe vorhanden ist, als normal, so kann doch jede absolute Vermehrung desselben fehlen, aber häufig findet man auch stellenweise zellige Infiltration, also eine Mischform mit produktiver Nephritis. Dadurch nähert sich diese Form der vaskulären Schrumpfniere jener anderen, welche ich vorher als zirrhotische Schrumpfniere bezeichnete, da es sich bei derselben um eine Zerstörung der Harnkanälchen durch proliferierende interstitielle Entzündung handelt. Da auch bei ihr Gefässveränderungen sich einstellen, so kann es bei ausgebildeter Schrumpfung schwer sein, zu sagen, wie der Anfang war.

Eine dritte Form endlich ist die aus tubulös-degenerativen Veränderungen hervorgegangene, im engeren Sinne parenchymatöse Schrumpfniere (oder tubulös-parenchymatöse Schrumpfniere, s. Fig. 221, S. 421), bei welcher die Atrophie der Kanälchen das Primäre ist und daher die Knäuel in den geschrumpften Teilen wenigstens teilweise noch durchgängig sind; auch fehlt die Arteriosklerose. Je reiner die Kanälchenatrophie ist, um so dichter rücken die Knäuel aneinander: Zunahme des interstitiellen Gewebes drängt sie wieder auseinander.

Diese Form der Schrumpfung kann über die ganze Niere oder doch grössere Abschnitte verbreitet auftreten oder auf kleinere Abschnitte beschränkt sein, die dann in grösserer Zahl über die Niere verstreut sein können. Diese Schrumpfstellen, in denen die Blutgefässe dichter aneinander gerückt sind, haben eine gegen die Umgebung dunkler rote Färbung, die aber mit dem Auftreten einer sekundären Infiltration des Zwischengewebes einen immer mehr grauen Ton annimmt. Bei den embolischen Infarkten, den parenchymatösen Entzündungen, bei der Tuberkulose, den Geschwülsten haben wir schon solche Schrumpfungen kennen gelernt, einer typischen Form werden wir noch bei der Hydronephrose begegnen.

Die genannten verschiedenen Formen der Nierenschrumpfung können auch vereinigt sein und das ist besonders häufig der Fall bei

Fig. 231.

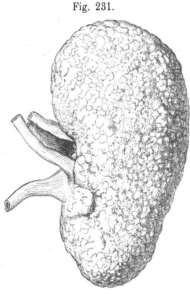

Granularatrophie der Niere. Nat. Gr.

jener Form von Nierenatrophie, bei welcher die Oberfläche des Organs höckerig, granuliert erscheint (Granularatrophie, Fig.231). Die Granula entsprechen den weniger veränderten Teilen, in welchen die Glomeruli und gewundenen Harnkanälchen noch erhalten sind, wenn auch deren Epithelien körnig, verfettet sein können. In diesem Falle sieht die Niere gelb gefleckt aus, sonst ist sie rot, graurot. Zuweilen sind diese gewundenen Kanälchen so weit, ihr Epithel ist so dick, dass man den Eindruck einer progressiven Veränderung (vikariierende Hypertrophie) erhält. Die geschrumpften rötlichen Teile zeigen hyaline atrophische Glomeruli, kollabierte und atrophische Harnkanälchen, fibröse Verdickung oder zellige Infiltration

Fig. 232.

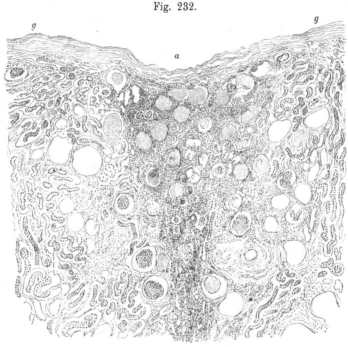

Granularatrophie der Niere. Schwache Vergr.
Zwei Granula (g) und die dazwischen liegende atrophische Partie (a), welche atrophische Glomeruli, geringe Reste von Harnkanälchen und eine frische kleinzellige Infiltration zeigt.

des Zwischengewebes (Fig. 232), die erst aufzutreten pflegt, wenn schon andere Veränderungen vorhanden sind, da man sie nicht ohne diese, wohl aber diese ohne sie beobachten kann. Auch in der Tiefe des Gewebes wechseln geschrumpfte und nicht geschrumpfte Abschnitte unregelmässig miteinander ab. Gerade in diesen granulierten Schrumpfnieren finden sich besonders regelmässig die hyalin-lipoiden Veränderungen der kleinen Arterien, während die grösseren Aeste nur wenig verändert zu sein brauchen.

Eine besondere Ursache für rückgängige Ernährungsstörungen kommt bei der hydronephrotischen Atrophie zur Geltung, nämlich der Druck, welchen der sich stauende Harn ausübt. Die schwächsten Grade der Veränderung werden durch eine geringe Ausdehnung der Nierenkelche und des Beckens sowie eine grössere oder geringere Abflachung und Verbreiterung der sonst spitzkegelförmigen Papillen gekennzeichnet. Nach längerer Dauer verschwinden die Papillen fast

Fig. 233.

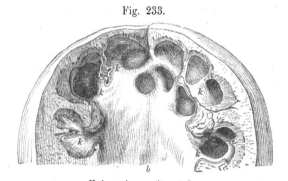

Hydronephrose. $^2/_3$ nat. Gr.
Oberes Ende der Niere senkrecht durchschnitten und auseinandergeklappt. Erweiterung des Beckens (b`, starke kugelige Erweiterung der Kelche (k), fast völlige Atrophie der Marksubstanz, gänzlicher Schwund der Papillen.

ganz, an ihrer Stelle sind konkave Ausbuchtungen der Marksubstanz vorhanden, welche dadurch beträchtlich verschmälert erscheint und statt der kegelförmigen eine schüsselförmige Gestalt besitzt (Fig. 233). In den höchsten Graden der Erkrankung sind die Nieren in schwappende Säcke verwandelt, an denen man nur noch hie und da als Wandung schmale Reste von Drüsensubstanz sieht. Zwischen diesen Formen gibt es natürlich alle möglichen Zwischenstufen. Das Nierengewebe ist stets fest und derb; je weiter die Schrumpfung, die hier Rinde und Mark trifft, vorgeschritten ist, um so mehr sind die Harnkanälchen, wiederum sowohl in der Rinde als auch im Mark, atrophisch, im Mark auch aus ihrer Richtung verdrängt, mehr horizontal verlaufend, während die Glomeruli, wenn nicht Komplikationen vorliegen, auch bei den höchsten Graden der Schrumpfung noch völlig durchgängig sind und frei in ihren, meist auffällig weiten Kapselraum hineinhängen: der Typus einer nicht vaskulären, sondern parenchymatösen Schrumpfung, bei der das Zusammengerückt-

sein der Knäuel wegen ihrer Grösse besonders in die Augen springt.
Die Atrophie der Kanälchen beginnt in den peripherischen Abschnitten
der Rinde und schreitet gegen die Marksubstanz vor (Fig. 234), zuerst
atrophieren also die Kanälchen der subkapsulären Nierenkörperchen,
zuletzt die der tiefstgelegenen.

Fig. 234.

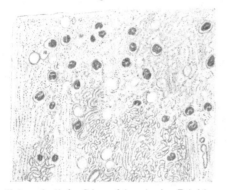

Hydronephrotische Schrumpfniere in der Entwicke-
lung.
In einer peripherischen Schicht bei wohl erhaltenen
Nierenkörperchen eine sehr starke Atrophie der Ka-
nälchen, in der tieferen Schicht noch fast normale
Verhältnisse.

Das interstitielle Gewebe pflegt
mit mässiger Infiltration an den
Veränderungen sekundär teilzu-
nehmen. In einzelnen Fällen
glaube ich auch in hydronephrotischen Schrumpfnieren regenerative Neubildungen an noch erhaltenen Kanälchen, wie solche
auch bei den übrigen Schrumpfnieren vorkommen können, gesehen zu haben. Die Columnae
renales scheinen sich am längsten
zu halten.

Von den Nekrosen des Ge-
webes im ganzen, wie sie sich
besonders bei totalen oder partiellen Embolien einstellen, ist
schon die Rede gewesen. Es
können ebensolche, aber stets
viel kleinere und regellos im Parenchym verteilte, an ihrer Kernlosigkeit
erkennbare Herde durch harnsaures Natron (Gichtnekrose, Ebstein)
erzeugt werden, welches dann in diesen sich krystallinisch abscheidet.
Eine auf die Epithelien (der Harnkanälchen wie der Glomeruli) beschränkte,
aber ebenfalls besonders durch die Nichtfärbbarkeit und dann das Verschwinden der Kerne ausgezeichnete Nekrose (Epithelnekrose) entsteht
durch Einwirkung chemischer (Salzsäure, Karbolsäure, chlorsaures Kali,
chromsaure Salze usw.) und zahlreicher infektiöser Gifte (Fig. 235); auch
bei Diabetes finden sich ausgedehnte kernlose Partien in den funktionierenden Harnkanälchen. Der Nekrose geht zuweilen eine Anschwellung und
blasige, hydropische Degeneration voraus, bei manchen Vergiftungen,
besonders bei Sublimatvergiftung kann ihr eine ausgedehnte Verkalkung
der Zellen folgen. Diese Epithelnekrosen, welche, wenn sie ausgedehnt
sind, der Niere ein trübes fahlbraunes Aussehen verleihen, können
primär entstehen und haben dann häufig Entzündung im Gefolge oder
sie entstehen sekundär infolge von primären entzündlichen Prozessen
oder sie sind der Entzündung koordinierte Folgen der einwirkenden
Krankheitsursache.

Dasselbe gilt für die wichtigste Form der Degeneration, für die
fettige. Sie kann aus einer albuminösen Degeneration (trüben
Schwellung) hervorgehen, wie sie früher als Effekt der parenchymatös
degenerativen Nephritis beschrieben wurde, oder sie entsteht direkt aus
Ernährungsstörungen, welche durch Anämie herbeigeführt wurden (bei

perniziöser Anämie, Infarkten usw.) oder infolge von Blutstauung (bei zyanotischer Induration) oder endlich infolge direkter Einwirkung gewisser chemischer Stoffe (z. B. Phosphor). Nicht jede Fettablagerung in der Niere ist ein Zeichen von Degeneration, sondern es kann auch eine Fettinfiltration vorkommen, z. B. bei Coma diabeticum. Dabei ist nur Fett (einfach brechend, isotrop) vorhanden, während bei der entzündlichen (besonders bei Syphilis), der amyloiden Verfettung viel Lipoide (Cholesterinester, Protagon, Myelin) d. h. doppelbrechende anisotrope Substanzen neben dem Fett vorhanden sind. Dieses kommt frühzeitig auch im interstitiellen Gewebe vor. Bei Phosphorvergiftung ist viel Fett, aber auch lipoide Substanz vorhanden. Die Verfettung, welche man an dem Auftreten von dunkelen, gegen Säuren wie Alkalien re-

Fig. 235.

Fig. 236.

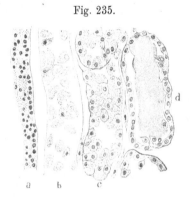

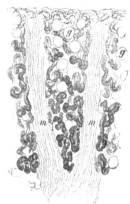

Epithelnekrose, Typhus.
a dünner Schleifenschenkel. b dicker Schleifenschenkel mit Nekrose fast sämtlicher Epithelien. c desgleichen mit vereinzelten nekrotischen Zellen. d desgleichen mit Zylinder.

Fettige Degeneration der gewundenen Harnkanälchen in der Niere eines ikterischen Neugeborenen (von der Niere Fig. 240). Senkrechter Doppelmesserschnitt von der frischen Niere. Schw.Vergr. m Markstrahlen. g Glomeruli; die Verfettung der gewundenen Kanäle nimmt nach der Tiefe hin zu.

sistenten Körnchen erkennt, betrifft am häufigsten die Epithelien der gewundenen Harnkanälchen, welche infolgedessen schon makroskopisch durch gelbliche Färbung hervortreten, wie das vorher schon bei der Besprechung der Nephritis erwähnt wurde. Fast immer ist keine gleichmässige, sondern fleckweise Verfettung vorhanden. Unter gewissen Bedingungen sind nur immer bestimmte Abschnitte der Kanälchen, gewundene oder grade, gewundene 1. oder 2. Ordnung verändert (Systemverfettung), manchmal alle zusammen, wie bei Phosphorvergiftung, Amyloidfettniere, in anderen Fällen, besonders in Schrumpfnieren und wenn Lipoide auftreten, ist die Verfettung ganz unregelmässig verteilt. Atrophische Zellen verhalten sich oft anders als nicht atrophische.

Senkrechte Doppelmesserdurchschnitte mit Kalilauge behandelt, geben sehr schöne Uebersichtsbilder (Fig. 236), Dauerpräparate erhält man nach Härtung in

Flemming oder Formol-Müller mit Osmiumsäure oder Sudan. Die einzelnen Zellen kann man durch Zerzupfen leicht isolieren; sie zeigen hauptsächlich die Fetttröpfchen ausschliesslich in ihrem äusseren (Stäbchen-) Teil.

Seltener findet man Verfettung an den Knäuelschlingen und ihren Epithelien (bei Schwangerschaftsniere), sowie an anderen Gefässen und im interstitiellen Gewebe. Hier ist das Fett meistens Resorptionsfett in Lymphräumen. Die Verfettung an den Knäueln darf nicht mit der ebenfalls vorkommenden Fettembolie verwechselt werden, wobei grössere Fetttropfen bzw. Zylinder im Lumen von Gefässschlingen stecken.

Ueber den Fettinfarkt der Papillen siehe bei Kalkinfarkt.

Eine andere Degeneration, welche besonders Epithelzellen betrifft, ist die Glykogen-Degeneration, die allerdings eigentlich nur eine Glykogenspeicherung in Epithelzellen ist. Bei Diabetes mellitus sieht man oft schon makroskopisch nach Jodaufguss in der Region der Schleifen eine bräunliche Färbung auftreten. Schnitte von Stücken, welche sofort in absoluten Alkohol gelegt wurden, zeigen, zwar nicht regelmässig aber doch zuweilen, wenn man sie mit einem Tropfen Jodgummi eindeckt, deutliche braune Glykogenfärbung an den aufgequollenen hyalinen Epithelien der Schleifen. Prächtige Bilder erhält man durch die Bestsche Karminfärbung (S. 30). An ausgewässerten und dann erst gehärteten Stücken ist das Glykogen verschwunden und die Zellen haben nur ein hyalines blasiges Aussehen.

Eine sehr häufige und wichtige Degeneration ist die amyloide (Fig. 237). Sie kommt nicht an den Epithelien der Harnkanälchen vor, sondern tritt nur an Gefässen und Tunicae propriae, seltener am interstitiellen Gewebe auf. Sie beginnt an den Gefässen und zwar meist an den Knäueln und ihren zuführenden Arterien. Man kann sie oft schon mit blossem Auge ohne Zuhilfenahme von Reagentien aus der Grösse, dem starken Vorspringen und der eigentümlich glasigen Beschaffenheit der Knäuel auf den Durchschnitten diagnostizieren; mit Sicherheit wird sie erkannt, wenn auf Jodzusatz eine braune Färbung entsteht. Bei höheren Graden der Degeneration sind die übrigen Gefässe der Rinde, aber auch die Vasa recta des Markes, welche jedoch auch in vielen Fällen die am stärksten veränderten sind, in ähnlicher Weise entartet, und schliesslich greift die Degeneration auch auf die Tunicae propriae der Harnkanälchen über, deren Veränderung man allerdings nur bei der mikroskopischen Untersuchung sicher erkennen kann, wenn man sie auch (an den Ductus papillares) aus einer starken Braunfärbung der Papillen nach Jodeinwirkung mit grosser Wahrscheinlichkeit erschliessen kann.

Am besten macht man Schnitte mit dem Doppelmesser senkrecht (im Verlaufe der Markstrahlen) durch Rinde und Mark und färbt diese mit Anilinviolett, worauf sich die roten amyloiden Massen sehr deutlich und schön von den nicht amyloiden blauen abheben. Muss man bei künstlicher Beleuchtung arbeiten, so nimmt man statt Methylviolett Methylgrün, dem man mit Vorteil noch ein wenig Violett zusetzen kann. Die Degeneration der Tunicae propriae erkennt man am besten, wenn man mit Anilin gefärbte Schnitte nachträglich zerzupft: man ist dann bei den isolierten

Harnkanälchen vor Verwechselung der Tunicae propriae mit anliegenden Gefässschlingen geschützt. Sehr hübsch sehen auch in frischen Fällen die partiell ent-
arteten Glomeruli aus, an denen die intakten Schlingen blau, die amyloiden aber
rot erscheinen. Durch Kernfärbemittel kann man sehr leicht nachweisen, dass die
Glomeruluskerne (wesentlich dem Epithel angehörig) auch bei starker Amyloiddegeneration noch vorhanden sind. Schöne Bilder erhält man, wenn man dünne
Schnitte in saurem Hämatoxylin färbt und dann in Jodgummi einbettet; man hat
dann Kern- und Amyloidfärbung nebeneinander. Für gehärtete Präparate empfiehlt
sich van Giesonfarbe oder Pikrokarmin, in welchem die amyloiden Teile eine gelbe
Färbung erhalten, besonders wenn man dem Entwässerungsalkohol ein wenig Pikrinsäure zusetzt.

Die amyloide Degeneration der Nieren ist eines der ersten Symptome
der allgemeinen Amyloidkachexie (Amyloidosis), zuweilen findet sie sich

Fig. 237.

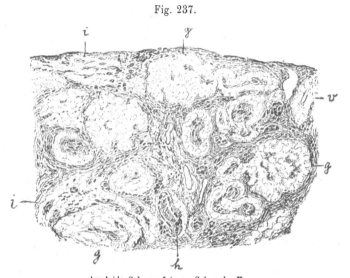

Amyloide Schrumpfniere. Schwache Vergr.

Totale Degeneration der Glomeruli (g) sowie der Vasa afferentia (v). h Harnkanälchen mit amyloider
Tunica propria. Bei i Amyloid in dem interstitiellen Gewebe. Die meisten Harnkanälchen atrophisch.

aber auch bloss in der Niere und anscheinend aus lokalen Ursachen
hervorgegangen. Grade dann, aber oft auch in anderen Fällen, ist sie
mit anderen Veränderungen verbunden, bald Schrumpfungen, bald Verfettungen; für das Eintreten der letzteren mag die mit der amyloiden
Degeneration verbundene Verengerung des Lumens zum Teil mit verantwortlich sein. Am ausgesprochensten habe ich grosse gelbweisse
Fettnieren mit Amyloid bei Syphilis gefunden.

Schöne mikroskopische Bilder erhält man grade von solchen Nieren, wenn man
frische dünne Schnitte in absolutem Alkohol entwässert, in alkoholischer Alkannaextraktlösung färbt, in Salzsäure-Alkohol auswäscht, in Wasser abspült, in saurem
Hämatoxylin färbt, wieder in Wasser abspült, in Lugolscher Lösung färbt und endlich
in Glyzerin untersucht: dann sieht man Fett hellrot, Kerne dunkelblaugrau, Zellen
gelblich, Amyloid gelbrot. Bei amyloiden Schrumpfnieren kann nach van Gieson-
färbung die hyalin verdickte Kapsel rot, der amyloide Glomerulus gelb gefärbt sein.

Eine der amyloiden nahestehende, für die einfache Betrachtung mit ihr übereinstimmende, aber durch das Fehlen der charakteristischen Reaktion von ihr verschiedene Veränderung ist die einfache hyaline Degeneration der Gefässe, insbesondere der Kapillaren. Diese sind verdickt, haben ein gallertiges, homogenes, glänzendes Aussehen, Wand und Lumen sind nicht mehr zu unterscheiden (Fig. 238). Man findet diese Veränderung sowohl bei zahlreichen entzündlichen Prozessen, als auch bei der Arteriosklerose, besonders an den Knäueln, teils nur an einzelnen, teils an zahlreicheren Schlingen. Es geht ihr zuweilen eine körnige Trübung und Kernanhäufung in den Kapillaren voraus, welche vermuten lässt, dass ein Teil der hyalinen Degenerationen auf einer Verstopfung des Gefässes durch einen weissen Thrombus beruht. An Zupfpräparaten der frischen oder 24 Stunden in chromsaurem Kali verwahrten

Fig. 238.

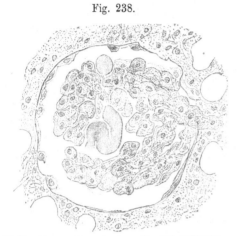

Hyaline Degeneration einzelner Glomerulusschlingen. Starke Vergr.
Dabei Schwellung der Kapselepithelien (bei interstitieller granulierender Nephritis).

Nierenrinde kann man diese Veränderungen der Glomeruli am besten studieren. Sie finden sich besonders in den grossen weissen Nieren mit Harnverminderung und starkem Hydrops.

7. **Fremdkörper** und **Parasiten.** Die Niere als Hauptreinigungsapparat für das Blut ist zahlreichen Veränderungen durch Ablagerung fremder Körper, welche aus dem Blute stammen, ausgesetzt. Meistens sind diese vorher gelöst und werden erst in der Niere in fester Form niedergeschlagen. Es gehören hierher in erster Linie die verschiedenen Formen der sog. Niereninfarkte, welche man im Gegensatz zu den embolischen als Konkrementinfarkte bezeichnen kann.

Man unterscheidet vier Hauptformen: den Kalkinfarkt, den Harnsäureinfarkt, den Hämoglobininfarkt mit der Unterabteilung der Hämatoidininfarkte und den Bilirubininfarkt. Ersterer kommt nur bei Erwachsenen vor, der zweite (in seiner typischen Form wenigstens) und der vierte nur bei Kindern, der dritte sowohl bei Kindern wie bei Erwachsenen.

a) Der **Kalkinfarkt** erscheint in Form von weisslichen Streifen, die von der Papillenspitze radiär bis zur Mitte der Markkegel oder selbst noch weiter ausstrahlen, während auf der Oberfläche der Papille oft grössere weisse Kalkmassen sitzen. Auf Schnitten, besonders auf Querschnitten (Fig. 239), erscheinen feinste Kalkkörnchen in den Wandungen der Kanälchen sowie im interstitiellen Gewebe, während in dem Lumen häufig variköse, zylinderförmige Kalkkonkremente liegen. Auf Salzsäurezusatz lösen sich Körnchen und Konkremente unter Gasentwicklung; bei letzteren bleibt dabei eine helle organische Grundlage zurück. Die Ablagerung der Kalkkonkremente erfolgt hauptsächlich in den ableitenden Röhrchen, diejenige der Kalkkörnchen nicht nur in diesen, sondern auch in den schleifenförmigen, darum sind diese Nieren besonders geeignet, auf Längsschnitten die Henleschen Schleifen auf die leichteste Weise zu zeigen.

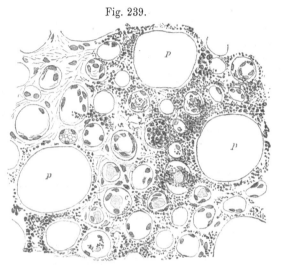

Fig. 239.

In dem Zwischengewebe kommt neben der Kalkablagerung, aber auch unabhängig von ihr und in grösserer Ausdehnung als sie eine Ablagerung lipoider Körnchen vor, die durch Fettfarben leicht nachgewiesen werden kann und die man als Fett- oder Lipoid-Infarkt bezeichnen mag.

Mit dem Kalkinfarkt hat nichts zu tun das Auftreten punktförmiger weisser Kalk-

Kalkinfarkt der Papillen; Querschnitt. Mittlere Vergr.
p Ductus papillares, in vielen kleinen Harnkanälchen Zylinder (c). das Epithel ist an vielen noch vorhanden; die körnigen Kalkmassen liegen hauptsächlich im interstitiellen Gewebe und in der Wand der Kanälchen, zum Teil auch im Lumen derselben.

körperchen in der Rinde, die man am besten bei der äusseren Betrachtung der Nieren erkennen kann. Früher als verkalkte Glomeruli bezeichnet, haben sie mit solchen doch nichts zu tun, wohl aber mit den Körperchen überhaupt, denn sie stellen verkalkte Inhaltsmassen von Kapselräumen dar, deren Glomeruli nicht oder nur in rudimentärer Form vorhanden sind. Dadurch haben sie gewisse Beziehungen zu angeborenen Cystchen.

Von der Verkalkung nekrotischer Epithelzellen bei der Sublimatvergiftung wurde schon berichtet, selten kommt sie am Rande von Infarkten vor.

Fig. 240.

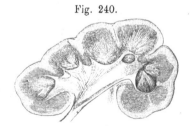

Harnsäureinfarkt der Papillen und Verfettung der Rinde eines Neugeborenen (Ikterus neonatorum, Pneumon. dupl.) Senkrechter Durchschnitt. Natürl. Gr.

b) Der Harnsäureinfarkt (Fig. 240) kommt in typischer Form nur bei kleinen Kindern vor, hauptsächlich in den ersten Lebenswochen (vom 2. Tage an), doch sind auch schon Infarkte in der 6. Woche, ja noch viel später beobachtet worden. Es hat ihr Vorhandensein eine gewisse gerichtsärztliche Bedeutung, da sie fast ausschliesslich bei Kindern gefunden wurden, die geatmet hatten, doch würden sie auch sicher schon bei Totgeborenen beobachtet. Diese Infarkte erscheinen als gelbliche, ziegelrote oder gelbrote, von den Papillen ausgehende Streifen; seltener sieht man auch in der Rindensubstanz hie und da ähnliche gelbe Striche. Zerzupft man kleine Stückchen der Papillen oder drückt man die Epithelien aus den Sammelröhren aus, so sieht man die Lumina der Harnkanälchen vollgestopft mit einer bei durchfallendem Lichte heller oder dunkler bräunlichen, bei auffallendem gelblichen, oft etwas rosaroten Masse, die sich in Salzsäure sowie Eisessig löst, aus welchen Lösungen sich beim Verdunsten Krystalle von Harnsäure ausscheiden. Die Masse besteht aus kleineren und grösseren, oft zu Zwillingsformen vereinigten, an den Rändern deutlich stacheligen Kügelchen, welche bald eine hellere, bald eine dunklere Färbung haben, manche sind etwas konzentrisch geschichtet. Chemisch bestehen die Massen aus Harnsäure mit harnsaurem Ammoniak; seltener kommen andere harnsaure Salze (h. Natron) vor. Nach Entfernung der Harnsäure und der harnsauren Salze bleibt eine helle organische Grundlage zurück. Die Ursache der Ausscheidung ist wohl in Ueberladung des Blutes mit Harnsäure infolge des veränderten Stoffwechsels zu suchen, wobei eine kongenitale harnsaure Diathese eine Rolle spielen mag. Da auch Formol die Konkremente auflöst, darf man nicht in formolhaltigen Flüssigkeiten härten, es sei denn, dass man das organische Gerüst sehen will.

Bei Erwachsenen kommen bei Leukämie und (seltener) aleukämischer Lymphombildung, höchst selten bei anderen Krankheiten, ähnliche Ablagerungen in der Marksubstanz vor, häufiger ist bei ihnen eine Ablagerung von harnsaurem Natron bei der Gicht, welche nur nicht in Form von radiären Streifen an der Papillenspitze, sondern in Form kreideweisser kleinerer Flecken und Streifchen, welche sowohl in den Markkegeln wie (seltener) in der Rinde sitzen, auftritt. Bei der mikroskopischen Untersuchung erweisen sie sich als Haufen von krystallinischem saurem harnsaurem Natron (Mononatriumurat), welches hier nicht bloss wie an den Gelenken in Form feinster Nadeln, sondern auch in Form grösserer Krystalle (rhombischer farbloser Tafeln) erscheint. In der Umgebung ist chronische produktive Nephritis (N. urica), an der Stelle der Ablagerung Nekrose (Gichtnekrose, Fig. 241) vorhanden. Sobald man diese Veränderung der Nieren konstatiert hat, soll man niemals versäumen, einige Gelenke, besonders die klassischen Stellen an der grossen Zehe (Metatarsophalangealgelenke), sowie die Ohrknorpel nach gichtischen Ablagerungen zu durchsuchen.

c) Der Hämoglobininfarkt (Fig. 242) findet sich in Fällen von Hämoglobinämie, indem das im Harn ausgeschiedene Hämoglobin (Hämoglobinurie) in den Harnkanälchen in Form bräunlicher, klumpiger, später aber auch durch Umwandlung in festes Pigment bräunlich körniger, seltener krystallinischer (Hämatininfarkt) Massen sich niederschlägt, welche in den Papillen bräunliche, bräunlich-rote Streifung bedingen, aber auch der ganzen Niere, da sie in den Kanälchen der Rinde sich ebenfalls finden, eine bräunlich-rote Farbe verleihen. Ausser frei im Lumen finden sich Hämoglobintropfen auch aufgespeichert in Epithelzellen grader Markkanälchen. Wenn es sich, wie es meistens der Fall ist, um Methämoglobin handelt (Morchel-, Kalichlor.-Vergiftung, Schwarzwasserfieber), so tritt das Braun der Farbe besonders deutlich hervor und ist diagnostisch wichtig. Mit dem Hämoglobininfarkt ist meistens eine starke Degeneration (hyaline, körnige, fettige) der Nierenepithelien, besonders in den gewundenen Kanälchen verbunden.

Als Hämatoidininfarkt im engeren Sinne hat Virchow einen in Form heller, bräunlicher oder braunroter Streifen an der Papille vorkommenden Infarkt beschrieben, welcher in einer Ablagerung von gelbrotem oder rotbraunem, körnigem und krystallinischem Hämatoidinpigment, sowohl im Lumen von Harnkanälchen, als in den Epithel-

Fig. 241.

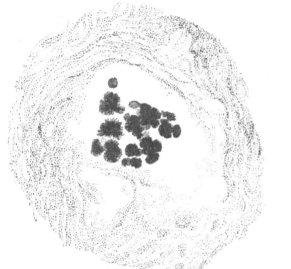

Fig. 242.

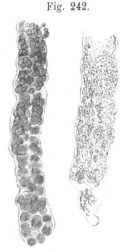

Nierengicht, nach einem Präparat von Ebstein. Bismarckbraun, Balsam. Schwache Vergr.
Um die Krystallhaufen des harnsauren Natron herum Nekrose, durch mangelnde Kernfärbung angezeigt; weiterhin starke Kernfärbung an den Harnkanälchen und an dem zellig infiltrierten interstitiellen Gewebe.

Zwei gerade Harnkanälchen mit Hämoglobininfarkt, frisch, mit Kalilauge, weshalb Zellen nicht sichtbar sind.

zellen derselben besteht. Der Farbstoff rührt nach ihm von kleinen Blutungen her. Ich vermute, dass es sich dabei um den

d) Bilirubininfarkt*) gehandelt hat, der teils für sich allein, teils (und das ist das gewöhnliche) in Verbindung mit dem Harnsäureinfarkt vorkommt. Er findet sich auch nur bei Neugeborenen und zwar

---

*) Mit der Gegeneinandersetzung von Hämatoidin- und Bilirubin-Infarkten soll die chemische Frage nach der Identität dieser beiden Körper durchaus nicht präjudiziert werden; es soll vielmehr durch den Namen nur zugleich die Entstehung bezeichnet werden: das Hämatoidin entsteht an Ort und Stelle aus ergossenem Blut, das Bilirubin durch Ausscheidung von Gallenfarbstoff, welcher als solcher bereits im Blute vorhanden war.

solchen, die ikterisch waren. Es ist das Bilirubin in Form von rhombischen Tafeln oder von feinen, oft zu baumförmigen und sternförmigen Gruppen vereinigten Nädelchen (Spiessen) oder in Form von Klumpen, sowohl im Lumen der Harnkanälchen, als in den Epithelzellen derselben, als auch im Zwischengewebe, besonders in den Gefässen vorhanden. Auch es hat seinen Hauptsitz in den Papillen, doch fehlt es auch, besonders bei hochgradigen Fällen, nicht in der Rinde. (Ausser in den Nieren kommen dieselben Krystalle, wenn auch nicht immer, im Blute und fast allen anderen Organen vor.) Die Krystalle geben sehr schön die bekannte Gallenfarbstoffreaktion. Man braucht nur ein Stückchen des sie enthaltenden Gewebes mit Kalilauge (unter dem Deckgläschen) zu behandeln, dann mit Wasser die überschüssige Lauge auszuschwemmen und endlich starke Salpetersäure, die etwas Untersalpetersäure enthält, zuzusetzen, um bald vom Rande aus, allmählich in Ringen nach innen fortschreitend, die Farben grün, blau, violett, rot zu erhalten. Bei Erwachsenen kommen sowohl in gewundenen als auch in graden Kanälchen der Rinde wie des Marks gelbe, grüne, braune und schwarze Gallenfarbstoffkörnchen oft in Zylinderform beim Ikterus vor, auch Epithelien können diffuse gelbe Färbung darbieten, ausserdem kommt, um so mehr je länger der Ikterus besteht, eine Verfettung an ihnen vor. Nur bei akuter Leberatrophie und sogenannter perniziöser Anämie habe ich auch hier vorzugsweise Bilirubinkrystalle gefunden.

Der braungelben, besonders in den Epithelien der Schleifen vorkommenden klumpigen Pigmente (in Stauungsnieren, nach hämorrhagischer Nephritis usw.) wurde schon früher gedacht; bei allgemeiner Hämochromatose finden sich eisenhaltige und eisenfreie körnige Pigmente auch in den Epithelien von Rindenkanälchen.

Eine seltene Form von Infarkt ist der Silberinfarkt (bei Argyrie), welcher in einer Ablagerung feinster Silberkörnchen unter dem Glomerulusepithel sowie in den Tunicae propriae besteht, wodurch besonders die Marksubstanz eine grauschwarze Färbung erhält.

Ebenfalls als Fremdkörper, welche wenigstens zum Teil durch Ausscheidung eines aus dem Blute stammenden Körpers in dem Lumen der Harnkanälchen entstanden sind, sind die hyalinen Eiweissgerinnsel (hyalinen Gallertzylinder, Fig. 245) zu betrachten, welche bei so vielen Fällen von Albuminurie, entzündlicher wie nicht entzündlicher, besonders in den Kanälen der Marksubstanz, den ausführenden, wie auch den schleifenförmigen sich vorfinden (Figg. 218, 235 u. a.). Frisch sind sie weich, biegsam und färben sich mit Pikrokarmin gelblich, durch längeren Aufenthalt besonders in den Schleifen werden sie fester, spröder, färben sich in Pikrokarmin leuchtend gelb und können sogar eine amyloidähnliche Reaktion darbieten (wachsige Zylinder). An frischen Schnitten durch die Nieren erkennt man sie oft am besten bei schwächerer Vergrösserung, wobei sie sich durch ihren eigentümlichen fettigen Glanz sofort bemerklich machen. Ausser der Transsudation aus dem Blute kommt bei der Bildung von Zylindern auch eine hyaline Nekrose und ein Zusammensintern von Leukozyten und Epithelzellen sowie roten Blutkörperchen in Betracht, wodurch hauptsächlich derbe,

körnige Gebilde (granulierte Zylinder) entstehen, während besonders in
Harnkanälchen, welche in Inaktivität sich befinden, oft eine festere
kolloide Masse, manchmal in Form von geschichteten Kolloidkugeln,
von den Epithelzellen sezerniert wird, welche das Lumen cystisch ausdehnen kann. Bei bestehender Verfettung von Epithelzellen können
auch die Zylinder Fettkörnchen, besonders an ihrer Oberfläche, enthalten,
bei Blutungen Blutkörperchen oder Pigment.

Eine Abnormität des Inhalts der Harnkanälchen wird auch dadurch bedingt, dass der Harn sich in abnormer Menge anhäuft und die
Kanälchen streckenweise cystisch erweitert. Diese Stauungscysten,
wie man sie im Gegensatz zu den vorher erwähnten kolloiden Sekretions-
cysten nennen könnte, können vielleicht infolge von Verstopfung der
Harnkanälchen durch Zylinder entstehen, hauptsächlich werden sie
aber durch Verschluss von Harnkanälchen bedingt, mag dieser durch
neugebildetes Bindegewebe oder durch eine Bildungsstörung erzeugt
sein. Je nach dem Orte des Verschlusses können sowohl die Knäuel-
kapseln (man kann dann noch Glomeruli oder Reste von solchen an der
Cystenwand nachweisen), wie die eigentlichen Harnkanälchen cystisch
erweitert werden. Der Inhalt der Cysten ist dünnflüssig, enthält Harnbestandteile, oft auch Eiweiss. Durch Zusammenfluss kleinerer entstehen
grössere Cysten. Am typischsten finden sich die Retentionscysten
in den sog. Cystennieren (Hydrops renum cysticus, Fig. 209,
S. 400), welche sowohl bei Früchten, wo sie als Geburtshindernis den
Tod herbeiführen können, als auch bei Neugeborenen, wie im späteren
Leben gefunden werden. Die Degeneration ist meist doppelseitig: die
Nieren sind ganz beträchtlich vergrössert, sowohl an der Oberfläche
wie auf dem Durchschnitt sieht man zahllose dünnwandige Cysten,
welche bei Kindern kleiner, bis erbsengross, bei Erwachsenen grösser,
bis kirschgross zu sein pflegen. Sie haben eine dünne Wand und
wässerigen oder auch durch Blut bräunlich, durch verfettete Zellen
gelblich gefärbten Inhalt. Neben ihnen ist bald nichts mehr, bald noch
mehr oder weniger viel von funktionsfähigem Nierengewebe zu sehen.
Von der Menge dieses letzteren wird es abhängen, ob das Leben eine
Zeit lang bestehen kann oder nicht. Ich halte auch diese Cystennieren
Erwachsener, von denen es alle Uebergänge gibt bis zur Anwesenheit
einer einzigen Cyste, für angeboren. Die früher als Ursache angeschuldigte
fötale produktive Nephritis papillaris (Virchow) ist neuerdings immer
mehr in Misskredit gekommen gegenüber der Annahme einer Entwicklungsstörung, die es bewirkt hat, dass die Vereinigung der oberen Abschnitte der Nierenkanälchen mit den aus dem Ureter hervorgesprossten
unteren Abschnitten nicht zustande gekommen ist, so dass die oberen
Teile blind enden. Aus diesen gehen die meisten Cysten, die danach
hauptsächlich in der Rinde sitzen, hervor, es gibt aber auch, ja zuweilen vorzugsweise, Markcystchen, die dann von den Uretersprossen
abzuleiten sind. Andere Forscher nahmen eine Entstehung aus adenomatösen Wucherungen an; ich halte es nicht für undenkbar, dass beides
vorkommt, beides auf Grundlage einer Störung der Entwicklung, insofern
auch adenomatöse Wucherungen aus den in ihrer Entwicklung gestörten

Kanälchen hervorgehen könnten. Für Entwicklungsstörung spricht, dass in rudimentären Nierenanlagen meistens ähnliche Cystenbildungen (einseitige rudimentäre Cystenniere) vorkommen, ferner auch, bei den Rindencysten, das gelegentliche Nebeneinandervorkommen von Nebennierenkeimen und Cysten, gelegentlich derart, dass die Beizwischenniere unmittelbar an die Kapsel einer Cyste anstösst. Das Vorkommen von Muskulatur neben Markcysten, sowie das gleichzeitige Vorkommen von multiplen Nieren- und Lebercysten sind weitere Hinweise auf Entwicklungsstörungen.

Nicht nur gelöste Stoffe, sondern auch körperliche Partikelchen können aus dem Blut in die Nieren gelangen, so Pigmentkörner bei der Melanämie, sowie bei ausgedehnter Melanombildung. Am wichtigsten sind die Ausscheidungen von Parasiten aus dem Blute in der Niere. Abgesehen von der Bilharzia haematobia und der Filaria sanguinis sind es besonders verschiedene Formen von Bakterien, welche hier in Betracht kommen, unter denen die Tuberkel- und Typhusbazillen und die septischen Kokken, von denen früher die Rede war, die wichtigsten sind. Diese können in den Harn gelangen, ohne dass gröbere oder bleibende Veränderungen der Glomeruli vorhanden zu sein brauchen. Feinere und vorübergehende Veränderungen, welche diese Ausscheidungen immerhin als pathologische erscheinen lassen, mögen dabei vorkommen.

Manche andere, z. B. Milzbrandbazillen, scheinen keine weitere schädliche Einwirkung auszuüben. Von sonstigen Parasiten kommen bei uns nur Echinokokken, Cystizerken, Pentastomen in absteigender Häufigkeit, alle aber nur selten vor.

4. Untersuchung der Nierenbecken, Kelche und Harnleiter.

Einiger Veränderungen der Nierenkelche und -Becken ist schon als Begleiterscheinungen von Blasen- und Nierenerkrankungen (S. 413) gedacht worden. Oedematöse Schwellung der Schleimhaut der Kelche und des Beckens mit Hämorrhagien finden sich bei vielen Nierenentzündungen; Hämorrhagien in der Schleimhaut wie im Hilusfettgewebe, zum Teil mit zelliger Infiltration verbunden (Pyelitis und Parapyelitis haemorrhagica) kommen mit Vorliebe hier bei den hämorrhagischen Pocken, bei septischen Erkrankungen, Milzbrand, leukämischen und aleukämischen Hämoblastosen usw. vor; eiterige und fibrinöse Entzündung (Pyelitis resp. Ureteritis), wie sie auch sonst vorkommt. In bezug auf letztere ist beachtenswert, dass sie in den Harnleitern oft fehlt oder durch einfache, meist hämorrhagische Entzündung vertreten ist, während in der Blase und in den Nierenbecken eine pseudomembranöse bzw. nekrotisierende Entzündung (sog. Diphtherie) vorhanden ist, so dass also wohl eine Kontinuität der Entzündung, aber nicht der fibrinösen festzustellen ist. — Die Tuberkulose ist in der Regel mit Phthisis renalis verbunden und eine absteigende Erkrankung; nur wenn ein Abflusshindernis für den Harn in den unteren Wegen vorhanden ist, kann es auch zu einer aufsteigenden Tuberkulose im Harnapparat kommen. Je nach dem Alter der als Schleimhauterkrankung auftretenden tuberkulösen Pyelitis und Ureteritis sieht man nur miliare Tuberkel oder Lentikulärgeschwüre, wie sie sogleich bei der Harnblase noch näher beschrieben werden sollen. Am häufigsten trifft man ein vorgeschrittenes Stadium, bei dem der Ureter schon von aussen als dicker, starrer, harter Strang auffällt und ebenso wie Becken und Kelche (s. Fig. 224, S. 423) auf dem Durchschnitt eine Verdickung der ganzen Wand, käsige Umwandlung an der Oberfläche, weiter nach aussen oder auch, wenn die Verkäsung erst stellenweise ausgebildet ist, in der Schleimhaut um die käsigen Stellen herum nur eine Infiltration oder auch graue Tuberkel erkennen lässt. Nach dem mikroskopischen Verhalten kann man zwei Typen unterscheiden; bei dem einen treten in den nicht verkästen äusseren Wandabschnitten deutliche Tuberkel mit Riesenzellen hervor, bei dem andern ist nur eine gleichmässige Granulationswucherung sichtbar, welche in diffuser Weise nach innen zu verkäst (käsige Ureteritis). Als Zwischenglieder können die Fälle angesehen werden, bei welchen in der Umgebung der gleichmässigen Wucherung einzelne Tuberkel hervortreten (Fig. 243). Bei allen Formen kommen Tuberkelbazillen vor.

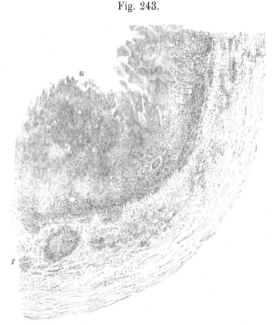

Fig. 243.

Uretertuberkulose. Schwache Vergr.
Teil eines Durchschnitts der Wand. u die nach dem Lumen gerichtete zerfallende Oberfläche des verkästen Teiles, in den peripherischen Schichten (bei t) Knötchen zu erkennen.

Chronische Entzündungen der Nierenkelche, welche oft mit fibröser, manchmal netzförmiger oder streifiger Verdickung der Schleimhaut verbunden sind (produktive Pyelitis), trifft man am häufigsten bei fortgesetzter Reizung durch Konkremente, seien es nun kleinere krümelige Massen (Griess) oder grössere feste Steine (Fig. 244). Es gibt Fälle, wo die ganze Lichtung des Beckens und der Kelche durch eine einzige zusammenhängende Steinmasse ausgefüllt wird, welche durch ihre in die Kelche hineingehenden Fortsätze ein stalaktitenartiges Aussehen besitzt. Die Beschaffenheit der Steine ist je nach ihrer Zusammensetzung sehr verschieden (vgl. Fig. 246, S. 451). Sehr feste dunkelbraungelbe oder -graue bis schwarze Steine mit grob maulbeerförmiger oder stacheliger Oberfläche bestehen aus oxalsauren Salzen: Oxalatsteine; Harnsäure- und Uratsteine, wesentlich aus Harnsäure bzw. harnsauren Salzen gebildet, sind meist glatt oder doch wenig höckerig, von hellerer bräunlichgelber Farbe und oft streifig, von mittlerer Konsistenz; endlich die aus phosphorsauren und kohlensauren Salzen bestehenden Phosphat- und Karbonatsteine (diese selten rein beim Menschen) sind sehr bröcklig, weiss, kreidig. Da die beiden letzten in der Regel durch Katarrh bzw. die mit demselben verbundene Zersetzung des Harns entstehen, so findet man sehr häufig an der Oberfläche der anderen Steine einen alabaster- oder zuckergussartigen Ueberzug von Phosphaten. Uebrigens können auch oxalsaure Salze und harnsaure Salze, deren Ausscheidung in Blutveränderung bedingt erscheint, schichtenweise miteinander abwechseln, so dass unter Umständen an einem Steine alle möglichen Formen von Niederschlägen neben- bzw. nacheinander gefunden werden. Selten sind weiche, wachsgelbe Cystinsteine mit krystallinischem Bruch, noch seltener harte, heller oder dunkler braune Xanthinsteine. Wie die Kalkzylinder und die Harnsäurekügelchen bei den Konkrementinfarkten, so besitzen auch die Nierensteine eine organische Grundlage, welche bei den gewöhnlichen Steinen leicht durch Auflösen der Steinbildner mittels Formol dargestellt werden kann. Dass

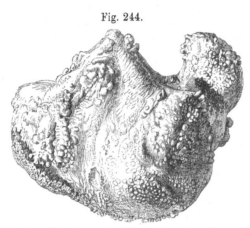

Fig. 244.

Harnsäure-Uratstein aus dem Nierenbecken eines Mannes, 267 g schwer. ²/₃ nat. Gr.

die Harnsteine auch als Hilfsursachen für eiterige Entzündungen der Harnwege und der Niere (Nephritis calculosa) wirken können, ist schon früher erwähnt worden; es ist noch zuzufügen, dass sie auch oft Erweiterungen der Harnwege bedingen, worüber sogleich noch Ausführlicheres mitgeteilt werden soll.

Vorher will ich noch anführen, dass es eine chronische Entzündung gibt, welche sich durch körnige Verdickung der Schleimhaut kenntlich macht (Pyelitis, Ureteritis granulosa). Die Körnchen können durch Lymphknötchen bedingt sein (Pyelitis und Ureteritis nodulosa) oder durch drüsige Epithelwucherungen (Pyel., Uret. epithelialis glandularis) erzeugt sein, aus welchen Cystchen bis zu Stecknadelkopf- oder Hirsekorngrösse, zuweilen noch grössere hervorgehen können (Pyel., Uret. cystica). Die Cystchen springen weit über die Schleimhaut vor und enthalten meist einen wasserklaren, oft kolloiden Inhalt.

Sehr selten sind chronische Entzündungen mit Epidermoisierung des Epithels oder polypöse Verdickungen der Schleimhaut.

Ebenfalls selten sind Geschwülste, einfache Zottengeschwülste, Rhabdomyo-Sarkome wie an der Niere, Karzinome; sekundär können Geschwülste der Nieren auf die abführenden Wege übergreifen oder (ohne Nierenbeteiligung) metastatische Geschwülste (besonders im Becken) entstehen.

Eine der wichtigsten Veränderungen der oberen Harnwege ist ihre **Erweiterung** durch Stauung des Harnes infolge eines der Niere näher oder ferner gelegenen Abflusshindernisses. Je nach der Lage des Hindernisses ist der Harnleiter mitsamt dem Becken nebst den Kelchen oder nur dies letzte allein verändert; die Niere ist in jedem Falle in Mitleidenschaft gezogen (**Hydronephrose, hydronephrotische Atrophie**, S. 433). Je nach dem Grade und der Dauer des Verschlusses ist die Erweiterung verschieden stark; der Harnleiter kann bis zu Daumendicke sich ausdehnen, das Nierenbecken kann Hühner- und Gänseeigrösse erreichen, die Kelche wandeln sich in kugelige, kirsch- und wallnussgrosse Blasen um. Verhältnismässig lange pflegt sich das Gewebe zwischen den Kelchen, wenn auch nur als fibröses Septum zu erhalten, aber schliesslich schwindet doch auch es mehr und mehr und so kann in den schwersten Fällen die Niere mit Kelchen und Becken zu einer einzigen grossen Blase umgewandelt werden, an welcher man nur an schmalen vorspringenden Leisten die Stellen erkennt, wo früher die Kelche von einander getrennt waren.

Die Verengerung des Lumens der abführenden Wege, welche die Hydronephrose hervorbringt, wird in der Regel durch Beeinträchtigung des Harnleiters von aussen her (Geschwülste, schwielige Periureteritis usw.) oder durch Verstopfung durch einen Stein erzeugt; fehlt eine solche Ursache, so findet man einen spitzwinkligen Abgang des Harnleiters von dem Becken, wodurch ein klappenartiges Vorspringen der einen Wand bedingt wird, welches hinreicht, den Eingang zum Harnleiter zu verlegen. Einseitige Hydronephrose zeigt gewöhnlich die höchsten Grade der Nierenatrophie, da die andere Niere durch vikariierende Hypertrophie einen Teil ihrer Funktionen mit übernimmt. Solche Fälle kommen zuweilen angeboren vor: der Verschluss des Ureters ist dann wohl auf eine fötale Entzündung oder Bildung einer klappenartigen Schleimhautfalte zurückzuführen. Doppelseitige oder einseitige Harnstauung leichteren Grades findet sich schon bei der Schwangerschaft, in höherem Grade bei vielen Gebärmutterkrankheiten, von denen die karzinomatösen hervorzuheben sind, bei welchen diese Komplikation (durch Uebergreifen der Karzinombildung auf die Harnleiter) selten vermisst wird, sobald die Geschwulstbildung in die Parametrien vorgedrungen ist. Durch Verschluss bloss **eines** Harnleiters bei Ren duplicatus kann auch eine partielle Hydronephrose entstehen.

Wenn bei bestehender Hydronephrose eine eiterige Pyelitis sich entwickelt, so können die erweiterten Räume ganz von Eiter erfüllt werden (**Pyonephrose**). War die Erweiterung der Kelche und des Beckens weniger durch gestautes Sekret, als durch einen oder mehrere Steine herbeigeführt, so könnte man von **Lithonephrose** reden.

Da in den meisten Fällen von Hydronephrose der Ureter eine wichtige Rolle spielt, so ist es notwendig, diesen dabei genau zu untersuchen, insbesondere versäume man nicht bei jedem bekannten Fall von Uteruskrebs schon vor der Heraus-

nahme der Nieren die Ureteren genau von aussen zu besichtigen, um sofort etwaige
Erweiterungen zu entdecken. Gerade in solchen Fällen sollte man immer die Harn-
und Geschlechtsorgane im Zusammenhang herausnehmen. Wenn die Hydronephrose
durch einen im Ureter eingeklemmten Stein erzeugt war, so kann dieser bei der
Sektion, wenn er schliesslich doch noch in die Blase und vielleicht sogar nach
aussen gelangte, vergeblich gesucht werden. Man muss dann genau die Oberfläche
des Ureters untersuchen und wird häufig noch an umschriebenen blutigen Infiltrationen oder oberflächlichen Substanzverlusten die Stelle entdecken, wo die Einklemmung hauptsächlich stattgefunden hatte. Auch eine Vergleichung der Weite des
Ureters in verschiedenen Abschnitten kann bei dieser Untersuchung von Nutzen
sein. Die Steine bleiben besonders gern am Eintritt des Ureters in die Blasenwand
stecken, weil hier die Ausdehnungsfähigkeit der Wand plötzlich geringer wird.

Von den den oberen Harnwegen eigenen Parasiten ist nur der
bei uns nicht vorkommende sehr lange rote Eustrongylus gigas zu
nennen, welcher einem Blutgerinnsel ähnlich im Lumen des Beckens
gelegen ist, sowie die Bilharzia haematobia, durch deren Eier und
Embryonen polypöse, papilläre, warzige Wucherungen an der Schleimhaut, besonders des Harnleiters, bewirkt werden können.

5. Untersuchung der Beckenorgane.

An die Untersuchung der Nieren und oberen Harnwege hat sich direkt diejenige
der Harnblase und der Harnröhre und, da diese nur im Zusammenhange mit den
Geschlechtsorganen und dem Mastdarm entfernt werden können, diejenige der gesamten Beckenorgane anzuschliessen, selbst wenn nicht, was aber für viele Fälle
sehr zu empfehlen ist, die Urogenitalorgane im Zusammenhang herausgenommen sind.
Die Untersuchung der Beckenorgane beginnt, nachdem man die gegenseitige Lage
der betreffenden Organe, besonders auch den Stand des Fundus uteri bei etwaiger
Vergrösserung desselben, genau bestimmt hat, mit der Betrachtung der Harnblase, deren Grösse, Gestalt und Füllungsgrad zu bestimmen ist. Darauf zieht
man diese etwas von der Symphyse ab und schneidet in der Längsrichtung des
Körpers in ihre vordere Wand ein, um zunächst den Inhalt nach Art und Menge
zu bestimmen.

a) Untersuchung des Blaseninhalts.

Die Farbe des Harns wechselt bekanntlich vom hellsten Bernstein-
gelb bis zu Gelbrot und Braunrot, selbst fast Schwarz. Die abnorme
Färbung kann durch Medikamente erzeugt werden: die von Rheum oder
Senna bewirkten dunkeln Färbungen verschwinden nach Zusatz von
Mineralsäuren, die grünliche, olivengrüne, selbst schwarzgrüne Färbung
des Harnes, welche die Karbolsäure erzeugt (Karbolharn), verwandelt
sich beim Erwärmen des Harns mit Salpetersäure in eine rote, welche
durch Kalizusatz noch stärker wird. Auch Kairin erzeugt eine schwarzgrüne Harnfarbe. Eine in verschiedenen Tönen des Rot, vom pfirsich-
blütfarbenen bis schwarzroten, auftretende Färbung wird durch Blutfarbstoff bedingt. Man hat dabei wohl zu unterscheiden, ob die abnorme Färbung durch rote Blutkörperchen (Hämaturie) oder durch
gelösten Blutfarbstoff oder Umwandlungen desselben (Hämoglobinurie)
erzeugt wird. Findet man noch grössere Blutgerinnsel, so ist die
Unterscheidung leicht, das Auftreten eines hellblutroten Bodensatzes
spricht gleichfalls für Hämaturie, aber nicht jeder gefärbte Bodensatz,
da bei heftiger Hämoglobinurie infolge von Hämoglobinämie sich die
schon bei dem Hämoglobininfarkt erwähnten klumpigen, manchmal Blut-

körperchen ähnlichen, an Grösse wechselnden Hämoglobintropfen am Boden sammeln können. Sie haben eine bräunliche Farbe, welche auch dem durch gelöstes Methämoglobin gefärbten Harne eigen ist. Da gelöstes Hämoglobin, welches eine gleichmässige Färbung der Harnflüssigkeit bedingt, gerade auch im Leichenharn erst durch postmortale Auslaugung von Blutkörperchen entstanden sein kann, so ist hier die Diagnose makroskopisch nicht sicher zu stellen. Die mikroskopische Untersuchung, welche man an dem Bodensatz des ruhig gestandenen oder zentrifugierten Harnes vornimmt, gibt aber leicht sicheren Aufschluss, da man die Stromata der ausgelaugten Körperchen noch als ganz blasse, zart begrenzte Kügelchen im Bodensatz erkennen kann. Nicht selten findet man im Blutharn auch Hämatoidinkrystalle. — Gallenfarbstoff des Harnes wird an der gelbroten bis braunen Färbung, besonders auch des durch Schütteln entstandenen Schaumes, sowie durch die Reaktion mit Salpetersäure leicht erkannt. Körnig oder krystallinisch ausgeschiedener Gallenfarbstoff, an Zellen oder Zylinder gebunden, ist ein nicht seltener Befund bei Ikterus sowohl der Kinder als auch der Erwachsenen.

Beimengung von Eiter zum Harn kommt in verschiedenem Grade vor; sind es nur geringere Mengen, so können die obersten Schichten des Blaseninhalts ganz klar sein, während im Grunde (bei Rückenlage der Leiche) ein dicker, gelber Eiter sitzt. In anderen Fällen, besonders wenn wenig Inhalt in der Blase ist, hat die gesamte Flüssigkeit eine mehr oder weniger eiterige Beschaffenheit. Mit dem Mikroskope sind die Eiterkörperchen leicht nachzuweisen. Zum Färben derselben werden Deckglastrockenpräparate benutzt. Statt des Eiters kann auch eine trübe, jauchige, schmutzig-graugelbe oder bei Blutbeimengungen bräunliche Masse vorhanden sein, die schon durch ihren stark ammoniakalischen Geruch anzeigt, dass sie in Zersetzung (ammoniakalischer Gärung, besonders bei Blasenlähmung mit eiterig-nekrotisierender Cystitis) begriffen ist. Sie hat häufig auch eine schleimige Beschaffenheit infolge bakterieller Umwandlung der Eiterkörperchen (Nukleinschleim), ausserdem schwimmen in ihr häufig kleinste, wie Sand anzufühlende gelbliche Konkremente. Unter dem Mikroskop sieht man massenhaft Mikrokokken und Bazillen in den allerverschiedensten Formen und Gruppierungen; an Deckglastrockenpräparaten sind sie leicht zu färben. Mittels solcher Präparate ist auch der Nachweis anderer, keine ammoniakalische Gärung bewirkender Organismen zu liefern, unter denen, weniger freilich nach dem Tode als während des Lebens, die bei Tuberkulose der Niere und Blase vorkommenden Kochschen Bazillen das Hauptinteresse in Anspruch nehmen*). Auch der Nachweis von Tripperkokken kann von grosser Bedeutung sein.

---

*) Zur Unterscheidung von Tuberkel- und Smegmabazillen empfiehlt Pappen- heim: Färbung der Deckglastrockenpräparate in erhitztem Karbolfuchsin, ohne Abspülung 3—5maliges Eintauchen in eine Lösung von 1 Teil Korallin, Methylenblau bis zur Sättigung, 20 Teilen Glyzerin in 100 Teilen absolutem Alkohol, langsames Abfliessenlassen. kurzes Abspülen in Wasser, Trocknen, Einbetten; Tuberkelbazillen rot, Smegmabazillen blau.

Von sonstigen Beimengungen zu dem Urin, die dessen makro-
skopisches Verhalten weniger ändern, seien nur kurz die verschiedenen
Formen der bei der Niere schon besprochenen Harnzylinder (Fig. 245)
erwähnt, welche bald ganz glashell (Exsudatzylinder), bald gelblich
gefärbt und wachsartig glänzend erscheinen (von Zellen gebildet) und
mit Blutkörperchen, oder verfetteten Zellen oder Bakterien usw. besetzt
sind, bald (selten) reine Epithelzylinder, bald bräunliche Blutzylinder
darstellen, ferner einzelne Leukozyten oder farbige Blutkörperchen oder
in seltenen Fällen auch verschiedene Geschwulstzellen. Bei letzteren
hat man sich besonders vor Verwechslung mit den polymorphen Epithelzellen der Blase und Harnleiter zu hüten, welche ebenso wie die

Fig. 245.

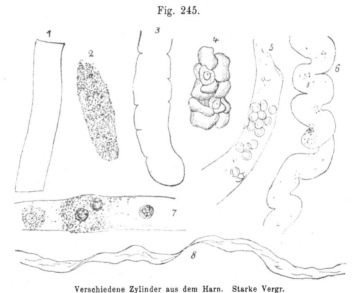

Verschiedene Zylinder aus dem Harn. Starke Vergr.
1 farbloser hyaliner Zylinder.   2 Fettkörnchenzylinder.   3 gelblicher wachsiger Z. mit Einkerbungen.
4 grobkörniger Z. mit zwei Epithelzellen.   5 Z. mit roten Blutkörperchen.   6 gewundener Zylinder
7 Z. mit Fettkörnchen, Leukozyten und einer verfetteten Epithelzelle (links).   8 Cylindroid.
4 und 8 nach Bizzozero.

polyedrischen, zart begrenzten, viel kleineren Epithelzellen der Sammelröhren im Harn häufig zu finden sind. Für die klinische Diagnostik
ist es wichtig, auf die Natur der fettigen Körnchen zu achten, welche
teils frei, teils in Zellen oder an Zylindern vorkommen und zum Teil
isotrope Fettkörnchen, zum Teil doppelbrechende Lipoidkörnchen darstellen. Die letzten finden sich bei gewissen Formen parenchymatös-
degenerativer Nephritis, insbesondere bei der „grossen weissen" Niere
der Syphilitischen. Von den festen Sedimenten sind das in Form amorpher Körnchen
erscheinende harnsaure Natron, die Wetzstein- oder Garbenformen der
reinen Harnsäure, die farblosen sargdeckelförmigen Tripelphosphate
(phosphorsaure Ammoniak-Magnesia) und endlich die in Briefkuvert-

form erscheinenden Krystalle von oxalsaurem Kalk die wichtigsten. In bezug auf die Zusammensetzung der Blasensteine (Fig. 246) gilt im allgemeinen das bei der Niere Gesagte, da viele nur in die Blase gelangte Nierensteine sind. Hier vergrössern sie sich aber, besonders durch Anlagerung von Phosphaten. Es können sich aber auch Steine in der Blase neu bilden, und zwar geschieht das gern um Fremdkörper herum (Strohhalme, Nadeln, abgebrochene Katheterspitzen, Knochen-

Fig. 246.

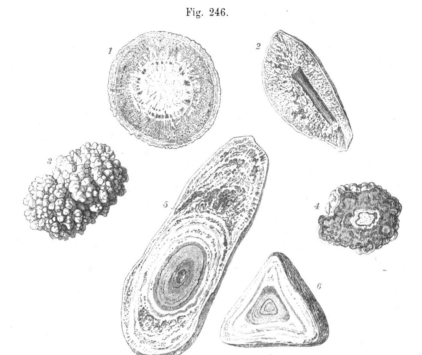

Harnblasensteine verschiedener Art. Nat. Gr.

1 Münzenförmiger, aussen feinhöckeriger Stein mit hellgrauem Kern, rotbrauner Peripherie, konzentrischem und radialfaserigem Bau, Durchschnitt. 2 Durchschnitt eines Blasensteins mit einem Stück Strohhalm als Kern (einer von sieben Steinen mit gleichem Kern). Aussen dünne, feste, etwas höckerige Schale, das Innere von einer sinterartigen zerklüfteten Masse gebildet, alle Teile grau gefärbt. 3 maulbeerförmiger, dunkelgraubrauner Oxalatstein von einem $9^1/_2$jähr. Knaben. 4 Durchschnitt eines ähnlichen Steins, deutlicher hellgrauer Kern, Schichtung. 5 langer Blasenstein mit kurz ovalem bräunlichem Kern, konzentrischer Schichtung, abwechselnd grau und braun, dann hellgraue sinterartige Masse mit dünner Rinde. 6 Durchschnitt eines tetraedrischen Steines aus einer Cystocele vaginalis mit deutlichem graubraunem Kern, weissgrauer, wenig geschichteter Peripherie. An der Schichtung ist erkennbar, dass der Stein nicht abgeschliffen, sondern in tetraedrischer Form gewachsen ist.

stückchen usw.). Diese Steine sind meist grauweisse, poröse, mörtelartige Phosphatsteine. Die Steine, welche einzeln (rundlich) oder zu mehreren (häufig facettiert) vorkommen können, liegen nicht immer frei im Lumen, sondern teilweise auch in Divertikeln, bei deren Bildung sie durch ihre Schwere mitwirken können. Die facettierten Steine haben ihre Gestalt nicht durch Abschleifen erhalten, sondern sind so gewachsen.

Ausser den schon erwähnten Bakterien finden sich gelegentlich auch Sarzine und Hefepilze in dem Harn, selten Echinokokkenblasen, in tropischen Gegenden auch Filaria sanguinis sowie Eier von ihr und von Bilharzia haematobia. Wenn Dermoidcysten in die Blase perforiert sind, kommen auch Haare im Harn vor (Pilimiktion).

b) Allgemeine Sektionsmethode.

Nachdem der Harn entfernt ist, wird der Mastdarm nach doppelter Unterbindung von dem Kolon abgetrennt und letzteres eine Strecke weit von seinem Mesokolon abgelöst und über die linke Seite der Leiche herübergeschlagen, dann wird, indem man den Mastdarm kräftig nach vorn zieht, ein Knorpelmesser senkrecht zwischen Mastdarm und Kreuzbein tief eingestochen und in langen sägenden Zügen, indem man am Kreuzbein den Messergriff immer mehr senkt, das lockere Bindegewebe von dem Kreuzbein längs der Linea arcuata bis zu den Schambeinen hin abgetrennt. Mit einigen Flachschnitten wird die Ablösung des Mastdarms von hinten her bis zum Anus fortgesetzt.

Hierauf umfasst man den Mastdarm mit den drei letzten Fingern der linken Hand, bringt den Zeigefinger in den Eröffnungsschnitt der Harnblase, zieht an diesen beiden Handhaben sämtliche Beckenorgane nach oben und hinten und durchschneidet, immer dicht an der Symphyse bleibend, auch die vorderen Verbindungen der Organe mit dem Becken. Durch einige Querschnitte wird dann die Herausnahme beendigt. Wenn man, besonders am unteren Ende der Symphyse, beim Weiterschneiden den Messergriff recht nach hinten senkt, so wird man bei Männern leicht die ganze Prostata und selbst noch ein Stück der Corpora cavernosa mit entfernen können. Den Penis kann man, wenn er nicht geschont zu werden braucht, einfach abschneiden, oder man verlängert den Eröffnungsschnitt der Bauchhaut bis an die Wurzel des Penis, schiebt die Penishaut nach vorn, löst den hinteren Ansatz der Corpora cavernosa ab und durchschneidet sie subkutan so weit nach vorn, als man eben will. Um dem schlaffen Hautsack seine Fülle wieder zu geben, ist ein entsprechend grosses Stück Leber recht geeignet. Legt man einen Wert auf den Zusammenhang der Harnröhre mit der Harnblase (Strikturen, falsche Wege usw.), so wird der Penis vor der Herausnahme der Beckenorgane in der oben angegebenen Weise an beliebiger Stelle durchtrennt, rundum aus seinen Verbindungen, besonders von den Schambeinen abgelöst und unter der Symphyse in das Becken zurückgeschlagen; nun erst wird vor ihm in der oben beschriebenen Weise die Lostrennung der Organe vorgenommen. Den Hoden kann man sehr leicht der Untersuchung ohne Verletzung des Hodensackes zugänglich machen, indem man ihn nach Präparierung des Samenstranges von innen her an diesem herauszieht, wobei man noch durch Druck auf den Hoden von unten her nachhelfen kann. Sollen auch die Hoden mit den Beckenorganen in Verbindung bleiben, so werden sie in der angegebenen Weise aus dem Skrotum herausgeholt und mit dem bis zur Blase hin von der seitlichen Beckenwand abgetrennten Samenstrang zurückgeschlagen, bevor man zur Herausnahme der Beckenorgane schreitet.

Bei weiblichen Leichen kann man, sofern der Mastdarm bis zum Anus von hinten her schon losgelöst ist, durch kräftigen Zug die Geschlechtsteile so weit nach hinten bzw. oben bringen, dass man mittelst der gewöhnlichen Methode die ganze Harnröhre, die Scheide mit den Nymphen und den Mastdarm mit Anus entfernen kann; will man aber die gesamten äusseren Geschlechtsteile haben, so muss man, nachdem die Beckenorgane bis zum Beckenausgang gänzlich von den Seiten losgemacht sind, die Beine der Leiche auseinanderlegen, von aussen her die Geschlechtsteile, soweit man sie zu entfernen wünscht, umschneiden und sie dann, indem man das Messer in der Längsrichtung des Körpers unter der Symphyse vorschiebt, vorn und an den Seiten von den Knochen loslösen. Ist dies geschehen, so schlägt man die Geschlechtsteile unter der Symphyse nach dem Becken zurück, fasst mit dem linken Zeigefinger statt in den Blasenschnitt in die vordere Scheidenöffnung und durchtrennt nun noch, indem man, wie früher angegeben die gesamten Beckenorgane in die Höhe zieht, von innen her die Haut hinter dem Anus.

Um die bei weiblichen Leichen oft so wichtigen topographischen Verhältnisse

der im Beckenbindegewebe eingelagerten Teile festzustellen, kann man nach L i e p -
m a n n vor Herausnahme der Beckenorgane das Bauchfell vom inneren Ansatz des
Lig. ovarii bis zur Mitte der Wurzel des Mesenteriums spalten und stumpf nach den
Seiten zurückpräparieren. Man hat dann medialwärts den Ureter, lateralwärts die
Vena spermatica, kann die Vena hypogastrica, Lymphdrüsen blosslegen usw.

Die herausgenommenen Organe legt man so, wie sie im eigenen Körper liegen
würden, vor sich hin und untersucht die einzelnen Bestandteile, wie sie der Reihe
nach von vorn nach hinten aufeinanderfolgen, also Blase, Geschlechtsteile, Mastdarm.
Nur wenn der Mastdarm reichlicher Inhalt besitzt, empfiehlt es sich zuerst ihn zu
eröffnen und seinen Inhalt zu untersuchen.

c) Untersuchung der Blase und Harnröhre.

Die vollständige Eröffnung der H a r n r ö h r e und B l a s e wird in der Art vorgenommen, dass man mit einer Schere den bereits in der vorderen Blasenwand vorhandenen Schnitt nach unten hin verlängert, doch versäume man nie vor der Einführung der Schere den Eingang in die Harnröhre zu betrachten, weil besonders bei
Männern durch Hypertrophie der Prostata hier beachtenswerte Verhältnisse geschaffen
werden können. Die Corpora cavernosa des Penis werden längs des Septums durchschnitten.

1. Untersuchung der Blase.

a) A l l g e m e i n e V e r h ä l t n i s s e.

Die A u s d e h n u n g der Blase hängt naturgemäss wesentlich von ihrem
augenblicklichen Inhalte ab; es gibt jedoch auch von der jeweiligen Nieren-
absonderung unabhängige dauernde Erweiterungen, welche ausserhalb der
Blase in mechanischen Hindernissen des Harnabflusses oder in der Blase
selbst in Lähmungen der Muskulatur ihre Ursache haben können. Mit der
Erweiterung vergesellschaftet sich in den ersteren Fällen stets eine Verdickung der Wandung, die sich schon bei der Betrachtung der inneren
Oberfläche daraus diagnostizieren lässt, dass die einzelnen Züge glatter
Muskulatur verdickt sind und stark vorspringen (B a l k e n b l a s e), so
dass zwischen ihnen oft ganz tiefe Ausbuchtungen der Schleimhaut
entstehen (herniöse D i v e r t i k e l, Fig. 250, S. 458). Grössenveränderungen der Schleimhaut allein werden durch ödematöse Schwellung,
welche als Begleiterscheinung vieler Entzündungen der Blase selbst
oder ihrer Nachbarschaft (auch des Bauchfells) auftritt, bedingt.

Die G e s t a l t der Blase wird dadurch oft eine eigentümliche, dass
die Stelle, wo früher der Urachus mündete, als eine kleine Spitze erscheint: die erste Andeutung jener stärkeren Abnormität, bei der der
Urachus selbst nicht ganz geschlossen, sondern noch verschieden weit
offen, ja cystisch ausgedehnt gefunden wird (U r a c h u s c y s t e). —
Eine weitere Gestaltveränderung wird bedingt durch taschenförmige
Ausbuchtungen der Wandung, sog. Divertikel, die in der Regel an der
hinteren Wand sitzen und teils angeboren, teils, wie oben erwähnt,
erworben sind. Eine solche Divertikelbildung ist auch stets bei der
C y s t o c e l e v a g i n a l i s vorhanden, indem der hintere und untere Blasen-
abschnitt sich mit der prolabierten Scheide vorwölbt. Der P r o l a p s
der B l a s e in die Urethra betrifft hauptsächlich die hintere Wand.

Die F a r b e der Schleimhaut der Harnblase ist in den meisten
Fällen eine blassgraue, nur im Trigonon und am Uebergange in die
Harnröhre treten in der Regel, besonders oft und stark bei älteren

Frauen, gefüllte venöse Gefässe hervor. Bei frischen Entzündungen wird die Farbe eine rote, bei den heftigen Formen eine schwarzrote, sie ist aber nur selten gleichmässig über die gesamte Oberfläche verteilt, häufig nur auf die Höhen der vorspringenden Muskelbalken beschränkt und jedenfalls immer hier stärker als in der Umgebung. Das letzte gilt in gleicher Weise von den schieferigen, meist fleckigen Färbungen, wie sie als Zeichen der chronischen Entzündung gefunden werden.

Die Konsistenz der Blasenwandung im ganzen nimmt mit der Verdickung der Muskularis ebenfalls zu; die Schleimhaut wird durch Oedem oft gallertig weich.

Die mikroskopische Untersuchung der Blase und Harnröhre geschieht nach den bekannten Methoden.

b) Die einzelnen Erkrankungen.

Von den **Missbildungen** der Blase sind die häufigsten und ärztlich wichtigsten, die Spaltungen (Blasenspalte, Ecstrophia vesicae (Fig. 247), welche so häufig mit Epispadie verbunden sind, schon bei der Haut erwähnt worden, desgleichen wurde schon der Urachuscysten gedacht. Von Wichtigkeit sind ausserdem die angeborenen Divertikel und die angeborenen Erweiterungen infolge von Verschluss der abführenden Wege, welche durch Atresie oder durch Druck von abnorm erweiterten Nachbarorganen (Uterus masculinus, Vas deferens) herbeigeführt werden kann.

Unter den **Kreislaufstörungen** sind ausser den Hyperämieen durch chemische Stoffe im Harn (Kanthariden usw.) die Hämorrhagieen zu nennen, welche sowohl als Begleiter von entzündlichen Prozessen, wie bei allgemeiner hämorrhagischer Diathese (Phosphorvergiftung usw., Endocarditis ulcer.) auftreten. Oedematöse Zustände, allerdings wesentlich entzündliche, sind ziemlich häufig. Sie treten besonders als kollaterales Oedem bei starker Peritonitis und bei schweren Erkrankungen der weiblichen Geschlechtswege auf. Es kann dabei die Schleimhaut und

Fig. 247.

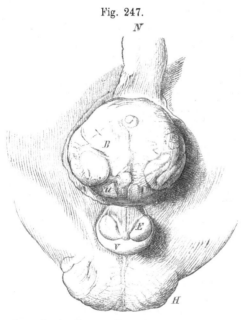

Ekstrophie der Blase und Epispadie, Neugeb. Nat. Gr.
B die vorgewölbte Harnblase, an welcher die Ureterenmündungen (u) sichtbar sind. E die gespaltene Eichel, dahinter die rinnenförmige Harnröhre. V Vorhaut. H Hodensack ohne Hoden. N Nabelstrang.

Submukosa in eine dicke schwappende gallertig aussehende Masse verwandelt werden.

Die akuten **Entzündungen** der Blase sind einfach **katarrhalische**, wobei die Schleimhaut geschwollen und verschieden stark gerötet ist und ein schleimartiges Sekret sowie abgestossene Epithelien dem Harn beigemengt sind, oder sie sind **eiterige**, mit stärkerer Rötung und Schwellung und eiterigem Exsudat, welches sich bei der Sektion besonders auch in etwa vorhandenen herniösen Ausstülpungen vorfindet, oder **pseudomembranöse** (seltener oberflächliche mit Bildung leicht entfernbarer fibrinöser Membranen, meist tiefe [sog. diphtherische], mit Nekrose von Schleimhaut, Cystitis necroticans), die je nach ihrer Ausdehnung und Stärke ein sehr verschiedenartiges Bild erzeugen (Fig. 248). In den frischesten Fällen sieht man an der Schleimhaut des Trigonon und auf den Muskelbalken des Fundus neben starker mit Hämorrhagieen verbundener Rötung hie und da graue Anflüge, die mehr oder weniger fest haften. Diese haben in älteren Fällen an Ausdehnung sowohl nach Breite als Tiefe zugenommen, so dass man auf Querschnitten die grauen Schorfe in der Schleimhaut liegen sieht. Daneben finden sich Geschwüre, von denen aus oft weithin besonders in der Submukosa Schwellung, eiterige Infiltration, ja geradezu Verjauchung sich erstreckt (Cystitis phlegmonosa oder interstitialis). In den schlimmsten, allerdings sehr seltenen Fällen, kann die ganze Schleimhaut nekrotisch werden und sich als zusammenhängender Sack von der Muskularis abheben. Sie ist in diesem Falle (wie überhaupt häufig an nekrotischen Stellen), meist stark mit Konkretionen besetzt und fühlt sich daher sandig an. Am häufigsten kommt die eiterig-nekrotisierende Cystitis im Anschluss an Blasenlähmungen bei Rückenmarksleiden und bei Urinretention infolge von Prostatahypertrophie oder Striktur der Urethra, bei Weibern durch Fortleitung von den Geschlechtsteilen (bei Puerperalinfektion usw.) vor, sie kann aber auch

Fig. 248.

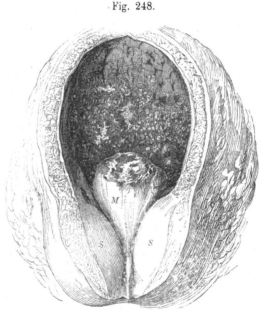

Hämorrhagisch - pseudomembranöse Cystitis bei Prostatahypertrophie, frisches Präp. ²⁄₃ nat. Gr.
Schleimhautschorfe besonders auch auf dem stark vergrösserten mittleren Prostatalappen (M). S die vergrösserten Seitenlappen; Blasenmuskulatur hypertrophisch, kontrahiert.

sekundär bei einer ganzen Anzahl von akuten Infektionskrankheiten sich entwickeln. In der Aetiologie der Cystitis spielt der Kolibazillus eine Rolle, jedoch nur bei jenen Fällen, welche nicht mit ammoniakalischer Gärung des Harnes einhergehen; diese sind es aber grade, welche die schweren Entzündungen mit Nekrose erzeugen, bei denen der bakteriologische Befund sehr verschieden sein kann, aber ein Mikrokokkus (M. ureae) eine Rolle spielt, der Harnstoff in kohlensaures Ammoniak umsetzt. Hierbei entsteht eine schleimige Zersetzung von Eiterkörperchen.

Einfache chronische Entzündungen sind häufig an der fleckigen schieferigen Färbung der Schleimhaut zu erkennen; ausserdem erscheint dabei öfter die Schleimhaut, besonders am Trigonum und im Fundus uneben, körnig (Cystitis granulosa). Die Körner können dieselben Verschiedenheiten darbieten, wie sie von den oberen Harnwegen (S. 446) erwähnt wurden: Cystitis nodulosa mit Vergrösserung vorhandener und Neubildung von Lymphknötchen und Cystitis epithelialis insbesondere cystica. Die Cystchen sehen meist wie Tautröpfchen aus. Mit dem Namen Malakoplakie hat v. Hansemann eine in entzündeten Blasen vorkommende fleckweise Verdickung der Blasenschleimhaut durch grosse runde Zellen mit Hämosiderinbildung beschrieben, deren Ursache unbekannt ist. Eine schliesslich zu völliger Epidermoisierung führende Veränderung kommt an der Harnblase wie an den oberen Harnwegen vor.

Tuberkulöse Erkrankungen der Blasenschleimhaut werden bei Männern sehr viel häufiger als bei Frauen gefunden. Seltener kommt die disseminierte akute Miliartuberkulose, häufiger die lokalisierte, zu Geschwürsbildung führende Tuberkulose vor. In bezug auf erstere ist bei der Diagnose das Vorkommen der bei den Entzündungen erwähnten Knötchen zu berücksichtigen; ihre Anordnung, der Mangel von Verkäsung, das Fehlen sonstiger tuberkulöser Veränderungen ermöglicht oft eine makroskopische Differentialdiagnose, mikroskopisch sind die epithelialen und cystischen Knötchen ohne weiteres, aber auch die nodulären an ihrem Gefässgehalt und ihrer gleichmässigen Zusammensetzung aus kleinen Rundzellen leicht von Tuberkeln zu unterscheiden. Die zweite Form (Fig. 249) pflegt gerade in der Blase besonders schön unter dem Bilde der sog. Lentikulärgeschwüre aufzutreten. Es sind dies jene flachen Geschwüre, welche schon von den Bronchien beschrieben wurden, mit scharfen, zackigen Rändern, in denen oft noch unzerfallene Knötchen sitzen; die Geschwüre sind oft von geröteter Schleimhaut umgeben und vereinigen sich häufig miteinander zu grösseren Geschwüren, die dann eine traubige Gestalt zeigen. Auch diese Geschwüre sitzen mit Vorliebe am Trigonon und am Fundus. Sie finden sich nur bei anderweitigen tuberkulösen Erkrankungen der Harn- und Geschlechtsorgane, woraus sich ihre grössere Häufigkeit beim Manne erklärt. Bei primärer Nierentuberkulose, besonders wenn diese einseitig ist, kann man öfters sehen, wie gerade an der Mündungsstelle des Ureters und weiter in der Richtung des Stromes nach dem Trigonon zu die tuberkulösen Geschwüre sitzen, ein anatomischer Beweis dafür, dass der Harn die Tuberkelbazillen von oben angeschwemmt hat (Fig. 249). Auch in der Harnblase kommen wie in den Ureteren käsige Geschwüre vor, unter denen man keine Tuberkel, sondern nur eine diffuse Granulationswucherung findet, die aber doch Tuberkelbazillen enthält.

Als **progressive Ernährungsstörungen** sind auch hier wie bei den meisten Hohlorganen zunächst Hypertrophien, und zwar wesentlich der Muskulatur zu erwähnen. Sie entwickeln sich in allen Fällen,

Fig. 249.

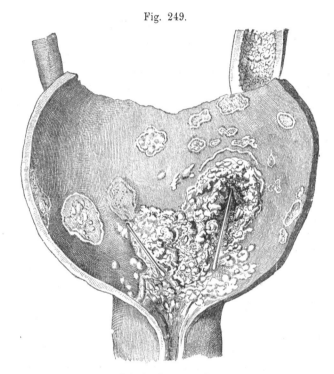

Tuberkulose der Harnblase bei Tub. der Niere und oberen Harnwege der linken Seite
(vgl. Fig. 223, S. 423).

Zahlreiche flache tuberkulöse Geschwüre an verschiedenen Stellen, grosses buchtiges Geschwür mit käsigen Rändern um die Mündungsstelle des linken Ureters, die durch die Ulzeration nach oben gerückt ist. Sonden in beiden Ureteren.

wo die Entleerung des Harns erschwert ist (Arbeitshypertrophie), aber auch bei chronischer Cystitis und vom Rückenmark ausgehender Lähmung. Sie werden erkannt an der Dicke der Muskelhaut überhaupt sowie besonders an dem starken Vorspringen der Muskelbalken an der inneren Oberfläche (Balkenblase, Fig. 250). Bei ihrer Beurteilung muss stets auf den Ausdehnungszustand der Blase Rücksicht genommen werden.

Im Anschluss an chronische Entzündungen können ausser den schon erwähnten epithelialen und lymphatischen Neubildungen einfache oder

multiple papilläre Schleimhautwucherungen, ähnlich den Condylomata
acuminata anderer Schleimhäute entstehen, die aber nicht scharf von der
häufigsten Form primärer Geschwülste, den Zottengeschwülsten
(Fig. 250) zu trennen sind. Diese sind zum Teil einfache Oberflächenwucherungen, welche gestielt und verschieblich der Wand ansitzen (papilläre Fibrome bzw. Fibroepitheliome), zum Teil aber sind es papilläre
Krebse, die oft schon makroskopisch durch ihre infiltrierte Basis und
ihre Unverschieblichkeit als solche erkannt oder doch vermutet werden
können. Die hervorragenden papillären, häufig schön baumförmig verzweigten Geschwulstmassen sehen bei beiden oft ganz gleich aus; sie
bestehen mikroskopisch (Fig. 251 A) aus einem Bindegewebsgerüst,
welches sehr viele und oft weite Gefässe enthält, weshalb gerade sie

Fig. 250.

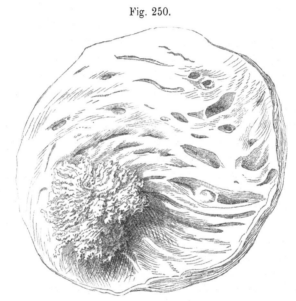

Zottengeschwulst an der hinteren Wand der Harnblase, welche eine muskuläre Hypertrophie zeigt
(Balkenblase). Nat. Gr. Samml.-Präp.

häufig zu Blutungen in das Lumen Veranlassung geben, und aus meist
zylinderförmigen, aber auch geschichteten, den Uebergangsepithelien
gleichenden Epithelzellen, welche die Oberfläche der Zotten bedecken.
Ihr Hauptsitz ist am Trigonon Lieutaudii. Durch Inkrustation mit
harnsauren Salzen schwellen die Enden der Papillen oft kopfförmig an,
erhalten eine weissgelbe Farbe und flottieren dann besonders auffällig
in aufgegossenem Wasser. Erst wenn man die Basis untersucht, sieht
man bei den Krebsen (Fig. 251 B), dass eine epitheliale Wucherung,
zuweilen wie in dem abgebildeten Falle von adenomatösem Bau, in die
Tiefe (Muskulatur und weiter) vorgedrungen ist. Beide Neubildungen
können nebeneinander vorkommen. Ausser den papillären gibt es auch

knotige weiche und infiltrierte Krebse, die vorzugweise den Charakter der Hornkrebse zeigen. In genetischer Beziehung sind besonders bemerkenswert krebsige Wucherungen, welche man bei Anwesenheit der Bilharziaeier und -embryonen, die häufig polypöse Schleimhautwucherungen erzeugen, in der Blase wiederholt gefunden hat. Seltener sind Sarkome, unter denen die bei Arbeitern in Anilinfabriken beobachteten besonderes Interesse beanspruchen, Angiosarkome, Endotheliome, Adenome bzw. Fibroadenome, myomatöse Mischgeschwülste, knotige (teilweise gestielte, polypöse) Fibrome. Ausser den schon bei den Entzündungen erwähnten oberflächlichen Cystchen gibt es im Bereich des Trigonum auch noch in der Tiefe liegende, aus Drüsen (aberrierten Prostatadrüsen) hervorgegangene, welche braune Konkrementchen enthalten können.

Fig. 251.

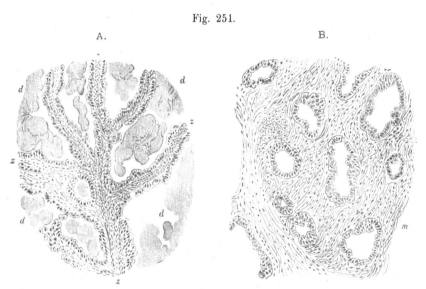

Zottenkrebs der Harnblase. A. Teil der zottigen Wucherung. B. Teil der darunter liegenden Muskelschicht.
A. z Zottenbäumchen, von Zylinderepithel überzogen. d Detritusmassen zwischen denselben.
B. m Muskelbündel, in welchem eine adenomatöse epitheliale Neubildung sichtbar ist.

Häufiger wie die relativ seltenen primären finden sich sekundäre Geschwülste, insbesondere Karzinome in der hinteren Blasenwand, auf welche bei Männern Krebse der Prostata und des Mastdarms, bei Frauen solche des Uterus und der Scheide übergreifen. Im Beginne sieht man bei letzteren nur knollige Vorwölbungen der Schleimhaut, später erscheinen kleine Geschwulstknötchen auf der Schleimhaut selbst, die schliesslich eine beträchtliche Grösse erreichen, aber auch durch Fortschreiten der Ulzeration von der Scheide aus wieder zerfallen und dadurch zu einer Blasenscheidenfistel führen können. Manchmal sitzen die akzessorischen Knoten um die Mündungsstelle eines Ureters, wodurch dann die früher erwähnte Hydronephrose entsteht, doch ist

Verschliessung der Ureteren durch Geschwulstmassen hinter und neben der Blase häufiger.

Von **rückgängigen Ernährungsstörungen** ist ausser den schon genannten Nekrosen, die auch durch Verätzung infolge der Einspritzung ätzender Flüssigkeiten entstehen können, und den Inkrustationen nur die nicht seltene, aber in der Regel nur mikroskopisch erkennbare amyloide Degeneration der Gefässe zu nennen.

Zerreissungen der Blase kommen, abgesehen von den Zerstörungen durch tuberkulöse und krebsige Geschwüre auch durch direkte mechanische Verletzungen, seltener bei Traumen, welche den Leib treffen, oder beim Katheterisieren, häufiger durch die Geburt und geburtshilfliche Operationen zustande; hier meist infolge partieller Nekrose an der hinteren oder (oft auch nur) der vorderen, an die Symphyse anstossenden Wand. Die Folge einer solchen Zerreissung resp. Nekrose ist meistens eine an die Harninfiltration sich anschliessende heftige jauchige Entzündung des Bindegewebes um die Blase herum (Paracystitis gangraenosa urinosa), häufig auch der Blase selbst (Cystitis phlegmonosa), doch gibt es seltene Fälle, wo um den ausgetretenen Harn sich durch Bindegewebswucherung eine schwielige Kapsel bildet, welche, da die Oeffnung in der Blase bestehen bleibt, somit eine Art Divertikel (falsches D.) darstellt. Sitzt der Riss an der hinteren Wand, so entsteht meistens eine Blasenscheidenfistel. Bei Perforation der Blase in die Bauchhöhle tritt der Tod meistens durch Peritonitis ein, aber es kann die Peritonitis auch, wenn der Harn ganz rein war, ausbleiben; Urämie macht dann dem Leben ein Ende.

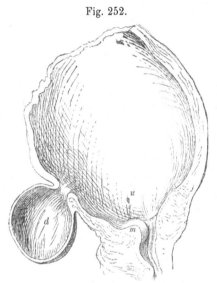

Fig. 252.

Divertikel der Harnblase. ¹/₂ nat. Gr.
Es (d) sitzt etwas rechts von der Mittellinie, deshalb ist auf dem senkrechten Durchschnitt mitten durch seinen Hals der hypertrophische mittlere Lappen der Prostata (m) fast ganz sichtbar. u Mündung des linken Ureters.

Totalerweiterungen der Blase bei Verengerung oder Verschluss der abführenden Wege oder bei Paralyse können einen enormen Grad erreichen; partielle Erweiterungen, Divertikel können angeboren (mit allen Häuten) oder erworben sein. Im letzten Falle ist am häufigsten Schleimhaut und Submukosa zwischen den Muskelbalken nach aussen gestülpt (Schleimhauthernie), doch kann auch durch Zug eine Ausstülpung der ganzen Wand (z. B. bei der Cystocele vaginalis) herbeigeführt werden. Grosse Divertikel liegen am häufigsten am Blasengrund (Fig. 252).

2. Untersuchung der Harnröhre.

Die Harnröhre stimmt in vielen ihrer Erkrankungen mit der Blase überein und nimmt auch an vielen derselben, besonders in ihrem hinteren Abschnitte bei Männern, teil.

Von angeborenen Missbildungen sind die früher schon erwähnten Spaltbildungen (Epispadie, Fig. 247, und Hypospadie, Fig. 253), ferner Verschliessungen (Atresie), endlich Verengerung durch Vergrösserung des Caput gallinaginis die wichtigsten.

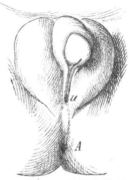

Fig. 253.

Hypospadie, neugeb. Kind. Nat. Gr. Spaltung des Skrotum. U Urethralöffnung. A Anusöffnung.

An den Blutgefässen kommt besonders bei Weibern eine starke Füllung und Ausdehnung der Venen des Blasenhalses und der Harnröhre vor, die sog. Blasenvarizen. Es kann hier sowohl einfache Thrombose (mit Organisation und Phlebolithenbildung), als auch entzündliche Thrombose (Thrombophlebitis) entstehen (mit Embolien in der Lunge).

Die wichtigste Entzündung (Urethritis) ist die als Tripper (Gonorrhoea) bekannte eiterige, kontagiöse Entzündung, welche von der Urethra auf die Blase und beim Manne auf die Geschlechtsorgane übergreifen, aber auch an anderen Körperteilen, besonders den Gelenken, eiterige Entzündungen (Trippermetastasen) bewirken kann, welche zum Teil freilich sicher nicht durch den Gonokokkus, sondern durch gewöhnliche Eiterkokken bewirkt werden (Mischinfektion). In dem gelbgrünen rahmigen Eiter findet sich konstant ein mit den meisten basischen Anilinfarben (aber nicht nach Gram) gut färbbarer (besonders ist die S. 36 angegebene Karbolfuchsin-Methylenblaumischung empfohlen) Mikrokokkus (Gonokokkus), welcher sich durch seine Grösse, sein häufiges Auftreten als Diplokokkus mit Abplattung der einander zugekehrten Seiten (Semmelform), den Mangel einer Kettenbildung, durch seine Zusammenlagerung in Gruppen zu 10, 20 und mehr Individuen, welche in einer Schleimhülle eingebettet sind, durch die auch die einzelnen Kokken getrennt werden, durch sein häufiges Vorkommen in den Eiterkörperchen sowie an der Oberfläche der Epithelzellen auszeichnet. Er dringt auch in das Schleimhautgewebe ein, wie die Metastasierung beweist. Wenn der Tripper lange besteht, Nachtripper, was in der komplizierten Harnröhre des Mannes viel häufiger geschieht, als in der weiblichen, so schwindet, trotzdem virulente Gonokokken noch vorhanden sind, allmählich der eiterige Charakter des Sekretes, in dem dafür fädige Gebilde (Tripperfäden) auftreten, und es bildet sich eine produktive Entzündung aus, welche Schleimhautwucherungen, insbesondere schwielige Verdickungen unter dem Epithel bewirkt, am häufigsten in den hinteren Abschnitten der Harnröhre (Urethritis posterior). Es kann dadurch eine Verengerung, eine Harnröhrenstriktur erzeugt werden, welche jedoch auch auf andere Weise, durch Narbenbildung nach Verletzung usw. entstehen kann. Sie kann den allerverschiedensten Grad haben, von einer geringen Beeinträchtigung des Lumens bis zum fast vollständigen Verschluss, wobei man kaum mit der feinsten Sonde durch die enge Stelle hindurchkommen kann. Die Strikturen sitzen in der Regel in der Pars membranacea, die gonorrhoischen mit Vorliebe in deren vorderem Teil an der Uebergangsstelle zur Pars bulbosa, und sowohl an der verengten Stelle wie in ihrer Nähe sind stets entweder fibröse Verdickungen (von chronischer Entzündung) oder narbige Veränderungen (von Geschwüren der Schleimhaut) zu bemerken. Neben der Verengerung der Röhre sind dann häufig auch noch Verletzungen vorhanden, die durch schlechtes Katheterisieren entstandenen falschen Wege (Fig. 254), teils frische, teils alte, schon wieder verheilte. Solche finden sich auch bei der Verlegung des Weges durch eine Vergrösserung der Prostata und dann sieht man besonders in der Pars prostatica oft lange, neben der Harnröhre herlaufende Gänge, welche in die Prostata hinein oder durch sie hindurch (am mittleren Lappen) in die Blase führen. Es kann durch diese Verletzungen eine Vereiterung der Prostata erzeugt werden, desgleichen eine Eiterung um die Harnröhre herum (Parurethritis), die, wenn der gebildete (parurethrale) Abszess mit dem Harn in Verbindung tritt, zu ausgedehnten urinösen Verjauchungen des Bindegewebes zu führen

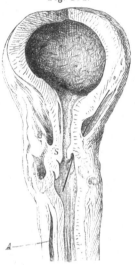

Fig. 254.

Striktur der Urethra, falsche Wege, parurethrale Abszesse, Hypertrophie der Blase. ½ nat. Gr.

Die Striktur sitzt bei S; von da bis zur Blase sieht die Harnröhrenschleimhaut narbig aus; nach rechts im Bilde ein falscher Weg, durch eine feine Sonde angedeutet; links, besonders bei A, Abszesse um die Urethra.

vermag. Es können solche natürlich auch durch jeden anderen zu einer Perforation der Harnröhrenwand führenden Prozess hervorgerufen werden. Bricht ein solcher auch nach aussen durch, so entsteht eine Harnfistel.

Wenn eine Verengerung weiter vorn sitzt, so wird der hintere Teil durch den gestauten Harn erweitert (Divertikel der Urethra, Urethrocele) und sein Epithel erfährt eine mehr oder weniger vollständige Umwandlung zu Epidermis (Epidermoisierung). In dem Divertikel liegen öfter Steine (Harnröhrensteine), meist aus Phosphaten zusammengesetzt. Beides wesentlich in der männlichen Harnröhre.

Von sonstigen Veränderungen sei noch der ebenfalls fast nur bei Männern vorkommenden Tuberkulose gedacht, welche dieselben Erscheinungen macht wie die der Harnblase und öfter zu ausgedehnter Zerstörung der Wandung besonders in der Pars prostatica, sehr selten in den vorderen Abschnitten führt. Die spezifische syphilitische Geschwürsbildung (Sklerose, sog. harter Schanker) fehlt in der Harnröhre ebensowenig, wie der einfache weiche Schanker. Beide sitzen bei Männern besonders in der Fossa navicularis.

In bezug auf Geschwulstbildung ist die weitere weibliche Harnröhre der männlichen voraus, indem besonders Kondylome öfter gefunden werden. Auch kleine Retentionscystchen kommen hier vor.
Beim Manne greifen Penis- und Prostatakarzinome auf die Harnröhre
über. Ein Melanom habe ich am vorderen Abschnitt einer männlichen
Harnröhre gesehen. Die im Diaphragma urogenitale zwischen den Schichten des Musc.
transversus perin. prof. liegenden Cowperschen Drüsen, deren Ausführungsgänge dicht vor dem Bulbus in die Pars spong. urethrae
münden, können im Anschluss an Entzündungen der Urethra gleichfalls
anschwellen und sogar vereitern, während sie bei chronischer (produktiver) Entzündung sich in harte, bis bohnengrosse Körper umwandeln
können. Sehr selten gehen von ihnen Karzinome aus, zuweilen sind sie
tuberkulös erkrankt oder cystisch erweitert.

d) Untersuchung des Penis.

Wenn nötig schliesst sich die Untersuchung des Penis naturgemäss
an diejenige der Harnröhre an, deren Affektionen häufig, wie auch umgekehrt, den Penis in Mitleidenschaft ziehen. In seltenen Fällen findet
man am Lebenden den Penis nicht an seiner richtigen Stelle, indem er
durch ein Trauma subkutan nach dieser oder jener Stelle luxiert ist.

Ausser den schon erwähnten **Missbildungen** der Harnröhre, an
welchen der Penis gleichfalls beteiligt ist, meist in der Weise, dass
er zu klein gebildet ist, gibt es besonders einige praktisch wichtige
Entwicklungsstörungen an der Vorhaut. Wichtig ist weniger ihre ungenügende Entwicklung, als vielmehr die Verengerung ihrer vorderen
Oeffnung (angeborene Phimose), welche sogar bis zum völligen Verschluss (Atresia praeputii) gehen kann. Ist gleichzeitig die Vorhaut
verdickt, so spricht man von hypertrophischer Phimose. Epitheliale
Verklebungen zwischen Vorhaut und Eichel sind häufig angeboren. In
den epithelialen Massen finden sich viele Schichtungskugeln.

Blutungen können bei Verletzungen der Corpora cavernosa sehr
gross, geradezu lebensgefährlich werden. Thromben s. bei Entzündungen.

Entzündungen kommen vorzugsweise an der Vorhaut (Posthitis)
und der Eichel (Balanitis), oft an beiden zusammen (Balanoposthitis)
vor, ihre häufigste Ursache ist der Tripper, doch können auch
mechanische und andere Schädlichkeiten sie erzeugen. Eine starke
Rötung und Schwellung zeigt den Beginn der akuten exsudativen Entzündung an, bald gesellt sich eine eiterige Exsudation an der Oberfläche hinzu. Durch die Schwellung der Vorhaut kann eine Verengerung
ihrer Oeffnung (entzündliche Phimose) erzeugt werden. Wird sie
mit Gewalt hinter die Eichel zurückgebracht, so bildet sich die entzündliche Paraphimose, indem die Vorhaut nicht mehr über die
Eichel zurückgeht. Die gleiche Störung kann auch ohne Entzündung
entstehen, wenn ein angeboren phimotisches Präputium hinter die Eichel
geschoben wird. Die enge Oeffnung umschliesst dann fest die Eichel
und meistens auch das umgestülpte innere Blatt der Vorhaut selbst,
wodurch daselbst Cyanose, Oedem, Nekrose und selbst Gangrän ent-

stehen. Auch bei Phimosis können ausgedehnte Ulzerationen und selbst Nekrosen sich ausbilden.

Selten sind Entzündungen der Schwellkörper (Cavernitis), welche teils traumatisch, teils durch Fortleitung entstehen. Es können sich hier kleinere oder grössere Abszesse sowie Thromben bilden. Bei der Heilung entstehen ebenso wie nach Verwundungen Narben, welche die Erektion beeinträchtigen.

Von den **infektiösen Granulomen** beherrschen die syphilitischen das Feld, indem nicht nur Sklerosen, besonders an der Corona glandis, sondern auch breite Kondylome sowohl an den Schleimhäuten wie an der äusseren Haut des Penis und Gummata in den Schwell-

Fig. 255.

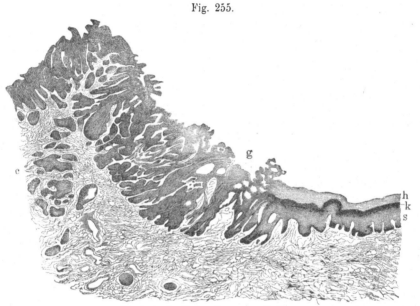

Hornkrebs des Penis. Ganz schwache Vergr.
Rechts normale Haut. h Hornschicht. k Keratohyalin. s Stachelzellenschicht. Uebergang in den Krebs (c).
Bei g oberflächliches Geschwür. Sämtliche dunkle Partien bei c sind Krebskörper.

körpern, der Eichel usw. vorkommen. Von Bedeutung für die pathologisch-anatomische Diagnostik an der Leiche sind oft die von den syphilitischen Erkrankungen herrührenden Narben (an der Eichel, besonders der Corona), da sie den Verdacht auf Syphilis, den andere Befunde erregt haben, bestätigen können.

Tuberkulose der Eichel mit Verkäsung ist sehr selten, aber beobachtet.

Die häufigsten und wichtigsten **Geschwülste** des Penis sind die Hornkrebse (Kankroide), welche in der Regel von der Vorhaut ausgehen und oft die ausgedehntesten Zerstörungen bewirken. Die zapfenförmigen Wucherungen des Epithels mit zahlreichen Schichtungskugeln sind meist sehr hübsch an Durchschnitten zu sehen (Fig. 255).

Es sollen auch weiche Drüsenkrebse am Penis vorkommen. Die Kankroide treten häufig in Form des Blumenkohlgewächses (papilläres Kankroid, Fig. 10, S. 71) auf und können dann mit den besonders im Anschluss an Tripper vorkommenden und darum mehr den Hypertrophien zuzurechnenden sog. spitzen Kondylomen (papillären Fibroepitheliomen) verwechselt werden, welche gleichfalls zuweilen zu mächtigen Geschwülsten heranwachsen. Ueber die mikroskopische Differentialdiagnose war bei der Haut die Rede. Von sonstigen Neubildungen hat nur noch die sowohl am Skrotum wie am Präputium vorkommende Elephantiasis Bedeutung s. S. 63).

Von **rückgängigen Ernährungsstörungen** finden sich weiche Schankergeschwüre, die zuweilen zu schnell fortschreitender gangränöser Zerstörung führen (phagedänischer Schanker), ferner Nekrose und Gangrän bei Paraphimose, bei Erysipel und Phlegmone, besonders am Präputium, das dadurch in seinem hinteren Teil durchlöchert werden kann, so dass die Glans durch die abnorme Oeffnung hervorragt.

Zwischen Präputium und Glans, besonders im Sulcus glandis finden sich zuweilen Fremdkörper verschiedener Art; von lokalen Erzeugnissen grosse Haufen von schmierigem Smegma praeputii und kleine Konkremente (Präputialsteine), welche meist durch Inkrustation solcher Smegmamassen mit harnsauren, phosphorsauren usw. Salzen entstehen. Wegen der Smegmabazillen vergl. S. 449. Bei Diabetikern treten auch Myzelpilze (Aspergillen) auf, welche heftige eiterige Entzündung und Zersetzung des Smegma bewirken (Balanoposthitis aspergillina diabetica).

e) Untersuchung der Vorsteherdrüse.

Die Vorsteherdrüse (Prostata) wird auf einem durch den Colliculus seminalis geführten queren Durchschnitte untersucht. Veränderungen der Grösse sind an ihr sehr häufig; bei alten Leuten hat sie gewöhnlich an Masse zugenommen. Die normale Grösse beträgt bei einem Gewicht von 17—18,5 g im transversalen Durchmesser 32 bis 45 mm, im Dickendurchmesser 14—22 mm, von der Spitze bis zur Basis 25—35 mm. Die Vergrösserung kann eine allgemeine sein, sie kann die beiden Seitenlappen betreffen oder sie betrifft den sog. mittleren Lappen (Fig. 256 und 252), der aber durch die Vergrösserung überhaupt erst als eigener Lappen erscheint. Er sitzt in der Regel an der dorsalen Seite des Urethraeinganges, doch gibt es auch Lappenbildung an der ventralen Seite, die aber in der Regel geringer ist; sind beide Bildungen vorhanden, so können sie das Bild einer Portio vaginalis darbieten. Die hintere Mittellappenhypertrophie ist besonders wichtig, denn der Lappen ragt kegelförmig oder wie eine breite Klappe, seltener mehrlappig, mehr oder weniger weit in den Harnblasenhals vor, den er ventilartig verschliesst, wodurch er die Ursache einerseits von Harnstauung, Blasenhypertrophie und Katarrh, andererseits von Verletzungen der Harnröhre und der Prostata selbst beim Katheterisieren wird (falsche Wege). Aehnliche aber meist geringere Störungen be-

Fig. 256.

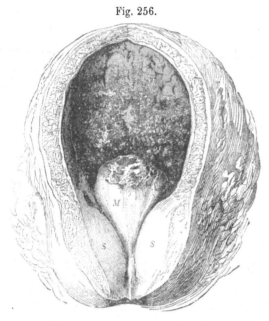

Prostatahypertrophie mit hämorrhagisch-nekrotisierender Cystitis.
Frisches Präp. ²/₃ nat. Gr.
Schleimhautschorfe besonders auch auf dem sehr grossen
mittleren Prostatalappen (M). S die vergrösserten Seitenlappen,
Blasenmuskulatur hypertrophisch, kontrahiert.

wirkt die seitliche Hypertrophie; die stärksten Störungen werden durch eine Kombination beider erzeugt.

Eine Verkleinerung der Prostata kommt infolge von chronisch entzündlichen Prozessen und bei kachektischen Individuen vor. Die Veränderungen der Gestalt, Farbe und Konsistenz ergeben sich leicht aus Vorstehendem und dem bei den einzelnen Erkrankungen zu Sagenden. Die mikroskopische Untersuchung wird nach den gewöhnlichen Methoden vorgenommen. Des Reichtums an glatten Muskelfasern wegen empfiehlt sich besonders Pikrokarmin- oder van Gieson-Färbung.

Die einzelnen Erkrankungen.

Isolierte Missbildungen der Prostata sind sehr selten; es ist nur die schon erwähnte Vergrösserung des Sinus prostaticus, welche meist durch Verschluss seiner Oeffnung erzeugt wird, als wichtigere zu nennen.

Entzündung (Prostatitis) entsteht häufig sekundär von der Harnröhre oder von der Nachbarschaft aus, primär am häufigsten nach Verletzungen verschiedener Art. Ein akuter und einfacher oder eiteriger Katarrh, mit starker Schwellung entsteht häufig bei Tripper; er kann heilen, aber auch in eine tiefe eiterige Entzündung (Prostatitis apostematosa) übergehen, bei welcher der Eiter zunächst um die Kanälchen herum sich bildet. Diese Entzündung kann ausserdem nach Verletzungen, durch Fortleitung aus der Nachbarschaft, durch Thrombophlebitis der paraprostatischen Venen, bei Pyämie entstehen. Sie betrifft bald nur einen Lappen, bald das ganze Organ und man findet alle möglichen Uebergänge zwischen kleinen erbsengrossen Abszessen und Vereiterung des gesamten Organes. Besonders im letzten Falle können dann Durchbrüche nach allen möglichen Seiten vorzüglich in die Urethra und nach hinten erfolgen, wodurch eine Entzündung in der Nachbarschaft (Paraprostatitis phlegmonosa) und oft auch Fistelbildungen (rektale, perineale, urethrale, urethrorektale) entstehen. Bei chronischer Prostatitis ist das Gewebe bräunlich gefärbt, weich, die Drüsenräume erweitert und zuweilen mit milchiger Flüssigkeit (überreich sezerniertem Sekret, Prostatorrhöe) gefüllt, im Zwischengewebe ist Verfettung (gelbweisse Färbung, auch fleckenweise) und Eiterung beobachtet worden. Sie findet sich besonders bei chronischen Affektionen der Harnapparate.

Mit der Tuberkulose der Harnorgane vergesellschaftet sich in der Regel auch eine solche der Prostata. In den frischesten Fällen bemerkt man einseitig oder doppelseitig nur kleine käsige Herdchen, in deren Nachbarschaft frischere, graue Tuberkel sitzen, später nimmt die Verkäsung immer grösseren Umfang an, die Masse erweicht zuweilen im Innern und man findet dann oft grosse Höhlen mit einer weichen Käsemasse gefüllt und umgeben von festeren, trockenen, gelben Massen, an die sich nach aussen oft nur undeutlich noch frische Tuberkeleruptionen anschliessen. Diese Kavernen können in die Urethra

Fig. 257.

c.g.

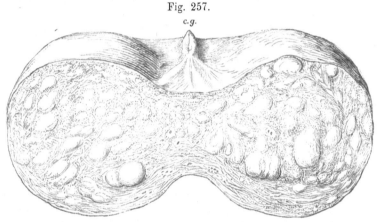

Durchschnitt einer hypertrophischen Prostata, Urethra von oben eröffnet, die beiden Prostatalappen auseinandergeklappt. (Versehentlich ist die obere Fläche glatt statt als Schnittfläche gezeichnet.) Nat. Gr. In den vergrösserten Seitenlappen zeigen sich zahlreiche, etwas prominierende hypertrophische Knoten. c. g. Caput gallinaginis.

durchbrechen. Mikroskopisch tritt die Tuberkelbildung zunächst in der Wand der Drüsengänge hervor, an deren Oberfläche auch die Erweichung und der Zerfall beginnt, wodurch der Schnitt ein poröses Aussehen erhalten kann, das zuweilen schon makroskopisch bemerkbar ist.

Die Hypertrophien der Prostata (Fig. 257), deren gröbere Verhältnisse schon vorher angegeben worden sind, sind seltener gleichmässige, in der Regel, wie Durchschnitte lehren, knotige, mit wechselnder Grösse der einzelnen Knoten wie des ganzen Organs; sie können durch Wucherung (Hyperplasie) sowohl des drüsigen Teiles als auch des interstitiellen Gewebes, insbesondere der Muskeln gebildet werden. Adenomatöse Knoten sind weicher, auf dem Durchschnitt graugelb, es lässt sich zellenreiche Flüssigkeit ausdrücken; an mikroskopischen Schnitten sieht man die Drüsenschläuche vermehrt, mit zapfenartigen

Auswüchsen versehen, oft cystisch erweitert und meist gruppenweise gelagert, oft von konzentrischen Schichten interstitiellen Gewebes knotig abgegrenzt. Fibromyomatöse sind hart, auf Durchschnitten grauweiss, streifig, es lässt sich keine Flüssigkeit ausdrücken und an mikroskopischen Schnitten erscheint wesentlich das fibromuskuläre Zwischengewebe vermehrt. Beide Bildungen kommen nebeneinander in derselben Prostata vor, auch gibt es alle Uebergänge von rein fibromyomatösen Knoten ohne, mit wenigen, mit vielen drüsigen Einschlüssen. Die mehr oder weniger adenomatösen Knoten bilden die Mehrzahl. Die mittleren Lappen zeigen dieselben Verhältnisse wie die Seitenlappen. Entzündliche Erscheinungen, zellige Infiltrationen können in hypertrophischen Vorsteherdrüsen vorhanden sein, können aber auch völlig fehlen. Die Hypertrophie ist eine Erkrankung der höheren Altersstufen.

Geschwülste sarkomatöser und karzinomatöser Natur kommen ebenfalls vor, aber selten. Sie sind primär (häufiger) und sekundär nach Uebergreifen vom Mastdarm oder der Blase aus entstanden. Merkwürdig ist das relativ häufige Vorkommen von Knochenmetastasen mit dem Charakter der Ostitis carcinomatosa bei Prostatakrebsen, selbst wenn diese noch ganz klein sind und sich vielleicht nur durch eine grössere Härte des Organes bemerklich machen. Es muss deshalb ‚ bei solchen Knochenkrebsen die Prostata stets sorgfältig untersucht werden.

Von rückgängigen Ernährungsstörungen sind die Atrophien der gesamten Drüse bei Marasmus, bei Kastraten zu nennen: an den drüsigen Teilen

Fig. 258.

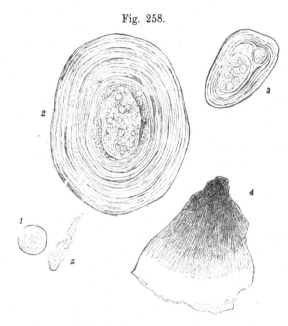

1—3 farblose von verschiedener Grösse, im Zentrum kernhaltige Gebilde und körnige Massen, bei 3 ein Doppelzentrum. 4 Bruchstück eines grösseren duukelbraun gefärbten Konkrementes mit radiärer Streifung. z Zylinderzelle der Ausführungsgänge als Grössenmasstab.

kommt Fettdegeneration als Altersveränderung wie bei verschiedenen krankhaften Zuständen, besonders entzündlichen vor. Auch an den Muskeln werden, besonders bei chronischen Entzündungen, Verfettungen beobachtet.

Die braune Pigmentierung der Drüsenzellen bei senilem und sonstigem Marasmus, das Vorkommen hyaliner Degeneration an

Muskelzellen, sowie an der Wand der Kanäle (Myxangioitis hyalinica) genügt es zu nennen.

Bei alten Leuten sieht man häufig den Durchschnitt der Prostata mit schwärzlichen oder bräunlichen Pünktchen bedeckt, wie mit Schnupf-tabak bestreut; es rührt dieses Aussehen von kleinen, bräunlich ge-färbten, geschichteten Niederschlägen aus dem Sekret her (Fig. 258), neben welchen auch farblose oder nur wenig gefärbte vorkommen. Sie wurden, weil sie konzentrisch geschichtet sind, als Corpora amylacea bezeichnet; sie geben auch ähnliche Farbenreaktionen wie Amyloid, scheinen aber mit Amyloid nichts zu tun zu haben. Selten werden sie grösser, erbsengross und noch grösser; wenn sie sich dann mit Kalk-salzen inkrustieren, entstehen wirkliche Steinchen (Prostatasteine), die in cystischen Hohlräumen liegen können. Im Zentrum der Konkretionen sieht man oft einen Kern, in dem man noch zellige Elemente erkennen kann, wie denn überhaupt hyaline Nekrose von Epithelzellen bei ihrer Bildung eine Rolle zu spielen scheint.

Schliesslich sei noch einmal darauf hingewiesen, dass in den para-prostatischen Venenplexus sowohl marantische Thrombosen (auch Venen-steine) als auch Thrombophlebitis mit ihren Folgen vorkommen können.

f) Untersuchung der Samenbläschen und der Samenleiter.

Um zu den Samenbläschen zu gelangen, stülpt man den Boden der Ex-cavatio recto-vesicalis nach oben, am besten dadurch, dass man den Zeigefinger in den Schnitt der Prostata legt und die hintere Wand der Harnblase mit dem Mittel-finger, die vordere des Mastdarms mit dem Daumen kräftig nach abwärts zieht. Es werden dann bei nicht zu fetten Leichen hinter dem Blasenhalse die beiden Bläschen als längliche Wülste hervortreten, welche durch einen in ihrer Längsrichtung ge-führten Schnitt der Untersuchung zugänglich gemacht werden können. Findet man die Samenblasen nicht sogleich, so sucht man zuerst die an der Seite der Blase als vorspringende runde Stränge leicht sichtbaren Samenleiter auf und präpariert sie, nachdem man das Peritonäum in der Richtung ihres Verlaufes eingeschnitten hat, bis zu den Samenblasen hin frei. Die Samenleiter selbst kann man mit einer sehr feinen Schere der Länge nach aufschlitzen.

Der Inhalt der Samenbläschen ist sowohl in bezug auf Menge als auf Zusammensetzung vielfachem Wechsel unterworfen. Samen-fäden sind nicht immer zu finden, auch wenn reichlicher Inhalt vor-handen ist, dagegen stets rundliche Zellen, welche häufig, besonders bei alten Leuten und kachektischen Individuen, reichliche braune Pigmentkörnchen enthalten, welche auch der ganzen Flüssigkeit, sowie noch mehr der Oberfläche der Schleimhaut eine makroskopisch schon erkennbare bräunliche Farbe geben können. Die Konsistenz des Inhaltes ist öfters eine dickliche, gallertige, in welchen Fällen man dann auch unter dem Mikroskope rundliche oder zylindrische gallertige Massen findet, welche häufig Vakuolen einschliessen. Die Samen-blasen können in seltenen Fällen bei sonst wohlgebildeten Organen fehlen, einseitiger Defekt kommt bei Nieren- und Hodendefekt vor; eine anscheinende Vermehrung kann durch Divertikelbildung erzeugt werden.

Entzündungen sind sowohl an den Bläschen (Vesiculitis, Spermato-cystitis) wie an den Samenleitern (Deferenitis) selten, doch kommen

sowohl chronische, fibröse mit Schrumpfung, als auch akute, eiterige
vor.   Die ersten können an den Vasa deferentia eine oder mehrere
Strikturen erzeugen, wodurch Azoospermie des Samenblaseninhalts und
peripherisch eine bis in den Nebenhoden zu verfolgende Erweiterung
mit Spermatozoen im Inhalt entsteht, bei der letzteren kann eine
beträchtliche Ausdehnung der Bläschen durch Eiter (40—50 g) zustande
kommen; beide sind am häufigsten von den Harnwegen aus fortgeleitet
(Tripper), selten traumatisch.   Sowohl an den Samenbläschen, wie an
den Samenleitern ist die (relativ) häufigste bei der Sektion zu findende
Veränderung die Tuberkulose, welche in derselben Weise wie an
den Ureteren hier auftritt und fast nur in Verbindung mit allgemeiner
Urogenitaltuberkulose vorkommt.   In den Samenblasen kann nach
Simmonds eine sehr grosse Menge von Bazillen im Inhalt, der dann
eiterig ist, vorhanden sein, ohne dass eine tuberkulöse Veränderung der
Wand vorhanden zu sein braucht (tuberkulöser Katarrh), die sich aber
später hinzugesellen kann.   Die ersten Veränderungen erzeugen an der
innersten Schicht der Schleimhaut eine auffällige gelbliche Färbung und
auf der Oberfläche einen dünnen Belag von käsiger Masse, später wird
das Lumen immer mehr mit dieser Masse gefüllt und die gelbliche
Färbung (Verkäsung) reicht immer tiefer in die Wandung hinein,
während zugleich in der Peripherie eine chronische Entzündung. mit
fibröser Umwandlung des Bindegewebes sich einstellt.

Geschwülste kommen primär nur äusserst selten vor (Krebs,
Sarkom), selten sekundär durch Fortleitung.   Bei Verschluss der Ductus
ejaculatorii bildet sich neben einer Erweiterung dieser auch eine solche
der Samenblasen (Hydrocele vesic. seminal.) durch Sekretretention
aus.   Zuweilen finden sich kleine Phosphat- und Karbonatkonkremente
mit reichlicher organischer Grundlage, in deren Zentrum auch Zellen und
Spermatozoen (Samensteine) gelegentlich gefunden worden sind.

Eine Atrophie tritt sowohl als senile Erscheinung wie nach Entfernung des Hodens und nach peripherischem Verschluss des Vas deferens
auf, eine Verkalkung hat Chiari in den Samenblasen alter Leute,
welche früher eine Gonorrhöe durchgemacht hatten, in grosser Ausdehnung gefunden.

g) Untersuchung der Hoden und Nebenhoden sowie der Samenstränge.

Bei den Hoden bedarf zuerst ihre Lage einer Untersuchung.   Es
kommt zuweilen vor, dass ein Hode (Monorchie) oder beide (Kryptorchie)
nicht im Hodensacke liegen, sondern in der Bauchhöhle (Retentio abdominalis) oder, was häufiger ist, irgendwo im Leistenkanale (Retentio
inguinalis) stecken geblieben sind.   Es gelingt im letzten Falle häufig
schon von aussen, die Lage des Hodens durch das Gefühl zu erkennen.
Ausserdem kann der Hode an eine falsche Stelle gelangt sein (Dystopie),
z. B. unter die Dammhaut (D. perinealis), in die Schenkelbeuge usw.
Bei den abnormen angeborenen Lagerungen ist auch zugleich eine Veränderung der Grösse ein fast stetes Vorkommnis, in der Regel eine
Verkleinerung, manchmal aber auch eine Vergrösserung, da gerade

solche retinierte Hoden zu allerlei Geschwulstbildungen geneigt sind. Bei nachträglichem Eintritt des Hodens in das Skrotum kann infolge eines zu langen Mesorchiums noch eine Lageveränderung (Inversion) entstehen, bei der der Nebenhode nach vorn oder seitlich und aussen und sein Kopf nach unten gerichtet ist. Eine traumatische Verlagerung des Hodens (z. B. beim Turnen) in den Leistenkanal, die Bauchhöhle wird als Luxation bezeichnet; eine Umdrehung erleidet er durch Torsion des Samenstrangs.

An dem in der früher (S. 452) geschilderten Weise mit dem Samenstrang aus der Leiche entnommenen Hoden wird nun zuerst der Samenstrang und das allgemeine Verhalten der Scheidenhaut untersucht, dann mit vorsichtigem Schnitt die mit Daumen und Zeigefinger der linken Hand über den Textikel gespannte Tunica propria eingeschnitten, wobei die hervorkommende Flüssigkeit beachtet werden muss. Der Hode springt sofort durch die Oeffnung heraus und wird später in der Richtung gegen den Nebenhoden hin mitten durchgeschnitten.

1. Untersuchung des Samenstrangs und der Scheidenhaut.

An diesen Teilen sind mehrere mit dem gemeinsamen Namen der Celen benannte Affektionen wichtig. Bei der Varicocele besteht eine Verdickung des ganzen Samenstranges, hervorgerufen durch variköse Ausdehnung und vielfache Schlängelung der Venen des Plexus pampiniformis (am häufigsten links). Die Gefässe enthalten nicht selten Venensteine. Unter Hydrocele, mit verschiedenen Unterabteilungen, versteht man eine Anhäufung von Flüssigkeit in dem oder in Teilen des Processus vaginalis peritonaei. Bei der Hydrocele congenita s. peritonaeo-vaginalis ist der ganze bei dem Hinabsteigen des Hodens entstehende Peritonäalfortsatz offen geblieben, so dass der Hode als hervorragender Körper am Boden dieses Sackes und noch in demselben liegt. Es kann sich hiermit eine Hernia inguinalis congenita verbinden. Die zweite Form ist die Hydroc. funiculi spermatici, wobei der Peritonäalfortsatz über dem Hoden zwar verwachsen ist, nicht aber an seinem Ursprung.

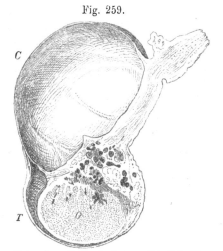

Fig. 259.

Hydrocele cystica funiculi spermatici. Gekochtes Präp. Nat. Gr.
C Cyste mit vorspringenden Wandleisten. O Hode. T Tunica vaginalis.

Wenn die Verwachsung sowohl über dem Hoden wie an dem Anfangsteile des Processus zustande gekommen ist, so kann sich durch eine cystische Erweiterung des dazwischen liegendes Stückes, welche bald einen höheren, bald einen tieferen Sitz hat, die H. cystica funiculi sperm. (Fig. 259) bilden, welche leicht mit einer Hydrocele herniosa verwechselt werden könnte, welche durch Wasseransammlung in einem an seiner Abgangsstelle verwachsenen

Bruchsacke entsteht. Diese Säcke liegen in der Regel näher an dem Peritonäum und sind oft von einer dicken Fettkapsel umgeben. Uebrigens kann auch eine Hernie und eine Hydrocele funiculi zu gleicher Zeit vorhanden sein. Die Hydrocele tunicae vaginalis propriae testis (Fig. 260), welche die häufigste von allen ist, besteht in einer Ansammlung von Flüssigkeit zwischen der äusseren Scheidenhaut und dem Hoden. Die Flüssigkeit ist meist klar, wässerig (mit fibrinogener Substanz), selten eiterig, sehr häufig, besonders bei den grösseren Hydrocelen, blutig. Lange bestehende (chronische) Hydrocelen enthalten fast immer grosse Mengen von glitzernden Cholesterinkrystallen; zuweilen ist die wässerige Flüssigkeit milchig getrübt durch Fettkörnchenzellen, Fettkörnchenkugeln und freie Fettröpfchen (Galactocele, H. chylosa).

Fig. 260.

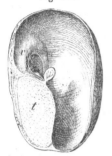

Hydrocele tunicae vaginalis propriae testis.
$\frac{1}{2}$ nat. Gr.

t Hoden im Durchschnitt mit grosser Hydatide, bei v unregelmässige knorpelartige Verdickung der Wand des Hydrocelensackes.

Eine gewisse Menge von Leukozyten, meist in Verfettung begriffen, findet man in jeder Hydrocelenflüssigkeit, oft auch Spermatozoen (H. spermatica). Um sie zu finden, lasse man die Flüssigkeit in einem Spitzglas sedimentieren (s. S. 209). War ein grösserer Bluterguss in die Scheidenhöhle vor längerer Zeit zustande gekommen, so hat der Inhalt des Sackes meist eine Schokoladenfarbe und oft eine breiige Konsistenz. Eine solche Haematocele intravaginalis kann auch unabhängig von einer Hydrocele entstehen. Als Haematocele extravaginalis oder Haematoma funiculi spermatici hat man diffuse oder umschriebene Blutergüsse in den Samenstrang bezeichnet. Nur wenn letztere in den Sack einer Hydrocele funiculi spermat. erfolgt sind, können sie die Bezeichnung Hämatocele mit Recht tragen.

Schon die Zusammensetzung der Flüssigkeiten bei der Hydrocele (eiweissreich), sowie das Fehlen von Erguss in der Scheidenhaut bei Hydrops scroti zeigt, dass es sich hier um entzündliche Exsudate handelt. Dies wird noch weiter bewiesen dadurch, dass die Wandungen besonders nach längerem Bestande der Hydrocelen vielfache Veränderungen entzündlicher Natur zeigen. Diese bestehen besonders in sklerotischen Verdickungen (Periorchitis fibrosa), die oft partiell sind, knorpelartig werden und verkalken können. Anderemale finden sich warzige, papilläre usw. Wucherungen (Periorchitis proliferans), die ebenfalls aus sklerotischem Bindegewebe bestehen und durch deren Ablösung sich freie Körper bilden können, welche im Zentrum oft Verkalkung zeigen. Man wird also als Grundlage der verschiedenen Formen der gewöhnlichen Hydrocele eine Periorchitis serosa, P. suppurativa und P. haemorrhagica anzusehen haben. Bei letzterer handelt es sich in der Regel um gefässreiche Wucherungen der Scheidenhaut, an deren Oberfläche man in älteren Fällen reichliche Massen von hyalinem Fibrin zu finden pflegt, das von manchen Untersuchern als Produkt einer hyalin-fibrinoiden Degeneration des Gewebes, nicht als

Exsudatfibrin angesehen wird. Ausser diesen Entzündungen gibt es noch eine produktive, welche Verwachsungen zwischen der Tunica vaginalis und dem Hoden (Periorchitis adhaesiva) bedingt, durch welche, wenn sie grössere Ausdehnung besitzen, partielle oder selbst totale Obliteration bewirkt werden kann. Sie sind oft syphilitischen Ursprungs. Die exsudativen Formen sind teils durch Traumen, teils durch Fortleitung der Entzündung vom Hoden oder Nebenhoden aus entstanden.

Es gibt noch andere, Celen genannte Cystengeschwülste in dem Scheidenraum. So kommen am oberen Ende des Hodens bis wallnussgrosse Cysten vor, welche mit Flimmerepithel ausgekleidet sind und zahlreiche Spermatozoen enthalten (Spermatocele). Sie gehen aus dem alsdann verschlossenen Nebenhodenkanal oder aus Vasa aberrantia teils des Nebenhodens, teils des Rete testis durch Sekretstauung und Wandabsonderung hervor und kommen auch extravaginal vor. Auch aus der sog. Morgagnischen Hydatide können Cysten hervorgehen.

Bei Tuberkulose des Hodens und Nebenhodens ist die Tunica propria zwar meist verwachsen, aber es kommt doch auch eine tuberkulöse Periorchitis mit Anhäufung von Flüssigkeit in der Scheidenhöhle und Eruption von Tuberkeln auf der Oberfläche der Häute vor. Ihre Anwesenheit kann bei der Differenzialdiagnose zwischen tuberkulösen und syphilitischen Hodenveränderungen von Wichtigkeit sein.

Von Geschwülsten sind Lipome, Fibrome, Myxome und Sarkome am Samenstrang (funikuläre) sowie an der Scheidenhaut beobachtet worden, wo sie bald an der äusseren Seite sitzen (extravaginale), bald diffus in der Propria selbst gewachsen sind (vaginale). Zur letzten Gruppe gehören besonders gewisse Sarkome, die dann auf den Hoden übergreifen können.

2. Aeussere Untersuchung des Hodens und Nebenhodens.

Der Hoden kann durch die verschiedensten (entzündlichen oder geschwulstbildenden) Prozesse eine Vergrösserung erfahren, selbst so sehr, dass er eine Mannesfaust noch übertrifft. Eine Verkleinerung findet sich fast regelmässig bei alten Leuten, dann als Bildungshemmung schon im Knabenalter oder erst nach der Pubertät (infantiler Hode), ferner infolge von Kompression durch Hydrocele usw. und endlich infolge von chronischen fibrösen Entzündungen, besonders syphilitischen. Der Nebenhode ist in seinen Grössenverhältnissen von denjenigen des Hodens unabhängig; bei manchen Formen von Entzündung, vor allem solchen, welche neben ähnlichen in den übrigen Urogenitalorganen bestehen (gonorrhoische, tuberkulöse Entzündung), ist besonders der Nebenhode vergrössert.

Die Konsistenz des Hodens, welche an sich eine sehr weiche ist, wird bei den Alters- und Druckatrophien meistens noch weicher, matschig, vorausgesetzt, dass die Tunica albuginea nicht aussergewöhnliche Verdickungen zeigt; bei den fibrösen Atrophien ist die entsprechend derber, ebenso bei den meisten entzündlichen Verände-

rungen, wohingegen bei sehr vielen Geschwülsten die Konsistenz ganz
weich (markig) ist.

3. Innere Untersuchung des Hodens und Nebenhodens.

a) Allgemeines.

Um das Parenchym zu untersuchen, macht man einen Längsschnitt, welcher
an der dem Nebenhoden gegenüberliegenden Seite beginnt und durch das Corpus
Highmori (Mediastinum testis) hindurch bis in den Nebenhoden reicht, der übrigens,
besonders an seinem Kopfe, auch auf einem eigenen Schnitte untersucht werden kann.

Die Farbe des normalen Hodenparenchyms ist je nach der Blutfüllung eine mehr graue oder graurote: eine fahle gelbliche oder gelb-
bräunliche, verbunden mit grosser Weichheit, ist ein Zeichen von fettiger
Degeneration der Zellen der Hodenkanälchen, wie sie bei den meisten
Atrophien, besonders auch der senilen, sich zeigt. Nekrotisches Hodengewebe hat ein trübes, bei gleichzeitiger hämorrhagischer Infarzierung
verwaschen rotes oder rotbraunes Aussehen; grauweisse Färbung, zugleich mit fibröser Härte verbunden, rührt von der Entwicklung fibrösen
Gewebes her, kann aber auch durch relative Vermehrung des Zwischengewebes infolge Atrophie der Hodenkanälchen bewirkt sein; hellgelbe Farbe mit käsiger Beschaffenheit der Massen ist in der Mehrzahl
der Fälle auf Tuberkulose zu beziehen. Submiliare und miliare Knötchen
von grauer Farbe können Tuberkel, aber auch knötchenförmige Anhäufungen von Zwischenzellen sein; an letzteres muss man besonders
denken, wenn die Knötchen in atrophischen Hoden sitzen.

Für die mikroskopische Untersuchung gelten die allgemeinen Regeln; bei dem
Reichtum der Kanalwandungen an elastischen Fasern und in Anbetracht des verschiedenen Verhaltens dieses elastischen Gewebes bei verschiedenen Erkrankungen
darf eine Elastikafärbung nicht versäumt werden, auch Sudanfärbungen geben oft
unvermutete Resultate.

b) Die einzelnen Erkrankungen.

1. Missbildungen, wie die ein- oder doppelseitige Aplasie, die
Hypoplasie, die Retention sowie die Dystopie wurden schon erwähnt.
Selten ist Defekt des Nebenhodens mit oder ohne Defekt des Vas
deferens bei vorhandenem Hoden. Versprengte Nebennierenkeime
kommen zwischen Hoden und Kopf des Nebenhodens vor.

2. Hämorrhagien, besonders traumatische, embolische Infarkte und Abszesse kommen zwar auch hier vor, sind aber viel
seltener und spärlicher wie in anderen Organen. Bei Torsion des
Samenstrangs kommt es zu totaler hämorrhagischer Infarzierung
mit folgender Nekrose und Pigmentierung.

3. Die akuten **Entzündungen** werden an der Leiche gewöhnlich
nur zufällig gefunden; kleine eiterige Entzündungsherdchen kommen
bei Endocarditis ulcerosa, bei Rotz und anderen Infektionskrankheiten
vor, die gewöhnlichen eiterigen, so häufig gonorrhoischen Entzündungen
haben vorzugsweise am Nebenhoden ihren Sitz (Epididymitis apostematosa), welcher dabei zu einem dicken, wurstförmigen Körper
anschwillt, doch fehlen sie auch nicht im Hoden (Orchitis apost.),
wo man zuweilen kleinere oder grössere, eine schmierige, gelbe,

fettige und mit glitzernden Cholesterintäfelchen gemengte Masse einschliessende Höhlen (sog. ·Atherom der Hoden) oder aus solchen
hervorgegangene Petrifikationen als Residuen von Abszessen vorfindet.
Narbenartige fibröse Züge, oft direkt bis zur äusseren Haut sich fort-
setzend, wo dann eine tiefe Einziehung sich zeigt, können gleichfalls
auf verheilten eiterigen Entzündungen, die zu Fistelbildung geführt hatten,
beruhen. · Diese Fisteln sind während ihres Bestehens oft mit dicken
Granulationspolstern ausgekleidet, die an der äusseren Oberfläche
geschwulstartige Wucherungen bilden können (Fungus benignus
testiculi). Meistens zieht sich an der Durchbruchstelle die Haut
weit zurück, so dass der
ganze Hode durch die Oeffnung hervorragt, dessen gesamte Oberfläche mit Granulationen bedeckt ist. Zu-
weilen ist die Albuginea nicht
durchbrochen, es muss dann
der Hauptdurchbruch durch
einen ausserhalb des Hodens
sich abspielenden Vorgang
bewirkt worden sein.

Fig. 262.

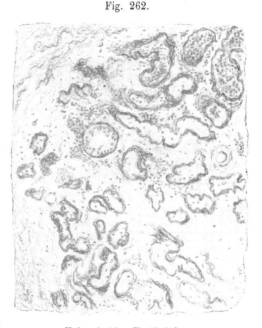

Fig. 261.

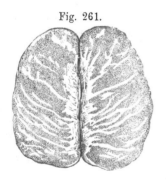

Hodenschwielen. Nat. Gr.
Die hellen Partien entsprechen den Zügen.
fibrösen Gewebes.

Hodenschwiele. Elastikafärbung.
Einige Kanälchen von normalem Aussehen, die meisten hyalin
degeneriert, epithellos und mehr oder weniger geschrumpft.

Die chronische produktive Entzündung (Fig. 261) wird an
der fibrösen Verdickung der interlobulären Septa erkannt, durch welche
das dazwischenliegende Drüsenparenchym mehr oder weniger zur
Atrophie gebracht worden ist. Bei der häufigsten Form fibröser
Orchitis, der durch Syphilis erzeugten, sind in der Regel die Veränderungen am Corpus Highmori am stärksten, von wo sie sich allmählich
nach der Peripherie zu verlieren. Hier erscheinen sie als derbe,
fibröse, narbenartige, mehr oder weniger breite Züge, die anfänglich
noch aneinanderstossen, später sich immer mehr voneinander trennen,
entsprechend dem Verlaufe der Septula testis, in denen im wesentlichen
die Affektion verläuft. Da die fibrösen Züge nach den Seiten hin viel-

fache Aeste abgeben, so hat man ihr Aussehen auf dem Hauptschnitte mit dem eines Hirschgeweihes verglichen. Die Affektion ist häufig bloss lobulär, kann aber auch über das gesamte Parenchym verbreitet sein. Die zwischen dem Bindegewebe liegenden Hodenkanälchen erleiden eine Atrophie, so dass der Hode, in den späteren Stadien wenigstens immer, sich verkleinert; ja wenn die Affektion sehr weit greift, so kann schliesslich eine totale fibröse Atrophie das Ende sein.

Die mikroskopischen Befunde an den schrumpfenden Kanälchen sind sehr charakteristische (Fig. 262): zuerst verkleinert sich die Epithel-schicht, aber bald erscheint an der Innenseite der Elastika eine meistens an Dicke schwankende hyaline Schicht, durch welche das Epithel von der elastischen Wand abgedrängt wird. Weiterhin geht das Epithel ganz verloren, so dass das schon erheblich kollabierte Kanälchen nur aus der geschrumpften, dickfaserigen und darum intensiv sich färbenden Elastika und der hyalinen Innenschicht besteht, welche erst noch ein kleines Lumen umschliessen kann, bei weiterer Schrumpfung aber den ganzen Innenraum ausfüllt und anscheinend selbst wieder schwinden kann, da man Kanälchen findet, welche nur ganz klein sind und fast nur aus geschrumpfter (Fig. 262 links), aber offenbar auch atrophischer Elastika bestehen.

So entstehen jene weisslichen Stellen, die man als Schwielen bezeichnen kann, es geben aber nicht alle Schwielen den gleichen Be-fund; bei den einen sind die mehr oder weniger stark geschrumpften Kanälchen von mehr oder weniger reichlichen Bindegewebsmassen aus-einandergedrängt, so dass man von Fibrosis testis sprechen darf, in anderen aber ist kaum mehr Zwischengewebe als gewöhnlich vor-handen, so dass eigentlich nur eine Kanalver-änderung, keine entzündliche Bindegewebsbildung vorliegt. Es scheint mir, als wenn dies der Be-fund der gonorrhoischen Schwielen, jenes der-jenige der syphilitischen Schwielen sei, doch können die einfachen Schwielen auch durch zahl-reiche andere Ursachen u. a. auch durch Arterio-sklerose erzeugt werden.

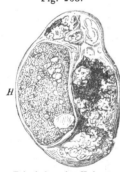

Tuberkulose des Hodens.
²/₃ nat. Gr.
Starke Verkäsung und Erwei-chung des Nebenhodens, im Hoden (H) nur vereinzelte kleinere und grössere tuber-kulöse Knoten.

4. Von grösster Wichtigkeit sind die in-fektiösen Granulome der männlichen Geschlechts-drüsen, insbesondere die tuberkulösen und syphi-litischen, welche sich im allgemeinen dadurch voneinander unterscheiden, dass die tuberkulösen ihren ersten und Hauptsitz im Nebenhoden haben, die syphilitischen dagegen den Hoden selbst von vornherein und zuerst ergreifen.

Von tuberkulösen Affektionen kann man zwei Arten unterscheiden. Bei der ersten (Fig. 263) erscheint der Nebenhode als wurst-förmige Anschwellung und ist oft ganz verkäst, während im Hoden-parenchym noch gar keine makroskopische Veränderung oder doch nur ganz isolierte miliare graue oder schon käsig werdende und von dem

Corpus Highmori an nach der Peripherie an Zahl allmählich ab-
nehmende Tuberkelknötchen vorhanden sind. In frischeren Fällen kann
man sich leicht überzeugen, dass am Nebenhoden und am Samenleiter,
der meistens, sowie auch andere Teile des Urogenitalapparates, mit
ergriffen ist, die Prozesse in der Wandung der Kanäle ihren Anfang
nehmen, die verbreitert, grau durchscheinend und nur an ihrer inneren
Oberfläche mit einer käsigen Masse bedeckt und eine kleine Strecke
weit infiltriert erscheinen. Sie sind in der Regel hart genug, um schon
mit einem scharfen Rasiermesser frische Schnitte zu gestatten, an
welchem man sich
leicht von der An-
wesenheit von Tuber-
keln in den periphe-
rischen Schichten der
Wandung überzeugen
kann. Die grösste
Entwicklung erreicht
die Affektion in der
Regel am Kopfe des
Nebenhodens, der bei
längerer Dauer in eine
grosse mit schmieri-
gen käsigen Massen
gefüllte Höhle ver-
wandelt werden kann.
Diese Höhle bricht
nicht selten nach
aussen durch und man
findet dann an der
Skrotalhaut eine mehr
oder weniger weite,
von fungösen Granu-
lationen ausgekleidete
Fistelöffnung, aus der
sich ein eiterig-käsi-
ges Sekret entleert
und die direkt in jene
Höhle hineinführt (Fistula testis tuberculosa). Durch stärkere Her-
vorwucherung des tuberkulösen Granulationsgewebes und Vorfall des
mit tuberkulösen Granulationen bedeckten Hodens entsteht der Fungus
tuberculosus.

Figur:

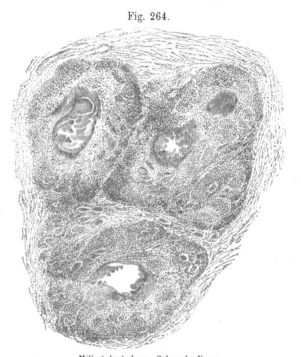

Fig. 264.

Miliartuberkulose. Schwache Vergr.
Drei Knötchen mit zentraler Verkäsung; am Rande die eingeschlossenen
Hodenkanälchen deutlich erkennbar; zwischen den Knoten relativ un-
verändertes Hodengewebe.

Im Hoden sind die tuberkulösen Knoten seltener mehr gleichmässig zerstreut, meistens bilden sich einzelne grössere Käseknoten mit
grauem Rand, welche ausnahmsweise eine solche Grösse erreichen, dass
der Testikel bis zur Grösse eines Hühnereies, selbst einer Zitrone anschwillt. Die Affektion ist bald einseitig, bald doppelseitig und im
letzten Fall in der Regel ungleich entwickelt bzw. von ungleichem Alter.
Die zweite Form trifft man vorzugsweise bei Knaben, welche an

allgemeiner Tuberkulose leiden, an; sie hat ihren Sitz von Anfang an im Hoden selbst und ist eigentlich eine disseminierte Miliartuberkulose, die jedoch durch Konfluenz der Knötchen ebenfalls grössere Käseknoten hervorbringen kann.

Die tuberkulöse Granulationswucherung im Hoden erweist sich mikroskopisch seltener als eine mehr gleichmässige, die in diffuser Weise in Verkäsung übergeht (dabei können grosse Massen von Bazillen vorhanden sein), in der Regel sind deutliche riesenzellenhaltige Knötchen vorhanden, welche Konglomerate bilden, in deren Zentrum die Verkäsung beginnt (Fig. 264). Am Rande der Knoten ist die Wucherung meist deutlich intertubulär, aber doch findet auch eine Beteiligung der Kanälchen selbst an der Veränderung statt, indem tuberkulöses Granulationsgewebe in die Wand und in das Lumen hineinwächst (Fig. 265). Die elastischen Fasern der Wand werden dabei nicht nur auseinandergedrängt, sondern auch zerstört, was man besonders gut erkennt, wenn nur eine Seite eines Kanälchens in die tuberkulöse Granulombildung hineingezogen ist, da dann nur an dieser Seite der Schwund erfolgt ist. Das Lumen kann durch die tuberkulöse Granulombildung, der die Riesenzellen nicht fehlen, ausgefüllt und erweitert werden. So

Fig. 265.

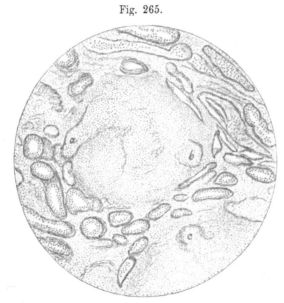

Hodentuberkulose, Elastikafärbung.

Man sieht einen Tuberkel ganz, einen anderen zum Teil. An jenem zeigt Kanälchen a, dass Granulationsgewebe innerhalb der Tunica elastica gelegen und dass diese zerstört ist; Kanälchen b zeigt nur an der äusseren Seite noch gut erhaltene Elastika, ebenso Kanälchen c am Rande des zweiten Tuberkels.

scheint es wenigstens; da ich aber Fälle gesehen habe, bei welchen das Epithel noch vorhanden, aber durch Granulationsgewebe von der Wand abgedrängt war, so nehme ich an, dass der Prozess sich im wesentlichen extraepithelial abspielt. Ob die Epithelzellen, etwa die sog. Follikelzellen, sich aktiv beteiligen können, muss ich dahingestellt sein lassen. Diese Beteiligung der Kanälchen ist durchaus nicht notwendig, vielmehr kann in den von Tuberkeln umschlossenen Kanälchen, deren Umrisse man meistens wohl noch erkennen kann, das Lumen noch erhalten sein; wenigstens habe ich in solchen grosse Mengen von Spermatozoen gefunden, welche sich im Gegensatz zu dem nekrotischen Gewebe in Hämatoxylin gut gefärbt hatten. Selten ist im Hoden die fibröse Form der Tuberkel zu finden, dagegen fast regelmässig eine ausgedehnte Verfettung der gesamten, also auch der nicht an oder in Tuberkeln liegenden Kanälchen.

Die gummösen Erkrankungen der Hoden (Fig. 266) sind immer mit einer interstitiellen fibrösen Orchitis verbunden. Die gelben, trockenen, derben, fettigen, nekrotischen Massen der Gummata liegen in unregelmässiger Weise eingebettet in die fibrösen Bindegewebsmassen, welche meist eine sehr grosse Ausdehnung besitzen und mikroskopisch zahlreiche Unnasche Plasmazellen, gelegentlich auch Riesen- und epithelioide Zellen enthalten. Aus der Anwesenheit solcher Zellen kann also nicht auf tuberkulöse Veränderungen geschlossen werden. Sowohl an der Peripherie als auch mitten in den nekrotischen Knoten sieht man im Gegen-

Fig. 267.

Fig. 266.

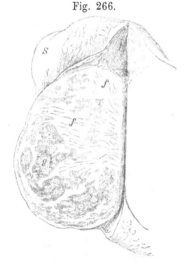

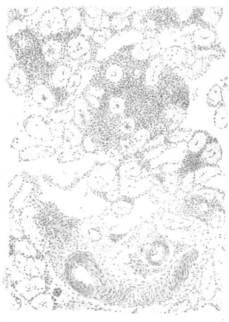

Orchitis gummosa. Nat. Gr.

f fibröses Gewebe mit zahlreichen eingelagerten gummösen Knoten (g) von verschiedener Grösse. s ein Stück der verdickten Scheidenhaut.

Leistenhoden.

Hyalin degenerierte Hodenkanälchen fast ohne Epithel, teils diffuse, teils knötchenförmige Vermehrung der Interstitialzellen. (Die weissen Stellen entsprechen Lücken des Schnittes.)

satz zu dem Befund bei Tuberkulose noch wohlerhaltene elastische Fasern der Kanalwandungen. Die Gummata sind bald als kleine miliare Knötchen vorhanden, bald bilden sie grosse unregelmässige Massen, die zu einer beträchtlichen Vergrösserung der Hoden führen. Es können jedoch hier, wie auch in anderen Organen, die verfetteten Massen durch Resorption allmählich verschwinden, so dass nur ein fibröses Narbengewebe übrig bleibt, welches sich nur zuweilen durch seine unregelmässige, von dem Corpus Highmori durch relativ normales Parenchym getrennte Lage von dem durch einfache interstitielle Entzündung erzeugten fibrösen Gewebe unterscheiden lässt. Sehr gewöhnlich ist mit den syphilitischen Prozessen im Hoden eine chronische, fibröse, häufig adhäsive Periorchitis verbunden, doch kommt es auch zu Durchbrüchen der Albuginea, der Tunica vaginalis, ja der Haut durch das syphilitische Granulationsgewebe. Im letzten Fall kann sich ein Fungus an der Haut bilden und nach Kocher sind sogar die meisten Fungi benigni syphilitischer Natur.

Leukämische und lepröse Neubildungen kommen ebenfalls im Hoden vor.

5. **Progressive Ernährungsstörungen.** Auch der Hode gehört zu denjenigen Drüsen, bei welchen vikariierende Hypertrophie vorkommt. Sie wird am ausgeprägtesten gesehen, wenn nur ein Hode zur Entwicklung gekommen ist. (Das normale Gewicht eines Hodens beträgt 18—26 g.) Es wurde schon darauf hingewiesen, dass die beiden Bestandteile der Hoden, Kanälchen und Zwischengewebe, in dem man wohl ein endokrines Organ, sog. Pubertätsdrüse, erblicken darf, sich ungleichmässig verhalten können, dass insbesondere neben Atrophie der Kanälchen eine nicht nur relative Vermehrung, sondern eine teils diffus teils in Knötchenform auftretende Hypertrophie des zelligen Zwischengewebes vorhanden sein kann. Man findet das besonders häufig bei im Leistenkanal stecken gebliebenen (Fig. 267) oder sonst kongenital hypoplastischen Hoden. In den Zwischengewebsknötchen kann wieder eine fibröse Induration Platz greifen.

Primäre Geschwülste sind im Hoden selten, dafür zeigen sie eine sehr verschiedenartige Zusammensetzung. Bald sind sie einfacher, am häufigsten sarkomatöser Art, bald, und gerade hierin beruht die Eigentümlichkeit des Hodens, sind sie Mischformen, oft von der eigentümlichsten Zusammensetzung, insbesondere solche mit Knorpel und mit Cysten. Das Knorpelgewebe tritt in getrennten kleineren oder grösseren rundlichen Stücken auf, welche zwischen das übrige Gewebe eingesprengt sind, manchmal auch als wurmförmige Einlagerungen erscheinen, die sich leicht herausheben lassen und offenbar in präformierten, nur etwas ausgedehnten Räumen (Lymphgefässen) gelagert sind. Die Hodenchondrome machen gern Metastasen in den Lungen.

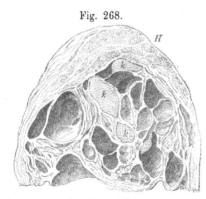

Fig. 268.

H

Cystochondrom des Hodens. Teil eines Durchschnitts. Nat. Gr.
H Reste der Hodensubstanz, k in dem Tumor zwischen den Cysten zerstreut liegende Knorpelstücke.

Sehr häufig finden sich neben Knorpelstücken Cysten (sog. Cystochondrome, Fig. 268) bald nur solche von einerlei Art, mit zylindrischem Epithel ausgekleidet und flüssigem (serösem oder mehr schleimigem) Inhalt, bald verschiedenartige, nämlich neben solchen mit schleimigem Inhalt und einem z. T. mit Wimpern versehenen Zylinderepithel (mukösen Cysten), andere mit geschichtetem verhornendem

Plattenepithel (epidermoidale Cysten), deren bröckliger, wesentlich aus Hornzellen bestehender Inhalt bald weich, bald fester, bald cholesterinhaltig, bald perlkugelartig geschichtet ist, wonach man von atheromatösen Kystomen, Cholesteatomen, Perlgeschwülsten gesprochen hat. Neben den Cysten können auch noch einfache drüsige Bildungen vorhanden sein. Diese Geschwülste sind neuerdings durch Wilms neben die im Hoden weit seltener als im Ovarium vorkommenden sog. Dermoidcysten gestellt und als Produkte einer dreiblätterigen Keimanlage erklärt worden, die in nicht näher bekannter Weise vermutlich aus Keimzellen hervorgehen (embryoide, teratoide Neubildungen). Ob es auch den Chorionepitheliomen des Uterus entsprechende Geschwülste im Hoden gibt, ist noch durchaus zweifelhaft. Wie viele der Mischgeschwülste des Hodens in diese Gruppe gehören, bedarf weiterer Untersuchung; es liegt kein Grund vor, die seither als Kystome, Adenokystome, papilläre (intrakanikuläre) Adenokystome, als Adenosarkome, Adenokarzinome usw. bezeichneten Geschwülste ganz in diese Gruppe aufgehen zu lassen, wie es auch nicht ausgeschlossen ist, dass Mischgeschwülste mit knorpeligen Bestandteilen nach der seitherigen Auffassung vorkommen. Auffällig ist jedenfalls, wie relativ häufig die Mischgeschwülste des Hodens Metastasen in abdominalen Lymphdrüsen machen.

Von sonstigen Geschwülsten sind reine Sarkome, Myxosarkome, plexiforme Angiosarkome (Fig. 269), ferner Adenokarzinome, weiche Karzinome und karzinomatöse Mischgeschwülste zu nennen.

Nach Langhans gehen die Krebszellen von den Samenzellen der Hodenkanälchen

Fig. 269.

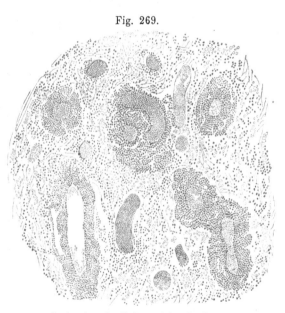

Angiosarkom des Hodens. Schwache Vergr.
Zwischen den sarkomatösen Gefässmänteln hämorrhagisch infiltriertes Gewebe.

aus, während die Follikelzellen zugrunde gehen; ein Teil der Sarkome nimmt wahrscheinlich von den Zwischenzellen seinen Ursprung. Die bösartigen Hodengeschwülste zeichnen sich häufig durch ihren Gefässreichtum und die Dünnwandigkeit der Gefässe aus (teleangiektatische Geschwülste), weshalb die hämorrhagischen Formen zu den gewöhnlichsten Vorkommnissen gehören. Die Zellen der Adenome,

Karzinome und Sarkome zeigen oft Glykogengehalt. Ausnahmsweise
kommen auch noch andere, als die erwähnten Geschwülste, z. B. melanotische, Sarkokarzinome, Myome, Osteome usw. vor. Die Knochengeschwülste dürfen nicht verwechselt werden mit den gelegentlich gefundenen Petrifikationen der Hoden, die als Residuen apostematöser
Entzündungen früher erwähnt wurden.

6. Von den **rückgängigen Ernährungsstörungen** wurden schon
(S. 476) die Atrophien, welche das drüsige Parenchym bei vielen
Entzündungen, aber auch aus anderen Ursachen erleidet, mit der Hyalinbildung innerhalb der Elastika erwähnt. Bei älteren Männern findet
man nicht selten, sogar schon makroskopisch kleinere oder ausgedehntere, rein atrophische oder mit Bindegewebsbildung verbundene
Schwielen, für die jede Erklärung fehlen kann, aus denen man jedenfalls nicht eine Syphilis diagnostizieren kann, wenn sie auch immer
veranlassen müssen, nach syphilitischen Erscheinungen an anderen
Organen zu suchen. Eine sehr starke Druckveränderung kann durch
lange bestehende grosse Hydro- und besonders Hämatocelen erzeugt
werden, wenngleich es auffällig ist, wie lange das Hodengewebe unter
solchen Verhältnissen sich in relativ gutem Zustande erhält. Im Alter
tritt bald früher bald später eine mit brauner Pigmentierung verbundene
Atrophie ein, welche bei vielen Zehrkrankheiten schon frühzeitig sich
einstellen kann. Die Drüsenzellen sind dabei verfettet, die Zwischenzellen und ihr Pigment, das mit Sudan Lipoidreaktion gibt, haben zugenommen, zuweilen ist eine hyaline Verquellung der Drüsenschläuche
und ihres Inhaltes vorhanden. In diesen Fällen fehlen Spermatozoen
mehr oder weniger vollständig (Azoospermie). Bei Pocken sind von
Chiari gelbe, trockene, bis erbsengrosse Herde gefunden worden, an
welchen man mikroskopisch im Zentrum eine Nekrose der Hodenkanälchen
wie des Interstitialgewebes, darum eine Zone zelliger Infiltration und
weiterhin eine Zone einfacher Exsudation unterscheiden konnte (Orchitis
variolosa). Diese Herde zeigen ihre höchste Ausbildung, nachdem die
Pockeneruption der Haut ihren Höhepunkt überschritten hat. Einigemal
wurden Kokken in den (pockenähnlichen) Herden gefunden.

Da die „Vorschriften" in bezug auf die Untersuchung der weiblichen Geschlechtsorgane die Anweisung geben, die Untersuchung der Eierstöcke habe,
vor allem wegen der Wichtigkeit etwa vorhandener gelber Körper, derjenigen der
übrigen Geschlechtsteile, die Oeffnung der Scheide derjenigen des Uterus vorauszugehen, so will auch ich hier mit den Eierstöcken beginnen, dann die Eileiter, die
Vulva, Scheide, Gebärmutter folgen lassen.

h) Untersuchung der Eierstöcke.
a) Aeussere Untersuchung.

Bei Fehlen eines Gebärmutterhornes nebst Eileiter fehlt auch der
Eierstock, selten fehlt er allein; eine rudimentäre Entwicklung zeigt er
gleichfalls in Verbindung mit einer ebensolchen des Gebärmutterhornes,
selten allein.

Die Lage der Eierstöcke unterliegt nur geringen selbständigen
Veränderungen, die sich, abgesehen von ihrem Eintritt in Bruchsäcke

(Ovariocele) wesentlich auf ein Näherrücken zum Uterus oder ein Anlegen an irgendeine Stelle der Excavatio recto-uterina beschränken,
dagegen nehmen sie sehr häufig an den Veränderungen in der Lage
des Uterus teil, wie sich leicht aus der Betrachtung jener ergibt.
Ihre Grösse, die im Mittel derjenigen eines halben Taubeneies
gleicht (genauere Masse: Länge 2,5—5 cm, Breite 2—3 cm, Dicke
7—12 mm, Gewicht 5—7 g) erleidet sowohl nach der einen wie nach
der anderen Richtung Veränderungen; sie können bis zu bohnengrossen
Körpern einschrumpfen (besonders im Alter), andererseits aber auch,
von Geschwulstbildungen abgesehen, Hühnereigrösse erreichen, durch
Geschwülste aber so gross werden, dass sie den grössten Teil der ausgedehnten Bauchhöhle erfüllen. Bei Betrachtung der Gestalt, welche
durch Geschwülste in der mannigfachsten Weise verändert werden kann,
hat weniger Wichtigkeit die Form im grossen und ganzen (platt oval),
als die Bildung der Oberfläche, welche im Beginne der Pubertät ganz
glatt und eben ist, mit der Dauer der Ovulation zunehmende Unregelmässigkeiten in Form unregelmässiger kleiner Gruben, den Narben geplatzter Follikel, erhält, die sich noch vermehren, wenn Schwangerschaften folgen, deren Corpora lutea vera grössere und tiefere narbige
Einziehungen an der Oberfläche zurücklassen. Bei alten Frauen, welche
oft geboren haben, hat daher die Oberfläche ein ganz unebenes, hügeliges
Aussehen. Durch Abschnürung einzelner Teile können Nebeneierstöcke
entstehen, durch Halbierung der Anschein einer Verdoppelung.
Die graue Farbe des jugendlichen Eierstocks erleidet, entsprechend
den Gestaltsveränderungen, ebenfalls Veränderungen durch die physio-
logische Tätigkeit des Organes, indem die Narben der geplatzten
Follikel durch umgewandelten Blutfarbstoff schiefrig gefärbt erscheinen.
Eine Aenderung in Weissgrau wird durch eine Verdickung der sog.
Albuginea hervorgerufen, während akut entzündliche Prozesse verschiedene rote Farbentöne bewirken.
Die Konsistenz ist, abgesehen von pathologischen Zuständen,
abhängig von der Menge und Grösse der vorhandenen Graafschen
Follikel. Das Gewebe an sich ist derb, kann durch chronisch fibröse
Entzündung noch derber und sehwer schneidbar werden, dagegen aber
auch durch entzündliche Vorgänge erschlaffen bis fast zur Zer-
fliesslichkeit.

b) Innere Untersuchung.

Zur inneren Untersuchung legt man einen Schnitt durch den Eierstock, entsprechend der grössten Durchschnittsebene, bis zum Hilus hin, so dass die beiden
Seitenhälften ganz auseinanderklappen. Die mikroskopische Untersuchung erfolgt
nach den gewöhnlichen Methoden.

1. Allgemeine Verhältnisse.

Der Blutgehalt des Gewebes ist sehr verschieden, je nach dem
physiologischen Zustande, in welchem sich die Organe befinden; zur
Zeit der Menstruation ist er sehr bedeutend, die Schnittfläche hat daher
eine stark rote Farbe und es sind besonders am Hilus die dicken,
geschlängelten Gefässe zu sehen; ähnlich während der Schwangerschaft.

Auch sonst ist die Farbe des Durchschnitts keine gleichmässige, da die graue des Grundgewebes vielfach unterbrochen wird durch die weisslichen Bälge noch bestehender und die schiefrigen Narben geplatzter Eisäckchen.

Bei der Untersuchung der Einzelheiten muss man sowohl auf die Zustände der Eisäckchen wie auf diejenigen des Grundgewebes sein Augenmerk richten.

In vielen Fällen ist es wünschenswert und wichtig, sowohl für die Beurteilung des ganzen Falles als auch für die Beurteilung einzelner Veränderungen am Uterus, zu wissen, ob frisch geplatzte Eisäckchen (Corp. haemorrhag.) oder Corpora lutea vera vorhanden sind und man muss zur Erledigung dieser Frage oft zahlreiche in der Richtung des ersten Schnittes liegende kleinere Einschnitte vornehmen. Die Corpora haemorrhagica stellen kirschgrosse, je nach ihrer Frische dunkelrote oder braunrote weiche Massen dar, während die frischen gelben Körper etwas kleiner (haselnuss- bis kirschkerngross) sind und sich durch einen 1—2 mm breiten, in der Regel etwas zackigen (krausen) gelblichen Rand und eine bräunliche oder graubräunliche Mitte auszeichnen. In ersterem finden sich an Zupfpräparaten massenhaft Körnchenzellen (Luteinzellen) und freie Fettkörnchen, in letzterem hämatogenes Pigment, mitunter in Form prächtiger rhombischer Krystalle. Im Verlaufe der normalen Rückbildung wird das Fett resorbiert und es schwindet der Körper zu einer kleinen strahligen, durch das Blutpigment schwarzgefärbten Narbe ein. Zuweilen jedoch entsteht an Stelle des gelben Körpers durch Wucherung von Seiten der Theca folliculi ein bis kirschgrosser, selten grösserer, sehr derber, grauweisser Körper, der an seiner Peripherie aus einer mehrere Millimeter breiten, halskrausenartig gewundenen weisslichen Masse und einem auf den Schnittflächen etwas tiefer liegenden, weicheren, grauen oder graubraunen Zentrum besteht, in welchem Hämatoidinkrystalle den eigentlichen Charakter dieses Corpus fibrosum erkennen lassen. Die Wucherung der Theca externa soll Bindegewebe liefern, diejenige der Glashaut der Theca interna, an die sich Degeneration der Granulosazellen anschliesst, eine weissliche, halskrausenartig gewundene hyaline Masse: bei Ueberwiegen der ersten entsteht ein Corpus fibrosum, bei demjenigen der zweiten ein Corpus candicans, oder wenn es gross ist, albicans. Bei van Gieson-Färbung nehmen diese starken leuchtend roten Farbenton an. Die zugehörigen Arterien erleiden hyaline Umwandlung und Verengerung ihres Lumens als Folge ihrer Inaktivität. Wenn sich der Riss in dem Follikel nach der Entleerung wieder schliesst (sehr selten), so kann sich das Corpus luteum zu einer Cyste umwandeln, an deren Wand man die gelben Massen der Luteinzellen sieht. Bei chronisch-entzündlicher Verdickung der Theka kann das Platzen bei dem menstruellen Bluterguss in den Follikel ausbleiben, wodurch sich eine Art Blutcyste bildet.

Häufig ist es wichtig zu wissen, ob Cystchen noch Eier enthalten oder nicht. Man schneidet sie vorsichtig heraus und zerreisst sie mit den Nadeln auf einem Objektträger so, dass die herausstürzende Flüssigkeit mit allem, was darin ist, über das Glas sich ergiesst.

Auf dunkler Unterlage kann man mit der Lupe ein etwa vorhandenes Ei schon sehr gut erkennen. Man muss mikroskopisch besonders auf die Zona pellucida achten, da diese bei Degenerationen am längsten sich erhält.

2. Die einzelnen Erkrankungen.

a) **Kreislaufstörungen** höheren Grades treten besonders infolge von Axendrehung des Mesovariums, sog. Stieldrehung, auf in Gestalt von hämorrhagischer Infarzierung, wodurch das Ovarium in eine dicke dunkelrote Masse verwandelt wird. Dies kommt am häufigsten bei Cystenbildung vor. Auch aus allgemeinen Ursachen, bei akuten Infektionskrankheiten, Intoxikationen, kommen Blutungen vor, teils in die Eisäckchen (follikuläre Hämorrhageen), teils in das Grundgewebe (interstitielle H.); für allgemeine blutige Durchtränkung ist auch der Ausdruck Haematoma ovarii gebraucht worden. Am häufigsten tritt Blutergiessung in Cysten ein. Oedematöse Schwellung des Grundgewebes begleitet oft die septischen Entzündungen des Uterus und seiner Anhänge sowie des Bauchfells.

b) Je nach dem Sitz der **Entzündungen** kann man eine Oophoritis follicularis und O. interstitialis unterscheiden, je nach der Dauer eine akute und chronische. Nach den anatomischen Vorgängen gibt es:

1. Eine Oophoritis degenerativa follicularis (parenchymatosa, Slavjanski), welche bei Infektionskrankheiten vorkommt und eine trübe Schwellung und fettig-körnigen Zerfall der Granulosazellen bewirkt. Der Liquor folliculi erfährt dabei eine weissliche Trübung, das Ei geht zugrunde.

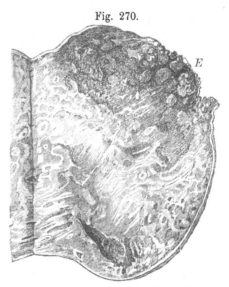

Fig. 270.

2. Eine exsudative Oophoritis, welche zuweilen ausserhalb des Wochenbetts (durch Tripper, septische Kokken), hauptsächlich aber als puerperale auftritt, einseitig wie doppelseitig. Es kann sich dabei bloss um das schon erwähnte entzündliche Oedem handeln, oft aber tritt auch Eiterung auf in den Follikeln, die sich dadurch in kleine Eiterhöhlen umwandeln (Oophoritis apostematosa follicularis), welche durch ihre Wand sich als Follikularabszesse erweisen, und gleichzeitig oder ausschliesslich im Grundgewebe.

Oophoritis puerperalis septica. Durchschnitt.
Spir.-Präp. Nat. Gr.
Bei E erweichte Partie, Perforation der Albuginea.

Hier ist es der Hilus und die Marksubstanz, wo die Veränderungen zuerst auftreten, da sie sich in der Regel an die gleichen Vorgänge in den Mutterbändern anschliessen. Man kann auch am Eierstock die drei beim Uterus zu erwähnenden Formen der phlegmonösen, thrombophlebitischen und lymphangitischen Entzündung unterscheiden. Bei den höchsten Graden der Veränderung (Fig. 270) ist der Eierstock erheblich vergrössert, eiterig infiltriert, in grosser Ausdehnung nekrotisch und bis zur Zerreissung erweicht. Eine Peritonitis pflegt dann dem Leben ein Ende zu machen. Selten sind von gelben Körpern oder Corpus luteum-Cysten ausgehende Abszesse.

3. Eine produktive Oophoritis, die chronische Oophoritis der· Praktiker. Sie ist wesentlich eine interstitielle, denn es entsteht eine fleckweise zellige Infiltration des Stromas, besonders um die Gefässe herum, aus der eine fibröse Induration mit Schrumpfung hervorgeht (Zirrhose). Die Albuginea ist besonders dann, wenn die Oophoritis an eine Perioophoritis (Peritonitis pelvica) sich anschloss, zu einer äusserst derben, weissen, homogenen, oft mehrere Millimeter dicken Schicht umgewandelt. Die Grösse des einzelnen Eierstocks kann bis zu der einer Bohne vermindert werden, die Oberfläche ist meist uneben, höckerig, in anderen Fällen aber auch glatt. An den Gefässen ist eine Verdickung der Intima und eine hyaline Aufquellung der äusseren Schichten eine regelmässige Erscheinung. Die Follikel schwinden schliesslich unter Zurücklassung kleiner hyaliner Klümpchen oder auch spurlos, zum grössten Teil oder sämtlich. Doch findet man auch umgekehrt in auffälliger Zahl Graafsche Bläschen. Diese als kleincystische Degeneration bezeichnete Veränderung ist aber nicht notwendig eine entzündliche, sondern kann auch durch eine abnorm schnelle und gleichzeitige Reifung mehrerer Follikel (also durch eine Art Hypertrophie) bedingt werden. Bei der entzündlichen Form wird man Degeneration des Follikelepithels und des Eies erwarten dürfen.

c) **Infektiöse Granulome** spielen in der Pathologie der Eierstöcke keine grosse Rolle, aber man findet doch ab und zu eine Tuberkulose in Gestalt von kleineren oder grösseren käsigen Knoten, die anscheinend regelmässig neben einer tuberkulösen Peritonitis vorkommen. In einzelnen Fällen sind Tuberkel in Cysten gefunden worden. Auch leukämische Infiltrationen sind beobachtet worden.

d) **Progressive Ernährungsstörungen.** Eine vorzeitige Reifung von Eiern kommt an einzelnen Follikeln schon bei kleinen Kindern vor und mag die Grundlage mancher Fälle von sog. kleincystischer Degeneration der Eierstöcke sein. Sie soll ferner neben hypertrophischer Bindegewebswucherung im Stroma bei Uterusmyomen vorkommen. Eine allgemeine vorzeitige Entwicklung zeigen die Eierstöcke bei den mit Hyperämie einhergehenden seltenen Fällen verfrühter Geschlechtsreife, in einer abnorm erhöhten Tätigkeit der Ovarien suchte Fehling das Wesen der Osteomalazie, man achte deshalb gegebenenfalls besonders auch auf etwaige Zeichen beschleunigter Eireifung.

Unter allen Erkrankungen der Eierstöcke sind die Geschwulstbildungen die wichtigsten und unter ihnen nehmen wiederum die Kystome eine hervorragende Bedeutung in Anspruch. Dass nicht alles, was Cyste ist, zu den Neubildungen in engerem Sinne gehört, geht schon aus dem Vorhergehenden hervor. Ausser den dort genannten Follikularcysten gibt es noch andere, grössere (walnuss- bis kopfgrosse), die einseitig und doppelseitig vorkommen, eine glatte Wand

Fig. 271.

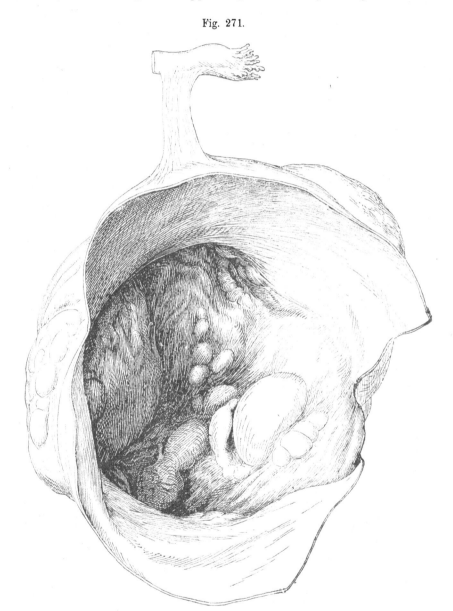

Multilokuläres Kystadenom des Ovariums. Operativ entfernt. $^5/_6$ nat. Gr.

Grössere Cyste eröffnet; an ihrer inneren Seite springen grössere und kleinere Tochtercysten vor; links bilden kleine Cysten einen grösseren Knoten, der auch an der äusseren Oberfläche vorspringt. Das abdominale Eude der Tube ist durch ein Stück Mutterband mit dem Kystom verbunden.

mit einfachem Epithelbelag besitzen und gewöhnlich als hydropische Graafsche Follikel bezeichnet werden. Sie enthalten eine wässerige Flüssigkeit mit nur spärlichen körperlichen Beimengungen, es gelingt aber zuweilen, besonders an den kleineren, noch das Ei nachzuweisen. Aehnliche Cysten können auch aus Corpora lutea entstehen (Corpus luteum-Cysten), die man an der Anwesenheit der Luteinzellen in der Wand erkennt. Sie wurden verhältnismässig häufig bei Blasenmole und Chorionepitheliom gefunden.

Die eigentlichen Kystome scheiden sich in die Kystadenome (Kolloid-, Myxoidcysten) und die Dermoidkystome bzw. Teratome.

Die Kystadenome sind Geschwülste, welche in allen Grössen bis zu einigen Fuss Durchmesser vorkommen und sowohl einseitig wie doppelseitig sich entwickeln können; im letzten Falle ist die Geschwulst auf der einen Seite in der Regel kleiner. Sie bestehen bald aus zahlreichen nebeneinander liegenden Cysten (multilokuläre Kystome), bald aus wenigen oder nur einer (unilokuläre Kystome), welche indessen häufig noch an vorspringenden Leisten ihre Entstehung aus dem Zusammenfluss mehrerer erkennen lässt. Sowohl bei den multilokulären, wie bei den immer erst sekundär entstandenen einfachen Hauptcysten sieht man fast stets an einer oder an mehreren Stellen kleinere sekundäre oder Tochtercysten sitzen und verschieden weit in die Hauptcyste hineinragen (Fig. 271). Da auch in deren Wand neue kleinere Cysten entstehen, so ist es oft ein ganzer Haufen von kleineren und grösseren Cysten, welche auf diese Weise in die Hauptcyste hineinragt.

Man unterscheidet zwei Hauptformen solcher Kystome als einfache oder glanduläre und papilläre (Kystadenoma simplex s. glandulare und Kystad. papillare), zwischen welchen es indessen Uebergänge resp. Mischformen gibt. Das Kystadenoma simplex (glandulare oder evertens) ist die häufigste Form. Bei ihm ist die Oberfläche der Cystenräume mit Zylinderepithel ausgekleidet, welches in den grösseren Cysten öfter mehr oder weniger durch Druck abgeplattet gefunden wird. Die Oberfläche ist, von den etwa vorhandenen oft ganz kleinen sekundären Cystchen abgesehen, glatt. Die verschieden dicke Wandung besteht in ihren äusseren Schichten aus derberem, zellenärmerem mehr fibrösem Gewebe, während die inneren Schichten aus zarterem und zellen- sowie gefässreicherem Gewebe bestehen. Der Inhalt der Cysten, welcher je nach ihrer Grösse bis zu mehreren Litern betragen kann, ist sehr verschiedenartig, bald zäh wie erstarrender Leim, meist schleimig, dickflüssig, oft auch dünnflüssig, aber immer fadenziehend (pseudomuzinöse Cysten). Im allgemeinen enthalten die grösseren Cysten flüssigere Massen als die kleineren. Die Farbe anlangend ist der Inhalt bald wasserklar, bald trüb grauweiss, bald gelblich, häufig bräunlich oder rötlich. Die weissliche Färbung rührt zum Teil von Zellen und Zellentrümmern her, die gelbe von verfetteten Zellen, oft grossen Fettkörnchenkugeln, die bräunliche oder rote von Blut, welches zum Teil jedenfalls erst bei der Operation in die Cysten gelangte (operierte Tumoren erhält man jetzt häufiger zur Untersuchung als solche von der Leiche).

Eine genaue Durchmusterung besonders der grau erscheinenden, zuweilen deutlich in Streifen angeordneten (früheren Scheidewänden entsprechenden) Inhaltsmassen (Zupf- resp. Quetschpräparate) bringt Epithelzellen in grosser Zahl zu Gesicht, welche eine oder mehrere helle Kugeln enthalten, manchmal ganz in einen Haufen solcher hyalinen Kugeln übergegangen oder in Zerfall begriffen sind, woraus man schliessen kann, dass die Epithelien bei der Bildung des Inhalts eine Rolle spielen. Neben den Epithelzellen sind aber in wechselnder Menge auch lymphoide Zellen vorhanden, welche offenbar aus der Wandung stammen und gleichfalls Metamorphosen, sowohl hyaline wie fettige erleiden. Zahlreiche neben den erkennbaren Zellen vorhandene körnige, krümelige Massen sind offenbar Zerfallsprodukte von Zellen. Zuweilen findet sich Eiter in den Cysten mit den Zeichen von akuter Entzündung in der Wand — es sind das sekundäre Veränderungen, welche früher häufiger an Punktionen sich anschlossen. Die Cysten sind selten zwischen die Bauchfellblätter der Ligamenta lata hineingewachsen (intraligamentäre Kystome), meist sind sie durch einen bald dünnen bald dicken Stiel, der aus dem Lig. ovarii, den Mutterbändern und der oft lang ausgezogenen Tube besteht, mehr oder weniger eng mit dem Uterus verbunden. An der Stelle, wo sich der Stiel ansetzt, ist zuweilen selbst noch bei grösseren Tumoren ein Rest des Eierstockes zu finden, es kommt aber auch vor, dass dieser Rest über einen mehr oder weniger grossen Abschnitt der Cystenoberfläche auseinandergezerrt ist. Dabei können zahlreiche Graafsche Follikel Hanfkorn- bis Erbsengrösse erreichen, so dass die äussere Cystenoberfläche mit kleinen Cystchen besetzt erscheint, welche durch den leicht zu erbringenden Befund von Eiern (s. S. 484) von Tochtercysten unterschieden werden können. Der Stiel kann eine Axendrehung erleiden, der eine hämorrhagische Infarzierung und Nekrose, seltener, natürlich nur bei Anwesenheit geeigneter Mikroorganismen, Vereiterung und Gangrän folgt. Die Oberfläche der Kystome ist manchmal nicht mit der Umgebung verbunden, doch gibt es häufig auch Verwachsungen mit dem Netz, den Darmschlingen, der vorderen und seitlichen Bauchwand usw., welche in der Regel sehr gefässreich sind, was für die Ernährung der Neubildungen wichtig ist.

Die mikroskopische Untersuchung zeigt, dass die einfachen Kystome drüsenartige Bildungen an der Wand besitzen, die dadurch Aehnlichkeit mit Darmschleimhaut erhalten kann; wenn die Drüsenbildungen wie in Fig. 272 komplizierter sind, so kann das zwischen den Drüseneinstülpungen übrig gebliebene Gewebe pseudopapilläre Gestalt erhalten. Die sekundären Cysten entstehen in der Weise, dass das Zylinderepithel der Oberfläche drüsenartige Zapfen in die Tiefe treibt (Fig. 272), aus welchen sich ganz nach dem Typus der normalen Follikelbildung durch Abschnürung kleine Bläschen bilden, welche, indem ihre Höhle durch schleimartige Umwandlung der Zellen und Transsudat seitens der Gefässe in der Wand sich mehr und mehr vergrössert, zu immer mächtigeren Cysten anschwellen, in deren Wand nun immer von neuem derselbe Vorgang sich wiederholen kann. Die Bildung der

ersten Cysten geht wahrscheinlich in derselben Weise vor sich, indem
entweder neugebildete oder von der Entwickelung übrig gebliebene
Follikelschläuche (nach einzelnen Untersuchern, nach anderen nur
Wucherungen des Epithels Graafscher Follikel) sich in Cysten umwandeln. Der häufige Befund kleiner Cystchen in Ovarien Neugeborener
ist zu der Annahme verwertet worden, dass die Kystome bereits
intrauterin angelegt seien, sich aber, wie ja die normalen Follikel
auch, erst später weiter entwickelten. Ab und zu entstehen auch bei
Kindern recht grosse Kystome. Nicht in allen Zysten freilich trifft
man eine Proliferation an, besonders einkämmerige sind offenbar
manchmal zu einer Art von Vollendung, zu einem Abschluss im
Wachstum gelangt.

Sowohl an einzelnen Stellen der Wand grösserer Cysten wie
zwischen den Cysten und besonders im Anschluss an kleinste Cystchen
findet man nicht selten ein weiches, wie schwammiges oder auch mehr
gleichmässig markiges Gewebe, aus dem man reichlich milchigen Saft

Fig. 272.

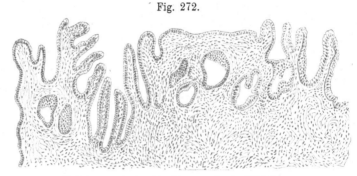

Kystadenoma simplex (glandulare, evertens). Mittl. Vergr.
Schnitt aus der Wand einer grossen Cyste.

ausdrücken kann, der schöne zylinderförmige Zellen enthält. Wenn es
sich hierbei auch manchmal um wirklichen Krebssaft, d. h. um eine
krebsige Degeneration handeln kann, so zeigt doch meistens die mikroskopische Untersuchung (Fig. 273) eine reine Adenombildung, die das
Vorstadium einer multilokulären Cystenbildung, aber auch einer Krebsbildung, eines Adenokarzinoms sein kann. Nur selten kommt eine
einfache Adenombildung für sich allein (ohne Cystenbildung) vor.

Die zweite Art der Kystome ist dadurch ausgezeichnet, dass sich
papilläre Neubildungen an der inneren Oberfläche bilden (Kystadenoma papillare, Fig. 274), welche aus verzweigten Papillen mit
einem Ueberzug von Zylinderepithel (Fig. 275) bestehen, welches der
Regel nach, wenigstens stellenweise, Wimpern trägt, deren Bewegung
man oft noch viele Tage nach der Entfernung der Geschwulst an Ab-
streichpräparaten beobachten kann. Bald ist diese Neubildung nur auf
einzelne Stellen beschränkt, bald ist sie über grosse Strecken oder die
ganze Oberfläche verbreitet, bald beeinträchtigt sie das Cystenlumen
nur unbedeutend, bald füllt sie, besonders bei kleinen Cysten, die

Fig. 273.

Fig. 274.

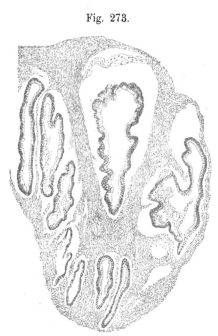

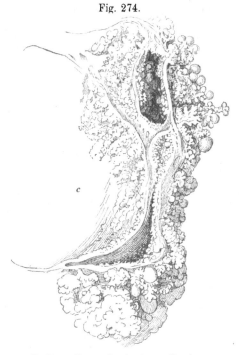

Kystadenoma simplex (glandulare). Schwache Vergr.
Aus einem festeren Abschnitt eines multilokulären
Tumors.

Papilläres Kystom des Ovariums. Nat. Gr.
Teil einer grösseren Cyste (c), mehrere kleinere mit
papillären, teilweise kolbigen Auswüchsen sowohl an der
inneren wie an der äusseren Oberfläche. Doppelseitig.

Fig. 275.

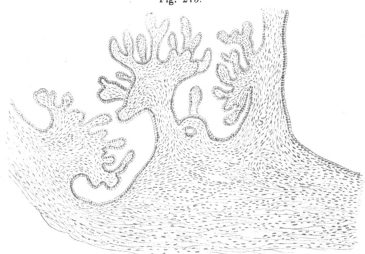

Kystadenoma papillare ovarii. Mittl. Vergr.
Schnitt aus der Wand einer grösseren Cyste. Man sieht die mehrfach verzweigten Zotten mit ihrem
Ueberzug von Zylinderzellen. Rechts ist nur die Basis einer langen und auch nach ihrer Spitze hin
noch vielfach verzweigt gewesenen Zotte abgebildet.

Höhle vollkommen aus (Fig. 276), ja wächst durch die gegenüber-
liegende Wand (auch an der Oberfläche der Geschwulst) hindurch. Die
sehr gefässreichen Papillen enthalten häufig Kalkkügelchen und schwellen
zuweilen kopfförmig an. Da solche Cysten nicht nur Flimmerepithel
tragen, sondern auch etwas anders zusammengesetzten Inhalt besitzen
(derselbe ist in der Regel dünner, wässeriger, ärmer an muzinöser
Substanz, daher seröse Cysten), da sie ferner nicht nur am Ovarium,
sondern auch am Par-
ovarium vorkommen, so
hat man nach einer an-
deren Genese derselben
geforscht und die meisten
Untersucher sind zu dem
Schluss gekommen, dass
sie nicht, weder direkt
noch indirekt, vom Keim-
epithel, vielmehr aus den
Köllikerschen Mark-
strängen sich entwickel-
ten, also aus Gebilden,
welche dem Rest der Ur-
niere, dem Parovarium,
genetisch nahestehen. Be-
sonders für einkämmerige
Flimmerepithelcysten mit
geringer papillärer Wucherung an der Innenfläche
und für die kleinen Cysten,

Fig. 276.

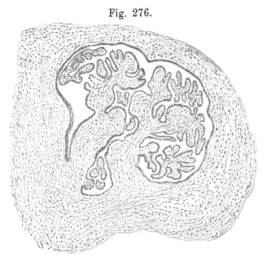

Papilläres Kystadenom, in Photoxylin eingebettet. Schw. Vergr.
Kleine Cyste, fast ganz von papillären Wucherungen erfüllt, aus
einem festeren Abschnitt eines multilokulären Tumors.

welche am Hilus vor-
kommen, halte ich diese Möglichkeit auch noch offen, für die Mehrzahl
der papillären Kystome, mögen sie Flimmerepithel haben oder nicht, sind
die neueren Untersucher zu dem Resultat gekommen, dass auch sie vom
Keimepithel abzuleiten seien. Sehr auffällig ist die Malignität, welche
viele von den papillären Kystomen zeigen, indem sie sekundär ganz
ähnlich beschaffene Geschwülste am Peritonäum erzeugen. Das gilt besonders für diejenigen Formen, bei welchen die papillären Bildungen auf
der äusseren Oberfläche von Cysten oder sogar des nicht cystischen
Ovariums sitzen (sog. Oberflächenpapillome). Die papillären Kystome erfahren noch öfter als die glandulären eine krebsige Umwandlung und gerade
bei den metastasierenden dürfte eine solche meistens sich nachweisen
lassen. Seltener ist bei beiden Formen eine sarkomatöse Umwandlung
des Stromas. Dagegen zeigen sich häufig allerhand Degenerationen, besonders Verfettung und Nekrose nicht nur des Epithels, sondern auch des
Stromas, wodurch ausgedehnte Partien eine weissgelbliche Färbung und
trübes Aussehen erfahren. Da sich an solchen Stellen eine gelbliche
Flüssigkeit (fettiger Detritus) ausdrücken lässt, so könnte leicht eine Verwechslung mit Eiterung eintreten, die ebenfalls in solchen Kystomen
vorkommen und zu eiteriger Umwandlung des Inhalts führen kann.

Sowohl glanduläre wie papilläre Kystome können platzen, wodurch einerseits eine Zellenaussaat als Grundlage von Metastasen statthaben, andererseits ihr zäher Inhalt ausfliessen und das sog. Pseudomyxom des Bauchfells (s. u.) bedingen kann. Manche sog. Oberflächen-papillome mögen durch Platzen und Umstülpung oberflächlicher papillärer Cysten entstanden sein.

Noch für eine zweite Gruppe von Cystengeschwülsten erscheint der Eierstock als bevorzugter Standort, für die teratoiden, in denen ganze Organe oder Skeletteile gebildet sind. In der Regel handelt es

Fig. 277.

Fig. 278.

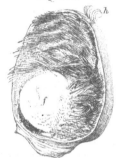

Dermoidcyste des Ovariums. Durchschnitt.
Nat. Gr.

f ein kugeliger Ballen Talg, alles übrige sind Haare, welche durch Fett zusammengehalten werden; eine kleine Haarlocke (h) lag in der Wand dicht unter der Oberfläche, an der sie nun nach Zerreissung der Hülle hervorragt.

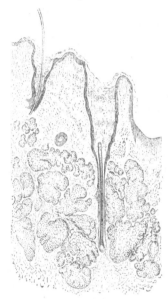

Von der Wand eines Dermoidkystoms des Ovariums.
Schwache Vergr.
Haarbälge mit Haaren, grosse Talgdrüsen.

Fig. 279.

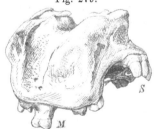

Knochenstück mit Zähnen aus einer Ovarialcyste.
Nat. Gr.
Bei S regelmässig nebeneinander gelagerte Schneidezähne. Bei M Mahlzähne.

sich um Dermoidcysten, in deren Wand sich Haut mit allen ihren Bestandteilen, mit Oberhaut, Papillarkörper(wechselnd), Haarbälgen nebst Haaren und Talgdrüsen, welche ganz besonders stark ausgebildet zu sein pflegen (Fig. 277), mit Knäueldrüsen, Haarbalgmuskeln usw. findet. Die Oberhaut kann stellenweise ersetzt sein durch das S. 74 erwähnte, Fremdkörperriesenzellen um Haare herum enthaltende Keimgewebe. Die Höhle der Cysten wird meistens erfüllt durch einen schmierigen, gelblichen, mehr oder weniger stark mit Haaren vermischten fettigen Brei (Fig. 278), in dem man mikroskopisch Talg, Epidermiszellen, Cholesterin nachweisen kann; gelegentlich finden sich aus Fett und Epithelschüppchen bestehende kugelförmige Gebilde (sog. Dermoidkugeln). In vielen Fällen kann man schon mit blossem Auge feststellen, dass ausser der Haut auch noch Knochen, Zähne (Fig. 279), Knorpel, Schleimcysten und anderes mehr vorhanden sind, mikroskopisch wird man stets ausser der Haut noch andere Gebilde, und zwar hauptsächlich nervöse Bestandteile (Gehirnteile, Nerven, sympathische Ganglien), Schleim- und andere Drüsen, Flimmerepithel tragende Häute, Augenbestandteile, besonders Pigment, nachweisen können. Man achte besonders auf zapfenartige Hervorragungen an der inneren Oberfläche der Cysten (Kopfzapfen), in und neben denen diese auf das Kopfende einer dreiblätterigen Keimanlage hinweisenden Befunde zu erheben sind (Teratome, Embryome). Nur Geschlechtsorgane, Nieren, Leber und Pankreas sind noch nicht beobachtet worden, wohl aber Entwicklung nur einer Zellform, so dass nur Epidermis (Epidermoidcysten), oder gar nur ein Zahn, Schilddrüsengewebe, chorionepitheliomartige Bildungen vorhanden waren. Um eine Inclusio foetalis kann es sich nicht handeln, denn die Neubildungen kommen sowohl doppelseitig wie mehrfach in demselben Eierstock vor, von der Annahme einer parthenogenetischen Entwicklung eines Eies ist man zurückgekommen; von den beiden zuletzt erörterten Möglichkeiten, Befruchtung einer Polzelle, welche dann von dem ebenfalls befruchteten Ei bei seiner Weiterentwicklung eingeschlossen wurde, und nicht normale Weiterentwicklung einer Blastomere, welche dann später diese Entwicklung aber in ungeordneter und atypischer Weise nachholt, hat die letzte sich der grössten Anerkennung zu erfreuen. Sie erklärt sehr gut das Vorkommen der Teratome bei Jungfrauen und selbst Kindern. Neben den Teratomen pflegen noch Reste von Eierstocksgewebe vorhanden zu sein, deren gelegentlich zu findenden Corpora lutea Zeugnis dafür geben, dass sie auch noch normal tätig sein können. Stieldrehungen (s. S. 485) sind bei Teratomen häufiger als bei anderen Kystomen. Zuweilen sind die Dermoidkystome mit gewöhnlichen Kystomen kombiniert, entweder so, dass auf der einen Seite die eine, auf der anderen die andere Form sitzt oder so, dass in demselben multilokulären Kystom beide Formen zugleich vorhanden sind. Selbst an einer und derselben Cyste kann man an einem Teil der Oberfläche das gewöhnliche Zylinderepithel, an einem anderen Epidermis finden. Von denselben Gesichtspunkten wie die cystischen sind auch die mehr festen Teratome der Eierstöcke zu betrachten.

　　　Nur selten finden sich teratoide Geschwülste an anderen Stellen, die als Metastasen angesehen werden können, öfter kommen an den Geschwülsten selbst krebsige Umwandlungen (bes. Kankroide) vor.

　　　Ausser denjenigen kystomatösen Mischgeschwülsten, welche durch sekundäre karzinomatöse oder sarkomatöse Umwandlung eines Adenokystoms entstehen, gibt es auch noch solche, bei welchen die Cystenbildung nur eine untergeordnete und nebensächliche Rolle spielt, wie das auch bei Adenomen der Fall sein kann. Die letzten gehören schon zu den soliden oder Vollgeschwülsten, welche weit seltener als die cystischen sind. Es kommen vor Fibrome, welche auch an der Oberfläche als polypöse oder papilläre Wucherungen auftreten, und

Fibromyome, bei welchen der myomatöse Anteil in der Regel gegen den bindegewebigen zurücktritt, Adeno- und Kystadenofibrome, lymphangiektatische Fibrome, Sarkome (selten rein), Adeno- und Adenokystosarkome, Fibro-, Myo-, Myxosarkome, Angiosarkome bzw. tubuläre Endotheliome (weiche, schwammige, brüchige Neubildungen aus Lymph- oder Blutgefäss-Endothelien), Angiome (als Teleangiektasien und kavernöse Metamorphose), endlich primäre reine Krebse, sowohl infiltrierte wie knotige. Unter diesen sind besonders auch solche mit kugeligen hyalinen Einschlüssen (Carcinoma hyalinicum) zu erwähnen (Fig. 280), welche zu den früher sog. Cylindromen gehören (Cylindroma carcinomatosum) und auch als Endotheliome beschrieben worden sind.

Fig. 280.

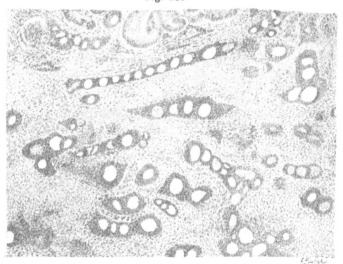

Carcinoma hyalinicum des Eierstocks. Schwache Vergr.
In den Krebskörpern, die vielfach langgestreckt sind, rundliche Lücken, die z. T. hellen Inhalt beherbergen.

Alle diese Geschwülste können wie die Adenokystome doppelseitig auftreten, wobei auch in der Regel eine ungleichmässige Entwicklung besteht. Auch bei ihnen habe ich das S. 489 erwähnte, über die Oberfläche zerstreute Auftreten bläschenförmiger Follikel gesehen.

Sekundär werden gelegentlich Sarkome, häufiger Krebse verschiedener Art (bei Rektum-, Magen-, selten Uteruskrebs), auch doppelseitig beobachtet. An allgemeiner Peritonäalkarzinose können auch die Ovarialoberflächen teilnehmen.

e) **Rückgängige Ernährungsstörungen** beginnen schon an den Eiern und Follikeln im embryonalen Leben, setzen sich in der Jugendzeit fort, verstärken sich aber im Alter nach dem Klimakterium. Das senil atrophische Ovarium ist klein, seine Albuginea verdickt, im Innern zahlreiche Corpora fibrosa und hyalinica, die Arterien verdickt,

hyalin, zuweilen selbst verkalkt. Aehnlichen Befund ergibt das durch
chronische Entzündung atrophische Ovarium. Dabei ist am wichtigsten
der Schwund (Atresie) der Follikel mit Degeneration der Eier, welcher
auch ausserdem und ohne Grössenabnahme des gesamten Eierstocks
eintreten kann. Einer hyalinen Veränderung der Gefässwandungen in
den Eierstöcken Osteomalacischer wird von manchen eine Bedeutung
beigelegt, doch habe ich sie nicht regelmässig gefunden oder doch nicht
auffälliger als bei vielen nicht osteomalacischen Frauen, bei welchen
chronische Entzündung oder senile Veränderung vorlag. In der Nähe
geplatzter Follikel ist sie als Inaktivitätserscheinung angesprochen
worden. Die Nekrose und Erweichung bei septischen Entzündungen
wurde früher erwähnt, ein sehr seltener Befund ist die Nekrose (bei
Diabetes gesehen) des ganzen Ovariums. Wie an den Arterien, so
kommt eine fleckweise hyaline Degeneration auch an dem Stroma
vor, welche indessen mit der Kystombildung, mit der sie früher wohl
in Verbindung gebracht wurde, nichts zu tun hat, wenn auch durch
sie ausnahmsweise cystoide Bildungen entstehen können.

Von grösseren **Parasiten** ist der Echinokokkus im Ovarium gefunden worden.

i) Untersuchung der Eileiter.

Veränderungen der Grösse und Gestalt der Eileiter gehören bei
älteren Frauen zu den häufigsten Vorkommnissen. Wenn man von
den Verengerungen, Knickungen usw. absieht, welche die Tuben durch
Geschwülste oder sonstige Veränderungen des Uterus, der Ovarien und
Ligamente erleiden, so sind hier zu erwähnen Knickungen im Verlaufe
der Tuben, meistens durch Pseudomembranen erzeugt, und cystische
Erweiterungen, besonders des abdominalen Teiles, welche bei Verschluss
der abdominalen Oeffnung (durch Verwachsungen usw.) durch das auf-
gestaute Sekret bewirkt werden. Angeborene Defekte kommen in
Verbindung mit solchen des betreffenden Uterushornes vor, angeborene
Atresie oder Stenose ist selten.

Bevor man zur Untersuchung der Schleimhaut übergeht, betrachtet
man (besonders bei Puerperen) die Fimbrien, welche bei Entzündungen
der Schleimhaut anschwellen und sich dunkelrot färben, und übt einen
Druck auf das Infundibulum aus, um zu sehen, ob etwa Sekret
(katarrhalisches, Eiter) sich leicht entleeren lässt, da möglicherweise
von hier aus eine Peritonitis erzeugt sein könnte. Doch ist zu
beachten, dass das Umgekehrte häufiger ist und dass die Tubenschleimhaut oft nur einfache katarrhalische Entzündung zeigt, während eine
eiterige Peritonitis vorhanden ist.

Hierauf schlitzt man von den Fimbrien aus die Eileiter der Länge
nach auf, um die Schleimhaut einer genauen Betrachtung zu unterwerfen. Kleine Blutungen findet man bei der Menstruation, bei
akuten heftigen Entzündungen in der Nachbarschaft, grössere Ergüsse
in die Höhle bei Hämatometra, wobei es sich nicht um Rückstauung
des Blutes aus dem Uterus, sondern um wirkliche Tubenblutungen
handelt (Hämatosalpinx).

Von **Entzündungen** (Salpingitis) kommen hier selten pseudo-membranöse (sog. diphtherische) vor, häufig einfache Katarrhe (Endo-salpingitis) mit Schwellung und Rötung und vermehrter Sekretion (epithelreiches Sekret), ferner eiterige Entzündungen, besonders bei Puerperalinfektionen, aber auch bei Tripper usw., welche zwar auch eiterige Infiltration und kleine gelbe Abszesschen in der Schleimhaut machen können, hauptsächlich aber eine Eiterabsonderung in die Höhle bewirken. Wenn gleichzeitig Verschluss des abdominalen Tubenendes vorhanden ist, so bewirkt der einfache Katarrh Hydrosalpinx, die eiterige Entzündung Pyosalpinx, d. h. eine mehr oder weniger starke sackartige Ausweitung der Tube mit wässerigem oder eiterigem Inhalt (s. unten). Nach Schridde unterscheiden sich mikroskopisch die septischen und gonorrhoischen Entzündungen dadurch voneinander, dass bei jenen nur Leukozyten in dem Eiter sowie in den Schleimhautfalten vorhanden sind, während bei diesen in den sehr verdickten Tubenfalten dichte Anhäufungen von lymphozytären Zellen, vor allem Plasmazellen, dann Lymphozyten und Lymphoblasten vorhanden sind, denen sich erst gegen das Epithel hin mehr und mehr neutrophile Leukozyten zumischen. Das Epithel verliert seine Flimmerhaare und geht selbst vielfach verloren. Lymphozyten und besonders Plasmazellen wandern auch zwischen den Epithelzellen hindurch, so dass sie einen wesentlichen Bestandteil (in späteren Stadien bis 50 pCt.) des Exsudates ausmachen. Bei Färbung nach Pappenheim erscheinen die Plasmazellen rot. Später finden sich Plasmazellenhaufen auch in der Wand, während in den Falten unter Schwund der Plasmazellen junges Bindegewebe auftritt. Dann handelt es sich schon um einen sog. chronischen Katarrh, der auch der Ausgang einer septischen Entzündung sein kann. Es handelt sich dabei weniger um eine katarrhalische Absonderung als um eine mit Plasmazelleninfiltration einhergehende Gewebswucherung, also um eine chronische produktive Entzündung, bei der die Schleimhautfalten stark anschwellen, sich aneinander legen und nach Schwund des Epithels an den Spitzen und Seiten verwachsen, so dass die übrig bleibenden von Zylinderepithel ausgekleideten Spalten wie Drüsenschläuche aussehen und zum Teil nach allseitigem Abschluss in Cystchen sich umwandeln (Endosalpingitis follicularis cystica). Vielleicht kommt dabei aber auch eine wirkliche Drüsenneubildung vor wie bei den Erosionen der Portio, da die Schläuche und Cystchen zum Teil tief in der Wand liegen. Dass solche Wucherung vorkommt, hat Chiari gezeigt, der in gewissen kugeligen, meist in der Nähe des uterinen Endes gelegenen, seither als Fibrome angesehenen, höchstens bohnengrossen Neubildungen abgeschnürte und teilweise cystisch erweiterte Drüsenwucherungen fand, welche von Granulationsgewebe umgeben bis in die Muskelhaut vorgedrungen waren, die dadurch eine Hypertrophie und Hyperplasie erlitten hatte (Salpingitis productiva glandularis nodosa). Diese Bildungen, welche im Gegensatz zu dem eben Erwähnten von v. Recklinghausen für aus versprengten Urnierenkanälchen hervorgegangene Geschwülstchen (Adenomyome) erklärt wurden, wurden nur bei jüngeren Frauen beobachtet. Neuerdings sind die drüsigen und cystischen Bildungen für epithelialisierte Abszesshöhlen erklärt worden.

Nur selten kommt es zu umschriebenen polypösen Wucherungen, dagegen kann die Schleimhaut der Induration und Atrophie anheimfallen.

In der muskulösen Wand gibt es nur selten phlegmonöse eiterige Entzündungen, dagegen kommt eine Myosalpingitis productiva (interstitielle Salpingitis) besonders im Anschluss an chronische Endosalpingitis, auch bei Pyosalpinx, vor. Zuerst ist fleckweise zellige Infiltration, vorzugsweise im Verlauf der Gefässe vorhanden, später wird daraus eine fibröse Induration, welche mit Schwund der Muskulatur verbunden sein kann. Der Perisalpingitis wird bei der Betrachtung des Beckenperitonäums noch gedacht werden, sie ist es hauptsächlich, welche zu einem Verschluss des abdominalen Ostiums führt, indem die Fimbrien mit ihrer serösen Seite verwachsen und mit den Spitzen in das Tubenlumen eingestülpt werden.

Von **infektiösen Granulationsneubildungen** ist nur die Tuberkulose von Wichtigkeit. Sie wird seltener für sich allein, meist in Verbindung mit Uterustuberkulose gefunden, der Regel nach sind aber die Tubenveränderungen viel ausgedehnter, weiter fortgeschritten, so dass man sie als die primären, die übrigen als die sekundären Veränderungen (deszendierende Tuberkulose) betrachten muss, was nicht ausschliesst, dass die Tuberkelbazillen von der Scheide her in die Tuben gelangt sein können, wenn es sich auch sicherlich der Regel nach um eine hämatogene Infektion handelt. In ausgebildeten Fällen (Fig. 281) erscheint die Tube verdickt, starr, oft geschlängelt; auf dem Durchschnitt sind die inneren Abschnitte der verdickten Wand käsig, an der Oberfläche zerfallen, das Lumen ist mit einer weichen, bröckeligen Käsemasse gefüllt. War die Erkrankung noch nicht so weit vorgeschritten, so sieht man eine starke Wulstung und Faltenbildung der hochgeröteten Schleimhaut, in welcher graue oder gelbliche,

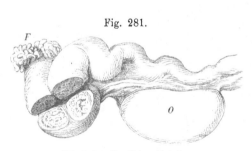

Fig. 281.

Tuberkulose der Tube. Nat. Gr.

O Ovarium. F Fimbrien am abdominalen Tubenende, stark verdickt; am Durchschnitt durch die stark gewundene Tube sieht man die käsigen Massen, welche das Lumen ganz erfüllen und an Stelle der Wand getreten sind.

kleinste oder schon etwas grössere tuberkulöse Einsprengungen hervortreten. Mikroskopisch (Fig. 282) erhält man dann ein ganz ähnliches Bild wie bei der Salpingitis follicularis, nur dass in dem Gewebe Tuberkel (mit Riesenzellen usw.) eingestreut sind.

In anderen Fällen ist die Tube erweitert und mit Eiter gefüllt (Pyosalpinx tuberculosa), ihre Wand oft um das mehrfache verdickt. In einem Teil dieser Fälle liegt sicher eine Mischinfektion vor, ob in allen, steht noch dahin.

Von primären **Geschwülsten** wurden selten kleine Fibrome und Fibromyome, Lipome am Ansatz des Lig. latum an den Tuben, einfache papilläre Wucherungen und papilläre Krebse (auch doppelseitig), ein Kystoma papilliferum, Sarkome (sehr selten) beobachtet. Sekundäre Karzinombildung kann von den Ovarien und (selten) vom Uterus aus (auch Chorionepitheliom) entstehen, doch bleibt die Tube meist auffällig lange frei. Sehr häufig findet sich eine aus dem Müllerschen Gang hervorgegangene gestielte Cyste an dem Fimbrienende (Morgagnische Hydatide), welche bis Haselnussgrösse erreichen kann.

Bei den cystischen Erweiterungen der Tube selbst (Saktosalpinx), bei welchen hauptsächlich die Ampulle erweitert ist und die mittleren

Fig. 282.

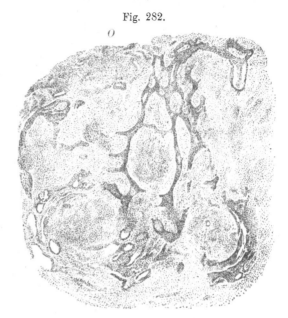

Tuberkulose der Tubenschleimhaut. Schwache Vergr.
Drüsenartige, verzweigte epitheliale, hie und da cystisch erweiterte Kanäle, dazwischen zellenreiches Gewebe mit Tuberkeln, von denen einer rechts unten eine Riesenzelle enthält. O Oberfläche der Schleimhaut.

Abschnitte oft derart geschlängelt sind, dass die ins Lumen vorspringenden Teile septumartig gestaltet sind, ist der Inhalt am häufigsten eine wässerige, aber immer zahlreiche zellige Elemente (Schleimkörperchen) enthaltende Flüssigkeit (Hydrops tubae, Hydrosalpinx oder Saktosalp. serosa, Fig. 283), seltener eine eiterige (Pyosalpinx oder Saktosalp. purulenta). Ueber den bei dieser vorkommenden zelligen Inhalt ist schon bei Entzündungen Mitteilung gemacht, es sei deshalb hier noch angeführt, dass der Inhalt der eitrigen Tubensäcke in reichlich der Hälfte der

Fig. 283.

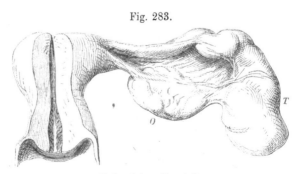

Hydrosalpinx. $\frac{1}{2}$ nat. Gr.
Die Tube T am abdominalen Ende verschlossen und besonders hier stark ausgedehnt, in der Mitte geschlängelt, vielfache peritonitische Pseudomembranen. O Ovarium.

Fälle steril ist, und dass unter den gezüchteten Bakterien etwa 50 pCt. Gonokokken, 19 pCt. Strepto- und Staphylokokken, sonst noch vereinzelt Pneumokokken, Kolibazillen u. a. gefunden wurden. Bei jenen pflegen die Wandungen dünn, aber durch Pseudomembranen überdeckt zu sein, bei dieser sind sie häufig stark verdickt und in ihren inneren Abschnitten von schwefelgelber Färbung, welche davon herrührt, dass die Zellen der pyogenen Membran mit lipoiden Körnchen vollgestopft sind. Es ist ein ganz gewöhnliches Ereignis, dass Blutungen in das Lumen der erweiterten Tube stattfinden, wodurch die beim sog. Hydrops vorhandene Flüssigkeit eine bräunliche Färbung erhält (Hydrops tubae sanguinolentus, sekundäre Hämatosalpinx). Das abdominale Ende zeigt, wenn hier wie gewöhnlich der Verschluss sitzt, durch die Verwachsung und sekundäre Ausdehnung der einzelnen Fimbrien von innen her eine rosettenförmige Gestalt. Die Erweiterung kann sich auch bei durchgängigem Uterinostium ausbilden, so dass von Zeit zu Zeit der Inhalt in den Uterus entleert werden kann (Hydrops tubae profluens).

Rupturen der Eileiter finden sich bei Hämatosalpinx, Pyosalpinx, hauptsächlich aber bei Eileiterschwangerschaft, worüber bei Besprechung der Extrauterinschwangerschaften überhaupt noch einiges Ausführlichere mitgeteilt werden soll.

k) Untersuchung der Vulva.

Die äusseren weiblichen Geschlechtsteile kann man entweder an der Leiche oder nach der in der früher (S. 452) beschriebenen Weise erfolgten Herausnahme untersuchen.

In bezug auf die Grössenverhältnisse ist schon früher (S. 48 u. 63) der Vergrösserung der grossen Labien durch Oedem sowohl wie durch Elephantiasis gedacht worden. Die kleinen Schamlippen, welche schon bei Frauen, die geboren haben, oft nicht mehr ganz von den grossen bedeckt werden, hängen manchmal als lange, dünnere oder dickere rote Wülste hervor. In ähnlicher Weise verhält es sich mit der Vorhaut der Klitoris, an der besonders die Fortsetzungen nach den Nymphen zu entweder einseitig oder beiderseitig als wulstförmige oder auch polypenartige Massen neben der Harnröhrenöffnung vor der Scheidenöffnung herunterhängen und selbst zwischen der Schamspalte hervorragen können. Die Klitoris selbst zeigt manchmal angeborene Vergrösserung, die dann oft mit anderen Bildungsanomalien, welche den sog. Hermaphroditismus ausmachen, vereinigt sind.

Der Geschlechtscharakter hängt ausschliesslich von den Keimdrüsen ab; nur dann ist wahre Zwitterbildung (Hermaphroditismus verus) vorhanden, wenn ein Individuum zugleich männliche und weibliche Keimdrüsen besitzt, in anderen Fällen liegt falsche oder Scheinzwitterbildung (Hermaphroditismus spurius) vor. Bei alten Zwittern ist vermutlich durch sekundäre Veränderungen die Erkennung der Natur der Keimdrüsen stets sehr schwierig, wenn nicht unmöglich.

Den wahren Hermaphroditismus teilt man ein in H. bilateralis, wobei auf beiden Seiten männliche und weibliche Geschlechts-drüsen zugleich vorhanden sind, und in H. lateralis, der noch am besten beglaubigte, wo auf der einen Seite ein Hode, auf der anderen ein Ovarium gebildet ist. Vielleicht gibt es auch eine Mittelform, wo auf der einen Seite eine, auf der anderen 2 verschiedene Keimdrüsen vorhanden sind (H. unilateralis). Die Scheinzwitter (Pseudohermaphroditen) sind meistens Männer (Pseudoh. masculinus, Fig. 284) mit Hemmungsbildungen an den äusseren Genitalien (kleiner Penis mit Hypospadie, gespaltenes Skrotum, retinierte Hoden) und starken Resten der Müllerschen Gänge (grosser Uterus masculinus usw.), welche wie in dem abgebildeten Falle eine besondere Ausmündung (Pseudovaginalöffnung) haben können, seltener Weiber (Pseudoh. femininus, Fig. 285) mit männlichem Typus der äusseren Geschlechtsteile (abnorm grosse Klitoris, Atresia vaginae, untere Verwachsung und skrotumartige Bildung der grossen Labien) und teilweiser Persistenz der Wolffschen Gänge. Die Ovarien sind dabei meistens hypoplastisch, während die Nebennieren auffällig gross gefunden worden sind. Je nachdem sowohl die äusseren wie die inneren Teile die genannten Abnormitäten darbieten oder nur die einen oder

Fig. 284.

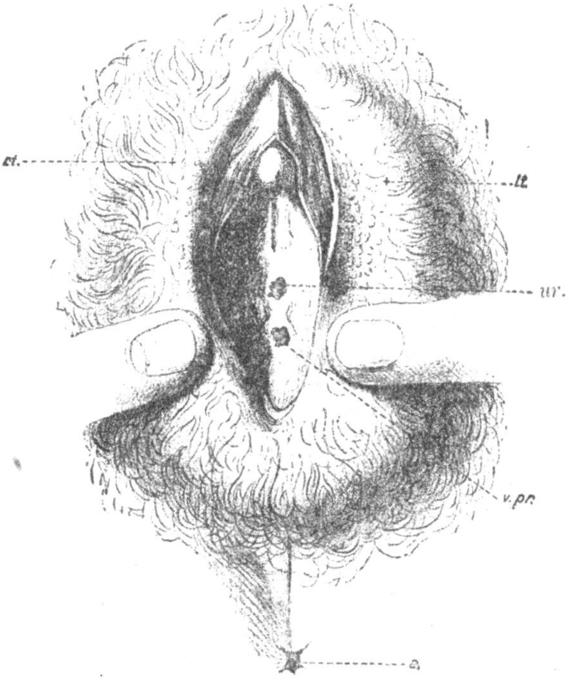

Pseudohermaphroditismus masculinus externus. Verkleinerte Kopie nach Dohrn, Arch. f. Gyn. XI. Taf. IV.
ur. Urethra. v.pr. Vesicula prostatica rt. Lage des rechten, lt. des linken Testikels. a. After.

die anderen, kann man einen Pseudohermaphroditismus masculinus resp. muliebris s. femininus completus, externus oder internus unterscheiden.

Störungen des Zusammenhanges der Teile, besonders Einrisse an dem Frenulum und selbst bis in den Damm hinein, sind fast stets Folgen des Geburtsaktes; teils oberflächliche, teils tiefere Zerreissungen an allen möglichen Stellen in Verbindung mit starker Schwellung und Rötung der Teile und selbst eine eiterige Entzündung sind, als gewöhnliche Folgen von Schändungsversuchen, stets verdächtig, vor allem bei Kindern, wo eine Immissio penis wegen der räumlichen Missverhältnisse nicht statthaben kann. Eine traumatische Gewebsverletzung ohne äussere Verletzung kommt bei Puerperen (sonst selten) in den grossen Schamlippen vor, die durch einen grossen Bluterguss im Innern ihres Gewebes beträchtliche Vergrösserung zeigen können (Haematoma vulvae). Durch sekundäre Entzündung kann von da aus Brand entstehen, der sich leicht in das Beckenbindegewebe fortsetzt. Eiterige Entzündungen verlaufen stets mit sehr starker Rötung und Schwellung der Teile; sie sind häufig gonorrhoischer Natur, doch nicht jede eiterige Vulvitis oder Vulvovaginitis weder bei Erwachsenen noch bei kleinen Mädchen gibt Gonokokkenbefund. Von den Talgdrüsen aus entwickeln sich bei einem akuten Katarrh gern Akneknoten und Aknepusteln. Auch die Bartholinischen Drüsen schwellen an und können sogar abszedieren (Bartholinitis).

Von sonstigen entzündlichen Prozessen sind die pseudomembranösen Entzündungen, welche nicht selten (mit Diphtheriebazillenbefund) bei Rachendiphtherie oder sonstigen Infektionskrankheiten (mit anderen Organismen) an der unverletzten Schleimhaut, aber auch als sog. Wunddiphtherie an puerperalen Einrissen auftreten, bemerkenswert; sie lassen sich an den grauen Membranen bzw. der Verschorfung des Geschwürsgrundes leicht erkennen. Diese Geschwüre können eine vollständig gangränöse Beschaffenheit haben, die sich durch ihr missfarbig graulich-schwärzliches Aussehen und die nekrotische Beschaffenheit ihrer Ränder und ihres Grundes kenntlich macht. Auch wenn keine schwerere Infektion eintritt, können sich doch puerperale Einrisse zu eiternden Geschwüren, den sog. puerperalen Geschwüren umwandeln. Selten (z. B. bei Diabetes) kommen furunkulöse und karbunkulöse Prozesse, an welche sich eine Phlegmone anschliessen kann, vor.

An geschwürige Prozesse schliesst sich zuweilen eine adhäsive Entzündung an, welche zu Verwachsung der kleinen und grossen Lippen führen kann. An den Bartholinischen Drüsen kommen entzündliche Indurationen mit starkem Schwund des Drüsengewebes vor.

Fig. 285.

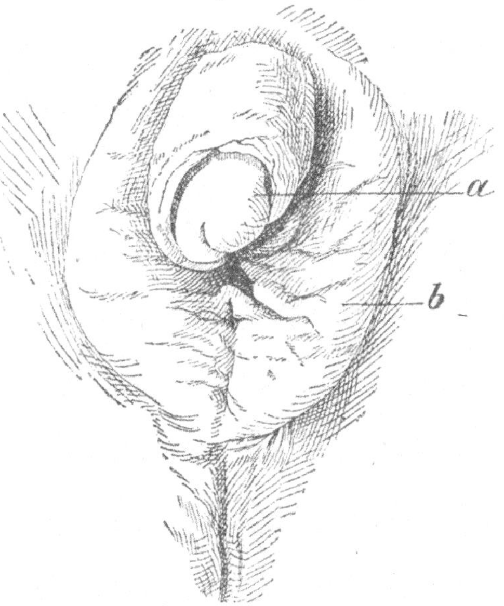

Pseudohermaphroditismus femininus externus, um $1/2$ verkleinert. Nach Ziegler, Lehrbuch II.

a hypertrophische Klitoris. b grosse Labien, verwachsen (Stenose des Introitus vaginae).

Von den als spitze und breite Kondylome (Fig. 286) bezeichneten Neubildungen der äusseren Geschlechtsteile ist schon bei der Haut das Nötige gesagt worden, ebenso über die syphilitischen Schankergeschwüre.

Von eigentlichen Neoplasmen gehen besonders gern von der Klitoris, aber auch von den Nymphen, seltener von den Bartholinischen Drüsen Karzinome aus, ferner Melanome von Klitoris und grossen Labien; Fibrome, sowohl als papilläre (Blumenkohlgewächse, Fig. 287) wie als knotige (auch polypöse), Lipome, Hämangiome, Fibromyome usw. gehen hauptsächlich von den grossen Schamlippen (z.T. von dem Lig. rotundum) aus, in denen auch atheromatöse Cysten, sowie solche, welche aus dem Nuckschen Kanal hervorgingen, vorkommen. Auch aus den Bartho-

Fig. 286.

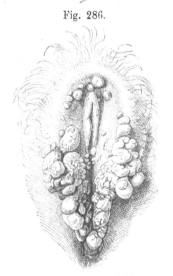

Fig. 287.

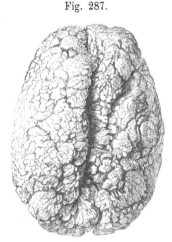

Condylomata lata an den äusseren weiblichen Genitalien und am Anus. $^1/_2$ nat. Gr.

Mit einem dünnen Stiele in der Gegend der Klitoris aufsitzendes Blumenkohlgewächs der Vulva einer Frau. Nat. Gr.

linischen Drüsen können Cysten verschiedener Grösse entstehen, wobei als wesentliche Ursache eine Verengerung der Abfuhrwege (Myxangioitis fibrosa, v. Recklinghausen) zu betrachten ist.

Als Kraurosis vulvae hat Breisky eine eigentümliche Atrophie der äusseren Geschlechtsteile bezeichnet, welche verdünnt, gespannt, unelastisch sind und weisslich, trocken aussehen. Nach neueren Untersuchungen scheint eine zellige Infiltration des Korium vorauszugehen, was den Prozess den entzündlichen anreihen würde. Es kann dabei eine Verdickung der Hornschicht des Epithels (Hyperkeratosis) auftreten, es kann Karzinomentwicklung statthaben.

Von sonstigen regressiven Veränderungen sind die weichen, auch gelegentlich phagedänischen Schanker, die gewöhnliche Gangrän (bei Oedem und Entzündung) der grossen Labien sowie die Noma zu nennen.

Nicht selten wird Soor (s. Oesophagus, S. 352) an den kleinen Schamlippen und der Klitoris sowohl bei Kindern als auch bei Erwachsenen, besonders diabetischen Frauen gefunden.

1) Untersuchung der Scheide.

Die Scheide wird in der Weise untersucht, dass sie an ihrer linken Seite der Länge nach eröffnet und dann von der vorderen Uterusfläche abgetragen wird, worauf man sie auseinanderschlagen und in allen ihren Regionen bequem untersuchen kann. Um die Harnblase zu schonen, wird es in vielen Fällen gut sein, sie vor Eröffnung der Scheide, wenigstens an der linken Seite, von dem Uterus abzutrennen.

1. Allgemeine Verhältnisse.

Veränderungen in der Lage und Gestalt der Scheide können durch Einstülpung bezw. Umstülpung ihrer Wandung, bald der gesamten, bald nur der vorderen oder, seltener, der hinteren Wand entstehen. Die Einstülpung ist ein Descensus, solange die Scheidenwand hinter der Schamspalte verborgen liegt, ein Prolaps, sobald ein Teil zwischen der Schamspalte hervorragt. Bei dem Prolaps der vorderen Wand ist ein Teil der Blase mitgezerrt (Cystocele vaginalis), bei demjenigen der hinteren kann das gleiche mit dem Mastdarm geschehen (Rectocele vaginalis). Man spricht von Enterocele oder Ovariocele vaginalis, wenn in einer Einstülpung des oberen Teils der hinteren Wand Darmschlingen bezw. Ovarialtumoren liegen. Die Ursache der Verlagerung kann in einer Schlaffheit (durch häufige Geburten, Altersatrophie) der Scheidenwand selbst oder in mechanischen Einwirkungen seitens der Nachbarorgane, insbesondere des Uterus liegen. Wie der Uterus sekundär von Prolapsen der Scheide in Mitleidenschaft gezogen werden kann, so auch umgekehrt die Scheide durch Lageveränderungen des Uterus. Insbesondere der Uterusprolaps wird eine Umstülpung der Scheidenwand bedingen müssen. Ist dieselbe eine vollständige, so hängt die ganze Scheide ähnlich einem umgestülpten Handschuhfinger aus der Schamspalte heraus (Fig. 288).

Fig. 288.

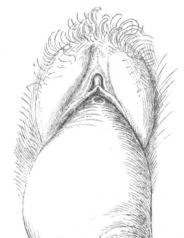

Inversion und Prolaps der Scheide mit Prolaps des Uterus. ¹/₂ nat. Gr.
An der Spitze des aus der Vulva vorragenden Wulstes sieht man das Orificium uteri externum, am oberen Ende unter der Klitoris das verzogene Orificium urethrae. Vgl. Fig. 292.

In allen Fällen, wo Scheidenschleimhaut zwischen den Schamlippen zutage tritt, erleidet sie eine Umwandlung des Epithels, wodurch dieses sich der Epidermis nähert (Epidermoisierung); die Epithelschichten verhornen stärker und häufen sich in dickeren Schichten an (Pachydermie), wodurch die Oberfläche, welche dabei meistens auch eine auffällige Abglättung zeigt, eine weissliche, manchmal fast milchweisse Färbung erhält. Häufig zeigen die hervorragendsten Abschnitte sekundäre Geschwüre oder Narben von solchen.

Die Grösse und Gestalt der Scheide zeigt bald angeborene, bald erworbene Veränderungen. Ausser den schon oben genannten Fällen findet sich Erweiterung besonders nach zahlreichen Puerperien oder nach lange bestehenden Katarrhen; in der Regel ist damit zugleich eine Abglättung der Oberfläche durch Erniedrigung oder Schwund der Runzeln verbunden. Wichtiger sind die Verengerungen, welche bald die Scheide im ganzen (bei angeborener Hypoplasie der Geschlechtsorgane, bei Hermaphroditismus) oder einzelne Teile betreffen. Letztere sind entweder angeboren (Atresien) oder erworben (durch Narbenschrumpfung). Die letztere ist selten vollständig und an den narbigen Veränderungen an der engen Stelle selbst sowie in der Umgebung zu erkennen. Ebenfalls angeboren sind kleine Wülste in der Mitte der vorderen oder der hinteren Wand, als Andeutung der Entstehung des Scheidenrohres aus dem Zusammenfluss der beiden Müllerschen Gänge. Einen höheren Grad erreicht diese Bildungshemmung in Form eines die Scheide in 2 Abschnitte teilenden, entweder auf die oberen Teile beschränkten oder bis in den Eingang reichenden häutigen Septums (Vagina septa, Fig. 298), welches sich mit oder auch sehr selten ohne Duplizität der Uterushöhle vorfindet. Die beiden Scheidenhälften sind gleichmässig oder ungleichmässig entwickelt, selten hat die eine derselben eine abnorme Ausmündung. Die Scheidewand kann durchlöchert sein.

Die Farbe der Scheidenschleimhaut ist für gewöhnlich heller oder dunkler rotgrau; sie wird durch Fäulnis ziemlich schnell eine schmutzig graue, besonders wenn an ihr selbst oder im Uterus jauchige oder sonstige nekrotische Prozesse vorhanden sind. Der weissen Farbe bei Pachydermie ist schon gedacht; gleichmässig graue Färbung verbunden mit fibröser Härte findet sich oft nach lange bestandenem Fluor albus; schieferige rührt von hämorrhagischen Entzündungen her, sie findet sich in Form zerstreuter schiefergrauer Flecken, besonders häufig bei alten Frauen.

2. Die einzelnen Erkrankungen.

a) Die wichtigsten **Missbildungen** der Scheide wurden schon erwähnt, sie seien noch einmal kurz aufgezählt: Mangel, Hypoplasie, Vagina septa (unter Vagina unilateralis versteht man die Entwickelung nur eines Müllerschen Ganges, während der andere zugrunde gegangen ist), Atresia vaginae, welche sowohl eine hymenalis als eine vaginalis im engeren Sinne (letztere meist dicht hinter dem Hymen) sein kann. Abnorme Kommunikationen mit dem Ureter sowie dem Mastdarm kommen ebenfalls vor.

b) Von **Kreislaufstörungen** ist das bei Schwangeren bezw. Puerperen zuweilen vorkommende Haematoma vaginae, eine Blutung in die Wandung der Scheide zu nennen.

c) **Entzündungen.** Nicht puerperale Entzündungen der Scheidenschleimhaut (Kolpitis, Vaginitis) gehören, wie bei den Lebenden, so
auch an den Leichen
nicht zu den Seltenheiten;
weniger die eiterigen, am
häufigsten gonorrhoischen,
oder jauchigen mit sehr
übelriechendem, missfarbi-
gem Sekret, als die chro-
nischen (Fluor albus), die
meistens an der Abglättung,
grauen Farbe und fibrösen
Umwandlung der Schleim-
haut (Kolpitis chronica
fibrosa) zu erkennen sind.
Die atrophische, oft fleckig
schieferige Schleimhaut ist
mit einem sauer reagieren-
den dünnen, trüben, wässerigen, seltener etwas eiterigen Exsudat bedeckt. Der
Atrophie der Schleimhaut
geht ein hypertrophisches
Stadium voraus, wobei eine
kleinzellige Infiltration in

Fig. 289.

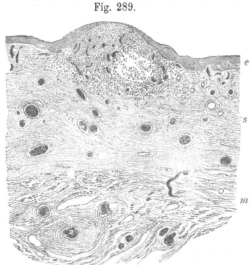

Kolpitis granulosa (von einer 53jähr. Witwe mit Herzfehler).
Schwache Vergr.

e Epithel, welches über dem Granulum, dessen Gefässe sichtbar sind, ganz dünn ist. s Schleimhaut. m Muskelhaut, beide
mit gefüllten Gefässen.

Form kleiner Granula (Kolpitis granulosa, Fig. 289) vorhanden ist.
Zuweilen bilden sich spitze Kondylome.

Eine besondere Form produktiver Kolpitis ist die adhäsive, durch
welche nach Verlust des Epithels Verwachsungen der Oberfläche der
Schleimhaut besonders in den oberen Abschnitten mit Verengerung oder
selbst Verschluss der Höhle erzeugt werden.

Die Kolpitis pseudomembranacea, nicht zu verwechseln mit
der zuweilen im Anschluss an die Menstruation auftretenden Kolpitis
exfoliativa, bei der Epithelfetzen, nicht entzündliche Pseudomembranen
auf der Schleimhaut liegen, kommt selten als echte Diphtherie der
Scheide bei der Rachenbräune vor, zuweilen bei anderen akuten
Infektionskrankheiten (Typhus, Cholera), gelegentlich als hämatogene
Erkrankung bei Vergiftungen (z. B. Sublimat), öfter bei Blasenscheiden-
fisteln und jauchigen Uterusgeschwülsten, bei welchen sich zersetzende
Flüssigkeiten die Schleimhaut überströmen. Es sind dann hauptsächlich
die Spitzen der Runzeln und Falten der dunkelroten (hyperämischen
und hämorrhagischen) Schleimhaut, an welchen zuerst die grauen, fest
haftenden Schorfe auftreten. Nicht selten tritt die Erkrankung auch
infolge einer bakterischen Infektion (Streptokokken) als sog. Wunddiphtherie an Geburtsverletzungen der Scheide auf, deren Oberfläche
gleichfalls mit einem grauen Schorfe sich bedecken, von denen aus
aber die pseudomembranöse Entzündung sich auf die Umgebung
erstrecken kann.

Solche Geburtsverletzungen sind aber, wie an den äusseren Geschlechtsteilen, so auch an der Scheide nicht selten, besonders wenn Kunsthilfe angewendet werden musste (puerperale Affektionen). Nichts ist häufiger, als dass bei Anlegung der Zange bei engem Becken oder abnorm grossem Kopfe den Zangenlöffeln entsprechende Einrisse entstehen, die bald gut heilen und vernarben, bald zu infektiösen Geschwüren werden, worüber sogleich mehr. In der Längsrichtung der Scheide verlaufende und an den Seitenwandungen gelegene Narben gestatten die Diagnose auf schwere Geburt. In ähnlicher Weise finden sich Risse und Narben an dem Fornix der Scheide, von dem Muttermunde aus, die oft mit ähnlichen am Uterus zusammenhängen, sowie am Scheideneingang in Verbindung mit solchen an den äusseren Geschlechtsteilen, besonders Dammrissen.

War die einwirkende Gewalt sehr heftig und hatte sie besonders ausgedehntere Quetschungen im Gefolge, so entsteht nicht ein einfaches Geschwür, sondern das Gewebe wird nekrotisch und an den beiden Seiten erscheinen übelriechende, missfarbig grünlich schwärzliche Substanzverluste mit fetzigem Grunde, die in besonders schlimmen Fällen die ganze Dicke der Scheidenwandung betreffen, so dass Peforationen derselben entstehen, die eine ausgedehnte jauchige Phlegmone des Beckenbindegewebes (Parakolpitis phlegmonosa, ichorosa) zur Folge haben, welche sich bis weit in die Bauchdecken hinein erstrecken kann. Durch eiterige Abstossung ganzer Stücke der Vaginalwand ist die Kolpitis phlegmonosa dissecans ausgezeichnet. In anderen Fällen sitzt die Affektion an der vorderen oder hinteren Wand, eine Lokalisation, die in Besonderheiten des knöchernen Beckens (Stachelbecken) oder in besonderen Verhältnissen der Geburt (starker Druck des Kopfes auf die Symphyse) ihre Erklärung findet. Während jene, wenn die Nekrose nicht so tief reicht, ohne weiteren Schaden in der Regel heilen, entstehen aus diesen sehr leicht, selten durch direkten Einriss, in der Regel durch nachträgliche Nekrose der gequetschten Teile Fisteln, häufiger eine Blasenscheidenfistel (Fistula vesicovaginalis), seltener eine Scheidenmastdarmfistel (F. recto-vaginalis), oder am seltensten eine Blasenscheidenmastdarmfistel (F. vesico-rectovaginalis). Neuerdings konnte man gelegentlich Nekrosen und Fistelbildungen nach kräftigen Bestrahlungen mit Röntgen- und Radiumstrahlen beobachten.

d) **Infektiöse Granulome.** Syphilitische Veränderungen verschiedener Art kommen vor, primäre Sklerosen, insbesondere am Introitus in der Nähe der hinteren Kommissur, Kondylome, sehr selten Gummata in der Wand. An der Leiche trifft man in der Regel nicht die Geschwüre, sondern nur ihre Ueberreste, jene festen, stark retrahierten, strahligen Narben, welche freilich nicht immer mit Sicherheit von puerperalen unterschieden werden können. Auch die syphilitischen Geschwüre vermögen Durchbrüche, besonders nach dem Mastdarm hin, Mastdarmscheidenfisteln (F. recto-vaginales) zu erzeugen.

Sind schon die tuberkulösen Affektionen der Genitalien des Weibes überhaupt nicht häufig, so sind es von ihnen ganz besonders die tuberkulösen Geschwüre der Scheide, die für sich allein sehr selten vorkommen, meist nur in Verbindung mit Tuberkulose der Uterusschleimhaut gefunden werden. Ihre häufigste Erscheinungsweise ist die des seichten Lentikulärgeschwüres mit seinen scharfen, wie ausgenagten Rändern, seinem leicht höckerigen Grunde; manchmal konfluieren sie und es können auf diese Weise grosse Strecken des Fornix und der oberen Hälfte der Scheide ihrer Schleimhaut beraubt werden.

e) **Geschwülste.** Viel häufiger sind karzinomatöse Geschwüre, aber auch nur als sekundäre von dem Karzinom der Portio vaginalis ausgehende, die primären gehören gleichfalls zu den Seltenheiten. Ich rede gleich von karzinomatösen Geschwüren, weil grössere geschlossene Krebstumoren hier eigentlich überhaupt nicht vorkommen, sondern alle auf dem Leichentische gefundenen Krebse auch eine ulzerierte Oberfläche besitzen. Durch diese Geschwüre können mächtige Zerstörungen der Scheidenwandungen bewirkt werden und ausserdem pflegen sie auch ohne die oft genug eintretende Durchbrechung der Wandung und Bildung einer Blasenscheidenfistel einen höchst penetranten Geruch zu verbreiten infolge von fauligen Zersetzungen des Sekretes und Gangrän der Geschwürsfläche. In solchen Fällen erscheint diese missfarbig, fetzig, zerfallen und von Karzinom ist oft wenig zu sehen: man muss deshalb stets Durchschnitte durch den Geschwürsgrund und die oft wallartig sich von den normalen Teilen abhebenden Ränder machen, in denen man dann die meist derben, grauweissen Geschwulstmassen finden wird, aus denen man Krebsmilch, resp. die bekannten komedonenähnlichen Zapfen der Kankroide ausdrücken kann. Perforationen dieser Geschwüre nach dem Mastdarm sind seltener, wenngleich auch zu beobachten.

Metastatische Krebse von entfernteren Organen her kommen in der Scheide kaum vor, wohl aber gibt es eine diskontinuierliche Entwicklung von Chorionkarzinom in der Wand der Scheide, wobei die sekundäre Geschwulst einen viel grösseren Umfang als die im Uterus sitzende Hauptgeschwulst haben kann.

Noch seltener als Krebse sind, von den papillären Fibroepitheliomen (spitzen Kondylomen) abgesehen, andere Geschwülste, von welchen Polypen, Fibromyome, Rhabdomyome und Myosarkome (sehr selten), Sarkome (infiltrierte und knotige, sowie polypöse, auch angeborene) zu nennen sind. Cysten der Vagina, welche hauptsächlich an der vorderen, nächstdem an der hinteren Wand sitzen, sehr verschiedene Grösse und bald wässerigen, bald zähfadenziehenden, bald blutigen Inhalt haben, können teils aus kleinen drüsenartigen Epithelbuchten (durch Retention von Sekret), teils aus Resten der fötalen Geschlechtsgänge, aus Lymph- und Blutgefässen hervorgehen, für manche ist die Entstehung nicht bekannt. Nicht alle haben eine epitheliale Auskleidung. Anwesenheit von Papillen oder einer Schicht glatter Muskulatur in der Wand spricht für Entwickelung aus einem Müllerschen oder Wolffschen Gang.

f) **Abnormer Inhalt, Fremdkörper, Schmarotzer.** Bei Verschluss der Vulva oder der Vagina selbst kann das Menstrualblut sich nicht entleeren, sondern sammelt sich in stets zunehmender Menge in der Scheide an (Hämatokolpos, Fig. 290), sie ausdehnend und zur Hypertrophie (Arbeitshypertrophie) veranlassend. Die Erweiterung setzt sich erst spät auf den Uterus fort. — Bei Schwangeren, seltener bei Wöchnerinnen oder Nichtschwangeren, kommen mehrfache unregelmässige, manchmal längs der Gefässe, aber immer nahe an der Oberfläche liegende Hohlräume vor, welche unter ziemlichem Druck stehendes Gas (nach Zweifel Trimethylamin) enthalten und deren Wand nur zuweilen deutlichen Endothelbelag, manchmal mit Riesenzellen zeigt. Man nimmt an, dass die Hohlräume mit Lymphräumen und vielleicht Lymphknötchen in Beziehung stehen, doch ist ihre Entwickelung noch nicht genügend festgestellt. Die als Emphysema vaginae, Kolpohyperplasia cystica bezeichnete Affektion ist wegen der daneben beobachteten Rötung und Schwellung der Schleimhaut von einzelnen Untersuchern den Entzündungen zugerechnet worden (Kolpitis emphysematosa). Gasbereitende Bazillen sind neuerdings dabei gefunden worden.

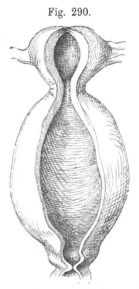

Fig. 290.

Hämatokolpos und Hämato-metra bei kongenit. Atresia hymenalis. Tod durch Sepsis nach der Operation. $^1/_2$ nat. Gr. Starke Dilatation und Hypertrophie der Scheide, geringere des Uterus.

Sonstige Fremdkörper im Lumen der Scheide, welche während des Lebens so häufig gefunden werden, findet man an der Leiche selten, am häufigsten noch bei manchen Geisteskranken. Zuweilen zeigt sich, ganz inkrustiert, ein vergessenes Pessarium oder ein Tampon. Solche Fremdkörper können von Granulationsgewebe mehr oder weniger vollständig umwachsen und befestigt werden.

Unter den Schmarotzern der Scheide spielen die besonders im Exsudat bei Fluor albus vorkommende Trichomonas vaginalis, ein kleines ovales Infusor mit Flimmerhaaren und längeren Geisseln, der besonders bei Schwangeren sich recht häufig entwickelnde Soorpilz mit Fäden und Soorhefe, sowie die gelegentlich aus dem Anus dahin gelangenden Oxyuriden nur eine geringere Rolle, dagegen sind die Bakterien, welche in pathologischem Schleimhautsekret in vermehrter Menge vorhanden sind und unter denen sich dann auch pathogene, besonders der Streptococcus pyogenes, befinden, von grosser Wichtigkeit für die Frage der Entstehung der Puerperalinfektion.

m) Untersuchung der Gebärmutter.

1. Aeussere Untersuchung.

Noch vor der Eröffnung der Gebärmutter müssen einige allgemeine Verhältnisse festgestellt werden; dahin gehören ihre Grösse, ihre Gestalt und Lage. Die Grösse des ausgewachsenen jungfräulichen Uterus beträgt bei einem Gewicht von 33—41 g nach Huschke

5,5 bis 8,0 cm in der Länge, 3,5—4,0 cm in der Breite, 2,0—2,5 cm
in der Dicke; nach dem Puerperium bleibt er dauernd vergrössert und
bei Multiparen beträgt bei einem Gewicht von 105—120 g die Länge
9,0—9,5, die Breite 5,5—6,0, die Dicke 3,0—3,5 cm. Verkleinerungen sind, abgesehen von der auf angeborenen Verhältnissen
beruhenden Hypoplasie und der senilen Atrophie, seltener; sie sind
stets verbunden mit einer fibrösen Degeneration der Wandung und
meist auch der Schleimhaut, sehr häufig vereinigt mit alter adhäsiver
Perimetritis, durch welche der Uterus oft gänzlich in feste Bindegewebsmassen eingepackt ist.

Die Vergrösserungen wechseln in sehr breiten Grenzen; abgesehen von jenen Fällen, wo äussere Tumoren dieselben bedingen,
erreicht der Uterus selbst Kindskopfgrösse und darüber (Hydro-, Pyometra usw., intraparietale und submuköse Fibromyome usw.). Sie sind
nicht immer gleichmässig über den Körper und den Hals verteilt,
sondern bald ist mehr der eine, bald mehr der andere vergrössert.
Besonders stark sind manchmal Hypertrophien der Muttermundslippen,
von denen entweder beide oder nur eine allein betroffen sein können.
Im letzten Falle entsteht (besonders an der vorderen) eine rüssel-
förmige Hypertrophie.

Gestaltveränderungen finden sich seltener am normal gelagerten
Uterus, in der Regel sind sie mit Lageveränderungen desselben ver-
bunden. Zu den ersten gehören z. B. die angeborene Hörnerbildung
(Uterus bicornis), die bald nur durch eine Längsfurche in der Mitte
des Fundus angedeutet ist, bald zu einer vollständigen Trennung zweier
Hörner geführt hat; ferner gehört hierher die kugelige Gestalt bei
Hydro-, Pyometra usw. Von der grössten Wichtigkeit sind diejenigen

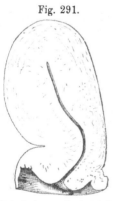

Retroflexion und chronische
Metritis. Sagittalschnitt.
Verdünnung der konkaven
Wand an der Knickungsstelle.

Gestaltveränderungen, die mit einer Lageveränderung verbunden sind. Einen in die Länge
gezogenen (Elongatio uteri) und plattgedrückten
Uterus findet man bei vielen subserösen Tumoren,
bei Fällen von entzündlicher Anheftung des Uterus
an hochliegenden Baucheingeweiden (post partum) usw.; der Uterus ist dabei in die Höhe gehoben (Elevatio) und die Scheide fast immer
durch Dehnung in Mitleidenschaft gezogen.

Etwas anderer Natur sind die gewöhnlich
sog. Neigungen und Beugungen der Gebärmutter. Es kann der Uterus mit Erhaltung der
relativen Lage seiner einzelnen Teile eine derartige Verlagerung erlitten haben, dass seine
Längsaxe sich mehr oder weniger der horizontalen nähert; je nachdem der Fundus nach vorn
gerichtet ist oder nach hinten, unterscheidet man
eine Ante- und Retroversio. Viel häufiger
ist mit der Lageveränderung des Grundes zugleich eine solche des
Körpers gegen den Hals verbunden, so dass die Axen beider, welche
normal einen sehr stumpfen nach vorn offenen Winkel bilden (normale

Anteflexion), entweder stärker gegen einander geneigt sind (pathologische Anteflexion) oder einen mehr oder weniger grossen, nach
hinten offenen Winkel bilden (Retroflexion, Fig. 291 und 292). Ist
der Uterus nach der Seite hin verschoben, so nennt man diesen Zustand
eine Lateroversio resp. Lateroflexio, welche meistens mit Retroflexion verbunden ist.

Fig. 292.

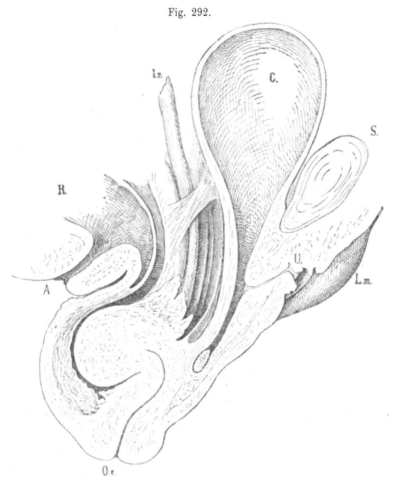

Kompletter Prolaps des retroflektierten Uterus mit Cystocele und Rektocele. Sagittaler Durchschnitt
des in Fig. 288 von vorn dargestellten Sammlungspräparates. ¹/₂ nat. Gr.
L. m. Labium majus. S. Symphyse. C. Harnblase mit Cystocele, in welcher ein Stein liegt. U. Urethra.
O. e. Orificium externum uteri. A. Anus. R. Rektum mit Rektocele. l. r. Ligamentum rotundum.
Zwischen Ligamentum latum und hinterer Wand der Harnblase eine Verwachsung.

Wo man solche Lageveränderungen findet, wird man sofort sich
nach der Ursache dazu umsehen müssen, welche, abgesehen von den
Fällen, wo Geschwülste, die sich in der Wandung des Uterus selbst
entwickelt haben, die Veränderung veranlasst haben, sich bald in

chronischen entzündlichen Veränderungen in den Parametrien und dem
Lig. latum (Parametritis chron. fibrosa retrahens) oder des Perimetrium
(Perimetritis chron. adhaesiva), bald in gewissen angeborenen Unregelmässigkeiten in der Befestigung (einseitige Kürze des Lig. latum usw.)
finden lassen werden.   Im ersten Falle ist es der direkte Zug der

Fig. 293.

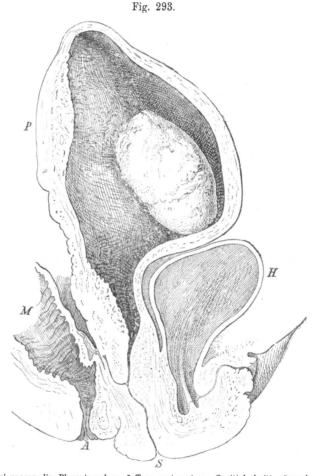

Prolapsus uteri puerperalis, Plazentarpolyp.   5 Tage post partum.   Sagittalschnitt.   Sammlungspräparat.
$^1/_2$ nat. Gr.
H Harnblase.   M Mastdarm.   A After.   Bei P Durchschnitt der Plazentarstelle.   S Scheide, vorn stärker,
hinten weniger prolabiert.   Im Körper des Uterus ein Plazentarpolyp.

Adhäsionen resp. der schrumpfenden entzündlichen Massen, welcher den
Uterus aus seiner Lage bringt, im letzten sind die unmittelbaren Veranlassungen zu der Veränderung verschiedene den intraabdominalen
Druck erhöhende Ursachen (der Druck von Darmschlingen usw.), die
jedoch erst in Verbindung mit den mittelbaren Ursachen, jenen angeborenen Unregelmässigkeiten, die besagte Wirkung haben können.

Da der Uterus in der ganzen Ausdehnung seines Halses an der hinteren Blasenwand befestigt ist, so können die verlagernden Kräfte erst am Beginne des freien Teiles, d. i. entsprechend dem inneren Muttermunde zur Wirkung gelangen und daher ist hier stets der Sitz der Flexionen. Nach längerem Bestande dieser wird natürlich diejenige Stelle der Wandung, wo die Knickung gerade sitzt, in ihrer Ernährung sehr geschädigt werden, sie atrophiert, die muskulösen Elemente verfetten usw., aber diese Veränderungen sind sämtlich sekundäre, nicht der Flexion vorhergehende, sie veranlassende. Nur die gewöhnliche Anteflexion des puerperalen Uterus ist durch die Schlaffheit des Gewebes selbst bedingt. Die konvexe Seite ist bei Flexionen gegenüber den anderen Abschnitten meist deutlich verdünnt.

Auf einer zu grossen Schlaffheit der Bänder des Uterus, des Gewebes der Scheide, des Beckenbodens, wie sie vorzugsweise nach der Geburt vorhanden ist, beruht hauptsächlich jene als Prolapsus uteri bezeichnete Lageveränderung, bei welcher der äussere Muttermund tiefer tritt. Beim einfachen Prolaps ist auch der Fundus entsprechend herabgetreten, während beim komplizierten Prolaps eine Verlängerung des Uterus durch Hypertrophie vorhanden ist, wobei dann der Fundus an normaler Stelle steht oder doch entsprechend weniger herabgetreten ist als die Portio. So lange diese nicht über die Ebene des Beckenbodens hinausgetreten ist, spricht man von Deszensus, von inkomplettem Prolaps, wenn nur ein Teil, von komplettem, wenn der ganze Uterus, der dabei meist retroflektiert ist, vor der Schamspalte liegt. Dabei ist dann (Fig. 292) sowohl eine Cysto- wie eine Rektocele ausser der selbstverständlichen Inversion der Scheide vorhanden und mit dem Tiefertreten des Fundus vertiefen sich auch die beiden Bauchfelltaschen vor bzw. hinter dem Uterus, deren Verhalten deshalb für die Diagnose wichtig ist. Ueber die verschiedenen Formen des komplizierten Prolapses und ihre Diagnose wird bei den Hypertrophien weiteres mitgeteilt werden. Wenn ein Prolaps des puerperalen Uterus vorhanden ist (Fig. 293), sind die Lageveränderungen des Fundus den veränderten Verhältnissen entsprechend andere.

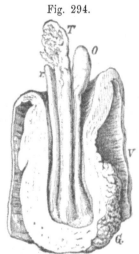

Fig. 294.

Invertierter Uterus. Sagittalschnitt.
Samml.-Präp. $1/2$ nat. Gr.
V Vagina. O Ovarium, dessen Ligament in die Länge gezogen ist.
T Tube. r. Ligamentum rotundum.
G. geschwürige (Plazentar-?) Stelle.

Sobald die Portio vor der Schamspalte liegt, erfährt sie dieselbe Epidermoisierung wie die Scheide (S. 504) und bei Ektropium der Muttermundslippen kann sogar die vorliegende Kollumschleimhaut dieselbe Umwandlung erfahren. Dabei sind Geschwüre, besonders um den Muttermund herum, ein sehr häufiger Befund.

Unter Inversio uteri (Fig. 294) versteht man eine derartige Umstülpung des Uterus, dass der Fundus in den Hals hineinreicht, mithin seine Schleimhautfläche nach aussen gekehrt ist. Diese Veränderung ist die Folge äusserer Gewalteinwirkung auf den puerperalen Uterus (Zug an der Nabelschnur usw.), seltener Folge von Geschwulstbildung (submuköser Polyp) am nicht puerperalen. Der invertierte Uterus kann gleichzeitig prolabiert sein (Prolapsus uteri inversi). Als seltene Lageveränderungen ohne wichtige Gestaltsveränderungen sind die Dislokationen des Uterus in Bruchsäcke zu nennen.

2. Innere Untersuchung.

Die seither besprochenen Veränderungen lassen sich alle an dem noch uneröffneten Uterus am besten feststellen, zur weiteren Untersuchung wird dieser mit einem T förmigen Schnitte eröffnet, dessen Hauptschenkel in der Mitte der vorderen Wand verläuft, während die Seitenarme am Fundus von der Mitte bis in die Tubenwinkel reichen.

a) Allgemeine Verhältnisse.

Es ist nun zunächst die Dicke der Wandung des Uterus zu bestimmen, welche durchaus nicht immer den äusseren Grössenverhältnissen entspricht, sondern z. B. bei Hydrometra auf 1--2 mm heruntergegangen sein kann, während sie umgekehrt zuweilen (im nicht schwangern oder puerperalen Zustand) die Stärke von 3 cm erreicht. Die mittlere Dicke beträgt 10—15 mm bei Jungfrauen, bis 20 mm bei Frauen.

Für die Beurteilung der Vergangenheit des Organes ist das Verhältnis der Grösse zwischen Körper und Hals von der höchsten Wichtigkeit.

Der normale jungfräuliche Uterus setzt sich etwa zu gleichen Teilen aus Hals und Körper in der Längsrichtung zusammen (beim kindlichen ist die Cervix grösser als das Corpus): es wird deshalb eine Verkleinerung des Halses zu Gunsten des Körpers ein für vorausgegangene Schwangerschaft sprechendes Zeichen sein, welches durch Fehlen der spindelförmigen Gestalt der jungfräulichen Cervix ein grösseres Gewicht erhält. In gleicher Richtung hat die Beschaffenheit der Uteruswandung ihre Bedeutung, einmal was die Dicke angeht, dann in bezug auf die sie zusammensetzenden Teile. Beim Fehlen anderer örtlicher Erkrankung spricht ein grösserer, dickerer Uteruskörper für vorausgegangene Schwangerschaft. Dafür auch das Hervortreten weiter dickwandiger arterieller Gefässe, besonders in der äusseren Hälfte der Wandung, da die einmal durch Schwangerschaft stark entwickelten Gefässe sich nicht wieder gänzlich zurückbilden. Nimmt man dazu nun noch die bekannten Veränderungen in der Form der Portio vaginalis cervicis, deren Oeffnung (äusserer Muttermund) aus einem queren, ovalen, glattwandigen Schlitz in ein rundliches, von zackigen, durch vernarbte Einrisse eingekerbten Rändern umgebenes Loch übergegangen ist, so wird man Anhaltspunkte genug haben, um die Frage nach vorausgegangener Schwangerschaft mit ziemlicher Sicherheit entscheiden zu können. Bei der mikroskopischen Untersuchung kommt ausser der Veränderung der Gefässe (Endarteriitis) auch noch der am nicht mehr jungfräulichen Uterus grössere Reichtum an elastischen Fasern in den mittleren und äusseren Abschnitten des Myometriums in Betracht.

Hier ist auch noch einer Gruppe von Veränderungen, nämlich der Erweiterungen der Uterushöhle, Erwähnung zu tun, die sich als Folgezustände an alle möglichen Hauptveränderungen anschliessen können und die in einem Verschluss der Gebärmutterhöhle im Halsteile (Fig. 295), seltener in einem Verschluss der Scheide (Fig. 290, S. 509) ihre gemeinsame Grundlage haben. Durch diesen Verschluss wird jede in die Uterushöhle gelangende Flüssigkeit zurückgehalten, wodurch infolge ihrer immer weiterschreitenden Ansammlung die Höhle immer mehr ausgedehnt wird, welche, wie stets in ähnlichen Fällen, immer mehr der Kugelgestalt zustrebt und diese schliesslich auch fast erreichen kann. Je nachdem die Inhaltsmasse eine klare wässerige, oder eine eiterige, oder eine blutige Flüssigkeit ist, unterscheidet man eine Hydro-, Pyo- und Haematometra; war neben der Flüssigkeit auch noch Gas vorhanden (aus Zersetzung des Eiters usw. stammend), so hat man den Zustand Physometra genannt, und Lochiometra, wenn es sich um die Zurückhaltung von Lochialflüssigkeit handelte. Die Ursache des Verschlusses kann eine verschiedene sein. Die gewöhnliche Hydrometra bei alten Frauen, welche meist keinen hohen Grad erreicht, ist die Folge eines Verschlusses des Orificium internum infolge von chronischer Endometritis. Das Sekret ist hierbei immer dünnflüssig, während bei den auch vorkommenden Erweiterungen der Cervix der bekannte zähe, glasige Schleim als Ausfüllungsmasse gefunden wird. Ein anderes Mal ist es ein Tumor, der die Höhle direkt oder durch die vorgewölbte Wand verengt resp. verschliesst; bald ist es eine Narbe, bald ist eine vollständige Verwachsung vorhanden, die

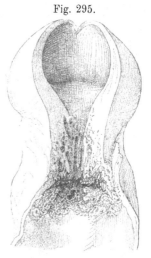

Fig. 295.

Hydrometra bei Krebs der Portio.
¹/₂ nat. Gr.

Krebs der Portio vaginalis auf Cervix und Vagina übergreifend.

sowohl erworben (Folge von Geschwüren usw.) als auch angeboren (Atresie) sein kann. Zuweilen genügt schon der Verschluss eines etwas verengten Orifizium durch einen zähen Schleimpfropf, um die Retention zu bewirken.

Nachdem man dann noch die Farbe der Wandungen (gewöhnlich rötlich-grau, hellgelblich bei Fettdegeneration, grauweiss, homogen bei chronischer fibröser Entzündung) sowie ihre Konsistenz (auffällig morsch, leicht schneidbar bei Fettentartung; sehr derb, beim Schneiden knirschend bei chronischer fibröser Entzündung) untersucht hat, betrachtet man die Schleimhaut in bezug auf Grösse resp. Dicke (normal im Halsteil reichlich 1 mm, im Körper 0,5—1,0 mm, vermehrt bei akuten Entzündungen und den proliferierenden chronischen, vermindert bei chronischer fibröser Entzündung), auf Farbe (gewöhnlich grau oder graurot, dunkelrot bei hämorrhagischer Entzündung, schiefrig bei chronischer hämorrhagischer Entzündung, grauweiss bei chronischer fibröser usw.) und auf Konsistenz (weich bei Schwellung, hart fibrös bei chronischer fibröser Entzündung).

Besonders wichtig ist die Erkennung des menstruellen oder puerperalen Zustandes des Uterus.

Während der Menstruation ist der Uterus vergrössert (bis hühnereigross), seine Substanz weich, saftreich, die Schleimhaut geschwollen (bis 3,5 mm), ebenfalls saftreich, durch starke Füllung der Blutgefässe gerötet und mit einer je nach dem Zeitpunkte grösseren oder geringeren Menge reinen oder mehr wässerigen Blutes bedeckt. Das menstruelle Blut gerinnt schwer (durch Einwirkung des Vaginalsekrets), aber es entbehrt der Gerinnungsfähigkeit durchaus nicht. Der puerperale Uterus wird selbstverständlich ein je nach der Zeit, die nach der Geburt verflossen ist, sehr verschiedenes Aussehen haben, ebenso ein verschiedenes, je nachdem die Schwangerschaft ihr normales Ende erreicht hatte oder vorher unterbrochen wurde (Abortus). In der ersten Zeit nach der Geburt sind die Grösse des Uterus (faust- bis gänseeigross), die deutlich durch ihre warzigen Wucherungen erkennbare Plazentarstelle, sowie die Einrisse am äusseren Muttermunde in Verbindung mit dem Vorhandensein grosser weiter Gefässe in der Wandung leicht erkennbare Zeichen; später schwinden diese immer mehr, die Plazentarstelle bleibt kaum noch von der Umgebung verschieden, die Einrisse heilen und es kann der puerperale mit dem menstrualen nicht mehr jungfräulichen Uterus grosse Aehnlichkeit erhalten, vor Verwechselungen wird dann aber die Untersuchung der Eierstöcke schützen, in welchen man im ersten Falle ein altes, kleineres Corpus luteum, im letzten ein frisches, sehr grosses Corpus haemorrhagicum findet. In der Wand des puerperalen Uterus findet sich stets sehr viel Fett in der Muskulatur und in der Umgebung der Gefässe; grade hier zeigen viele Körnchen Doppelbrechung, sind also nicht gewöhnliches Fett, sondern sog. Lipoide (auch Myelin, Protagon usw. genannt). Wertvolle Anhaltspunkte für die Diagnose einer kürzlich stattgehabten rechtzeitigen oder auch vorzeitigen Entbindung bilden auch die häufig vorhandenen orangegelben Färbungen der Schleimhaut des Collum uteri, sowie Weite des Orificium internum, welches bei der Rückbildung des Uterus wieder eng wird und auch bei chronischen Entzündungen in der Regel sogar enger als gewöhnlich ist.

Auch die Diagnose des kurze Zeit schwangeren Uterus kann unter Umständen von Bedeutung sein. Für sie ist der Umstand von massgebender Bedeutung, dass schon im Beginn der Schwangerschaft in der geschwollenen Uterusschleimhaut die bekannten grossen Deziduazellen (5 bis 10 Mal grösser als Lymphoidzellen, mit reichlichem Protoplasma, rundlich oder polygonal, auch mit Fortsätzen versehen) mit ihren chromatinarmen Kernen vorhanden sind, während sowohl in der menstruell geschwollenen Schleimhaut als auch in den sog. dysmenorrhoischen Membranen (Schleimhautfetzen) dieselben kleinen, protoplasmaarmen lymphoiden Zellen mit stark färbbaren Kernen in überwiegender Menge vorhanden sind, welche auch unter gewöhnlichen Verhältnissen in der Uterusschleimhaut vorkommen.

b) Die einzelnen Erkrankungen.

1. **Missbildungen** des Uterus sind relativ häufig. Er kann ganz fehlen (Aplasie) oder verkümmert sein, so dass er nur einen kleinen soliden oder unvollkommen gehöhlten Körper darstellt (rudimentärer Uterus). Bei Erwachsenen finden sich 2 Formen von Hypoplasie, der Uterus foetalis resp. infantilis, ein fötaler bzw. kindlicher Uterus bei erwachsenen Mädchen, und die eigentliche Hypoplasie, wobei der Uterus die normale Gestalt des erwachsenen hat, aber nur einen dünnhäutigen Sack darstellt. Eine Atresia uteri kommt angeboren vorzugsweise am äusseren Muttermund vor.

Relativ am häufigsten sind die Verdoppelungen des Uterus, welche als Bildungshemmungen anzusehen sind. Entweder legen sich die beiden Müllerschen Gänge, aus deren Vereinigung Uterus und Scheide sich bilden sollten, nicht oder unvollständig aneinander oder die Kanäle verwachsen zwar, fliessen aber nicht zu einer Höhle zu-

sammen. Es können dabei noch beide oder nur eine Hälfte eine hypoplastische bzw. ganz rudimentäre Entwicklung erfahren. Bei der ersten
Reihe von Missbildungen ist schon die äussere Gestalt verändert: Bei
Uterus duplex sepa-
ratus s. didelphys sind
zwei vollständig getrennte
Uteri vorhanden, die
Müllerschen Gänge haben
sich also hier gar nicht
aneinandergelegt, bei Ut.
bicornis duplex sind
die beiden Gebärmutter-
hälften in ihren unteren
Abschnitten in verschiedener Ausdehnung zu einem
Körper verwachsen; geht
die Verschmelzung bis
zum inneren Muttermund,
so liegt ein Ut. bicornis
unicollis (Fig. 296) vor,
bei dem also auf einer

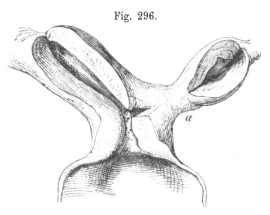

Fig. 296.

Uterus bicornis unicollis mit partieller Hypoplasie und Atresie
(bei a) des linken Hornes von einer erwachsenen Person.
¹/₂ nat. Gr.

einfachen Cervix zwei getrennte und auseinander weichende Hörner
sitzen; beim Ut. arcuatus (Fig. 298) und incudiformis ist die Ausbildung des Fundus ausgeblieben, sodass der obere Rand noch eine

Fig. 297.

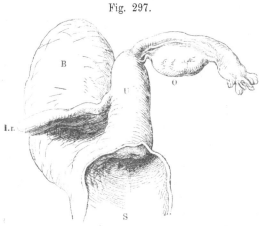

Uterus unicornis von einem 26jähr. Mädchen, von hinten gesehen. ¹/₂ nat. Gr.
S Scheide von hinten eröffnet. U rechtes Uterushorn. O rechtes
Ovarium. l.r. sehr voluminöses Ligamentum rotundum; das
rechte Ligamentum latum ist abgetragen. B Blase.

Fig. 298.

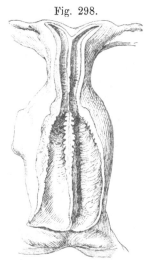

Uterus arcuatus septus cum vagina
septa von einem Kinde. Nat. Gr.

Einbuchtung in der Mitte zeigt oder doch wenigstens horizontal gestreckt ist (daher auch planifundalis).

Ein rudimentärer Uterus bicornis, bei dem an einem einfachen

Hals zwei divergierende Rudimente von Uterushörnern ohne oder mit nur kleiner Höhle ansitzen, wird auch als Uterus bipartitus bezeichnet, ein asymmetrischer zweihörniger Uterus mit einem gut ausgebildeten und einem rudimentären Horn wird vielfach als Uterus unicornis mit rudimentärem Nebenhorn aufgeführt, während man unter Ut. unicornis einen nur aus einem Horn bestehenden Uterus versteht (Fig. 297). Der Defekt kommt öfter links zugleich mit Defekt der Niere vor.

Eine Trennung der Uterushöhle in zwei Hälften ohne wesentliche Veränderung der äusseren Gestalt (der Körper ist oft etwas breit) kennzeichnet den Ut. septus oder bilocularis oder bicameratus (Fig. 298); es kann die Scheidewand bloss bis zum inneren Muttermund gehen (Ut. sept. unicollis) oder nicht einmal bis dahin (Ut. subseptus, Fig. 299). Selten ist einfacher Körper bei doppeltem Hals (Ut. bicollis). Bei Ut. bicornis und septus kann die Scheide einfach oder ebenfalls doppelt sein (Vagina septa, Fig. 298), sehr selten zeigt nur die Scheide eine vollständige oder unvollständige Septierung. Auch bei diesen auf ungenügender Verschmelzung der Höhlen der Müllerschen Gänge beruhenden Missbildungen gibt es hypoplastische und asymmetrische Formen. Beide Reihen von Störungen können miteinander kombiniert sein.

Fig. 299.

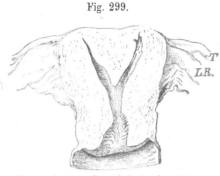

Uterus subseptus. Frontalschnitt. $^1/_2$ nat. Gr.
T Tube. L.R. Ligamentum rotundum. Starke Verbreiterung des Fundus.

Bei Missbildungen des Uterus können zugleich mesonephrische Adenomyome vorkommen (ein- oder doppelseitige Hyperplasie von Resten des Wolffschen Körpers); beide Störungen können dann gleichen Ursprungs sein.

2. **Kreislaufstörungen.** Eine akut entzündliche Hyperämie ist als solche von einer menstruellen nicht zu unterscheiden. Eine Stauungshyperämie oft beträchtlichen Grades findet sich bei den meisten Lageveränderungen, am regelmässigsten bei den Senkungen infolge der Verlagerung, Knickung und Zerrung, welche die Venen erfahren. Es gesellt sich zu ihr eine Vergrösserung des Uterus, welche aber keine unmittelbare Folge der Stauung, sondern eine solche der an diese sich anschliessenden Entzündung ist.

Blutungen finden sich häufig sowohl in der Schleimhaut (besonders bei alten Frauen mit atheromatösen Uterinarterien, Apoplexia uteri) als auch in der Höhle des Uterus bei Entzündungen der Schleimhaut, bei akuten Infektionskrankheiten, bei anämischer hämorrhagischer Diathese, bei Phosphorvergiftung sowie bei zahlreichen geschwulstartigen Neubildungen des Uterus. Der Anhäufung von Menstrualblut in dem verschlossenen Uterus (Hämatometra) ist schon gedacht worden. Bei doppeltem Uterus, aber nur einseitigem Verschluss kann eine

Haematometra unicornis entstehen, welche gern zur Ruptur des Uterus, öfter auch des die beiden Hörner trennenden Septums führt. Besonders wichtig sind die Blutungen in die Höhle des Uterus und nach aussen (Metrorrhagien), welche durch Eireste im Uterus bedingt werden. Zum Nachweise eines geleugneten oder unbeachtet verlaufenen Abortus ist es notwendig, die abgegangenen oder im Uterus vorhandenen Gerinnsel genau nach Dezidua- und Plazentarresten zu durchforschen. Die letzten, welche man sowohl an Zupf- als auch an Schnitt-präparaten (Fig. 300) leicht auffinden kann, geben die sichersten Anhaltspunkte für die Diagnose, da die Zotten mit ihrem Epithel-

Fig. 300.

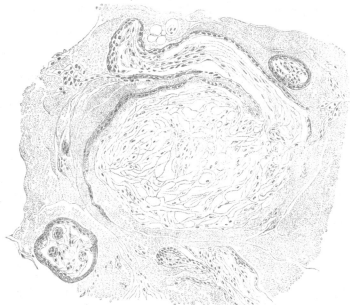

Schnitt von einem aus dem Uterus herausgeholten Blutgerinnsel nach (nicht beobachtetem) Abort.
Schwache Vergr.

Quer- und Längsschnitte von Zottenästchen verschiedener Grösse, unten rechts eine Epithelsprosse; der Epithelbelag des grösseren Zottenastes in der Mitte ist durch Blut grösstenteils abgehoben.

belag und den Epithelknospen mit nichts anderem verwechselt werden können. An den an der Wand sitzen gebliebenen Plazentarresten können sich Gerinnsel ansetzen, die schliesslich zu pflaumen- bis wallnussgrossen und selbst noch grösseren, mehr oder weniger festen dunkelroten Massen, den sog. fibrinösen Plazentarpolypen (Haematoma polyposum, Virchow) heranwachsen (Fig. 293, S. 512), in welchen sich auf dem Durchschnitt an der Basis die Plazentarreste leicht nach-weisen lassen.

Dass auch an den Arterien des Uterus arteriosklerotische Ver-änderungen vorkommen, wurde schon erwähnt. Dabei kann eine so starke

Verkalkung der Wandungen eintreten, dass die Gefässe auf den Schnitten als starre Zacken hervorragen. Es sitzt die Verkalkung in der Media, die in entsprechender Ausdehnung abgestorben ist (Mesarteriopathia senilis). Lipoide Veränderungen pflegen an den grösseren Arterien der äusseren Wandabschnitte nicht in grösserer Ausdehnung vorhanden zu sein, dagegen ist die Wand der kleineren und kleinsten Arterien in den inneren Wandabschnitten bis in die Schleimhaut hinein so stark lipoid entartet, dass diese Gefässe nach Sudanfärbung ganz rot erscheinen.

Oedematöse Schwellungen zeigen sich sowohl bei frischen Lage-veränderungen (bes. Retroflexionen) als auch bei Entzündungen, besonders an der Vaginalportion bei puerperaler Infektion.

3. **Entzündungen.** Die wichtigsten Entzündungen bietet der puerperale Uterus dar. Sie haben insbesondere für den sezierenden Anatomen das meiste Interesse und die grösste Wichtigkeit, weil sie so häufig Ursache des Todes sind, während z. B. die entzündlichen Erkrankungen des nicht puerperalen Uterus nur gelegentlich und die akuten Formen überhaupt selten bei Sektionen gefunden werden.

a) Die Grundlage der puerperalen Entzündungen des Uterus bilden häufig die rein mechanischen Verletzungen, deren schon vorher als Einrisse der Cervix, besonders am äusseren Muttermunde (die oft auch noch in die Scheide hineinreichen) Erwähnung getan worden ist, seltener die eigentlichen Rupturen, sei es des Uteruskörpers, sei es des Halses. Diese sitzen im Körper am unteren Uterinsegment, vorn oder seitlich, verlaufen meistens schräg von oben nach unten, seltener quer und können zum Durchtritt des ganzen Eies oder einzelner Teile Veranlassung geben. Der Tod hindert in der Regel die Heilung, welche nur durch eine Narbe erfolgen kann, während, wie schon erwähnt, das frühere Bestehen der Portiorisse sich häufig aus vorhandenen Narben diagnostizieren lässt. Ausser der Ruptur, welche durch Abnormitäten der Lage (Querlage) oder der Bildung des Fötus (Hydrocephalus) bedingt, aber durch Veränderungen der Wand, auch Narben, begünstigt wird, gibt es auch eine Durchquetschung, welche vorzugsweise an der vorderen oder hinteren (dem Promontorium anliegenden) Fläche sich findet.

An diese einfachen mechanischen Verletzungen, insbesondere die Quetschungen, können, wie auch schon bei der Scheide erwähnt wurde, jauchige Veränderungen sich anschliessen, die man früher in ihrer höchsten Ausbildung als Putrescentia uteri bezeichnete. Man findet in solchen Fällen die Oberfläche der Verwundungen, sowie die nächst anstossenden Teile, oft die ganze Innenfläche des Uterus bis in verschiedene Tiefe hinein in eine weiche, stinkende, graugrünliche, manchmal durch Blutungen auch etwas bräunliche Masse verwandelt, es ist also vollständige Gangrän eingetreten (Gangraena uteri, Endometritis gangraenosa, ichorosa). Es kann hier ebenso wie bei der Scheide die Zerstörung des Parenchyms verschieden tief reichen und besonders an dem Zervikalteile, der ja am meisten mechanischen Beeinträchtigungen ausgesetzt ist, eine vollständige Nekrose der gesamten Wandung mit

Perforation und allen früher erwähnten Folgen sich anschliessen, nur dass hier durch die Nähe des Bauchfelles auch dieses noch in Mitleidenschaft gezogen werden kann. War die Nekrose nur oberflächlicher, so kann durch eine dissezierende Eiterung (Metritis dissecans) das ganze abgestorbene Stück ausgestossen werden.

b) Weniger wichtig wie für die Gangrän ist die Art der Verletzungen für die im wesentlichen auf einer Wundinfektion beruhenden sog. septischen entzündlichen Veränderungen, welche bald die Schleimhaut, bald die muskulöse Wandung allein, in der Regel beide zusammen umfassen. Die ersten stellen sich als eine mit Pseudomembranbildung einhergehende Entzündung (Endometritis pseudo-

Fig. 301.

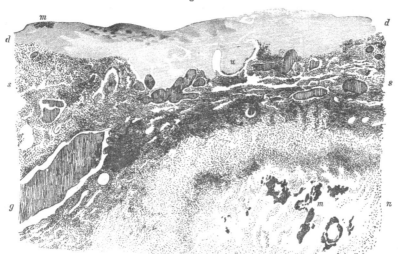

Endometritis pseudomembranacea puerperalis. Ganz schwache Vergr. Methylenblaufärbung.
d fibrinöse Pseudomembran (bei stärkerer Vergrösserung sieht man ein Netzwerk glänzender Fibrinfäden, welches besonders in den oberen Schichten Zellen enthält und bei m Mikrokokkenhaufen). s die zellig infiltrierte Schleimhaut mit hyperämischen Gefässen (g). u Utrikulardrüsen, von denen die eine schon grösstenteils in die Pseudomembran einbezogen ist. n eine nekrotische Stelle in der Muskelschicht mit grossen Mikrokokkenhaufen (m) und eiterig infiltrierter Umgebung.

membranacea, E. necroticans) dar, deren äussere Erscheinung in nichts von der gleichen Affektion anderer Schleimhäute unterschieden ist. Sie bewirkt dieselbe graue, graugelbe oder grauweisse Färbung der Oberfläche, von der sich oft dicke graue Massen entfernen lassen, aber auch dieselbe Verschorfung des Schleimhautgewebes selbst, wie man besonders gut auf senkrechten Einschnitten in die Wandung erkennen kann. Gerade hierdurch wird man am sichersten vor Verwechslungen mit Resten der Dezidua bewahrt, welche ebenfalls meistens eine graugelbe Farbe besitzen, aber der Oberfläche lose aufsitzen und sich mit Leichtigkeit, oft selbst schon durch einen Wasserstrahl entfernen lassen. Sie bestehen aus verfettetem Deziduagewebe mit den vorher (S. 513) schon erwähnten charakteristischen grossen Zellen, während in

den Pseudomembranen sich unter dem Mikroskope ausser den früher
geschilderten hyalinen fibrinösen Netzen und Leukozyten meistens
Mikrokokkenhaufen (Fig. 301) zeigen, welche auch in der Schleimhaut
liegen, umgeben von nekrotischem, keine Kernfärbung mehr darbieten-
dem Gewebe. Der Sitz und die Ausdehnung der Veränderung sowohl in
der Breite wie in der Tiefe ist sehr verschieden; sie nimmt in der Regel
ihren Ursprung an Einrissen des Zervikalteiles oder an der Plazentarstelle (Endometritis placentaris), die ja auch ganz besonders
günstige Verhältnisse für eine Infektion darbietet. Nicht selten bleibt
die Erkrankung auf die Plazentarstelle beschränkt und die Schleimhaut
der übrigen Teile nimmt nur in Form einer einfachen, mit Schwellung
und stärkerer Rötung verbundenen Entzündung teil. Manchmal sieht
man bei sonstiger Beschränkung der septischen Veränderungen auf die
Plazentarstelle nur noch genau an der entsprechenden Stelle der gegen-

Fig. 302.

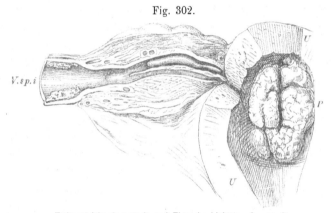

Endometritis placentaris und Thrombophlebitis. $^2_3$ nat. Gr.
U Schnittflächen des Uterus. P die stark verdickte, oberflächlich verschorfte Plazentarstelle, im rechten
Parametrium Thromben in Venen, welche von der Plazentarstelle herkommen, aber ausgesprochene
Thrombophlebitis erst in der Vena spermat. int. (V. sp. i.).

überliegenden Wand die ersten Anfänge einer Verschorfung als Folgen
einer Kontaktinfektion. Uebrigens stellen sich auch in der Gebärmutter
wie an der Scheide auf den vorspringenden Punkten die ersten Pseudomembranen und Schorfe ein und gerade an der Plazentarstelle tritt
dieses Verhältnis in der Regel sehr deutlich hervor. Dieser Befund
kann, wie leicht ersichtlich, für die Annahme einer von aussen
kommenden Infektion verwertet werden, die sicher in den meisten
Fällen vorhanden war; ausnahmsweise kann aber auch eine hämatogene
Infektion vorliegen.

Die Veränderungen der Gebärmutterwand können verschieden
sein, je nachdem sie die Blutgefässe oder die Lymphgefässe oder das
Parenchym betreffen. Um den Zustand der Blutgefässe zu erkennen,
müssen noch besondere senkrechte Schnitte durch die Plazentarstelle
gemacht werden, weil ja gerade hier die grössten und zahlreichsten und
durch den Geburtsakt selbst stets eröffneten Gefässe liegen, die im

Laufe der physiologischen Rückbildung des Uterus durch Thromben resp. Endophlebitis productiva geschlossen werden müssen. In den Gefässen der Plazentarstelle zeigen sich häufig genug anstatt der guten festen Thromben, weiche zerfallende, gelblichrot gefärbte, welche von einer ebenfalls gelblich gefärbten, verdickten Wandung umgeben werden (Thrombophlebitis placentaris). Es kann eine solche Thrombophlebitis jedoch auch von anderen Stellen, so besonders von den Einrissen im Zervikalteile ausgehen, weshalb auch hier stets längs gerichtete Einschnitte zu machen sind. Die Blutgefässe in den peripherischen Schichten der Uteruswand sollten der Norm gemäss leer sein resp. frisches Blut enthalten, aber auch in sie setzt sich häufig der thrombotische Prozess fort und man kann dann eine schmutzig bräunliche oder gelbrote, selbst reingelbe, eiterähnliche Masse überall aus denselben ausdrücken. Oefters sind die plazentaren und nächsten parauterinen Venen frei von Veränderungen, während weiterhin die deutlichsten Zeichen der Thrombophlebitis hervortreten (Fig. 302).

Ebenso häufig, wenn nicht häufiger, sind die gleichen Affektionen der Lymphgefässe (Metritis lymphangitica, Fig. 303), die entweder mit oder ohne Veränderungen in den Venen einhergehen. Die Lymphgefässe sind mit einer rein gelben, puriformen Masse gefüllt und da ausserdem die Wandungen sich durch ihre Dünnheit auszeichnen, so kann man schon aus diesem Befunde allein ihre Natur erkennen, abgesehen davon, dass die Blutgefässe sich stets daneben werden nachweisen lassen. Auch bei ihnen ist die Wandung oft entzündet, was man an ihrer gelben, von Eiterinfiltration herrührenden Farbe erkennt. Eine mit den beschriebenen Veränderungen auch bei den Blutgefässen einhergehende Erweiterung ist bei den Lymphgefässen in der Regel sehr ausgesprochen vorhanden, so dass bis kirsch-

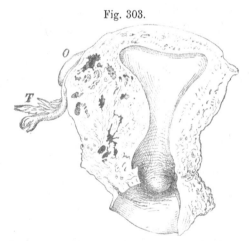

Fig. 303.

Metritis und Parametritis lymphangitica. Frontalschnitt nahe der hinteren Oberfläche, die hier der Einfachheit halber glatt gezeichnet ist. Spir.-.Präp. $\frac{1}{2}$ nat. Gr. Man sieht die hintere Lippe; die Grenze des Uterus nach dem rechten Parametrium nicht deutlich zu sehen; unregelmässige Abszesshöhlen in beiden. O Ovarium. T Tube der rechten Seite.

grosse Höhlen durch sie gebildet sein können, die freilich meistens schon durch Ulzeration entstanden sind. Sie finden sich mit Vorliebe subserös in der Nähe des Tubenabgangs. Der Inhalt der Lymphgefässe ist ganz besonders geeignet für den Nachweis der Mikrokokken; die ganze sie füllende Masse besteht in vielen Fällen fast lediglich aus Streptokokken.

Die dritte Form der Entzündung ist diejenige des Parenchyms, die Metritis phlegmonosa oder, falls schon Erweichungshöhlen sich

gebildet haben, apostematosa. Sie ist charakterisiert durch das
Auftreten mehr oder weniger ausgedehnter, diffuser, eiteriger, oft sulzig
gelblicher Infiltrationen oder auch kleinerer und grösserer, einzelner
oder mehrfacher Eiterherde, die sich von jenen Lymphgefässektasien
durch den Mangel einer glattwandigen Begrenzung unterscheiden.

Sämtliche Entzündungsformen des Uterusparenchyms stehen sehr
häufig mit ähnlichen Veränderungen im Parametrium (Parametritis) in
Verbindung, von denen ebenso wie von den Entzündungen des serösen
Ueberzuges (Perimetritis) später die Rede sein soll.

Alle die zuletzt genannten Veränderungen können auch schon am
schwangeren Uterus sich einstellen und bewirken dann häufig Abort
resp. Frühgeburt.

Zur mikroskopischen Untersuchung dieser verschiedenen Puerperalaffektionen
sind Schnitte notwendig. Die pathogenen Mikroorganismen soll man weniger an der
inneren Oberfläche des Uterus suchen, wo nach dem Tode bald allerhand Bakterien
sich einfinden, sondern man wähle dazu entweder die Inhaltsmassen von der Oberfläche möglichst entfernter Blut- resp. Lymphgefässe (Deckglastrockenpräparate) oder
die tieferen Schichten von Durchschnitten durch die ganze Uteruswand. Man wird
der Regel nach die pyogenen Mikrokokken (Streptokokken, seltener Staphylokokken)
finden, aber es sind auch schon Pneumokokken, Koli- und andere Bazillen aufgefunden worden. Die letzten sind vielleicht in jenen Fällen in Tätigkeit, wo der
Tod sehr schnell unter stürmischen Allgemeinerscheinungen eintrat, wo aber der
makroskopische lokale Befund negativ ausfällt und auch im übrigen Körper nur die
bekannten allgemein infektiösen Organveränderungen (Milzschwellung, parenchymatöse
Trübungen des Herzens, der Niere usw.) gefunden werden. Die Vermutung liegt
nahe, dass es sich hier um Wirkung irgendwelcher sog. Septikämiebazillen handelt.
Färbung der Uterusschnitte mit Pikrokarmin und dann nach Gram gibt für die
meisten Fälle schöne Bilder, sonst wählt man alkalisches Methylenblau.

Akute Entzündungen am nicht puerperalen Uterus kommen
an der Leiche selten zur Beobachtung. Dies gilt besonders für die
schweren eitrigen Formen der Endometritis, die sich übrigens auch
leicht werden diagnostizieren lassen. Nur ganz ausnahmsweise finden
sich als selbständige Erkrankungen phlegmonöse Prozesse im muskulösen Teile der Wandung (Metritis), welche äusserst selten zur Abszessbildung fortschreiten. Den katarrhalischen Endometritiden begegnet
man schon eher einmal, besonders den zervikalen, die sich durch die
Menge des zähen, glasigen Schleimes anzeigen, welcher den Zervikalkanal oft prall ausfüllt. Das Sekret der Schleimhaut der eigentlichen
Uterushöhle ist in der Regel etwas flüssiger; durch seine Anhäufung
entsteht die Hydrometra. Eiterige Katarrhe, besonders des Zervikal-
teils, sind zum grossen Teil gonorrhoischer Natur. Die Gonokokken
nisten im Zervikalkanal besser als in der Scheide. Dehnt eiterige
Absonderung die Corpushöhle aus, so liegt eine Pyometra vor.

Als Endometritis haemorrhagica wird ein Zustand der
Schleimhaut bezeichnet, bei dem diese nicht nur durch stärkere
Füllung der Blutgefässe dunkelrot gefärbt, sondern auch von zahlreichen punktförmigen Hämorrhagien durchsetzt ist. Es kann hierbei
die Aehnlichkeit mit dem menstrualen Zustande sehr gross werden
(pseudomenstrueller Zustand), doch schützt die Untersuchung der
Ovarien leicht vor Verwechslungen. Man findet diese Form besonders

bei verschiedenen akuten Infektionskrankheiten, aber auch unter anderen Verhältnissen.

Es gibt endlich auch eine Endometritis fibrinosa, bei welcher eine vollständige Haut, ähnlich der Membrana decidua dysmenorrhoica gebildet werden kann. Beide unterscheiden sich dadurch, dass letztere stets eine äussere rauhe, zottige Oberfläche besitzt und oft einen Sack darstellt, welchen man aufschneiden kann und an dessen Oberfläche zahlreiche kleine Löchelchen, die Mündungsstellen der Uterindrüsen, erscheinen, während erstere an ihrer äusseren Oberfläche stets ganz glatt und ausserdem wenigstens oft durchaus solide ist. Mit dem Mikroskope ist die Unterscheidung begreiflicherweise sehr einfach (Fibrin resp. fibrinoid degenerierte Zellen einerseits — wohlerhaltene Uterindrüsen mit Zylinderzellen und lymphoidem Zwischengewebe andererseits).

Viel häufiger als den akuten begegnet der Anatom den chronischen Entzündungen des Uterus, und zwar sowohl der Schleimhaut als auch der Muskelhaut. Wie bei allen Schleimhäuten so ist auch hier die Bezeichnung chronische Entzündung nicht immer ganz richtig, weil es sich in der Regel weniger um die Entzündung selbst, als um ihre Ueberbleibsel handelt. Zu diesen gehören bei der Schleimhaut die schiefrigen Färbungen, welche auf vorangegangene kleine Blutaustritte hinweisen, dahin gehört die so häufige fibröse Induration, durch welche die ganze Haut in eine glatte, derbe, nur sehr schwer schneidbare, mikroskopisch der Drüsenelemente fast gänzlich entbehrende (Endometritis chronica fibrosa atrophicans), oder auch kleine Cystchen enthaltende Masse (Endometritis cystica) verwandelt ist und bei der zuweilen eine Metaplasie des Zylinderepithels in verhornendes Plattenepithel vorkommt. Dahin gehören die nach unten zu trichterförmige Erweiterung der Zervix (Fig. 304), welche oft mit Verengerung des Orificium internum verbunden ist, und endlich jene unter dem Namen der Nabothseier (Ovula Nabothi) bekannten, hirsekorn- und halberbsengrossen, klaren dünneren oder dickeren schleimigen Inhalt beherbergenden Cystchen,

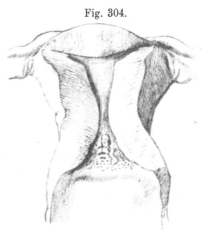

Fig. 304.

Chronische Endometritis und Metritis. $1/2$ nat. Gr.
Trichterförmige Gestaltung der Zervikalhöhle.
Kleiner Polyp an der Zervikalschleimhaut.

welche so häufig im Zervixteile bald oberflächlich, bald mehr in der Tiefe und oft in grösserer Anzahl vorkommen. Es sind dies durch Verschluss der Mündung aus Drüsenschläuchen hervorgegangene Retentionscysten, welche dementsprechend mit Epithel ausgekeidet sind, das in den grösseren meist abgeplattet ist, in den kleineren aber noch zylinderförmig und selbst mit Wimpern versehen sein kann. Durch Verfettung der abgestossenen Zellen oder durch Eiter können die Cystchen einen trüben gelblichen Inhalt besitzen.

Die atrophierende Endometritis ist nur der Ausgang einer granulierenden **produktiven Endometritis**, welche eine starke Verdickung und Auflockerung der blutreichen und leicht blutenden Schleimhaut erzeugt. Durch diese Veränderung kann es leicht bewirkt werden, dass bei der Menstruation, wenn, wie gewöhnlich, die oberste Schleimhautschicht sich ablöst, abnorm dicke Schichten derselben unter heftiger und

Fig. 305.   Fig. 306.

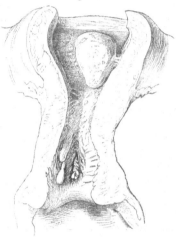

Uteruspolypen. $^2/_3$ nat. Gr.
Im Corpus ein grösserer, abgerundet-dreieckiger, mit kleinen Cystchen versehener Polyp, im Zervikalteil einige dünne gestielte Polypchen.

Chronische proliferierende Endometritis.
Schlängelung, Erweiterung, Ausbuchtung von Drüsen; rechts ist von einer geschlängelten Drüse in der oberen Hälfte nur die Wand im Schnitt, so dass man nicht das Lumen und die Epithelzellen nur in Flächenansicht sieht. Ausgekratztes Stück.

langdauernder Blutung abgestossen werden (Endometritis exfoliativa), welche dann die schon öfter erwähnten sog. dysmenorrhoischen Membranen bilden. Häufig tritt eine solche produktive Endometritis ungleichmässig auf, so dass kleine Buckel, dann grössere warzige Bildungen und endlich gestielte Geschwülstchen, sog. Polypen erscheinen (**Endometritis proliferans polyposa**).

Sowohl die totale wie die partielle Wucherung kann sich auf sämtliche Bestandteile der Schleimhaut beziehen (Fig. 305), es kann aber auch wesentlich das Grundgewebe (interstitielle Endometritis), oder es können mehr die Drüsen (glanduläre E.) vergrössert sein. Das Grundgewebe kann, besonders in den tieferen Schichten, statt der gewöhnlichen runden spindelförmige Zellen enthalten, so dass Aehnlichkeit mit spindelzelligem Sarkomgewebe entsteht; an den gewucherten Drüsen kommt es häufig zu unregelmässiger Erweiterung und Schlängelung (Sägedrüsen), durch die es bewirkt werden kann, dass man an Schnitten Einschachtelungsbilder sieht, d. h. in einem Drüsenlumen einen Körper findet, welcher auf einem bindewebigen Kern einen Ueberzug von Epithel trägt: die abgeschnittene Spitze einer hervorragenden Zacke. Manchmal dringen die Drüsen weiter, als sie es schon gewöhnlich tun, zwischen die Muskelbündel ein, sind dann aber in der Regel von interstitiellem lymphoidem Gewebe begleitet. Bei der partiellen Proliferation entsteht häufig ein Verschluss ihrer Mündung mit Retention des Sekretes und cystischer Erweiterung, so dass die Polypen unter Umständen fast ganz aus Cysten bestehen können (Polypus hydatidosus, Fig. 306). In Zervikalpolypen kommen etwas grössere Cysten als in den Korpuspolypen vor, ja es kann der ganze Polyp aus einer einzigen Cyste bestehen (gestieltes Nabothsei, Fig. 306).

Seltener als am puerperalen Uterus findet sich am nicht puerperalen Uterus eine dissezierende eitrige Entzündung, doch kann sie, z. B. nach Verätzung durch eingespritzte Flüssigkeiten, vorkommen.

Die chronische Entzündung der Uteruswand (Metritis chronica) zeigt sich in späteren Stadien an durch eine weissgraue Farbe, verbunden mit grosser Härte, so dass sie beim Schneiden knirscht und oft nur mit Mühe geschnitten werden kann. Auch hier geht wie bei der Schleimhaut ein Granulationsstadium voraus, in welchem die Substanz voluminöser, weicher, saftreicher und mehr rötlich gefärbt erscheint. Mit der produktiven Metritis ist zugleich eine Vergrösserung des Organs verbunden (der früher sog. chronische Uterusinfarkt, Fig. 291, S. 510), die

Fig. 307.

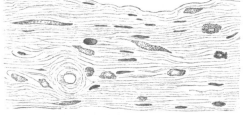

Aus einem Uterus mit chronischer Metritis bei Zervixkrebs. Nur wenige Kerne glatter Muskeln, aber sehr viele Mastzellen, besonders in der Umgebung des Gefässdurchschnittes.

jedoch später durch immer vollständigere Zerstörung der muskulösen Teile und durch Retraktion des besonders auch in den inneren Abschnitten des Myometriums an elastischen Fasern sehr reichen fibrösen Gewebes, welches viele Mastzellen enthält (Fig. 307), in eine oft extreme Atrophie übergehen kann. Die Hypertrophie betrifft nicht immer alle Teile gleichmässig, sondern häufiger den Zervikalteil als den eigentlichen Körper. Sehr häufig zeigt die Uterushöhle dabei eine eigentümliche sanduhrförmige Gestalt, indem die Zervix trichterförmig nach unten zu erweitert ist (Fig. 304, S. 525). Es ist fast stets eine chronische Endometritis mit der chronischen Metritis verbunden. Sehr häufig findet sich diese chronische Metritis unter Verhältnissen, welche die entzündliche Natur der Affektion zweifelhaft erscheinen lassen könnten, so bei den Dislokationen mit Stauungshyperämie, so im Anschluss an das

Puerperium, wo dann die normale Rückbildung sich nicht einstellt, sondern der Uterus dauernd vergrössert bleibt, aber es sind doch wahrscheinlich in allen diesen Fällen erst entzündliche Prozesse, zu welchen die Stauung, der puerperale Zustand nur disponierten, welche die Vergrösserung bewirken.

Mit der Entzündung des Zervikalteiles sind häufig flache, rundliche, oft konfluierende, mit einem geröteten Grunde versehene Erosionen (sog. katarrhalische Geschwüre) des äusseren Muttermundes verbunden. Manchmal handelt es sich dabei um Verdünnung, Mazeration und Abstossung des Epithels infolge des vorhandenen entzündlichen Zustandes, so dass das zellig infiltrierte hyperämische Schleimhautgewebe unbedeckt zutage liegt (einfache oder Granulationserosion),

Fig. 308.

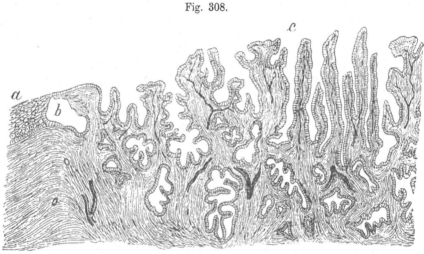

Papilläre Erosion der Portio. Nach Fritsch, Hdb. d. Fr.
Bei a normales Plattenepithel, am Uebergang desselben in die Erosion eine zystisch erweiterte Drüse (b).
bei c lange schmale papillenähnliche Gewebsreste zwischen den Drüsen.

in anderen Fällen ist die Schleimhaut mit Zylinderepithel bedeckt und von neugebildeten drüsigen Bildungen durchzogen (glanduläre Erosion). Je nachdem die Oberfläche mehr glatt oder papillär gestaltet erscheint, kann man einfache glanduläre oder papilläre Erosionen (Fig. 308) unterscheiden; bei letzteren handelt es sich aber weniger um eine Wucherung des Grundgewebes in Papillenform als um eine papillenähnliche Zerklüftung desselben durch in die Tiefe dringende drüsige Epithelwucherungen. Neben den Geschwüren kommen auch noch zuweilen stecknadelkopf- bis hirsekorngrosse, in der Substanz gelegene Eiterbläschen vor, die zum Teil durch Vereiterung von Nabothseiern, zum Teil direkt aus vereiterten, an der Mündung verschlossenen Drüsen hervorgegangen sind. Durch Platzen derselben entstehen die sog. Follikulargeschwüre oder follikulären Erosionen (Fig. 309).

Durch Verbindung der genannten Veränderungen mit allgemeinen oder partiellen Hyperplasien der Schleimhaut entstehen akneartige Bildungen, so dass die Zervix die grösste Aehnlichkeit mit einer „Burgundernase" zeigt (Virchow).

Die Erosionen dürfen nicht mit dem sog. Ektropium des äusseren Muttermundes verwechselt werden, wenn diese auch nicht ohne Einfluss auf ihre Entstehung sein mag. Man kann das Schleimhautektropium, bei welchem infolge entzündlicher Schwellung die Zervikalschleimhaut sich am äusseren Muttermund vorwölbt, und das häufigere Wand- oder Narbenektropium unterscheiden, bei dem

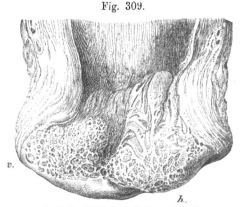

Fig. 309.

Cystische (follikuläre) Erosion. Nat. Gr.
Uterus aufgeschnitten und auseinandergeklappt. h hintere, v vordere Muttermundslippe.

die beiden Lippen im ganzen sich umgestülpt haben. Als physiologisches Ektropium ist ein angeborener Zustand bezeichnet worden, bei dem das Zylinderepithel weiter auf die Portio nach abwärts reicht als unter gewöhnlichen Verhältnissen.

4. **Infektiöse Granulationsgeschwülste** sind am Uterus selten. Selbst die doch sonst an den Genitalien vorzugsweise sitzende Syphilis macht am Uterus relativ selten spezifische Veränderungen, doch kommen besonders an der Portio vaginalis primäre, selten sekundäre ulzeröse und papulöse spezifisch syphilitische Veränderungen vor. Dabei fehlt nie eine Endometritis, welche aber auch ohne die spezifischen Veränderungen häufig vorkommt.

Auch die Tuberkulose des Uterus gehört zu den selteneren Affektionen und wird insbesondere an Häufigkeit von der Tuberkulose der männlichen Geschlechtsorgane weit übertroffen. Sie tritt in der Schleimhaut in zwei Formen auf, als (seltenere) disseminierte, akute Miliartuberkulose und in Form der Endometritis tuberculosa, welche zur käsigen Degeneration, zur Phthisis uterina führt. Beide Formen haben ihren Sitz resp. Ausgangspunkt in der Schleimhaut, während aber die erste auf sie beschränkt ist, dringt die letztere verschieden weit in die Muskulatur hinein. Die Diagnose der ersteren ist durch das Auftreten der grauen, durchscheinenden, submiliaren, an der Oberfläche leichte Hervorragungen bildenden Knötchen sehr leicht gegeben. Schwieriger ist oft die Erkennung der Anfangsstadien der zweiten Form, da die gerötete, weiche, verdickte Körperschleimhaut ähnlich aussieht, wie bei der einfachen produktiven Endometritis, und die eingestreuten grauen Tuberkel, die auch in Polypen der Schleimhaut sitzen können, nicht immer deutlich hervortreten. Erst wenn diese zu verkäsen beginnen, wird die Diagnose leichter, welche gar keine Schwierigkeiten mehr macht, wenn (Fig. 310) die Oberfläche der Schleimhaut in eine bröckelige, gelbe, käsige Masse verwandelt ist, die verschieden weit in die Tiefe dringt und sich schliesslich an ihren frischesten Teilen in kleine gelbe, dann graue Knötchen auflösen lässt. Würde der käsigen Masse ein leichter Abfluss gegeben sein, wie z. B. bei der Niere, so würde es sicherlich auch hier zur Höhlenbildung resp. ulzerativen Erweiterung der Uterushöhle kommen, so aber bleibt in der Regel die ganze käsige Masse am Orte ihrer Bildung liegen und häuft sich immer mehr an, so dass schliesslich die ganze Uterushöhle durch den Käse gänzlich ausgefüllt wird. Immerhin gelangt die Masse allmählich nach unten und infiziert die Zervix- und schliesslich die Scheidenschleimhaut, wie die Uterusschleimhaut selbst in der Regel von einer tuberkulösen Tube aus infiziert worden ist (deszendierende Tuberkulose). Bei alten Frauen findet man zuweilen den Uteruskörper erweitert und mit tuberkulösem Eiter erfüllt; wahrscheinlich handelt es sich bei dieser tuberkulösen Pyometra um eine sekundär infizierte Hydrometra. Die Uterustuberkulose kommt schon bei ganz kleinen Mädchen und bis ins höchste Alter vor, am meisten in der Zeit der Geschlechtsreife. Sie kann auch am schwangeren sowie am puerperalen Uterus sich entwickeln. Hierbei sieht man mikroskopisch nicht nur Tuberkulose der Schleimhaut, in deren Drüsen grosse Mengen Bazillen in Käsemassen eingelagert sein können, sondern meistens und vor allem auch zahlreiche Tuberkel in der Wand der Blutgefässe, z. T. deutlich in der Intima, wodurch das Lumen mehr oder weniger verengt wird; wenn es noch offen geblieben ist, so ist die Gefahr einer von hier ausgehenden akuten allgemeinen Miliartuberkulose besonders gross. Noch seltener als die Schleimhauttuberkulose ist eine in grossen Knoten auftretende, starke Verdickung bewirkende chronische Tuberkulose des Myometriums.

Fig. 310.

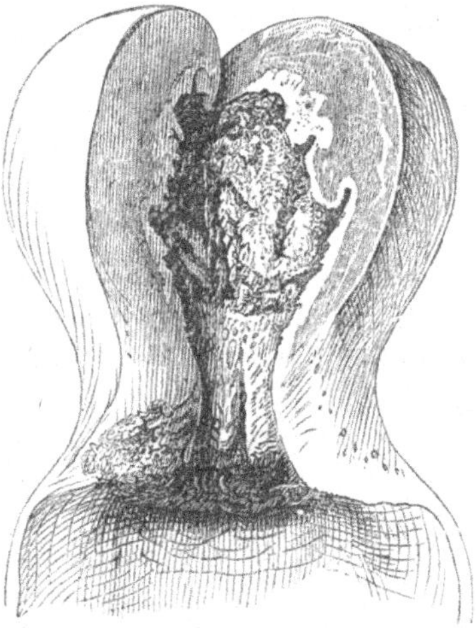

Tuberkulose des Uteruskörpers, papilläre Erosion der Portio vaginalis. $^2/_3$ nat. Gr.

Oberfläche des Corpus käsig-ulcerös, die Wand in verschiedener Ausdehnung oberflächlich verkäst, die Verkäsung reicht nicht in die Zervix hinein; die Erosion des Muttermundes zeigt nichts Tuberkulöses.

5. **Progressive Ernährungsstörungen.** Den Uebergang von der physiologischen Schwangerschaftsvergrösserung zu der pathologischen bildet die Vergrösserung des Uterus bei Extrauterinschwangerschaft oder diejenige eines Hornes bei Schwangerschaft des anderen. Es wird dabei nicht nur die Wand hypertrophisch, sondern es bildet sich auch die Schleimhaut in Dezidua um. Unzweifelhafte hypertrophische Neubildung kommt an der Muskularis des Uterus vor, insbesondere bei der

so allmählich wachsenden Hämatometra. Man darf hier wohl ohne weiteres eine Arbeitshypertrophie annehmen. Nur bei den akut entstehenden Ausweitungen ist die Wand verdünnt. Ferner findet sich eine echte muskuläre Hypertrophie bei Geschwulstbildung, und zwar bei submuköser (Fig. 324) und interstitieller oder intraparietaler (Fig. 322), wo vielleicht ebenfalls eine Arbeitshypertrophie anzunehmen ist. Es kommen allerdings, besonders bei den intraparietalen Fibromyomen auch mehr bindegewebige Hypertrophien vor. Schon hier, noch mehr aber bei anderen Formen der sog. Uterushypertrophien grenzen entzündliche und nichtentzündliche Neubildung so aneinander,

Fig. 311.

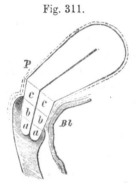

Einteilung der Cervix uteri in 3 Abteilungen nach Schröder.
a a Portio vaginalis. b b Portio intermedia, vorn supra-, hinten intravaginal. c c Portio supravaginalis. Bl Blase. P Peritonäum.

Fig. 312.

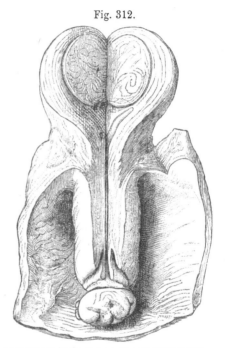

Hypertrophie der Portio vaginalis mit follikulärer Hypertrophie der hinteren Lippe, Fibromyom im Corpus am Fundus. Nat. Gr.

dass eine scharfe Trennung unmöglich ist. Während die Vergrösserungen bei Lageveränderungen des Uterus wohl hauptsächlich entzündlicher Natur sind, kommen dagegen am Zervikalteil Hypertrophien vor, bei welchen Entzündung ganz auszuschliessen ist oder doch nur einen mehr oder weniger grossen Teil der Ursachen ausmacht. Der Hals des Uterus lässt sich in einen innerhalb und einen oberhalb der Vagina gelegenen Abschnitt einteilen, doch muss nach Schröder gerade auf Grund der vorkommenden Hypertrophien eine dreifache Teilung vorgenommen werden (Fig. 311), in einen vaginalen (aa) ganz in der Scheide liegenden, einen medialen (bb) hinten innerhalb, vorn oberhalb, und einen supravaginalen (cc) gänzlich oberhalb der Scheide liegenden Abschnitt. Es gibt nun eine ätiologisch dunkle Hypertrophie der Portio vaginalis (Fig. 312), wobei die Portio so verlängert werden kann, dass sie bis vor die Schamspalte reicht. Das Scheidengewölbe hat im wesentlichen normale Lage und Gestalt, desgleichen Blase und

34 *

Mastdarm. Diese Hypertrophie kann auch einlippig sein: rüssel-
förmige H. der vorderen Muttermundslippe. Mit der Hypertrophie der Portio supra-
vaginalis (Fig. 313) ist stets
eine mehr oder weniger vollständige Inversion der Scheide
verbunden, Blase und Mastdarm
erfahren eine divertikelartige
Ausspülpung nach unten. Diese
Affektion, welche die häufigste
aller Zervixhypertrophien ist,
ist leicht mit einfachem Prolaps
des Uterus zu verwechseln; sie
unterscheidet sich von ihm
schon äusserlich dadurch, dass
der Fundus uteri keine Senkung
erfahren hat, wenn nicht ein
Prolaps des hypertrophischen
Uterus vorhanden ist. Die seltene
Hypertrophie der Portio
media ist mit einer Verkürzung
des vorderen Scheidengewölbes
(Vorfall der vorderen Wand) mit
divertikelartiger Ausstülpung der
Harnblase verbunden, während
das hintere Scheidengewölbe,
die hintere Scheidenwand und
der Mastdarm normale Ver-
hältnisse darbieten, also das
hintere Scheidengewölbe vorhanden, das vordere aber verstrichen ist. Die Vergrösserung
wird wesentlich durch Bindegewebe bedingt. Da bei der
zweiten Form Scheidenprolaps,
bei der dritten Prolaps der
vorderen Scheidenwand vorausgeht, so ist es vielleicht der
dadurch ausgeübte Zug, welcher
in ähnlicher Weise die Binde-
gewebshypertrophie an der
Zervix bewirkt, wie die ange-
hängten Metallzieraten oder die
eingesteckten Holzpflöcke an den
Ohrläppchen „wilder Menschen"
Vergrösserungen bewirken.

Fig. 313.

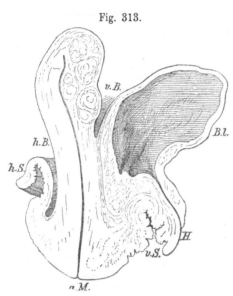

Supravaginale Zervixhypertrophie mit Scheidenprolaps,
mehrere interstitielle Fibromyome in der vorderen Wand
des Corpus. ²/₃ nat. Gr.
a.M. äusserer Muttermund. v.S. vordere, h.S. hintere
Scheidenwand. v.B. vordere, h.B. hintere Bauchfelltasche. Bl. Blase. H. Harnröhrenmündung.

Fig. 314.

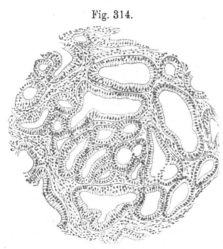

Aus einem drüsigen Polyp (polypösen Adenom) des
Corpus. Mittl. Vergr.

Von allen den erwähnten Hypertrophien verschieden, aber manchmal mit ihnen verbunden (Fig. 312) ist die sog. follikuläre Hyper-

trophie der Muttermundslippen, bei welcher es sich ausschliesslich um eine cystisch-polypöse Wucherung der Schleimhaut einer oder der anderen Muttermundslippe handelt. Durch Platzen der zahlreich vorhandenen cystisch-drüsigen Gebilde erhält die Oberfläche etwas Unregelmässiges, so dass die Masse wie eine vergrösserte Tonsille (Virchow) aussehen kann. Diese Bildung gehört offenbar schon in das Gebiet der Schleimpolypen (Fig. 306, S. 526), welche schon bei der proliferierenden Endometritis vom Korpus wie von der Zervix erwähnt wurden, nur handelt es sich hier deutlicher um eine echte Geschwulstbildung, welche man unter die Adenome zu rechnen hat, wie sie auch als adenomatöse Polypen (Fig. 314) in der Höhle des Uterus gefunden werden. Es gibt auch ein diffuses Adenom der Uterusschleimhaut,

Fig. 315.

M

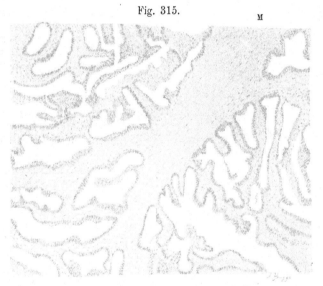

Adenocarcinoma des Uteruskörpers. Schwache Vergr.
Verzweigte von Zylinderzellen gebildete Drüsenschläuche im Myometrium (M).

wobei diese wesentlich durch Drüsenwucherung verdickt ist, eine Affektion, welche sich von der proliferierenden Endometritis dadurch unterscheidet, dass die unregelmässig verschlungenen Drüsenschläuche fast ohne jede Zwischensubstanz dicht aneinander liegen. Dieses Erkennungszeichen ist auch für die Diagnostik an ausgeschabten Massen der Gebärmutter wichtig; findet man nur Drüsenschläuche, so muss man die Neubildung für eine mindestens verdächtige erklären, denn es gibt adenomatöse Wucherungen, welche zerstörend in das Myometrium vordringen (malignes oder destruierendes Adenom) und sich dadurch als krebsige erweisen (Adenokarzinom, Fig. 315). Wichtig ist bei solchen Untersuchungen auch die Beachtung der Kernteilungsfiguren, welche sich auch noch Tage nach der Ausschabung durch Formol-Müller in den Schabseln fixieren lassen. Je zahlreicher sich in den epithelialen Zellen Mitosen finden, um so schneller war das Wachstum, um so verdächtiger die Neubildung.

Die Uteruskrebse können von dem Hals und von dem Körper des Uterus ausgehen, die Korpuskrebse (Fig. 316) sind aber erheblich seltener als die Kollumkrebse. Sie bewirken eine oft beträchtliche Vergrösserung des Uterus, die sich auf dem Durchschnitt als eine Verdickung der Wand zeigt, in der bald eine mehr gleichmässige, bald eine mehr umschriebene krebsige Infiltration vorhanden ist. Die Krebse sind in der Regel weich, man kann viel Krebsmilch ausdrücken, in welcher entweder deutlich Zylinderzellen vorwiegen oder doch wenigstens viele der polymorphen Zellen langgestreckt sind und eine Zylindergestalt andeutungsweise noch erkennen lassen. An Schnitten ist nicht immer mehr der adenomatöse Bau so deutlich, wie in dem Fig. 315 dargestellten Falle erkennbar, aber am Rande der Neubildung tritt er doch sehr häufig noch mehr oder weniger deutlich hervor (Fig. 317). Die innere Oberfläche der Uteruswand ist meist ulzeriert, zuweilen mit polypösen, selten mit papillären Wucherungen besetzt, die peritonäale Seite ist häufig höckerig gestaltet. Es

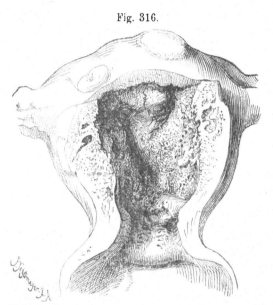

Fig. 316.

Krebs des Corpus uteri mit peritonäalen Knoten, Vagina und grösster Teil des Collum ganz frei. $^2/_3$ nat. Gr.

findet erst spät ein Uebergreifen auf das Kollum statt, dagegen ist das Peritonäum in der Regel frühzeitig ergriffen. Nur ausnahmsweise entsteht bei Metaplasie des Zylinderepithels in geschichtetes Plattenepithel auch Hornkrebs.

Hier ist also selbst in weit vorgeschrittenen Fällen, wie sie bei der Sektion in der Regel gefunden werden, die Differentialdiagnose in bezug auf den Ausgangsort noch sicher zu stellen, während dies bei den gewöhnlichen Formen des Uteruskrebses, dem Zervix- und Portiokrebs, in vielen Fällen nicht mehr möglich ist, da diese sich an der Leiche als ein grosses Geschwür darzustellen pflegen, mit unregelmässig knotigem, oft fetzigem Grunde und, besonders nach der Scheide hin, leicht aufgeworfenem Rande. Die Portio vaginalis, die ganze Cervix uteri, ein grosser Teil der Scheide und endlich auch des Uteruskörpers selbst können vollständig zerstört sein und Perforationen nach der Blase, dem Mastdarme und selbst in die Bauchhöhle sind

relativ häufig. Fast stets, aber erst recht, wenn eine Blasenscheidenfistel vorhanden ist, befindet sich die Oberfläche des Geschwürs in
einem jauchigen Zerfall, und es gehören dadurch diese Zustände zu dem
Scheusslichsten, was der Anatom überhaupt zu sehen und zu riechen
bekommt. Um sich über den eigentlichen Charakter des Geschwürs
Sicherheit zu verschaffen, muss man nach allen Richtungen hin Schnitte
durch seine Ränder und seinen Grund legen, wo man dann noch die
frischen Geschwulstmassen antreffen wird. Uebrigens geben auch
meistens die karzinomatös degenerierten parametrischen oder auch
sakralen Lymphknoten über das Wesen der Affektion schnell Aufschluss.
Weitere Metastasen fehlen häufig ganz, doch können auch metastatische
Knoten in der Leber, selten anderwärts vorkommen. — In der Um-

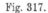

Fig. 317.

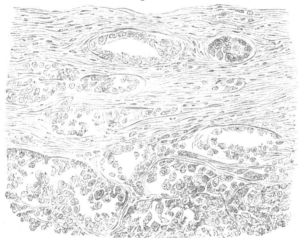

Adenokarzinom des Corpus uteri. Mittl. Vergr.

gebung krebsiger Neubildung im Uterus habe ich sogar an makroskopisch sichtbaren Arterien bei der mikroskopischen Untersuchung
eine Arteriitis productiva mit starker Verdickung der Intima durch
gefässhaltiges Granulationsgewebe gefunden. Für die Praxis wichtiger
ist, dass die Lymphgefässe des Körpers bei Krebs des Halses oft schon
frühzeitig Krebszellen enthalten, welche bis zum Fundus reichen können,
was man manchmal sogar schon makroskopisch an der ausdrückbaren
Krebsmilch oder gar den erweiterten, mit graugelben Massen gefüllten
subserösen Lymphgefässen erkennen kann.

Die diesen Geschwüren zugrunde liegenden Neubildungen können
verschiedenen Ursprung und verschiedene Zusammensetzung haben.
Ein Teil der Krebse ist von der Zervikalschleimhaut abzuleiten (Zervix-
karzinom, Fig. 318). Man mag einen oberflächlichen und einen tiefen
Krebs der Zervix unterscheiden, von welchen der letztere als ein
Knoten unter der ganz intakten oder nur etwas entzündlich veränderten

Schleimhaut entstehen kann. Er entwickelt sich aber jedenfalls nicht aus dem Bindegewebe, sondern geht vermutlich aus abgeschnürten Drüsenteilen, etwa aus einem Nabothsei hervor. Die meisten entstehen aus den Drüsen der Schleimhaut und sind histologisch entweder Adenokarzinome oder gewöhnliche weiche Krebse (Cancer). Der Zervixkrebs bildet seltener polypöse Wucherungen, kann längere Zeit den äusseren Muttermund verschonen, führt aber schliesslich auch zur völligen Zerstörung der Portio vaginalis, wobei zuweilen die Krebswucherung in der Tiefe in die Muttermundslippen eindringt und dann von innen her das Plattenepithel durchbricht. Er greift früh auf die Parametrien über und bewirkt hier oft ausgedehnte Infiltration.

Fig. 318.

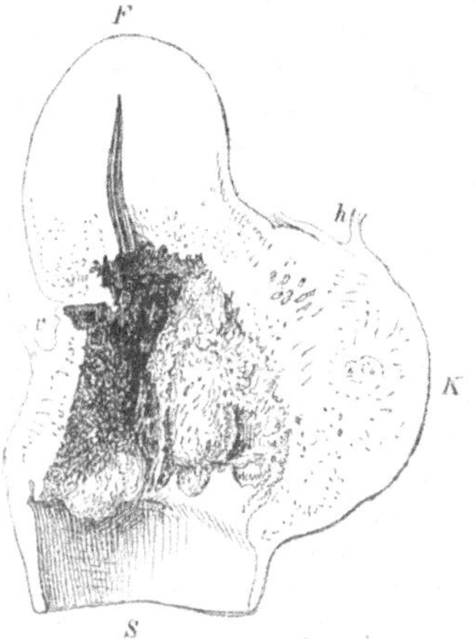

Grosser ulzerierender Zervixkrebs, grosser Teil der Portio vaginalis noch frei, krebsige Infiltration im Parametrium. ¹/₂ nat. Gr. Sagittalschnitt.

F Fundus uteri. S Scheide. K krebsige Infiltration im hinteren Parametrium. v vordere, h hintere Bauchfelltasche.

Eine grosse Zahl von Uteruskrebsen geht von der Portio vaginalis aus: Portiokrebse (Fig. 319). Die typische Form sind die Plattenepithelkrebse (Kankroide), welche von dem Oberflächenepithel ausgehen. Sie breiten sich gern nach der Scheide hin aus, dringen aber auch in die Zervix (manchmal weit unter der Schleimhaut hin), in die Parametrien und das paravaginale Gewebe ein und können schliesslich zu ausgiebiger Zerstörung des Kollum und zu Perforationen in die Nachbarhöhlen führen. Mikroskopisch zeigen diese Krebse alle Eigenschaften der Kankroide, wenn auch die Verhornung manchmal eine geringfügige ist und Perlkugeln nur hier und da gefunden werden. Besonders beachtenswert, weil zu Täuschungen geeignet, sind die Bilder da, wo das Kankroid zwischen die Drüsen der Zervikalschleimhaut hineingewachsen ist (Fig. 320).

Wenn an dem Scheidenteil Drüsen vorhanden sind (Erosionsdrüsen, S. 528), so kann auch ein Drüsenkrebs wie in der Zervix von hier ausgehen, ebenso wie aus in der Tiefe liegenden drüsigen Teilen ein tiefer Krebsknoten sich entwickeln kann.

Die Portiokrebse bilden aber nicht nur Geschwüre, sondern gerade sie erzeugen gelegentlich auch grössere Geschwulstknoten, welche als dicke, kugelige Masse das Scheidengewölbe ausfüllen. Die Geschwulst sitzt entweder mehr oberflächlich auf oder durchsetzt eine ganze Lippe, sie stellt häufig nicht eine kompakte Masse mit glatter Oberfläche dar, sondern besteht aus einzelnen Papillen, durch deren Nebeneinanderlagerung ein Aussehen zustande kommt, wie es der Blumenkohl hat, weshalb man auch gerade auf diese Bildungen den Namen Blumenkohlgewächse angewandt hat. Wohl in den meisten Fällen handelt es sich hierbei auch um papilläre Kankroide, aber es gibt auch papilläre zylinderzellige Adenokarzinome der Portio.

Auch an der Oberfläche der Blumenkohlgewächse tritt sehr leicht ein jauchiger Zerfall des Gewebes ein, wodurch dieses in eine stinkende, fetzige, in aufgegossenem Wasser flottierende und schmutzig grünlichgrau gefärbte Masse verwandelt wird. Es dürfen übrigens keineswegs alle unter dem Bilde des Blumenkohlgewächses auftretenden Neubildungen ohne weiteres für Krebse angesehen werden, da es auch gutartige Papillarbildungen gibt, welche freilich eine sekundäre krebsige Degeneration erfahren können. So ist der papillären Erosion schon gedacht worden, welche nach Ruge und Veit besonders suspekt ist. Ausserdem kommen an der normal bekanntlich sehr papillenreichen Portio vaginalis kleinere, oft multiple, hahnenkammförmige spitze Kondylome im Anschluss an Tripper

Fig. 320.

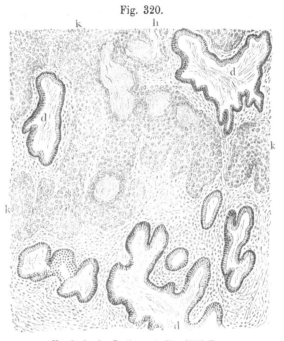

Fig. 319.

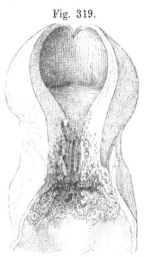

Krebs der Portio vaginalis auf Zervix und Vagina übergreifend, mit Hydrometra. ¹⁄₂ nat. Gr.

Hornkrebs der Portio vaginalis. Mittl. Vergr. k Krebsstränge mit verhornten Teilen (h) und Perlkugeln. d erweiterte Zervikaldrüsen.

und in Verbindung mit gleichen Neubildungen an Scheide und Vulva, sowie von einer kleineren Stelle ausgehende, also gestielt aufsitzende einfache papilläre Fibrome bezw. Fibroepitheliome vor, welche eine sehr beträchtliche Grösse erreichen können. Sie bestehen wie jene aus gefässhaltigen bindegewebigen, dendritisch verzweigten Papillen, welche mit mehrschichtigem Plattenepithel bedeckt sind und reine Oberflächenproduktionen darstellen. Zur mikroskopischen Untersuchung muss man gut einbetten und senkrechte Schnitte durch den Stiel der Geschwulst machen. Ueber die von dem Chorionepithel ausgehenden bösartigen Neubildungen des Uterus wird bei den Erkrankungen des Eies Mitteilung gemacht werden.

Von den übrigen Tumoren sind die früher sog. Fibroide am
wichtigsten, weil sie alle anderen bei weitem an Häufigkeit übertreffen
und einen sehr gewöhnlichen Befund, besonders bei alten Frauen
(Fig. 321) bilden. Sie werden jetzt als Fibromyome oder Myome
bezeichnet, da sie wesentlich aus glatter Muskulatur bestehen, der,
ähnlich wie in der Wand des Uterus selbst, mehr oder weniger viel
faseriges Bindegewebe beigesellt ist. Je nachdem die glatte Muskulatur
oder das fibröse Gewebe überwiegt, ist die Konsistenz eine weichere
oder derbere und die Farbe des Durchschnitts im ersteren Falle mehr
rötlich, im letzteren mehr weisslich; die Schnittfläche hat stets ein
streifiges Aussehen infolge der Durchflechtung der Muskelbündel bzw.
Faserbündel, es treten aber die Streifen schärfer hervor, wenn neben

Fig. 321.

Fig. 322.

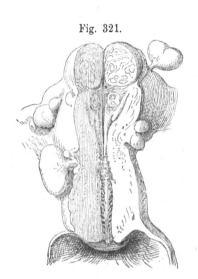

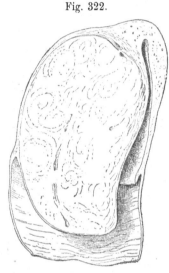

Uterus einer alten Frau mit verschiedenen,
hauptsächlich subserösen Fibromyomen.
Nat. Gr.

Interstitielles Fibromyom der hinteren Uteruswand, in die
hintere Muttermundslippe hineingewachsen. Elongatio
uteri. Samml.-Präp. Sagittalschnitt. 1/3 nat. Gr.

dem rötlichen Muskelgewebe die weissen, fibrösen Faserzüge vorhanden
sind. Bei den kleineren Knoten und bei den reinen Myomen zeigt die
Schnittfläche ein einfaches System von vielfach etwas konzentrisch angeordneten Streifen, während die grösseren oft mehrfache Schichtungs-
systeme besitzen, so dass sie aus mehreren Lappen zusammengesetzt
erscheinen (Fig. 322).

Die Grösse dieser Geschwülste kann sehr verschieden sein; gelegentlich entdeckt man bei der mikroskopischen Untersuchung ganz
kleine, die meisten besitzen zwischen Erbsen- und Mannskopfgrösse,
einzelne überschreiten diese noch und erreichen ein Gewicht von 15,
20 und noch mehr Kilo. Der Hauptsitz ist am Körper der Gebärmutter
und hier wieder an dem Grunde und der hinteren Wand, die ja auch
schon normal etwas dicker ist als die vordere, sie kommen aber auch

an dem Hals vor. Je nach ihrem Sitz in der Wandung unterscheidet
man subseröse, submuköse und intraparietale (Fig. 322). Es ist leicht
erklärlich, dass intraparietale (intramurale, interstitielle) bei zunehmender Grösse leicht submuköse oder subseröse werden können,
doch gibt es auch kopfgrosse noch allerseits von Uteruswand umgebene
Geschwülste, was natürlich nur möglich ist bei einer enormen allgemeinen Hyperplasie der Uterusmuskulatur. Besonders die weichen
Formen sind von ihrer Umgebung nicht immer scharf abgegrenzt,
während allerdings die harten fibrösen oft auf dem Durchschnitt
förmlich über ihre Umgebung vorspringen und infolge Anwesenheit
weiter und zahlreicher Gefässräume am Rande leicht ausschälbar sind.
Die subserösen sind häufig multipel und können ebenfalls sehr
beträchtliche Grösse erreichen. Ihnen stehen die intraligamentären
gleich, welche zwischen die Blätter der Ligamenta lata hineingewachsen
sind, und gerade bei diesen ist
es oft schwer, ihren Zusammenhang mit der Uterusmuskulatur,
aus der auch sie hervorgegangen
sind, nachzuweisen, da der Stiel
leicht atrophiert und die Geschwülste dann getrennt neben
der Uteruswand zu liegen
scheinen. Die submukösen
Formen erreichen im allgemeinen nicht die enorme Grösse
der bis jetzt genannten und gehören mehr den weichen Formen
an. Sie können polypenartig an
einem breiteren oder dünneren
Stiele in die entsprechend erweiterte Uterushöhle hineinhängen (fibromyomatöse Polypen, besser polypöse Fi-

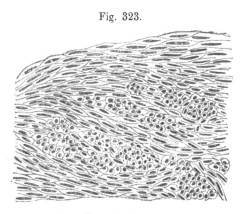

Fig. 323.

Myom des Uterus.
Längs-, Schräg- und Querschnitte von Muskelbündeln.
Die Zellengrenzen hat der Zeichner etwas zu schema-
tisch gehalten.

bromyome). Da sie immer von Schleimhaut, wenn auch atrophischer,
überzogen sind, so könnten sie mit den früher beschriebenen Schleimpolypen verwechselt werden, von denen sie durch ihre grössere Härte,
das streifige Aussehen der Schnittfläche und den Mangel der Cysten zu
unterscheiden sind. Gerade neben diesen Formen ist oft eine weiche
Schwellung der gesamten Uteruswand mit Hyperplasie der Muskelbündel und Hypertrophie der einzelnen Muskelfasern, ähnlich wie beim
schwangeren Uterus vorhanden (Pseudoschwangerschaft). Durch grosse
polypöse Myome kann eine Inversion des Uterus erzeugt werden; die
subserösen bedingen besonders Verschiebungen, Flexionen und sonstige
Verlagerungen des Uteruskörpers.

Die mikroskopische Untersuchung, welche leicht schon an Schnitten
des frischen Gewebes ausgeführt werden kann, zeigt die sich durch-
flechtenden fibrösen und muskulösen Faserzüge (Fig. 323), welche
letzteren besonders nach Essigsäurezusatz mit ihren langen, stäbchen-

förmigen Kernen schön hervortreten. In einem von einem schwangeren Uterus stammenden Myom habe ich grössere Zellen als gewöhnlich gefunden, doch kann ich nicht sagen, ob das unter solchen Verhältnissen regelmässig der Fall ist und ob etwa die während der Schwangerschaft beobachtete stärkere Grössenzunahme der Myome hierauf beruht. Besonders hübsche Bilder liefern die Pikrinsäure enthaltenden Farbstoffe, da durch sie die Muskelfasern gelb gefärbt werden. Die Menge des vorhandenen Bindegewebes erkennt man am besten nach van Gieson-Färbung; durch Methylenblau-Eosin (sehr zu empfehlen) werden auch die meistens sehr reichlich vorhandenen Mastzellen schön gefärbt. Isolation der kontraktilen Faserzellen kann durch die gewöhnlichen Mittel (20 proz. Salpetersäure, 33 proz. Kalilauge usw.) bewirkt werden.

Fig. 324.

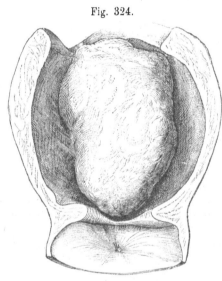

Polypöses Sarkom des Uterus mit allgemeiner Hypertrophie desselben und Schwund des Orificium intern.
1½ nat. Gr.
In der Scheide ein vernarbendes Geschwür.

Elastika-Färbung zeigt, dass auch in Fibromyomen, nicht nur um die Gefässe herum, sondern auch zwischen der Muskulatur, elastische Fasern vorhanden sind.

Die Uterusmyome können mannigfache sekundäre Umwandlungen erleiden: oberflächliche Nekrose und gangränösen Zerfall sowie partielle oder totale Vereiterung, besonders bei submukösen Tumoren, fettige Degeneration und Nekrose, an der trüben weisslichgelben Färbung makroskopisch erkennbar, oft verbunden mit Erweichung, hyaline Degeneration, partielle schleimige Erweichung mit ödematöser Aufquellung (Pseudocystenbildung) und endlich (besonders bei den subserösen und submukösen) nach vorgängiger Nekrose Verkalkung (Petrifikation), die bald nur eine Kalkkapsel bildet, bald auch im Inneren auftritt und schliesslich das ganze Gewächs in eine höckerige steinharte Masse verwandeln kann, aus welcher sich jedoch durch Behandlung mit Salzsäure die glatten Muskelzellen wieder darstellen lassen.

Bei zahlreichen Fibromyomen finden sich weite Venenräume am Rande der Geschwulst, manche enthalten aber auch in ihrem Inneren so zahlreiche und weite Bluträume, dass man sie als teleangiektatische oder kavernöse Fibromyome bezeichnen muss. Die Gefässe enthalten zuweilen Thromben. Auch Fibromyome mit engeren oder weiteren (cystenartigen) lympheführenden und mit Endothel ausgekleideten Räumen (lymphangiektatische Fibromyome) kommen vor, selten solche mit echten, von Epithel ausgekleideten Cysten, welche

von abgeschnürten Drüsen der Schleimhaut oder von embryonalen Gebilden (Wolffschem Körper) ausgegangen sein können (Adenomyome).
Weitere Unterabteilungen können endlich durch Kombination anderer
Geschwulstgewebe mit dem Myomgewebe entstehen, so besonders
Myxomyome, auch Myosarkome. Es wird angegeben, dass Myome
sich in Sarkome verwandeln könnten und tatsächlich findet man nicht
selten in Myomen Zellen mit kürzeren und dickeren ovalen Kernen,
welche viel mehr Sarkom- als Muskelzellen gleichen; es erscheint mir
aber zweifelhaft, ob es sich hier um eine Umwandlung von Muskelzellen
oder nicht vielmehr um ein Nebeneinander von Sarkom- und Muskelzellen handelt. Jedenfalls können ausnahmsweise auch reine Myome
Metastasen machen. Sarkome der Uteruswand können ähnlich wie die
Fibromyome subserös,
intraparietal und sub-
mukös (Fig. 324) ge-
legen sein. Andere
sarkomatöse Tumoren,
besonders solche der
Schleimhaut, wo sie als
infiltrierte und als kno-
tige vorkommen, wo ich
aber auch ein Adeno-
sarkom beobachtet habe,
sind nicht häufig. Als
Raritäten sind Endo-
theliome, polypöse und
papilläre leio- und
rhabdomyomatöse Sar-
kome der Zervix, Po-
lypen mit enchondroma-
tösen und lipomatösen
Partien, Dermoidcysten
usw. zu nennen. Das
Vorkommen von dezi-

Fig. 325.

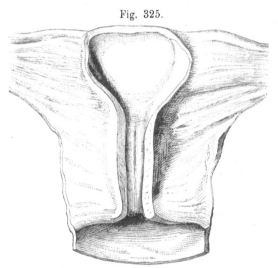

Atrophischer Uterus einer 48jähr. Frau, welche 1 mal geboren hat.
Nat. Gr.
Die Atrophie betrifft besonders das Corpus.

dualen sarkomatösen Geschwülsten (Deziduomen, Deziduosarkomen) ist
zweifelhaft, es handelt sich wohl immer um Chorionkarzinome.

Es können sich auch mehrere Geschwulstarten kombinieren, z. B.
Kollumkrebs und Myome, dazu auch noch Polypen usw. Sowohl bei
Fibromyomen als auch bei Kollumkarzinomen ist die Schleimhaut des
Körpers oft hypertrophisch wie bei der produktiven Endometritis.

6. **Rückgängige Ernährungsstörungen.** Eine Atrophie aller
Bestandteile (Fig. 325) kommt am Uterus als senile vor; sie kann
sich aber auch bei prämaturem Marasmus einstellen; mikroskopisch ist
die grosse Zahl der elastischen Fasern bemerkenswert. Abgesehen von
den durch chronische produktive Endometritis und Metritis herbeigeführten Atrophien schliessen sich solche zuweilen an das Puerperium
an. Es handelt sich dabei um eine fettige (z. T. lipoide) und hyaline
Degeneration sowie Nekrose der Muskeln der Gebärmutterwand und

teilweise auch der Gefässwand, wodurch der zunächst wenigstens oft noch etwas vergrösserte Uterus in eine schlaffe, weiche, graugelbliche oder gelbrötliche Masse verwandelt wird, die sich oft wie Butter schneiden (und auch mit der Uterussonde durchstossen) lässt (Marzidität des Uterus). Die Schleimhaut kann eine ähnliche Veränderung zeigen. Uebrigens kommt eine akute Fettdegeneration auch unabhängig vom Puerperium im Verlaufe schwerer Infektionskrankheiten (Typhus, Cholera usw.) sowie bei Phosphorvergiftung vor, bei welcher ausserdem auch noch ausgedehnte hämorrhagische Veränderungen in der Schleimhaut entstehen können.

Von sonstigen Degenerationen ist, wenn man von den schon erwähnten degenerativen Veränderungen der Schleimhaut bei Entzündung usw. sowie von den in Geschwülsten eintretenden Degenerationen absieht, noch die amyloide zu nennen, welche sowohl an den Gefässen wie an der Muskulatur beobachtet wurde. — Eine der Noma der äusseren Haut ähnliche fortschreitende Nekrose der Portio vaginalis bildet das sehr seltene sog. phagedänische Geschwür von Clarke. Schankergeschwüre und ihre Narben sind an der Portio häufiger als Initialsklerosen. Durch Verätzung (besonders mit Chlorzinkstiften) können ausgedehnte Nekrosen der Schleimhaut und eines Teils der Muskelhaut mit nachfolgender eitriger Demarkation bewirkt werden.

7. Von **Schmarotzern** grösserer Art ist der Echinokokkus gesehen worden. Bakterien kommen im normalen Uterus und in den Uteruslochien gesunder Wöchnerinnen nicht vor, treten aber bei Endometritis und puerperaler Infektion auf.

n) Untersuchung der Parametrien und breiten Mutterbänder.

An die Untersuchung der Gebärmutter schliesst sich am besten sogleich diejenige der Parametrien und der breiten Mutterbänder an, deren Erkrankungen in vielfachen Beziehungen zu denjenigen des Uterus stehen bezw. oft nur als einfache Fortleitungen dieser erscheinen, während andererseits auch wieder Veränderungen an den Ligamenten solche des Uterus nach sich ziehen können. Es sind dieses vor allem Veränderungen resp. Unregelmässigkeiten in der Länge eines Mutterbandes, die eine Lateroflexion oder -version des Uterus bedingen und entweder schon angeboren oder durch Schrumpfung infolge von chronischer Entzündung entstanden sind. Jene sind im wesentlichen puerperale Erkrankungen, welche, wenn sie akut verlaufen, wie in der Uteruswand in dreierlei Form auftreten können, als Thrombophlebitis, als Lymphangitis und als phlegmonöse oder apostematöse Entzündung. Die Thrombophlebitis (Fig. 302, S. 522) lässt sich entweder direkt bis in den Uterus verfolgen oder sie ist anscheinend unvermittelt erst in einiger Entfernung von diesem aufzufinden; sie ist kenntlich an einer Verdickung und gelblichen oder gelb-grünlichen Färbung der Wandung, einer Erweiterung des Lumens und Anfüllung desselben mit einer mehr oder weniger eiterähnlichen gelb- oder rotbraunen Masse. Den Hauptsitz hat sie in den grösseren venösen Gefässen, welche in der Nähe der Tube verlaufen und sich direkt in die Vena spermatica fortsetzen, in welche hinein auch die Thrombose und Phlebitis (oft bis an die Einmündungsstelle in die Vena cava bezw. Vena renal. sin.) reichen kann. Mikroskopisch findet man in schweren akuten Fällen zahlreiche Mikrokokkenhaufen im Inhalt wie in der Wand, in weniger schweren sind oft nur wenige Kokkenhaufen und diese nur im Inhalt zu finden. Der übrige Inhalt kann aus zerfallener Thrombusmasse mit mehr oder weniger starker Beimischung von Eiter, welcher aus den Vasa vasorum stammt, bestehen, doch habe ich auffällig häufig auf der Wand eine aus hyalinen Balken und Fäden bestehende netzartige Membran gefunden, welche den fibrinösen Pseudomembranen der Schleimhäute vollkommen gleich sah.

Die lymphangitische Erkrankungsform (Fig. 303, S. 523) ist an dem Auftreten puriformer Massen (Lymphthromben mit zahlreichen Mikrokokken) innerhalb von dünnwandigen, variküsen, abnorm weiten Gefässen zu erkennen. Die phlegmonöse Parametritis führt bald zum Auftreten von Abszessen in dem Bindegewebe um den Uterus herum, bald ist sie nur auf eine ödematöse Schwellung und sulzige Infiltration des Bindegewebes beschränkt. Dieses infiltrierte Gewebe zeigt eine gelbliche Farbe und speckiges Aussehen und hat oft eine recht derbe Konsistenz. Ist der Verlauf dieser Parametritis nicht akut, sondern chronisch, so bildet sich eine Verdickung und fibröse Umwandlung des Bindegewebes (Parametritis productiva fibrosa), welches allmählich immer mehr zusammenschrumpft und, wenn der Prozess einseitig ist, zu einer Verlagerung des Uterus führt. In dem schwieligen Bindegewebe findet man zuweilen noch abgekapselte, kleinere oder grössere, einzelne oder mehrfache Eiterherde, deren Inhalt eingedickt, verfettet und verkäst sein kann. Dieselbe Veränderung kommt übrigens auch unabhängig von puerperalen Zuständen bei allen möglichen anderen Erkrankungen (Geschwülsten, syphilitischen Geschwüren des Mastdarms usw.) vor.

Eine reine fibröse Parametritis mit Schrumpfung kann aus zahlreichen Ursachen hervorgehen und durch die Verkürzung der Ligg. retrouterina zu Anteflexionen führen.

Ebenfalls aus verschiedenen Ursachen kann die jauchige Entzündung und Gangrän der Ligg. lata sowie des gesamten Beckenbindegewebes entstehen, wobei dieses in eine schmierige, stinkende, bräunliche oder grünlich-schieferige Masse verwandelt ist, in welcher noch Reste der dickeren Bindegewebsbalken flottieren. Perforationen des Uterus, der Scheide und Harnblase, des Mastdarms usw. können die Veranlassung geben.

Die venösen Gefässe um den Uterus herum (Plexus uterinus) bedürfen stets auch bei Nichtpuerperen einer genauen Beachtung, da marantische Thromben grade hier, wie an der entsprechenden Stelle beim Manne, sehr leicht zustande kommen und von hier aus sekundäre Störungen an weit entfernten Organen (Embolie der Art. pulmon.) entstehen können. Wie dort kommen auch hier Venensteine vor. Blutungen können aus verschiedenen Ursachen, selten durch

Traumen in den Parametrien entstehen, sowohl im Bindegewebe (Hae-matoma subperitonaeale), wie (selten) im Lig. rotundum (Haemat. lig. rot.), wie in dem nicht ganz geschlossenen Processus peritonaei (Haemat. proc. vagin. perit.).

Vom letzten gehen gelegentlich auch Cysten aus (Hydrocele proc. vag. s. canal. Nuckii), die in die grossen Labien hineinreichen, häufig finden sich kleine oder grössere Cysten an oder in den Mutter-bändern, besonders in der Nähe der Ovarien und der abdominalen Tubenenden. Die meisten dieser Cysten, welche, wenn sie klein sind, einen gallertigen Inhalt besitzen, gehen von dem Parovarium (Parovarial-cysten, Fig. 326) aus, was man an ihrer Lage zwischen den beiden Blättern der Ligamente in der Nähe der Tuben und an ihrer Aus-kleidung mit Flimmern tragendem Zylinderepithel erkennt, welches nur in den grösseren sich oft in plattes Epithel umgewandelt hat. Der erste Umstand bewirkt, dass die bis mannskopf- und darüber grossen Parovarialcysten zwei leicht trennbare Kapseln haben, die eigentliche Cystenwand und die durch lockeres Binde-gewebe von ihr ge-trennte meist ver-dickte Peritonäal-hülle, sowie dass die Tube ihnen in mehr oder weniger grosser Ausdehnung, oft platt-gedrückt und erheb-lich in die Länge ge-zogen, anliegt. Zu-weilen finden sich pa-pilläre Wucherungen an der Innenfläche

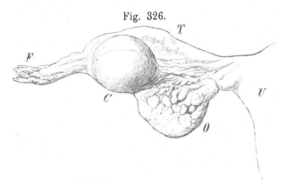

Fig. 326.

Kleine Parovarialcyste. Nat. Gr.
U Uterus. T Tube. F Fimbrien. O Ovarium. C Cyste.

der Cysten. Die dem Uterus näheren, meist kleinen, aber oft multiplen Cystchen gehen wohl aus abnormen Resten des Urnierenteils des Wolffschen Körpers (Paroophoron) hervor. Ueber die Entstehung steck-nadelkopf- bis hanfkorngrosser Cystchen, welche an der Peritonäalober-fläche der Tuben, der Ligamente, des Uterus, der Ovarien oft in grosser Zahl vorkommen, zylinderförmiges, z. T. flimmerndes Epithel und einen hellen, flüssigen oder gallertigzähen Inhalt haben, der ihnen eine derbe Konsistenz verleiht, ist noch nichts Abschliessendes bekannt. Ein Teil geht sicher aus Einstülpungen der Peritonäaldeckzellen hervor (s. Fig. 328), man kann sie deshalb Peritonäalcystchen nennen im Gegensatz zu anderen, welche sich, teilweise gestielt, in der Nähe der Parovarien in den so-genannten Parovarialanhängen, Resten der embryonalen Segmentalgänge (Nierentrichter, Nephrostome) vorfinden.

Sehr häufig enthalten die Parametrien Krebsknoten bei krebsiger Erkrankung der Gebärmutter. Primäre Geschwülste sind selten; die Fibromyome der Mutterbänder sind meistens losgelöste subseröse der

Gebärmutter, doch kommen sie auch selbständig vor, ausserdem wurden primäre Sarkome, Lipome, sehr selten Dermoide beobachtet. Auch hier wieder ist von grösseren Schmarotzern der Echinokokkus zu nennen.

Von den in das Parametrium eingeschlossenen Lymphknoten ist schon vorher die Wichtigkeit ihrer Beteiligung bei den karzinomatösen Veränderungen hervorgehoben worden; in gleicher Weise nehmen sie durch Schwellung, Rötung usw. an den entzündlichen Vorgängen teil. Eine allgemeine, bis zur Bildung mehrere Zentimeter weiter Hohlräume vorgeschrittene Erweiterung der Lymphgefässe in den breiten Mutterbändern, welche sich, allmählich abnehmend, bis gegen die Wurzel des Mesenteriums hin verfolgen liess, habe ich zweimal bei grossen Uterustumoren, zuletzt bei einem intraligamentären, kavernösen Myom beobachtet. Die Ursache war wohl eine Lymphstauung infolge des Druckes der Tumoren auf die Lymphstämme an der Wirbelsäule.

o) Untersuchung des Becken-Bauchfells.

Es erübrigt nun noch der Veränderungen zu gedenken, welche die serösen Oberflächen der Gebärmutter, der Eileiter und Eierstöcke, sowie das Bauchfell der Beckenbuchten erleiden.

Die häufigste ist die durch chronische adhäsive Entzündung (Perimetritis, Perisalpingitis, Perioophoritis, meist zusammen als Pelveoperitonitis chron. adhaesiva) bedingte Veränderung. Dünnere oder derbere Pseudomembranen spannen sich von der hinteren Fläche der Gebärmutter zur vorderen des Mastdarms oder zu den Seitenwandungen des kleinen Beckens hinüber, andere verbinden die Eileiter und die Eierstöcke mit dem Mastdarm und den Seitenwänden oder mit der Gebärmutter und es werden auf diese Weise die Eileiter oft vielfach geknickt, verschlossen, die Eierstöcke verlagert und oft so von Pseudomembranen eingepackt, dass sie kaum herauszufinden sind. Diese Veränderungen gehen meistens vom Uterus aus, können aber auch als sekundäre Erscheinungen bei Mastdarmkrankheiten und anderen auftreten. Durch dieselbe Entzündungsform kommen auch Verwachsungen zwischen der Uterusoberfläche und Darmschlingen (Dick- und Dünndarmschlingen) zustande, wodurch dann oft die Excavatio rectouterina von der übrigen Bauchhöhle derartig abgeschlossen wird, dass selbst die bösartigsten Vorgänge sich hier abspielen können, ohne auf die anderen Abschnitte des Bauchfells überzugehen, während andererseits Perforationen des Darms nach der Exkavation oder nach anderen Höhlen erfolgen können.

Die früher erwähnte, der Pachymeningitis haemorrhagica ähnliche chronische Entzündungsform des Bauchfells kommt gerade in dem kleinen Becken verhältnismässig häufig vor und durch die Hämorrhagien innerhalb der neugebildeten Bindegewebsschichten entsteht dann bei Frauen die sog. Haematocele retro-uterina, das Haematoma retrouterinum nach Virchow, eine Blutgeschwulst, welche auch bei Männern in der Excavatio recto-vesicalis ganz ebenso vorkommt. Es

Fig. 327.

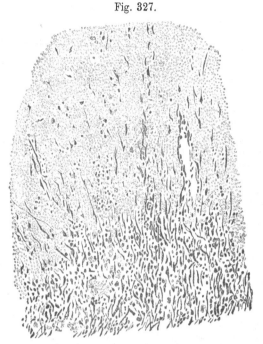

Beginnende Organisation eines retrouterinen Blutgerinnsels.
Schwache Vergr.

Unten Granulationsgewebe mit vielen Pigmentkörnchenzellen,
oben rote Blntkörperchen, in welche Fibroblasten und Kapillaren,
(rechts) eingedrungen sind.

Fig. 328.

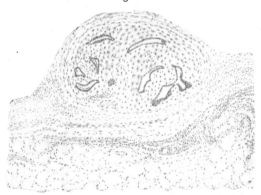

Deziduaknötchen des Beckenbauchfells mit drüsenartigen Einstülpungen des Peritonäalepithels.

ist aber nicht notwendig, dass der Blutung die produktive Peritonitis voran-geht, sondern diese kann sich auch erst sekundär an einen Bluterguss (am häufigsten aus einer geplatzten schwangeren Tube herrührend) anschliessen, indem das Blut von der Wand aus durch einwachsende Gefässe und Granulationszellen (Fig. 327) organisiert und durch schnelle Ueberhäutung an der freien Oberfläche abgekapselt wird, womit dann die Hämatocele fertig ist. Von der Blutung aus kann eine eiterige Entzündung entstehen, welche Durchbrüche in die Scheide, den Mastdarm usw. bewirken kann. Greifen die Blutungen auf die Excavatio vesico-uterina über oder sind sie hier allein entstanden, so werden sie, ihre Abkapselung immer vorausgesetzt, als Haematocele anteuterina bezeichnet, die sehr viel seltener ist.

Die Eileiterschwangerschaft hat ebenso wie die uterine auch noch andere Einwirkung auf das Beckenbauchfell, denn es finden sich an dessen Oberfläche kleine Herdchen ähnlicher grosser Zellen, wie sie für die Dezidua der Gebärmutter kennzeichnend sind. In solche Deziduaknötchen, die gelegentlich auch bei uteriner Schwangerschaft vorkommen, können sich drüsenartige, selbst verzweigte Fortsätze der peritonäalen Deckzellen hineinerstrecken (Fig. 328).

Eiterige Entzündungen, welche auf das Bauchfell des kleinen Beckens beschränkt sind (Pelveoperitonitis), kommen zwar vor, aber wenn nicht jene, eben erwähnten Verwachsungen vorher eingetreten sind, wodurch die Eitermassen abgekapselt sind (Pyocele retro-uterina), dann ist die Verbreitung auf das gesamte Bauchfell die Regel. Dasselbe gilt für die durch Perforation des Mastdarms, der Scheide usw. entstehenden jauchigen Entzündungen. Es können aber die zunächst abgesackten Eiter- und Jauchemassen sowohl in die offene Bauchhöhle wie in anliegende Hohlorgane noch nachträglich durchbrechen.

Eine ganze besondere und in vielen Beziehungen interessante Stellung nimmt die jetzt besprochene Gegend bei den tuberkulösen und karzinomatösen Entzündungen des Bauchfells ein, besonders bei der disseminierten Form der genannten Neubildungen. Während nämlich in der Umgebung oft nur sehr wenige oder selbst gar keine Tuberkel oder Krebsknötchen sich finden, sitzt in der Regel. in der Excavatio recto-uterina bzw. recto-vesicalis eines am anderen, so dass es den Eindruck macht, als sei hier an der tiefsten Stelle der Bauchhöhle am meisten Samen hingefallen, aus welchem jene Tuberkel oder Karzinome aufgeschossen seien. Dabei ist dann oft hier eine ganz umschriebene fibrinöse oder produktive Entzündung vorhanden. Durch Zusammenfluss der Geschwulstknötchen kann eine bretthart Infiltration des serösen und subserösen Gewebes entstehen, welches zuweilen in die Uteruswand, häufiger bis zum Mastdarm, ja in seine Wand hineinreichen kann, wodurch, besonders im Leben, der Anschein einer Mastdarmgeschwulst entstehen kann. Auch das häufige Vorkommen von Echinokokkenblasen in der Beckenhöhle bei multipler Echinokokkenbildung in der Bauchhöhle gibt eine Beleuchtung dieser Stellung der Exkavation als Schlammfang (Weigert) der Bauchhöhle.

p) Veränderungen des Eies und seiner Bestandteile.

Im Anschlusse an die weiblichen Geschlechtsorgane will ich auch die an dem Ei im ganzen wie an seinen einzelnen Bestandteilen vorkommenden Veränderungen kurz erörtern.

1. Ektope Schwangerschaft.

Es kann zwar auch das Ei in der Gebärmutter eine abnorme Lage haben (z. B. in einem Divertikel) oder doch noch zum grössten Teil in der Gebärmutterwand liegen (Graviditas utero-interstitialis), aber in der Mehrzahl der Fälle ist die ektope zugleich eine extrauterine Schwangerschaft. Den Uebergang bildet die seltene interstitielle, bei der die Entwicklung in dem innerhalb der Gebärmutterwand gelegenen Teil des Eileiterkanales vor sich geht, so dass das runde Band seitwärts vom Eisack abgeht. Die Hauptart der Extrauteringravidität ist die Eileiterschwangerschaft (Grav. tubaria), bei welcher das Ei sich in der freien Tube festgesetzt hat. Anfangs zeigt die Tube nur eine spindelförmige Erweiterung (Fig. 329), später pflegt der Eisack sich immer mehr gegen die Bauchhöhle hin an einer Seite herauszuheben (gestielte Eileiterschwangerschaft), zuweilen aber wächst er

auch in das breite Mutterband hinein (intraligamentäre Eileiterschwangerschaft). Bei der Einpflanzung des Eies nahe der Bauch-

Fig. 329.

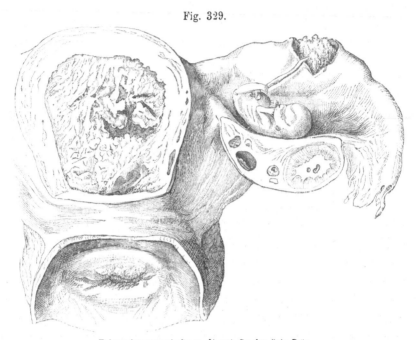

Tubenschwangerschaft; ca. ⅚ nat. Gr. des Spir.-Präp.

Etwa in der Mitte der rechten Tube eine Oeffnung, aus welcher Chorionzotten hervorragen und die
Nabelschnur heraushängt. Im rechten Ovarium, dessen hintere Hälfte weggeschnitten ist, ein Corp. lut.
ver., im Uterus, dessen hintere Wand zum Teil entfernt ist, Dezidua. Linke Tube normal.

Fig. 330.

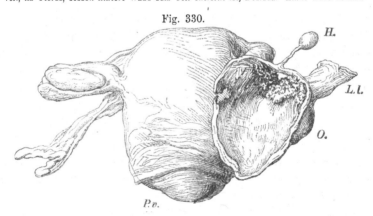

Graviditas tubo-abdominalis. Spir.-Präp. ½ nat. Gr.

Die mediane Wand des Eisackes und der Fötus sind entfernt. P. v. Portio vaginalis. O. Ovarium, welches
locker mit dem Eisack verbunden ist. L. l. Stück des Ligam. latum. H. Hydatide (Morgagni).

öffnung kann es in die Bauchhöhle hinauswachsen (tubo-abdominale
Schwangerschaft, Fig. 330), sehr selten ist die Grav. tubo-ovarica,

wobei Ovarium und Tubentrichter den Eisack bilden, die Grav. ovarica (follicularis), wobei die Entwicklung in dem wieder geschlossenen Graafschen Follikel vor sich geht, und die Grav. ovarico-abdominalis, wobei das im Follikel sich entwickelnde Ei durch die Rissöffnung in die Bauchhöhle hineinwächst. Ob es eine primäre Grav. abdominalis, bei der das Ei sich von vornherein an einer Stelle des Bauchfells anlagert, gibt, ist sehr zweifelhaft, sicher kommt eine sekundäre Bauchhöhlenschwangerschaft vor, bei der das Ei oder doch

Fig. 331.

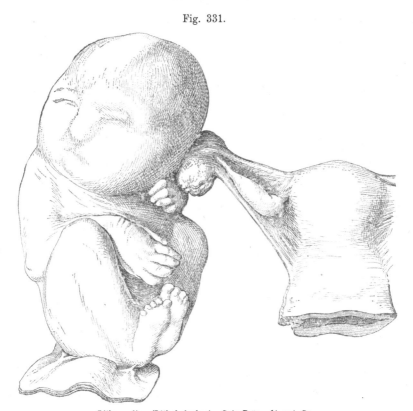

Lithopaedion (Lithokelyphos). Spir.-Präp. $^{1}/_{2}$ nat. Gr.

Die linke Tube verliert sich in einen wulstigen Körper (Plazentarrest?), welcher an der linken hinteren Kopfseite und der damit verwachsenen Handgelenkgegend festsitzt. An den unteren Extremitäten sitzt ein Stück Bauchwand.

die Frucht aus einer ovarialen oder tubaren Höhle in die Bauchhöhle ausgestossen worden ist (Fig. 331).

Es gibt sowohl doppelseitige extrauterine wie Kombination von extrauteriner und uteriner, wie auch doppelte einseitige (Zwillings-) extrauterine Schwangerschaft.

Ueber die Zusammensetzung der Eihäute und des Mutterkuchens ist am meisten von den Eileiterschwangerschaften bekannt. Hier ist nicht immer eine Reflexa gebildet und eine Decidua vera ist nicht in ganzer Ausdehnung der Tube, sondern nur an der Stelle, wo das Ei liegt, vorhanden, während die Muskulatur der ganzen Tube hypertrophisch wird, deren absolute Dicke freilich grosse Verschiedenheiten darbietet. Es bilden sich in der Schleimhaut grosse Deziduazellen und es entsteht eine Plazenta, indem die Chorionzotten sowohl an die Spitzen als an die Seiten der Schleimhautfalten sich anlegen. Das Epithel überzieht wuchernd die Zotten, welche nach einigen Untersuchern in die mächtig erweiterten Venen der Schleimhaut eindringen, das Endothel vor sich herschiebend. So lautete die verbreitetste seitherige Annahme. Nach neueren Untersuchungen kommt es am Anlagerungsort des Eies gar nicht zu einer Deziduabildung, sondern das

Fig. 332..

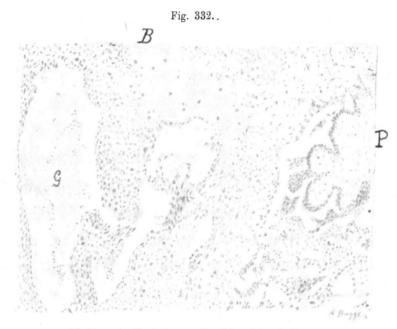

Schnitt aus der Wand einer graviden Tube. Schwache Vergr.
Bei P Plazentarzotten, bei G ein Blutgefäss, dessen nach der Plazenta zugekehrte Seite von grossen Zellen durchsetzt ist, bei B eine Blutung im Gewebe.

Chorionepithel dringt wie eine maligne Neubildung zerstörend in die Eileiterwand, auch in ihre Gefässe vor, auf diese Weise Blutungen sowie eine Zerreissung des Behälters und des Eies selbst vorbereitend (Fig. 332). Eine partielle Reflexa wird durch Falten der Tubenwand hergestellt. Da sonst jede besondere Schwangerschaftsveränderung aktiver Art in der Tube fehlt, so kann das auch im ektopen Ei nicht fehlende Synzytium der Chorionzotten nur von fötaler Herkunft sein.

Im leeren Uterus entsteht, wie früher schon mitgeteilt wurde, sowohl eine deziduale Wucherung der Schleimhaut, wie eine Hypertrophie der Muskulatur.

Die Extrauteringravidität, auch die tubare, kann eine ausgetragene

Frucht liefern, die aber nach erlangter Reife bald abstirbt, häufiger entsteht im 2.—5. Monate eine Ruptur mit meist tödlicher Blutung. Bleibt die Plazenta unversehrt, wobei dann die Blutung geringer ist, so kann der durch den Riss getretene Fötus weiterleben. Stirbt derselbe aber aus irgendeinem Grunde während der Entwicklung ab, so kann er, falls er noch sehr jung war, ganz resorbiert werden, grössere und die ganz reifen können entweder vereitern und verjauchen (durch Zutritt der betreffenden Mikroorganismen) und der Rest (wesentlich die Knochen) nach Perforation der Eiterhöhle in den Mastdarm, die Blase nach aussen in Stücken ausgestossen werden oder die Frucht trocknet ein und wandelt sich durch Inkrustation in ein Steinkind (Lithopaedion, Fig. 331) um, welches in Pseudomembranen eingehüllt viele Jahrzehnte lang getragen werden kann. Viele Gewebe, besonders die Muskeln, erhalten sich auch dann noch gut, selbst in ihren histologischen Verhältnissen (Querstreifung). Die Kopfhaare können in das anstossende Bindegewebe, z. B. des Netzes hineinwachsen und dann von Fremdkörper-Riesenzellen umhüllt werden. — Eine auffällig grosse Anzahl der Extrauterinfrüchte zeigt allerhand Misstaltungen, insbesondere solche, welche auf abnormen Druckverhältnissen beruhen.

Die Diagnose der Extrauteringravidität an sich ist bei den vorgeschrittenen Fällen nicht schwierig, dagegen ist bei jungen Schwangerschaften sowie für die Diagnose der Form der Schwangerschaft eine sorgsame Untersuchung nötig, die häufig durch die Ausdehnung und Stärke der sekundären Veränderungen, welche infolge des Eiwachstums das Bauchfell und die von ihm überzogenen Organe erleiden, recht erschwert wird.

Da die Extrauterinschwangerschaften in der Regel zu Ruptur und innerer Blutung führen und so direkt zur Todesursache werden, so stösst man bei der Sektion zunächst auf eine verschieden grosse Menge geronnenen Blutes, welches entweder frei in der Bauchhöhle liegt oder mehr oder weniger vollständig von peritonitischen Verwachsungen umschlossen ist. Dicke Blutmassen füllen die ganze Excavatio rectouterina aus, so dass es wohl scheinen könnte, als habe man es mit einer einfachen Blutung aus den neugebildeten Gefässen peritonitischer Adhäsionen oder einer Haematocele retrouterina zu tun, mit welcher Veränderung auch in der Tat diese Schwangerschaften im Leben oft genug verwechselt wurden. Man muss deshalb stets solche Blutmassen sorgfältig durchmustern und wird bei länger bestehender Schwangerschaft natürlich sehr leicht, bei kürzer dauernder dagegen oft nur nach sorgfältigem Suchen einen Fötus finden, dessen Nabelschnur zu dem Sitze des Eies hinleitet, welches durch chronisch entzündliche Vorgänge, besonders Verwachsungen mit der Nachbarschaft, oft so verändert ist, dass man es nur schwer zu erkennen vermag. Dadurch wird auch die Erkennung des Ausgangspunktes der Schwangerschaft oft so schwierig. Da bei ovarialer Schwangerschaft natürlich kein Corpus luteum vorhanden ist, so muss man in allen Fällen, wo das Ei einem Ovarium ansitzt und wo es sich also um Ovarialschwangerschaft handeln könnte, gerade nach einem solchen sorgfältig suchen. Besonders wichtig aber ist, dass man, um sich vor der Verkennung einer Eileiterschwangerschaft zu hüten, beide Eileiter in ihrem ganzen Verlaufe verfolgt, um sich von ihrer Unversehrtheit zu überzeugen. Oft wird das sehr schwer sein, weil Eileiter, Eierstock, Gebärmutter, Mastdarm und Ei zu einer einzigen unentwirrbaren Masse durch Pseudomembranen verbunden sind. Das Ei selbst und vor allen Dingen der Mutterkuchen werden in der Regel auch nicht mehr im normalen Zustande gefunden; an der inneren Oberfläche des letzteren springen kleinere oder grössere Knoten vor, die bald dunkelrote, bald helle graurote oder graugelbe Farbe zeigen und sich auf dem Durchschnitte als frische oder ältere, bereits entfärbte massige Blutherde erweisen. Ist eine tubare Schwangerschaft festgestellt, so muss man den Eileiter womöglich vollständig aufschneiden, um vielleicht die Ursache der Eiretention festzustellen.

2. Veränderungen der Frucht, Fehlgeburt.

Aehnliche Schädigungen, wie sie die extrauterinen Früchte erfahren können, kommen auch bei uterinen vor; sie können in allen Stadien der Entwickelung absterben. Geschieht das bei geschlossener Höhle

Fig. 333.

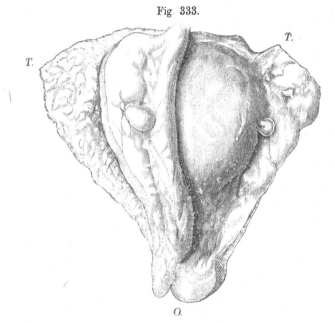

Abortivei mit Endometritis decidualis polyposa an Vera und Reflexa.
T. die Tubenecken. O. Orificium uteri internum. Die vordere Wand der Vera halb zurückgeschlagen, an der hinteren das geschlossene Ei.

und verbleibt das Ei noch im Uterus, so können ganz junge Embryonen vollkommen aufgesogen werden, etwas ältere erleiden eigentümliche Verunstaltungen, Verwachsungen der Gliedmassen mit der Rumpfoberfläche usw., die man als abortive Missformen von den Missbildungen wohl trennen muss. Durch Wasserabgabe können die Föten eintrocknen und, wenn ein gut entwickelter Zwilling da ist, bis zu Papierdünne plattgedrückt werden (Foetus papyraceus). Aeltere Früchte erfahren nur sehr selten eine Inkrustation (Lithopaedionbildung), in der Regel werden sie mazeriert, indem alle Teile erweichen und von Blutfarbstoff durchtränkt werden (Foetus sanguinolentus), der sich überall in Gestalt von Hämatoidinkrystallen abscheidet (Kirrhonose). Solche Früchte totfaul zu heissen, ist unrichtig, da von Fäulnis keine Spur vorhanden ist. Erst wenn Fäulnisorganismen von der Scheide aus Zutritt erlangen, beginnt eine faulige Zersetzung. In der Mehrzahl der Fälle liegt kongenitale Syphilis vor.

In der Regel wird nach dem Absterben der Frucht das Ei ausgestossen, es kann das aber auch geschehen, wenn die Frucht noch lebt. Ausstossung eines jüngeren Eies heisst Abort, das Ei Abortivei. Es kann dabei das Ei mit der gesamten Dezidua, die dann einen dreieckigen Sack mit einer Oeffnung an jeder Ecke (zwei Tubenöffnungen, Orificium uteri) darstellt, ausgestossen werden (Fig. 333). Bei der Untersuchung muss die Eiblase sehr vorsichtig eröffnet werden, damit etwa vorhandene Reste des Fötus nicht verloren gehen. Oft sind die Föten mitsamt der Nabelschnur spurlos verschwunden, so dass das Amnion eine einfache Cyste darstellt, die sich zuweilen sogar vollständig vom Chorion loslöst.

Ein aus dem Uterushohlmuskel ausgestossenes Ei kann in der Zervix (Zervikalabort) oder in der Scheide (Vaginalabort) stecken bleiben: unvollständiger Abort.

3. Veränderungen der Eihäute und des Mutterkuchens.

a) Allgemeine Verhältnisse.

Eine wichtige Veränderung der Lage des Mutterkuchens kommt zustande, wenn er zu weit nach unten sich entwickelt: Placenta praevia. Entweder reicht dann der untere Rand nur in die Nähe des Muttermundrandes (Pl. pr. marginalis), oder er ragt in die Muttermundsöffnung hinein (Pl. pr. lateralis), oder endlich er liegt jenseits des Muttermundes, d. h. der ganze Muttermund ist von Plazenta überdeckt (Pl. pr. centralis).

Auch Veränderungen der Grösse und Gestalt sind hauptsächlich von dem Mutterkuchen zu erwähnen, wenn auch die übrigen Eihäute je nach der Menge des Fruchtwassers an Ausdehnung sehr wechselnde Verhältnisse darbieten können. Der normale Mutterkuchen hat ein Gewicht von ca. 500 g, eine mittlere Dicke von 3 cm, einen Durchmesser von 15—16 cm, doch gibt es zahlreiche individuelle Schwankungen, wobei der Dicken- und Breitendurchmesser sich umgekehrt zu verhalten pflegen. Wenn die Plazenta ganz dünn ist, dafür aber die Chorionzotten im ganzen Umfang des Eies oder doch an dem grössten Teil vergrössert und mit Gefässen versehen sind, so liegt eine Placenta membranacea vor, dagegen nennt man Placenta spuria die Vergrösserung einer Anzahl Zotten des Chorion laeve neben einer normalen

Plazenta. Pathologisch umfangreiche und schwere Mutterkuchen kommen besonders bei kongenital syphilitischen Früchten vor, eine pathologische Verkleinerung wird durch eine Atrophie des Randes, sog. Randinfarkt (Placenta marginata) bewirkt (s. S. 555). Diese Randatrophie kann auch, indem einzelne Abschnitte frei bleiben, zur Bildung von sog. Nebenplazenten (Placentae succenturiatae) führen, die nicht mit den Mehrfachbildungen durch Spaltung (Placenta duplex, triplex usw.) verwechselt werden dürfen. Das Gegenteil, Verschmelzung zweier Kuchen zu einem, kommt bei eineiigen Zwillingen vor; sie erreicht ihren höchsten Grad, d. h. die gemeinsame Plazenta gleicht am meisten einer einfachen, bei den sog. Akardiern (Allantois-, Plazentarparasiten), bei welchen die Nabelgefässe des einen missbildeten Zwillings nicht mit der Plazenta, sondern mit den Nabelgefässen des anderen normal entwickelten Zwillings in Verbindung stehen. Bei eineiigen Zwillingen ist auch das Chorion nur einfach vorhanden, so dass die beide Eihöhlen trennende Scheidewand nicht wie bei zweieiigen Zwillingen aus 4 Blättern, 2 Amnien und 2 Chorien, sondern nur aus 2 Amnien besteht. Zuweilen können auch noch diese verschwunden sein (sekundäre Atrophie).

Die Farbe des Mutterkuchens hängt zum guten Teil von den Umständen der Geburt und der Zeit der Abnabelung ab. Je später abgenabelt wird, um so weniger Blut ist in der Plazenta zurückgeblieben, um so heller graurot sieht sie aus. Dasselbe ist der Fall, wenn die Nabelschnur nicht doppelt unterbunden wurde. Von abnormen partiellen Färbungen hat man besonders an der mütterlichen Seite der Plazenta auf die durch die sog. weissen Infarkte bedingten helleren, grauroten, grauen, graugelben Färbungen zu achten, sowie auf die weisslichen, durch Verkalkung bewirkten Fleckchen, die ebenfalls an der Deziduaseite am reichlichsten (auch schon an normalen ausgetragenen Plazenten) vorkommen. Die verkalkten Partien, noch mehr die Infarkte sind auch durch vermehrte Konsistenz ausgezeichnet, welche oft noch besser, wie die manchmal sehr geringe Farbenverschiedenheit die Anwesenheit der Infarkte verrät; man soll daher jede Plazenta vorsichtig durchtasten, indem man mit den Fingern sanft· darüber hinstreicht.

Die mikroskopische Untersuchung kann in ausgiebiger Weise frisch vorgenommen werden, da die häutigen Teile sich einfach ausbreiten und eventuell im Zustand halber Eintrocknung auch färben lassen. Die Chorionzotten der Plazenta gewinnt man am besten, wenn man ein dickeres, graues Zottenstämmchen mit einer Pinzette fasst und mitsamt seinen Aestchen herauszieht. Die zarten Endbäumchen schneidet man an dem in Kochsalzlösung schwimmenden Präparat zur Untersuchung ab. Sehr gut ist es, den möglichst frischen Mutterkuchen kurze Zeit in 1 proz. Osmiumsäure zu legen und dann erst die Zotten auszuzupfen. Zum Schneiden ist Einbettung in Zelloidin oder Photoxylin notwendig, nur die Infarkte kann man, besonders wenn es nur auf die inneren Abschnitte ankommt, auch in Paraffin einbetten oder gefrieren lassen, was wegen der Färbung angenehm ist. Als solche ist vor allem Pikrokarmin- und van Gieson-Färbung ausgezeichnet, doch gibt auch Sudanfärbung oft sehr belehrende Bilder.

b) Die einzelnen Erkrankungen.

Da die **Missbildungen** im wesentlichen schon vorher erwähnt wurden, so gehe ich gleich zu den **Kreislaufstörungen** über, deren wichtigste die Blutungen sind. Man findet sie besonders in Abortiveiern, an allen möglichen Stellen, besonders zwischen den Häuten, welche dadurch buckelförmig in die Höhle vorgetrieben werden, während die Wand eine Dicke von 1 cm und mehr erlangen kann. Wenn das Blut noch frisch ist, so ist die Farbe eine dunkelrote, schwarzrote (Blutmole), ist bereits eine Entfärbung vorhanden, so ist sie heller, bräunlichrot, gelbrot (Fleischmole).

In späterer Zeit gibt es intraplazentare Blutungen (Apoplexien), die frisch dunkelrote Knoten geronnenen Blutes bilden, später sich entfärben und organisiert werden können. Man hat sie früher mit den im ausgebildeten Zustande grauen, graugelblichen Herden, welche jetzt meistens als Infarkte (Fig. 334) bezeichnet werden, in Zusammenhang gebracht, doch haben diese nichts damit zu tun, da es sich bei ihnen im wesentlichen um eine hyaline Thrombose der intervillösen Räume (also der mütterlichen Bluträume) handelt. In frischem Zustande kann der Thrombus deutlich geschichtet und mehr rötlich gefärbt sein, aber auch mehr gleichmässig aussehende Infarkte haben oft noch eine mattrötliche Färbung, die erst später in die hell-

Fig. 334.

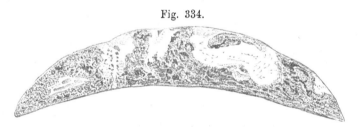

Multiple weisse Infarkte des Mutterkuchens. Senkrechter Durchschnitt. Nat. Gr.

graue oder graugelbe der früher Fibrinkeile, jetzt vielfach weisse Infarkte genannten Herde übergeht. Die Herde haben verschiedene Grösse und Gestalt, sie reichen bald durch die ganze Dicke der Plazenta hindurch, bald sitzen sie nur in der Tiefe oder nur an der Oberfläche, am häufigsten an der uterinen Seite, wo manche keilförmig (Fig. 334, rechts) in die Tiefe eindringen. Am Rande können mehrere Millimeter, ja Zentimeter breite Abschnitte vollständig infarziert sein (Randinfarkt, Placenta marginata) und es zeigen diese Stellen dann meist eine starke Atrophie und oft weit vorgeschrittene Organisation, die auch bei den herdförmigen Binneninfarkten vorkommt. Die Gewebswucherung geht wesentlich von der Dezidua aus.

Mikroskopisch (Fig. 335) sieht man ausser der hyalinen, manchmal kanalisierten Thrombusmasse, an welche am Rande unverändertes Blut anstösst, regelmässig Veränderungen der Zotten, deren Epithel verschwunden ist (hyalin degeneriert), deren Gefässe undurchgängig sind und ebenso wie das Gewebe die Kernfärbbarkeit eingebüsst haben (Nekrose). Am Rande der nekrotischen Abschnitte, die selbst noch Lipoidkörnchen enthalten, findet sich eine stark verfettete Zone (Sudanpräparate!). Nur in frischen Infarkten können diese Veränderungen noch fehlen oder gering sein. Endlich sind Wucherungen der dezidualen Abschnitte der Herde festzustellen, besonders am Rande, von denen nicht immer zu sagen ist, ob sie sekundäre, die Organisation einleitende oder primäre sind. Das letzte wird von solchen Untersuchern angenommen, welche in einer Endometritis decidualis die Ursache der Veränderung sehen, die von anderen als Folge eines Verschlusses von Zottenarterien mit folgender ischämischer Nekrose, von wieder anderen als Thrombose infolge von Zirkulationsstörungen in mütterlichen Gefässen usw. aufgefasst werden. Vielleicht gibt es ätiologisch verschiedene Infarkte.

Die Bedeutung der Infarkte ist in den meisten Fällen gering, da sie die Entwickelung der Frucht nicht stören, aber ausgedehnte Infarkt-

Fig. 335.

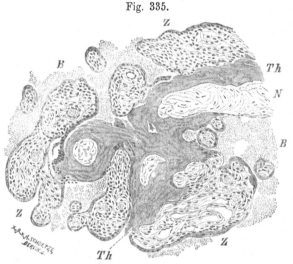

Infarkt der Plazenta, Grenzstelle. Schwache Vergr.
Z normale Zotten von Blut (B) umgeben. Th intervillöser Thrombus, in dessen Bereich teils quer-, teils längsgeschnittene in Nekrose befindliche Zotten (N) sich finden. Soweit die Zotten an die Thrombusmasse angrenzen, fehlt ihnen das Epithel nahezu vollständig.

bildung kann nicht ohne Einfluss auf die Atmung und Ernährung des Fötus bleiben. Sehr selten ist totale Infarzierung einer Plazenta bei Zwillingsschwangerschaft.

Es wurde schon erwähnt, dass eine Organisation, d. h. schliesslich eine Art Narbenbildung eintreten kann und besonders beim Randinfarkt beobachtet wird. Anderseits kommt es in den zentralen Abschnitten zur Erweichung, wodurch Hohlräume entstehen, welche mit einer gelblichen dicken Masse gefüllt sind, die leicht mit Eiter verwechselt werden könnte.

Oedem des Chorion frondosum wird bei manchen Fällen von Hydramnion gefunden: die Zotten erscheinen dabei plump und dick, die Konsistenz des Mutterkuchens ist weich, die Zerreisslichkeit gross. (Vergl. später Hypertrophie.)

Entzündungen. Eine eiterige Entzündung des Mutterkuchens (Placentitis) ist äusserst selten, dagegen gibt es produktive entzündliche Veränderungen sowohl an der fötalen Plazenta besonders in Form von Endo- und Periartcriitis (hauptsächlich bei Syphilis), als auch an der Decidua serotina und vera. Diese Endometritis decidualis hat im wesentlichen dieselben Eigentümlichkeiten wie die proliferierende Endometritis des nicht schwangeren Uterus mit Einschluss der polypösen Form (Fig. 333, S. 552). In der Regel war schon vor der Schwangerschaft eine Endometritis vorhanden. Mit einer katarrhalischen Sekretion zwischen Decidua vera und reflexa hängt die Hydrorrhoea gravidarum zusammen. Ob die Verwachsungen des Amnion mit dem Fötus, durch welche die sog. amniotischen oder Simonartschen Bänder bewirkt werden, als Resultate einer Amnionitis bezeichnet werden dürfen, ist sehr zweifelhaft.

Von **infektiösen Granulationswucherungen** spielt ausnahmsweise die tuberkulöse eine geringe Rolle, obwohl sie doch häufiger ist, als man früher geglaubt hat. Die tuberkulösen Herde sind oft so klein, dass nur eine sehr sorgfältige und eingehende Untersuchung der Plazenta sie finden lässt. Von syphilitischen Veränderungen kommt ausser der arteriitischen Neubildung an den Zotten auch eine Gummibildung in der Decidua serotina (Endometritis placentaris gummosa) vor. Die Beschreibungen der Gummositäten haben vielfach Aehnlichkeit mit solchen von manchen Infarkten, so dass Irrtümer nicht ausgeschlossen sind. Es pflegt bei Syphilis eine besonders reichliche Menge hyalinen Fibrins an dem Chorion und der Dezidua, sowie eine ausgedehnte Verkalkung in den Chorionzotten, an dem Stroma wie an den Gefässen, vorhanden zu sein.

Progressive Ernährungsstörungen finden sich hauptsächlich an der Dezidua oder an Plazentarzotten, teils während der Schwangerschaft, hauptsächlich nach Ausstossung des Eies an zurückgebliebenen Teilen. Der Befund von Nestern grosser blasiger Deziduazellen mit wenig färbbaren Kernen an der dann meist hypertrophischen Schleimhaut oder längs der Arterien bis weit in die Tiefe hinein, wie er besonders nach Aborten erhoben worden und für die nachträgliche Diagnose einer vorhanden gewesenen Schwangerschaft von Wichtigkeit ist, dürfte weniger auf eine abnorme Wucherung von Deziduazellen, als auf ungenügende Rückbildung zu beziehen sein, doch ist es möglich, dass sowohl umschriebene, mehr nach der Oberfläche gehende Wucherungen (Deziduapolypen), wie bösartige, zerstörend in die Tiefe dringende und metastasierende Geschwülste (Deziduome, Deziduosarkome) von solchen Zellen ausgehen und aus ihren Abkömmlingen bestehen, wie es von manchen Untersuchern noch angenommen wird, indessen scheint mir nicht zweifelhaft, dass viel häufiger und wichtiger Neubildungen sind, welche von den Chorionzotten ihren Ausgang nehmen. Ich denke dabei weniger an umschriebene Geschwülste, welche gelegentlich in der Plazenta gefunden worden sind (Fibrome, Sarkome), als an mehr verbreitete Veränderungen, welche z. T. eher den Hypertrophien als den Geschwulstbildungen zuzurechnen sind. Dahin gehören vielleicht schon die Vergrösserungen, welche der ganze Mutterkuchen erfährt, wenn er, wie das vorkommen kann, nach dem Tode der Frucht weiterwächst, dahin gehören die aus zurückgebliebenen Resten der fötalen Plazenta hervorgegangenen sog. Plazentarpolypen, denn wenn auch deren Vergrösserung wesentlich durch Blutgerinnsel, die sich an der Oberfläche niederschlagen, bedingt wird, so lässt sich doch ein abnormes Wachstum des Zottenepithels nachweisen und die lange Erhaltung der Kernfärbbarkeit im Zottengewebe deutet immerhin auf abnorm günstige Ernährungsverhältnisse, bei welchen wuchernde zurückgebliebene Plazentarzotten zerstörend in die Uteruswand vorgedrungen sein sollen. Vielleicht allerdings handelte es sich hier wie bei vielen der als Deziduome und Deziduosarkome beschriebenen Neubildungen, um eine Geschwulstart, welche Marchand genauer

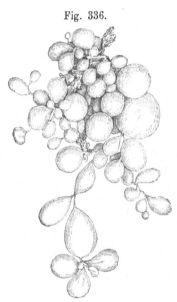

Fig. 336.

Stück einer Traubenmole.   Nat. Gr.

kennen gelehrt hat, bei welchen nicht Wucherung ganzer Zotten, sondern eine solche ihres Epithels, sowohl des Synzytiums als auch der Langhansschen Schicht, das Wesentliche ist. Es liegt also hier der Fall vor, dass fötale Zellen zerstörend in den mütterlichen Körper eingedrungen sind, während alle übrigen Geschwülste des Uterus von mütterlichen Zellen ausgegangen sind. Die Geschwülste sind als Syncytioma, Carcinoma syncytiale, Chorionkarzinom, Chorioepithelioma malignum bezeichnet worden, sind bald grösser, bald kleiner, bald polypenartig vorspringend, bald ganz in der Uteruswand gelegen, bald scharf umgrenzt und wulstig, bald mehr infiltrierend, sehr weich, schwammig, von Blutungen durchsetzt; sie machen früh Metastasen in den Lungen (Fig. 156, S. 314), der Scheidenwand, an anderen Orten. Mikroskopisch sieht man sowohl synzytiale, oft in Strängen angeordnete, wie der Langhansschen Schicht entsprechende glykogenreiche Zellen in der Dezidua wie in der Muskulatur, welche sich durch ihre chromatinreichen, also stärker färbbaren Kerne von den chromatinarmen Deziduazellen unterscheiden. Sie dringen auch in die Gefässwandungen, ja in die Gefässlichtungen vor, wodurch sich einerseits die Häufigkeit der Blutungen, andererseits das frühe Auftreten der Metastasen erklärt. Ein besonderes Stroma besitzen diese Neubildungen nicht. In den Eierstöcken sind dabei auffallend häufig Cysten, besonders Corpus luteum-Cysten beobachtet worden.

Die Chorionepitheliome werden häufig bei Blasenmole beobachtet, doch besteht ein notwendiger Zusammenhang zwischen beiden Erkrankungen nach keiner Richtung. Bei der Blasenmole (Fig. 336) sind

die Chorionzotten erheblich vergrössert und verdickt, aber ungleichmässig, so dass längliche, bis kirschgrosse durchscheinende bläschen-
artige Gebilde an dünnen Stielen hängen (Traubenmole) bzw. durch
solche miteinander verbunden sind. Es handelt sich hier aber weder
um Bläschen noch, wie Virchow meinte, um Myxombildung (die
„Trauben" geben keine stärkere Mucinreaktion), sondern um eine Art
blasig-ödematöser Aufquellung der Zotten mit Nekrose der zentralen
Abschnitte und abnormer Wucherung der von zahlreichen Vakuolen
durchsetzten beiden Epithelschichten. Die Zotten können in Gefässe
wachsen und in Stücken verschleppt werden, aber weder bei der einfachen
Blasenmole noch bei der mit Chorionepitheliom verbundenen, welche
früher als destruierende Blasenmole beschrieben worden ist,
wachsen die verschleppten Zotten im ganzen weiter, sondern es wuchert
nur ihr Epithel.

Diese Molenbildung kann schon sehr früh am gesamten Chorion,
oder später an der gesamten Plazenta oder nur an einem Teil derselben eintreten. Bei geringer Ausdehnung kann die Frucht gut entwickelt sein.

Für die Fälle, bei welchen die vergrösserten Zotten weniger eine
cystische, mehr eine derbe faserige Beschaffenheit hatten, ist die Bezeichnung Myxoma fibrosum placentae gebraucht worden. Diese
Veränderung ist meist als partielle zur Beobachtung gelangt.

Unter diffusem Myxom des Chorion versteht man eine Verdickung des Schleimgewebes zwischen Chorion und Amnion (bis zu
5 mm).

Cysten findet man sehr selten als grosse, häufiger als kleine,
besonders an der fötalen Oberfläche der Plazenta. Sie besitzen nur zum
Teil eine Auskleidung mit Epithel und sind teilweise jedenfalls nur
sog. Erweichungscysten, aus einer Verflüssigung von Schleimgewebe
oder hyalinem Fibrin hervorgegangen, gehören dann also zu den
Rückgängigen Ernährungsstörungen. Die Mehrzahl dieser ist
schon erwähnt worden: hyaline Degeneration von Chorionepithel und
Deziduazellen, Verkalkung in Serotina und Zotten, fettige Degeneration
in Plazenta und Dezidua (auch vera; besonders bei Infektion).

Von **traumatischen Störungen** erwähne ich nur kurz die Kompression
der tiefstehenden Plazenta durch den Kopf (Kompressions-Atelektase
nach Küstner), Kratzdefekte im Amnionepithel durch die Bewegungen
der Hände des Fötus (Ahlfeld), sowie die Zerreissung und Zusammen-
rollung des Amnion zu Strängen (ohne Verletzung des Chorion), welche
ebenso wie die Simonartschen Bänder (s. S. 557) durch Umschnürung
und selbst Amputation der Gliedmassen des Fötus, sowie Kompression
der Nabelschnur schädigend wirken können.

4. Veränderungen der Nabelschnur.

Abweichungen in der Lage kommen an der Nabelschnur als angeborene insofern vor, als sie am Rande der Plazenta (Insertio
marginalis) oder an den Häuten neben derselben (Ins. velamentosa)
sich ansetzen kann. Häufig entstehen Lageveränderungen durch Ver-

knotung, sowohl einer einfachen, wie zweier Nabelschnüre miteinander (bei eineiiger Zwillingsschwangerschaft). Sie dürfen nicht mit den falschen, durch Anhäufung von Sulze bewirkten Sulzknoten verwechselt werden. Im allgemeinen sind sie bedeutungslos, doch können durch Umschlingungen der Nabelschnur um Extremitäten, Bauch oder (am häufigsten) Hals des Fötus (Fig. 337) schwere Schädigungen dieses bewirkt werden. Auch die Torsionen Drehungen um die Axe) gehören hierher, welche besonders im fötalen Abschnitt vorkommen.

Fig. 337.

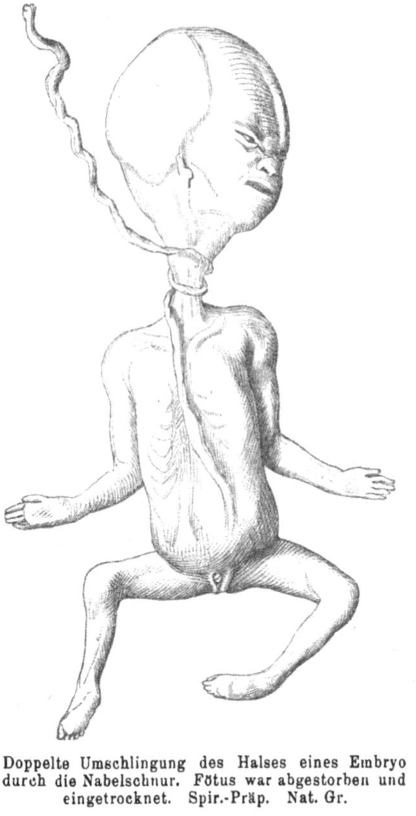

Doppelte Umschlingung des Halses eines Embryo durch die Nabelschnur. Fötus war abgestorben und eingetrocknet. Spir.-Präp. Nat. Gr.

Sehr häufig und ausgedehnt sind sie oft bei mazerierten Früchten, wo man sie aber leicht durch Hochheben der Plazenta zum Aufdrehen bringen kann. Nur wenn die Drehungen durch Verwachsungen fixiert sind, müssen sie als vor dem Tode des Fötus entstandene angesehen werden. Sehr selten erfolgt eine totale Abdrehung der Schnur.

Aenderungen der Grösse und Gestalt sind mit vielen Lageveränderungen verbunden. Es gibt auch einfache angeborene Verlängerungen und Verkürzungen, ferner Spaltung im plazentaren Abschnitt, sowohl bei einfacher als auch bei mehrfacher Plazenta. Eine Verschiedenheit der Dicke und Konsistenz wird besonders durch die verschiedene Menge der Sulze bedingt.

Von sonstigen **Missbildungen** sind die nicht seltenen Abweichungen in der Bildung der Gefässe, die Reste des Ductus omphaloentericus, sowie der Nabelblase zu nennen. Abnorme Rückbildung des ersten bildet die Grundlage des bis kopfgross werdenden Nabelschnurbruchs (Hernia funiculi umbilicalis). **Kreislaufstörungen** kommen in Gestalt von Oedem, von Thrombose der Gefässe, selten von grösseren Blutungen (Hämatom) vor. Von **Entzündungen** findet man hauptsächlich eine produktive Endo- und Perivaskulitis, welche vorzugsweise bei Syphilis vorkommt, mit Vorliebe in den beiden Endabschnitten auftritt und zu Thrombose führen kann. Für die (amniotischen) Verwachsungen mit den Eihäuten und dem Fötus gilt das S. 557 Gesagte. Von **Neubildungen** sind Cysten und ein teleangiektatisches Myxosarkom in der eigentlichen Schnur, verschiedenartige, die wenigstens zum Teil mit Nabelstranggebilden im Zusammenhang stehen (Myxome, Adenome), am Hautnabel beobachtet worden, doch gehört ein grosser Teil der sog. Nabelgranulationen, Adenome usw. nicht zu den Geschwulstbildungen, sondern hängt mit Abnormitäten des Ductus omphaloentericus zusammen (offene, prolabierte Darmdivertikel). Verkalkung und Verfettung, besonders an der Intima der Nabelvene findet man als **rückgängige Ernährungsstörungen** bei mazerierten (syphilitischen) Früchten. Von **traumatischen Störungen** sind zu erwähnen Einschnürung durch amniotische Bänder, Zerreissung bei Sturzgeburten.

5. Veränderungen des Fruchtwassers.

Das Fruchtwasser kann bis 15 ja 30 kg vermehrt (Hydramnion, Polyhydramnie) und bis auf ein Minimum vermindert sein (Oligohydramnie); im letzten Fall ist sehr selten eine dickliche Flüssigkeit vorhanden. Am wichtigsten sind Beimischung von Mekonium, welche Asphyxie der Frucht anzeigt, und die faulige Zersetzung (missfarbiges Aussehen, Trübung, Gasentwicklung, übler Geruch), welche auch ohne Fäulnis der Frucht gefunden werden kann (Eindringen der Fäulnisorganismen von der Scheide aus). Auch bei Mazeration des Fötus sieht das Wasser missfarbig (bräunlichrot durch diffundierten Blutfarbstoff) und trübe aus, es fehlt aber die faulige Zersetzung.

q) Untersuchung des Mastdarms.

Den Mastdarm schneidet man vom Anus an in der Mitte seiner hinteren Wand auf, nachdem man die gesamten Beckeneingeweide umgekehrt hat, so dass die Harnblase nach unten, der Mastdarm nach oben zu liegen kommt. Enthält er viel, besonders flüssigen Inhalt, so ist es am besten, ihn sofort nach Untersuchung der Harnblase aufzuschneiden, zu entleeren und zu untersuchen; fehlen diese Voraussetzungen, so kann man ihn, wie es hier angenommen wurde, bis zuletzt aufsparen. Die mikroskopische Untersuchung wird nach den bekannten Methoden vorgenommen.

a) Allgemeines.

Unter den Veränderungen in der Grösse des Mastdarms ist neben dem angeborenen vollständigen Verschluss (Atresia ani) die Verengerung der Lichtung (Mastdarmstenose) durch Narben (besonders venerische oder dysenterische) oder Geschwülste zu nennen. Erweiterungen erfährt er durch starke Kotanhäufungen und in den seltenen Fällen, wo Invaginationen höher gelegener Darmteile zu einem Vorfall dieser geführt haben. Man darf diese Veränderung nicht mit dem durch eine Lageveränderung des Mastdarms selbst bedingten Prolapsus recti verwechseln, von dem sie dadurch zu unterscheiden ist, dass bei letzterem die äussere Haut sich direkt in den schleimhäutigen Ueberzug der aus dem Anus selbst vorragenden Geschwulst, die zweimal die ganze Darmwand enthält, fortsetzt. Ausser dem Prolapsus recti, dem Vorfall des ganzen Darmrohres, gibt es auch eine Vorstülpung bloss der Schleimhaut (Prolapsus mucosae).

Die Veränderungen des Mastdarms betreffen vorzugsweise die Schleimhaut, doch nimmt auch die Muskelhaut an vielen Veränderungen sekundär Teil, so durch Verdickung bei chronischen ulzerativen Prozessen (syphilitischen, pseudomembranösen Entzündungen, Geschwulst-bildungen) oder durch ähnliche Veränderungen, wie sie an der Schleim-haut entstanden sind (Verschwärung, Geschwulstbildung usw.).

Die Schleimhaut mit Submukosa zeigt nicht selten Ver-grösserung bzw. Anschwellung, teils einfach ödematöse, teils ent-zündliche. Da die Unterlage (Muskularis) sich nicht mit vergrössert, so muss notwendigerweise dem Bedürfnisse der Ausdehnung durch Faltenbildung entsprochen werden. Vollständiger Mangel der Schleim-haut findet sich nur bei den venerischen Geschwüren; die dysenterischen, welche ja auch zu grossen Zerstörungen führen, lassen grade an dem Mastdarme und besonders am unteren Teile eine noch verhältnismässig unveränderte Schleimhaut stehen.

Die Farbe ist für gewöhnlich eine graue, die in der Nähe des Afters durch die zahlreichen weiten venösen Gefässe häufig eine rote oder blaurote wird. Durch akute entzündliche Prozesse wird sie heller oder dunkler rot, nach chronischen Entzündungen schiefrig, eine Farbe, die mit Weisslichgrau gemischt, auch meistens dann an der Oberfläche vorhanden ist, wenn die Schleimhaut gänzlich zerstört ist, so besonders bei den venerischen und dysenterischen Narben.

Die Konsistenz wird bei starken ödematösen Schwellungen ent-sprechend weich, schwappend, bei den chronischen ulzerösen Prozessen eine feste, fibröse.

b) Die einzelnen Erkrankungen.

Es werden hier nur diejenigen Veränderungen erwähnt, welche am Mastdarm Besonderheiten zeigen, im übrigen wird auf die späteren Er-örterungen der Darmkrankheiten verwiesen.

1. Eine wichtige **angeborene Veränderung** des Mastdarms ist die Atresia ani, bei welcher der Darm nicht an der Haut nach aussen mündet, sondern in grösserer oder geringerer Entfernung von dieser blind endet. An der äusseren Haut ist die Stelle, wo die Ausmündung stattfinden sollte, bloss durch ein kleines Grübchen angedeutet (Atresia ani simplex) oder es ist eine vollständige Aftereinstülpung vorhanden (Atresia recti). Ausser bei Missgeburten kommt die Atresie auch bei sonst wohlgebildeten Kindern vor. Diejenigen Atresien, bei welchen nur ein dünnes Septum den Mastdarm verschliesst, könnten dadurch entstanden sein, dass eine schleimhäutige Querscheidewand sich entwickelt hat, wie das auch höher oben im Mastdarm (Atresia recti) sowie an anderen Stellen des Darmes vorkommen kann. Liegt dagegen das blinde Ende des Mastdarmes weiter von der Körperoberfläche entfernt (Atresia ani et recti), so muss ein Defekt vorhanden sein (Agenesia ani et recti), welcher denjenigen Teil des Darmes betrifft, der aus der Kloakenwand sich entwickelt, und sich mehr oder weniger weit sekundär nach oben fortgesetzt hat. Gewöhnlich rechnet man auch zu der Atresia ani diejenigen Fälle, wo der Mastdarm zwar nicht an der richtigen, aber doch an einer anderen Stelle mündet. Man hat auch hier zwei Arten abnormer Ausmündung zu unterscheiden: die Ausmündung an der Körperoberfläche in dem Bereich zwischen Mündung der Ge-

schlechtskanäle und der normalen Mündungsstelle und die Einmündung in die Harn- und Geschlechtswege. Jene hat man, je nach dem Sitze der Oeffnung Atresia ani cum fistula perineali, scrotali, suburethrali, vestibulari, diese Atres. ani et communicatio recti cum vagina, vesica urinaria, parte prostatica urethrae genannt, ich ziehe die kürzeren Bezeichnungen Anus perinealis, scrotalis usw., vaginalis, vesicalis usw. vor. Im ersten Falle handelt es sich um eine pathologische Perforationsöffnung, die narbenartige Beschaffenheit hat, im zweiten um eine Entwicklungshemmung, indem der Zustand der Kloakenbildung sich teilweise erhielt.

2. Von **Kreislaufstörungen** am Mastdarm seien die varikösen Erweiterungen der hämorrhoidalen Venen am untersten Teile dicht über und am After erwähnt (sog. Hämorrhoiden). Dicke, blaue, variköse Wülste springen an der Schleimhaut vor; in höheren Graden bilden sich Knoten, die auf dem Durchschnitte grosse weite Bluträume erkennen lassen, welche nur durch dünne bindegewebige Septa voneinander getrennt werden. Diese schon das Gebiet der eigentlichen Geschwülste, und zwar der kavernösen Blutgeschwülste streifenden Bildungen können Erbsen- bis Kirschen- und selbst Pflaumengrösse erreichen und springen, wenn sie dicht am After sitzen, weit über die äussere Haut vor. Unter Umständen kann man feste oder zerfallende Thromben vorfinden, obgleich das letztere seltener vorkommt als von vornherein erwartet werden könnte. Häufiger sind die Thromben organisiert und es bestehen die Knoten lediglich aus einem faserigen, gefässhaltigen Bindegewebe. Solche Knoten können jedoch auch neben den varikösen Gefässen durch Hyperplasie des mukösen Bindegewebes entstehen.

3. Die einfache **Entzündung** des Mastdarms (Proktitis) scheidet sich in eine akute und eine chronische. Die erste ist ausgezeichnet durch Schwellung und starke Rötung der Schleimhaut, welche mit schleimiger Absonderung oder mit eiterähnlichen Massen (Blennorrhoe, besonders durch Tripperkokken) bedeckt ist, die letzte ist besonders an der schieferigen, oft fast schwarzen Färbung der Schleimhaut kenntlich, welche bei der mikroskopischen Untersuchung je nach dem Stadium eine frischere kleinzellige Infiltration oder fibröse Atrophie manchmal mit Bildung kleiner Drüsen-Retentionscysten zeigt.

Häufig sieht man nur im Zentrum der Lymphknötchen einen schwarzen Punkt oder um sie herum einen schwarzen Hof.

Die pseudomembranöse Proktitis (sog. Diphtherie) weicht in ihrer allgemeinen Erscheinung nicht von der später genauer zu schildernden gleichen Erkrankung des übrigen Darmes ab: Rötung und Schwellung der Schleimhaut, graue kleienartige Auflagerungen, tiefere und zusammenhängendere Schorfe zeichnen die früheren Stadien aus, Geschwüre, hyperämisch-hämorrhagische Reste der Schleimhaut, Verdickungen der Muskelhaut, Induration der Submukosa, soweit sie noch vorhanden ist, und der Subserosa die späteren. Der Sitz ist vorzugsweise in den oberen Abschnitten des Mastdarms, bei grösserer Ausdehnung nimmt die Erkrankung nach oben hin an Stärke und Ausbreitung immer mehr zu.

Diese Entzündungen und Geschwüre sind ätiologisch fast stets dysenterische; man findet aber zuweilen grade im Rektum den dysenterischen sehr ähnliche Veränderungen, welche nach und durch Anwendung von Klystieren mit sehr reizenden Stoffen verschiedenster Art, zu welchen auch Nährstoffe gehören, entstanden sind. Es sind ebenfalls die Faltenhöhen entweder mit Substanzverlusten versehen oder mit einer grauen verschorft erscheinenden Schleimhaut bedeckt, deren Umgebung sehr stark gerötet und geschwollen ist. Die Begrenzung einer solchen Veränderung auf eine kleine Strecke und das Freisein der übrigen Teile des Darmes wird stets den Verdacht einer chemischen Ursache erregen müssen.

Ebenfalls den Verdacht auf künstliche Entstehung müssen alle in der Nähe des Afters liegenden, besonders längsverlaufenden, mitten in sonst normaler Schleimhaut gelegenen Wunden und Geschwüre erregen, die in der Regel Verletzungen mittels der Spitzen von Klystierspritzen usw. ihre Entstehung verdanken.

Eine Entzündung um den Mastdarm herum, in dem ihn umgebenden lockeren Bindegewebe (Paraproktitis) kann auf verschiedene Weise, am häufigsten durch Perforation des Mastdarms, aber auch durch entzündete Hämorrhoidalknoten erzeugt werden. Durch die Einwirkung der Fäulnisstoffe des Darms ist diese Entzündung meist eitrig, oft jauchig; ist sie chronisch, so entsteht eine derbe, schwielige Induration des Gewebes um die kleinen, oft fistulösen Eiterherde herum. Durch die paraproktalen Eiterungen entstehen die sog. Mastdarmfisteln: vollständige, wenn der Fistelgang in den Mastdarm, meist an oder in der Nähe des Sphincter ext., und an der äusseren Haut, meist in der Nähe des Afters, mündet, unvollständige innere, wenn er nur am Mastdarm, unvollständige äussere, wenn er nur an der Haut mündet. Viele dieser Mastdarmfisteln gehören aber nicht der einfachen Entzündung, sondern einer Form der

4. infektiösen Granulationsgeschwülste an, der tuberkulösen. Zu diesen Anusfisteln können sich ausgedehntere tuberkulöse Hautverschwärungen um die Afteröffnung der Fistel gesellen. Im übrigen weicht die Tuberkulose des Mastdarms nicht von der des übrigen Darmes ab, dagegen erzeugt die Syphilis Veränderungen, von denen im übrigen Darm Analoga sehr selten vorkommen, die also sehr charakteristisch für den Mastdarm sind. Es gehören hierzu die Schanker und die breiten Kondylome (s. S. 58), welche an und um den After sitzen, in der Regel hervorgerufen durch Herabfliessen von Sekret von den mit ähnlichen Veränderungen versehenen weiblichen Geschlechtsorganen, und welche dieselbe Beschaffenheit wie jene zeigen (S. 503). Am eigentlichen Mastdarme hat man hierher gerechnet geschwürige Stenosen, welche im Gegensatz zu den dysenterischen ihren Lieblingssitz dicht über dem After und in der unteren Hälfte des Mastdarms haben, gelegentlich aber auch weiter nach oben reichen.

Die Schleimhaut erscheint an den betreffenden Stellen makroskopisch (Fig. 338) durch ein ziemlich gleichmässiges, derbes, fibröses, narbenartiges Gewebe ersetzt, welches auf Durchschnitten bis zu der stets sehr verdickten Muskularis reicht. Gegen das Gesunde hin ist die veränderte Stelle scharf begrenzt, so dass die Schleimhaut wie abgeschnitten endigt. Die Höhle des erkrankten Darmteiles ist stets beeinträchtigt, manchmal sehr beträchtlich verengt. Perforationen der Geschwüre mit Entzündung um den Mastdarm herum (Paraproktitis), welche einen eiterigen oder eiterig-jauchigen Charakter besitzt, auch Perforationen in die Scheide (Scheidenmastdarmfistel), sowie in die Excavatio recto-uterina mit Bildung abgesackter jauchiger Exsudate, die wiederum in die Bauchhöhle perforieren und zu schnell tödlicher allgemeiner Peritonitis führen können, werden gelegentlich beobachtet.

Fig. 338.   Fig. 339.

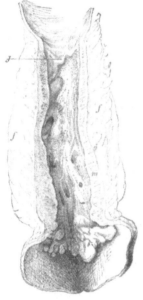
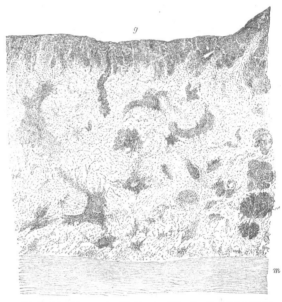

Geschwürige Stenose des Mastdarms. Spir.-Präp. ¹/₂ nat. Gr.
m verdickte Muskularis. f para-
proktales Fett. g die obere scharfe
Grenze des Ulcus, das am unebenen
Grunde mehrere Perforationsöffnungen zeigt, welche teils in die Excavatio recto-uterina, teils in die Vagina, teils in das paraproktale Gewebe führen. Um die Analöffnung herum lappige, grösstenteils fibröse Hämorrhoidalknoten.

Geschwürige Stenose des Mastdarms. Hämatoxylin. Schw.Vergr.
g der Geschwürsgrund mit dichter kleinzelliger Infiltration, darunter die Submukosa mit rundlichen oder strangförmigen (um Gefässe herum gelagerten) Zellenhaufen. m Muskularis.

Der mikroskopische Befund (Fig. 339) entspricht nicht ganz dem makroskopischen Aussehen, denn es ist auch bei älteren Stenosen kein Narbengewebe zu sehen, sondern nur ein Defekt der Schleimhaut sowie eines Teiles der Submukosa und in den oberen Abschnitten der noch vorhandenen Submukosa eine gleichmässige zellige Infiltration, während in den tieferen nur fleckweise rundliche oder längliche zellige Infiltrate sich zeigen, welche hauptsächlich um die Gefässe herum liegen und diesen folgend auch in die Muskulatur hinein, ja noch weit über sie hinaus reichen. In dem Infiltrat befinden sich viele Plasmazellen.

Irgend etwas sicher Gummöses ist in der Regel nicht zu bemerken und die Beteiligung besonders der Venen an den Veränderungen (Endophlebitis; Elastika-Färbung!) kann allein die syphilitische Natur nicht beweisen. Es hat deshalb in neuerer Zeit, wo sich auch die klinischen Beobachtungen von Mastdarmgonorrhö gemehrt haben, die Anschauung, dass es sich hier zwar um venerische, aber nicht um syphilitische, sondern um gonorrhoische Veränderungen handelt, immer mehr Anklang gefunden, während eine dritte Erklärung, dass es sich um Kotretentionsgeschwüre handele, keine grössere Geltung gewonnen hat. Alle Erklärungen sind geeignet den Umstand, dass diese Rektalstenosen bei Frauen gefunden werden, verständlich zu machen; für die venerische Natur spricht häufig auch die Anamnese, insofern die Strikturen bei öffentlichen Dirnen vorkommen, welche den Coitus per anum zugestanden haben. Da der Anatom in der Regel eine Feststellung über die Aetiologie nicht mehr machen kann (auch die Plasmazellen kommen sowohl bei syphilitischen als auch bei gonorrhoischen Infiltrationen vor), wird er sich mit der tatsächlichen Diagnose, geschwürige Stenose des Mastdarms, bescheiden, aber doch sorgfältig darauf achten müssen,

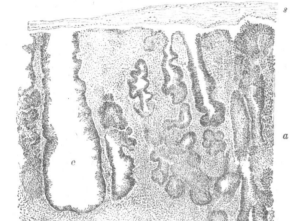

Fig. 340.

Von einem polypösen Adenom des Rektum. Schwache Vergr.
b der bindegewebige Grundstock mit einigen Gefäss- und einem Drüsendurchschnitt. Bei a die adenomatöse Neubildung von verzweigten tubulösen, z. T. azinös aussehenden Drüsenschläuchen. Bei c eine stark erweiterte Drüse. s eine dünne Schleimschicht, welche die Oberfläche der Neubildung überzieht.

ob sich sonstige Befunde, welche für Syphilis oder Gonorrhö sprechen, erheben lassen. Eine Amyloidosis kann keine Entscheidung geben, da sie sowohl bei Syphilis als auch bei chronischer Gonorrhö vorkommt.

5. Als **progressive Ernährungsstörungen** sind zunächst die Hypertrophien zu nennen, welche die Muskelhaut sowohl bei angeborenen als auch bei erworbenen Stenosen oberhalb der verengten Stelle erleidet. Nächstdem sind die Geschwülste des Mastdarms zu besprechen, welche an Häufigkeit diejenigen aller übrigen Abschnitte des Darmes übertreffen. Seltener findet man Myome (myomatöse Polypen) und Sarkome, häufiger Fibrome, welche als spitze Kondylome am After infolge von Trippergiftwirkung nicht selten entstehen (unechte Ge-

schwülste), aber auch als fibromatöse Polypen der eigentlichen Schleimhaut gefunden werden. Sogenannte Schleimpolypen kommen in ähnlicher Weise wie am Uterus vor, auf den ich daher verweise. Sie sind häufig reich an Drüsen, welche deutliche Wucherungserscheinungen, auch cystische Ausdehnung zeigen, so dass man eine Gruppe als adenomatöse Polypen oder besser als polypöse Adenome (Fig. 340) bezeichnen kann. Sie sind gutartige Bildungen, bei welchen die Muscularis mucosae unterhalb der Neubildung völlig erhalten ist, während die malignen oder destruierenden Adenome, welche grössere Abschnitte des Umfanges einnehmen, manchmal nahezu oder wirklich ring-

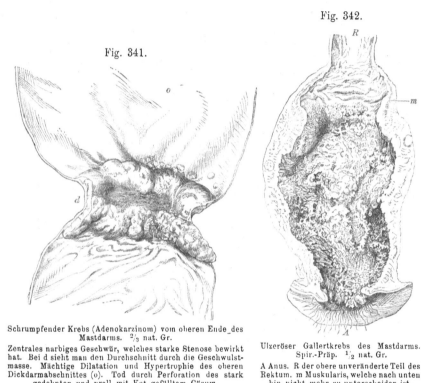

Fig. 341.

Fig. 342.

Schrumpfender Krebs (Adenokarzinom) vom oberen Ende des Mastdarms. ²/₃ nat. Gr.
Zentrales narbiges Geschwür, welches starke Stenose bewirkt hat. Bei d sieht man den Durchschnitt durch die Geschwulstmasse. Mächtige Dilatation und Hypertrophie des oberen Dickdarmabschnittes (o). Tod durch Perforation des stark gedehnten und prall mit Kot gefülltem Cöcum.

Ulzeröser Gallertkrebs des Mastdarms. Spir.-Präp. ¹/₂ nat. Gr.
A Anus. R der obere unveränderte Teil des Rektum. m Muskularis, welche nach unten hin nicht mehr zu unterscheiden ist.

förmig sind und sich als mehr oder weniger dicke, weiche Geschwülste in die Höhle vorwölben, oder Geschwüre bilden mit wallartig erhabenem Rand (Fig. 341), die zwar auch zunächst nur Schleimhauterkrankungen sind, aber durch ihr Einwuchern in die übrigen Darmhäute nach Durchbruch der Muscularis mucosae sich als Krebse, Adenokarzinome, erweisen. Grade hier kann der Drüsentypus der Krebswucherung vollständig gewahrt sein, es können aber schliesslich die Zellen auch immer mehr atypisch, zu regellosen Haufen gelagert sein (Uebergang zur Cancerform). Zuweilen findet sich neben einfachen polypösen Adenomen ein malignes, destruierendes, krebsiges Adenom.

Ihrer äusseren Erscheinung nach kann man die Mastdarmkrebse in weiche, medulläre und harte, szirrhöse, sowie gallertige oder Schleimkrebse einteilen, aber es bestehen keine scharfen Grenzen zwischen denselben. Die zentral vernarbenden Krebse (Fig. 341) bewirken sehr starke Stenosen mit Dilatation und Hypertrophie des oberhalb gelegenen Darmabschnitts. Relativ häufig sind die Schleimkrebse, welche sich in den ausgebildeten Formen durch die stecknadelkopf- bis hirsekorngrossen, durchscheinenden Schleimpfröpfchen leicht von

Fig. 343.

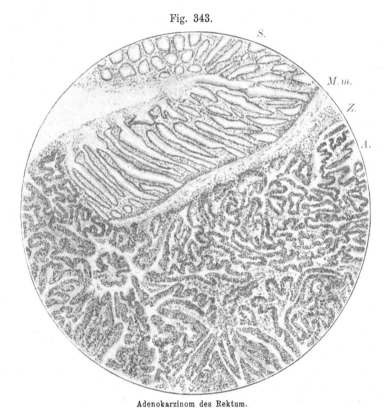

Adenokarzinom des Rektum.
Scharfe Grenze zwischen Schleimhaut und Krebs. Dieser unter der Schleimhaut in die Submukosa eingedrungen; zwischen Muscularis mucosae (M. m.) und Krebs (A.) lymphoidzellige Infiltration (Z.).

den übrigen Krebsen unterscheiden lassen, während geringe schleimige Degeneration oft nur mikroskopisch (Hämatoxylin-, Methylenblau-, Kresylviolett-, Muzikarmin-, van Gieson-Färbung) erkannt werden kann. Der Schleimkrebs zeichnet sich zunächt durch seine Neigung zu flächenhafter Ausdehnung aus, ausserdem pflegt aber grade bei ihm eine oberflächliche Geschwürsbildung, welche freilich bei keinem der Krebse ausbleibt, besonders ausgebildet zu sein, so dass das anfänglich verengerte Lumen sogar noch über das normale Mass erweitert sein kann (Fig. 342). Durch die Geschwürsbildungen kommen Perforationen nach der Scheide oder dem Uterus, sowie nach der Beckenhöhle mit ihren verschiedenen Folgen vor. Die meisten Krebse sitzen in den mittleren oder oberen Abschnitten. Zur Diagnose ist es wichtig, Einschnitte in die meist wallartigen Ränder und in den Grund der Krebsgeschwüre zu machen, an denen man leicht die Geschwulstmassen, ihre Ausdehnung und Beschaffenheit erkennen kann. Man sieht hier besonders, dass die Muskularis meist stark verdickt ist und dass Krebsmasse in Form weisslicher Stränge zwischen den Muskelbündeln hindurchgeht. Die zylinderzellige Gestalt der meisten Krebszellen, sowie die Degeneration der Zellen in den Schleimkrebsen kann an Zupfpräparaten konstatiert werden, zum genaueren Studium sind Schnitte nötig; nimmt man sie vom Rande (Fig. 343), so kann man oft sehen, wie die Geschwulstmasse von der Durchbruchstelle der Muscularis mucosae aus unter der Schleimhaut seitlich weit in die Submukosa hineingewachsen ist. Die Krebszellen zeigen, auch wenn sie noch regelrechte Zylindergestalt haben und durchaus regelmässig gelagert sind, doch eine andere Färbung als die normalen Zellen, insbesondere nehmen auch die Zellleiber in Hämatoxylin eine gewisse Färbung an, so dass die adenomatösen Zellen im ganzen viel dunkler erscheinen als die normalen. Es gibt Fälle, bei welchen die normale Schleimhaut scharf von den krebsigen Wucherungen getrennt ist, wie in dem abgebildeten Falle, es gibt andere, bei welchen die erwähnte besondere Färbbarkeit der Epithelzellen bereits in der an die Geschwulst angrenzenden, sonst noch unverändert aussehenden Schleimhaut vorhanden ist, ohne dass von einem Einwachsen von adenomatösen Zellen aus der Submukosa in die Schleimhaut die Rede sein kann. Hier liegt eine krebsige Umwandlung der normalen Zellen vor. Am Anus kommt ein von der Epidermis ausgehender Plattenepithelkrebs (Kankroid) vor. Sehr selten sind melanotische Geschwülste.

6. Untersuchung des Zwölffingerdarms und Magens.

a) Aeussere Untersuchung.

Die Untersuchung des Zwölffingerdarms und Magens hat mit der äusseren Betrachtung zu beginnen, zu deren Ausführung man die vorher (wegen der Herausnahme der Beckenorgane) nach oben geschlagenen Dünndarmschlingen möglichst weit nach unten und links legt und besonders das Querkolon straff nach unten zieht, vor allen Dingen in der Gegend des absteigenden Astes des Duodenums, wo man nötigenfalls die häufigen Verwachsungen zwischen Kolon und Leber bzw. Gallenblase mit dem Messer trennt, bis man den Magen mitsamt dem queren und absteigenden Teile des Duodenums vollständig überblicken kann. — Die äussere Betrachtung hat sich wesentlich mit dem Magen zu beschäftigen.

1. Allgemeine Verhältnisse.

Lageveränderungen des Magens (vgl. S. 204) werden mit oder auch ohne wesentliche Gestaltveränderungen beobachtet; die meisten bestehen darin, dass der Pylorus weiter nach unten liegt als gewöhnlich und also der Magen mehr oder weniger seine fötale Stellung (von oben nach unten) besitzt. Der Magen kann in Zwerchfell- sowie seltener in Nabelbrüchen liegen, bei Situs inversus der Bauchhöhle zeigt auch er die entsprechende Verlagerung.

Die Grösse bzw. Ausdehnung des Magens ist selbstverständlich in erster Reihe abhängig von der Menge der etwa vorhandenen Speisen, doch schwankt diese immerhin nur in gewissen engen Grenzen. Abnorme Erweiterungen (Gastrektasien) sind häufig, zum Teil nur akute (Ausdehnung durch Gase), zum Teil chronische (die eigentliche sog. Magenerweiterung), welche einen solchen Grad erreichen kann, dass die grosse Kurvatur bis zum kleinen Becken herunterreicht. Diese Form ist in der Regel die Folge von Verengerungen am Pförtner durch Geschwülste, Narben, angeborene Stenose, sie kann aber auch eine idiopathische, durch lange Zeit hindurch fortgesetzte Ueberfüllung mit schliesslicher Lähmung der Muskulatur hervorgerufene, sein. Eine Erweiterung des Magens und des Zwölffingerdarms kann durch Druck des Gekröses bzw. der in ihm eingeschlossenen Arteria mesent. sup. auf die Grenze von Duodenum und Jejunum hervorgerufen werden. Auch partielle Erweiterungen des Fundus und kardialen Teiles kommen vor, besonders bei Verengerungen des Magens in der Mitte. Bei den grossen, besonders den akuter entstandenen Erweiterungen zeigt die Muskularis zuweilen ähnliche Diastasen wie das Kutisgewebe bei Ausdehnung der Bauchhöhle (sog. Schwangerschaftsnarben, S. 78). — Viel seltener als die Erweiterungen sind Verkleinerungen des Magens; sie sind verhältnismässig häufig bei dem infiltrierten Krebs, welcher die gesamte Magenwand ergreifen und zu sehr bedeutenden Verkleinerungen der Höhlung durch Schrumpfung der Wandungen führen kann.

Veränderungen in der Gestalt kommen als angeborene Anomalien vor, in der Weise, dass mehr oder weniger nach der Mitte zu eine Verschmälerung (Furche) vorhanden ist, wodurch der Magen eine sanduhrförmige Gestalt erhält. Häufiger ist die gleiche Gestaltveränderung eine erworbene, bewirkt durch narbige Schrumpfung, sei es eines chronischen Geschwüres, sei es eines hier sitzenden Krebses; auch durch Schnürwirkung kann am Magen eine Furchenbildung bewirkt werden. Sekundäre Gestaltveränderungen der verschiedensten Art infolge von äusseren mechanischen Einwirkungen (Verwachsungen, Geschwülsten usw.) sind natürlich ebenfalls zu beobachten.

Die Farbe des Magens an seiner äusseren Oberfläche ist gewöhnlich ein Grau, welches bei chronischen Veränderungen der verschiedensten Art, infolge von Verdickung der Serosa einen sehr weissen Ton erhält, dem fibrösen Gewebe ähnlich. Durchscheinend grau, gallertig erscheint die Magenwand bei Erweichung durch sauren Inhalt, schwärzlich nach Einwirkung von Schwefelsäure usw.

Die Konsistenz ist verringert bis zum Schleimigweichen bei den Erweichungen (Gastromalazien), seien sie Folge von saurem Mageninhalt oder von eingeführten Giften; sie ist vermehrt bei allen mit

Verdickung der Serosa und besonders der Muskularis einhergehenden Erkrankungen, besonders bei dem diffusen Scirrhus des Magens, der eine brettartige Härte bewirken kann (daher früher oft als Magenverhärtung bezeichnet).

2. Veränderungen der Serosa.

Die Serosa des Magens nimmt an vielen Erkrankungen sowohl der Magenschleimhaut als auch des Bauchfells teil. Die Perigastritis chronica, häufig eine adhäsive, macht sich erkennbar an der Verdickung und mehr weisslichen Färbung des serösen Ueberzuges und an den Verwachsungen mit der Leber, dem Querkolon, der Milz, dem Diaphragma usw., welche durch sie bewirkt werden. Sie ist seltener eine über den ganzen Magen oder grössere Strecken verbreitete, häufiger eine umschriebene, über Herderkrankungen (Geschwüren, Geschwülsten) gelegene, mit nach den Seiten zu abnehmender Stärke. Die akute eiterige Entzündung ist in der grössten Mehrzahl der Fälle Teilerscheinung einer allgemeinen eitrigen Peritonitis, kann aber vom Magen ausgehen (Perforation). Eine Entzündung nur der Hinterfläche kommt bei Perforationen in die Bursa omentalis (Bursitis omentalis), besonders aber bei Pankreaserkrankungen (siehe später) vor. Eine auf die Lymphgefässe beschränkte Entzündung (eiterige Lymphangitis) findet sich gelegentlich bei jauchigen Vorgängen (zerfallenden Geschwülsten) an der Schleimhaut; man sieht in solchen Fällen variköse (klappentragende), feinere und bis 1 mm Durchmesser haltende, mit gelber, eitriger Masse gefüllte Gefässe unter der Serosa hinziehen und meist von einem Punkte ausgehen, der Stelle entsprechend, wo in der Schleimhaut die Jauchung ihren Sitz hat. Zuweilen geht die Erkrankung auf das Zwerchfell und auf die Lungenpleura über. Da es ganz ähnliche krebsige Veränderungen gibt (s. S. 275 und 314), so muss man gegebenen Falles genau den Inhalt untersuchen (frische und Deckglastrockenpräparate, Schnitte).

Wie an der eitrigen, so nimmt die Magenserosa auch an der allgemeinen tuberkulösen Peritonitis teil, oft in ungleichmässiger Weise so, dass die vordere Wand, welche gleichsam dem in die Bauchhöhle gelangenden Tuberkelsamen leichter zugänglich ist, stärker erkrankt ist, als die geschützte hintere Wand. Manchmal findet man die vordere Wand dicht besetzt mit Tuberkeln, während solche an der hinteren ganz fehlen oder nur streckenweise, und zwar oft dem Verlaufe der Gefässe folgend, gesehen werden.

Die karzinomatöse Perigastritis kann Teilerscheinung einer allgemeinen Karzinose des Bauchfells sein, sie kann aber auch, das ist häufiger, allein bestehen, als sekundäre Erkrankung bei Magenkarzinomen. An der in der Regel durch eine Einziehung und besonders starke Verdickung der Serosa, oft auch durch Verwachsungen bezeichneten Stelle, wo in der Schleimhaut der Krebs sitzt, bemerkt man kleinere und grössere, meist zu Haufen vereinigte Geschwulstknötchen, an die sich nach der Peripherie zu immer kleinere und mehr vereinzelte Knötchen anschliessen. Es kann diese sekundäre Karzinombildung mit Lymphangitis purulenta und carcinomatosa zusammen vorkommen. Ausser der Serosa werden auch die Lymphknoten, besonders die an der kleinen Kurvatur des Magens gelegenen, in Mitleidenschaft gezogen und zeigen karzinomatöse Degeneration.

Einer ganz besonders sorgfältigen Untersuchung bedürfen jene Fälle, wo eine Perforation des Magens vermutet wird.

Man muss unterscheiden zwischen der postmortalen und der im Leben eingetretenen Zerreissung der Magenwandungen. Bei den ersten findet man verschieden grosse Mengen von Mageninhalt frei in der Bauchhöhle, ohne dass sich irgendwelche Erscheinungen von entzünd- licher Reaktion zeigen. Die Magenwände und speziell die des Fundus sind dann in grosser Ausdehnung erweicht, oft in eine glasig-durch- scheinende gallertige Masse verwandelt. Als Ursache dieser Ver- änderungen findet man entweder, besonders bei Kindern, die viel Milch genossen haben, reichlichen, stark sauren (gärenden) Speisebrei, oder das Vorhandensein giftiger Substanzen (z. B. Schwefelsäure), die auch in ähnlicher Weise wirken. Bei den während des Lebens zustande- gekommenen Perforationen kommt es in Bezug auf ihre Folgen darauf an, ob die Perforation frei in die Bauchhöhle oder in eine durch chro- nische entzündliche Prozesse abgesackte Höhle erfolgte, oder ob gar das Loch in den Magenwänden durch angelötete andere Organe ver- legt wurde. Im ersten Falle wird eine schnell tödliche allgemeine Peritonitis, im anderen eine oft lange bestehende, umschriebene, eiterige oder jauchige Entzündung, im letzten in der Regel nur ein langsam fortschreitendes Geschwür die Folge sein. Gerade in solchen Fällen muss dann oft von dem gewöhnlichen Gange der Sektion abgewichen und der Magen im Zusammenhang mit den übrigen Organen, am häufigsten Pankreas und Leber, herausgenommen werden. In den beiden erstgenannten Fällen sind die Oeffnungen in der Magenwand relativ klein und besonders in dem ersten oft nur von 1—3 mm Durchmesser, aber in der Regel wie mit einem Locheisen ausgeschlagen. Dieses rührt davon her, dass die Löcher, ähnlich wie die Perforationslöcher an der Pleura (S. 274), durch die Zerreissung eines vorher nekrotisch gewordenen Stückes der Serosa entstehen. Häufig sind solche Löcher nur durch ganz dünne Verwachsungen noch verschlossen, die bei etwas unvor- sichtiger Behandlung einreissen, so dass man dann in Zweifel geraten kann, ob die Perforation schon vor dem Tode vollständig bestand oder erst künstlich erzeugt wurde. Seltener als am Magen kommen auch am Duodenum ähnliche Durchbohrungen der Wandungen zustande, hier wie dort ist die häufigste Ursache das sog. Ulcus chronicum rotundum s. perforans, eine seltenere ein Ulcus carcinomatosum. Nur nach Ver- giftungen mit Säuren oder Alkalien, sowie in den seltenen Fällen von prämortaler Magenerweichung kann schon während des Lebens eine ausgedehntere Perforation der Magenwandungen durch Erweichung er- zeugt werden. Der Tod tritt hierbei meist so schnell ein, dass von reaktiven Veränderungen am Peritonäum wenig zu sehen ist, um so sorgfältiger muss daher danach gesucht werden.

b) Innere Untersuchung.

Zur inneren Untersuchung wird der absteigende Teil des Zwölffingerdarms, nachdem man mit der Schere einen kleinen Querschnitt hineingemacht hat, von seinem unteren Ende angefangen, in der Mitte der vorderen Wand, lieber etwas mehr lateral als medial, aufgeschnitten; den jejunalen Schenkel genügt es gewöhnlich abzutasten, wobei man eine etwa vorhandene Kompression, die sich durch eine Erweiterung der anderen Abschnitte des Zwölffingerdarms sowie des Magens anzeigt, wohl feststellen kann, dagegen muss auch der Anfangsteil aufgeschnitten werden, indem man, während man stets den oberen Schnittrand in die Höhe zieht, schon die Richtung nach der unteren Wand nehmen muss, weil der Magen hier, also an der grossen Kurvatur, aufgeschnitten wird. Ehe dies geschieht, sollte man stets, besonders aber, wenn bei der äusseren Besichtigung eine Veränderung in der Pylorusgegend bemerkt worden ist, die Durchgängigkeit des Pylorus mit dem Finger prüfen, um sowohl an ihm bestehende Verengerungen wie seine Umwandlung in eine weit offenstehende starre Röhre (Incontinentia pylori) nicht zu übersehen. Bei noch bestehender Zusammenziehung des Pförtnerschliessmuskels muss man Gewalt anwenden, um mit dem Finger hindurchzukommen, ist aber dies geschehen, dann kann man leicht von neuem den Finger einführen. Bei der Eröffnung des Magens muss das vorangehende Scherenblatt möglichst in der Axe des Duodenums vorgeschoben werden, weil es sich sonst leicht in der durch den vorspringenden Sphincter pylori gebildeten Furche fängt. Der Schnitt wird anfänglich nur bis in die Nähe des Fundus fortgesetzt, bis man gut den in diesem Teile angesammelten Inhalt mit einem Schöpfgefässe herausnehmen kann.

1. Untersuchung des Inhalts.

Schon während der Eröffnung des Zwölffingerdarms muss dessen Inhalt nach seiner Menge und Beschaffenheit betrachtet werden, wobei besonders auf etwaige Verschiedenheit desselben oberhalb und unterhalb der Papille des Gallengangs, auf das Vorhandensein galliger Färbung im unteren Teile oder in beiden zu achten ist. Im übrigen wird auf das Folgende verwiesen.

Die Untersuchung des Mageninhaltes hat dessen Menge, Farbe, Konsistenz, Reaktion und Geruch, sowie seine Zusammensetzung und besonders die etwa in ihm enthaltenen körperlichen Bestandteile ins Auge zu fassen und ist von Wichtigkeit nicht nur an und für sich, sondern auch zur Beurteilung des Zustandes der Magenschleimhaut, welche durch gewisse Eigenschaften des Inhaltes eigentümlichen kadaverösen Veränderungen unterliegt. So ist z. B. ein reichlich vorhandener Inhalt geeignet, durch seine saure Beschaffenheit eine Art von Verdauung an der Schleimhaut hervorzubringen, die mit krankhaften Veränderungen natürlich gar nichts zu tun hat, aber gelegentlich weit über die Schleimhaut hinausreichen und schliesslich die gesamte Wandung betreffen kann (Magenerweichung), wenn die eingeführten Nahrungsmittel zu saurer Gärung besonders geeignet sind, wie z. B. die Milch. Die Reaktion des Mageninhaltes kann oft schon durch den Geruch erkannt werden, zur genaueren Feststellung dient Lackmuspapier resp. weitere chemische Untersuchung.

Der Gasgehalt des Magens (und Darmes) ist in den meisten Fällen von nicht so erheblicher Bedeutung, dass es nötig wäre, ihn genauer zu bestimmen, nur bei Neugeborenen kommt ihm eine grössere Bedeutung zu, da aus der Anwesenheit von Luft in dem Verdauungskanal ein Rückschluss auf stattgehabte extrauterine Schluckbewegungen,

also auf Gelebthaben gemacht werden kann. Die Anhäufung ver-
schluckter Luft beginnt im Magen und schreitet erst allmählich im
Darme nach abwärts, so dass aus der Ausdehnung der Luftansammlung
ein gewisser (wenn auch nicht ganz sicherer) Rückschluss auf die Dauer
des extrauterinen Lebens gemacht werden kann. Dieses Zeichen für
stattgehabtes Leben vermag um so wertvoller zu sein, als es vorhanden
sein kann, auch wenn die Lungenprobe kein oder kein sicheres Resultat
gibt. Es ist übrigens zu beachten, dass auch die Luft im Magendarmkanal durch Absorption wieder verschwinden kann.

Zur sicheren Feststellung vorhandener Luft muss man die Magendarm-
schwimmprobe anstellen. Zu ihrer Ausführung ist nach § 23 p der „Vorschriften"
bei der Herausnahme der Halsorgane die Speiseröhre am unteren Ende einfach, vor
Herausnahme des Magens der Zwölffingerdarm im oberen Abschnitte doppelt zu
unterbinden. Der herausgenommene Magen ist wie die Lungen auf Schwimmfähigkeit
zu prüfen und darauf unter Wasser zu eröffnen. Ebenso wird nachher der gesamte
Darm, nachdem er oberhalb des Mastdarms nochmals unterbunden und dann in der
üblichen Weise herausgenommen worden ist, auf Wasser gelegt um festzustellen, ob
und welche Teile schwimmfähig sind.

Besondere Beachtung verdient eine blutige Beschaffenheit des
Mageninhaltes, welche entweder durch direkte Beimengung von Blut im
Magen oder durch Verschlucken von Blut hervorgerufen wird. Ver-
schlucktes aus der Lunge stammendes Blut ist mit Luftblasen gemischt,
schaumig, aus dem Magen stammendes dagegen ohne Beimengung von
Luftblasen und entweder in grösseren, festen, schwarzroten Klumpen
(Blutung aus einem grösseren Gefässe) oder als gleichmässige blutige
Beimischung zu dem Schleime (Blutung durch Diapedese bei Zirrhose
der Leber, Entzündung usw.) oder in Form kleiner, schwarzbrauner,
kaffeesatzähnlicher Massen (ältere Blutung aus vielen kleineren Gefässchen, Krebs) vorhanden. Gelbliche oder grünliche Färbung rührt
von Gallenfarbstoff her, lauchgrüne Farbe zeigt oft der Mageninhalt
bei Verschluss des Verdauungskanals (Ileus) und bei allgemeiner
Peritonitis.

Von grösseren körperlichen Beimengungen sind ausser den verschiedensten oft schon makroskopisch leicht erkennbaren Speiseresten
und durch Zufall oder absichtlich verschluckten unverdaulichen Dingen
(Münzen, Stückchen Holz, Stoffe, Nadeln, Steine usw.) besonders eine
Anzahl von Parasiten zu nennen. In Bezug auf Speisereste ist zu
erwähnen, dass bei kleinen Kindern zuweilen eigentümliche, rundliche,
weissliche oder weisslich-gelbe, bröckelige Klumpen im Magen gefunden
werden, die ganz aus geronnener Milch bestehen, wie man durch die
mikroskopische Untersuchung leicht feststellen kann. Seltener kommen
bei Erwachsenen ähnliche aus Fett (Hammel- oder Rindstalg) bestehende
Massen vor, ganz selten Haarballen (verfilzte verschluckte Haare), wie
solche häufig bei Kühen, Ziegen usw. gefunden werden. — Von den Parasiten sind tierische seltener (nur bei frischer Trichinose werden im Magen
die geschlechtsreifen Trichinen und ihre junge Brut gefunden; zuweilen trifft
man eine verirrte Askaride), dagegen pflanzliche sehr häufig, welche
natürlich erst bei der mikroskopischen Untersuchung genauer erkannt
werden können. Viel seltener wie in der Mundhöhle und der Speiseröhre

kommt im Magen der früher bei diesen Teilen beschriebene Soorpilz vor und dann weniger frei in dem Mageninhalt als auf der Oberfläche selbst haftend. Häufiger finden sich Sprosspilze, von denen ein Teil dem Soorpilze zugehören kann (Soorhefe, bei Soor der oberen Wege), nicht häufig (im frischen Mageninhalt) sind verschiedene Sorten von Schizomyzeten, Kugeln und Stäbchen, darunter auch längere, [dem sog. Leptothrixpilz der Mundhöhle ähnliche. Die reichste Ausbeute liefern diejenigen Fälle, bei welchen Gärung im Mageninhalt vorhanden ist, besonders in den Fällen von Magen-erweiterung (Fig. 344). Ausser gewöhn-lichen Schizomyzeten in geringerer Menge finden sich dann stets in grösster Menge hefeartige Pilzformen, kleine ovale, oft mit glänzenden Oeltropfen versehene Körperchen, die oft in Ketten (auch ver-zweigten) aneinander liegen, oft auch in Haufen vorkommen, und endlich die sog. Sarcina ventriculi. Diese besteht aus kleinen würfelförmigen Körperchen mit abgerundeten Ecken, welche auf jeder Fläche eine kreuzförmige Furche zeigen, wodurch vier gleich grosse Felder gebildet werden. Man hat das Gebilde treffend mit einem gut verschnürten Warenballen ver-glichen. Die Felder verschiedener Würfel können auch verschiedene Grösse haben.

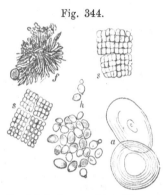

Fig. 344.

Vom Inhalt eines erweiterten Magens.
s Sarzine. h Sprosspilze. f Fettsäure-krystalle. a Amylonkörner.

Solcher Körperchen liegen meistens eine grössere Anzahl in Haufen zusammen, die oft wiederum würfelförmige Gestalt besitzen. In dem Bodensatze des Inhaltes erweiterter Mägen findet sie sich oft in ganz unglaublichen Mengen und die häufige bräunliche Farbe desselben rührt von der braunen Farbe der Sarzine her.

Für die mikroskopische Untersuchung des Mageninhalts gilt das S. 209 von dem Inhalt seröser Höhlen Gesagte.

Von der Absonderung der Magenschleimhaut selbst wird nachher noch die Rede sein, weil man sie am besten in Verbindung mit der Schleimhaut selbst untersucht.

2. Untersuchung der Schleimhaut des Zwölffingerdarms.

Nach Entfernung des Inhaltes wird zunächst die Schleimhaut des Zwölffingerdarms weiter untersucht. In bezug auf die hier vor-kommenden Veränderungen wird auf das bei dem übrigen Dünndarm bezw. dem Magen zu Sagende verwiesen und hier nur erwähnt, dass das Duodenum weit seltener und in geringerem Grade als die tieferen Teile des Dünndarmes von solchen Veränderungen betroffen wird, welche von den Lymphknötchen ausgehen, wie Nodular-Abszesse und Geschwüre, typhöse Veränderungen, tuberkulöse Geschwüre (von denen die letzteren noch die relativ häufigsten sind), und dass es anderseits Verände-rungen zeigt, welche in den übrigen Teilen des Darmes nicht vorkommen. Dahin gehören besonders die den sog. runden Magengeschwüren gleichenden chronischen Duodenalgeschwüre, welche wie jene zu Perforation in die Bauchhöhle oder in andere Organe (auch Aorta) führen und dadurch den Tod bedingen können. Sie kommen nur in dem oberhalb der Papille liegenden, sauren Inhalt führenden Abschnitt des Duodenums vor und lassen oft deutlich ihre Entstehung aus Blutungen erkennen, die auch noch in frischem Zustande angetroffen werden können (siehe bei Magen, S. 590). Unter den Ursachen für die Entstehung dieser Geschwüre sind ausgedehntere Verbrennungen der Haut zu bemerken. Aetiologisch noch unaufgeklärt sind die hämorrhagischen Duodenalgeschwüre, welche bei Neugeborenen durch Blutung in den Darmkanal (Melaena neonatorum) den Tod herbeiführen können. Ebenfalls dem Zwölffingerdarm eigentümlich sind die Veränderungen (Verschwärungen), welche von den Gallenwegen aus durch Gallensteine bewirkt werden können, ferner die an Krebse des Pankreaskopfes sich anschliessenden Veränderungen. In der Gegend der Papille kommen einfache oder sogar mehrfache, dünnwandige Divertikel von Kirsch- bis Pflaumengrösse vor, welche gegen das retroperitonäale Gewebe vorgetrieben sind. Sie sind angeboren und beherbergen manchmal Fremdkörper, durch die entzündliche Veränderungen der Wand bewirkt sein können. Endlich ist das Duodenum besonders in seinem unteren Teile zuweilen Perforationen von seiten eines Aneurysmas der Aorta oder eines ihrer grösseren Aeste ausgesetzt.

3. Untersuchung der Magenschleimhaut.

Zur genaueren Untersuchung der Magenschleimhaut wird der Magen am besten aus der Leiche entfernt — es sei denn, dass wegen besonderer Verhältnisse (Geschwüre mit Verwachsungen usw.) seine Entfernung im Zusammenhange mit anderen Organen wünschenswert ist. Man fasst am besten die kleine Kurvatur, zieht kräftig nach unten und bewerkstelligt von der Kardia an die Lostrennung von den Nachbarteilen, wobei man das untere Ende der Speiseröhre sowie ein Stückchen des horizontalen Teiles des Zwölffingerdarms mit entfernt.

a) Allgemeine Verhältnisse.

Nachdem man die noch an der Schleimhautoberfläche haftenden Reste des Inhaltes durch einen leichten Wasserstrahl entfernt hat, nimmt

1. das Sekret der Schleimhaut die Aufmerksamkeit in Anspruch, welches man vorzugsweise im Pylorusteile findet. Für gewöhnlich ist nur eine ganz dünne Lage Schleim vorhanden, die aber unter Umständen sehr beträchtlich vermehrt sein kann, so dass die gesamte Oberfläche mit einer dicken Schicht bedeckt ist. Die Beschaffenheit dieser Massen ist eine sehr verschiedene, bald sind sie weich, trüb, grau, bald glasig durchscheinend und zäh, oft so zähe, dass man sie nur mit grösster Mühe durch kräftiges Abstreichen entfernen kann.

Die letzte Beschaffenheit ist kennzeichnend für den akuten Magenkatarrh, während die erste mehr bei chronischen Erkrankungen vorkommt. Der Schleim kann ausserdem verschiedene Beimengungen enthalten wie Blut, Galle, wodurch seine Farbe Veränderungen erfährt. Es ist vorher schon erwähnt worden, dass eine gleichmässige blutige

Beimengung auf einen Blutaustritt in kleinsten Mengen und aus vielen kleinen Gefässchen zu beziehen ist.

2. Die Grössenveränderungen der Schleimhaut (und der Submukosa) sind meistenteils Verdickungen, für deren Beurteilung man einen guten Anhaltspunkt an dem Uebergange der Speiseröhre in den Magen hat. Das normal hier bestehende Verhältnis, dass die mit einem zackigen Rande endigende Speiseröhrenschleimhaut über diejenige des Magens hervorragt, wird bei der Verdickung der letzteren derartig geändert, dass beide gleiche Oberfläche besitzen oder gar, dass umgekehrt die Magenschleimhaut überragt. Sehr häufig macht sich eine stärkere Vergrösserung (sog. chronischer Katarrh) durch Faltenbildungen bemerklich, indem die unveränderte Unterlage (Muskularis) für die vergrösserte Schleimhaut nicht mehr genügt und diese sich deshalb in Falten legen muss. Man darf sich jedoch nicht verführen lassen, die Faltenbildung, welche die Magenschleimhaut infolge von Zusammenziehung der Muskelhaut (aus einem ähnlichen Grunde) zeigt, mit dieser Veränderung zu verwechseln — ein Zug, in der Querrichtung der Falten ausgeübt, wird durch die Dehnung der Muskularis bald diese Falten wieder ausgleichen, während die ersteren bestehen bleiben. Es muss übrigens nicht jede Vergrösserung mit Faltenbildung einhergehen, es gibt auch mehr oder weniger ausgedehnte Schwellungen (Oedem), die nur zu einer Vermehrung der Dicke Veranlassung geben; dabei handelt es sich allerdings wesentlich um eine Schwellung der Submukosa. Diese Dickenzunahme kann sehr bedeutend werden; mit ihr erhält die Schleimhaut und Submukosa zugleich eine weiche, gallertige Konsistenz. Partielle Vergrösserungen der Schleimhaut finden sich oft in Form von kleineren rundlichen Verdickungen oder grösseren warzenähnlichen Wucherungen, über welche ausführlicher bei der chronischen Gastritis, durch welche sie bedingt werden, gehandelt werden soll.

3. Sehr wichtig ist der Blutgehalt und die Farbe der Schleimhaut. Die normale Schleimhaut besitzt eine graue durchscheinende Färbung und in der Regel nur in der Nähe der Kardia und am Fundus einige mit Blut gefüllte venöse Gefässe (Hypostase), häufig auch mehr oder weniger ausgebreitete dunkelrote Fleckung. Leicht werden diese hypostatisch-hyperämischen Flecken der Magenschleimhaut von Unerfahrenen für Blutungen gehalten. Um einen solchen Irrtum zu vermeiden, sehe man genau, etwa mit Hilfe einer Lupe, die Stelle an; sobald sich die Flecken in rote Streifchen oder baumförmige Verästelungen auflösen lassen, ist Hämorrhagie ausgeschlossen. Bei der Beurteilung der Art der blutführenden Gefässe muss man sich daran erinnern, dass die Arterien sich schon in den tieferen Schichten der Magenschleimhaut in Kapillaren auflösen, so dass an der Magenoberfläche nur venöse Kapillaren und kleinste Venenstämmchen sich finden. Jene Gefässbäumchen der hypostatischen Flecken liegen dicht an der Oberfläche der Schleimhaut und schon daraus ist der venöse Charakter der Hyperämie zu erkennen. Eine mehr oder weniger ausgedehnte fleckige, besonders die Faltenhöhen betreffende und hauptsächlich am Pylorus hervortretende Färbung pflegt eine kongestiventzündliche zu

sein, während die auch an der Leiche unter Umständen noch sichtbare funktionelle Hyperämie eine mehr gleichmässige rosige Färbung zu bedingen pflegt.

Ausser durch den verschiedenen Blutgehalt kann die Farbe der Magenschleimhaut durch verschiedene pathologische Vorgänge verändert werden. Wie schon von verschiedenen anderen Stellen erwähnt wurde, so ist auch hier eine schieferige Farbe, die während des Lebens meist bräunlich war und erst durch die Einwirkung von schwefelhaltigen Gasen schwarz wurde, das Zeichen früher bestandener Hyperämien (Stauungshyperämie, Gastritis chronica); durch Gallenfarbstoff entstehen besonders beim Icterus neonatorum gallige Färbungen und endlich ist eine Trübung und gelbgraue Färbung als Folge von trüber Schwellung und Verfettung der Drüsenepithelien von Wichtigkeit.

4. Um die pathologischen Veränderungen der Magenschleimhaut richtig beurteilen zu können, muss man eine genaue Kenntnis ihrer zahlreichen kadaverösen Veränderungen besitzen, von welchen die hypostatischen Hyperämien schon erörtert wurden. Es ist schon früher erwähnt worden, dass die Veränderungen zum grössten Teile von der Menge und Beschaffenheit der vorhandenen Inhaltsmassen abhängen und, abgesehen von der eigentlichen Fäulnis, vorzugsweise auf der Einwirkung von Säuren beruhen. Entsprechend der gewöhnlichen Anhäufung der Inhaltsmassen im Fundus sind auch hier in der Regel die kadaverösen Veränderungen am stärksten. Der geringste Grad der Ansäuerung gibt sich in einer grauen Trübung kund; in höheren Graden erfolgt eine Art Verdauung der Schleimhaut selbst; sie wird in eine weiche, gallertige, glasig durchscheinende Masse verwandelt, welche leicht durch Darüberwischen entfernt werden kann, so dass dann die Submukosa oder Muskularis blossliegt; endlich kann die Erweichung noch weiter gehen, die Muskularis oder Serosa erfassen, wodurch dann der schon früher erwähnte Zustand der Magenerweichung erzeugt wird. Tritt diese an einem blutleeren Magen auf, wie das häufig bei Kindern der Fall ist, so nennt man sie die weisse Erweichung; sind dagegen die Blutgefässe mit Blut gefüllt, so zeigt sich zunächst auch an diesen die Säurewirkung: es erhält das Blut eine bräunliche oder braunschwarze Farbe, der Farbstoff verbreitet sich in der Umgebung und es zeigt sich endlich eine weiche, mehr oder weniger bräunlich gefärbte Masse mit einzelnen dunkleren, verästelten Gefässstreifen — es ist eine braune Erweichung der Magenschleimhaut eingetreten. Der eigentlichen Fäulnis gehören schon die schmutzig grünen Färbungen an, welche am Magen, wie an den meisten Organen vorkommen.

Die mikroskopische Untersuchung der Magenwand wird im allgemeinen an senkrechten Durchschnitten vorgenommen, nur für die Untersuchung interstitieller Veränderungen der Schleimhaut sind Flachschnitte besser. Nach Veränderungen der Drüsenzellen sucht man zunächst an frischem Präparat (Zupfpräparat, Doppelmesserschnitte); bei der Beurteilung von vorgefundenen Veränderungen hat man aber stets zu berücksichtigen, dass die Drüsenzellen in ganz besonders hohem Masse postmortalen Veränderungen durch den Mageninhalt ausgesetzt sind (Quellung, Aufhellung, schlechte Färbbarkeit der Kerne), sowie dass ihr Aussehen mit dem Funktionszustande sich ändert. Besonders die tieferen Abschnitte der Labdrüsen sind bei der Tätigkeit körnig, trübe. Wünscht man gegebenen Falles die Magenschleimhaut schon vor der Sektion zu fixieren, so kann man mit einer Magensonde eine 10 proz. Formollösung eingiessen, welche man durch abwechselnden Druck von aussen im Magen möglichst gut verteilt. Bei der Beurteilung der Dicke der Schleimhaut und Submukosa an mikroskopischen Schnitten muss der Grad der Ausdehnung der Magenwand berücksichtigt werden.

b) Die einzelnen Erkrankungen.

1. Von **Missbildungen** wurden die senkrechte Stellung, die Sanduhrform, die Verlagerung in Brüchen, der Situs inversus schon erwähnt. Ausser völliger Atresie einer der Magenöffnungen gibt es am Pförtner eine angeborene Stenose ohne jede sonstige Veränderung (einfache angeb. Sten.) oder mit Verdickung der Muskulatur oder der Brunnerschen Drüsen verbunden (hypertroph. angeb. Sten.). Es gibt versprengte Pankreasdrüsen im Magen.

2. **Kreislaufstörungen,** insbesondere Stauungshyperämien, sind am Magen sehr häufig infolge seiner Zugehörigkeit zu dem Pfortadergebiet. Sie werden an der dunklen, oft geradezu bläulichroten Färbung und bei längerem Bestehen an der am stärksten in der Pylorusgegend hervortretenden schieferigen Färbung erkannt. Meistens ist eine chronische Entzündung gleichzeitig vorhanden, sog. Stauungskatarrh, welcher nicht unmittelbar von der Stauung abhängt, zu dem aber jene eine Disposition der Schleimhaut bedingte.

Hämorrhagien in der Schleimhaut sind gerade am Magen sowohl bei einfachen Stauungen, als auch bei entzündlichen Prozessen und Geschwulstbildung daselbst, nach Erbrechen, bei gewissen Gehirnverletzungen (vasomotorische Nerven!), bei hämorrhagischer Diathese verschiedenster Herkunft gewöhnliche Befunde. Sie kommen an allen möglichen Stellen vor, sind aber stets mit Vorliebe auf der Höhe der Falten gelegen. Sie sind bei der Sektion entweder frisch und besitzen dann noch die hellere oder dunklere rote Farbe des geronnenen Blutes, oder sie sind schon älter und haben dann eine mehr schwarze oder schwarzbraune Färbung angenommen. An diesen letzten sieht man dann oft auch kleine Substanzverluste der Schleimhaut (hämorrhagische Erosionen), von denen später noch die Rede sein soll, ebenso wie von den aus grösseren Blutungen in das Gewebe entstehenden sog. einfachen Magengeschwüren. Hier sei nur noch bemerkt, einmal, dass Embolien in der Magenwand selten vorkommen, selbst bei maligner Endokarditis nicht immer in grösserer Menge, dann, dass bei grösseren Blutergüssen in die Magenhöhle nicht immer ein grösseres Gefäss als Quelle der Blutung aufgefunden werden kann. Ist eine solche Blutung vorhanden, so versäume man nicht die Lymphknoten am Magen und an der Wirbelsäule zu untersuchen, ob nicht eine Blutresorption stattgefunden habe, da sowohl von der Magen- wie von der Darmhöhle aus Blutkörperchen von den Lymphgefässen resorbiert werden können.

3. Von **entzündlichen** Veränderungen findet man am Magen am häufigsten die sog. akuten und chronischen Katarrhe.

Die akuten Katarrhe, welche oft schwer zu erkennen sind, sind besonders ausgezeichnet durch die reiche Menge zähen, glasigen, oft rötlichen Schleimes, welcher auf der fleckig geröteten Schleimhaut

Fig. 345.

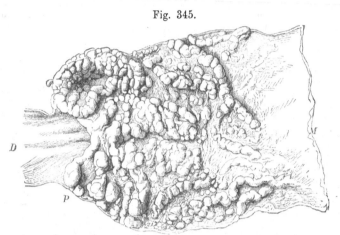

Gastritis polyposa. Spir.-Präp. Nat. Gr.
Die Wucherungen nur in der Pars pylorica. M Magen. P Pylorus. D Duodenum.

sehr fest haftet. Die bei experimentell erzeugten Katarrhen gesehene Trübung, stärkere Körnung, teilweise sogar Verfettung der Hauptzellen der Magendrüsen, ist beim Menschen wegen der kadaverösen Veränderungen meist nur unvollkommen zu sehen. Bei dem sog. chronischen Katarrh findet man auf einer besonders in der Pylorusgegend häufig schiefrig gefärbten, sonst grauen oder rötlichgrauen, bei gleichzeitiger Stauung aber auch dunkelroten Schleimaut reichliche weiche, graue Schleimmassen. In ihrer Bildung liegt aber nicht das Wesentliche des Prozesses, sondern in der Verdickung der Schleimhaut (Gastritis productiva), welche, wenn sie stärker ist, meist in Form kleiner Körnchen (Gastritis granulosa) oder stellenweise auch in Form grösserer, polypenartiger Bildungen (G. polyposa, Fig. 345), auftritt, wie

Fig. 346.

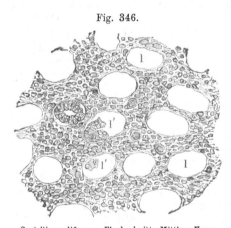

Gastritis proliferans. Flachschnitt. Mittlere Vergr.
Verbreiterung und zellige Infiltration des intertubulären Gewebes. g Gefässe. l die Lumina der Drüsenschläuche nach Entfernung des Epithels, welches bei l' teilweise noch erhalten ist.

man sie zuweilen in den Mägen bei Säufern findet, welche aber ebensowenig wie irgend eine andere entzündliche Veränderung des Magens bei vielen oder gar allen Säufern vorkommt oder als Beweis für Alkoholismus gelten darf. Die mikroskopische Untersuchung an Flachschnitten (Fig. 346) zeigt besonders deutlich, dass die Verdickung der Schleimhaut auf einer kleinzelligen Infiltration des interglandulären Gewebes beruht, während senkrechte Durchschnitte (Fig. 347) lehren, dass diese Infiltration hauptsächlich in den oberen Schleimhautschichten statt hat, während man in den unteren nur hie und da knötchenartige Anhäufungen von kleinen Zellen (Lymphknötchen) sieht. Da das Zwischengewebe der Magenschleimhaut schon normal Lymphozyten enthält, so handelt es sich bei der Entzündung um eine blosse Vermehrung dieser Zellen, wodurch es schwer wird, eine scharfe Grenze zwischen normaler und pathologischer Infiltration zu ziehen. Auch an den Drüsen treten

Fig. 348.

Fig. 347.

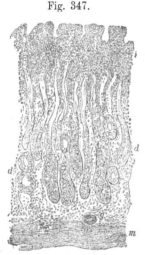

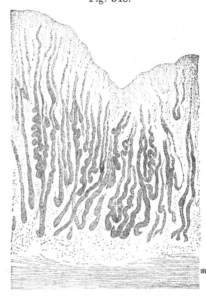

Chronische proliferierende Gastritis, senkrechter Durchschnitt. Schwache Vergr. m Muscularis mucosae. d Drüsen. i die zellig infiltrierte obere Schicht der Schleimhaut. g Gefässdurchschnitt.

Verfettung der Magendrüsen, Grenze zwischen zwei Granulationen der Schleimhaut. Frisch. Kalilauge. Ganz schwache Vergr.
m Muscularis mucosae.

Veränderungen auf, insbesondere in dem Pylorusteil, der überhaupt am stärksten verändert zu sein pflegt, indem von den Magengrübchen aus mit verschleimenden Zylinderepithelien ausgekleidete Drüsen an die Stelle von Labdrüsen treten. Aehnlich wie früher von der Uterusschleimhaut beschrieben worden ist, so gesellt sich auch hier, seltener in der übrigen Schleimhaut, häufiger bei den polypösen Wucherungen, an denen auch die Submukosa in Form zapfenartiger Auswüchse teil nimmt, zu der Hypertrophie der Drüsen und des Zwischengewebes häufig eine Erweiterung der Drüsen infolge der Verengerung ihrer Ausmündungsstellen, wodurch dann kleine Cystchen entstehen, die man besonders auf Durchschnitten der polypösen Wucherungen zu sehen

bekommt. Die Anordnung des Pigmentes zwischen den Drüsenschläuchen bei den schieferigen Färbungen der Schleimhaut kann man
schon an einem flachen Scherenabschnitte der Oberfläche erkennen.
Wie an anderen Schleimhäuten, so kann auch hier aus der diffusen
Hypertrophie der Schleimhaut allmählich eine fibröse Atrophie mit
Verdünnung der Schleimhaut (Beachtung der Magenweite!), Schwund
der Drüsen, an deren Stelle man oft nur ganz kurze, von gleich-
mässigem Zylinderepithel ausgekleidete, den Darmkrypten gleichende
Drüsenschläuche sieht, sowie fibröser Umwandlung des Schleimhaut-
gewebes, selbst der tieferen Schichten hervorgehen. Die chronische
Gastritis kann sowohl selbständig, wie sekundär neben Geschwülsten,
Geschwüren usw. vorkommen.

     Nächstdem ist die von Virchow sogen. parenchymatöse Ent-
zündung (Gastritis parenchymatosa s. glandularis s. Gastro-
adenitis) die häufigste, welche wie die entsprechenden an Niere,
Leber usw. bei gewissen Vergiftungen (Phosphor, Arsenik), bei akuten
Infektionskrankheiten und ähnlichen (akute Leberatrophie) vorkommenden Erkrankungen auf einer trüben Schwellung, dann Verfettung der
Labdrüsenzellen beruht (degenerative parenchymatöse Gastritis).
Makroskopisch kennzeichnet sich diese Affektion durch allgemeine
Schwellung, aber zugleich Trübung und in späteren Stadien gelbe
Färbung der Schleimhaut. In früheren Stadien der Verfettung sieht
man an dünnen, ganz gut mit der Schere anzufertigenden Durchschnitten
die Drüsenzellen mit dunklen Körnchen erfüllt, die auf Zusatz von
dünner Kalilauge nicht wie die bei der normalen Bildung des Labsaftes
auftretenden Körnchen verschwinden und sich dadurch als Fettkörnchen
ausweisen (Fig. 348). In höheren Graden sind die Drüsenschläuche ganz
mit den Fettkörnchen, die zugleich zu kleinen Fetttröpfchen geworden
sind (Sudanfärbung!), angefüllt und auch im Zwischengewebe sind solche
zu sehen. Es muss aber gerade für die genannten Vergiftungen dahingestellt bleiben, ob die beobachteten Verfettungen Folgen einer entzündlichen Ernährungsstörung oder nicht vielmehr direkte Folgen der Stoff-
wechselstörung durch das Gift sind.

     Alle übrigen Entzündungsformen sind am Magen selten, so die
pseudomembranöse (sog. kroupöse und diphtherische), doch
gibt es Fälle, wo die gesamte Magenoberfläche mit einer Pseudomembran bedeckt ist. Ihre Erkennung bietet keine Schwierigkeiten.
Es scheint eine besondere durch eigentümliche Bazillen bewirkte pseudomembranöse Gastritis zu geben, welche in einem von mir beobachteten
Falle durch Blutung aus einer arrodierten Arterie den Tod bewirkt
hatte. Von den durch Aetzgifte erzeugten, teils hämorrhagischen,
teils pseudomembranösen Entzündungen wird am Schlusse dieses
Kapitels die Rede sein. Auch die Entzündungen der Submukosa
(Gastr. phlegmonosa), welche mit sehr starker Schwellung der
Submukosa und der Schleimhaut selbst einhergehen, sind selten. Sie
können sich sekundär zu ulzerierenden Krebsen hinzugesellen, kommen
primär sehr selten bei Milzbrand vor, bei dem ganz karbunkelartige
Veränderungen der Schleimhaut entstehen können, sind meistens durch

Eiterkokken bedingt, für deren Eindringen nicht immer eine genügende Erklärung zu geben ist. Grössere Eiteransammlungen in der Submukosa gehören zu den grössten Seltenheiten.

4. **Infektiöse Granulationsgeschwülste** mit ihren Folgen (Geschwürsbildung) sind am Magen selten. Eine disseminierte Miliartuberkulose habe ich nie gesehen, es gibt aber eine nur bei einzelnen Individuen vorkommende Bildung, welche leicht zu Verwechselungen in dieser Beziehung Veranlassung geben könnte, das ist die Bildung von Lymphknötchen in der Schleimhaut. Sie haben genau dasselbe Aussehen und dieselbe Beschaffenheit wie diejenigen des Darmes; es sind graue, wenig vorragende höchstens stecknadelkopfgrosse Körperchen, welche ziemlich regelmässig über die ganze Oberfläche oder mehr an der einen oder der anderen Seite (bes. in der Pylorusgegend) verteilt sitzen. Macht man einen mikroskopischen Durchschnitt durch die Schleimhaut, so sieht man die Enden der Drüsenschläuche durch die zwischen sie eingeschobenen Knötchen auseinandergedrängt, welche selbst aus dichtgedrängten lymphoiden Zellen bestehen und kleine Gefässchen enthalten, wodurch sie sich wohl am sichersten von Tuberkeln unterscheiden, abgesehen davon, dass eine zentrale Verkäsung vollständig fehlt. Es können übrigens diese Knötchen in ähnlicher Weise wie diejenigen des Darmes an entzündlichen Prozessen der Schleimhaut sich beteiligen, vielleicht auch bei chronischer produktiver Entzündung sich neubilden.

Die seltenen tuberkulösen Geschwüre, welche in der Regel keine beträchtliche Grösse besitzen, weichen in ihrem Aussehen nicht von denselben Geschwüren des Darmes ab, welche einer genauen Besprechung unterzogen werden sollen. Noch seltener sind typhöse Geschwüre, Gummositäten, leukämische und aleukämische Lymphombildungen. Die letzten können als sogenanntes Lymphosarkom infiltrierend einen grossen Teil der Magenwand durchwachsen und erheblich verdicken, während die Magenhöhle nicht absolut verengert wird.

5. **Progressive Ernährungsstörungen.** Regeneration von Muskulatur unter Karyomitosenbildung kommt bei heilenden Magenwunden nur in untergeordnetem Masse vor, die Vereinigung der Muskelschnittränder erfolgt im wesentlichen durch Bindegewebe. Schleimhautwunden und -geschwüre heilen so gut, dass man ihre Stelle nicht mehr oder kaum erkennen kann; Geschwüre werden bei der Heilung nicht nur von Epithel überzogen, sondern es können sich auch kleine Drüsenschläuche bilden, die aber keine Labzellen enthalten. Eine Hypertrophie der Muskularis findet man nach oben von Stenosen des Magens, welche wesentlich am Pförtner durch Narben, Geschwülste usw. erzeugt werden. Eine starke Verdickung der Muskelhaut sieht man auch oft am Sitz von Geschwülsten, sie ist aber zum grössten Teil nur durch Hineinwachsen der Geschwulstmasse zwischen die Muskelbündel und durch Bindegewebsverdickung erzeugt. Eine Verdickung, nicht nur Kontraktion findet sich an der Muskulatur der Pars pylorica bei der kongenitalen Pylorusstenose; ich habe in einem Falle auch eine mächtige Ver-

dickung der Muscularis mucosae gefunden.   In anderen Fällen ist auch
eine Hyperplasie von Brunnerschen Drüsen bei der Verdickung der
Wand und Verengerung des Lumens beteiligt.

Unter den echten Geschwülsten nehmen die krebsigen nicht
nur ihrer Bedeutung, sondern auch der Häufigkeit nach den ersten
Rang ein.   Sie haben ihren Hauptsitz an den beiden Endpunkten des
Magens, dem Magenmund und dem Pförtner, es sind aber die Pylorus-
karzinome bei weitem die häufigsten.   Man kann nach dem mikroskopischen Verhalten drei verschiedene Formen unterscheiden, erstens
das weiche (medulläre) Karzinom, zweitens das atrophische Karzinom
(Skirrhus), drittens den Schleimkrebs (das Gallertkarzinom).   Es gilt
für alle drei, was überhaupt für die Krebse des Verdauungsschlauches
gilt, nämlich dass sie in
der Regel unter dem
Bilde eines Geschwürs
mit mehr oder weniger
dicken wallartigen Rän-
dern erscheinen (Fig. 349).
Bei den Magenkrebsen ist
die grosse Regelmässig-
keit der Geschwürsbil-
dung offenbar auf die Einwirkung des Magensaftes
zurückzuführen. Nur die
erste Gruppe, die der
weichen Krebse, erscheint
verhältnismässig häufig als
grosse warzig knollige,
oft blumenkohlartige Ge-
schwulst, welche pilzartig
über die Magenfläche vor-
ragt und die Höhle ver-
engt (Fig. 350). Auch
hier ist freilich die Bildung von Geschwüren
nicht ausgeschlossen und

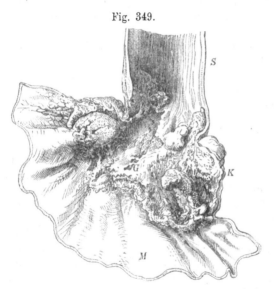

Fig. 349.

Magenkrebs an der Kardia, auf den Oesophagus übergreifend.
Frisches Präp. ²/₃ nat. Gr.
S die erweiterte und hypertrophische Speiseröhre. K der stark zer-
fallene Krebs. Bei G tiefe perforierende Geschwüre. M Magen.

ausserdem sind es gerade diese Formen, bei welchen öfter eine ausgedehnte Nekrose und daran anschliessend eine Verjauchung mit
Durchbruch in die Bauchhöhle und tödlicher Peritonitis entsteht.   Bei
der Verjauchung der Magenkrebse, wie wahrscheinlich aller Krebse
der oberen Verdauungswege spielen vielleicht Mundhöhlenspirochäten
eine Rolle, jedenfalls kann man sie meist mit Arg. nitr. (S. 31) in
grosser Menge nachweisen.   Noch eine andere gefahrdrohende Eigenschaft haben häufig diese fungösen Krebsformen, nämlich einen so
beträchtlichen Reichtum an weiten Gefässen, dass die Bezeichnung
teleangiectodes zuweilen gerechtfertigt erscheint.   Aus diesen noch
dazu oberflächlich gelegenen Gefässen entstehen leicht zahlreiche kleine
Blutungen, welche das schon erwähnte kaffeesatzähnliche Aussehen

des Mageninhalts bedingen. In den in das Gewebe selbst gesetzten Blutungen sowie in der Leichtigkeit, mit welcher in den weiten Gefässen Stagnation des Blutes eintreten kann, liegt wohl auch eine Hauptursache für die häufigen oberflächlichen Nekrosen.

Fig. 350.

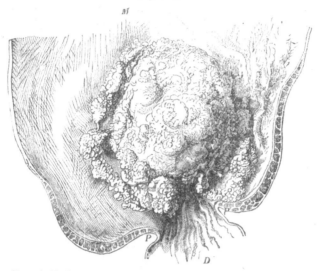

Blumenkohlartiger (papillomatöser) Pyloruskrebs. Spir.-Präp. $^2/_3$ nat. Gr.
M Magen. P Pylorus. D Duodenum. Im Pylorusteil Hypertrophie der Muskulatur.

Die Unterscheidung der drei Hauptformen ist in ausgeprägten Fällen nicht eben sehr schwierig; die weichen Krebse sind auch zellenreich und lassen daher mit Leichtigkeit an den Schnittflächen Krebsmilch ausdrücken, welche besonders bei den fungösen Formen meistens deutliche Zylinderzellen enthält, während sie bei den anderen unregelmässigere, kleinere, den Zellen des Labdrüsengrundes ähnliche Zellenformen darbietet. Danach kann man zwei Unterabteilungen des weichen Krebses unterscheiden, das zylinderzellige Adenoma destruens, Adenokarzinom, welches aus den Deckzellen des Magens hervorgehen dürfte, und den meist kleinzelligen Cancer, welcher vielleicht aus den Labzellen seinen Ursprung nimmt. Die adenomatösen Krebse des Magens können allmählich atypische Anordnung der Zellen, d. h. canceröse, selten

Fig. 351.

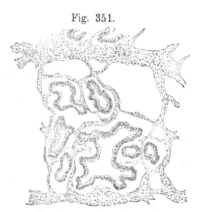

Aus dem in Fig. 350 abgebildeten Krebs. Schwache Vergr.
Adenomatöse Anordnung der zylindrischen Geschwulstzellen; zellenreiches Stroma.

fleckweise sogar kankroide Beschaffenheit erlangen. Der primäre Cancer
enthält meist geringes Stroma, in dessen Maschen die Krebszellen regellos
zu dichten Haufen gelagert sind. Dieser Krebs kann auch als diffuser, in-
filtrierender, eine Verkleinerung des Magens bewirkender auftreten, wobei
dann mikroskopisch manchmal deutlich eine Ausfüllung der erweiterten
Lymphräume der Magenwandung durch Krebszellen zu sehen ist.

Der Skirrhus (Fig. 352) ist wie überall, so besonders auch am
Magen durch die reichliche Bildung eines derben, weisslichen, unter dem
Messer knirschenden Bindegewebes ausgezeichnet, ja gerade am Magen
kommen Formen vor, wo die Krebszellenentwickelung gänzlich dagegen
in den Hintergrund tritt, von der Krebsmilch keine Spur zu entdecken

Fig. 352.

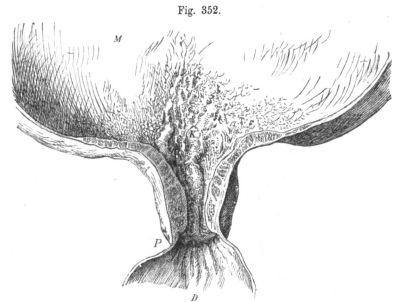

Stenosierender Skirrhus des Pylorus mit Gasterektasie. Spir.-Präp. $^2/_3$ nat. Gr.
D Duodenum. P Pylorus, darüber die Striktur mit starker Verdickung der Magenwand, bes. der Muskularis.
K die oberen Ausläufer der Krebsneubildung teilweise ulzeriert. M der sehr stark ausgedehnte Magen.

ist, wo selbst die mikroskopische Untersuchung oft erst nach langem
Bemühen die wahre Natur des Prozesses enthüllt. Wenn dann, wie es
auch hierbei der Fall sein kann, die Neubildung über den ganzen Magen
oder doch den grössten Teil desselben verbreitet ist, so entstehen jene
Formen von sog. Magenverhärtung oder auch Magenzirrhose, welche
auch heute noch von Einzelnen als nicht karzinomatöse Erkrankung
betrachtet wird. Ich selbst habe nie einen solchen Fall gesehen,
sondern immer die skirrhöse Natur der Erkrankung nachweisen können.
Grade hierbei können die durch die Schrumpfung des fibrösen Grundgewebes bedingten Verkleinerungen des gesamten Magens die höchsten
Grade erreichen. Bei dem auf den Pförtner beschränkten Skirrhus ist
es gleichfalls diese starke Schrumpfung des fibrösen Grundgewebes,

welche mehr oder weniger ausgedehnte Stenosen des Pylorus erzeugt, die bei der Starrheit der Wandungen oft kaum die Spitze des kleinen Fingers einzuführen gestatten.

Die Schleimkrebse (Fig. 353) endlich lassen sich an den kleinen durchsichtigen Gallertklümpchen erkennen, die in schönster Ausbildung an den ältesten Stellen zwischen dem grauen Netzwerke des Stromas hervortreten. Sie breiten sich auch hier wie anderwärts gern per contiguitatem weiter aus, können den ganzen Magen ergreifen, so dass dessen Wand die Dicke eines Fingers besitzen kann, sie greifen über auf das Bauchfell, beson-ders das Netz, auf die Leber usw. Mikroskopisch (Fig. 354) sieht man schon an Zupfpräparaten die Schleimklümpchen, wel-che die Alveolen erfüllen, sowie die von ihnen ein-geschlossenen degenerier-ten, z. T. im Zerfall be-griffenen Krebszellen. An Schnitten, die mit Pikro-karmin gefärbt wurden, haben diese Zellen oft eine Siegelringform, in-dem der Schleimtropfen wie eine Lücke aussieht und der Kern mit der dünnen, die Schleimkugel einschliessenden Proto-plasmahülle wie der Ring aussieht. In manchen Gallertkrebsen zeigen die Krebszellen noch mehr oder weniger deutliche adenomatöse Anordnung.

Fig. 353.

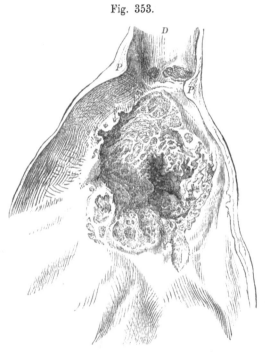

Ulzeröser Gallertkrebs des Pylorus. Spir.-Präp. $^{1}/_{2}$ nat. Gr.

D Duodenum, in welchem nahe dem Pylorus (P) zwei kleine Krebsgeschwürchen sichtbar sind; der Krebs ist hier von aussen durch die Wand gedrungen; im Pylornsteil des Magens ein sehr tiefes Geschwür, an dessen Grund der alveolare Bau des Krebses sichtbar ist.

Wenngleich nach dem Gesagten die Diagnose der Krebse im allgemeinen nicht schwierig ist, so darf man nicht vergessen, dass es Ueber-gangsformen gibt, dass nur die ausgeprägten Formen sich nach diesen Angaben makroskopisch voneinander trennen lassen und dass es Fälle genug gibt, wo nur die mikroskopische Untersuchung Aufschluss geben kann. Es gilt dies besonders für jene Formen, wo die Geschwürsbildung das hervorragendste Merkmal ist und deshalb die Geschwulstmasse nur unbedeutend ist. Man muss in solchen Fällen an den Rändern der Geschwüre, besonders da, wo diese leicht aufgeworfen erscheinen, und am Boden derselben senkrechte Einschnitte machen, die bis zur Serosa vordringen. Es ist näm-lich stets die Muskularis an der Neubildung beteiligt, sowohl aktiv, indem das Binde-gewebe, aber oft, besonders bei Stenosen, auch die Muskelmasse selbst sich verdickt, als auch passiv, indem die Geschwulstmassen den Zwischenräumen zwischen den Muskelbündeln folgend in dieselbe hinein, ja durch dieselbe hindurchwachsen, um in der Subserosa dann oft wieder grössere zusammenhängende Geschwulstknoten zu bilden. Hier wird man am ehesten frische Stadien zu finden hoffen dürfen, weshalb auch zur mikroskopischen Untersuchung, die sich schon mit Hülfe eines Doppelmessers leicht ausführen lässt, von hier die Schnitte genommen werden sollten.

Die genaue Untersuchung der Geschwürsränder oder des Grundes auf Querschnitten gehärteter Präparate ist auch in allen jenen Fällen entscheidend, wo es sich um die Differentialdiagnose zwischen karzinomatösen und einfachen Geschwüren handelt. So sehr die kleineren charakteristisch gestalteten hämorrhagischen Geschwüre von wohl ausgebildeten Krebsen verschieden sind, so können doch grössere, bei denen jene charakteristischen Eigentümlichkeiten mehr oder weniger verwischt sind, mit karzinomatösen Geschwüren, bei denen die Geschwulstbildung sehr zurücktritt, leicht verwechselt werden und oft kann auch hier nur die genaueste mikroskopische Untersuchung die Entscheidung geben. Sehr erleichtert wird die Diagnose

Fig. 354.

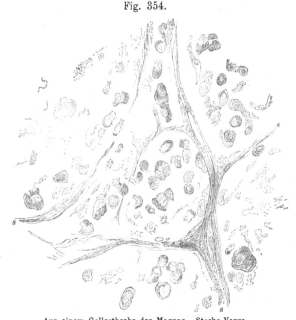

Aus einem Gallertkrebs des Magens. Starke Vergr.

s die Bälkchen des Stroma; in dem schleimigen Alveoleninhalt sind teils noch deutliche, aber in Degeneration begriffene Zellen, teils nur noch krümelige Reste solcher vorhanden.

durch die Untersuchung der epigastrischen Lymphknoten, welche sich fast stets an der karzinomatösen Degeneration beteiligen. Uebrigens ist zu beachten, dass auf dem Boden eines einfachen Geschwüres oder einer Geschwürsnarbe ein Krebs sich entwickeln kann, wodurch natürlich leicht neue diagnostische Schwierigkeiten entstehen können, welche oft nur durch das Mikroskop gehoben werden können, auf das makroskopisch geschwürsartige Aussehen darf man sich niemals verlassen.

Wie bei den Krebsen aller muskulösen Hohlorgane, so ist insbesondere auch bei den Magenkrebsen der Umstand von grosser Bedeutung, dass die Krebszellen von der Submukosa aus den Bindegewebssepten folgend in die Muscularis propria eindringen, wo sie nicht nur die grösseren Muskelbündel umwachsen, sondern auch in diese einwachsen, sie in kleinere Abschnitte zersprengend (Fig. 355). Da-

durch wird die Muskelschicht verdickt und von hellen, meist grauen
Streifen durchzogen (s. Fig. 317), am wichtigsten aber ist, dass dadurch
die Muskulatur unbeweglich und unnachgiebig wird. Das ist neben
dem unmittelbaren Verschluss der Lichtung durch Geschwulstmassen
der Hauptgrund, warum an den Magenöffnungen durch Krebse eine
Stenose erzeugt wird: aus dem elastischen Rohr ist ein starres Rohr
geworden. Hat an einem Pyloruskrebs eine Geschwürsbildung platz-
gegriffen, so ist wegen der Starrheit der Wand die Magenhöhle dauernd
in Verbindung mit der Darmhöhle (Incontinentia pylori).

Sehr selten sind sekundäre Karzinome des Magens, unter
welchen das häufigste der Plattenepithelkrebs (Kankroid) ist,
welcher durch Uebergreifen eines Speiseröhrenkrebses an der Kardia,
selten durch Implantation an beliebiger Stelle entsteht. Die Metastasen
pflegen eine schüsselförmige Gestalt zu besitzen.

Fig. 355.

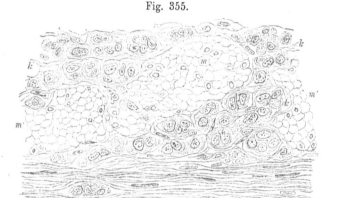

Magenkrebs, Lagerung der Krebszellen in der Muskulatur. Starke Vergr.
m Muskelbündel im Längsschnitt, m' im Querschnitt. k Krebszellen.

Von sonstigen Geschwulstbildungen am Magen ist wenig zu sagen.
Es kommen gelegentlich einmal Sarkome hier vor, die von der Submukosa ausgehen und nach den bekannten allgemeinen Gesichtspunkten
zu beurteilen sind, ferner selten ringförmig die Kardia umlagernde,
häufiger kleine (meist hirsekorn- bis bohnengrosse) Myome, die von
der Muskularis ausgehen und entweder polypös, die leicht über ihnen bewegliche Schleimhaut vorschiebend, in die Magenhöhle vorspringen, oder
an der serösen Seite hervortreten, ferner Mischformen: Myosarkome,
endlich Lipome usw. Wie am Mastdarm, so können auch am Magen
Polypen, polypöse Adenome und Kystadenome zur Entwickelung
kommen, gelegentlich mit Krebsen zugleich. Ein gestielter grösserer in
der Nähe des Pylorus sitzender Polyp kann gelegentlich durch die Magen-
bewegungen in die Pylorusöffnung, sie verschliessend, aber manchmal
doch auch gleichzeitig erweiternd, hineingedrängt werden.

6. Rückgängige Ernährungsstörungen. Eine allgemeine Atrophie des Magens, insbesondere der Schleimhaut, entsteht, abgesehen von den schon erwähnten entzündlichen Atrophien, bei Kachexien verschiedener Art.

Eine besondere Eigentümlichkeit des Magens sind die aus oberflächlichen Nekrosen hervorgehenden einfachen Geschwüre der Schleimhaut, welche besonders beim weiblichen Geschlechte in ihren verschiedenen Stadien so häufig gefunden werden. Die einfachste Art sind ganz oberflächliche Substanzverluste, meistens auf den Faltenhöhen gelegen, welche eine rundliche oder häufig auch längliche Gestalt haben, in welchem Falle ihre Längsrichtung mit derjenigen der Falten übereinstimmt, und in deren Grunde man häufig kleine schwärzliche oder bräunliche krümelige Massen findet, die von Blut herrühren und sich meistens leicht abkratzen lassen. Da neben diesen Geschwüren auch noch unversehrte kleine Blutungen in der Schleimhaut oft genug bemerkt werden, so liegt die Erklärung nahe, dass an der Stelle solcher Blutungen durch Einwirkung des Magensaftes die Schleimhaut aufgelöst (verdaut) worden ist und dadurch diese Substanzverluste entstanden sind, für die man deshalb die passende Bezeichnung der hämorrhagischen Erosionen (Stigmata, Beneke) gewählt hat.

Fig. 356.

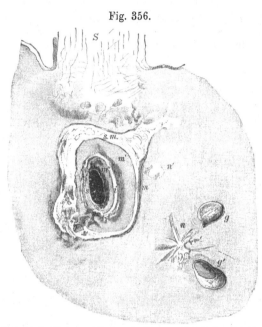

Einfache Geschwüre und Narben des Magens. Spir.-Präp. Nat. Gr.
S Speiseröhre. g und g′ kleinere Geschwüre, letzteres deutlich trichterförmig, in der Tiefe liegt die Muskularis bloss; an dem grossen treppenförmig gestalteten und perforierten Geschwüre bedeutet m den Rand der Mukosa. s.m. Submukosa. m′ innere Muskelschicht. i intermuskuläre Bindegewebsschicht. m″ äussere Muskelschicht. s Serosa, das schwarze Zentrum entspricht der Perforationsöffnung. n strahlige grössere, n′ kleinere Geschwürsnarbe.

Sie finden sich sehr häufig bei Stauungen in den Magenvenen durch Leber- oder Herz- bzw. Lungenkrankheiten, desgleichen häufig nach heftigem Erbrechen. Mikroskopisch sieht man in der Regel um das mehr oder weniger stark verdaute hämorrhagische Zentrum herum eine kernlose, also nekrotische, Schleimhautschicht; die den veränderten Schleimhautabschnitt nach der Tiefe zu begrenzende Muscularis mucosae ist zwar meistens von Blutung frei, zeigt aber sehr bald einen Schwund ihrer elastischen Fasern.

Anscheinend ganz verschieden von diesen geringen Substanzverlusten sind die eigentlichen sogenannten einfachen, runden oder perforierenden

Magengeschwüre (Ulcus ventriculi simplex, rotundum, perforans, Fig. 356), welche die Grösse eines 5-Pfennigstückes bis eines 5-Markstückes und darüber erreichen, häufig auch langgestreckt sind und sich durch ihre scharf abgeschnittenen, wie mit dem Locheisen ausgeschlagenen Ränder auszeichnen. Sie haben fast stets ihren Sitz an der kleinen Kurvatur oder doch in deren unmittelbarer Nähe (wobei der Hauptdurchmesser der gestreckten Geschwüre senkrecht zur Kurvatur zu stehen pflegt) und in der Pars pylorica; sie besitzen im grossen und ganzen eine trichterförmige Gestalt, dringen aber nicht gleichmässig, sondern terrassenförmig in die Magenwandungen vor, so dass der Defekt in der Schleimhaut und Submukosa grösser ist als der in der Muskularis und endlich dieser grösser als derjenige in der Serosa — vorausgesetzt, dass das Geschwür so tief dringt, da es auch auf Mukosa und Submukosa beschränkt sein kann. An der Mukosa kann die Zerstörung ausgedehnter sein als an der Submukosa, häufig aber ist es auch umgekehrt, so dass die Mukosa etwas über die Sub-

Fig. 357.

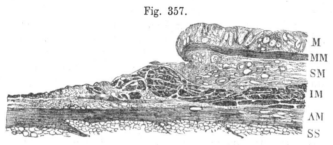

Chronisches Magengeschwür. Senkrechter Durchschnitt des Randes. Ganz schwache Vergr. M Mukosa. MM Muscularis mucosae. SM Submukosa. IM innere, AM äussere Muskelschicht. SS Subserosa.

mukosa überhängt (Fig. 357). Die Axe des Geschwürstrichters geht nicht senkrecht durch die Magenwandung, sondern schräg, so dass auf der einen Seite der Geschwürsrand steil abfällt, an der anderen schräg, treppenförmig gestaltet ist. Nach der einen Ansicht ist für diese Gestaltung die Richtung massgebend, in welcher die Aeste der Magenarterien in die Magenwandung eindringen, nach einer anderen spiele die Magenkontraktion und die Bewegung des Inhalts gegen den Pylorus zu eine wesentliche Rolle, die es bewirke, dass die Schleimhaut an der kardialen Seite des Geschwüres bis an den Rand reiche oder überhänge, an der pylorischen Seite aber abgedrängt sei (s. Fig. 356, g'). Das gelte auch für die übrigen Häute und so komme die treppenförmige Gestalt zustande. Wenn man genau zusieht, kann man bei manchen dieser Geschwüre an der tiefsten Stelle einen kleinen Gefässstumpf entdecken, andere wieder sind mit ähnlichen braunschwarzen Massen bedeckt wie manche hämorrhagische Erosionen, so dass es höchst wahrscheinlich ist, dass viele dieser Geschwüre nur im Grossen sind, was die hämorrhagischen Erosionen im Kleinen, d. h. also hämorrhagische Geschwüre. Bei anderen mögen bloss einfache Kreislaufstörungen ohne Blutung bezw. hämorrhagische Infiltration den Anstoss zur Geschwürsbildung geben. Die Ursachen für diese Störungen können verschieden sein: Embolie oder Thrombose (Virchow), spastische Kontraktionen einzelner Arterien (Klebs) oder Stauung in den Venen beim Brechen (Rindfleisch) oder bei kardialgischen Kontraktionen der Muskularis (Axel Key) oder Traumen (Gerhardt); jedenfalls ist in den meisten Fällen eine Kreislauf- und folgende Ernährungsstörung der Beginn der Veränderung und die, vielleicht in Folge ungewöhnlich grosser Azidität verstärkte Wirkung des Magensaftes auf den ausser Ernährung gesetzten und seines Blutumlaufs beraubten Teil die Ursache des geschwürigen Zerfalls (peptische oder korrosive Geschwüre). Deshalb sieht man auch an mikroskopischen Präparaten (Fig. 357) nur eine schmale Gewebsschicht am Geschwürsgrunde von kleinen, dunkel umgrenzten Körnchen durchsetzt, es kann sowohl jegliche entzündliche Infiltration der Nachbarschaft, als auch jede eiterige Absonderung oder gröbere Nekrose fehlen. Bakterien können vorhanden sein, doch hat die Ansicht, dass die Geschwüre bakterielle (etwa durch Kolibazillen bewirkte) seien, sich noch nicht Geltung verschaffen können. Die Drüsen am Rande der Geschwüre sind manchmal deutlich vergrössert; hat dabei ihr Epithel an gefärbten Schnitten eine stärkere Färbung angenommen und sieht es regelmässig zylindrisch aus, so ist der Verdacht, dass eine bösartige epitheliale Neubildung in der Entwicklung begriffen war, berechtigt, durch den Befund von adenomatösen Wucherungen in den tieferen Abschnitten der Magenwand wird er zur Gewissheit erhoben.

Die Ausgänge dieser Geschwüre können verschieden sein. Viele verheilen, nachdem ein grösserer oder geringerer Teil der Wandung zerstört ist, und man findet dann entweder (besonders häufig bei den schmalen langen Geschwüren) einen Teil des Geschwüres vernarbt oder überhaupt nur (bei den kleineren) eine oft recht schwer zu entdeckende, weissliche strahlige Narbe; andere greifen immer tiefer und werden immer grösser, so dass schliesslich grosse Strecken der Magenwand zerstört werden. Bei diesem Umsichgreifen spielen verschiedene Dinge eine massgebende Rolle: abnormer Säuregehalt des Magensaftes, allgemeine Anämie, schlechte Ernährung spielen wohl die Hauptrolle. Die grösseren Geschwüre können auf zweierlei Weise den Tod herbeiführen: 1. sie bewirken eine Perforation in die Bauchhöhle und töten durch eine akute Peritonitis. Am gefährlichsten sind in dieser Beziehung die an der vorderen Wand sitzenden Geschwüre, weil hier weder andere Organe noch entzündliche Bindegewebsneubildungen die Bauchhöhle zu schützen pflegen. Es sind keineswegs immer sehr grosse, aber meist ausgeprägt trichterförmige Geschwüre, welche perforieren. Der Durchbruch der Magenwand kann im natürlichen Verlaufe der Erkrankung eintreten, nachdem die blossgelegte Serosa der Nekrose anheimgefallen war (vergl. S. 274). Sie kann aber auch durch eine stumpfe Gewalt (Unfall) befördert und vorzeitig herbeigeführt worden sein. Im ersten Falle ist ein runder Defekt vorhanden, an dessen Rande man noch Reste der nekrotischen und eingerissenen Serosa sieht, im anderen ist das Gewebe an der Perforationsstelle zerrissen, vielleicht auch blutig infiltriert. Im übrigen kann eine Peritonitis schon eintreten, ehe der nekrotische Geschwürsgrund eingerissen ist. 2. Die zweite Todesgefahr droht durch die Eröffnung eines grösseren Gefässes (A. oder V. gastro-epiploica, coronaria, lienalis), auf die eine sofort oder nach Wieder-holung tödliche Blutung folgt. Wenngleich oft ein kleiner anhaftender Thrombus die Stelle der Gefässöffnung anzeigt, so ist die Auffindung kleiner eröffneter Gefässe nicht immer leicht, man tut am besten, sofort nach Eröffnung des Magens und dem Abspülen der Schleim-haut von aussen her die entsprechenden Kranzgefässe aufzusuchen und Wasser zu injizieren, welches dann an dem eröffneten Aste hervor-spritzen wird.

Ein weiterer Ausgang ist der, dass zwar die Magenwände durch-brochen werden, dass aber die Perforation in die Bauchhöhle durch die Anlötung eines Organes (Bauchspeicheldrüse, Leber, Milz) verhindert wird. Das Fortschreiten des Geschwürs wird durch diesen Umstand nicht aufgehalten, es dringt vielmehr in die betreffenden Organe ein und kann grade dann eine beträchtliche Grösse erreichen. Nur das Pankreas setzt dem Vordringen einen starken Widerstand entgegen, indem es an der blossgelegten Fläche eine beträchtliche Induration erfährt. In solchen Fällen tut man gut, die sämtlichen Organe, welche auch meistens durch derbe Verwachsungen miteinander verbunden sind, im Zusammenhange aus der Leiche zu entfernen, weil man dann bequemer von allen Seiten die Untersuchung vornehmen kann.

Die Magengeschwüre können einfach und mehrfach vorhanden sein; zuweilen findet man neben Narben ältere und frische Geschwüre (Fig. 356), ein Beweis, dass sie bei demselben Menschen wiederholt und zu weit auseinanderliegenden Zeiten sich bilden können. — Mehrmals habe ich im Anschluss an vernarbende Geschwüre divertikelartige Ausbuchtungen der Magenwand gefunden.

In ursächlicher Beziehung ist den Geschwürsbildungen die Magen-erweichung (Gastromalazie) verwandt, bei welcher gleichfalls all-gemeine Zirkulationsstörungen einerseits, abnormer Säuregehalt des Magensaftes andererseits eine Rolle spielen dürften. Sie ist als intra-vital entstandene jedenfalls äusserst selten, eher schon als agonale zu beobachten und stimmt in ihren Veränderungen mit denjenigen der kadaverösen überein.

Von degenerativen Prozessen ist schon der Verfettung der Magen-drüsen bei Besprechung der parenchymatösen Gastritis gedacht worden; auch die Muskelfasern können fettig sowie kolloid degenerieren (bei Dilatation). Eine amyloide Degeneration pflegt bei hochgradiger amyloider Veränderung des Darmes selten zu fehlen. Es sind im wesentlichen die Gefässwandungen, welche der genannten Veränderung unterliegen, obgleich auch die Tunicae propriae in schweren Fällen nicht davon verschont bleiben. Bei der Untersuchung dieser Ver-änderung durch Jodzusatz ist man grade hier sehr leicht der Gefahr ausgesetzt, sich durch Verunreinigungen der Oberfläche (besonders durch Amylon der Nahrungsmittel) täuschen zu lassen, es ist deshalb un-bedingt notwendig, aufs sorgfältigste allen Schleim usw. von der zu prüfenden Stelle durch Abstreichen und Abspülen zu entfernen. Auch muss man eine möglichst blutarme Stelle aussuchen, da das Blut mit Jod eine ähnliche makroskopische Färbung wie das Amyloid gibt. Im Anschluss an schwere Amyloidentartung können oberflächliche Verdauungsgeschwüre entstehen.

7. Der **Abweichungen des Inhalts** an Menge und Beschaffenheit, mit Einschluss der **Schmarotzer**, ist schon gedacht worden, desgleichen wurden die Ablagerungen von Hämosiderin erwähnt. Von sonstigen **Fremdkörpern** sind Bilirubinkrystalle zu nennen, welche beim Icterus neonatorum nicht nur an der Oberfläche, sondern auch im Gewebe häufig am Rande ganz kleiner und flacher Geschwürchen, vorkommen, ferner die sehr seltenen metastatischen Kalkablagerungen bei Knochenresorption. In bezug auf Parasiten der Magenwand ist zu bemerken, dass verschiedene Bakterienformen hier vorkommen können. Einmal fand ich bei Endocarditis ulcerosa die ganze Magenschleimhaut mit weissen aus Mikrokokkenhaufen bestehenden punktförmigen Herdchen wie besät, daneben kleine Geschwüre.

c) Untersuchung des Magens bei Vergiftungen.

Eine besondere Besprechung bedürfen sowohl ihrer Eigentümlichkeit als ihrer gerichtsärztlichen Wichtigkeit wegen die Vergiftungsfälle, besonders da sie auch eine veränderte Sektionstechnik erheischen können. Ich gebe nicht nur die den Magen betreffenden Angaben, sondern die Bestimmungen der „Vorschriften" für das Vorgehen bei Vergiftungen überhaupt (§. 21) hier wieder.

1. Untersuchungsmethode.

Bei Verdacht einer Vergiftung vom Munde aus beginnt die innere Besichtigung mit der Bauchhöhle, wenn nicht ein bestimmter Verdacht auf Vergiftung mit Blausäure oder deren Verbindungen es empfehlenswert macht, die Oeffnung der Kopfhöhle vorauszuschicken, bei der der charakteristische Geruch in grösserer Reinheit hervortritt. In der Bauchhöhle ist vor jedem weiteren Eingriff die äussere Beschaffenheit der oberen Baucheingeweide, ihre Lage und Ausdehnung, die Füllung der Gefässe und der Geruch zu ermitteln. Hier wie bei anderen wichtigen Organen ist stets festzustellen, ob auch die kleineren Verzweigungen der Schlag- und Blutadern oder nur Stämme und Stämmchen bis zu einer gewissen Grösse gefüllt sind und ob die Ausdehnung der Gefässlichtung eine beträchtliche ist oder nicht.

Besonders genau ist der Magen zu besichtigen und festzustellen, ob dessen Wand unversehrt ist oder ob sie zu zerreissen droht oder gar schon zerrissen ist.

Im ersten Falle findet die Sektion der Brusthöhle in der üblichen Weise statt, jedoch wird das Blut des Herzens samt dem aus den grossen Gefässen entnommenen in ein reines Gefäss von Porzellan oder Glas (A) gebracht; in ein zweites Gefäss (B) legt man Stücke der Lunge und des Herzens. Endlich werden die Halsorgane in der in § 19 Absatz 6 der „Vorschriften" beschriebenen Weise nur frei gemacht, jedoch nicht durchtrennt (s. S. 336); die Speiseröhre aber wird, um ein Ausfliessen des Mageninhaltes zu verhindern, oberhalb des Zwerchfells unterbunden.

Dann wird in der allgemein üblichen Weise Netz und Milz untersucht und von dieser ein Stück ebenfalls in das Gefäss B gebracht. Nach Ablösung und Zurücklegung des Querdarms und doppelter Unterbindung des Zwölffingerdarms im oberen Drittel wird dieser zwischen beiden Unterbindungen durchschnitten und im Magen im Zusammenhange mit den Halsorganen unter Durchtrennung der Aorta oberhalb des Zwerchfells sowie des Zwerchfells selbst herausgenommen. Magen und Halsteile werden auf einer passenden Unterlage ausgebreitet, der Magen an der grossen Krümmung bis in die Speiseröhre und diese in ihrem ganzen Verlauf durchtrennt. Es wird jetzt der Inhalt des Magens nach Menge, Farbe, Zusammensetzung, Reaktion und Geruch bestimmt und in ein drittes Gefäss (C) gegeben und nunmehr die Schleimhaut von Zunge, Rachen, Speiseröhre und Magen auf Dicke, Farbe, Oberfläche und Zusammenhang untersucht. Bei dieser Untersuchung ist sowohl dem Zustande der Blutgefässe als auch dem Gefüge der Schleimhaut selbst besondere Aufmerksamkeit zuzuwenden, namentlich ist festzustellen, ob das vorhandene Blut in Gefässen enthalten oder aus den Gefässen ausgetreten ist, ob es frisch oder durch Fäulnis oder Erweichung verändert und in diesem Zustande in benachbarte Gewebe eingedrungen ist. Ist Blut ausgetreten, so ist festzustellen, ob es auf der Oberfläche oder im Gewebe liegt, ob es geronnen ist oder nicht. Endlich ist besondere Sorgfalt zu verwenden auf die Untersuchung des Zusammenhangs der Oberfläche namentlich darauf, ob Substanzverluste, Abschürfungen, Geschwüre vorhanden sind. Die Frage, ob gewisse Veränderungen möglicherweise durch den natürlichen Gang der Zersetzung nach dem Tode namentlich unter Einwirkung gärenden Mageninhalts zustande gekommen sind, ist stets im Auge zu behalten. Ergibt die Betrachtung mit blossem Auge, dass die Magenschleimhaut durch besondere Trübung und Schwellung ausgezeichnet ist, so ist jedesmal, und zwar möglichst bald eine mikroskopische Untersuchung der Schleimhaut, namentlich mit Bezug auf das Verhalten der Labdrüsen zu veranstalten. Im Mageninhalt gefundene verdächtige Körper, z. B. Bestandteile von Blättern oder sonstige Pflanzenteile oder Reste von tierischer Nahrung sind einer mikroskopischen Untersuchung zu unterwerfen.

Nachdem nun noch die übrigen Halsorgane in der erforderlichen Weise untersucht und dann abgetrennt worden sind, werden der Magen und die Speiseröhre in das Gefäss (C) zu dem Mageninhalt gelegt.

Hat sich bei der äusseren Betrachtung der Bauchhöhle ergeben, dass die Magenwand sehr erweicht ist, so dass sie zu zerreissen droht, so ist der Inhalt des Magens und des Zwölffingerdarms aus einem Einschnitt an der grossen Krümmung aufzufangen und in gleicher Weise zu untersuchen und zu verwahren; es wird dann der Zwölffingerdarm ebenfalls in seinem oberen Drittel unterbunden und danach mit der Sektion fortgefahren wie in den oben erwähnten, die Regel bildenden Fällen.

Ist der Mageninhalt infolge Durchlöcherung des Magens ganz oder zum Teil schon in die Bauchhöhle geflossen, so ist er aus dieser und dem Magen alsbald sorgfältig auszuschöpfen, in der angegebenen Weise zu untersuchen, worauf die Unterbindung des Zwölffingerdarms und die weitere Sektion in der eben geschilderten Weise erfolgt.

Danach wird der Dickdarm an seinem unteren Ende doppelt unterbunden, zwischen beiden Fäden durchschnitten und dann Dickdarm, Dünndarm sowie Zwölffingerdarm herausgenommen. Die Därme werden gleichfalls auf einer passenden Unterlage ausgebreitet, aufgeschnitten und untersucht, Därme und Darminhalt kommen dann ebenfalls in das Gefäss C; nur bei Vorhandensein sehr reichlicher Kotmassen ist die Aufbewahrung des Dickdarms samt Inhalt in einem eigenen Gefäss (C 2) geboten.

Dann folgt die Untersuchung der Nieren, die in ein besonderes Gefäss (D) zu geben sind, nachdem erforderlichenfalls von ihnen ebenso wie von anderen Organen Stücke zur sofortigen oder späteren mikroskopischen Untersuchung zurückbehalten worden sind. Falls Verdacht auf eine nach dem Tode erfolgte Gifteinfuhr vorliegt, sind linke und rechte Niere in besonderen Gefässen D 1 und D 2 aufzubewahren. Weiter folgt die Untersuchung der Beckenorgane, wobei der Harn am besten mittels Katheters in ein besonderes Gefäss (E) entleert wird; in ein ferneres (F) gelangt die Leber mit der Gallenblase. In das Gefäss B kommen später noch Teile des Gehirns.

Bei Vergiftung durch narkotische Substanzen (Morphium, Strychnin, Alkohol, Chloroform u. a.) ist es jedoch geboten, das ganze Gehirn in einem besonderen Gefäss aufzubewahren.

Jedes dieser Gefässe wird verschlossen, versiegelt und inhaltsgemäss bezeichnet.

Ist die Vergiftung durch Einatmung geschehen, so kann die Sektion in der allgemein üblichen Weise vorgenommen werden; auch hier sind jedoch Blut, Harn, Magendarmkanal nebst Inhalt, ansehnliche Teile der übrigen Organe geeignetenfalls auch das ganze Gehirn gesondert in je einem Glasgefäss zurückzustellen.

Die Unterlage, auf welcher die Organe bei Verdacht auf Vergiftung aufgeschnitten werden, muss nach der Durchforschung eines jeden einzelnen sorgfältig gereinigt werden; jedes Organ ist nach seiner Betrachtung sofort in das betreffende Glas zu legen, so dass eine Berührung mit anderen Teilen ausgeschlossen ist. Die Organe dürfen im Waschgefäss nicht abgespült werden; überhaupt ist es für die Zwecke der chemischen Analyse vorteilhaft, die Anwendung von Wasser bei der Sektion möglichst zu beschränken.

Bei Verdacht einer Erkrankung durch Trichinen hat sich die mikroskopische Untersuchung zunächst mit dem Inhalt des Magens und des oberen Dünndarms zu beschäftigen, jedoch ist zugleich ein Teil der Muskulatur (Zwerchfell, Hals- und Brustmuskeln) zur weiteren Prüfung zurückzulegen.

2. Die durch Gifte erzeugten Veränderungen.

Die Stoffe, welche für gewöhnlich Ursachen von Vergiftungen per os werden, lassen sich zunächst in 2 Gruppen unterbringen, je nachdem sie eine Aetzung der Oberflächen des Verdauungsschlauches bewirken oder nicht. Zu der ersten Gruppe gehören die Alkalien, ferner eine grosse Zahl von Mineralsäuren, als Schwefelsäure, Salzsäure, Salpetersäure, ferner einige Pflanzensäuren, wie die Oxalsäure (Zuckersäure) usw.; die zur zweiten Gruppe gehörigen Gifte machen entweder, wie die Alkaloide, die Blausäure usw., keine oder nur geringfügigere Veränderungen in dem Verdauungskanal (Tod durch Einwirkung auf die Nerven, die Gewebsatmung usw.), oder sie bewirken, wie Arsenik und Phosphor, entzündliche bzw. degenerative Vorgänge im Magen-Darmkanal wie in anderen Organen.

a) Die Veränderungen, welche durch Stoffe der ersten Gruppe bedingt werden, sind etwas verschieden je nach der Natur der Stoffe, aber doch sind die Verschiedenheiten, besonders wenn grosse Mengen zur Wirkung gelangten, nicht so bedeutend wie man früher wohl glaubte, insbesondere haben nach Lessers Untersuchungen die Wirkung der Alkalilaugen und Mineralsäuren die grösste Aehnlichkeit. Durch konzentrierte Alkalien wie Säuren werden mehr oder weniger ausgedehnte Verschorfungen erzeugt, welche nur durch die Farbe sowie die Konsistenz etwas abweichen: die Alkalischorfe sind bräunlich und weniger brüchig als die Säureschorfe, welche durch die Färbung (gelb bei Salpetersäure, grauweiss bei Schwefel- und Salzsäure, weiss bei Oxalsäure, Karbolsäure usw.) sich unterscheiden. Um die trüben Schorfe, welche bei Alkalien nach länger dauernder Einwirkung schneller durchscheinend und weniger weich werden, als bei Säuren, entsteht eine heftige hämorrhagische Entzündung, welche Schwellung und Härte bei dunkelroter Färbung bedingt. Durch Wirkung verdünnterer Säuren wird immer weniger Nekrose, mehr Entzündung erzeugt. Sowohl in den nekrotischen, als auch in den entzündeten Teilen tritt eine starke Erweichung durch die Säuren ein, welche im Verein mit der Brüchigkeit der primären Schorfe sehr schnell zu oft sehr ausgedehnten Gewebsverlusten führt. Durch Vordringen der Erweichung in die äusseren Magenschichten kann eine Durchlöcherung der im ganzen erweichten Wand eingeleitet werden. Indem nun verschorfte, geschwürige, entzündete, erweichte Abschnitte in demselben Magen nebeneinander vorhanden sein können, entsteht ein ungemein wechselvolles Bild. Die Muskelhaut der Speiseröhre und des Magens ist stets sehr stark zusammengezogen, wodurch die Höhle auffällig eng und die Schleimhaut in grosse Falten gelegt erscheint. Die Veränderungen sind, wie leicht verständlich, an denjenigen Stellen am stärksten und ausgeprägtesten, wo die Stoffe am längsten mit der Oberfläche in Berührung bleiben; daher findet man im Munde und in der Speiseröhre stets nur schwächere Wirkung, ebenso an der kleinen Kurvatur des Magens und zwischen den infolge der starken Zusammenziehung der Muskelhaut sehr hohen Falten, dagegen die stärkste am Magengrund und auf der Höhe der Falten. Es ist nicht ungewöhnlich, dass gerade am Fundus die Einwirkung so stark war, dass die gesamte Wandung erweicht und durchbrochen gefunden wird. Doch kommt es auch umgekehrt, besonders bei Aufnahmen geringerer Mengen Flüssigkeit vor, dass diese auf der Magenstrasse (Waldeyer) längs der kleinen Kurvatur bis zum Pförtner läuft, wo sie zurückgehalten wird und dadurch am kräftigsten zur Wirkung gelangt. Entsprechend dem geringeren Grade der Vergiftung bleiben solche Menschen auch länger am Leben und man bekommt dann bei der Sektion Geschwüre oder sogar feste Narben zu Gesicht, welche stärkere oder geringere Verengerungen bewirken. Neben den Narben pflegen chronisch-entzündliche Veränderungen der Schleimhaut, gelegentlich mit Cystenbildung vorhanden zu sein. — Bei den starken Vergiftungen findet sich sehr häufig eine Veränderung des Blutes in den Magenvenen, indem es in eine schwarze (kohlige) oft ganz feste und die Gefässe prall erfüllende Masse verwandelt ist. Die Wirkung der Stoffe bleibt nicht auf die Speisewege beschränkt, sondern setzt sich von hier aus immer weiter nach den angrenzenden Organen fort, in welchen besonders das in den Gefässen vorhandene Blut in der eben erwähnten Weise verwandelt wird. Milz, Leber, Herz und linke Lunge werden am häufigsten in dieser Weise verändert gefunden. In den Nieren finden sich, wenn der Tod nicht sehr früh eintrat, Epithelnekrosen. Durch in die Atemwege gelangte Gifte können hier pseudomembranöse Entzündungen erzeugt werden. — Bei Oxalsäurevergiftung finden sich besonders an den hämorrhagischen Stellen Trübungen durch abgelagerten oxalsauren Kalk.

In neuester Zeit sind besonders zwei Vergiftungsarten häufiger geworden: Lysol- und Sublimatvergiftung, wozu noch als seltenere dritte die Zyankaliumvergiftung hinzukommt. Wie bei allen anderen, so ist auch bei diesen der Befund von der Menge und Konzentration der Gifte, sowie von der Menge und Beschaffenheit des Mageninhalts abhängig, die ihrerseits wieder den Zeitpunkt des Todes bestimmen. In den typischen Fällen ist bei Lysolvergiftung die Hauptveränderung im Magen, dessen Schleimhaut und Submukosa stark gerötet, geschwollen, gefaltet ist und auf den Faltenhöhen mehr oder weniger ausgedehnte Verschorfung zeigt; dabei ist der charakteristische Geruch wahrnehmbar. Die Lysolflüssigkeit pflegt bald in den Darm getrieben zu werden, in dem dann dieselben Veränderungen in nach unten zu abnehmender Stärke auftreten.

Wenn bei Sublimatvergiftung das Gift in Substanz genommen wurde, so kann die stärkste Veränderung am Gaumen, den Gaumen-

bögen und Gaumenmandeln vorhanden sein, während der Magen kaum
verändert ist, aber auch bei Einführung von Sublimatlösungen ist im
Magen der Befund sehr wechselnd, es gibt aber hierbei auch mehr oder
weniger ausgedehnte, wenn auch meist nur oberflächliche graue oder
braune Verschorfungen. Sehr charakteristisch ist aber das Auftreten
einer nekrotisierenden Colitis, welche nicht eine direkte Giftwirkung,
sondern eine hämatogene Veränderung darstellt, also auch gefunden
wird, wenn das Sublimat gar nicht per os aufgenommen worden ist.
Dasselbe gilt für die Verkalkung der Epithelzellen in den Rindenkanälchen der Nieren.

Zyankalium bewirkt eine auffällig hellrote Färbung der geschwollenen Magenschleimhaut, die mit blutigem Schleim bedeckt ist
und sich seifenartig schlüpfrig anfühlt. Die Totenflecken haben ebenfalls
eine auffällig hellrote Färbung. Auch bei dieser Vergiftung ist ein
besonderer Geruch der Leichenteile (Blausäure) auffällig.

b) Ganz anders gestalten sich die Befunde nach Vergiftungen
mittels Phosphor oder Arsenik. Hier ist keine Spur von grober
Aetzung zu bemerken und dementsprechend fehlen auch unmittelbar
durch die Gifte erzeugte Geschwüre. Werden doch Geschwüre gefunden, so sind sie durch Nebenumstände (Verletzung durch mit-
verschluckte Zündholzstückchen, Blutung mit folgender Verdauung)
erzeugt. Beide Gifte bewirken parenchymatös-degenerative Veränderungen wie in den meisten Organen (Herz, Nieren, Leber), so auch
im Magen, es ist aber die Wirkung des Phosphors in dieser Beziehung
eine erheblich stärkere, als die des Arseniks, welcher seinerseits
ausserdem eine schwere hämorrhagische Gastroenteritis, zuweilen auch
wohl eine leichte oberflächliche Aetzung erzeugt. Die klinischen Erscheinungen können choleraähnliche sein. Für die Diagnose der Arsenikvergiftung ist wichtig, dass sich häufig Reste des Giftes in Form weisslicher Auflagerungen auf der Schleimhaut auffinden lassen, welche unter
dem Mikroskope als schöne oktaëdrische Krystalle erscheinen.

7. Untersuchung des Ligamentum hepato-duodenale.

Es erübrigt jetzt noch, bevor die Leber aus der Leiche entfernt
wird, das Ligamentum hepato-duodenale mit den Gallengängen, der Pfortader und Leberarterie in ihrer natürlichen Lage
zu untersuchen.

a) Untersuchung der Gallengänge.

Der Ductus choledochus mündet mit dem Ductus pancreaticus vereinigt
an der hinteren Wand des Duodenum auf einem kleinen Vorsprunge (Längsfalte), der
Papilla choledochi. Um die Mündungsstelle schnell zu finden, sucht man sich den
leicht zu fühlenden Kopf des Pankreas auf, spannt den Darm in der Querrichtung
an und wird dann etwas nach unten von der Mitte des Pankreaskopfes die Papille
leicht erkennen. Die nächste Aufgabe ist nun, die Durchgängigkeit des Ductus
zu prüfen, und zwar sowohl im Ganzen, wie besonders in seinem duodenalen Teile,
dessen Verschluss durch die entzündlich geschwollene Schleimhaut und katarrhalisches
Sekret den sog. katarrhalischen Ikterus erzeugt. Man darf, um die Prüfung der
Durchgängigkeit vorzunehmen, nicht auf die Gallenblase drücken, weil die dadurch
erzeugte Gewalt zu stark ist und über die Verhältnisse während des Lebens keine

Aufschlüsse geben kann, sondern man muss auf den Ductus selbst in seinem Verlaufe in der Richtung nach dem Darme zu einen Druck ausüben, um zu sehen, ob sich Galle hindurchtreiben lässt. Während des Drückens muss man die Papille genau im Auge behalten, da der den Ductus verschliessende graue Pfropf oft nur sehr klein ist und deshalb leicht übersehen werden kann. Erst wenn diese Prüfung beendet ist, drückt man auch auf die Gallenblase, um die Durchgängigkeit des Ductus in seinem ganzen Verlaufe zu untersuchen, und schneidet ihn nunmehr mit einer Schere auf. Ich ziehe es vor, nicht vorher eine Leitsonde einzuführen, sondern fasse mit einer Hakenpinzette die Darmschleimhaut unmittelbar unterhalb der Mündung des Ganges und spanne diesen durch kräftiges Herabziehen an, so dass sich vor dem einzuführenden dünnen Scherenblatt keinerlei Falten bilden können. So gelingt die Eröffnung sehr leicht, besonders wenn man nach jedem Scherenschnitt mit den Augen prüft, ob auch wirklich der Ductus, dessen Wand durch die gallige Färbung und durch die regelmässig verteilten flachen Grübchen ausgezeichnet ist, aufgeschnitten wird. Man führt den Schnitt in den Ductus hepaticus bis dicht an die Leber heran; der Cysticus wird in der Regel erst mit der Gallenblase zusammen untersucht.

Beachtung verdient die Weite der Gänge, die Färbung der Oberfläche und ihre sonstige Beschaffenheit. Die normale Weite entspricht etwa einem dünnen Gänsefederkiel, unter pathologischen Verhältnissen kann sie aber den Umfang eines kräftigen Fingers und mehr erreichen. Die gewöhnliche Ursache dieser Erweiterung ist die Anwesenheit von Gallensteinen (s. bei Gallenblase), man kann deshalb mit einiger Sicherheit aus ihrem Vorhandensein schliessen, dass Gallensteine hier längere Zeit vorhanden waren, auch wenn sie bei der Sektion nicht mehr gefunden werden. Verengerung kann durch eine zellig-schleimige Absonderung in der Pars duodenalis oder durch Steine (Verstopfung), durch Geschwülste oder Narben der Wand selbst (Stenose) wie durch Druck von aussen, besonders seitens vergrösserter Lymphdrüsen herbeigeführt werden. Die Färbung der Oberfläche ist sehr wichtig für die Beantwortung der Frage, ob im Leben noch Galle durch die Gänge hindurchgeflossen ist, bzw. wie weit die Galle in den Gängen vordringen konnte. Wenn ein Hindernis an irgendeiner Stelle vorhanden war, so werden nur die rückwärts gelegenen Teile gallige Färbung zeigen, die unteren nicht; besonders wichtig ist in dieser Beziehung der Mangel der galligen Färbung an dem schräg durch die Darmwand hindurchgehenden Endstücke des Ganges, der Portio duodenalis, bei dem einfachen katarrhalischen Ikterus.

Bei diesem handelt es sich um einen Katarrh der Duodenalschleimhaut, der auf den Gallengang übergegriffen hat, dessen Höhlung mit einem grauen, schleimigen, aber hauptsächlich abgestossene Epithelzellen enthaltenden Pfropf verschlossen ist. Schwerere Entzündungsformen, Choledochitis oder allgemeiner Cholangitis purulenta und pseudomembranacea, finden sich zuweilen bei Darmerkrankungen, Dysenterie, Typhus, schliessen sich aber hauptsächlich an Cholelithiasis an, d. h. entstehen in Anschluss an die Anwesenheit von Gallensteinen, welche in der Regel aus der Gallenblase stammen. Solche Steine bilden ein Hindernis für die Entleerung der Galle, erzeugen eine sowohl auf die Gallenblase als auch auf die Gallengänge innerhalb der Leber sich erstreckende Gallenstauung mit allgemeiner Gelbsucht (Ikterus) besonders dann, wenn sie in den Gang

fest eingekeilt sind.   Das kommt am häufigsten an der engsten, weil
unnachgiebigsten Stelle zustande, nämlich da, wo der Gallengang in
die Wand des Duodenums eintritt.   Da an der Papille des Choledochus
auch der Hauptgang des Pankreas in den Darm mündet, so kann
auch dieser durch einen hier steckenden Gallenstein verschlossen
werden, wodurch auch im Pankreas krankhafte Veränderungen erzeugt

Fig. 358.

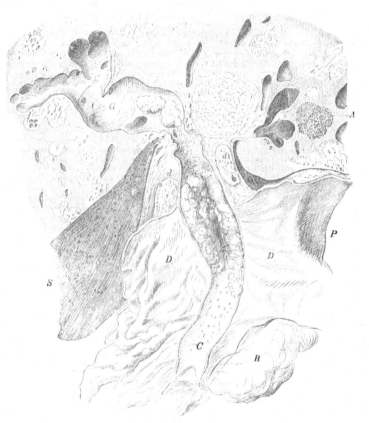

Karzinom des Ductus hepaticus. Frisches Präp. ²/₃ nat. Gr.
C Choledochus. G stark erweiterte Leber-Gallengänge. D Duodenum. P Pylorus. B Bauchspeicheldrüse. d krebsige portale Lymphknoten. A Kavernom (kavernöses Angiom) der Leber, welche ausserdem
zahlreiche metastatische Geschwulstknoten enthält. S eine Schnittfläche.

werden können, weshalb in allen solchen Fällen von Cholelithiasis eine
sorgfältige Untersuchung auch der Bauchspeicheldrüse nicht unterlassen
werden darf.   Ein in der Pars duodenalis stecken gebliebener Stein
macht an der Schleimhautseite des Duodenums einen höckerigen Vorsprung, auf dessen Scheitel allmählich ein Druckgeschwür entsteht, aus
dem eine Choledochoduodenalfistel hervorgeht.   Durch diese kann
nun, wenn sie gross genug geworden ist, der Stein in den Darm aus-

gestossen werden, worauf dann der Gallengang zwei Mündungsöffnungen
hat, eine obere, grössere, geschwürige und eine untere, kleinere, die
normale. Das Geschwür kann vernarben, die Narbe kann ihrerseits
eine dauernde Verengerung des Gallengangs erzeugen. Druckgeschwürs-
bildung mit folgender narbiger Verengerung, bei der auch eine fibröse
Induration des umgebenden Gewebes (Paracholedochitis) mitwirken kann,
kommt auch an anderen Abschnitten des Gallengangs vor, überall da,
wo ein Stein eine Zeitlang fest an die Wand angepresst war. Noch
nach langer Zeit kann man aus solchen narbigen Veränderungen auf
die früheren Vorgänge zurückschliessen.

Geschwulstbildungen sind in den grossen Gallengängen selten,
es kommen kleine papilläre Schleimhautwucherungen nahe der Mündung
sowie Adenokarzinome hier wie an anderen Stellen des Choledochus
und Hepatikus (s. Fig. 358) vor. Diese bewirken wie die Steine eine
Erweiterung der Lebergallengänge sowie häufig metastatische Leber-
geschwülste.

b) Untersuchung der Pfortader und Leberarterie.

Am wichtigsten ist die Pfortader, welche man leicht nach hinten
und medianwärts von dem Gallengang auffinden wird. Man hat zuerst
die Oberfläche und die Umgebung des Gefässes zu untersuchen,
wo sich zuweilen sehr wichtige entzündliche Veränderungen (Paraphlebitis portalis) vorfinden. Diese sind entweder akute, eiterige
(Paraphlebitis phlegmonosa resp. apostematosa) oder chronische mit
Bildung von fibrösem Gewebe und Schrumpfung einhergehende Prozesse
(Paraphlebitis chron. fibrosa). Besonders die ersten sind meist von der
Nachbarschaft fortgeleitet, welche deshalb nötigenfalls sofort weiter
untersucht werden muss. Dann schneidet man den Stamm des Gefässes
der Länge nach auf, um die Beschaffenheit des Inhaltes und der Wand
zu untersuchen. Die Wandung kann durch chronische Paraphlebitis
partiell geschrumpft sein, so dass eine Beeinträchtigung der Lichtung
dadurch erzeugt ist, welche ihrerseits wieder Erweiterung und Verdünnung der peripherischen Abschnitte bewirkt haben kann. Am
wichtigsten ist die Beschaffenheit des Inhaltes, der aus flüssigem
oder geronnenem und in verschiedener Weise verändertem Blute, auch
aus Eiter oder Geschwulstmasse bestehen kann.

Einfache Thrombose findet man zuweilen nach Leberzirrhose
(s. S. 617), bei Kompression durch Geschwülste usw. Zerfallende
Thrombusmassen oder solche, die mit Eiter gemengt sind, entstehen
zugleich mit Entzündung der Wandung (Thrombophlebitis portalis,
Pylephlebitis) meistens durch Fortleitung aus dem Wurzelgebiete der
Pfortader, so besonders bei Neugeborenen von einer Thrombophlebitis
der Nabelvene, bei Erwachsenen verhältnismässig häufig vom Darme
her, besonders von einer Paratyphlitis bzw. Epityphlitis aus; doch kann
auch eine eiterige Paraphlebitis zu sekundärer Thrombose und Perforation des Eiters in das Lumen führen, wo er sich mit den erweichten
Thrombusmassen mischt. Krebsmasse, die von aussen her die Wandung
durchbrochen hatte und in der Lichtung, wo sie weitergewachsen war,

eine Thrombenbildung erzeugt hatte, ist zuweilen bei Magen-, Leber-, Pankreaskrebs beobachtet worden. Eine chronische Phlebitis mit Sklerose der Wand findet sich bei Leberzirrhose, Banti-Krankheit, seltener selbständig (meist Syphilis), wobei dann sekundär Thrombose entstehen kann. Ausnahmsweise finden sich statt einer Pfortader mehrere oder gar viele, ein ganzes kavernöses Geflecht.

Die Leberarterie findet man medianwärts und nach vorn von der Pfortader. Sie zeigt nur selten wichtigere Veränderungen (z. B. Aneurysmen).

8. Untersuchung der Gallenblase und Leber.

Nachdem die Untersuchung der Gallengänge und der Pfortader so hoch hinauf, als es in situ möglich ist, vorgenommen worden ist, wird, soweit es nicht schon vorher geschehen ist, das Verhalten der Leber und Gallenblase zu ihren Nachbarteilen untersucht und sofern durch dieses (Adhäsionen bei Magengeschwüren, Pericystitis fellea mit Perforation, Fistelbildung usw.) nicht eine, aus dem einzelnen Falle sich leicht ergebende andere Untersuchungsmethode bedingt wird, die Leber zu genauer Durchmusterung aus der Leiche entfernt. Ihre Herausnahme wird am besten in der Weise bewirkt, dass man den rechten Lappen von der Seite her in die Höhe hebt und alle Befestigungen bis zu Mitte der Wirbelsäule lostrennt, dass man dann denselben Lappen über den rechten Rippenrand herüberlegt und, indem man nunmehr den linken Lappen in die Höhe zieht, den Rest der vorhandenen Befestigungen durchschneidet. Man hat dabei nicht nötig ängstlich zu schneiden, weil ja hier keine ununtersuchten wichtigen Organe mehr vorhanden sind. Sollten ausgedehntere abnorme Verwachsungen zwischen Leber und Zwerchfell bestehen, so mus dieses mit herausgeschnitten werden, was auch in allen denjenigen Fällen gut ist, wo Tuberkel oder Karzinomknoten auf seinem Bauchfell sitzen, weil diese in der Regel in wichtigen Beziehungen zu der Leberoberfläche stehen.

a) Untersuchung der Gallenblase.

Es wird nun zunächst die Gallenblase zuerst von aussen, dann von innen untersucht.

1. Aeussere Untersuchung.

a) Allgemeine Verhältnisse.

Ihre Grösse (Ausdehnung) ist wesentlich von der Menge des vorhandenen Inhalts bedingt und hat daher einen ziemlich weiten normalen Spielraum (Länge 8—14 ja 17 cm, Durchmesser am Grunde über 3 cm); sie kann aber auch pathologisch sowohl vermehrt wie vermindert sein. Die Vergrösserung rührt von Vermehrung des Inhaltes her, ist deshalb stets eine Folge von Verengerung oder Verschluss der abführenden Wege, insbesondere des Duct. cysticus. Die Verkleinerungen, welche oft den höchsten Grad erreichen, haben viel mannigfaltigere Ursachen: chronische fibröse Entzündung mit Schrumpfung, karzinomatöse Umwandlung (Skirrhus) usw.

Die Farbe der äusseren Oberfläche ist für gewöhnlich ein helleres oder dunkleres Gelb, Rotgelb oder Grünlichgelb; Grau, selbst Weiss ist die Folge von Veränderung des Inhalts (Steine, Hydrops), im letzten Falle ist die Blase zugleich vergrössert, im ersten meist verkleinert. Blutgefässe sieht man gewöhnlich nur in sehr spärlicher Zahl, hauptsächlich da, wo die Blase an die Leber angrenzt; in grosser Zahl

sieht man sie bei entzündlichen Zuständen besonders des serösen Ueberzuges (Pericystitis), wodurch dann die Farbe eine mehr oder weniger
rote wird.

Die Konsistenz ist abhängig von dem Füllungsgrade und von der
Beschaffenheit der Wandungen. Der höchste Grad der Spannung findet
sich bei Verschluss des Ausführungsganges; derbe Konsistenz bei nicht
praller Füllung rührt von fibröser Verdickung der Wandung her.

b) Veränderungen der Serosa der Gallenblase.

Die Veränderungen des serösen Ueberzuges sind meistens entzündlicher Natur. Am häufigsten sind die chronischen, teils einfach fibrös-indurativen, teils adhäsiven Entzündungen (Pericystitis
chron. fibrosa und adhaesiva). Verwachsungen zwischen Kolon und
Fundus der Gallenblase sind ungemein häufig; es kommen aber auch
solche mit der vorderen Bauchwand und anderen Teilen vor. Akut
entzündliche Prozesse an der Serosa und der nächsten Umgebung (abgesehen von den allgemeinen peritonitischen Prozessen) gehen bald von
der Gallenblase, bald von der Umgebung, besonders dem Querkolon
aus, bald entstehen sie ohne nachweisbare anatomische Ursache. Da
sie häufig mit Perforationen, sei es des Darmes, sei es der Gallenblase verbunden sind, so haben sie meist einen jauchigen Charakter
(Pericystitis ichorosa oder gangraenosa). Im Kolon sind es gewöhnlich
dysenterische Prozesse oder Karzinome, welche durch Perforation die
Pericystitis bewirken, in der Gallenblase sind es entweder Gallensteine,
welche zu Ulzeration und Perforation führten, oder andere Geschwüre
(Typhus usw.). Es sind jedoch nicht alle Perforationen der Gallenblase
von innen nach aussen zustande gekommen, sondern es kann auch
umgekehrt durch Pericystitis eine Perforation von aussen nach innen
bewirkt sein. Es wird hier, wie an anderen Orten, die grössere Ausdehnung der Verschwärung auf der Schleimhaut der Blase oder an der
Serosa die Perforation von innen oder von aussen erkennen lassen.
Wenn eine Perforation von innen entstanden ist, bevor Verwachsungen
mit der Umgebung sich gebildet hatten, so ist eine allgemeine Peritonitis
die Folge; war durch eine ausgedehnte adhäsive Pericystitis die Blase
mit dem Kolon oder der Bauchwand schon vor der Perforation verwachsen, so entsteht natürlich keine weitere Pericystitis, sondern die
Galle entleert sich direkt in den Darm oder durch einen Gang in der
Bauchwand nach aussen, da eine Perforation der Haut in diesen Fällen
meistens eintritt.

Um in gegebenem Falle die eben erörterten Verhältnisse genau untersuchen
zu können, darf natürlich die Leber vorerst noch nicht herausgeschnitten werden,
oder man muss sie zusammen mit den erkrankten Teilen herausnehmen.

2. Innere Untersuchung.

a) Untersuchung des Inhalts.

Nachdem die äussere Betrachtung vollendet ist, eröffnet man die
Gallenblase durch einen Längsschnitt, um zunächst ihren Inhalt zu
untersuchen, der nach Menge, Farbe und Aggregatzustand vielfachen

im Bereiche des Normalen liegenden Schwankungen unterliegt. Die
Farbe ist ein helleres oder dunkleres Gelb, Gelbrot, Grüngelb, manchmal fast Schwarz. Die Galle ist immer fadenziehend, bald dick-, bald
dünnflüssig. Grössere Mengen ganz schwach gallig oder gar nicht gefärbter Flüssigkeit findet man bei dem Hydrops cystidis felleae (bei
Verschluss des Ausführungsganges), geringe Mengen trüber schleimiger
Massen bei chronischer Cystitis mit Verschluss des Duktus ohne Hydrops,
bei Schrumpfung.

Als häufigste pathologische Befunde sind die Konkretionen
(Cholelithiasis) zu nennen, welche entweder als kleine Krümelchen
erscheinen, die dem Inhalte eine breiartige Beschaffenheit geben oder
als kleinere oder grössere Steine, welche im äussersten Falle die Grösse
der manchmal auch noch erweiterten Gallenblase selbst erreichen
können, so dass ein Stein, welcher dann auch die entsprechende Form
hat, vollständig die Höhle ausfüllt. Die Zahl der Steine ist eine sehr
wechselnde und steht natürlich im allgemeinen im umgekehrten Verhältnisse zu der Grösse. Wenn wenige in der Längsachse aneinander
liegende und dann meist die Blasenhöhle ausfüllende Steine vorhanden
sind, so können diese an den einander zugekehrten Seiten gelenkartige
Veränderungen zeigen, indem der eine eine konkave, der andere eine
entsprechend gekrümmte konvexe Oberfläche besitzt; sind mehrere oder
viele Steine vorhanden, so haben sie eckige (meist tetraedrische, aber
auch würfelförmige usw.) Gestalt mit scharfen Kanten und geraden
Flächen, mittelst deren sie aneinander liegen (fazettierte Steine). Diese
Flächen sind weder Kristallisations- noch wesentlich Schliffflächen,
sondern dadurch bedingt, dass bei rundlichen Steinen der Ansatz neuer
Konkremente hauptsächlich da geschehen konnte, wo benachbarte Steine
nicht aneinander lagen. Nachdem dadurch die eckige Gestalt entstanden war, wurde sie beim weiteren Wachstum erhalten, wie man
an der den Oberflächen im allgemeinen parallel gehenden Schichtung
erkennt. Wirkliche Schliffflächen erkennt man an der Unterbrechung
der Schichten. Je nach ihrer chemischen Zusammensetzung haben die
Steine ein verschiedenes Aussehen. Zwei Bestandteile bilden bald für
sich allein, bald in verschiedener Verbindung die Mehrzahl der Steine,
nämlich der Pigmentkalk und das Cholesterin. Ersterer wechselt sehr
in seiner Färbung vom Gelbbraunen bis fast Schwarzen und ist stets
sehr brüchig, so dass die reinen Pigmentkalksteine schon in der
Blase zerfallen können. Die Cholesterinsteine (Fig. 361) sind dagegen, wenn auch weicher, denn man kann sie mit dem Fingernagel
ritzen, so doch fester im Zusammenhang und haben ein krystallinisches
Gefüge, welches eine radiäre Anordnung zeigt, sind farblos und durchscheinend. Betrachtet man kleine Stückchen davon bei stärkerer Vergrösserung, so sieht man die charakteristischen exzentrisch übereinander
gelagerten Krystalltafeln, welche nach der Behandlung mit Jod auf
Zusatz konz. Schwefelsäure, die man vom Rande des Deckglases her
durch Diffusion eindringen lässt, eine blaue Farbe annehmen. Der
Verbindungen beider Stoffe gibt es eine grosse Zahl; manchmal sind
sie in verschiedenem Mengenverhältnis gemischt, am häufigsten wechseln

verschieden zusammengesetzte Schichten miteinander ab: geschichtete Gallensteine (Fig. 359). Man hat an diesen 3 Bestandteile unterschieden, den Kern, den Körper (oder Schale), die Rinde. Ersterer ist stets reich an Pigmentkalk und fehlt sogar in reinen Cholesterinsteinen in der Regel nicht, die Rinde besteht entweder aus Cholesterin oder aus Pigmentkalk oder aus kohlensaurem Kalk (weiss). Sehr selten sind reine Kalksteine, häufiger finden sich weissliche Kalkmassen an Bruch- oder Zerfallsflächen (kariöse Steine). Alle‑Gallensteine besitzen eine organische Grundlage, die nach Entfernung der Steinbildner zurückbleibt.

Die Gallensteine finden sich nicht immer frei in der Blasenhöhle, manchmal liegt der eine oder der andere in kleinen Ausbuchtungen (Divertikeln) der Wandung und es kann dann wohl einmal vorkommen, dass durch nachträgliche ent-

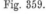

Fig. 359.

zündliche Verwachsung die Verbindungsöffnung des Divertikels mit der Blase geschlossen wird, so dass dann der Stein ganz ausserhalb derselben zu liegen scheint. Am häufigsten findet man in dieser Weise den Blasengrund von dem übrigen Teil abgetrennt. Ein Teil der Divertikel mag aus Luschkaschen Schläuchen hervorgegangen sein.

Meistens sind es wohl Gallensteine, welche durch Einkeilung in den Ductus cysticus (der bei mangelhafter Durchgängigkeit immer aufgeschnitten werden muss) einen Verschluss desselben zustande bringen, indessen kann ein solcher auch auf andere Weise, z. B. durch Druck von Geschwülsten, durch entzündliche fibröse Schwarten, ja, wie es besonders bei Kindern manchmal beobachtet wird, durch einfache Knickung (Verlagerung) bewirkt werden. Die Folge davon ist, dass zwar neue Galle nicht einfliessen, aber auch die beim Eintritt des Verschlusses in der Blase vorhandene Galle nicht entleert werden kann, dass die Gallenbestandteile allmählich immer mehr verschwinden und dass schliesslich nur noch eine ganz wasserklare, leicht fadenziehende Flüssig-

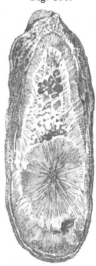

Durchschnitt eines Gallensteins, welcher durch Darmstenose den Tod herbeigeführt hat. Nat. Gr.

keit die Höhle erfüllt (Hydrops vesicae felleae). Dass diese Flüssigkeit nicht etwa bloss aus der in der Galle vorhandenen Flüssigkeit besteht, sondern von der Blasenschleimhaut selbst erzeugt wird, geht daraus hervor, dass mit der Dauer des Verschlusses die Ausdehnung der Blase immer mehr zunimmt, so dass sie selbst das doppelte und dreifache ihres normalen Verhältnisses betragen kann. Damit stimmt auch, dass die Erweiterung ausbleiben kann, wenn durch chronische Cystitis die Wand fibrös induriert und zu Absonderung ungeeignet ist. Ist Eiter in einer verschlossenen Gallenblase angehäuft, so spricht man von Empyem.

Bakterien finden sich in der normalen Galle nicht, doch sind bei Darmerkrankungen sehr häufig Kolibazillen, bei Typhus Typhusbazillen in der Blase vorhanden. Diese finden sich hier manchmal noch, wenn sie an allen anderen Orten verschwunden sind, ohne dass krankhafte Erscheinungen auf ihre Anwesenheit hinweisen. Bei bestehendem Typhusverdacht untersuche man deshalb stets die Galle bakteriologisch.

b) Untersuchung der Wandung.

Die Untersuchung der Wandung, welche normal im Zustande der Ausdehnung 1—2 mm dick ist, beginnt mit der Betrachtung der Oberfläche, welche durch eine eigentümliche bienenwabenähnliche Faltenbildung ausgezeichnet ist. Die Falten verschwinden infolge der Ausdehnung der Blase bei Hydrops, ferner bei chronischer fibröser Entzündung, wie sie sich häufig bei lange bestehender Cholelithiasis einfindet, bei Karzinombildung usw.

Fig. 360.

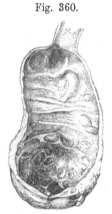

Chronische fibröse Cholecystitis durch Gallensteine. $^2/_3$ nat. Gr.

Fig. 361.

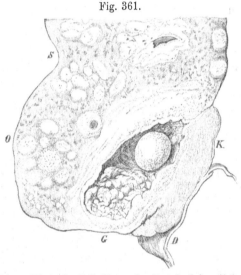

Primärer Krebs der Gallenblase, sekundärer der Leber, Cholesterinstein. $^2/_3$ nat. Gr.

Sagittaler Durchschnitt durch Leber und Gallenblase. O konvexe Oberfläche der Leber. S Schnürfurche. G Gallenblase mit wuchernder Krebsmasse im Fundus, krebsiger Infiltration der ganzen Wand und der anliegenden Leberteile, in ihrer oberen Hälfte ein rundlicher, fast reiner Cholesterinstein, multiple Krebsknoten verschiedener Grösse in der Leber, teilweise um Gefässe herum. D Darm, durch krebsige Adhäsionen (K) mit der Gallenblase verbunden.

Von entzündlichen Veränderungen ist die eben erwähnte chronisch-fibröse wohl die häufigste (Fig. 360). Man erkennt sie an der weisslichen Farbe und derben Konsistenz der Mukosa. Am wichtigsten sind die ulzerösen Entzündungen, welche teils durch Gallensteine hervorgerufen werden, teils bei gewissen Krankheiten, z. B. schweren Typhusfällen, auftreten und gern zu Perforationen führen, von denen vorher das Nötige gesagt wurde. Der Geschwürsbildung geht bald eine eiterige, bald eine pseudomembranöse Entzündung voraus. Nach geschwüriger Zerstörung der Schleimhaut kann die Submukosa sich entzünden (Cholecystitis phlegmonosa), welche man daher in solchen Fällen noch durch einige längs gerichtete Einschnitte blosslegt. Die Entzündung hat meist einen nekrotischen Charakter; das Gewebe ist von schmutzig gelbbrauner Farbe, mit einer trüben graubraunen (galligen) Flüssigkeit erfüllt, wodurch diese Schicht und mit ihr die ganze Wandung verdickt ist. Das Bindegewebe ist oft ganz morsch, leicht zerreisslich. Eine Wandphlegmone kann auch noch auf eine andere Weise entstehen, nämlich von den besonders bei Stauung des Inhalts tief in die Wand hineinreichenden Luschkaschen Epithel-schläuchen aus, von denen aus Bakterien direkt in die Submukosa eindringen können.

Tuberkulose der Gallenblase, sei es in Gestalt von Geschwüren, sei es in Form von multiplen oberflächlichen Nekrosen, ist sehr selten.

Die Geschwülste der Gallenblase beschränken sich fast ganz auf die Gruppe der Karzinome, nur das Fibroma papillare wird in sehr seltenen Fällen gefunden. Spitzen dieser Zottengeschwulst können mit Gallenniederschlägen inkrustiert erscheinen.

Viel häufiger ist der Krebs der Gallenblase (Fig. 361), welcher in den meisten Fällen, wenigstens in demjenigen Stadium, in welchem er zur Sektion kommt, mit einer Verengerung des Lumens verbunden ist, welches ausserdem meistens noch durch Gallensteine ganz ein-genommen wird. Der Krebs der Gallenblase ist bald ein weicherer, der oft deutlich höckerige Wucherungen an der inneren Oberfläche macht, bald ein harter, skirrhöser, der mehr als Krebsinfiltration auf-tritt. Beide Arten greifen fast stets auf die Leber, häufig (besonders der Skirrhus) auch auf das Bauchfell über, teils durch direktes Ein-wachsen, teils durch Metastasenbildung. Die sekundären Knoten sind oft so vorherrschend, dass die Gallenblase, welche wie der Magen sehr häufig beträchtlich einschrumpft, leicht übersehen werden kann. Man muss deshalb besonders in den Fällen von allgemeiner skirrhöser Synechie der Baucheingeweide gerade sie genau prüfen. Die Zellen der Gallenblasenkrebse haben in der Regel Zylinderform und sind oft noch drüsig angeordnet (Adenokarzinom), zuweilen kommt ein Kankroid vor, was eine Metaplasie des Zylinder- in Plattenepithel voraussetzt, sei es vor der Krebsbildung oder erst in dem Krebs selbst.

b) Untersuchung der Leberpforte, besonders der portalen Lymphknoten.

An die Untersuchung der Gallenblase und ihres Ausführungs-ganges schliesst sich naturgemäss noch diejenige der Leberpforte an. Es ist hier die Untersuchung der Gallengänge und der ersten Teiläste der Pfortader zu vervollständigen, dann aber sind die portalen Lymph-knoten nachzusehen, welche nicht bloss selbst erkranken (karzinoma-töse und käsige Degeneration usw.), sondern auch durch Druck auf die Nachbarteile sekundäre Störungen hervorbringen können. So wird z. B. bei Kindern mit allgemeiner Verkäsung der abdominalen Lymph-knoten zuweilen lediglich durch den Druck der portalen Knoten auf die Gallengänge bedeutender Stauungs-Ikterus erzeugt. Sehr häufig sind diese Knoten pigmentiert; das Pigment ist sowohl Blutpigment als auch besonders bei alten Leuten Kohle, welche aus den Respirations-organen in den Kreislauf geraten war oder durch retrograden Lymphstrom von den Bronchialdrüsen verschleppt wurde. Durch die Einwirkung

der Fäulnisgase kann auch das Blutpigment an der Leiche schwarz
aussehen.

Schliesslich eröffnet man auch noch den Leberteil der Vena cava,
um ihre Wand selbst sowie die einmündenden grösseren Lebervenen
zu untersuchen.

c) Untersuchung der Leber.

Nachdem alle genannten Teile untersucht sind, wird nun die Leber
selbst zunächst von aussen nach dem bekannten Schema geprüft.

1. Aeussere Untersuchung.

a) Allgemeine Verhältnisse.

Die Lage der Leber ist nur sehr selten eine derartig abnorme,
dass diese ihre normale Stelle vollständig verlassen hat; nur bei grossen
Zwerchfell- und Nabelbrüchen oder Eventrationen kommt das vor; bei
schlaffen Bauchdecken und langen Leberligamenten kann das Organ
weit nach unten rücken (Wanderleber, besser bewegliche Leber),
es wird aber das Vorkommen einer solchen Hepatoptose geleugnet und
nur eine anscheinende Tieflagerung infolge Gestaltveränderung zugegeben.
Es ist selbstverständlich, dass der freie Rand der Leber, je nach der
Grösse und Gestalt derselben, eine verschiedene Lage haben muss, aber
auch von dem Stand des Zwerchfells abhängig ist. Ueber die Bestimmung der Lage s. Besichtigung der Bauchhöhle S. 204. Bei
Transposition der Baucheingeweide zeigt auch die Leber die entsprechende Verlagerung in das linke Hypochondrium. — Die normalen
Masse sind bei einem Gewicht von 1000 bis 2000 g und bei einem
mittleren Volumen von 1574 ccm bei Erwachsenen folgende: Die
Gesamtbreite (transversaler Durchmesser) beträgt 25—30 cm, diejenige
des rechten Lappens 18—20 cm, des linken 8—10 cm; die Höhe
(sagittaler Durchmesser) des rechten Lappens 20—22 cm; des linken
15—16 cm; die grösste Dicke (vertikaler Durchmesser) 6—9 cm.

Diese normale Grösse wird bei den verschiedensten Erkrankungen
und oft beträchtlich überschritten. Wollte man eine aufsteigende
Stufenleiter aufstellen, so würde etwa zuerst die parenchymatös entzündete, dann die fettig infiltrierte und die amyloid entartete, dann die
krebsige, leukämische und melanomatöse Leber zu ordnen sein. Die
Verkleinerung, im ganzen seltener als die Vergrösserung, ist bei der
einfachen Altersatrophie, bei der braunen Atrophie geringer, höhere
Grade erreicht sie bei der sogenannten Zirrhose (interstitiellen Entzündung), bei der syphilitischen Atrophie und endlich den höchsten
Grad bei der sogenannten akuten Leberatrophie, bei welcher die Grösse
des Organs oft kaum die Hälfte der normalen beträgt.

Partielle Grössenveränderungen sind sehr häufig, vor allen Dingen
die partiellen Atrophien, welche durch Druck (Schnüratrophie usw.)
erzeugt werden. Partielle Vergrösserungen kommen als vikariierende
neben partiellen Atrophien vor, am häufigsten in syphilitischen Lebern.

Die Gestalt der Leber zeigt öfter angeborene Veränderungen, von denen besonders einfache oder mehrfache Furchen zu erwähnen sind, welche an der konvexesten Stelle des rechten Lappens in der Richtung der Körperachse hinziehen. Nach Liebermeister sollen sie von abnorm starker Exspiration (durch Faltung) erzeugt sein, während Zahn sie als Eindrücke von durch Inspirationsstörungen hypertrophischen Zwerchfellansätzen betrachtet. Besonders die letzte Erklärung mag für manche Fälle zutreffen — jedenfalls versäume man nie, das Zwerchfell genau anzusehen —; da ich aber an der Leber eines im 7. Monat zu früh geborenen und alsbald nach der Geburt gestorbenen Kindes die schönsten Sagittalfurchen gesehen habe, und da sowohl die Leberkapsel wie das darunter liegende Gewebe meistens ganz unverändert aussehen, so halte ich mindestens den grössten Teil dieser Furchen für angeboren.

Ebenfalls angeboren sind die zuweilen beobachteten Verlängerungen und Abplattungen des linken Lappens, der dadurch eine zungenförmige Gestalt erhält und bis zur Milz hinreicht, mit der er nicht selten sogar durch Pseudomembranen verbunden ist.

Von pathologischen Zuständen abhängig sind dagegen alle jene Furchen und Einschnitte, an denen die Kapsel eine Verdickung und weissliche Trübung zeigt. Die gewöhnlichste hierher gehörige Veränderung ist eine breite und verschieden tiefe Furche, welche in einiger Entfernung vom unteren Rande quer über den rechten, seltener auch über einen Teil des linken Lappens herüberläuft und durch Anpressen des Rippenrandes hervorgerufen wird, wie das besonders beim festen Schnüren geschieht, woher der Name Schnürfurche. Diese Furche kann in seltenen Fällen so tief gehen, dass der grösste Teil des Gewebes atrophiert und dadurch die untere Hälfte des rechten Lappens von der oberen abgeschnürt ist, so dass sie sich unter Umständen umklappen kann. Man achte auf etwaige Beziehungen der Schnürfurche zur Gallenblase. Wenn deren Hals in die Furche fällt, so kann Stagnation der Galle und vielleicht Steinbildung bedingt werden.

Kleinere unregelmässige narbige Einziehungen an der Oberfläche, welche wohl als geheilte Rupturen der Leber aufzufassen sind, findet man häufiger, als man von vornherein erwarten sollte. Unregelmässige Furchen und Einschnitte, meist aber solche, welche nach dem Lig. supens. gerichtet sind, werden durch Syphilis erzeugt, und endlich können durch die interstitielle Hepatitis mancherlei Gestaltveränderungen, besonders an den Rändern bewirkt werden, so dass die Leber zuweilen selbst das Aussehen einer traubigen Drüse erhält. Ueberhaupt ist die Gestaltung der Ränder, besonders die des vorderen Randes, manchem Wechsel unterworfen, was um so mehr Beachtung verdient, als ja gerade dieser Teil des Organes schon während des Lebens der Betastung zugänglich ist. Die Ränder sind verdickt und abgerundet bei allen Vorgängen, welche mit Grössenzunahme des Gewebes verbunden sind, also vorzugsweise bei der Fettleber und Amyloidleber, dagegen verdünnt und zugespitzt (durch Schwund der Leberzellen) bei atrophischen

Prozessen, z. B. manchen Fällen von Zirrhose, von Schnüratrophie usw. Bei starker Perihepatitis (Zuckergussleber) sind alle Ränder abgerundet, so dass die Leber mehr kugelig gestaltet erscheint.

Sehr häufig sind auch Gestaltveränderungen bei Verbiegungen der Wirbelsäule und dadurch des ganzen Thorax, sowie endlich bei Bauchfellentzündungen, besonders perforativen mit Eintritt von Gas in die Bauchhöhle (Pneumaskos), Es ist schon aus den klinischen Erscheinungen bekannt, dass die Gasblase sich zwischen Leber und Bauchwand festsetzt (Verschwinden der Leberdämpfung) und so findet man denn auch meistens die äussere und obere Fläche des rechten Lappens bis verschieden weit an das Lig. suspensorium heran mit einem flachen Eindrucke versehen, entsprechend der Stelle, wo sich Exsudat und Gas zwischen Leber und Bauchwand angesammelt hatte. — Des zapfenförmigen Hineinragens eines kleinen Leberabschnittes in ein Loch des Diaphragma (sog. Hernia diaphragmatica) ist schon früher gedacht worden.

Die Farbe der Oberfläche ist wie bei allen mit fibröser Kapsel versehenen Organen wesentlich von dem Zustande dieser Kapsel abhängig. Diese aber als normal, d. h. ganz dünn und durchsichtig vorausgesetzt, sind eine ganze Anzahl von Veränderungen des Gewebes an der veränderten Farbe der Oberfläche schon von aussen zu erkennen. Die normale braune oder braunrote Farbe ist in ein mehr oder weniger reines Hellgelb verwandelt bei den höheren Graden der Fettinfiltration, bei den geringeren bemerkt man nur einzelne gelbe Einsprengungen. Ist das helle Gelb mit einzelnen galligen Tönen versehen, so deutet dies auf bestehenden Leberikterus; sehr ausgesprochen gallige Flecken mit roten Zwischenräumen finden sich bei der akuten Leberatrophie; ein dunkles Braun zeigt die braune Atrophie an.

Die Fäulnis bewirkt eine schmutzig grünlich-schiefrige Färbung, die sich in gleicher Weise manchmal bei frischen Leichen zeigt, wenn eine jauchige Bauchfellentzündung bestand. Sie ist dann oft nur auf den rechten Lappen beschränkt, entsprechend der Stelle der hauptsächlichsten Ansammlung von Exsudat bzw. Gas und dann oft mit der eben erwähnten Gestaltveränderung (durch Druck) verbunden. Beide Veränderungen sind oft ganz scharf gegen diejenigen Stellen abgegrenzt, welche dem seitlichen Bauchfell fest anlagen und deshalb nicht wesentlich verändert sind.

Diesen allgemeinen oder doch gleichmässig über grössere Strecken verbreiteten Farbenveränderungen stehen einige auf kleinere Stellen beschränkte gegenüber, von denen ich zuerst partielle gelbe Flecken als Ausdruck partieller Fettinfiltration hervorhebe. Nicht zu verwechseln mit diesen sind blasse Flecken, welche weniger rein gelb, sondern mehr graugelb aussehen und besonders in der Richtung der Rippen gelegen sind: anämische Flecken, wie man sie leicht durch festes Aufdrücken des Fingernagels erzeugen kann. Rote Flecken allein oder solche mit lehm- oder ziegelgelben Einsprengungen finden sich bei Eklampsie, die gelben Flecken mit rotem Hofe bei den seltenen arteriell-embolischen Infarkten, herdweise eitergelbe Färbung wird bedingt durch Abszesse; kleine linsen- bis groschengrosse, blau-schwarze Flecken rühren von sog. Blutgeschwülsten (Kavernomen) her, die durch Furchen abgegrenzt sein können. Oberflächlich ge-legene Karzinome usw. machen natürlich auch entsprechende Farben-veränderungen.

Die Konsistenz der normalen Leber ist im Vergleich zu anderen Organen eine ziemlich derbe; Fingereindrücke gleichen sich schnell wieder aus. Durch die Fettinfiltration wird die Konsistenz noch ver-mehrt, die Elastizität dagegen etwas vermindert, Fingereindrücke gleichen sich nur langsam aus; noch mehr ist dieses der Fall bei der Amyloidleber, welche sehr fest ist, aber Fingereindrücke stehen bleiben lässt. Auch die braun-atrophische Leber erhält eine festere Konsistenz, wenn sie auch nicht so fest wird wie die amyloide oder gar die zirrhotische Leber, welche alle anderen an Derbheit übertrifft und oft sogar beim Durchschneiden knirscht.

Eine Erweichung findet vorzugsweise bei der parenchymatösen Entzündung statt. Das Organ verliert in den höheren Graden alle Elastizität und ist äusserst welk, ein Zustand, der bei der akuten Atrophie seinen Höhepunkt erreicht, wo das Organ eine Konsistenz hat wie ein „Waschlappen". Wirkliche Fluktuation tritt nur partiell auf, wenn grössere Abszesse oder Blasenwürmer (Echinokokken) unter der Oberfläche gelegen sind.

b) Veränderungen der Kapsel der Leber.

Die Kapsel der Leber nimmt vielfach sowohl an den Er-krankungen des Lebergewebes als auch an denen des gesamten Bauch-felles teil, besonders sind chronisch entzündliche Verdickungen (Peri-hepatitis chron. fibrosa), meist auf kleinere Strecken beschränkt, ein häufiger Befund. Mikroskopisch sieht man Auswüchse auf der Serosa, welche sich von dieser durch den Mangel an elastischen Fasern leicht unterscheiden lassen. Manchmal kann man neben solchen Ver-dickungen recht hübsch die subkapsulären Lymphgefässe verfolgen, an deren Wandlungen sich wie bei der Lunge die Verdickung oft zuerst bemerkbar macht. Eine verbreitete Perihepatitis fibrosa ist meistens sekundär durch fibröse Hepatitis erzeugt, sie kann aber auch primär sein und sekundär das Lebergewebe in Mitleidenschaft ziehen, in welchem dann die später zu schildernde zirrhotische Atrophie nach innen zu immer geringer wird. Grade hierbei kommen die beträcht-lichsten Verdickungen der Kapsel vor, und da diese dabei eine glatte Oberfläche zu haben pflegt, so erscheint die Bezeichnung „Zucker-gussleber" nicht ungeeignet. Die Perihepatitis kann auch auf die Vena cava und insbesondere auf grosse Lebervenen übergreifen, wodurch diese verengert und in sehr seltenen Fällen sogar verschlossen werden können. Eine adhäsive Perihepatitis kann Verwachsungen der Leber mit dem Zwerchfell, dem Magen, Darm, der Milz usw. bedingen. Bei eiterigen Bauchfellentzündungen sammelt sich in der Regel über und neben dem rechten Leberlappen eine grössere Eitermenge an.

Abgekapselte Eiteranhäufungen zwischen Leber und Zwerchfell werden ungenauerweise als subphrenische Abszesse bezeichnet. Tuberkel und Karzinome sind nicht selten, doch sind erstere seltener als diejenigen im Gewebe, welche man oft durch die Kapsel hindurchscheinen sieht.

2. Innere Untersuchung der Leber.

Um das Innere der Leber zur Anschauung zu bringen, genügt für gewöhnlich ein einziger langer Schnitt, der in der Querrichtung vom linken zum rechten Lappen das ganze Organ durchdringt und an der Porta endet, wo die grossen Gefässe und Gallengänge getroffen werden sollen. Sagittale Schnitte durch den rechten und linken Lappen sind ungeeignet, weil sie die Porta nicht treffen. Vermutet man Herderkrankungen oder hat man bei der äusseren Betrachtung schon solche entdeckt, so kann die Menge der Schnitte natürlich vermehrt werden, man soll aber immer dieselbe Richtung beibehalten, weil sonst das Organ leicht zu sehr zerfetzt und dadurch die spätere Orientierung erschwert wird.

a) Allgemeine Verhältnisse.

1. Des Gewebes im Ganzen.

Die erste Beachtung erfordert der Blutgehalt, sowohl derjenige der grösseren Gefässe, wie derjenige der kleineren, welcher auch hier zum grossen Teile die Farbe des Gewebes bedingt.

Es ist in der Leber sehr leicht die Aeste der beiden Venensysteme, auf die es im wesentlichen allein ankommt, voneinander zu unterscheiden. Die Lebervenen besitzen nur eine ganz dünne schmale Wandung, welche allerseits unmittelbar an das Lebergewebe anstösst und fest mit demselben zusammenhängt, so dass diese Gefässe auf Durchschnitten nicht zusammenfallen können, sondern mit weitklaffender Lichtung offen stehen. Ausserdem liegen sie stets allein, d. h. man findet keine anderen grösseren Blut- oder Gallengefässe neben ihnen. Umgekehrt werden die Pfortaderäste stets von Gallengängen und Leberarterienästen begleitet, welche sämtlich mit ihnen zusammen von einer, mit der Grösse der Gefässe abnehmenden Menge von Bindegewebe (sog. Glissonschen Kapsel, periportales, interlobuläres Gewebe) umschlossen sind, was zur Folge hat, dass die Lumina der Pfortaderäste niemals so klaffend offen stehen, wie diejenigen der Lebervenen.

Zur Beurteilung des Blutgehaltes dieser Gefässe genügt es nicht, bloss das auf der Schnittfläche hervortretende Blut zu beachten, sondern man muss auch noch einen Druck auf das Gewebe ausüben, um zu sehen, wieviel Blut sich dadurch gewinnen lässt.

Was die Beschaffenheit des Inhaltes der Lebergefässe angeht, so wird von ihrer partiellen thrombotischen (sei es einfachen, sei es krebsigen) Verschliessung noch später die Rede sein; für gewöhnlich ist das Blut von sehr dunkler Farbe und fast immer flüssig, so dass ein etwa vorgefundenes grösseres Gerinnsel stets den Verdacht einer pathologischen Entstehung erregen muss. Schaumiges Blut ist ein Zeichen von Fäulnis, welche in der Leber ziemlich früh auftritt. Das Blut zeigt dann zugleich die bekannte verwaschen rote oder auch grünliche Farbe. Ueber Schaumleber s. unten.

Der Blutgehalt des Gewebes wechselt sehr und ist am stärksten bei allen mit Stauung im rechten Herzen verbundenen Erkrankungen. Er ist seltener gleichmässig verteilt und die Blutfarbe wird häufig durch die Eigenfarbe des Gewebes verändert. Diese ist für gewöhnlich eine rotbraune; Weiss- oder Graugelb rührt immer von Fett (meistens Fettinfiltration) her, Orangegelb oder Grüngelb, selbst rein Grün deutet auf Ikterus, viel Grau oder Rotgrau wird durch Vermehrung des Bindegewebes (interstitielle fibröse Hepatitis), ein glasig durchscheinendes Grau durch Amyloid hervorgerufen, Dunkelbraun durch Ablagerung von braunem Pigment in den Zellen (braune Atrophie), schieferige oder selbst schwärzliche Färbung kommt bei Melanämie und Anthrakose vor. Eine trübe, matte, meistens graubraune Farbe kennzeichnet die frische parenchymatöse Entzündung. Die Fäulnis bewirkt, wie in den meisten Organen, so auch an der Leber eine schmutzig rote, grünliche oder schwärzliche Färbung, welche auch partiell an der Oberfläche (unter gewöhnlichen Verhältnissen 3 bis 5 mm weit) unter jauchigen peritonitischen Exsudaten oder im Gewebe um Gefässe oder Gallengänge herum vorkommt, als Beweis, dass unter Umständen die Fäulnis von hier ausgehen kann.

Die Konsistenz des Lebergewebes ist auch auf dem Durchschnitte zu prüfen. Im allgemeinen gilt das für die äussere Untersuchung Gesagte. Sehr kennzeichnend ist das körnige Gefühl, welches häufig die zirrhotische Leber, in geringerem Gerade jede stärkere Fettleber gibt. Durch die Fäulnis wird die Konsistenz stets beträchtlich vermindert, das Gewebe brüchig und leicht zerdrückbar, ein Zustand, der besonders dann vorhanden ist, wenn (in den höheren Graden der Fäulnis oder bei Anwesenheit der anëroben Gasbazillen) sich auch in dem Gewebe Gasblasen entwickelt haben (Schaumleber).

2. Allgemeine Verhältnisse der einzelnen Läppchen.

Nach diesen allgemeinen Betrachtungen werden die einzelnen Leberläppchen (Lobuli) noch einer besonderen Untersuchung in bezug auf Grösse, Gestalt und Farbe unterzogen, welche deswegen ganz besonders wichtig ist, weil die meisten Leberveränderungen in ganz besonderen Beziehungen zu den Läppchen stehen.

Die Grösse der Läppchen, über deren Erkennung sogleich bei Besprechung der Farbe noch Einiges mitgeteilt werden soll, ist sehr verschieden, je nach der Richtung, in welcher der Schnitt durch das längliche und vieleckige Körperchen hindurchgegangen ist. Die normale Grösse beträgt im Querdurchmesser etwa 1 mm, im Längsdurchmesser 1—2 mm, doch bestimmt man sie gewöhnlich nur nach dem allgemeinen Eindruck. Eine Vergrösserung der Läppchen, welche nicht notwendig mit allen Vergrösserungen der ganzen Leber oder einzelner Abschnitte verbunden ist, findet man sowohl ohne pathologische Veränderungen der sie zusammensetzenden Teile, besonders der Zellen, bei verschiedenen Hypertrophien resp. Hyperplasien der Leber (vikariierende, einfache H.) als auch bei einer grossen Zahl von Krankheiten, welche zugleich Veränderungen in den Zellen bewirken (parenchymatöse Hepatitis, Fettleber, Amyloidleber); Verkleinerung bei der einfachen Atrophie, der braunen, der bindegewebigen Atrophie und so weiter.

Die Gestalt der Läppchen erleidet insofern öfter Veränderungen, als die mehr oder weniger scharfe Grenze, welche sie gewöhnlich und besonders bei gewissen pathologischen Veränderungen (Fettinfiltrationen) besitzen, mehr oder weniger verschwindet, so dass man sie nicht mehr voneinander unterscheiden kann. Dies ist z. B. in vielen Fällen von parenchymatöser Hepatitis der Fall, bei der die ganze Anordnung der Leberzellen in Unordnung geraten zu sein pflegt (Dissoziation der Leberzellen).

Am wichtigsten von allen Verhältnissen der Läppchen ist ihre Farbe, welche normal Verschiedenheiten zwischen ihren einzelnen Abschnitten bedingt, die wesentlich von der Blutverteilung abhängen. Es sammelt sich nämlich nach dem Tode das Blut vorzugsweise in den Lebervenen und dem nächstgelegenen Abschnitte des Kapillarnetzes an, so dass die inneren oder zentralen Abschnitte, wo die Kapillaren sich zu der Lebervene (Vas centrale oder intralobulare, Vena hepatica) sammeln, blutreicher und daher von dunklerer (brauner oder braunroter) Färbung sind, als die äusseren (oder portalen), deren Kapillaren aus den Pfortaderzweigen abstammen und leer sind. Es haben deswegen die Ränder der Läppchen schon normaler Weise eine von dem Zentrum verschiedene hellere, mehr graue Farbe, welche an jenen Stellen, wo Pfortadern, d. h. also zugleich Bindegewebe liegen, am deutlichsten hervortritt. Diese normalen Farbenunterschiede werden nun durch einzelne pathologische Veränderungen noch verstärkt, aber auch zum Teil wesentlich geändert. Die zentrale dunkle Färbung wird noch erhöht und intensiv dunkelrot bei Stauung in den Lebervenen; sie wird braun durch braune Atrophie der Zellen; die gelbe oder gelbrote oder grünliche Farbe des Ikterus tritt gleichfalls im Zentrum auf, ausnahmsweise auch, in Form von Flecken, die zentrale Verfettung, während die so häufig in verschieden weiter Ausdehnung vorhandene in Form von Ringen auftretende hellgelbe oder rein gelbe Färbung der peripherischen Zone von der häufigeren peripherischen Fettinfiltration herrührt. Eine breite graue oder graurote Zone an der Peripherie der Läppchen und zwischen Resten derselben deutet auf eine Wucherung des Bindegewebes (interstitielle fibröse Hepatitis) hin. Als kleine graue Flecken, meistens in den äusseren Abschnitten der Läppchen, erscheinen oft die Tuberkel. Endlich finden sich, ebenfalls vorzugsweise an den Rändern, die von der Ablagerung schwärzlichen Pigmentes (Melanämie, Anthrakose) herrührenden schiefrigen Farbentöne. Mehr der intermediären, d. h. zwischen zentraler und portaler gelegenen Zone gehört (wenigstens bei geringerer Veränderung) die gallertig durchscheinende graue Farbe des Amyloid an, welches zugleich den bekannten matten, wachsartigen Glanz besitzt.

Die mikroskopische Untersuchung der Leber ist im allgemeinen einfach, da es zur Feststellung vieler Veränderungen genügt, ein Zupfpräparat anzufertigen, in welchem die Veränderungen der Leberzellen mit Bequemlichkeit erkannt werden können. Die weitere Untersuchung geschieht an Schnittpräparaten, welche je nach dem Zweck der Untersuchung von dem frischen oder gehärteten Organ in der bekannten Weise angefertigt werden. Indem ich wegen der Einzelheiten auf die folgende Uebersicht über die pathologischen Zustände der Leber verweise, will ich nur noch kurz einige, besonders die Untersuchung der Läppchen betreffende, normale Verhältnisse, welche bei der Untersuchung pathologischer Veränderungen von besonderer Wichtigkeit sind, erwähnen. Es gehört dahin besonders die Unterscheidung von Lebervenen (Vasa intralobularia) und Pfortadern (Vasa interlobularia). Die bei der makroskopischen Betrachtung hervorgehobenen Erkennungszeichen haben in gleicher Weise auch für die mikroskopische Geltung. Es sind also die Lebervenen durch ihre ganz dünne, fest mit dem umgebenden Gewebe zusammenhängende Wandung und das dadurch bewirkte Klaffen ihres Lumens ausgezeichnet; sie sind ferner fast stets nur von Kapillaren umgeben, niemals liegt ein anderes grösseres Gefäss, seien es Arterien, Gallengänge oder Pfortadern neben ihnen, während die an den Rändern verlaufenden (daher interlobulären) Pfortaderäste einmal stets von einer gewissen Menge von Bindegewebe umhüllt sind, dann aber fast stets noch andere Gefässe und zwar Aeste der Leberarterie und der Gallengänge von der Glissonschen Kapsel umschlossen neben sich haben. Es ist die Kenntnis dieser Unterschiede für die Untersuchung der menschlichen Leber um so wichtiger, als hier nur auf dem eigentümlichen Verlaufe der Gefässe die Einteilung in Läppchen beruht, da eine vollständige Abgrenzung solcher durch Bindegewebe, wie sie etwa beim Schweine besteht, nicht vorhanden ist, vielmehr überall da, wo nicht periportales Gewebe, also ein Pfortaderast liegt, benachbarte Läppchen unmittelbar in einander übergehen. Die Abgrenzung der einzelnen Läppchen, welche für die Beurteilung der Leberzustände notwendig ist, weil verschiedene Erkrankungen in verschiedenen Abschnitten derselben ihre Veränderung bewirken, wird dadurch natürlich sehr erschwert, um so mehr als der makroskopisch verwertbare Farbenunterschied zwischen zentralen und peripherischen Partien mikroskopisch um so weniger zur Orientierung benutzt werden kann, je stärker die Vergrösserung ist, und als auf jedem Schnitte alle möglichen Durchschnitte von Läppchen (Quer-, Längs- und Schrägschnitte) nebeneinander vorhanden sind.

Der Einfachheit halber pflegt man sich bei der Beschreibung der Veränderungen stets einen Querschnitt des Läppchens zu denken und so soll es auch im Folgenden gehalten werden.

Es ist wohl zu beachten, dass die eben gekennzeichneten Läppchen nur vaskuläre, nicht sekretorische Einheiten sind; die letzten werden gebildet von denjenigen Abschnitten benachbarter Läppchen, welche ihr Sekret in denselben interlobulären Gallengang entleeren, ihre Grenzen fallen also mit den Zentralvenen der vaskulären Läppchen zusammen.

b) Die einzelnen Erkrankungen.

1. Kreislaufstörungen. Eine Anämie kann aus allgemeinen und lokalen Ursachen (Druck verschiedener Art) entstehen; die Leber sieht bräunlichgrau oder, wenn Fett vorhanden ist, in verschiedenen Tönen gelb aus. Eine mit dunkelroter, braunroter Färbung einhergehende kongestive Hyperämie findet sich teils allgemein bei Infektionskrankheiten, teils lokal in der Umgebung von Abszessen usw. Am wichtigsten ist die Stauungshyperämie, welche wegen der Nähe der Leber am Herzen und wegen des an sich schon so geringen Blutdrucks in der Leber ganz besonders leicht bei allen vom rechten Herzen ausgehenden Venenstauungen sich entwickelt. Man erkennt sie an einer dunkelroten Färbung der Centra der Läppchen, indem die Stauung sich zunächst in den Venae centrales und den nächsten Kapillarmaschen geltend macht. Da in der Regel gleichzeitig die

Peripherie der Läppchen durch Fettinfiltration eine helle graue oder
gelbe Färbung besitzt, so heben sich die beiden Teile sehr scharf voneinander ab und das Bild, welches der Leberdurchschnitt darbietet,
hat Aehnlichkeit mit dem Durchschnitt einer Muskatnuss (Muskatnussleber, Hepar moschatum). In der Regel liegen die dunkelroten
Centra der Läppchen auch tiefer wie die Peripherie, da hier die Leberzellen durch die Fettinfiltration vergrössert sind, während sie dort
durch die sich immer mehr erweiternden Gefässe gedrückt und unter
Auftreten von braungelben Pigmentkörnern zur Atrophie gebracht
werden. Man darf aber nicht jede braun pigmentierte Zelle für eine
Leberzelle halten, denn es können auch die Kupfferschen Sternzellen
Pigment enthalten. Durch den Schwund der Leberzellen wird eine
Verkleinerung der einzelnen Läppchen und natürlich auch der ganzen
Leber bewirkt (zyanotische Atrophie) und da die braunen Pigment-
massen die dunkle Färbung der Centra noch weiter erhöhen, so entsteht
das ausgeprägteste Blid der Muskatnussleber (atrophische Stauungs-
leber). Es kann schliesslich bis auf einen schmalen Saum in der
Peripherie, wo dann die Zellen oft auffällig gross sind, jede Spur von
Leberzellen schwinden, so dass der Lobulus fast nur aus den stark mit
Blut gefüllten und erweiterten Kapillaren besteht, zwischen welchen nur
noch kleine Häufchen von braunem Pigment als Reste der Leberzellen
(neben braun pigmentierten Kupfferschen Sternzellen) vorhanden sind.
Es tritt dabei wie bei anderen Organen eine gewisse Bindegewebs-
induration ein, welche sich besonders in Verdickung der Wand der
Lebervenen äussert, aber auch an dem periportalen Bindegewebe nicht
fehlt (indurierte atrophische Stauungsleber). Wenn aber auch
bei der allgemeinen Stauung sämtliche Abschnitte der Leber verändert
sind, so ist die Veränderung doch keineswegs überall gleich stark,
vielmehr pflegen die starken Atrophien fleckweise, strichweise aufzutreten, so dass dadurch breitere oder schmälere, oft netzförmig verbundene, schwarzrote atrophische Streifen im Gewebe entstehen, denen,
wenn sie bis zur Oberfläche reichen, hier ebenfalls rote Streifen und
Flecken sowie zugleich kleine Furchen mit leichter Verdickung der
Kapsel entsprechen, wodurch die Oberfläche ein unebenes, höckeriges,
oft geradezu granuliertes Aussehen erhält. Die höchsten Grade allgemeiner zyanotischer Atrophie werden durch Verschluss der Stämme
der Lebervenen, wie er z. B. durch Fortschreiten einer Perihepatitis
oder durch primäre Endophlebitis entstehen kann, erzeugt. Eine partielle zyanotische Atrophie trifft man häufig neben multiplen metastatischen Krebsknoten, wo oft eine ganz scharfe Grenze zwischen nahezu
normalem Parenchym und gänzlich atrophischem besteht. Hier handelt
es sich vielleicht um Verschluss einzelner Lebervenenäste durch das
Karzinom, hauptsächlich aber um Verschluss von Pfortaderästen denn
eine der zyanotischen Atrophie durchaus ähnliche Veränderung' kann
(bei allgemeiner Herabsetzung des Blutdrucks) sei es durch Embolie,
sei es durch sonstigen Verschluss eines Pfortaderastes erzeugt werden.
Es ist das eine Art von Infarzierung (rote Infarkte, zyanotische Infarkte), bei der aber nicht Blutung, sondern nur Gefässfüllung, und

nicht Nekrose, sondern nur Atrophie des Lebergewebes vorhanden ist, so dass auch immer die Läppchen noch sehr wohl erkannt werden können. Am Rande solcher Herde entsteht eine zellige Wucherung, durch welche sie vielleicht in eine Narbe umgewandelt werden können, doch bleiben sie sicher lange Zeit in dem Zustande der zyanotischen Atrophie bestehen, da man gelegentlich die betreffenden Pfortaderäste durch Bindegewebe völlig verschlossen findet. Sonst sind gutartige Embolien sowohl in der Pfortader wie in der Leberarterie selten und ohne störende Folgen; maligne Emboli der Pfortader bewirken die später zu erwähnenden metastatischen Abszesse, solche der Arterien, welche selbst bei Endocarditis ulcerosa nur selten und an kleineren Aesten beobachtet werden, machen subkapsuläre, keilförmige, gelbe, nekrotische Infarkte (Fig. 362), in welchen die Läppchen noch, wenn auch undeutlich, erkannt werden. Auch an sie schliesst sich eine eiterige Entzündung an. Anämisch-nekrotische Infarkte von Läppchengruppen werden selten durch tuberkulösen Verschluss der beiden zuführenden Gefässe (Pfortader und Leberarterie) hervorgerufen, kommen häufiger infolge von Zerreissung dieser

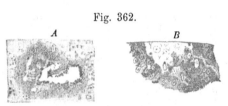

Fig. 362.

A   B

Embolischer Leberinfarkt bei ulzeröser Endokarditis.
Frisches Präp. Nat. Gr.

A Infarkt von aussen; die trübgelbe nekrotische Partie von einem hellroten Hofe umgeben.
B Durchschnitt; an der Spitze des keilförmigen Infarktes ein Gefäss schräg durchschnitten.

Gefässe bei Leberrupturen an den Randpartien der Risstellen vor, wo ich sie von mehreren Zentimetern Umfang gesehen habe. Wenn das Leben lange genug erhalten bleibt, können Abkapselungs- und regeneratorische Vorgänge auftreten.

Thrombosen kommen sowohl in der Pfortader als auch in Lebervenen nicht selten vor; in. ersterer am häufigsten infolge von Beeinträchtigung der Interlobuläräste durch schrumpfendes Bindegewebe (Zirrhose), aber auch durch hineinwachsende Geschwülste, bei letzteren sowohl durch diese wie bei metastatischer Abszessbildung, wo gern eine Thrombophlebitis entsteht.

Blutungen finden sich in geringerer Ausdehnung bei hämorrhagischer Diathese verschiedener Art; sie sitzen dann besonders gern unter der Kapsel. Bei verschiedenen Infektionen und Intoxikationen (Rekurrens, Puerperalfieber, Miessmuschelvergiftung) hat Virchow infarktartige Blutungen beobachtet, welche er als Folgen einer Hepatitis haemorrhagica betrachtete. Es waren das wohl dieselben Veränderungen, welche neuerdings besonders bei Eklampsie gefunden und untersucht worden sind: meist kleine, aber hie und da auch mehrere Zentimeter Ausdehnung besitzende Herde von teils dunkelroter, teils trübgelber Färbung, nicht selten gelb in den inneren, rot in den äusseren Abschnitten oder beide Farben unregelmässig gemischt, an der Kapsel, aber auch in der Tiefe gelegen, die grösseren mehr vereinzelt, die kleinsten, soeben sichtbaren, oft in ungeheurer Zahl im ganzen Gewebe zerstreut. Auf Schnittflächen sieht man die veränderten Teile leicht über die Umgebung hervorragen (van Gieson, Weigert-Fibrinfärbung der mikroskopischen Schnitte) und von körnigem Aussehen, weil die Kapillaren (aber auch kleine Pfortaderäste) im Innern der Herde, welche sich hauptsächlich dem Verlaufe der Pfortader anschliessen, durch hyaline, aber Fibrinfärbung gebende Thromben verschlossen und ausgedehnt sind. Die Leberzellen sind zum Teil nekrotisch (eklamptische Infarkte), aber doch vielfach mit guter Kernfärbung noch zwischen den verschlossenen Gefässen sichtbar, am Rand der Herde besteht eine starke Füllung der Kapillaren durch rote Blutkörperchen, die man aber an den mikroskopischen Präparaten meistens nur als Schatten erkennt, offenbar weil eine starke Hämolyse besteht. Nekrose der Epithelien und Zirkulationsstörung können auch räumlich getrennt vorhanden sein, hängen also nicht voneinander ab, sondern sind beide Folgen derselben (wohl toxischen) Ursache.

Oedematöse Veränderungen treten am eigentlichen Lebergewebe nicht in erkennbarer Weise hervor, dagegen gibt es ausgeprägte ödematöse Schwellungen des portalen Bindegewebes, teils entzündliche, teils rein mechanische (nach der Geburt). In der durch das ödematöse Bindegewebe erzeugten Kompression der Gallengänge wollte Birch-Hirschfeld die Ursache des Icterus neonatorum sehen.

2. **Entzündungen.** Man kann auch bei der Leber wieder parenchymatöse und interstitielle Entzündungen unterscheiden; erstere sind degenerative, letztere teils exsudative (eiterige), teils produktive.

a) Die parenchymatöse, degenerative Hepatitis wird bald in ihrem Höhestadium, demjenigen der „trüben Schwellung", bald in einem ihrer Ausgänge, demjenigen der fettigen Degeneration gefunden. Während die letzte an der Niere nicht so selten oder vielmehr sehr häufig beobachtet wird, ist sie dagegen bei der Leber viel seltener und im allgemeinen nur auf ganz bestimmte Erkrankungsformen beschränkt; bei den für gewöhnlich von parenchymatösen Veränderungen begleiteten Krankheiten (insbesondere den akuten Infektionskrankheiten) erscheint, wenn sie zum Tode führen, die Leber in der Regel in dem Zustande der trüben Schwellung. Dieser ist charakterisiert durch grosse Welkheit des Organes, durch Vergrösserung sowohl der einzelnen Läppchen, wie der Leber im Ganzen, durch Undeutlichkeit der Läppchenzeichnung, sowie durch eine ziemlich gleichmässige trübgraue Färbung der Schnittfläche, welche den Eindruck macht, als wäre sie mit kochendem Wasser gebrüht worden (Gerinnung von Eiweisskörpern). Die Erkennung geringerer Grade parenchymatöser Hepatitis gehört zu dem Schwierigsten, was die pathologische Anatomie bietet, und es ist eine längere Uebung erforderlich, um in dieser Beziehung einige Sicherheit zu erlangen. Die Diagnose kann in diesen Fällen nicht viel durch genaue Betrachtung der Einzelheiten gefördert werden, man soll deshalb die Leber, wie auch die Niere, stets auch aus einiger Entfernnng betrachten, weil dann die Trübung am leichtesten erkannt werden kann. Auch die mikroskopische Untersuchung erfordert, um von Nutzen für die Diagnose zu sein, grosse Erfahrung, da die Leberzellen an sich schon sehr körnigen Inhalt haben und deshalb ein Mehr dieser Körner schwer zu erkennen ist. In den höheren Graden der Veränderung ist das Aussehen schon charakteristischer, die Zellen erscheinen dann trüb, wie mit Tusche bestrichen, der Kern verschwindet mehr oder weniger unter der Masse der dunklen Körnchen und der Umfang der Zelle im ganzen ist vermehrt, ihre Gestalt mehr abgerundet. Durch Zusatz von Essigsäure oder Alkalilauge kann man den grössten Teil der Körnchen (Albuminate) zum Verschwinden bringen, nur wenn schon Fettkörnchen vorhanden sind, bleiben diese auch dann unverändert. Es sind aber nicht nur die einzelnen Zellen verändert, sondern auch ihre gegenseitigen Beziehungen: sie haben sich voneinander getrennt, ihre Reihen sind mehr oder weniger vollständig aufgelöst (Dissoziation der Leberzellen), wodurch sich auch die Verwischung der Läppchenzeichnung erklärt. — Unter Schwund der abnormen Eiweiss- resp. Fettkörner kann der Prozess offenbar rückgängig werden, wenn die Grundkrankheit selbst nicht zum Tode führt.

Die schwereren Formen der parenchymatösen Entzündung, bei denen die trübe Schwellung in fettige Degeneration übergeht, finden sich hauptsächlich in 2 Fällen, bei den Vergiftungen mit Phosphor (auch Arsenik u. a.), sowie bei der sog. akuten Leberatrophie. Bei den Phosphorvergiftungen liegt freilich die Sache nicht so einfach, denn man findet hier sehr häufig abnorm grosse, hellgelbe Lebern mit Ikterus, die mit den einfachen, später noch zu schildernden ikterischen Fettlebern die allergrösste Aehnlichkeit haben, weshalb auch einzelne Autoren eine vollkommene Uebereinstimmung zwischen beiden behauptet haben und das Mitwirken parenchymatöser Entzündung leugnen, während andere mit Recht daran festhalten, dass das Wesen des Prozesses eine parenchymatöse Entzündung sei, bei der das anatomische Bild nur durch die Eigentümlichkeit der Leber, schon normal als Fettablagerungsstätte zu dienen, dahin beeinträchtigt wird, dass nicht wie bei den Degenerationen anderer Organe (Muskeln, Nierenepithelien usw.) kleine Fettkörnchen, sondern neben diesen auch grössere Tropfen in den Leberzellen erscheinen. Es findet dabei ein Fetttransport vom Fettgewebe in die Leber statt, es mag aber durch den Phosphor auch noch die Verbrennung des normal in der Leber aufgespeicherten Fettes verringert sein. Jedenfalls findet man bei der mikroskopischen Untersuchung neben Zellen mit grossen Fetttropfen, ganz ähnlich den bei der Fettinfiltration beobachteten, auch solche, die offenbar in Zerfall begriffen sind, was bei der Infiltration nicht vorkommt und darum den sichersten Anhalt für die Erkennung einer Degeneration gewährt. Es würden diese Zweifel wohl kaum entstanden sein, wenn nicht die Phosphorvergiftung meistens so schnell zum Tode führte, dass man nur die Anfangsstadien des Prozesses in der Leber zu Gesicht bekommt. Wenn das Leben etwas längere Zeit nach der Aufnahme des Giftes noch bestanden hat (10—14 Tage), so kann sich das Bild sehr wesentlich ändern. Dann zeigt sich der degenerative Charakter der Erkrankung in einem ausgedehnten Zerfall der verfetteten Leberzellen, durch deren Resorption das ausgeprägte Bild der sog. akuten Leberatrophie entsteht.

Die akute Leberatrophie wird auffallend häufiger bei Frauen, als bei Männern beobachtet und vorzugsweise während der Schwangerschaft und des Wochenbettes. Selten bekommt man die frischen Formen zu Gesicht, welche mit der Phosphorleber grosse Aehnlichkeit haben, nur dass die Konsistenz in der Regel geringer ist als bei jener, und welche nicht eine Verkleinerung, sondern im Gegenteil eine Vergrösserung (gelbe Hypertrophie) bedingen. In den gewöhnlichen typischen Fällen erscheint die Leber oft bis auf die Hälfte ihres Umfanges geschwunden, ganz schlaff und welk, dabei aber doch etwas zähe; schon auf der Oberfläche, noch mehr auf der Schnittfläche, sieht man ikterische, gelbe, über die Schnittfläche polsterartig hervorragende Herde von verschiedener Grösse in eine rote, öfter von einzelnen grauen feinen Bälkchen durchzogene Grundmasse eingelagert; bald überwiegen die gelben Massen, bald die roten (dies ist besonders häufig im linken Lappen der Fall), öfters sind beide miteinander gemischt, zwischendurch sieht man eine wechselnde Menge von punktförmigen Hämorrhagien, die ähnlich wie bei der Phosphorvergiftung auch an vielen anderen Stellen, besonders im Bindegewebe vorkommen. Die mikroskopische Untersuchung, welche wegen der Weichheit des Organes frisch nur sehr mangelhaft auszuführen ist, ergibt, dass die gelben Stellen die noch verhältnismässig normalen sind, denn es gelingt hier noch Leberzellen, welche kleinere und grössere Fetttropfen enthalten, nachzuweisen (Sudanfärbung), ausserdem grosse Mengen von teils gelöstem, teils körnigem, teils krystallinischem (Bilirubinkrystalle) Gallenfarbstoffe, sowie die später bei Besprechung des Ikterus zu erwähnenden, von olivengrüner Galle angefüllten Gallenkapillaren. In den roten Stellen dagegen ist keine Spur von erkennbaren Leberzellen mehr vorhanden, sondern nur ein Durcheinander von Fasern und zahlreichen Detrituskörnchen, sowie blutführenden Gefässen; an dem Uebergang beider kann man den allmählichen gänzlichen Zerfall der Leberzellen verfolgen. Es sind also die roten Stellen die am meisten veränderten, an ihnen ist die Leberstruktur gänzlich verloren gegangen (rote Atrophie). Zuweilen finden sich hier und da, besonders an den Rändern der Läppchen in den gelben Stellen kleine Haufen von Granulationsgewebe (interstitielle Hepatitis), ferner in den roten Partien neben stärkerer kleinzelliger Infiltration Haufen oder Züge von epithelialen Zellen, Kanälchen bildend, welche mit den interlobulären Gallenkanälchen in Zusammenhang stehen. Man denkt an regenerative Wucherung der Gallengangsepithelien. Auffälligerweise bleiben manchmal kleine Inseln von Lebergewebe von dem Zerfall verschont, welche dann in späteren Stadien des Prozesses nicht nur normales Aussehen, sondern auch die Zeichen regeneratorischer Wucherung darbieten können.

Von einigen Untersuchern sind zahlreiche Bakterienhaufen in den atrophischen Lebern aufgefunden worden, ohne dass jedoch bis jetzt ein ätiologischer Zusammenhang hätte sicher festgestellt werden können. Da die Atrophie sowohl nach Phosphorvergiftung, als auch bei akuten (septischen, Erysipel, Typhus), sowie chronischen Infektionskrankheiten (Syphilis), wie auch endlich ohne erkennbare Aetiologie (auch im Anschluss an gewöhnlichen katarrhalischen Ikterus) sich entwickeln kann, so ist es klar, dass sie die typische Erscheinungsform einer bestimmten Krankheit mit spezifischer Ursache überhaupt nicht ist, sondern dass sie durch die verschiedensten Ursachen hervorgerufen werden kann, mindestens insofern, als die notwendige Disposition für die Wirksamkeit von Mikroorganismen (etwa Kolibazillen) durch die verschiedensten Ursachen erzeugt werden kann.

Wenn parenchymatös entzündete Lebern, gleichgültig, ob es sich um die einfache trübe Schwellung bei Infektionskrankheiten oder um eine Phosphorleber oder um die gewöhnliche gelbe Atrophie handelt, nach der Sektion eine Zeitlang an der Luft gelegen haben, so findet man in der Regel die Schnittflächen oder auch die Wandungen der Gefässe mit einem dünnen, weissen, reifähnlichen Belage versehen, der sich bei der mikroskopischen Untersuchung als aus Leuzin und besonders Tyrosinkrystallen bestehend erweist. Das Leuzin bildet rundliche, hyaline, schwach lichtbrechende Krystalldrusen, die sich oft zu mehreren aneinander lagern, das Tyrosin dagegen Garben von geschwungenen nadelförmigen Krystallen, die, obwohl sie in der Regel grösser sind, doch manchmal Aehnlichkeit mit Fettsäurenadeln haben, von denen sie jedoch dadurch unterschieden werden können, dass sie sich in warmem Wasser auflösen, während jene in Wasser vollständig unlöslich sind, dagegen beim Erhitzen zu Fetttropfen zerfliessen. Leuzin ist sehr leicht löslich in Wasser und kann am einfachsten aus parenchymatösen Lebern dargestellt werden, wenn man etwas von den schmierigen Massen, welche die Schnittflächen bedecken, abschabt und auf einem Objektträger langsam eintrocknen lässt. Am Rande der Flüssigkeit zeigen sich dann die Leuzinkugeln.

b) Eine eiterige interstitielle Entzündung, welche in der Regel als abszedierende (Hepatitis apostematosa) zur Beobachtung kommt, kann in verschiedener Weise entstehen: im Anschluss an Traumen, welche die Leber treffen, bei malignen Embolien der Pfortader (besonders bei Paratyphlitis, bei Thrombophlebitis umbilicalis), durch Embolien der Leberarterie (besonders bei maligner Endokarditis), von den Gallenwegen aus, durch Uebergreifen einer Eiterung aus der Nachbarschaft (bei Paranephritis dextra, selten bei abgesackter eiteriger Perihepatitis usw.).

Das Aussehen der Leber kann je nach der Dauer des Prozesses und je nach dessen Ursache ein verschiedenes sein. Ist der Prozess schon etwas älter (sog. chronischer Leberabszess), so hat sich eine mehr oder weniger fibröse Bindegewebsmembran gebildet, welche nicht nur den Abszess im ganzen umschliessen (inkapsulierte Abszesse), sondern auch ihn in Form zahlreicher Scheidewände durchziehen kann.

Die arteriell-metastatischen Herde (Fig. 362), welche zwar im allgemeinen selten, aber doch bei gewissen Affektionen, der Endocarditis ulcerosa z. B., zu den nicht ungewöhnlichen Vorkommnissen gehören, erhält man meist in frischem Stadium zu Gesicht. Sie liegen in der Regel unter der Kapsel, haben eine im ganzen keilförmige Gestalt und sind durch ihre trübgelbe Farbe (nekrotischer Infarkt) ausgezeichnet. Die Zeichnung der Läppchen ist an den jüngeren Formen noch deutlich, an den älteren verschwindet sie in der Mitte des Herdes, wo an ihre Stelle eine weiche, eiterähnliche Masse tritt.

Von dem normalen Gewebe bleibt aber dieser sog. metastatische Abszess stets durch eine Zone etwas vergrösserter, gelblicher Läppchen getrennt (partielle parenchymatöse Entzündung). An frischen Schnitten erkennt man besonders nach Anwendung von Essigsäure oder Alkalilauge, an gehärteten nach Färbung zahlreiche Mikrokokkenhaufen, welche nicht nur in den grösseren interlobulären Gefässen sitzen, sondern auch auf ganze Strecken hin die Kapillargefässe erfüllen. Eiterkörperchen sind, da der Tod in diesen stets schweren Fällen meistens sehr rasch eintritt, nur relativ wenige vorhanden; die Hauptmasse des Herdes wird von den zerfallenden, teils nekrotischen, teils verfettenden Leberzellen gebildet.

Durchsucht man Schnitte an makroskopisch noch unveränderten Stellen, so wird man solche Bakterienhaufen selten vergeblich suchen und alle Uebergänge finden von solchen Stellen, wo jede Veränderung in deren Umgebung fehlt oder die ersten Spuren von Entzündung er-

Fig. 363.

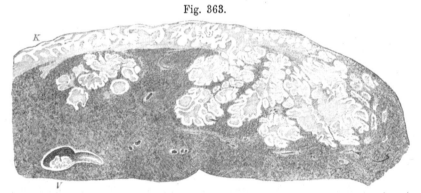

Metastatische Abszesse der Leber bei Perityphlitis. Frisches Präp. Nat. Gr.
Die Eiterhöhlen von gelben Rändern umsäumt. K verdickte und mit dem Diaphragma verwachsene Kapsel, von Eiterherden durchsetzt. V eine grössere Lebervene mit parietalem Thrombus. Die Leberläppchen in der Umgebung der Eiterhöhlen verschoben.

kennbar sind bis zu jenen makroskopisch sichtbaren Herden — Befunde, welche den Schluss rechtfertigen, dass die Organismen die Erreger der Veränderungen sind.

Ein sehr eigentümliches charakteristisches Bild (Fig. 363) bieten die venös-embolischen Affektionen dar, welche im wesentlichen Thrombophlebitiden sind. Es bilden sich bei denselben zwar auch grössere und selbst sehr grosse Abszesshöhlen, aber in der Regel handelt es sich doch mehr um ein System von kleineren und grösseren Hohlräumen, welche nach der Peripherie zu kleiner und kleiner werden und schliesslich als hirsekorn- bis stecknadelkopfgrosse gelbe Fleckchen erscheinen, welche sich deutlich an den Verlauf der interlobulären Gefässe anschliessen. Die eigentlichen grünlich-gelben Eitermassen sind häufig, besonders bei nicht ganz jungen Veränderungen, von einer mehr weissgelben, helleren, bis einige Millimeter dicken Schicht eiterig infiltrierten und verfetteten (lipoiden) Gewebes umgeben. Mikroskopisch

sieht man an den jüngsten Stellen die Eiterung dem periportalen Gewebe folgen; die Lobuli selbst werden mehr durch Nekrose und Verfettung zerstört, jedenfalls haben die Leberzellen selbst mit der Eiterbildung gar nichts zu tun, sondern werden durch den Eiter zur Seite
gedrängt, so dass sie in der Umgebung der kleinen Abszesschen oft
deutlich konzentrisch, d. h. parallel der Abszessoberfläche geschichtet
erscheinen. Zu der Thrombophlebitis der Pfortaderäste (Pylephlebitis) gesellt sich auch meistens eine gleiche Erkrankung der Lebervenen (Hepatophlebitis), welche dann selbst bis in die grössten Aeste
hinein mit zerfallender, oft eiterähnlicher oder schmutzig graubräun-
licher Thrombusmasse gefüllt sind. Von hier aus können Embolien
und metastatische Abszesse in den Lungen entstehen. Ist eine Hepatophlebitis vorhanden, so kann auf den Bahnen der Lebervenen die Abszessbildung im Gewebe weiter schreiten. Es kann übrigens eine
Hepatophlebitis auch primär entstehen, wohl kaum durch rückläufige
Embolie von der Vena cava aus, aber wahrscheinlich dadurch, dass
septische, im Blute vorhandene Bakterien, vielleicht auch kleinste Emboli, welche durch andere Gefässe hindurchgingen, in den Leberkapillaren mit ihrem so langsamen Strom sich rasch vergrösserten und
stecken blieben und von da aus dann in die nächste Vena centralis
sich verbreiteten.

Ganz ähnliche Erscheinungen wie diese embolischen Herde machen
auch die durch direkte Fortleitung einer Thrombophlebitis und Periphlebitis auf den Stamm der Pfortader entstehenden Abszedierungen in
der Leber, wie sie z. B. bei Nabelinfektion gelegentlich zu sehen sind,
nur dass hier die Abszessbildung noch deutlicher in dem periportalen
Gewebe erfolgt. Auch die durch Fortpflanzung per contiguitatem entstehenden Abszedierungen, wie nicht minder die traumatischen, verlaufen
im wesentlichen in ähnlicher Weise periportal.

Dasselbe gilt endlich auch für die sog. Gallengangsabszesse, da
ja auch die Gallengänge in dem periportalen Gewebe gelegen sind.
Nur sind bei diesen die Höhlen regelmässig mit galligem Eiter gefüllt,
häufig auch die Wandungen inkrustiert. Dabei sind die Gallengangsabszesse meist noch viel zahlreicher und selbst über das ganze Parenchym zerstreut. Die Eiterung in den Gallengängen kann durch sekundäre
Entzündung bei Darmaffektionen (Dysenterie, Typhus) oder durch Bildung
von Konkrementen und Gallenstauung oder auch (sehr selten) durch
zufällig in die Gänge gelangte und abgestorbene Darmparasiten (Aska-
riden) entstanden sein. Ihre Erreger sind am häufigsten Kolibazillen
und es tritt bei ihnen eine vorgängige Nekrose des Lebergewebes in
besonders deutlicher Weise und grosser Ausdehnung zu Tage.

Wenn ich nun noch erwähne, dass auch durch Vereiterung von
Echinokokken (z. B. nach Punktion) Eiterhöhlen in der Leber entstehen,
deren Ursprung durch das Auffinden von Membranresten oder Haken
sichergestellt wird, so sind wohl alle wichtigen Fälle von Lebereiterung
aufgezählt. In Gegenden, wo Dysenterie häufiger vorkommt, treten
Abszesse auf, welche aus nekrotischen Herden hervorgehen, in welchen
man die gleichen Amöben findet wie im Darm. Inwieweit die sog.

idiopathischen Leberabszesse, welche besonders in tropischen und sub-
tropischen Zonen häufiger vorkommen, etwa durch Amöben bewirkt
werden, ist noch nicht sichergestellt.

    c) Die produktive interstitielle Hepatitis ist bei weitem
häufiger, als die eiterige. Sie kann eine partielle und eine allgemeine
sein. Letztere ist die Grundlage der sog. Leberzirrhose. Je nach
dem Stadium, in welchem der Prozess zur Beobachtung gelangt, ist
der Umfang der Leber vergrössert oder verkleinert. Da der Prozess
an sich in seinen Anfangsstadien das Leben nicht gefährdet, so wird
man diese nur mehr zufällig zur Beobachtung bekommen. Die aller-

Fig. 364.

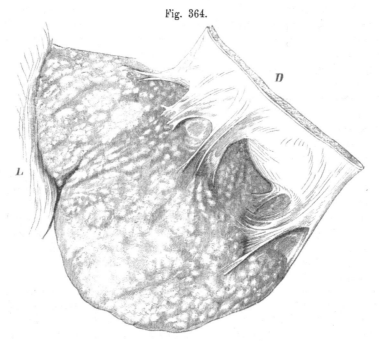

Zirrhotische Granularatrophie der Leber.   Frisches Präp.   Nat. Gr.
Linker Lappen.   L Lig. teres.   D Diaphragma (in die Höhe geschlagen), durch perihepatitische Verwachsungen mit der Leber verbunden.

ersten Anfänge sind makroskopisch gar nicht zu erkennen; bei
weiterem Fortschreiten erscheinen an der Peripherie der Läppchen
neben den Pfortaderdurchschnitten weissgraue Fleckchen und Streifen,
während gleichzeitig die Konsistenz der Leber sich vermehrt. Die
mikroskopische Untersuchung zeigt als Ursache dieser Veränderung
eine zellige Infiltration des periportalen Bindegewebes und benachbarter
Teile der Läppchen. In späteren Stadien treten immer mehr graue
bindegewebige Flecken und Streifen hervor, welche bald mehr gleichmässig das Gewebe durchziehen, bald ein Netzwerk mit kleineren oder
grösseren Maschen bilden. Gleichzeitig wird die Konsistenz immer
fester und derber und das anfänglich vergrösserte Volumen wird

wieder vermindert, bis schliesslich eine mehr oder weniger starke
Atrophie (zirrhotische Atrophie, atrophische Zirrhose) die Folge

Fig. 365.

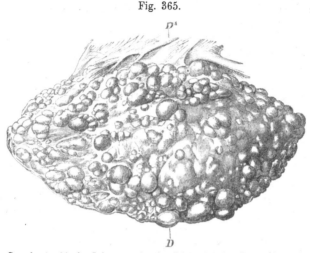

Granularatrophie der Leber, grossknotige Form. Frisches Präp. $1/2$ nat. Gr.
Unterfläche des linken Lappens. Die Schnittfläche in der Richtung D—D' ist in Fig. 366 wiedergegeben.

ist. War eine mehr gleichmässige Verteilung des Bindegewebes vorhanden, so kann sowohl die seröse Oberfläche der Leber, deren Kapsel
stets verdickt ist und deren Ränder in diesem Falle abgerundet sind,
als auch die Schnittfläche glatt er-
scheinen (glatte Atrophie, Induration), war dagegen, wie es die Regel
ist, das Bindegewebe ungleichmässig
entwickelt, so erscheint die Leberoberfläche uneben, mit hirsekorn- bis erbsengrossen oder noch grösseren Höckern
besetzt (Granularatrophie, Fig. 364, kleinknotige und Fig. 365, grossknotige
Form), welche meistens eine gelbe, oft
deutlich gallige Färbung besitzen; die
Kapsel ist im ganzen, besonders aber
zwischen den Höckern verdickt, weisslich gefärbt an den Rändern, besonders
an dem vorderen scharfen, sind oft
einzelne Granula gänzlich isoliert, indem
die Kapsel sich von beiden Oberflächen
her berührt. Auf dem Durchschnitte erscheinen alsbald ähnliche Zustände; zahl-

Fig. 366.

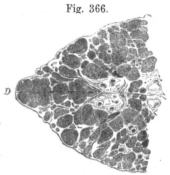

Granularatrophie der Leber. Frisches Präp.
$1/2$ nat. Gr.
Durchschnitt entsprechend der Linie D—D'
von der in Fig. 365 abgebildeten Leber.
Kleinere und grössere Haufen von Lebergewebe (Leberinselchen) durch ein Netz
von fibrösem Gewebe getrennt.

reiche hirsekorn- bis erbsengrosse Gewebsinseln mit fettiger Infiltration
und Ikterus (daher der Name Zirrhose von κιῤῥός hellgelb) treten kugelig
an der Schnittfläche hervor und sind getrennt von verschieden breiten

Zügen eines sehr derben, unter dem Messer knirschenden, grauen oder
graurötlichen Fasergewebes, innerhalb dessen man ebenfalls noch hie und
da kleine gelbliche Einsprengungen sieht (Fig. 366). Wenn auch das eine
Mal mehr grössere Granula, grossknotige Form, das andere Mal kleinere,
kleinknotige Form, gefunden werden, so kann danach doch eine scharfe
Trennung verschiedener Formen von Zirrhose nicht vorgenommen werden,
da an derselben Leber gleichzeitig kleinere und grössere Granula vorkommen. Bei den grossen, besonders den kugelig, geschwulstartig
vorspringenden hat man immer daran zu denken, dass vielleicht eine
sekundäre Vergrösserung durch vikariierende Hypertrophie, wenn nicht
gar durch Adenombildung vorliegt.

An mikroskopischen Schnitten (Fig. 367) ist in dem derben
Zwischengewebe bald mehr, bald weniger, in der Regel nur fleckweise,
zelliges Granulationsge-
webe zu sehen; im übrigen
ist es von derben, eng-
durchflochtenen Bindege-
websfasern zusammenge-
setzt; überall begegnet
man sehr zahlreichen, oft
weiten, stets von der Art.
hepat. und nur in weniger
vorgeschrittenen Fällen
von der Pfortader aus in-
jizierbaren Gefässen und
fast in allen Fällen einer
grossen Zahl von feinen,
aus kleinen platten Zellen
gebildeten Kanälchen, welche mit grösseren Gallen-
kanälchen einerseits, mit
Leberzellen andererseits
(Fig. 368) in Verbindung
stehen (neugebildete Gal-
lenkanälchen). Die vor-
springenden Granula (Le-
berinselchen) bestehen aus
Lebergewebe, dessen Zel-
len häufig Fettropfen oder
Pigment (sowohl galliges
wie gewöhnliches braunes)

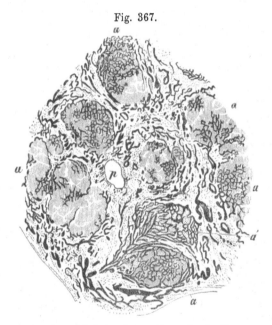

Fig. 367.

Aus einer zirrhotischen Leber.   Ganz schwache Vergr.
a Leberinselchen, durch mehr oder weniger breite Bindegewebssepta, deren Blutgefässe ebenso wie teilweise die der Inselchen
injiziert sind. Bei a' Anordnung der Gefässe wie im Lebergewebe, statt Leberzellen aber nur Granulationszellen zwischen
den Kapillarschlingen.

enthalten. Sie entsprechen nicht etwa immer einzelnen Leberläppchen
oder Gruppen derselben, denn der Prozess geht zwar in der Regel
von dem interlobulären Bindegewebe aus, folgt aber in seinem Weiterschreiten durchaus nicht immer genau der Grenze der Lobuli, da diese
ja keine zusammenhängende bindegewebige Hülle besitzen, sondern es
sind oft nur noch ganz kleine Reste von Läppchen oder Gruppen derselben, welche durch das unregelmässige Eindringen des Granulations-

gewebes in die Lobuli abgetrennt worden sind. Diese Zerstörung der
Läppchen wird manchmal auch durch Bindegewebsneubildung, welche
von der Vena centralis ausgeht und nach der Peripherie der Läppchen
fortschreitet, unterstützt. So kommt es, dass manchmal mitten in

Fig. 368.

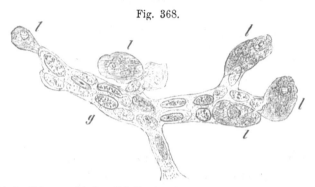

Kleinster Gallengang (g), der mit Leberzellen (l) in unmittelbarer Verbindung steht.

einem Leberinselchen ein Pfortaderast mit allem Zubehör, aber vielleicht
ohne jede Bindegewebsneubildung gelegen ist, wie die Zentralvene in
der Mitte der Leberläppchen, während andere Male dicht am Rande
eines Inselchens ein Zentralvenendurch-
schnitt sichtbar sein kann. Es werden
aber nicht nur grössere Abschnitte der
Leberzellennetze durch das Bindegewebe
umwachsen und getrennt, sondern dieses
dringt auch zwischen kleinere Gruppen
derselben (Fig. 369), ja zwischen die einzelnen Zellen ein, diese auseinanderdrängend und zusammendrückend. Es ist
richtig, dass dies in dem einen Falle
mehr, in dem anderen weniger geschieht,
allein man kann es in jedem Falle sehen,
wo der Prozess noch im Weiterschreiten
begriffen ist, während eine scharfe Grenze
zwischen Lebergewebe und fibrösem Bindegewebe da sich findet, wo augenblicklich
oder dauernd ein Stillstand eingetreten
war. Sonach gibt auch die mikroskopische
Untersuchung keine Berechtigung zu der
vorgeschlagenen Trennung in monozellu-
läre, unilobuläre und multilobuläre Zirrhose, je nachdem das neue Gewebe einzelne Zellen oder einzelne Läppchen oder

Fig. 369.

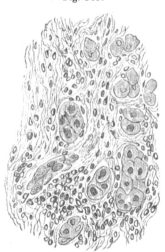

Leberzirrhose. Starke Vergr.
Eindringen des Granulationsgewebes zwi-
schen kleinere Gruppen von Leberzellen.
Bei g ein kleinstes Gallenkanälchen.

Gruppen von solchen umwächst. Wenn die Bindegewebsneubildung sich
wesentlich an die Grenzschichten der Läppchen hält, so mag man von
annulärer Zirrhose sprechen, da dann in der Tat makroskopisch und

mikroskopisch die Läppchen ringförmig von Bindegewebe umgeben erscheinen, aber eine besondere Form ist das auch nicht. Hat man das
Bindegewebe gefärbt, so kann man an vielen Stellen sehen, wie ein
Netzwerk feiner Fäden weit in die Inseln des Lebergewebes von den
grösseren Bindegewebsmassen aus hineinreicht (Verdickung der Gerüst-
fasern).

Die von dem Bindegewebe umwachsenen Leberzellen gehen zum
guten Teil, häufig unter Auftreten von gelbbraunen Pigmentkörnchen
zugrunde, ein Teil derselben aber bleibt, wenn auch in rückgebildetem
Zustande, bestehen und bildet die vorher erwähnten neuentstandenen,
d. h. durch Umbildung von Leberzellen neugebildeten Gallenkanälchen,
die indessen von Manchen als Neubildungserzeugnisse der interlobulären
Gallengänge angesehen werden. Bei der vorgeschrittenen Atrophie
können ausgedehnte Abschnitte des Lebergewebes auf diese Weise zugrunde gegangen sein und man erkennt dann an Schnitten zwar oft
noch die Stellen, wo bis vor kurzem Lebergewebe bestand, an der Anordnung der Blutgefässe und an dem zellenreicheren Bindegewebe, aber
von den Leberzellen ist nichts übrig geblieben als ein Netzwerk jener
Gallenkanälchen. Den Uebergang von Leberzellenreihen in die Gallenkanälchen sieht man besonders gut bei syphilitischer· Zirrhose (siehe
später).

Von besonderen Formen allgemeiner Leberzirrhose sind zwei hervorzuheben, die Pigmentzirrhosse, mit rotbrauner Färbung durch
das sowohl in Leberzellen wie in Gallengangsepithelien und dem Bindegewebe abgelagerte, teils eisenhaltige, teils eisenfreie Pigment (Hämo-
·chromatose), und die krebsige Zirrhose, welche bei den Geschwülsten
abgehandelt werden wird.

Zur Färbung mikroskopischer Schnitte empfiehlt sich Pikrolithionkarmin, weil
die Leberzellen dadurch eine gelbliche Färbung erhalten. Gut ist ,es, um Gallenkanälchen und Gefässe leicht unterscheiden zu können, die Blutgefässe mit blauer
Masse zu injizieren, man hat dann blaue Gefässe, rote Gallenkanälchen, gelbe Leberzellen, farbloses oder nur wenig rötliches Bindegewebe, dessen Kerne lebhaft rot gefärbt sind, während die Kerne der Leberzellen nur eine blassrote Färbung annehmen.
Zur Färbung des Bindegewebes verwende man van Gieson-Färbung. Leberzellen
gelb, Bindegewebe rot, Kerne blaugrau. Nach Pappenheim-Unna färbt sich das
Protoplasma der Leberzellen rosarot, diese Färbung eignet sich deshalb besonders, um
die Beziehungen der Leberzellen zu den Gallenkanälchen bei Zirrhose zu erforschen.

Man hat der oben geschilderten atrophischen Zirrhose noch eine
hypertrophische Zirrhose als eine Erkrankung gegenübergestellt,
bei welcher die Leber dauernd vergrössert bliebe. Ackermann ver-
glich den Prozess mit einer elephantiastischen Neubildung. Es scheint
in der Tat Fälle von Zirrhose mit Vergrösserung der Leber zu geben,
wobei es sich nicht um das Anfangsstadium der gewöhnlichen Zirrhose
handelt, aber über die Stellung und Bedeutung dieser Veränderung wird
erst die Zukunft endgültig zu entscheiden haben. Man achte besonders
in solchen Fällen auf das Verhalten der Milz, da behauptet worden ist,
dass in dieser chronisch indurative Vergrösserungen gefunden würden,
welche nicht Folge einer von der Leber ausgehenden Blutstauung,
sondern Ausdruck einer selbständigen Erkrankung seien, welche vielleicht

erst sekundär die Leberveränderung bewirkt habe (Splenogene Zirrhose, Splenomegalische Zirrhose, S. 384).

Als die gewöhnlichste Ursache der über das ganze Organ mehr gleichmässig verteilten Form interstitieller produktiver Entzündung wird gewöhnlich übermässiger Alkoholgenuss (Gin drinkers liver) angegeben, doch ist dieser Zusammenhang kein notwendiger; die meisten Säufer haben keine zirrhotische, sondern eine Fettleber und viele mit Leberzirrhose Behaftete sind keine Säufer. Ausser dem Alkohol können auch noch andere chemische Körper, z. B. Phosphor, Kanthariden bei chronischer Einwirkung, aus dem chronisch erkrankten Darmkanal stammende Stoffe usw. eine produktive Entzündung erzeugen, doch ist die Entwicklung des Prozesses wahrscheinlich nicht immer die gleiche, insofern, als bei der Alkoholzirrhose die Bindegewebsveränderung als primäre oder der Zelldegeneration wenigstens koordinierte aufzutreten scheint, während sie bei der Phosphorzirrhose sich erst an eine primäre Zellendegeneration anschliesst. Letzteres dürfte auch bei den von den Gallengängen (bei Verschluss derselben) ausgehenden, den sog. biliären Zirrhosen der Fall sein und wird in neuerer Zeit von Vielen überhaupt als das Regelmässige angesehen. Eine interstitielle produktive Hepatitis kann weiterhin sich zu einer Perihepatitis hinzugesellen und endlich durch Infektionskrankheiten, insbesondere Syphilis bedingt werden. Eine wirklich totale Induration mit Bindegewebsbildung um die einzelnen Kapillargefässe herum kommt bei angeborener Syphilis vor, wobei die Leber derb ist und oft ein feuersteinähnliches Aussehen hat (Feuersteinleber). Die Leberzellenreihen sind hierbei durch zelligfaseriges Bindegewebe von einander getrennt und da auch manchmal deutlich Spalten zwischen den Reihen hervortreten (s. Fig. 372), so zeigt das Organ durchaus den Bau einer tubulösen Drüse. Diese diffuse zirrhotische Veränderung kann auch partiell vorhanden sein, z. B. wesentlich in einer mehr oder weniger breiten subkapsulären Schicht, wobei dann besonders schön am Uebergang des normalen zu dem veränderten Abschnitt die Abspaltung der Leberzellenreihen sowie die allmählich stärker werdende Atrophie der Leberzellen und ihr endlicher Uebergang in Gallenkanälchenepithel zu verfolgen ist. Bei Erwachsenen ist die diffuse Form der Zirrhose seltener, häufiger eine andere, bei der die Bildung des fibrösen Gewebes auf einzelne Abschnitte beschränkt ist, so dass durch die von ihm hervorgerufene Atrophie die Leber in einzelne Lappen geteilt wird (Hepar lobatum). Die Hauptmasse des fibrösen Gewebes findet sich meistens in der Nähe des Lig. suspensorium und von hier aus strahlen auch häufig die Faserzüge in das umgebende Gewebe aus. Da sich daneben auch noch mehr diffuse Veränderungen an einzelnen Lappen ausbilden können, so sind die Missstaltungen, welche das Organ durch diese Vorgänge erleidet, oft sehr bedeutend. Es kann z. B. der ganze rechte Lappen so sehr atrophieren, dass er vom linken, in dem dann freilich oft eine vikariierende Hypertrophie statthat, bei weitem an Grösse übertroffen wird.

Eine partielle entzündliche Bindegewebsneubildung findet sich ausserdem sekundär (reaktiv) bei einer ganzen Reihe von Prozessen

bei älteren Eiterungen, um Parasiten herum, besonders ausgedehnt bei
multilokulärem Echinokokkus usw. Auch in diesen Fällen vermisst
man nicht die vorher erwähnten neugebildeten Gallenkanälchen.

3. Infektiöse Granulationsgeschwülste.

a) Neben den rein interstitiellen syphilitischen Lebererkrankungen, die freilich für sich allein besonders bei Erwachsenen niemals
mit Sicherheit als syphilitische diagnostiziert werden können, finden
sich seltener, aber doch immerhin häufig genug, andere, bei welchen
in das Lebergewebe unregelmässige, rundliche Granulome eingesprengt
sind (Gummata, Hepatitis interstitialis gummosa, Fig. 370),
welche in ihrer Zusammensetzung in nichts wesentlichem von den beim
Hoden (S. 479) und an anderen Orten ausführlich besprochenen ähnlichen Bildungen abweichen, also aus einer grauen faserigen Bindegewebsmasse bestehen, in welche

Fig. 370.

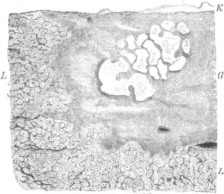

Gummigeschwulst der Leber. Frisches Präp. Nat. Gr.
L Leber mit Andeutung der Lobuli. K Leberkapsel.
G die gummöse Neubildung, in welcher die hellen Stellen
den über die umgebenden fibrösen Massen etwas hervorragenden gelben Partien entsprechen.

homogene, gelbe, unelastische,
darum auf den Schnittflächen
über das sich zurückziehende
Bindegewebe hervorragende nekrotische Massen eingelagert
sind.

Fig. 371 zeigt bei schwacher
Vergrösserung einen nekrotischen Herd von Bindegewebe
umgeben, welches in einzelnen
Zügen in das benachbarte Lebergewebe ausstrahlt. Mit Sudan
liessen sich, besonders am Rande
der nekrotischen Stelle, zahlreiche Fetttröpfchen färben.
Durch Elastikafärbung kann
man zweierlei feststellen: 1. es
ist im Bereiche der Gummata
eine Endophlebitis productiva
an kleineren, oft aber auch grösseren Pfortaderästen vorhanden; 2. in
allen gummösen Herden enthält das Bindegewebe sehr zahlreiche
elastische Fasern.

Hat man die seltene Gelegenheit frische gummöse Veränderungen
in den Lebern Erwachsener zu sehen, so findet man ein zellenreiches
Granulationsgewebe, in dem typische Langhanssche Riesenzellen vorhanden sein können, ohne dass deswegen an Tuberkulose zu denken ist.

Gummata ohne ausgedehnte interstitielle Entzündung kommen bei
Erwachsenen fast gar nicht zur Beobachtung, wohl aber gibt es bei
kongenitaler Syphilis Neugeborener Formen, bei denen wenigstens die
interstitielle Entzündung mehr zurücktritt und die Veränderung dadurch
auch mehr den Charakter eines wirklichen Neoplasma trägt. Hier
sind die Gummata bald mehr in Form einzelner grösserer Geschwülste
vorhanden, bald ist die gesamte Leber, deren Läppchenzeichnung fast
verschwunden ist, von einer Unzahl verwachsener gelber Herdchen von

unregelmässiger Form durchsetzt: kleinste Gummositäten (miliare Gummata, Fig. 372). Für die Differentialdiagnose der Gummata ist immer das Vorherrschen einer fettigen Degeneration in den gelben Ab-

Fig. 371.

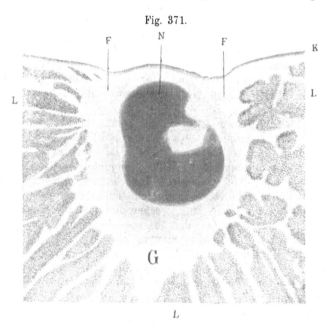

Lebergummi. Schwache Vergr.

N nekrotischer, F faseriger Teil. L Lebergewebe. G grösseres Gefäss. K Leberkapsel. Das fibröse Gewebe strahlt in das Lebergewebe aus.

Fig. 372.

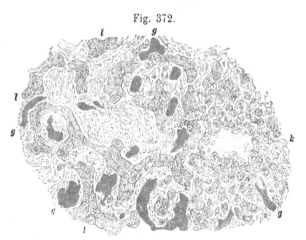

Kongenitale Lebersyphilis. Mittlere Vergr.

Reichliches zellig-faseriges Bindegewebe zwischen den Leberzellen, welche meist in zwei Reihen angeordnet sind, zwischen welchen vielfach ein Spalt hervortritt, so dass das Bild von Drüsenkanälen erzeugt wird. g injizierte Blutgefässe. Bei k eine knötchenartige Anhäufung von Rundzellen um ein riesenzellenähnliches Gebilde herum.

schnitten von grosser Bedeutung. Mit Vorsicht ist auch der Nachweis von Spirochäten zu verwerten, welche grade in den Lebern syphilitischer Kinder sowohl nach Giemsa als auch nach Levaditi sich meistens leicht nachweisen lassen. Sie kommen gelegentlich in Form knotiger Anhäufungen vor, welche im Zentrum nicht mehr, wohl aber an der Peripherie deutliche Spirochäten erkennen lassen (Benda). Eine dritte Art punktförmiger Veränderungen wird durch Nekrose von Leberzellen erzeugt. Um welche dieser drei fleckweisen Veränderungen, miliare Granulome, Spirochätenhaufen, punktförmige Nekrosen es sich gegebenen Falles handelt, kann nur durch mikroskopische Untersuchung festgestellt werden.

b) Die Tuberkulose tritt in der Leber für gewöhnlich in zwei Formen auf, als disseminierte sog. Miliartuberkulose des Gewebes und als Tuberkulose der Gallengänge. Die disseminierte Tuberkulose ist stets sekundär und ungemein häufig; sie fehlt niemals, sobald nur wenige Organe von der sekundären Tuberkulose ergriffen sind. Die Tuberkel der Leber gehören zu den kleinsten, die es überhaupt gibt, und sind deshalb sehr leicht zu übersehen (am leichtesten erkennt man die subkapsulär gelegenen bei der äusseren Betrachtung). Wenn man ganz sicher gehen will, so sollte man in keinem Falle, wo auch nur eine entfernte Möglichkeit für Lebertuberkulose vorhanden ist, die mikroskopische Untersuchung versäumen; man wird dann staunen, wie viele Tausende von Tuberkeln sich ohne das Mikroskop unserer Kenntnis entziehen würden. Die grösseren erkennt man mit blossem Auge als kleinste, bis höchstens stecknadelkopfgrosse graue Knötchen, welche vorzugsweise im Bereiche der Pfortaderverzweigungen liegen. Ein Teil dieser Knötchen hat Beziehungen zu kleinsten Gallengängen, woher ihre gelblich-grüne Farbe rührt, welche sie leichter kenntlich macht. Nur bei Kindern werden öfter Tuberkelknoten grösser, hirsekorn- bis erbsengross, sind dann aber aus kleinen Tuberkeln zusammgesetzt.

Bei der mikroskopischen Untersuchung sieht man, dass in Bestätigung des makroskopischen Bildes die Tuberkel vorzugsweise im Bereiche des periportalen Bindegewebes sitzen, sie können aber auch in die Läppchen hineinreichen oder ganz in ihnen liegen (Fig. 373), bis zur Zentralvene hin. Immerhin ist es ein ganz typisches mikroskopisches Bild der Läppchen einer tuberkulösen Leber, dass die Zentralvene und ihre Umgebung von Tuberkeln ganz frei ist, während in der Peripherie an drei oder mehr Stellen Tuberkel sitzen. Was die einzelnen Tuberkel betrifft, so zeigen sie häufig das schon oft beschriebene Aussehen der retikulierten, riesenzellenhaltigen Tuberkel, oft aber fehlen auch sowohl Riesenzellen wie ein gröberes Netzwerk. Epithelioide Zellen bilden das Zentrum, lymphoide in mehr oder weniger grosser Ausdehnung die Peripherie. Die Lebertuberkel verkäsen vom Zentrum aus, wie alle anderen tuberkulösen Granulome. Bazillen finden sich schon in den kleinsten Knötchen, wenn auch oft nur spärlich.

Trotz der räumlichen Beziehungen der Tuberkel zu den Arterien und Pfortaderästen kommt es doch nur ausnahmsweise zum Verschluss grösserer Aeste, doch fehlt es auch in der Leber nicht an nekrotische

Infarkten infolge solchen Gefässverschlusses. Ebenso bestehen gewisse Beziehungen zwischen chronischer Miliartuberkulose der Leber und zirrhotischer Wucherung des interstitiellen Gewebes.

Nicht alle zerstreut in der Leber sitzenden grauen Knötchen dürfen für Tuberkel gehalten werden, besonders muss man bei Säuglingen mit einer solchen Diagnose vorsichtig sein, da es bei ihnen, von der kongenitalen Syphilis abgesehen, Pseudotuberkel gibt, welche mikroskopisch nur kleine nekrotische Stellen bedeuten, in welchen andere als Tuberkelbazillen vorkommen.

Fig. 373.

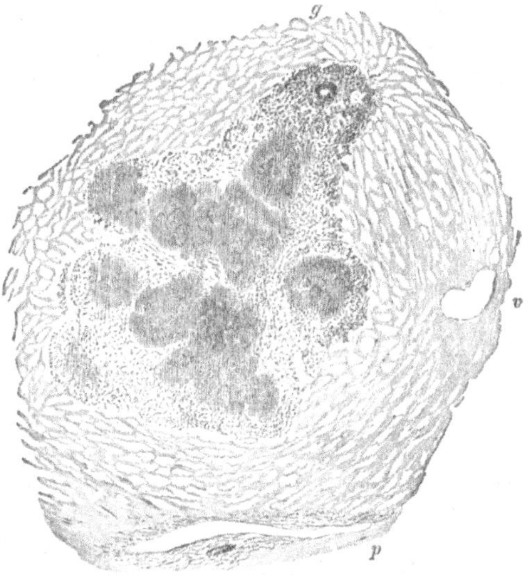

Die zweite Form der Lebertuberkel hat ihren wesentlichsten Sitz in der Wandung der Gallenwege, und zwar nicht der kleinsten interlobulären, sondern der grösseren Gallengänge. Wie am Harnleiter führt der Zerfall der Tuberkel zu Ulzerationen der Oberfläche, die Höhle wird mit Käsemassen und Gallenbestandteilen erfüllt und es zeigt sich dann auf Durchschnitten eine erbsen- bis bohnen- und selbst kirschgrosse Höhle, die von einer derberen Käsemasse begrenzt wird und im Innern einen gallengelben oder grünlichen käsigen Brei enthält. Gerade bei dieser Form

Tuberkulose der Leber. Schwache Vergr.
Ein miliares Knötchen aus vielen kleinsten, schon in Verkäsung begriffenen (die gestrichelten Partien) Tuberkeln zusammengesetzt; am oberen Ende des Tuberkelkonglomerates (bei g) Querschnitt eines Gallenganges und eines Pfortaderastes. v Lebervenenquerschnitt. p Pfortader- und Arterienlängsschnitt. Die Leberzellen sind nicht eingezeichnet.

lassen sich die käsigen Massen nicht immer in einzelne Tuberkel auflösen, sondern es scheint auch eine mehr gleichmässige, verkäsende, zellige Infiltration vorzukommen (diffuse Granulombildung), an welche sich aber nach aussen hin vereinzelte Tuberkel anzuschliessen pflegen.

Wenn auch grössere Tuberkelknoten der Leber selten sind, was bei der Häufigkeit der tuberkulösen Infektion darauf hindeutet, dass das Lebergewebe keinen guten Nährboden für Tuberkelbazillen darstellt, so muss man doch wissen, dass sie gelegentlich von der Grösse einer Walnuss bis einer Faust beobachtet worden sind. Sie zeichnen sich durch eine gleichmässig trockene, käsige Beschaffenheit und den Mangel jeglicher ausdrückbarer milchiger Flüssigkeit vor den Karzinomen aus, mit denen sie in ihrer Form die grösste Aehnlichkeit haben können. Mikroskopisch findet man an den frischesten Stellen noch einzelne submiliare Tuberkelknötchen, als Beweis, dass auch sie nur Konglomerate von kleinen Tuberkeln sind. Da auch in gummösen Knoten Riesenzellen

und tuberkelähnliche Knötchen vorkommen, muss man nach Tuberkelbazillen suchen und die portalen Lymphdrüsen beachten.

c) Den Tuberkeln am nächsten stehen die geschwulstartigen
lymphomatösen Wucherungen, Lymphome, welche man gelegentlich bei Typhus, seltener bei anderen akuten Infektionskrankheiten, regelmässig, wenn auch dem Grade nach verschieden, bei
Leukämie und aleukämischer Lymphombildung in der Leber findet, die
durch die Zellanhäufungen beträchtliche Vergrösserungen erfahren kann.
Auf dem Durchschnitt sieht man bald mehr graue Knötchen, bald
mehr ungleich dicke graue Streifen, stets dem periportalen Bindegewebe
entsprechend, bald ist makroskopisch wenig oder nichts davon zu sehen.
Mikroskopisch (Fig. 374) treten zweierlei Veränderungen hervor, Anhäufung von farblosen Blutzellen in
den Kapillaren, zellige Infiltrationen des
periportalen Bindegewebes (zuweilen
auch der Wand der grösseren Pfortadern und Lebervenen). Die Angabe,
dass die letzte bei lymphatischer
Leukämie besonders ausgesprochen sei
und in scharf umgrenzten Herden auf-
trete, während bei der myeloischen
Leukämie die Infiltration des periportalen Gewebes gering sei oder fehle,
während die Anfüllung der Kapillaren
mit Zellen in den Vordergrund trete,
trifft nicht für alle Fälle zu. In den
Kapillaren kann man die Verschiedenheit der leukämischen Zellen, je nachdem es sich um die lymphatische oder
myeloische Form handelt, sehr gut
sehen; betreffs der Zahl der Zellen
muss man berücksichtigen, dass auch
bei vielen anderen Krankheiten eine
Retention und Anhäufung farbloser Blutzellen in den Leberkapillaren statthat.
Auch in der Leber finden sich die
Charkot-Neumannschen Krystalle.

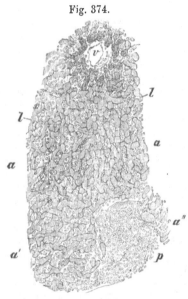

Fig. 374.

Leukämische Leber. Mittlere Vergr.
Stück eines Lobulus (a). v Vena centralis.
l Leberzellenreihen, in der Nähe der Zentralvene mit braunem Pigment. Kapillaren von
farblosen Zellen erfüllt, in dem periportalen
Bindegewebe (p) eine grössere Zellenanhäufung. a' und a'' Teile von anstossenden
Leberläppchen.

Ebenso wie in anderen Organen
kommt auch in der Leber jene durch
Faserbildung und Verschiedenheit der
Zellen (mit einzelnen sehr grossen mehrkernigen) ausgezeichnete Form von
lymphomatöser Wucherung vor, welche man jetzt als Lymphogranulomatose von den anderen Formen trennt und der Tuberkulose nahe stellt.

4. Progressive Ernährungsstörungen. Die Hypertrophien der
Leber, soweit sie als eigentliche Hypertrophien mit einer Vermehrung
tätigen homologen Gewebes verbunden sind, teilen sich in allgemeine
und umschriebene. Es entspricht, wie schon früher erwähnt wurde,
nicht immer einer Vergrösserung im ganzen auch eine solche der

einzelnen Läppchen und noch weniger eine solche der einzelnen Zellen, so dass man einfache Hypertrophien (Vergrösserung der Zellen), einfache Hyperplasien (Vermehrung der Zellen in den Läppchen) und Hyperplasien von Läppchen zu unterscheiden hat. Allgemeine Hypertrophie findet man nicht selten bei rachitischen Kindern, ferner gelegentlich bei Diabetes mellitus, wo die Zellen mit Jod eine weinrote Färbung zeigen (Glykogen). Interessanter sind die partiellen Hypertrophien, wie sie besonders als vikariierende, kompensatorische bei Zerstörung von Lebersubstanz (besonders deutlich oft im linken Lappen bei Syphilis oder Echinokokkus des rechten Lappens) beobachtet werden. Dabei sind in der Regel die Läppchen vergrössert, nur ausnahmsweise vermehrt. Eine partielle Hypertrophie findet sich dann ferner zuweilen in Form von erbsen- bis kirschgrossen Knoten (knotige Hypertrophie), welche selbst multipel in die Lebersubstanz eingesprengt erscheinen und sich ausser durch die Grösse ihrer Läppchen gewöhnlich auch durch ihre blassrote Farbe vor der Umgebung auszeichnen. Mikroskopisch erscheinen die Leberzellen grösser, meist fetthaltig oder stärker fetthaltig als die übrigen Leberzellen, die Kapillaren weiter als normal. Die Knoten können durch Bindegewebe eingekapselt sein. Die kleinsten hypertrophischen Knötchen entsprechen manchmal deutlich den sog. sekretorischen Läppchen, d. h. sie enthalten im Zentrum interlobuläre Gallengänge nebst Pfortader usw. Solche hypertrophische Knoten kommen besonders in chronisch-zirrhotischen Lebern vor (s. S. 626) und tragen dann mit zum Umbau des ganzen Lebergewebes bei.

Diese hypertrophischen Knoten in zirrhotischen Lebern enthalten vergrösserte, manchmal zu Riesenzellen umgewandelte Leberzellen, können aber auch ganz oder zum Teil in kleinzellige schlauchförmige Adenommasse übergegangen sein, welche lebhaft wuchernd das umgebende Gewebe zur Seite drängen, aber auch infiltrierend durchwachsen kann. Trotz der Zirrhose kann durch die, graurote oder graubraune Knoten bildenden Adenome eine sehr beträchtliche Vergrösserung der Leber herbeigeführt werden. Die Adenome können als solche Metastasen machen, aber auch zu echten Krebsen sich umbilden, so dass man von krebsiger Zirrhose sprechen kann, bei der offenbar die Zirrhose der Adenokarzinombildung vorausgeht.

Das ist eine Form des an sich seltenen primären Leberkrebses, der ausser aus Leberzellen auch aus kleinen Gallengängen hervorgehen kann. Als solche Gallengangskrebse sind nach Ziegler die periportalen Krebse anzusehen, bei welchen die Krebsknötchen genau dem periportalen Bindegewebe folgen und vom Hilus aus immer kleiner werden. Eine von den Gallengängen ausgehende Kystadenombildung kann sowohl einzelne grössere Cysten wie mächtige multilokuläre Kystome erzeugen, ist aber sehr selten. Wahrscheinlich gehört ein Teil der angeborenen, mehrfach auftretenden Cystchen hierher.

Bei dem primären knotigen Krebs zeigt sich ein oft sehr grosser, am häufigsten im rechten Lappen gelegener Knoten allein oder neben kleineren, offenbar sekundären, Tochterknoten.

Bei weitem häufiger sind die sekundären Leberkrebse, von
welchen die fortgeleiteten, die durch direktes Einwachsen eines
Krebses der Nachbarschaft (Fig. 361, S. 606) entstehen, eine ähnliche
Anordnung wie die knotigen primären Krebse zeigen. Sie machen deswegen oft den Eindruck von primären, um so mehr, da in der Leber
die Neubildung räumlich oft viel bedeutender ist, als an dem Orte der
ersten Entstehung. Man muss deshalb, ehe man einen primären Leberkrebs annimmt, immer erst die Nachbarorgane und ganz besonders die
Gallenblase und den Magen genau durchmustern, wo man dann oft
noch einen primären Geschwulstherd finden wird. Dasselbe gilt übrigens
auch für die eigentlichen metastatischen Krebse (Fig. 375), bei welchen
in der Regel mehrere getrennte Geschwulstherde vorhanden sind, die nicht
in dem Verhältnisse von Mutter- und Tochterknoten zueinander stehen,
die auch in ihrer Grösse nicht so verschieden sind, dass man einen unbedingt als den Urheber der übrigen ansehen könnte. Zuweilen tritt der

Fig. 375.

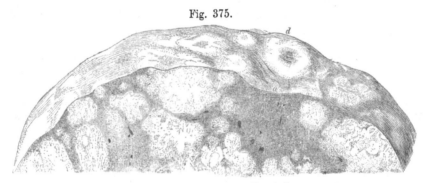

Sekundäre Leberkrebsknoten. 2/3 nat. Gr.
Bei d ein oberflächlicher Knoten mit Delle, unter a partielle zyanotische Atrophie des Lebergewebes
mit starker Einsenkung der Oberfläche.

sekundäre Leberkrebs in Form der krebsigen Infiltration auf, d. h. man
sieht nicht besondere sich abhebende Geschwülste, sondern ein ganzer
Leberabschnitt ist von Krebs gleichmässig durchwachsen.

Die metastatischen Krebse stammen von verschiedenartigen Primärgeschwülsten ab. Am häufigsten von Magenkarzinomen, aber auch bei
allen anderen Krebsen kann man Metastasen in der Leber erwarten.
Es wird sich danach der mikroskopische Befund verschieden gestalten
müssen, da die sekundären Geschwulstbildungen denselben Charakter
der Krebszellen und oft auch des ganzen Aufbaues wie die primären
darzubieten pflegen; es gibt also hauptsächlich Adenokarzinome, aber
auch Kankroide, Schleimkrebse, verschiedene Sorten weicher Krebse u. s. f.

Die typischen Krebsmetastasen in der Leber bilden kugelförmige
Knoten; nur die an der Oberfläche gelegenen sind mehr halbkugelig,
da die Kapsel das Wachstum der Knoten hindert. Sämtlichen Leber-
krebsen wohnt die Neigung inne, zentral zu verfetten und zu atrophieren,
ein Umstand, der es erklärt, dass die oberflächlich gelegenen Knoten
eine zentrale Delle zeigen, entsprechend der durch Resorption des

fettigen Detritus entstandenen zentralen Atrophie. Auf dem Durchschnitte sehen diese verfettenden Knoten eigentümlich bunt aus, indem
gelbe Streifen mit markigen oder grauen abwechseln (Cancer reticulatus
Joh. Müller). Durch vollständige Verfettung und Erweichung der
zentralen Teile können Höhlen sich bilden, welche mit dem mehr oder
weniger flüssigen Erweichungsbrei gefüllt sind.

Das Krebsstroma ist durch Auspinseln feiner Abschnitte leicht
darzustellen; an kleinen Knoten kann man sich überzeugen, dass es
oft grosse Aehnlichkeit hat mit dem Netzwerke, welches die Kapillaren
und das geringe, sie umgebende Bindegewebe an der normalen Leber

Fig. 376.

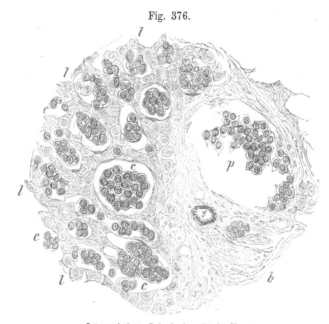

Intravaskulärer Leberkrebs. Starke Vergr.

p Vena portarum mit Krebszellen. b periportales Bindegewebe, in welchem noch ein kleineres mit
Krebszellen gefülltes Gefäss und ein Gallengang (g) liegen. c die mit Krebszellen gefüllten und ausgedehnten Leberkapillaren, deren Endothelien hie und da noch sichtbar sind. l die auseinandergedrängten
vielfach misstalteten Leberzellen.

darstellen. Bei einer ganzen Anzahl von sekundären Krebsen, besonders
nach Magenkrebs, ist der Nachweis zu liefern, dass sie aus, wahrscheinlich embolischen, krebsigen Thromben in Aesten der Pfortader
hervorgewachsen sind. Besonders bei der infiltrierten Form ist oft in
grosser Ausdehnung das Gefässnetz der interlobulären Pfortadern und
der Kapillaren der Läppchen durch Krebsmasse erfüllt und ausgeweitet
(intravaskulärer Krebs, Fig. 376). Die Leberzellen werden dadurch
zusammengedrückt, misstaltet und schliesslich unter Auftreten von
braunem Pigment zur Atrophie gebracht. Bei den knotigen sekundären
Krebsen (Fig. 377) sieht man häufig schon makroskopisch das Lebergewebe um den Knoten konzentrisch geschichtet, mikroskopisch er-

Fig. 377.

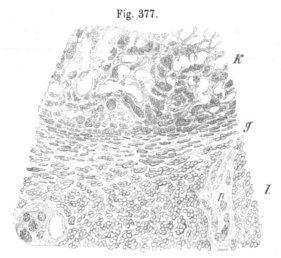

Sekundärer knotiger Leberkrebs. Schwache Vergr.
K Krebs, dessen Zellen teilweise ausgefallen sind. l Lebergewebe.
p portales Bindegewebe mit Pfortaderästen, Gallengängen usw.
An der Grenzschicht bei g die Leberzellen abgeplattet und der
Oberfläche des Krebses parallel gerichtet.

scheinen die anstossenden Leberzellen plattgedrückt und in mehreren Reihen parallel der Oberfläche angeordnet (exzentrische Druckwirkung des aus sich heraus, durch Vermehrung seiner Zellen, wachsenden Krebsknotens).

Von den kleineren Gefässen geht zuweilen die Krebsentwickelung in die grossen Lebervenen weiter, welche dann mit einem krebsigen Thrombus erfüllt sind, der bis in die Vena cava hineinreichen kann. Die Beziehungen des Gefässverschlusses zu der zwischen den Krebsknoten so häufigen zyanotischen Atrophie sind S. 616 schon erörtert worden.

Die in der Leber gelegentlich vorkommenden Metastasen von Sarkomen, melanotischen Geschwülsten usw. weichen in nichts

Fig. 378.

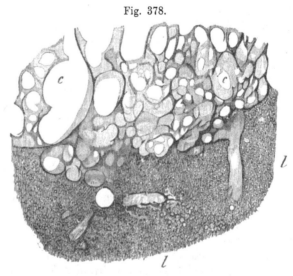

Vom Rande eines Kavernoms der Leber. Ganz schwache Vergr.
c die kavernösen Hohlräume des Gebildes, aus welchen das Blut entfernt ist. l Lebergewebe, dessen
erweiterte Venen in jene übergehen.

von den anderweitig vorkommenden ähnlichen Geschwülsten ab; auch sie drängen das anstossende Lebergewebe zur Seite. Sehr selten sind **primäre Sarkome** und **Fibrome**, häufiger dagegen die soeben sichtbaren bis kirschgrossen, seltener apfelgrossen, durch ihre schwarzrote Farbe, ihren Blutgehalt und schwammigen Bau leicht erkennbaren **Kavernome** (Fig. 378 und 358, S. 600), welche auch multipel vorkommen und meistens ein aus Bindegewebe (mit glatten Muskelzellen), seltener aus Leberzellen bestehendes Gerüst besitzen. Die letzte Form, welche ich auch bei einem Neugeborenen gesehen habe, zeigt in der Regel deutliche Hypertrophie der Zellen. Es handelt sich anscheinend um einen angeborenen Bildungsfehler, nicht um eine Geschwulst. Die meisten Kavernome sind deutlich nur Ersatz für einen Teil Lebergewebe, manche sind aber auch durch eine dünne Bindegewebshülle abgekapselt, auch gibt es oberflächliche, welche durch eine Furche scharf abgegrenzt sind. In den Hohlräumen kann es zur Thrombose und Organisation der Thromben, d. h. also zu fibröser Umwandlung der Gebilde kommen.

Kleine **Cystchen**, welche mit einfachem oder Flimmer-Zylinderepithel ausgekleidet und als angeborene Abschnürungscysten adenomatöser Gallengangswucherungen zu betrachten sind, kommen zuweilen selbst in grosser Zahl vor, auffälligerweise öfters in Verbindung mit cystischer Degeneration der Nieren. Während des Lebens entstandene, ebenfalls aus partieller Erweiterung von Gallengängen hervorgegangene Cysten sind durch ihre derbere, fibröse Wand, ihren, wenigstens in früheren Stadien, galligen, Cholesterin oder seltener Konkretionen enthaltenden Inhalt ausgezeichnet. Beide Formen liegen fast stets dicht unter der Leberkapsel.

5. **Rückgängige Ernährungsstörungen.** a) **Atrophien.**

Die einfachste Form der Zerstörung von Lebergewebe ist die **Druckatrophie**, wie sie sowohl bei Druck von aussen (z. B. Schnüratrophie), als auch bei Druck von innen (schrumpfendes fibröses Gewebe, Geschwulstknoten) entsteht. Die Zellen sind an solchen Stellen zum Teil gänzlich verschwunden und von der Lebersubstanz ist dann nur noch eine geringe bindegewebige Masse übrig.

Unter den mehr das ganze Organ betreffenden Atrophien ist zunächst diejenige zu nennen, welche sich in Verbindung mit allgemeiner Atrophie bei kachektischen Individuen, bei Inanition, ferner als Altersveränderung vorfindet und die durch eine Verkleinerung sowohl der Leber im ganzen wie der einzelnen Läppchen und der einzelnen Leberzellen ausgezeichnet ist (**einfache Atrophie**). Sehr häufig hat das atrophische Gewebe gleichzeitig eine dunkelbraune Färbung (**braune Atrophie**, A. fusca), welche durch eckige bräunliche Pigmentkörner bedingt wird, die sich besonders in den Zellen der zentralen Zone vorfinden (Fig. 374, S. 634) und wie die ähnlichen Pigmentkörner der Herzmuskulatur mit Sudan sich rot färben, also lipochrom sind. Diese braune Atrophie findet sich ganz besonders ausgeprägt bei der durch Oesophagus- und Magenkrebse bedingten Inanition. Da diese Lebern stets eine sehr feste Konsistenz haben, so eignen sie sich besonders zur frischen mikroskopischen Untersuchung an Schnitten, umsomehr, als die Läppchen wegen ihrer Kleinheit leicht zu überschauen und ausserdem gewöhnlich sehr scharf von einander zu trennen sind.

Der zyanotischen Atrophie durch Blutstauung und Verschluss von Pfortaderästen, sowie der durch entzündliche, teils produktive, teils degenerative Prozesse erzeugten Atrophien, der fibrösen, sowie der sog. akuten Leberatrophie ist schon in genügender Ausführlichkeit gedacht worden. Bei letzterer Gelegenheit wurde auch schon die häufigste Form der fettigen Degeneration der Leberzellen, die entzündliche, beschrieben (Fettinfiltration s. S. 642). Es wäre noch zu erwähnen, dass auch einfache fettige Degenerationen z. B. bei perniziöser Anämie vorkommen. Immer sind auch die Kupfferzellen dabei beteiligt, nicht selten enthalten diese Fett, während die Leberzellen frei davon sind.

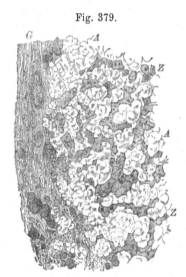

Fig. 379.

Amyloid der Leber. Mittl. Vergr.
G Glissonsche Kapsel. Z das vielfach verschobene und komprimierte Leberzellennetz.
A die scholligen amyloiden Kapillaren.

b) Die Leber ist neben der Milz und Niere am häufigsten der Amyloidentartung ausgesetzt, welche selbst bei Kindern schon zuweilen erhebliche Vergrösserungen des Organs bewirken kann. In den höchsten Graden der Erkrankung, bei denen die Leber beträchtlich vergrössert und sehr steif geworden ist, ist auf der Schnittfläche die Zeichnung der Läppchen sehr verwischt, das Gewebe hat die dem Amyloid eigene, gekochtem Speck ähnliche, glasig durchscheinende Beschaffenheit und den eigentümlichen Glanz angenommen, nur einzelne Reste nicht amyloiden Gewebes sind noch übrig, welche sich oft durch ihre gelbe Farbe als fettig infiltriert erweisen und dann die Läppchenzeichnung in der Regel wieder deutlich hervortreten lassen.

Durchmustert man in solchen Fällen die Läppchen, so sieht man schon makroskopisch (Jodjodkalium!), noch besser mikroskopisch (Methylviolett!), dass die Amyloidentartung über ihre sämtlichen Abschnitte verbreitet ist. Hat man es dagegen mit einer geringeren Erkrankung zu tun, so ist es oft zuerst die intermediäre Zone, welche die Amyloidentartung zeigt, während meist gleichzeitig in der äusseren Fettinfiltration, in der inneren Pigmentbildung vorhanden ist. Es ist behauptet worden, dass gerade in dieser mittleren Zone sich vorzugsweise die Leberarterie mit ihren Kapillaren zu den übrigen Kapillaren hinzugeselle. Die Arteriolen und Kapillaren aber sind es, welche vorzugsweise der amyloiden Entartung anheimfallen (Fig. 379), indem sich ihre Wand (nicht das Endothel) in eine hyaline, ungleichmässig dicke, beim Zerzupfen deshalb leicht in einzelne Schollen zerfallende Masse verwandelt. Eine amyloide Degeneration der Leberzellen kommt nicht vor, in der Regel werden sie durch die amyloiden Gefässe komprimiert und atrophieren dadurch zu kleinen braun pigmentierten Klümpchen, ja können ganz verschwinden. Anfänglich enthalten sie auch noch zwischen ·den amyloiden Kapillaren, wie sie es fast stets an den nicht-amyloiden Teilen, besonders in der Peripherie der Läppchen tun, grosse Fettropfen. Wenn auch seltener, so bilden doch zuweilen die inter-lobulären Pfortaderäste den Hauptsitz der Entartung, häufiger sind die Aeste der Leberarterie verändert.

Die geringeren amyloiden Veränderungen sind makroskopisch oft selbst mit der Anwendung von Jod schwer zu erkennen, da die braune Jodamyloidfarbe durch die an sich schon braune Leberfarbe zu sehr verdeckt werden kann. Man tut in solchen Fällen gut, einen möglichst feinen und ausgedehnten Skalpell-Schnitt kurze Zeit in ein Schälchen mit Jodlösung zu legen und dann nach dem Auswaschen in Wasser auf eine weisse Unterlage zu bringen; man wird dann selbst kleine Amyloidmengen nicht leicht übersehen.

Die mikroskopische Untersuchung wird am besten an dem frischen Präparate vorgenommen, von welchem man mit einem Doppelmesser schon hinreichend feine Schnitte machen kann. Sehr schöne Bilder erhält man, wenn man einen recht dünnen Schnitt in absolutem Alkohol entwässert, in alkoholischer Alkannaextrakt-lösung färbt, mit Salzsäure-Alkohol auswäscht, in Wasser reinigt, mit saurem Häma-toxylin färbt, wieder in Wasser reinigt, in Jodjodkalium färbt, abermals in Wasser abspült und endlich in Glycerin einbettet. Dann ist das Fett hellrot, die Amyloid-substanz gelbbraunrot, Leberzellen gelb, Kerne dunkel graublau. Es treten dabei ganz besonders deutlich die fetthaltigen Leberzellen neben und zwischen den amy-loiden Massen hervor, die auch an Sudanpräparaten gut zu sehen sind (Kondensor wirken lassen!). Empfohlen wird auch Färbung von in Alkohol liegenden Schnitten in 2 proz. Lösung von Bismarckbraun (auf $^2/_3$ Wasser $^1/_3$ Alc. rectif.): nach 5 Minuten Abspülen in absol. Alkohol, 10 Minuten in Aq. dest., einige Minuten in 2 proz. Gentianaviolett, 3—5 Minuten in mit Essigsäure (10 Tropfen auf ein Uhrschälchen) angesäuertes Wasser, gutes Auswaschen in reinem Wasser. Gehärtete Präparate färben sich gut nach van Gieson (Amyloid fast farblos).

Eine der Amyloidsubstanz in bezug auf ihre Jodreaktion nahe-stehende Substanz ist das Glykogen, welches in wechselnder Menge, vor allem in diabetischen Lebern, besonders in der Peripherie der Lobuli innerhalb der Leberzellen sowohl wie ihrer Kerne gefunden wird. Seine Verteilung innerhalb der Leberläppchen sowie seine Menge sollen je nach der Todesart wechseln. Nachweis wie bei der Niere.

Eine eigentümliche, als Azidose bezeichnete chemische Aenderung des Protoplasmas der Leberzellen findet sich bei Kindern mit Darm-katarrhen. Man kann sie nur an frischen Lebern oder bei Leichen, denen man gleich nach dem Tode Alkohol in die Bauchhöhle gespritzt hat, nachweisen.

Man härtet eine halbe Stunde in Carnoyscher Flüssigkeit (S. 17), dann 24 Stunden (mit zweimaligem Wechsel) in absolutem Alkohol und bettet mit Chloro-form in Paraffin ein. Bei Färbung nach May-Grünwald (5—10 Min.) erscheint das Plasma der Leberzellen blau (normal rot); bei Färbung mit gesättigtem Neutral-rot (5—10 Min.) rot (normal blassgelb). Die Schnitte kommen in Aq. dest., absol. Alkohol, Xylol, neutralen Kanadabalsam oder Cedernöl.

Kleinste nekrotische Herdchen habe ich als pseudotuberkulöse schon bei der Tuberkulose erwähnt, ebenso schon von den kongenital-syphilitischen berichtet.

6. **Fremdkörper (Infiltrationszustände), Schmarotzer.** Eine der häufigsten Veränderungen der Leber ist

a) die Fettinfiltration (Fig. 380). Infolge ihrer hervorragenden phagozytotischen Fähigkeiten speichern die Sternzellen, die ja nichts als Kapillarendothelien sind, alle möglichen, im Blute vorhandenen abnormen Bestandteile auf, Bakterien, Pigment, Fett. Insbesondere bei Diabetikern, bei denen ja schwere Lipämie vorkommen kann (s. S. 243), findet sich regelmässig eine Fettablagerung in den Sternzellen ohne Schädigung der Zellbestandteile, insbesondere bei Erhaltung der Färbbarkeit der Kerne.

Fig. 380.

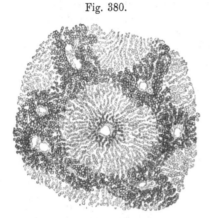

Fettinfiltration der Leberläppchen in der Peripherie, Pigmentierung im Zentrum. Schw. Vergr.
In der Mitte ein Lobulus im Querschnitt, in dessen Peripherie zahlreiche Pfortaderäste nebst Bindegewebe durch den Schnitt getroffen sind.

Gewöhnlich versteht man aber unter Fettinfiltration der Leber die Ablagerung von Fett, und zwar in Form eines oder weniger grosser Tropfen in den, in ihrem Gefüge fast nicht veränderten Leberzellen. Eine solche kommt zwar auch normal bei jeder Verdauung vor, aber doch nur als vorübergehender Zustand, während sie bei verschiedenen kachektischen Zuständen (Phthisis, Atrophie der Kinder usw.), bei Abusus spirituosorum usw. als dauernde pathologische Veränderung (d. h. auch ohne die physiologischen Vorbedingungen) gefunden wird. Bei den geringsten Graden der Fettablagerung sieht man nur ein feines helles, noch nicht deutlich gelbes, sondern mehr weisslich graues Säumchen an der Peripherie der Läppchen, ein Zustand, der unendlich häufig gefunden wird und dem physiologischen vollkommen gleicht; je stärker die Veränderung, desto breiter und zugleich desto gelber ist dieser Saum, während die zentrale dunklere Partie entsprechend kleiner ist, bis schliesslich in den höchsten Graden (der eigentlichen Fettleber, Hepar adiposum, gemästete Gänseleber) fast das gesamte Läppchen eine buttergelbe Färbung angenommen hat, welche damit natürlich auch die Farbe des Gewebes überhaupt geworden ist. Wirklich rein tritt sie nur bei zu gleicher Zeit anämischen Lebern hervor, bei bluthaltigen kommt etwas Rot hinzu und bei hyperämischen kann das Rot so sehr das Gelb überdecken, dass schon ein genaues Zusehen erforderlich ist, um die Fettleber nicht zu übersehen. Die makroskopische Diagnose wird gerade in diesen Fällen erleichtert durch die Beschaffenheit der Oberfläche des Messers, welches nach dem Schneiden mit einer Fettschicht bedeckt ist, die das Haftenbleiben und Auseinanderlaufen des aufgebrachten Wassers verhindert. Die Aufnahme von Fett in die Leberzellen erfolgt in der Regel zuerst in die peripherisch, später erst in die zentral in den Läppchen gelegenen. Damit ist eine Grössenzunahme der Zellen verbunden, die sich folgerichtig auch in einer mit dem Fortschreiten der Veränderung zunehmenden Gesamtvergrösserung der Läppchen und des ganzen Organes kundgibt. Bei partieller Fettinfiltration sieht man infolge dieser Vergrösserung der fetthaltigen Zellen auf Durchschnitten die gelbe Peripherie der Läppchen über die dunklen inneren Teile hervorragen. Es ist leicht, an durch Zerzupfen isolierten Zellen (Fig. 381) das Fett, welches in grösseren, oft nur einfachen Tropfen vorhanden ist, zu erkennen, da die Tropfen so gross werden können, dass das Zellprotoplasma nur noch als schmaler Ueberzug über dieselben vorhanden ist. An ungefärbten Schnitten, die besonders bei recht schwachen Vergrösserungen (bei geringeren Graden der Veränderung) hübsche Bilder gewähren, erscheint das mikroskopische Bild gerade umgekehrt als das makroskopische, indem die dicht aneinander gelagerten, infolge ihrer Lichtbrechung dunkel umgrenzten Fettröpfchen ein dunkles, an dicken Schnitten fast schwarzes Aussehen der äusseren Abschnitte der Läppchen bedingen. Die schönsten Bilder erhält man durch

Fig. 381.

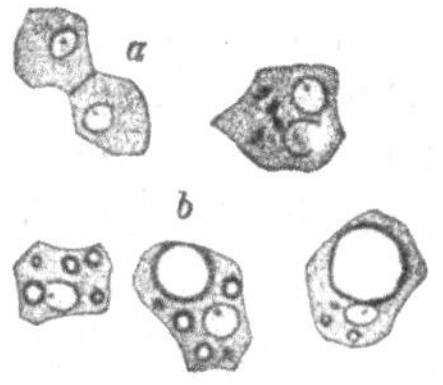

Leberzellen vom Menschen. Starke Vergr.

a gewöhnliche, in der einen 2 Kerne und einige Pigment-körnchen. b Zellen in verschiedenen Stadien der Fettinfiltration.

Färbung der Schnitte in der vorher angegebenen Weise mit Alkanna und saurem Hämatoxylin (ohne Jod) sowie bei Sudanfärbung mit Hämalaun.

Nur ausnahmsweise findet man diese Fettinfiltration nicht an den Rändern der Läppchen, sondern um die Vena centralis herum (zentrale Fettinfiltration); es erscheinen dann die gelben Färbungen an den Querschnitten nicht in Form von Ringen, sondern als kleine Flecken, welche durch eine schmale, bräunliche Zone von der grauen Randschicht getrennt sind. In der Regel ist die Veränderung ziemlich gleichmässig in allen Abschnitten der Leber vorhanden, doch kommen auch Ausnahmen vor, so bei der knotigen Hypertrophie (S. 635), aber auch ohne sonstige Veränderung an kleinen, scharf umschriebenen Stellen. Insbesondere in der Nähe des Aufhängebandes am scharfen Rande der Leber finden sich solche partielle, aber örtlich vollständige Fettinfiltrationen an Läppchengruppen bis zu mehreren Zentimetern Durchmesser, die leicht für nekrotisch infarziert gehalten werden können.

Sehr häufig kommt die allgemeine Fettinfiltration mit anderen Erkrankungen verbunden vor, so mit Zirrhose, Amyloiddegeneration, mit Stauungsleber und zyanotischer Atrophie (Muskatnussleber). Hier ist sie zum guten Teil wohl Folge der anderen Veränderungen, sie kann aber auch selbst eine sekundäre Störung bedingen, nämlich eine Stauung der Galle in der Leber, Leberikterus.

b) Bei dem geringen Grade des Leberikterus, wie er durch die
Fettinfiltration bedingt wird, sind fast ausschliesslich die Zentra der
Läppchen gallengelb gefärbt. Bei einigermassen stärkerer ikterischer
Färbung erhält die Fettleber im ganzen eine Safranfarbe (Hepar
crocatum, Safranleber). An Isolationspräparaten sieht man die
Leberzellen erfüllt teils mit diffusem hellgelbem Farbstoffe, teils mit
unregelmässigen heller oder dunkler gelben, gelbroten oder braunroten
Farbstoffkörnchen, selten auch mit krystallinischem Pigment (Bili-
rubin). Es lässt sich an solchen Präparaten leicht die bei der Niere
(Bilirubininfarkt, S. 442), beschriebene Gallenfarbstoffreaktion ausführen.
Es sind übrigens auch noch andere Erkrankungen insbesondere die
Zirrhose als Ursache für örtlichen Ikterus der Leber schon erwähnt
worden.

Ist ein stärkeres Hindernis für den Abfluss der Galle vorhanden, so
treten nicht nur ikterische Färbungen an den übrigen Körperorganen auf,
sondern auch die Leber bietet ein anderes Bild: die gallige Färbung ist
intensiver und nicht nur auf die inneren Teile der Läppchen beschränkt,
die gelbe Färbung macht allmählich

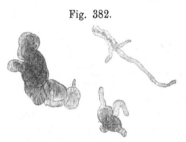

Leberikterus. Starke Vergr.
Verschiedene erweiterte und mit homogenen
(grünlichen) galligen Massen gefüllte Abschnitte von Gallenkapillaren.

einer olivengrünen (Icterus viridis),
selbst schwarzgrünen (Icterus melas)
Platz. Auch das mikroskopische Bild
ändert sich, indem ausser den vorher
erwähnten diffusen und körnigen Pigmentierungen der Zellen auch eine Gallenstauung in den Gallenkapillaren(Fig. 382)
vorhanden ist, welche man an Schnitten
mit gelben oder häufiger olivengrünen,
homogenen, wurstförmigen varikösen
Massen, förmlichen Gallenthromben ausgefüllt und verstopft findet, die oft deutlich die dichotomischen Verzweigungen
der Gallenkapillaren erkennen lassen. (Da in Formol auch die gelben
Farbstoffe in grüne sich umwandeln, so darf man Lebern, an welchen
man die natürlichen Gallenfarben untersuchen will, nicht in Formol
fixieren.) Dass auch im Innern der Leberzellen feinste kanalartige
Bildungen vorhanden sind, kann man an solchen Lebern sehr leicht
sehen, da auch diese intrazellularen Kanälchen erweitert und mit Gallenfarbstoff gefüllt sind. Dabei sind meistens auch die grösseren Gallenwege in der Leber erweitert und mit galliger oder farbloser, faden-
ziehender Flüssigkeit (Hydrops duct. bilifer.) gefüllt. Zuweilen enthalten
sie auch Gallenkonkremente, feste Steine oder breiige, krümelige Massen.
Selten sind isolierte grössere Gallensteine in kleineren Aesten, wie ich
einen solchen z. B. im Zentrum eines apfelgrossen Krebsknotens gesehen habe.

Nicht immer ist die Ursache selbst für stärkeren Leber- und allgemeinen Ikterus ohne weiteres zu erkennen. Man untersuche daher
regelmässig bei vorhandenem Zweifel nicht nur die grossen Gallengänge, sondern auch die kleinen und kleinsten intrahepatischen Aeste,

an welchen von den Untersuchern desquamative Katarrhe als Ursache
für schweren Ikterus (z. B. bei Phosphorvergiftung, Ebstein) beschrieben wurden. Fehlt bei Leberikterus allgemeine Gelbsucht, so
sollte stets der Ductus thoracicus genau untersucht werden, weil dieser
für gewöhnlich beim Ikterus die Galle dem Blute zuführt.

c) Die Infiltration der Leber mit Gallenpigment gehört zu einer
Gruppe sehr zahlreicher und häufiger Veränderungen, der Pigment-
infiltrationen, zu welchen die Leber durch ihre Funktionen (Verarbeitung
von Blutfarbstoff) ganz besonders disponiert ist. Ein Teil dieser Pigmente mag auf Abnormitäten der Funktionen zurückzuführen sein, so
die bei der allgemeinen braunen Atrophie, bei der zyanotischen Atrophie,
bei der Atrophie durch Amyloid, Zirrhose usw. in den Zellen auftretenden. Wieder andere sind auf solche Abnormitäten des Blutes zu-

Fig. 383.

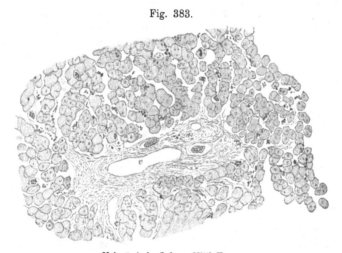

Melanämische Leber. Mittl. Vergr.
In der Mitte ein Pfortaderast (v) mit periportalem Gewebe, Gallengang usw. Das Pigment liegt offenbar
hauptsächlich in den Sternzellen.

rückzuführen, bei denen ein abnorm reichlicher Zerfall der Blutkörperchen
statthat, so dass die Leber gewissermassen den Arbeitsstoff nicht be-
wältigen kann; dahin gehören die Pigmentierungen bei Hämoglobinämie
verschiedener Art, perniziöser Anämie usw., wahrscheinlich auch die
seltenen Fälle von sogenannter pigmentierter Zirrhose, welche Teilerscheinung einer mehr oder weniger verbreiteten Hämochromatose sind.
Die gelben, gelbbraunen, gelbroten Pigmentkörner sind teils eisenfrei,
teils eisenhaltig (s. S. 111) und noch von farblosen Eisenverbindungen
begleitet, welche nach Quincke mit grüner Farbe hervortreten, wenn
man Schwefelammoniumlösung den Schnitten zusetzt. Die Ablagerung
findet sich vorzugsweise in der portalen Zone der Läppchen. Quincke
hat diese Affektion Siderosis genannt, da dieser Name aber bereits
für die Eisenstaub-Inhalationskrankheiten vergeben ist, so kann man
die ungefärbten Eisenablagerungen ausser Acht lassend, die Bezeich-

nung hämoglobinämische Pigmentinfiltration oder Hämochromatose gebrauchen.

Aber auch körnige Pigmente aus dem Blute finden sich in der Leber, diese freilich weniger in den Leberzellen als vielmehr in dem periportalen Bindegewebe und in den Sternzellen abgelagert. So das aus Blutergüssen stammende und resorbierte Pigment, so das melanämische Pigment, welches der Leber eine schiefrige, schwärzliche Farbe verleiht (Fig. 383), so endlich zuweilen besonders bei alten Leuten, auch Kohle, welche von den Respirationsorganen aus in das Blut gelangt war und scharf sich abhebende schwarze Fleckchen und Streifchen bewirkt (Anthrakose, bei Milzanthrakose).

d) Unter den Schmarotzern der Leber, welche gleichfalls zum Teil Ablagerungen aus dem Blute darstellen, zum Teil aber auch aus dem Darm dahin gelangen, nehmen von den schon erwähnten Bakterien abgesehen die Echinokokken die wichtigste Stelle ein. Der gewöhnliche ist der Echinococcus unilocularis (Fig. 384), der bald einzeln, bald mehrfach in der Leber vorkommt. Seine Grösse schwankt zwischen der einer kleinen Nuss und eines Mannskopfes; kleine können noch deutlich ihre Lage innerhalb eines Pfortaderastes erkennen lassen, grössere sind vom Lebergewebe durch eine neugebildete fibröse Hülle getrennt, in welcher ebensolche Gallenkanälchen vorkommen wie im zirrhotischen Bindegewebe. Betreffs des Verhaltens der lebenden Echinokokken wird auf S. 147 verwiesen; in der Leber trifft man

Fig. 384.

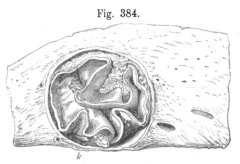

Echinokokkus der Leber. Nat. Gr.
Die Echinokokkusmembran gefaltet; ausserhalb und innerhalb derselben krümelige Massen, welche mikroskopisch Detritus, Fett- und Cholesterinkrystalle, Gallenpigment und Scolices enthalten. Die fibröse Kapsel scharf von der Lebersubstanz abgegrenzt. k Kapsel der Leber; alle übrigen Seiten sind Schnittflächen.

sie nicht selten in abgestorbenem Zustande, wobei sie dann je nach ihrem Alter verschiedene Befunde geben. Zunächst schwindet die Flüssigkeit und die Blase ist dann gefüllt mit einem unentwirrbaren Durcheinander von Membranen, die immer für die makroskopische Diagnose das wichtigste Merkmal bleiben. Später gesellt sich dann dazu eine Verfettung, welche zunächst am Rande beginnt und schliesslich zur Anfüllung der Höhle mit einem gelblichen Erweichungsbrei führt, in dem nur noch Reste von Membranen erkennbar sind. Auch das Fett wird resorbiert und an seine Stelle treten Kalksalze, welche endlich in Form eines kleineren oder grösseren Kreideherdes allein übrig bleiben können. Die Bedeutung dieser Kalkmasse zeigen die bei der mikroskopischen Untersuchung ev. nach Lösung des Kalkes durch Salzsäure leicht aufzufindenden Echinokokkenhaken. Infolge irgendwelcher äusseren Einwirkung (Traumen, Punktion usw.), welche die Ansiedelung von Bakterien befördert, kann auch der ganze Sack vereitern resp. verjauchen und es ist dann wiederum die mikroskopische Untersuchung, welche die Diagnose sichert. — In manchen Fällen finden sich auf der inneren Oberfläche der fibrösen Hülle (also zwischen ihr und der eigentlichen Tierblase) frischere oder ältere Blutungen (Hämatoidin), Gallenpigment (manchmal zinnoberrot, krystallinisch), Eiter, fibröse Verdickungen und Verkalkungen. Einmal habe ich bei einem Kinde (bei Kindern sind Echinokokken überhaupt sehr selten) in diesen eiterigkäsigen Massen eine ungeheure Menge oktaëdrischer Krystalle gefunden, welche ganz mit den Charcot-Neumannschen Knochenmarkkrystallen übereinstimmten, nur zum Teil eine ganz enorme Grösse besassen.

Eine andere, in Norddeutschland fast gar nicht, hauptsächlich in Süddeutschland und der Schweiz vorkommende Form ist der Echinococcus multilocularis, welcher eine sehr derbe Geschwulst bildet, die aus zahlreichen, von dicken Bindegewebsmassen eingeschlossenen kleinen Höhlen besteht, welche mit einer gallertigen, die bekannte Schichtung der Echinokokken zeigenden Masse ausgefüllt sind, aber nicht immer Scolices enthalten. Nach Virchow geht die Entwicklung der Cysten in Lymphgefässen vor sich. In der Umgebung der Echinokokkenblasen findet man Riesenzellen, ferner eine mehr oder weniger ausgedehnte fibröse Hepatitis; Ikterus ist fast stets vorhanden, im Innern der Echinokokkengeschwulst findet man öfters erweiterte, vereiterte und ulzerierte Gallengänge, wodurch sich grosse gallig-eiterige oder jauchige Höhlen bilden können.

Sehr selten sind Cysticerken, von welchen ich einmal eine grössere Anzahl in den Lebergallengängen eines Geisteskranken fand.

Ein anderer kleinerer Parasit, der gelegentlich an der Leberoberfläche gefunden wird, bedarf nur einer kurzen Erwähnung; es ist das Pentastomum denticulatum, die Jugendform des in der Nase und ihren Nebenhöhlen von Hunden usw. vorkommenden Pentastomum taenioides oder Linguatula rhinaria. Man findet eine kleine weissliche, C-förmige Cyste mit 1 mm dicken, sehr derben Wandungen, die an der Oberfläche abgeplattet sind, aber in das Parenchym in konvexem Bogen eindringen und welche meist eine kalkig krümelige Masse umschliessen, in der man nach Säurezusatz die mit feinen Stacheln besetzten, mit einer Reihe von feinen Löchern versehenen Chitinringe oder einzelne Haken auffinden kann. Seltener trifft man das Tier noch wohlerhalten und lebend an.

Nur selten kommt beim Menschen das in den Gallengängen lebende Distomum vor, welches gewöhnlich eine starke fibröse Entzündung der Gangwandungen bedingt. Verhältnismässig am häufigsten trifft man das bis 2,8 cm lange, blattförmig gestaltete, graubraune Distomum hepaticum, dessen an dem breiten Körperende aufsitzender kegelförmiger Kopf leicht zu sehen ist. Seltener ist das nur 8 bis 9 mm lange lanzettförmige Distomum lanceolatum, ohne Kopffortsatz vorn braun, hinten rosarot gefärbt oder das etwas grössere Distomum felinum.

9. Untersuchung der Bauchspeicheldrüse.

Die Bauchspeicheldrüse (Pankreas) liegt nach der Entfernung des Magens und dem Zurückschlagen des Querkolons unbedeckt vor und wird nun sowohl von aussen als auf einem in der Längsrichtung geführten Hauptschnitte untersucht. Mit diesem wird man oft den Ausführungsgang treffen, der dann mit einer Schere noch weiter aufgeschnitten werden kann. Ausserdem ist er leicht von dem Duodenum aus zu finden, wo er mit oder neben dem Choledochus mündet.

a) Veränderungen des Drüsengewebes.

Was zunächst die normale Erscheinung des Pankreas betrifft, so hat es die bekannte grobkörnige Beschaffenheit und die derbe Konsistenz aller Speicheldrüsen, ferner eine leicht gelbliche Farbe, die aber nach dem Tode sehr bald durch diffundierten Blutfarbstoff einen verwaschenroten Ton erhält. Seine Grösse beträgt beim Erwachsenen 23 cm in der Länge, 4,5 cm in der Breite und 3,8 cm in der Dicke; sein Gewicht schwankt zwischen 90 und 120 g.

1. Als eigentümliche angeborene Abnormitäten sind die zuweilen im Pankreas eingeschlossenen kleinen Nebenmilzen zu erwähnen, sowie das Vorkommen abgesprengter Pankreasstückchen (Nebenpankreas) in der Wand des Duodenums, seltener des Jejunums oder des Magens oder an der Spitze eines Meckelschen Divertikels.

2. Aehnlich den parenchymatösen Veränderungen der übrigen Unterleibsdrüsen wird auch am Pankreas eine parenchymatöse Veränderung (bei Typhus usw.) gefunden; in früheren Stadien des Typhus (1. bis 2. Woche) ist es gross, stark gerötet, derb, später dagegen blass, graugelb, selbst rein hellgelb und dabei sehr schlaff. In den letzten Stadien zeigen die Drüsenzellen Verfettung, ganz besonders diejenigen der Langerhansschen Inseln, die übrigens regelmässig feinste durch Sudan rötlich sich färbende Körnchen enthalten. Die parenchymatöse Pankreatitis soll sich mit ausgedehnten Blutungen in das Zwischengewebe und die Umgebung verbinden können (P. par. haemorrhagica), doch ist es noch nicht sicher ausgemacht, welche primäre Veränderung zu den Pankreasblutungen, die in der Regel mit Fettgewebsnekrosen und solchen des Pankreas selbst verbunden sind (s. unten), führt, vermutlich verschiedene, zu denen auch

3. eine im übrigen selten vorkommende eitrige interstitielle Entzündung (Pankreatitis und Parapankreatitis apostematosa) gehören mag. Häufiger, als man früher angenommen hat, ist eine fibröse interstitielle Entzündung (Pankreatitis interstitialis chronica fibrosa), die zu einer sog. Pankreaszirrhose führt. Es ist schon bei Besprechung der Magengeschwüre erwähnt worden, dass das Pankreas häufig mit dem Magen verwächst und dadurch Perforationen desselben in die Bauchhöhle verhütet. Es selbst wird, soweit es im Geschwürsgrund vorliegt, aber nur in geringe Tiefe hinein, durch interstitielle Bindegewebsneubildung in eine glatte fibröse Masse verwandelt, aus der sich nur Reste des Drüsengewebes als leichte Erhabenheiten abheben. Neben dieser partiellen fibrösen Atrophie gibt es aber auch eine

allgemeine, deren Vorkommen bei Verschluss des Hauptausführungsganges besonders durch Steine (s. Fig. 386, S. 652) schon lange bekannt ist, deren häufiges Vorkommen in geringeren Graden sowohl bei Leberzirrhose, wie ohne solche, insbesondere in Fällen von Diabetes, in neuerer Zeit festgestellt worden ist. Makroskopisch ist oft nur eine Erhöhung der Konsistenz des Organes, vielleicht in Verbindung mit Verkleinerung zu bemerken, man soll deshalb in allen Fällen, wo eine Zirrhose vorhanden sein könnte, die mikroskopische Untersuchung (van Gieson-Färbung) nicht unterlassen, bei der auf etwaige arteriosklerotische Gefässveränderungen zu achten ist. Die Langerhansschen Inseln pflegen in solchen Drüsen noch gut erhalten zu sein, ja sind manchmal auffällig zahlreich und gross (Neubildung?), was auch der Fall ist bei der sog. Induration bei kongenitaler Syphilis. Hierbei hat die Drüse ihren körnigen Bau mehr oder weniger eingebüsst, dafür eine glatte Oberfläche von meist grauer Farbe und so derbe Konsistenz, dass sie oft beim Schneiden unter dem Messer knirscht. Mikroskopisch sieht man viele Langerhanssche Inseln, aber nur wenig traubiges Drüsengewebe in ein sehr lockeres Bindegewebe eingelagert. Es ist die Meinung geäussert worden, dass es sich hier nicht sowohl um eine Atrophie als um eine Hemmung der Drüsenentwickelung (Reifeverzögerung) handele; das mag sein, aber zweifellos liegt eine Neubildung von Bindegewebe (Rotfärbung durch van Gieson-Färbung!) vor, die übrigens auch nur auf einen Teil der Drüse beschränkt sein kann.

Gummöse und tuberkulöse Veränderungen kommen vor, aber selten; in Bezug auf letztere muss man sich vor Verwechselung von käsigen und tuberkulösen Lymphknoten, welche am und im Pankreas selbst liegen, mit Pankreastuberkeln hüten.

4. Von Geschwülsten kommen im Pankreas am häufigsten Karzinome vor. Diese sind nur sehr selten metastatisch, meistens fortgeleitet von Krebsen der Nachbarschaft, besonders des Magens, oder primär. Die letzten haben ihren hauptsächlichen Sitz im Kopfe und greifen von hier aus gern auf das Duodenum über. Da sehr bald auch die epigastrischen Lymphknoten (zuweilen auch die mesenterialen) ergriffen werden und der Pylorus des Magens so nahe liegt, so bedarf es oft einer sehr genauen Untersuchung, um den wahren Sitz der Geschwulst zu erkennen, und man muss deshalb verschiedene Schnitte durch den Kopf des Pankreas legen, um zu sehen, ob nicht doch noch seine körnige Struktur zu erkennen ist. Die meisten der Krebse gehören zu den skirrhösen Formen; man gewinnt bei den primären oft Bilder, welche für eine unmittelbare Umwandlung der Drüsenalveolen in Krebsalveolen sprechen. Wegen des häufigen Sitzes im Kopfe kommen Sekretstauungen mit ihren Folgen nicht selten vor. Da Langerhanssche Inseln gerade im Kopfe am spärlichsten vorzukommen pflegen, so spricht schon dieser Umstand gegen die Angabe, dass die Krebse aus den Langerhansschen Inseln hervorgingen, von denen allerdings sichere adenomatöse Wucherungen beschrieben worden sind. Selten kommen Kystadenome, echte Pankreaskystome vor; das meiste, was so bezeichnet wird, gehört in das Gebiet der gleich zu erwähnenden

Pseudocysten. Lymphangiome, Sarkome und andere Bindesubstanzgeschwülste sind sehr selten.

    5. Der fibrösen Atrophie des Pankreas ist bei den Entzündungen schon Erwähnung getan worden, auch wurde bereits darauf hingewiesen, dass zwischen dem eigentlichen Drüsengewebe und den Langerhansschen Inseln dabei ein Parallelismus im Verhalten nicht besteht. Es ist in neuerer Zeit die Frage des Verhaltens dieser Inseln bei Diabetes mellitus lebhaft diskutiert worden, besonders in Rücksicht darauf, ob die Inseln dabei vermindert, geschwunden, degeneriert sind. Es gibt zweifellos einen Schwund und eine Degeneration, insbesondere kann man gerade in Bauchspeicheldrüsen von Diabetikern eine hyaline Degeneration von Langerhansschen Inseln sehen (Fig. 385), wobei die Gefässwandungen hyalin aufgequollen, die Zellen entsprechend reduziert erscheinen, bis schliesslich nur ein hyalines Klümpchen übrig geblieben ist. Ich muss mich nach meinen Erfahrungen auf die Seite derjenigen stellen, welche konstante und notwendige Beziehungen zwischen Diabetes und Veränderung Langerhansscher Inseln nicht anerkennen. Man muss allerdings bei der Beurteilung der Pankreasbefunde nicht aus dem Auge lassen, dass gerade die Inseln sehr grosse individuelle Verschiedenheiten nach Zahl und Grösse zeigen und dass sie schon normal im Schwanz in grösserer Anzahl vorkommen als im Mittelstück, und hier reichlicher als im Kopf. Will man vergleichende Untersuchungen machen, so muss man von verschiedenen Stellen und immer möglichst von den gleichen Stellen die Präparate entnehmen. Ganz selten sind Verkalkungen der Inseln.

Fig. 385.

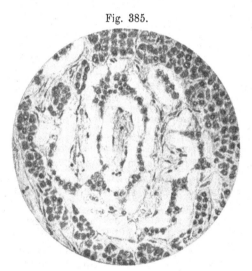

Hyaline Degeneration einer Langerhansschen Insel. Diabetes (nach Opie). Starke Vergr.

    Ausser der fibrösen gibt es am Pankreas, immer wieder hauptsächlich bei Diabetikern, auch eine einfache und eine fettige Atrophie. Man muss aber in letzter Beziehung zwei Arten von Verfettung unterscheiden. Zunahme des interstitiellen Fettgewebes als Teilerscheinung einer Adipositas, wobei immer noch reichlich Drüsengewebe vorhanden sein kann (Adipositas pankreatis) und die eigentliche, rein örtliche, fettige Atrophie oder Substitution (sog. Lipomatose), bei welcher das Drüsengewebe in mehr oder weniger grosser Ausdehnung verschwunden und durch Fettgewebe ersetzt ist, so wie man das auch an Mundspeicheldrüsen findet. Gerade dann kann die Drüse schon makroskopisch eine reine fettgelbe Farbe darbieten. Die Atrophie bei fettiger Degeneration der Drüsenzellen wurde schon erwähnt.

Ebenfalls ist bereits darauf hingewiesen worden, dass in Verbindung mit Blutungen eine Nekrose des Pankreas gefunden wird. Diese kann eine umschriebene, hauptsächlich die mittleren Abschnitte betreffende sein, aber auch nahezu das ganze Organ (am Kopf bleibt der am Darm anstossende Teil in der Regel frei) umfassen. Durch Anhäufung von Blut, Exsudat oder einer mehr serösen Flüssigkeit in der Bursa omentalis hinter dem Magen kann eine Cyste vorgetäuscht werden (Pseudopankreascysten), in die man am besten vom Ligam. gastrocolicum aus hineingelangt und in deren Tiefe das in mehr oder weniger grosser Ausdehnung nekrotische Pankreas ganz oder in Ueberresten zu finden ist. Ausser der Nekrose des Pankreasgewebes selbst, die sonst auch bei Diabetes beobachtet wurde, gibt es dabei auch eine Nekrose des Fettgewebes in der Drüse wie in ihrer Umgebung (manchmal bis weit in das Gekröse und das retroperitonäale Fettgewebe hinein), welche in Form punktförmiger bis linsengrosser, trüber, gelbweisser Herde auftritt. Seltener erreicht sie grösseren Umfang, wobei es dann zur Sequestration grösserer Teile des Fettgewebes kommen kann.

Mikroskopisch sieht man ausser dem die Nekrose andeutenden Kernschwund eine Ausscheidung der Fettsäuren in Nadelform und die Bildung von fettsauren Salzen (Kalk?) in klumpigen Massen innerhalb der Zellen: an Sudanschnitten zeigen die nekrotischen Fettzellen eine mehr braunrote, stumpfe Farbe; man kann sie nach Benda in folgender Weise grün färben: Formolhärtung, Beizung in einer Mischung von 5 g neutral. Cupr. acet., 2,5 g Fluorchrom, 100 aq. (Kochen, Hinzufügen von 5 ccm 36 proz. Essigsäure) im Brutschrank; Gefriermikrotomschnitte, Nachfärben mit Sudan und dann Hämatoxylin. Die nekrotischen Fettgewebsabschnitte sind erst nach längerem Bestand von einer zelligen Infiltration umgeben.

Die Ursache dieser Fettgewebsnekrosen, die auch ohne Nekrose des Drüsengewebes vorkommen, wie der mit ihnen verbundenen Blutungen scheint eine Einwirkung von Pankreassaft zu sein, dessen Fettferment für die Fettgewebsnekrosen, dessen Trypsin für die Blutungen (durch Einwirkung auf die Gefässe) verantwortlich gemacht wird. Es müsste danach also stets eine Pankreasveränderung vorausgehen, durch welche der Uebertritt von Sekret in die Umgebung ermöglicht wird. Das braucht nicht immer eine Nekrose zu sein, denn es gibt auch gelegentlich Fettgewebsnekrosen ohne solche (bei Abszess, Krebs usw.), ja selbst durch kadaveröse Diffusion von Sekret können kleine Nekrosen im Pankreas und seiner nächsten Nachbarschaft bewirkt werden. Die schweren Fälle verlaufen klinisch in der Regel unter dem Bilde des Ileus, darum darf in Ileusfällen eine sorgfältige Untersuchung des Pankreas (am besten vor derjenigen des Magens) nicht versäumt werden.

In manchen Fällen von Pankreas- und Fettgewebsnekrose finden sich fremde Stoffe, die vielleicht aktivierend auf das Sekret wirken, im Ductus pancreaticus; da man bei Tieren durch Einbringen solcher Stoffe in den Ductus die Nekrosen erzeugen kann, so muss man an der Leiche den Hauptgang nicht nur, sondern auch die Nebengänge (Ductus Santorini) stets besonders genau auf ihren Inhalt untersuchen.

Es kann sich dabei um hineingelaufene Galle oder sonstigen Duodenal-
inhalt handeln, vielleicht nach Verlegung der Choledochusmündung
durch einen Stein; darum muss auch der Gallengang genau betrachtet
und bei jedem Fall von Cholelithiasis umgekehrt das Pankreas genau
untersucht werden.

Wesentlich die Gefässe des interstitiellen Gewebes, aber gelegentlich
auch diejenigen der Inseln betrifft die amyloide Degeneration des
Pankreas, welche unter den bekannten Umständen ebenfalls vorkommt.

b) Veränderungen der Ausführungsgänge.

Von den Ausführungsgängen sind vorzugsweise Cystenbildungen zu erwähnen. Zuerst, wegen der Möglichkeit der Verwechslung mit Abszessen oder Fettgewebsnekrosen, kleine hirsekorn-

Fig. 386.

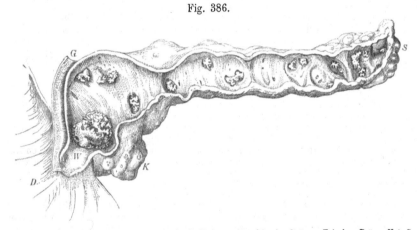

Ungleichmässige Ektasie der Pankreasgänge mit Steinen, Atrophie der Drüse. Frisches Präp. Nat. Gr.
Ductus Wirsungianus (W) in seiner ganzen Länge aufgeschnitten; der Mündungsabschnitt normal, von
der Stelle der Verstopfung durch ein grosses zackiges Konkrement ab die Erweiterung, welche dicht hinter
dieser Stelle am stärksten ist. Aus den ebenfalls erweiterten Seitenästen schauen vielfach zackige, ganz
weisse Konkremente hervor. Nur am Kopf (K) und Schwanz (S) noch Andeutung von Drüsenläppchen,
aber auch hier sieht man schon von aussen vielfach Konkremente durchschimmern. D Duodenum.
G Gallengang. Das Individuum hatte Diabetes und starb an bazillärer Lungenphthise.

bis bohnengrosse, bald mit klarem wässerigem, bald mit gelbem,
manchmal selbst etwas dicklichem Inhalte gefüllte und häufig multipel
und gruppenweise auftretende Cystchen: mit katarrhalischem Sekret
gefüllte Retentionscysten der intraazinösen Gänge (Acne pancreatica).
Der grosse Ausführungsgang zeigt, meist infolge von Verschluss durch
Geschwülste, Konkremente oder narbige Schrumpfung, Erweiterungen
(Ranula pancreatica, Fig. 386), die entweder den ganzen Gang betreffen (rosenkranzförmige Ektasie), oder nur den hinter dem Verschluss
liegenden Abschnitt (cystische Ektasie)· Die grössten Cysten habe ich
im Schwanzteil bei krebsigem Verschluss der vorderen Abschnitte gesehen. Das Drüsengewebe ist dabei meistens atrophiert. Häufig liegen
in dem erweiterten Gange kleine Konkretionen (Pankreassteine),

welche grösstenteils aus phosphorsaurem und kohlensaurem Kalk bestehen und eine weisse Farbe, sowie eine mehr oder weniger zackige
Oberfläche besitzen.

10. Untersuchung des Ganglion coeliacum.

An die Untersuchung des Pankreas schliesst man diejenige des
Ganglion coeliacum, welches über ihm, um die Arteria coeliaca
herum, auf der Aorta unter und vor dem Hiatus aorticus des Zwerchfells liegt. Makroskopisch wird im allgemeinen wenig zu untersuchen
sein, doch ist besonders die Beachtung des umgebenden Bindegewebes
(chron. Entzündung) und die Farbe des Ganglions (bräunlich bei
starker Pigmentierung der Ganglienzellen) wichtig. Nach Rokitansky
soll dasselbe bei Typhus, Cholera usw. sehr hyperämisch, ja zuweilen
hämorrhagisch sein; von der Atrophie des Ganglions bei chronischer
Entzündung des Bindegewebes um die direkt an es anstossende Nebenniere bei einzelnen Fällen von sog. Morbus Addisonii ist schon früher
(S. 394) die Rede gewesen. Gleichfalls atrophisch ist es zuweilen bei
Diabetes mellitus gefunden worden. Die Nervenzellen zeigen bei allen
Kachexien eine beträchtliche Vermehrung der auch schon normal vorhandenen braunen Pigmentkörnchen, mit welcher zugleich eine
Atrophie der Zellen, Schwund des Kernes usw. einhergeht. Auch im
Alter nimmt das Pigment zu. Die Gefässe des Ganglion coeliacum
zeigen amyloide Entartung, jedoch nur in schlimmen Fällen von allgemeiner Amyloidentartung. Die Vater-Pacinischen Nervenendkörper-
chen, welche vorzugsweise in der Umgebung des Ganglion coeliacum,
des Pankreas und im Mesenterium liegen, können ebenfalls allerhand
zirkulatorische (Hyperämie, Blutung, Oedem), entzündliche (akute und
chronische) sowie degenerative Veränderungen (schleimige, hyaline Degeneration, Verkalkung und Nekrose) erfahren, auf welche besonders bei
Pankreaserkrankungen mit Fettnekrose zu achten ist.

11. Untersuchung des Gekröses.

Bevor man nun an die noch vorzunehmende Untersuchung des Dünn-
und Dickdarms geht, hat man zuerst das Gekröse (Mesenterium)
einer Betrachtung zu unterziehen, Seine Dicke wechselt je nach der
Menge des vorhandenen Fettes und kann diejenige eines grossen Fingers
erreichen. Am Dickdarm, der ja nicht überall ein Mesenterium hat,
ist seine Ausbildung und seine Länge sehr wechselnd; besonders an
der Flexura iliaca ist in manchen Fällen ein abnorm langes (25 cm)
Mesenterium vorhanden, welches dann leicht zu Verdrehungen des
Darmes Veranlassung geben kann.

a) Veränderungen des Bindegewebes des Gekröses.

Wie das Bindegewebe in der Bauchhöhle überhaupt, so nimmt
auch grade das Mesenterium an den Blutungen bei Phosphorvergiftung, akuter Leberatrophie usw., an den phlegmonösen Schwel-

lungen bei Milzbrand usw. Teil. Eine der häufigsten Erkrankungen ist die partielle chronische Entzündung (Mesenteriitis fibrosa), welche zu den strahligen, schrumpfenden fibrösen Schwielen führt, wie sie sowohl am Mesenterium des Dünndarms, als besonders auch des Dickdarms (dasjenige der Flexura sigmoidea ist in dieser Beziehung ausgezeichnet) vorkommen.

Die Erkrankungen des Bauchfellüberzuges, insbesondere Tuberkel- und Geschwulstbildung, sind beim parietalen Peritonäum schon besprochen, es sei hier nur noch gewarnt vor einer Verwechslung mit kleinen multiplen Fettzöttchen, mit denen an manchen Mesenterien die Oberfläche so dicht besetzt ist, dass sie ein sammetartiges Aussehen darbietet. In dem Mesenterium sitzen zuweilen grössere Geschwülste, von denen Fibrome, Fibrosarkome, plexiforme Angiosarkome, Dermoide, Gefässgeschwülste (Chylangiome) usw. zu nennen sind.

b) Veränderungen der Lymphknoten des Gekröses.

Das wesentlichste Interesse beanspruchen am Mesenterium des Dünndarmes die Lymphapparate, Lymphknoten nebst Lymphgefässen, da sie fast an allen Erkrankungen des Darmkanales Anteil nehmen. Sämtliche entzündliche Darmerkrankungen können mit Schwellung und starker Rötung (Hyperämie) der mesenterialen Lymphknoten einhergehen; am häufigsten geschieht das allerdings bei den typhösen und tuberkulösen Veränderungen, welchen auch an den Lymphknoten gleiche spezifische Veränderungen entsprechen. Zu den stärksten Schwellungen führt die typhöse Erkrankung, welche in einer gewissen Reihenfolge, von den der Ileozökalklappe benachbarten Lymphknoten angefangen, die Knoten ergreift (Ileozökalstrang). Der typhöse Lymphknoten erreicht die Grösse eines Taubeneies, ist sehr weich, saftreich, bald stark

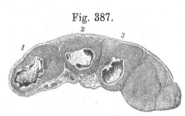

Fig. 387.

Typhöse Schwellung und partielle Nekrose von Lymphknoten des Ileozökalstranges. Durchschnitt. Nat. Gr.
Bei 1 ist die nekrotische Masse vollständig losgelöst, bei 2 ist die Loslösung im Beginn, bei 3 ist die nekrotische Masse ausgefallen.

gerötet, bald von mehr blasser, graulicher Farbe, wodurch er die eigentlich sog. markige Beschaffenheit erhält. Die Zunahme der Grösse beruht, wie die mikroskopische Untersuchung an Zupfpräparaten zeigt, auf einer Vermehrung von Zellen, denn man findet eine abnorm grosse Menge von mehrkernigen, besonders von grossen, rundlichen, oft 12—20 Kerne beherbergenden Zellen, zu denen dann noch als besondere Eigentümlichkeit die, wahrscheinlich mit der beträchtlichen Hyperämie und den dadurch bedingten kleinen Blutungen zusammenhängenden, sog. blutkörperchenhaltigen Zellen hinzukommen (zur Untersuchung benutze man Kochsalzlösung).

In der Regel bewirkt der typhöse Prozess keine weitere Veränderung als diese markige Schwellung, allein es gibt doch auch Fälle, wo kleinere oder grössere Abschnitte des Gewebes sich von der Umgebung durch eine gelbe Färbung abheben. Diese Teile sind nekrotisch und können erweichen sowie durch Demarkation losgelöst werden, wie Fig. 387 zeigt. In mikroskopischen Zupfpräparaten aus diesen Stellen findet man nekrotische und verfettete Zellen, zahlre'che freie Fett- und Eiweisskörnchen (Detritus), an gefärbten Schnitten mangelnde Kernfärbung. In den Mesenterialknoten solcher Typhöser, welche im Höhestadium der Erkrankung gestorben sind, finden sich Typhusbazillen in Häufchen (s. Darm), welche sowohl an Deckglaspräparaten wie an Schnitten nachgewiesen werden können (alkalisches Methylenblau). Die Schwellung der Lymphknoten ist zum guten Teil durch Erweiterung der mit grossen Zellen vollgestopften Lymphräume bedingt.

Fig. 388.

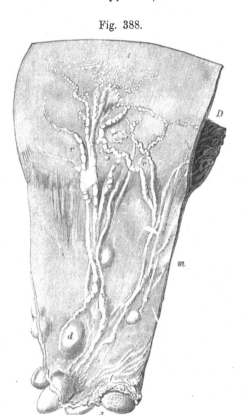

Auch die tuberkulösen Veränderungen der mesenterialen Lymphknoten lassen deutlich den Gang der Erkrankung von dem Darme aus nach der Wurzel des Mesenteriums zu erkennen, denn es ist immer die dem Darm zunächst gelegene Knotenreihe, welche die ersten Tuberkelbildungen bzw. die stärksten Veränderungen zeigt. Der Zusammenhang mit tuberkulösen Darmgeschwüren wird sehr häufig durch eine Tuberkelentwicklung und chronische, mit Verdickung der Wandung verbundene Entzündung der vom Darme zu den betreffenden Knoten hinziehenden Lymph-(Chylus-)Gefässe klar vor Augen geführt. Diese Gefässe sind manchmal ganz besonders scharf bezeichnet und selbst ausgedehnt

Tuberkulose der Chylusgefässe und Serosa des Darms über einem Schleimhautgeschwür, tuberkulöse Schwellung der mesenterialen Lymphknoten, Chylusretention in den entsprechenden Gefässen. Nat. Gr.

t die Tuberkel. r erweiterte mit gestautem Inhalt gefüllte Chylusgefässe. d Lymphknoten. m Mesenterium. D Darm, welcher jenseits der Mitte aufgeschnitten ist.

durch einen weissgelben Inhalt — gestauten Chylus —, dem durch Tuberkelentwicklung in der Wandung der Weg versperrt worden ist (Fig. 388). Es kommt im übrigen diese Chylusretention auch für sich allein vor, wobei dann natürlich die knötchenförmigen Verdickungen der Wandung fehlen.

In den Knoten treten die Tuberkel zuerst in der Rindenschicht auf, sie verschonen aber auch die Marksubstanz nicht und durch ihre

Verkäsung kann zunächst die erste, dann die letzte, d. h. also das gesamte Gewebe in eine homogene gelbe käsige Masse verwandelt werden. Die Knoten vergrössern sich dabei, wenn auch meistens nicht in dem Masse, wie bei jener Tuberkulose, welche man unabhängig von Darmgeschwüren, am häufigsten bei Kindern findet, wo sie die Grundlage der sog. Tabes mesaraica bildet und zu einem guten Teil (bis 50 pCt.) durch eine Infektion durch bovine Bazillen vom Darme aus entstanden ist (primäre Intestinal- oder Abdominaltuberkulose). Bei dieser Erkrankung erreichen die gleichmässig verkästen Knoten Taubenei-grösse und mehr und oft liegen an der Wurzel des Mesenteriums die grössten, durch Zusammenfluss von Drüsen entstandenen Knoten. Diese früher sog. skrofulösen Drüsen waren es vorzugsweise, von denen Virchow den Vergleich mit frischen Kartoffelschnitten hergenommen hat, so derb, homogen und gelb erscheinen sie auf dem Durchschnitt; nur die Feuchtigkeit fehlt ihnen. Bei diesen Formen findet man häufig unter dem Auftreten eines grünlichen Farbentones eine Erweichung des Käses, deren zentrale Entstehung durch die allerseits noch bestehende feste käsige Kapsel bewiesen wird.

Die stärkeren Veränderungen können nicht leicht übersehen werden, es gibt aber auch Fälle, wo nur in einer Drüse ein kleiner tuberkulöser Herd ist, wie andererseits die primäre Darmveränderung sehr gering bzw. narbig geheilt sein kann. Es heisst also sehr sorgfältig untersuchen, ehe man Fehlen von tuberkulösen Veränderungen am Darm oder an den Mesenterialdrüsen feststellt. Es gibt sicher tuberkulöse Veränderungen an dem Darm benachbarten Lymphdrüsen, ohne dass eine Spur von Veränderung an der entsprechenden Darmschleimhaut zu bemerken ist.

Wie in der Lunge und an den Bronchialknoten, so können auch hier die käsigen Massen verkalken und es deuten dann oft nur unregelmässige Kalkmassen, welche anstelle eines Teiles oder der ganzen Knoten getreten sind, auf die früher vorhandenen Vorgänge hin. Nicht jede Verkalkung in mesenterialen Lymphdrüsen muss aber einen tuberkulösen Ursprung haben, sondern es können auch typhöse und sonstige Nekrosen zum gleichen Resultat führen, ebenso grössere Parasiten, Cysticerken, Pentastomen.

Im Gegensatze zu diesen vom Darme nach der Wurzel zu fortschreitenden Veränderungen stehen andere, welche im Gegenteil an den der Wurzel zunächstliegenden Knoten zuerst auftreten. Dahin gehören die Veränderungen bei leukämischer und aleukämischer Lymphombildung und die durch Milzbrand hervorgerufenen Veränderungen. Bei allen diesen Erkrankungen haben die Lymphknoten dieselben Veränderungen erlitten, wie sie später von den Lymphknoten im allgemeinen werden geschildert werden. Bemerkt sei nur noch, dass grade auch an mesenterialen Lymphknoten nur regionäre lymphomatöse Schwellungen (sog. Lymphosarkom) vorkommen, die dann sekundär auf einen Teil des Dünndarmes überzugreifen pflegen (s. bei Darm).

Karzinomatöse Veränderungen der Knoten kommen im allgemeinen seltener vor und sind nach den allgemeinen Gesichtspunkten leicht zu beurteilen; sie können davon abhängen, dass der Darm mit krebsigen Nachbarorganen z. B. dem Uterus verwachsen ist, wodurch ein Uebergreifen des Krebses auf den Darm und dann wieder eine Beteiligung der regionären Lymphdrüsen zustande kam. Bei Magenkrebsen pflegen sie frei zu bleiben, beteiligen sich aber öfter bei Pankreaskrebsen. Bei hochgradiger Amyloidentartung werden ausser anderen auch die mesenterialen Lymphknoten beteiligt und lassen diese Veränderung an ihrer Blässe, grau durchscheinenden Farbe, an ihrer festen Konsistenz und der braunen Färbung auf Jodzusatz erkennen.

Zuweilen enthalten die mesenterialen Lymphknoten schon makroskopisch erkennbares Pigment, welches verschiedener Herkunft sein kann; am häufigsten ist körniges Blutpigment, aber es kann auch eingeatmete Kohle bis hierher gelangen.

Parasiten grösserer Art sind gerade in den Mesenterialknoten relativ häufig gefunden worden, darunter Cysticerken, Trichinen, Pentastomum. Sie können absterben und verkalken.

c) Veränderungen der grossen Blutgefässe des Gekröses.

Die grossen Venen des Mesenteriums erleiden zuweilen Veränderungen ihres Inhaltes (Thrombose) seltener von dem Darm aus (Geschwüre), häufiger durch Fortleitung von der Pfortader aus (Leberzirrhose usw.). Im ersten Falle handelt es sich um entzündliche Thrombose (Thrombophlebitis), wie man sie am häufigsten im Anschluss an Paratyphlitis trifft. Bei Thrombose der Hauptstämme entsteht eine hämorrhagische Infarzierung des Darmes. Selten sind Embolien und Aneurysmen der Arterien, letztere besonders in der Nähe der Abgangsstelle der ersten Teiläste der Art. mesaraica sup. Nach Ponfick können sie embolischen Ursprungs sein, man untersuche deshalb gegebenen Falles genau die Gefässe ober- und unterhalb des Aneurysmas.*) Embolische Verschliessungen des Stammes der Art. mes. sup. erzeugen schwere Störungen (hämorrhagische Infarzierung und Nekrose) des Darmes. Sobald man Veränderungen an den Blut- oder Lymphgefässen des Mesenteriums beobachtet hat, deren Beziehungen zu etwaigen Darmveränderungen man feststellen will, untersuche man die betreffenden Darmabschnitte sofort, indem man die Darmhöhle an der freien Seite oder neben dem Mesenterialansatz eröffnet, also den Zusammenhang des Darmes mit dem Mesenterium erhält.

12. Untersuchung des Darmes.

a) Aeussere Untersuchung.

Dünn- und Dickdarm werden im Zusammenhange untersucht und zwar zuerst ihre äusseren Verhältnisse sowohl im allgemeinen als mit besonderer Rücksicht auf den Bauchfellüberzug (Serosa).

---

*) Bei Pferden kommen hier die durch Rundwürmer erzeugten sog. Wurmaneurysmen vor.

1. Allgemeine Verhältnisse.

Die Weite des Darmkanales ist von zwei Umständen abhängig, von der Menge des Inhalts und von dem Kontraktionszustande der Muskulatur. Der Inhalt kann Kot oder Gas (Meteorismus) sein; an der grösseren Schwere und an dem eigentümlich gurrenden Geräusch, welches beim Hochheben einer Darmschlinge entsteht, kann man leicht das Vorhandensein dünner Inhaltsmassen erkennen. Die stärksten Ausdehnungen können natürlich erreicht werden, wenn neben Vermehrung des Inhalts eine Erschlaffung der Muskulatur vorhanden ist, wie es z. B. bei Cholera, an den Stellen oberhalb von akuten Stenosen usw. der Fall ist. Eine Lähmung der Muskulatur ist auch fast stets bei akuter Peritonitis vorhanden. Im Gegenteil wird die Ausdehnung durch Inhalt verhindert und sogar eine Verkleinerung der Darmlichtung herbeigeführt durch starke Zusammenziehung der Muskeln, wie sie in ganz frischen Fällen heftiger Darmentzündungen, bei Paralyse der Irren (Hungertod) usw. beobachtet wird. Auch bei langsam sich ausbildenden Stenosen hindert die dabei sich entwickelnde Hypertrophie der Muskulatur die übermässige Ausdehnung. Eine Verengerung an umschriebener Stelle kann durch äussere Einwirkung (Einklemmung im Bruchsack, peritonitische Bänder, Verschlingung usw.), sowie durch Veränderungen in der Darmwand (Narben bzw. vernarbende Geschwüre, Geschwülste, Einstülpung) zustande kommen; auch diese erkennt man deutlich schon von aussen, während die Verengerungen, welche die Höhle durch ungewöhnlichen Inhalt erleiden kann (Gallensteine, Kirschkerne usw.) nur bei der inneren Untersuchung sicher zu erkennen sind.

Die Farbe der Aussenfläche des Darmes hängt von seiner Ausdehnung, seinem Inhalt und seinem Blutgehalte ab. Je stärker die Ausdehnung, desto blasser im allgemeinen die Farbe und desto mehr weissgrau; je mehr gallig gefärbt die Inhaltsmassen, desto mehr gelbliche oder bräunliche Farbe zeigt der Darm; ist aber viel Blut dem Inhalte beigemischt, so erkennt man dieses an der dunkelroten Farbe der Wandungen. Durch ihre diffuse verwaschene Beschaffenheit ist diese Farbe vor Verwechslung mit hyperämischem Rot geschützt, wie es bei heftigen Entzündungen, bei Stauungen usw. vorkommt, wo man aber stets mit Leichtigkeit die mit Blut überfüllten Gefässe zu erkennen vermag. Es liegen bei diesen Hyperämien die Gefässe nicht immer bloss oberflächlich, sondern sie schimmern auch aus der Tiefe (Submukosa und Mukosa) durch (z. B. bei Cholera), während in anderen Fällen die Hyperämie wesentlich auf die oberflächlichen subserösen Gefässe beschränkt ist. Der letzte Zustand lässt schliessen, dass die Ursache für die Hyperämie eine lokale, von der Bauchhöhle herstammende (Peritonitis) ist. Wie die akuten Entzündungen, so sind auch die heftigen chronischen, z. B. Dysenterie, schon oft von aussen zu erkennen an der dunklen Färbung der Wandungen und auch hierbei unterscheiden sich diese Fälle durch das Hervordringen der Farbe aus der Tiefe von jenen oberflächlichen schiefrigen Färbungen, welche als Ueberbleibsel chronischer Peritonitis schon früher erwähnt wurden.

2. Die Veränderungen des Bauchfellüberzuges des Darmes.

Die Erkrankungen der Darmserosa, wie sie diese nur als Teil der allgemeinen Auskleidung der Bauchhöhle betreffen, weichen nicht von den früher geschilderten des Gesamtbauchfells ab. An allen allgemeinen entzündlichen, tuberkulösen, karzinomatösen Prozessen nimmt die Darmserosa in hervorragendem Masse Teil, insbesondere in der Furche, welche durch den Ansatz des Mesenteriums gebildet wird. Ich will nur noch daran erinnern, dass durch ausgedehnte adhäsive Entzündung, wie durch diffuse Karzinose die sämtlichen Darmschlingen zu einem grossen Klumpen verbunden sein können, in dem es unmöglich ist, sie einzeln zu verfolgen. Man muss dann, um wenigstens einen Einblick in den Zusammenhang zu erhalten, einen oder selbst mehrere Schnitte mitten durch den Klumpen hindurch machen.

Nicht minder wichtig als diese, auf grössere Strecken verbreiteten Veränderungen sind die partiellen, wie sie sich besonders zu tiefergreifenden Geschwüren der Schleimhaut hinzugesellen. Solche Geschwüre sind typhöse oder tuberkulöse. Die tuberkulösen, als meist mehr chronisch verlaufende, bewirken am häufigsten Veränderungen der äusseren Oberfläche, welche, bei grösserer Ausdehnung in Ringform erscheinend, in dunkelroter oder blauroter Färbung, umschriebener Verdickung des Bauchfells und Entwicklung kleinster, grauer Tuberkelknötchen bestehen. Die Tuberkel der Serosa, welche den sichersten Beweis für die tuberkulöse Natur der an der Schleimhaut vorhandenen Erkrankung geben, breiten sich viel weiter als die anderen Veränderungen nach allen Seiten hin aus. Diese Ausbreitung geschieht dann stets mit grosser Regelmässigkeit, im Verlaufe von grauen, baumförmig verästelten Gefässen, die von der gewöhnlichen Stelle der Geschwüre, gegenüber dem Mesenterialansatze, aus zu immer grösseren Stämmchen sich sammelnd nach dem Mesenterium hinziehen (die Chylusgefässe des Darmes). Es ist schon bei Besprechung der Veränderungen des Mesenteriums erwähnt worden, dass die Tuberkelentwicklung dem Laufe der Lymph-(Chylus)gefässe folgend bis zu den mesenterialen Lymphknoten weiterschreiten kann (s. Fig. 388, S. 655). Betrachtet man die Tuberkelknötchen auf der Serosa genauer, so kann man nicht in Zweifel sein, dass die Entwicklung von einem Punkte, dem Sitze des Geschwüres entsprechend, ihren Ausgang genommen hat, denn hier stehen die Knötchen am dichtesten, sind am grössten und zeigen schon trübe Beschaffenheit oder gar beginnende zentrale Verkäsung, während, je weiter man sich von dieser Mitte entfernt, die Knötchen um so kleiner, spärlicher und durchscheinender, d. h. also um so jünger werden. Am Dickdarm, wo die Geschwüre in bezug auf ihren Sitz nicht diese Regelmässigkeit zeigen, wie die Dünndarmgeschwüre, geht die Tuberkelentwicklung an denjenigen Stellen, wo das Bauchfell fehlt, unmittelbar im Bindegewebe, welches an die Darmwand anstösst, vor sich. Das Gleiche ist der Fall bei dem neugebildeten Bindegewebe peritonitischer Pseudomembranen, welche sich zuweilen an den Stellen tuberkulöser Geschwüre bilden, ein Beweis, dass die Tuberkelbildung sich hier erst sekundär und relativ spät zu der Geschwürsbildung hinzugesellt hat.

Nur bei ganz besonders ausgedehnten und tiefgreifenden Geschwüren kommt noch eine andere Veränderung hinzu, nämlich eine, der tiefsten Stelle des Geschwüres entsprechende Nekrose der Serosa welche sehr leicht eine völlige Zerstörung dieser, d. h. eine Perforation des Darmes hervorrufen kann. Die nekrotische Stelle ist weich, von schmutzig gelblicher Farbe und hat nur in den seltensten Fällen einen Durchmesser von 1 cm oder noch mehr.

Der typhöse Prozess, welcher ja im allgemeinen viel schneller verläuft als der tuberkulöse, bewirkt viel seltener und in viel geringerem Masse Veränderungen der äusseren Darmoberfläche und besonders nicht so umschriebene, da der gesamte Darm und vor allem seine Gefässe, überhaupt mehr in Mitleidenschaft gezogen sind. Eine etwas stärkere Rötung pflegt die Stellen der Geschwüre zu bezeichnen und nur in jenen seltenen Fällen, wo die Geschwüre sehr tief, bis zur Serosa dringen, wird diese ähnlich wie bei den eben erwähnten tuberkulösen nekrotisch und kann perforiert werden. Es fehlt aber in solchen Fällen die bei den tuberkulösen niemals fehlende Entwicklung von Tuberkeln in der Umgebung. Für alle Fälle ist freilich auch dieser Unterschied nicht stichhaltig, denn es gibt seltene Fälle von Typhus, bei welchen ähnlich wie in der Leber, den Nieren usw. auch auf dem Darmbauchfell kleinste graue Knötchen (Typhus-Granulome) sich entwickeln und es könnte dann die Diagnose zweifelhaft werden, wenn nicht die markige Schwellung der Mesenterialdrüsen auf den richtigen Weg leitete. Immerhin hat man in solchen Fällen zu erwägen, ob nicht eine Verbindung von tuberkulösen und typhösen Veränderungen vorliegt.

Auch partiell von einem Punkte ausgehend, aber doch auf etwas grössere Strecken verbreitet, sind die durch Einklemmung an der Darmoberfläche erzeugten Veränderungen. Zunächst der Einklemmungsstelle, und zwar am oberen Teile weiter reichend als am unteren, ist die Oberfläche von dunkelroter oder violettroter, verwaschener Farbe, die in zentrifugaler Richtung allmählich immer mehr verblasst. Hat die Einklemmung längere Zeit bestanden, so ist die Darmwand morsch, nekrotisch und es kann Perforation eingetreten sein. Die Einklemmungsrinne bleibt auch nach Behebung der Einklemmung (durch Operation) noch längere Zeit erkennbar.

Endlich seien noch jene Veränderungen erwähnt, welche manchmal Darmschlingen erleiden, die irgend eine abgesackte peritonitische Eiter- oder Jauchehöhle begrenzen helfen. Es kann sich dabei die Veränderung auf Verdickung der Serosa beschränken, es kann aber auch, besonders bei septischer Beschaffenheit des Höhleninhaltes, eine Verschwärung Platz greifen, die immer weiter dringen und schliesslich gar eine Perforation des Darmes bewirken kann. Zur Entscheidung der Frage, ob eine Perforation von innen oder von aussen her entstanden sei, muss man genau die Beschaffenheit der verschiedenen Häute der Darmwand betrachten. Da die Geschwüre nicht gleichmässig in die Tiefe schreiten, sondern eine im allgemeinen trichterförmige Gestalt besitzen, so wird diejenige Schicht, welche zuletzt perforiert wurde, die am wenigsten umfangreichen Zerstörungen zeigen, d. h. bei Perforation von innen wird die Veränderung der Serosa nur geringer sein, dagegen bei Perforation von aussen wird sie sich weiter erstrecken als an der Muskularis und der Mukosa, welche zuletzt perforiert wurden. Bei Perforation von aussen schlägt sich nicht selten die Schleimhaut durch den Riss nach aussen um.

Von Geschwulstbildungen, welche lediglich auf die Darmoberfläche beschränkt sind, ist nicht viel zu sagen. Bekannt ist, dass die Appendices epiploicae des Dickdarms zuweilen eine abnorme Grösse erreichen und dann wahre Lipome darstellen, in welchen nach Stieldrehung Hyperämie, Nekrose, Verkalkung statthaben können. Durch Abreissen des oft dünnen Stieles wandeln sie sich in freie Körper der Bauchhöhle um.

Fig. 389.

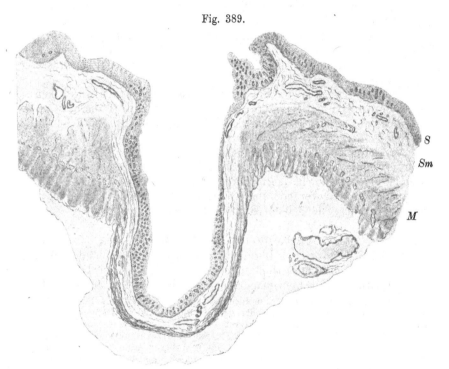

Divertikel des Kolon. Elastikafärbung. Schwache Vergr.
S Schleimhaut, Sm Submukosa, beide zwischen der Muskularis (M) durchgestülpt, an deren Stelle zahlreiche elastische Fasern zu sehen sind. Bei G Durchschnitt einer Arterie und Vene.

Unter den angeborenen, von aussen erkennbaren Veränderungen des Darmes sind als häufigste das Diverticulum ilei und divertikelartige Bildungen der Haustra coli zu nennen. Das Divertikel des Dünndarms sitzt in der Regel bei Erwachsenen etwa 1 m oberhalb der Ileozökalklappe; es ist bald nur ganz kurz und eng, bald hat es die Weite des übrigen Darmes und ist viele Zentimeter lang. Das Ende ist entweder einfach gerundet oder läuft in zwei oder mehrere kleine abgerundete Schenkel aus (seltener); es liegt frei oder ist durch ein bindegewebiges Band mit der Nabelgegend in Verbindung gesetzt.

Die Schleimhaut besitzt alle Bestandteile der übrigen Darmschleimhaut und nimmt unter Umständen auch an ihren Veränderungen teil, es gibt aber auch Fälle, bei denen an der Spitze Magenschleimhaut, manchmal mit einem Stück Bauchspeicheldrüse verbunden, vorhanden ist. Die gewöhnlichen sog. Divertikel des Kolons erreichen nie eine bedeutendere Grösse, sind meistens bohnen- bis höchstens kirschgross und bedingt durch stärkeres Vorspringen der Längs- und Querfalten. Sehr selten sind wirkliche Divertikel von beträchtlicherer Grösse. Falsche Divertikel, d. h. hernienartige Ausstülpungen der Sehleimhaut zwischen Lücken oder an schwächeren (dünneren) Stellen der Muskularis finden sich zuweilen multipel am Dünndarm, meist dicht am Mesenterialansatz (Gefässdurchtrittsstellen), häufiger am Dickdarm, besonders an der Flexura sigmoidea (Fig. 389). Auf der Höhe des Divertikelsackes, der meistens mit Kot gefüllt ist und eine engere Eingangsöffnung hat, findet sich in der Regel ein Durchschnitt grösserer Blutgefässe.

Eine angeborene ungewöhnliche Vergrösserung des Kolons (Megacolon congenitum, Hirschsprungsche Krankheit) beruht wahrscheinlich auf einer klappenartigen Verengerung im untersten Teile des Kolons.

Angeborene abnorme Oeffnungen des Darmes (Fistulae congenitae) oder Verschliessungen finden sich meist neben anderen Veränderungen bei nicht lebensfähigen Missgeburten.

Ueber die Lageveränderungen des Darmes wurde schon bei der Besichtigung der Bauchhöhle (S. 205) das Nötige mitgeteilt.

b) Eröffnung des Darmes.

Nachdem die äussere Betrachtung beendet und auch der Wurmfortsatz (s. d.) noch äusserlich untersucht worden ist, wird der Dünn- und Dickdarm im Zusammenhange herausgenommen und aufgeschnitten.

Es ist schon beim Mesenterium bemerkt worden (S. 657), dass in Fällen, bei welchen Beziehungen zwischen Veränderungen in diesem und im Darm genauer festgestellt werden sollen, der Darm nicht von dem Gekröse getrennt, sondern in situ aufgeschnitten werden soll, sei es an seiner freien Seite, sei es, um die Knötchenhaufen und die gerade an ihnen vorkommenden wichtigen Veränderungen zu schonen, an einer Seite des Mesenterialansatzes. Als gewöhnliche Methode kann ich dieses Vorgehen nicht empfehlen, weil das Schneiden schwierig und zeitraubend ist, weil der Darminhalt in die Bauchhöhle läuft, die Leichenteile beschmutzt und schwer aufzufangen ist, weil endlich immer nur ein kleiner Teil der Darmschleimhaut auf einmal zu übersehen, ein Gesamtüberblick über vorhandene Veränderungen deshalb schwer zu gewinnen ist. Sobald etwaige örtliche Zusammenhänge von Veränderungen am Darm und im Mesenterium festgestellt oder ihr Fehlen dargetan ist, trennt man besser den unaufgeschnittenen Darm von seinem Gekröse ab, um ihn ausserhalb der Leiche aufzuschneiden, zu reinigen und zu untersuchen, wobei man ihn gegebenenfalls in seiner ganzen Ausdehnung auf einer horizontalen Unterlage ausbreiten kann.

Da das untere Ende des Kolons bereits abgelöst wurde, so kann man von hier aus nach oben zu weiterfahren oder man geht von dem leicht aufzufindenden Cöcum aus und löst zuerst den Dickdarm hart an der Wandung von seinem Mesenterium bzw. von dem anstossenden Bindegewebe ab und legt ihn zwischen die Beine der Leiche, fasst darauf wieder das Cöcum, um nun auch den Dünndarm von unten nach oben dicht am Mesenterium abzulösen. Diese Ablösung wird in der Weise ausgeführt, dass man mit der linken Hand den Darm straff anzieht und das in der Art eines Violinbogens gefasste Messer in sägenden Zügen über das gespannte Mesenterium herübergleiten lässt. Die Schneide des Messers muss dabei etwas dem Darme zugekehrt werden, damit es nicht in der Richtung der Zuglinie zu schneiden hat, wodurch leicht kleine Reste des Mesenteriums stehen bleiben könnten, die dann später beim Aufschneiden hinderlich sein würden, weil sie ein gradliniges Ausspannen des Darmes verhindern. Die Ablösung wird bis zum Duodenum fortgesetzt, von dessen aufsteigendem Schenkel man noch so viel mitnimmt, wie nötig ist, um keinen Teil ununtersucht zu lassen. Man behält nun das obere Ende des Darmes in der Hand und schlitzt diesen von hier aus, nachdem man ihn auf die linke Seite der Leiche gelegt hat, um ihn besser handhaben zu können, mit der grossen geknöpften sog. Darmschere auf, den Dünndarm im Verlaufe des Mesenterialansatzes (weil diesem gegenüber die Peyerschen Haufen und die an ihnen sich abspielenden wichtigen Prozesse ihren Sitz haben), den Dickdarm im Verlaufe eines der drei Längsbänder, der sog. Tänien. Am Dünndarm zieht man den Darm durch die unbeweglich gehaltene halbgeöffnete Schere oder, was ich vorziehe, man schiebt die ebenso gehaltene Schere vorwärts, während man mit der linken Hand den Darm festhält, am Dickdarm macht man besser wirkliche Schneidebewegungen mit der Schere, weil man diese hier der Haustra wegen nur sehr vorsichtig und immer nur auf kleinere Strecken vorschieben kann. Während des Aufschneidens beider Darmabschnitte fasst man mit Daumen und Zeigefinger der linken Hand den linken Rand des Schnittes, während die übrigen Finger ausgespreizt werden, um den frisch aufgeschlitzten Teil darüber ausbreiten und seinen Inhalt betrachten zu können. In allen Fällen, wo man den Inhalt gewisser Teile genauer untersuchen will (z. B. den Inhalt des oberen Dünndarmabschnittes auf Trichinen), muss dieser jetzt sofort aufgefangen werden. — Gerichtsärzte sollten die in dieser Richtung zu untersuchenden Teile stets an beiden Enden abbinden, um nichts vom Inhalte zu verlieren und diesen vor jeder Verunreinigung zu bewahren. Ist das Aufschlitzen bis zum Ende des Dickdarms ausgeführt, so beginnt man von hier aus die Hauptmasse des Kotes zu entfernen, indem man den Darm zwischen dem ausgebreiteten und nach Bedürfnis fest aneindergelegten 2. und 3. Finger der linken Hand hindurchzieht; die gereinigten Abschnitte legt man zur späteren weiteren Reinigung in eine Schüssel oder einen Eimer mit Wasser, nur das letzte, obere Ende des Dünndarms kommt über den Rand des Gefässes zu liegen, um es nachher zu der genaueren Untersuchung sofort fassen zu können. Sobald der Darm in dem Wasser abgespült ist, zieht man ihn wiederum, nun aber von oben nach unten, zwischen den beiden Fingern der linken Hand, mit der Schleimhaut nach oben, hindurch, um nun schrittweise die einzelnen Abschnitte genau zu untersuchen. Die letzten etwa noch anhaftenden Schmutzreste können durch einen Wasserstrahl leicht noch entfernt werden.

Der Gebrauch der Finger beim Reinigen und Untersuchen des Darmes hat den Vorteil, dass man je nach Bedürfnis und Zulässigkeit den Darm mehr oder weniger kräftig zwischen dieselben fassen kann, aber den Nachteil, dass die Finger mehr mit dem Kot in Berührung kommen. Wo ein wenig Druck nicht zu fürchten ist, ziehe ich den noch nicht gereinigten Darm vom unteren Ende des Kolons an unter dem Messingbügel eines Porzellaneimers durch in den mit reinem Wasser halb gefüllten Eimer hinein, so dass der Kot zur Seite herabfällt, und ziehe nach der Reinigung in umgekehrter Richtung den Darm wieder unter dem Bügel her aus dem Eimer heraus. Es sind auch besondere Darmreiniger, welche an Gefässen mit fliessendem Wasser angebracht werden können, nach dem gleichen Prinzip konstruiert worden.

Für manche Fälle ist auch eine andere Methode verwendbar, die von den Fleischern benutzt wird, nämlich die vollständige Umstülpung des unaufgeschnittenen Darmes, so dass die Schleimhautfläche nach aussen kommt und dafür das Bauchfell die Höhle der Röhre begrenzt. Man kann diese Umkehrung sehr leicht dadurch erreichen, dass man am oberen Dünndarmende ein kleines Stück manschettenartig umklappt und in die dadurch gebildete Rinne einen kräftigen Wasserstrahl einleitet. Dieser wird die Umstülpung immer weiter treiben, bis schliesslich der ganze Darm oder doch wenigstens der ganze Dünndarm die Schleimhautfläche nach aussen kehrt.

c) Untersuchung des Darminhalts.

Die Untersuchung des Darminhalts hat sich auf seine allgemeine Beschaffenheit, sowie auf besondere abnorme Bestandteile zu
erstrecken. In bezug auf die allgemeinen Verhältnisse bedürfen der
Beachtung die Menge, die Farbe, die Konsistenz und der Geruch, in
bezug auf die besonderen Beimengungen die von den eingeführten
Speisen herrührenden, die von dem Individuum selbst stammenden und
die parasitären Beimengungen.

1. Allgemeine Verhältnisse.

Die Menge des Darminhaltes ist sowohl abhängig von der Einnahme als auch von der Ausgabe, sowie von Absonderung seitens
der Darmwandungen. Grosse Menge Speisebrei von gewöhnlicher Beschaffenheit im Dünndarm beweist kurz vorhergegangene reichliche
Einnahme; grosse Menge im Dickdarm, besonders wenn die Massen
sehr hart und geballt sind, weist auf trägen Stuhlgang, Verstopfung,
Koprostase hin; abnorm geringe Mengen Darminhalt sprechen für
geringe Einnahme, grosse Mengen abnorm flüssigen Inhaltes für
wässerige Ausscheidung von der Wandung her.

Die Farbe ist wesentlich bedingt von der Menge der beigemischten Galle, bei gänzlichem Mangel dieser (bei Ikterus) hat der
Kot eine graue Färbung (Acholie). Durch Beimengung von Blut
(Melaena, Sedes cruentae) wird je nach der Menge dieses die Farbe
eine heller oder dunkler rote; frisches Blut muss in der Nähe der
Fundstätte ausgetreten sein, je länger es schon im Darmkanal verweilte
oder, was im wesentlichen dasselbe ist, je weiter oben es in den Kanal
hineingekommen ist, um so mehr ist seine Farbe eine fast schwarze,
ähnlich derjenigen, welche durch Einführung gewisser Arzneimittel, besonders Eisen, erzeugt wird. Eine dunkelgrüne Farbe zeigt der Darminhalt nach dem Genusse von Kalomel, eine gelbe nach demjenigen von
Rhabarber. Als besonders eigentümlich ist noch die gelbe erbsbrei-
artige Farbe der Typhusstühle, sowie die weissliche (reisswasser-
ähnliche) der Cholerastühle zu erwähnen. Der dem Inhalt oft bei-
gemischte Schleim kann ungefärbt oder durch Galle hell- oder
orangegelb oder durch beigemengte Kotmassen schmutzig braungelb
gefärbt sein.

Die Konsistenz wechselt vom Wässerigen bis fast Steinharten;
die Cholerastühle gehören zu den dünnsten (Reiswasser), die Typhus-
stühle sind breiartig (Erbsbrei). Bei hartnäckiger Stuhlverstopfung
(Koprostase) findet man in den Haustra coli kleine runde, fast steinharte Kotballen. Weichheit der Fäzes mit oder ohne Formung zu
Ballen kann von Beimengung von Schleim, Fett, Wasser oder jungem
Gemüse oder Obst herrühren. Ein bis in den Mastdarm weichbreiiger
Kot ist, falls er nicht durch Abführmittel oder die Diät (viel Fett,
Obst, junge Gemüse) erzeugt ist, stets pathologisch. Man erkennt
letztere Ursache schon makroskopisch an den vorhandenen Pflanzen-
resten, noch sicherer mikroskopisch, wobei man besonders auf Spiral-

fasern, verholzte Zellen usw. achte; wässeriger Stuhl zerdrückt sich unter dem Deckglas nicht gleichmässig zäh, sondern läuft beim Nachlassen des Druckes in vielen kleinen Streifen wieder zusammen. Ist Schleim oder Fett vorhanden, so zerdrückt die Masse sich ganz gleichmässig, aber erst das Mikroskop kann entscheiden, welches von beiden vorhanden ist (Nothnagel).

Der Geruch richtet sich ganz nach der Menge der vorhandenen Fäkalstoffe; frischer Cholerastuhl riecht gar nicht, die dünnen Stühle bei Dysenterie stinken sehr stark, Typhusstühle haben ebenfalls nur wenig Geruch, sehr stinkend sind die gallenlosen Fäzes bei Ikterus, diejenigen der Fettdiarrhoe riechen nach Fettsäuren usw.

Die mikroskopische Untersuchung kann frisch in Kochsalz oder an Deckglas-Trockenpräparaten vorgenommen werden. Um den Geruch der eigentlichen Fäkalmassen etwas zu verdecken, kann man meistens ohne Schaden die Massen in einer Karbolsäurelösung aufweichen (Bizzozero). Im normalen Kot findet man vereinzelte Plattenepithelzellen aus der Analgegend, Zylinderepithelzellen aus dem eigentlichen Darmrohr, bald gallig gefärbt, bald nicht. Sehr zahlreich pflegen die Reste pflanzlicher Nahrungsmittel zu sein, aber auch Reste von Muskelfasern, Fett in Tropfen und Krystallform pflegen stets vorhanden zu sein. Endlich fehlen niemals eine grosse Menge von Krystallen, besonders Tripelphosphate, und Bakterien verschiedener Art. Für Gerichtsärzte ist es unter Umständen wichtig die Bestandteile des Mekoniums, jener dickbreiigen, zähen, braungrünen Inhaltsmasse des Dickdarms neugeborener Kinder zu kennen. Diese sind hauptsächlich rundliche oder ovale, verschiedene grosse (2—40 μ), homogene, gelbgrüne Körnchen und Kügelchen (Mekonium-Körperchen), welche mit Salpetersäure behandelt schmutzig blau werden und wahrscheinlich als hyaline, durch Gallenfarbstoff gefärbte Abscheidungen von Darmepithelien anzusehen sind. Ausserdem zeigen sich grosse Mengen von Detrituskörnchen, Fetttröpfchen, Cholesterinkrystalle und vereinzelte Darmepithelien.

2. Die abnormen Beimengungen.

Die abnormen Beimengungen zu dem Darminhalt anlangend, so sind von den aus der Nahrung stammenden unverdaulichen Dingen eigentümliche rundliche Fettballen zu erwähnen, die ähnlich wie bei Kindern die grossen Milchkäseballen im Magen, so bei Erwachsenen gefunden worden sind und aus unverdautem und zusammengeballtem Fett bestehen. Dahin gehören ähnliche Ueberreste von Fleischnahrung (früher sog. Darminfarkte) aus elastischen Fasern, Sehnen und Faszien, Fettgewebe aber auch noch einzelnen Muskelfasern bestehend, ferner die unverdaulichen Reste von Obst (Kerne, Apfelsinenschläuche) usw. Amylon kommt im normalen Stuhl spärlich in Pflanzenzellen eingeschlossen vor; bei gemischter Kost ist Stärke in wohlerhaltenen isolierten Körnern niemals, in zertrümmerten Bruchstücken nur ausnahmsweise und dann in ganz vereinzelten Stückchen nachzuweisen. Jedes einigermassen reichlichere Erscheinen in den beiden letzten Formen ist deshalb als pathologisch anzusehen (Nothnagel). Zur Erkennung des Amylons setze man Jodlösung zu, welche dasselbe blau färbt. (Freilich geben nicht mehr alle Körner die Reaktion.)

Bruchstücke von Muskelfasern, welche stets, oft mit undeutlicher Querstreifung und meist durch Galle gelb gefärbt, im normalen Stuhl vorhanden sind, finden sich abnorm reichlich in den meisten dünnen und breiigen Stühlen.

Fett findet sich in den Fäzes in Tropfen- und Krystallform; die Krystalle nehmen in alkoholischer Alkannaextraktlösung eine prachtvolle rote Farbe an, welche sie auch beim Ausspülen in Salzsäure-Alkohol wie die Fettropfen behalten. Das Fett kann in Tropfen- und Krystallform vermehrt sein; es können sich daraus kleinere oder grössere weisse Klümpchen bilden; besonders häufig bei Phthisikern. Auffallenden Reichtum an Fett zeigen die Fäzes bei Pankreaserkrankungen (Pankreasfettstühle), bei Kindern gibt es eine besondere fieberhafte (Pankreas-) Krankheit, welche wegen des Fettgehaltes der Fäzes, die fettig glänzend aussehen und stark nach Fettsäuren riechen, als Fettdiarrhoe bezeichnet wird.

Von Milchnahrung können weisse, aussen gallig gefärbte Kaseinklümpchen in den Fäzes vorkommen.

Die vom Körper stammenden Beimengungen können sehr verschiedener Art sein. Zunächst finden sich im Darminhalte häufig abgestossene Epithelien, welche Quellung, Verfettung und körnigen Zerfall, hyaline Nekrose zeigen. Bei manchen Krankheiten (Cholera, Dysenterie im Anfangsstadium, Typhus usw.) finden sich sogar noch zusammenhängende Fetzen, ja handschuhfingerförmige Ueberzüge der Zotten. Obwohl manches davon als kadaveröse Erscheinung zu betrachten ist, so lehrt doch die Untersuchung des Stuhls Lebender, dass eine, manchmal sogar sehr beträchtliche Abstossung der Epithelien auch während des Lebens vorkommt.

Leukozyten trifft man im Ganzen selten; zahlreich sind sie nur bei Verschwärungen vorhanden, besonders bei Dickdarmgeschwüren. Mit dem Einbruch eines Eiterherdes können sie in dicken Haufen in den Darminhalt gelangen.

Blut findet man im Darminhalt bei Geschwürsbildung, besonders dysenterischer und typhöser, dann bei bedeutender Blutstauung, besonders bei Leberzirrhose. Grade in diesem Falle ist es oft unmöglich die Austrittsstelle des Blutes aus den Gefässen zu bestimmen, da es in der Regel aus vielen kleinen hervorkommt. Es ist aber dann, wie schon beim Magen erwähnt wurde, mehr gleichmässig dem Inhalte beigemischt, während es in Form grösserer Klumpen vorhanden ist, wenn es aus grösseren Gefässen stammt. Die roten Blutkörperchen werden sehr schnell im Darm zerstört, so dass man sie selbst in hellrot aussehenden Massen manchmal nicht mehr gut sieht. Trotzdem kann eine Resorption derselben aus dem Darmlumen stattfinden und man versäume nicht, durch Untersuchung der entsprechen Lymphknoten nachzuforschen, ob etwa eine Resorption stattgefunden hat.

Schleim kommt seltener in grösseren Massen vor (Sommerdiarrhoe der Kinder), häufig als Ueberzug von Kotballen oder als Fetzen oder auch so innig mit dem Kot vermischt vor, dass er nur bei der mikroskopischen Untersuchung erkannt werden kann. Die Fetzen sind gallertig durchsichtig oder (meist durch Epithelien) grau getrübt; die unter dem Mikroskop meist unregelmässig streifige Masse wird durch Essigsäure noch weiter streifig getrübt. Sie enthält stets wechselnde Mengen von Bakterien, Zellen, Nahrungsbestandteilen usw., öfter auch

Gallenfarbstoff. Zuweilen erscheint der Schleim in besonderen Formen, als Kügelchen, als kürzere oder längere Zylinder, durchsichtig grau oder mehr oder weniger gelb oder braun gefärbt. Diese Dinge sind oft fälschlich für Würmer oder fibrinöse Exsudate gehalten worden. Sie kommen vorzugsweise bei Darmverengerungen vor.

Als vom Körper stammende Bestandteile sind endlich noch die gelegentlich (z. B. bei schwerer Dysenterie) vorkommenden abgelösten Schleimhautfetzen, die in dem Stuhl Lebender schon beobachteten ganzen Darmstücke (Nekrose durch Invagination), die sehr selten in den Darm geratenden Stücke von Geschwülsten, abgestorbenen Föten (Extrauterinschwangerschaft) sowie endlich die Gallensteine zu erwähnen, welche unter Umständen einen Verschluss des Darmrohres bedingen können (Fig. 359, S. 605).

Die in den Darm geratenen Gallensteine sind leicht von den im Darm selbst gebildeten Darmsteinen (Enterolithen) zu unterscheiden, obgleich es auch Mischformen gibt, insofern ein Gallenstein den Kern zu einem Darmstein abgeben kann. Man kann drei Sorten von Darmsteinen unterscheiden: 1. Phosphatsteine, mit einem Fremdkörper als Kern (Inkrustationen); 2. Kotsteine, aus verfilzten Pflanzenresten, Haaren, mit Kotbestandteilen und Kalk- und Magnesiasalzen; 3. Steine aus genossenen Arzneimitteln (Magnesia) oder sonstigen Stoffen (Kreide, Schellack).

Zahlreich sind die im Darminhalte vorkommenden Krystalle, welche jedoch vorläufig noch keinerlei diagnostische Bedeutung besitzen. Es gehören hierher die phosphorsaure Ammoniakmagnesia (Sargdeckel, aber auch unregelmässige Formen), der neutrale phosphorsaure Kalk (in drusenartigen, aus plumpen Keilen bestehenden Haufen), klumpige, gelb pigmentierte Kalksalze, seltener Cholesterin, oxalsaurer Kalk (Briefkuvert), zuweilen die Charcot-Neumannschen Krystalle. Nothnagel, welchem diese hauptsächlich auf den Stuhl Lebender sich beziehenden Angaben im wesentlichen entnommen sind, konnte keinerlei pathologische Beziehungen der Krystallbildungen auffinden.

Zum Teil ebenfalls in das Gebiet der im Darmlumen sich bildenden abnormen Bestandteile gehören die Darmschmarotzer, unter welchen die bedeutungslosesten und die wichtigsten Formen vertreten sind. Während des Lebens findet man sie selbst oder doch ihre Eier in den Fäzes (mit Ausnahme der Trichinen), für die Diagnose ist deshalb die Kenntnis der Eier wichtig (Fig. 390).

Die tierischen Schmarotzer des Darmes gehören, von dem sehr seltenen Vorkommen von Fliegenlarven (Anthomya cuniculina), welche aber doch schon mehrmals als Ursache hartnäckiger Stuhlverstopfung erkannt wurden, sowie von dem gelegentlichen Befund eines Pentastomum in der Darmwand abgesehen, sämtlich dem Gebiet der Würmer an. Es kommen sowohl Rund- wie Plattwürmer vor. Unter den Rundwürmern (Nemathelmia) nehmen die nur zeitweise sich dort aufhaltenden Trichinen (aus historischen Gründen jetzt Trichinellen genannt) ihrer Wichtigkeit für das Leben des Inhabers wegen das hervorragendste Interesse in Anspruch.

Die Trichinellen halten sich im wesentlichen nur in den oberen Teilen des Dünndarmes auf, welche deshalb in den betreffenden Fällen die Hauptaufmerksamkeit erfordern. Etwa $2^1/_2$ Tage nach der Aufnahme trichinellenhaltigen Fleisches haben die Tiere ihre Geschlechtsreife erlangt, 5 Tage später, also 7—8 Tage nach der Einführung beginnt die Ausstossung der jungen Würmchen, welche nach Eindringen der Weibchen in die Darmwand hier erfolgt, so dass die Jungen sofort in die Saft- und Lymphräume der Därme gelangen, von wo aus sie nach den Muskeln weiter wandern. Die Weibchen sind leicht durch ihre Grösse (bis 3 und 4 mm) und durch die in ihnen enthaltene Brut von den kleineren Männchen (bis $1^1/_2$ mm) zu unterscheiden. Die Brutbildung dauert 4—5 Wochen, manchmal schubweise, fort, aber selbst in noch späterer Zeit hat man vereinzelte Tiere im Darm gefunden. Zur Untersuchung genügt es, einen Tropfen Darminhalt in etwas Wasser zu verteilen und bei schwacher Vergrösserung zu durchsuchen, doch kann man, wie aus der Grössenangabe schon hervorgeht, besonders die Weibchen auch schon mit blossem Auge erkennen.

Noch ein anderer Wurm aus der Reihe der Rundwürmer hat grosse Bedeutung, da er eine tödliche Anämie (durch Blutentziehung und Abscheidung von Toxinen) bedingen kann, das Anchylostomum duodenale (Dochmius duoden.), welches nicht wie der Name vermuten lässt, im Duodenum, sondern im Jejunum und Ileum seinen Hauptsitz hat.

Die Männchen sind 8—12 mm lang und haben ein umgebogenes Leibesende; die Weibchen, 8—10 mm lang, bis 1 mm dick, legen Eier, welche 60—75 μ lang, 36—45 μ dick sind und in grosser Menge in dem Kote während des Lebens erscheinen, nachdem sie bereits innerhalb des Darmes eine mehr oder weniger weit gediehene Furchung erfahren haben. Daran sind sie leicht kenntlich (Fig. 390, 5). Lässt man den Kot bei 25—30° C stehen, so entwickeln sich innerhalb eines bis mehrerer Tage die Embryonen und schlüpfen aus. Die neugeborenen Larven, welche niemals in frischem Stuhl vorhanden sind, sind 250 μ lang, 17 μ dick, die reifen Larven 700 μ lang, 30 μ dick.

Der Wurm saugt sich am Darm fest und schädigt den Träger nicht nur durch die direkte Blutentnahme, sondern auch dadurch, dass an der Bisstelle, nachdem der Wurm selbst sie losgelassen hat, noch eine Zeit lang ein tropfenweises Abfliessen von Blut statthat. In der Umgebung der Bisstelle entwickelt sich eine entzündliche Infiltration. Bei Berg- und Erdarbeitern verschiedener Art (in Deutschland besonders bei Ziegelarbeitern am Rhein und Bergleuten in Westfalen) wurden schwere Anämien als Folgen der Anchylostomiasis erkannt. Neben dem Anch. kommt, besonders in Oberitalien, noch ein zweiter, zuerst bei der Cochinchinadiarrhoe aufgefundener Eingeweidewurm, die Anguillula, öfter vor, von welcher zwei Entwicklungsformen bekannt sind, welche man zuerst als zwei Arten, A. intestinalis und A. stercoralis angesprochen hatte. Die Anguillula intestinalis legt Eier, welche meist zu Schnüren von 2—6 vereinigt sind, eine Länge von 65—70 μ, eine Breite von 34—39 μ besitzen, aus denen sich schon im Darm die Embryonen entwickeln, so dass man in frischen Stuhlentleerungen in der Regel bloss die Larven findet (Bizzozero).

Die sonst noch vorkommenden Rundwürmer haben nur geringere Bedeutung: Der am häufigsten im Darme vorkommende Rundwurm und grössere Parasit ist ein Spulwurm (Ascaris lumbricoides), dessen regenwurmähnliche, nach vorn sich stärker zuspitzende Gestalt ihn leicht erkennen lässt. Er lebt oft in grossen Mengen im mittleren Dünndarm, kommt aber häufig auch im Duodenum und selbst gelegentlich im Magen oder noch höher oben, oder auch in einem Gallen- oder dem Pankreasgang vor.

Die Weibchen sind 25—40 cm lang und 5 mm dick, die Männchen, deren Hinterende abgeplattet und eingerollt ist, sind höchstens 25 cm lang und 3 mm dick. Die Mundöffnung ist von 3 Lippen umgeben. Eier (Fig. 390, 6) gelbbräunlich, oval, mit doppelter Schale, oft noch von einer unregelmässigen, dunkelbraungrünen Eiweisshülle umgeben; 60—75 μ lang, 45—55 μ breit.

Nur selten kommt eine kleinere Spulwurmart, der Katzenspulwurm, Ascaris mystax, vor, bei dem das Männchen 4,5 cm lang, 1 mm dick, das Weibchen 5—12 cm lang und 1,7 mm dick ist. Der Kopf ist mit zwei membranösen, 2 bis 4 mm langen, flügelförmigen Anhängen versehen.

Die Klasse der Rundwürmer liefert ferner noch den Pfriemenschwanz, Madenwurm (Oxyuris vermicularis), welcher den ganzen Darm bewohnt, die Männchen und Jugendformen den Dünn-

Fig. 390.

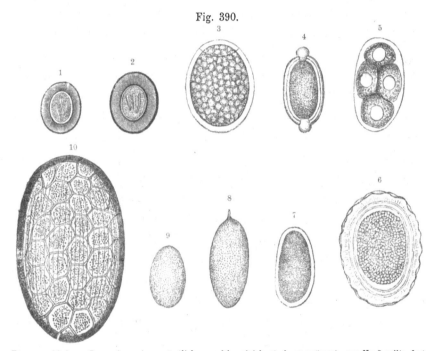

Eier verschiedener Darmschmarotzer, sämtlich ungefähr gleich stark vergrössert, nur Nr. 8 sollte fast so gross wie Nr. 10 sein. 1—4, 6, 7, 9 nach Heller, 5 nach Bizzozero.
Die Eier stammen von: 1 Taenia solium. 2 Taen. saginata. 3 Bothriocephalus latus. 4 Trichocephalus dispar. 5 Anchylostomum duodenale. 6 Ascaris lumbricoides. 7 Oxyuris vermicularis. 8 Bilharzia haematobia. 9 Distomum lanceolatum. 10 D. hepaticum.

darm und Processus vermiformis, die befruchteten und reifen Weibchen vorzugsweise das Zökum. Diese steigen zum Eierlegen in den Mastdarm hinab.

Der Wurm ist zylindrisch, mit schmälerem Halse und einer blasenartigen Auftreibung der Chitindecke am Kopfende. Das Männchen wird bis 4 mm lang, mit abgerundetem und gekrümmtem Schwanzende, das Weibchen ca. 10 mm lang, mit lang zugespitztem Ende. Die Weibchen sind viel zahlreicher und wegen ihrer Grösse leichter zu sehen, als die Männchen, zu deren leichterem Aufsuchen man den Darmschleim auf einer Glasplatte ausbreitet und bei durchfallendem Lichte untersucht. Die Eier der Oxyuren (Fig. 390, 7) sind 52—55 μ lang, 27—30 μ breit, oval, aber auf der einen Seite stärker gewölbt, ihre Schale ist zart, dreifach geschichtet; die Entwickelung des Embryo oft schon weit vorgeschritten.

Ein bei meinem Beobachtungsmaterial jetzt sehr selten gewordener Rundwurm ist der Peitschenwurm (Trichocephalus dispar), welcher meist nur in wenigen Exemplaren im Zökum seinen Aufenthalt hat.

Er wird 40—50 mm lang, die Männchen sind etwas kleiner als die Weibchen. Das vordere Ende des Leibes ist fadenförmig und sitzt der Darmoberfläche gewöhnlich fest auf, d. h. steckt in der Schleimhaut, das hintere Ende ist bis 1 mm dick und bei den Männchen spiralig eingerollt, mit Penisscheide und Speculum versehen, bei den Weibchen dagegen ziemlich gerade gestreckt. Die Eier (Fig 390, 4) sind 52—60 μ lang, 25 μ breit, oval, mit dicker, brauner Schale versehen, deren Pole zu dicken, glashellen Zapfen verdickt sind (Zitronenform).

Der Echinorynchus gigas (Männchen bis 10, Weibchen bis 32 cm lang), weiss, kommt beim Menschen als grösste Rarität, häufiger beim Schwein vor.

Die Plattwürmer, Platyhelmia, finden hauptsächlich durch die Bandwürmer, Zestoden, Vertretung. Es kommen von ihnen drei Hauptformen vor: die Taenia solium oder armata, die T. saginata, inermis oder mediocannelata und der Bothriocephalus latus, welche sich sämtlich vorzugsweise im Dünndarm aufhalten.

Die Taenia solium, armata, welche aus dem Cysticercus cellulosae der Schweine hervorgeht, ist die kleinste Art derselben (2—3 m) und heute sehr selten geworden.

Der stecknadelkopfgrosse Kopf trägt vier seitliche Saugnäpfe und am Scheitel einen vorspringenden Höcker (Rostellum) mit einem Hakenkranze von 26—32 Haken. Saugnäpfe und Rostellum sind bei alten Tieren schwarz gefärbt. An den Kopf schliesst sich der dünne, etwa 1 Zoll lange Hals mit nur mikroskopisch wahrnehmbaren Gliedern, dann der gegliederte Körper, dessen Glieder erst breiter als lang, etwa 1 m vom Kopfe entfernt quadratisch, später länger als breit sind. Die Geschlechtsöffnung liegt seitlich, an den benachbarten Gliedern mit der Seite abwechselnd, der zentrale Uterusgang hat 7—10 baumförmig verästelte Seitenzweige. Häufig sieht man an einzelnen Gliedern, besonders da, wo die Geschlechtsöffnung liegt, blasenartige hydropische Auftreibungen. Die reifen Eier (Fig. 390, 1) sind rundlich, von 32—35 μ Durchmesser; ihre dicke Membran radiär gestreift, im körnigen Inhalt 6 feine Häkchen. Wenngleich der Wurm meistens solitär vorkommt, so kann doch auch eine grössere Anzahl gleichzeitig anwesend sein. Atrophie und Spaltung von Gliedern kommt vor.

Die Taenia saginata, inermis, mediocannelata entwickelt sich aus der Finne des Rindes und kommt auch heute noch oft genug vor.

Sie wird 4 m lang, hat ebenfalls 4 Saugnäpfe, entbehrt aber des Rostellums und Hakenkranzes, weshalb der auch so schon etwas grössere Kopf eine plumpere Gestalt besitzt. Die schwarze Pigmentierung am Kopfe alter Individuen ist meistens sehr deutlich. Am Halse ist die Gliederung schon makroskopisch zu erkennen. Die Glieder, welche im ganzen, besonders aber in der Dicke mächtiger sind als diejenigen der Taenia solium (wohlgenährt, saginata), nehmen anfangs schneller an Breite als an Länge zu, die reifen sind aber ebenfalls bedeutend länger als breit, die Geschlechtsöffnung liegt an der Seite, etwas nach hinten von der Mitte, ebenfalls alternierend. Vom Uterus gehen jederseits 20—25 Seitenzweige ab, welche meistens nur dichotomische Teilungen erkennen lassen. Die Eier (Fig. 390, 2) sind ganz ähnlich denen der T. solium, nur etwas dicker und mehr oval; auch sie enthalten 6 Häkchen. Atrophie und Spaltbildungen wie bei der vorigen.

Der Bothriocephalus latus bewohnt im Jugendzustande die Muskeln usw. von Fischen (Hecht, Lachs, Quappe u. a.) und wird dem entsprechend hauptsächlich in der Nähe des Meeres oder grösserer Seen beobachtet.

Er kann 5—8 m an Länge erreichen, hat einen länglichen, keulenförmigen, in der den Gliedern entgegengesetzten Richtung abgeplatteten Kopf mit 2 an den schmalen Seiten liegenden, länglichen, rinnenartigen Saugnäpfen ohne Hakenapparat. Die Glieder sind bei weitem viel breiter (24 mm) als lang (3—3,5 mm) und tragen die gesonderten Geschlechtsöffnungen an der einen der beiden Flachseiten; der Uterus erscheint als kleiner dunkler rosettenartiger Körper. Manchmal sind einzelne Glieder durchlöchert (gefenstert) oder gespalten. Die Eier (Fig. 390, 3) sind oval, 70—80 μ lang, 48—56 μ breit, haben einen körnigen Inhalt und eine dünne, leicht bräunliche Schale, welche an dem einen Pol einen deutlichen Deckel erkennen lässt.

Als seltene Bewohner des Menschen sind noch 2 Bandwürmer zu nennen: die Taenia cucumerina s. elliptica, der gewöhnliche Hundebandwurm, welcher 15—20 cm lang wird und dessen Kopf, wie das bei allen Bandwürmern unserer Haussäugetiere der Fall ist, mit Rostellum und Hakenkranz versehen ist. Er besitzt scharf abgesetzte Glieder, deren hintere kürbiskernähnliche Gestalt haben. Die männlichen und weiblichen Geschlechtsöffnungen liegen getrennt an den beiden Rändern der Glieder, der Uterus ist unregelmässig gestaltet, die Eier liegen zu 6—15 in rundlichen Ballen (Coccons) zusammen. Die reifen Glieder haben eine rötliche Farbe. Die Taenia nana, auch mit Rostellum und Hakenkranz versehen, 15 mm lang, ist in Aegypten beobachtet worden.

Sehr selten kommen im Darm Distomen vor, eher schon ihre Eier. Diejenigen von D. hepaticum (Fig. 390, 10) sind braun, 130—145 μ lang, 80—90 breit; diejenigen des D. lanceolatum (Fig. 390, 9) sind dunkelbraun, 40 μ lang, 20 breit. Die Bilharzia haematobia resp. ihre Eier (Fig. 390, 8) und Embryonen werden in der Darmwand selbst gefunden, wo sie einerseits schwere dysenterieartige Entzündungen erzeugen sollen, andererseits polypöse, bis apfelgrosse Schleimhautwucherungen bewirken.

In neuerer Zeit haben sich die Beobachtungen von Protozoen verschiedener Art gemehrt, welche besonders bei diarrhoischen Zuständen gefunden wurden, zum Teil wohl nur als Saprophyten, zum Teil als Krankheitserreger.

Zu diesen gehört die Amoeba coli, welche bei tropischen wie manchen einheimischen Dysenterien sowohl im Darminhalt, wie in der Darmwand gefunden wird, wo sie den entzündlichen Veränderungen vorausgeht. Sie stellt eine runde, einkernige, in Methylenblau sich färbende Zelle mit vielen Vakuolen dar. Nach neueren Angaben gibt es verschiedene Arten pathogener und nicht pathogener Amöben im Darm.

Schon länger bekannt ist die Cercomonas intestinalis, ein länglich ovales, 0,018—0,011 mm langes und 0,008—0,011 mm breites, an dem einen Ende abgerundetes, an dem anderen mit einem dünnen, fadenartigen Anhange versehenes Tierchen, welches besonders im Darmschleim bei Kinderdiarrhoe, sowie in Cholera- und Typhusstühlen häufig in lebhafter Bewegung gefunden wurde. Auch das Trichomonas intestinalis ist bei Typhus und Diarrhoe gefunden worden. Sie ist birnförmig gestaltet, 0,01—0,0015 mm lang, besitzt 4 Geisseln und einen Wimperbesatz. Seltener wurde das Balantidium (Paramaecium) coli beobachtet, ein drehrundes, nach vorn eiförmig zugespitztes und mit seitlichem Munde, hinten mit Afteröffnung (?) versehenes Tierchen, welches an seiner ganzen Oberfläche mit Flimmerhaaren bedeckt ist und in seinem feinkörnigen Innern einen meistens gebogenen Nukleus und zwei kontraktile Blasen (Vakuolen) enthält. Auch diese Tiere sind in der Wand dysenterischer Därme gefunden worden (s. Fig. 398).

Sowohl der kranke wie der gesunde Darm mit Ausnahme desjenigen der Neugeborenen enthält eine grosse Menge von pflanzlichen Organismen besonders aus der Gruppe der Bakteriazeen. Eine gewisse Menge von Hefepilzen (Saccharomyzes) findet man fast in jedem normalen und pathologischen Stuhl; sie sind in der Regel durch Galle gelb gefärbt. Von den Bakterien kommen sowohl Mikrokokken wie Stäbchen vor, insbesondere der Bacillus subtilis, oft mit zahlreichen dunkel konturierten, glänzenden Sporen und das Bacterium coli commune (Kolibazillus), welches mit dem Typhusbazillus die grösste Aehnlichkeit hat und wie dieser nach Gram nicht gefärbt werden kann.

Von den auch in die lebende Darmwand eindringenden Bakterien genügt es, den Tuberkel-, Typhus- und Milzbrandbazillus zu nennen. Dagegen muss noch etwas Genaueres über den Kochschen Kommabazillus der Cholera gesagt werden, welcher sowohl in den Fäzes während des Lebens, wie in dem Darminhalt nach dem Tode vorkommt.

Dieser Bazillus, oder wie es richtiger heisst, dieser Vibrio oder dieses Spirillum bildet ca. 1,5 μ lange, $^1/_3$—$^1/_6$ μ dicke, mehr oder weniger gekrümmte Stäbchen mit abgestumpften Enden. Er kann fast in Reinkultur oder mit anderen Bakterien gemischt vorhanden sein; man findet ihn am sichersten in den Schleimflöckchen der Reisswasserstühle, wo er in einer Anordnung vorkommt wie ein Schwarm von Fischen, die in einem langsam strömenden Gewässer hintereinander herziehen (Koch). Deckglastrockenpräparate färbt man in konz. wässeriger Fuchsinlösung, wäscht tüchtig in Wasser aus, trocknet und deckt mit Kanadabalsam ein. Sollte die Untersuchung verdächtigen Darminhalts kein oder ein zweifelhaftes Resultat geben, so vermischt man ein Schleimflöckchen oder einige Oesen des Darminhaltes mit einer 1 proz. alkalisch gemachten Peptonlösung, der 1 pCt. Kochsalz zugesetzt wurde und lässt im Brutofen stehen. Es bildet sich dann, falls Kommabazillen vorhanden sind, nach 6—12 Stunden an der Oberfläche eine fast vollständige Reinkultur und man kann nun in einem von der Oberfläche, besonders am Rande der Flüssigkeit entnommenen Tröpfchen die Bazillen sicher nachweisen. In den Kulturen trifft man neben den kurzen Komma- auch längere Spirillenformen. Der von Finkler und Prior entdeckte Kommabazillus ist etwas grösser und dicker als der Kochsche und nur durch die Kultur sicher von diesem zu unterscheiden.

Nothnagel hat die Angabe gemacht, dass in normalen wie pathologischen Stühlen häufig ein Schizomyzete von sehr verschiedener Grösse und Gestalt (stäbchenförmig, oval, spindelförmig, zitronenförmig usw.) und mattglänzendem Aussehen vorkommt, welcher mit Lugolscher Jodlösung eine lebhaft blaue Färbung annimmt (Clostridium butyricum). An der Leiche findet er sich nicht über das untere Ileumstück hinaus nach oben; nach Rieger bewirkt er die Buttersäuregärung. Ausserdem fand Nothnagel zuweilen mit oder ohne Klostridien Mikrokokken (Zoogloeahaufen) und Bakterien, welche gleiche Reaktion haben. Höhere Pilze kommen nur selten im Darm vor, doch sind Fälle von Aktinomykose, Enteritis favosa und Mycosis mucorina bekannt geworden.

d) Untersuchung der Darmwandung, besonders der Schleimhaut.

Bei der Untersuchung der Darmwandung selbst hat man vorzugsweise die Zotten, die Falten, die vereinzelten und die zu den Peyerschen Haufen zusammengelagerten Lymphknötchen zu beachten.

1. Allgemeine Verhältnisse.

a) Vergrösserungen sowohl der gesamten Darmwandungen, als auch der einzelnen Teile kommen sehr häufig zur Beobachtung. Die Verdickung sämtlicher Häute auf grössere Strecken hin ist eine häufige Folge allgemeiner chronischer Peritonitis, in umschriebener Weise kommt sie in der Umgebung chronischer Geschwüre usw. vor.

Eine Hypertrophie der Muskularis gesellt sich in ähnlicher Weise, wie am Mastdarm, zu chronischen ulzerösen Prozessen, zu Geschwülsten usw. hinzu und findet sich oberhalb von Verengerungen. Häufiger ist die alleinige Verdickung der Schleimhaut und Submukosa, sowie einzelner Teile derselben. Die Schwellung dieser Teile ist entweder eine rein ödematöse, wodurch sie eine schwappende, gallertige Beschaffenheit erhalten, oder sie ist durch Verdickung bzw. Vermehrung der festen Bestandteile bedingt, wodurch eine trübe und mehr graue Färbung erzeugt wird. Die einfache Schwellung macht sich am Dünndarm besonders durch Verlängerung und Verdickung der Falten kennbar, sowie durch Faltenbildung an jenen Teilen, welche im normalen Zustande keine besitzen (Ileum). Findet man im untersten Teile des Ileum Falten, so kann man aus diesem Umstande allein Schleimhautschwellung diagnostizieren. — Eine partielle Verdickung der Schleimhaut, manchmal in Form kleiner pendelnder Polypen, findet sich bei manchen Formen von chronischer Entzündung. Die Verdickung der Zotten rührt in der Regel von Zunahme der körperlichen Teile her, besonders von katarrhalischer Vermehrung der Epithelzellen oder von zelliger Infiltration des Gewebes, man kann sie in diesen Fällen als kleine, hin- und herzubewegende graue Körperchen mit blossem Auge leicht erkennen, während sie im Normalzustande nur schwierig einzeln zu unterscheiden sind und ihre Anwesenheit nur aus dem sammetartigen Aussehen der Schleimhautoberfläche erschlossen werden kann.

Ebenfalls auf Zunahme der Gewebsbestandteile beruht die Schwellung der Lymphknötchen. Diese, und zwar sowohl die vereinzelten als auch die zu Haufen vereinigten, sind im Normalzustande oft kaum als rundliche, nur wenig oder gar nicht über die Schleimhautoberfläche hervorragende Körperchen zu erkennen, so dass man im allgemeinen auf eine Vergrösserung schliessen kann, wenn man sie auf den ersten Blick gut sieht; im geschwollenen Zustande erreichen die einzelnen Stecknadelkopf-, Hirsekorn- (Katarrh, Cholera usw.), selbst Erbsengrösse (Typhus). An den Knötchenhaufen sind entweder die Knötchen allein geschwollen oder mit ihnen zugleich auch das Zwischengewebe (höhere Grade des Typhus); es gibt aber auch alleinige Schwellung des Zwischengewebes ohne Knötchenschwellung (bei einfachem Katarrh), wodurch die Knötchenhaufen ein netzförmiges Aussehen erhalten. Dieser Zustand kommt auch im Rückbildungsstadium des Typhus vor, ist aber oft eine kadaveröse Erscheinung, durch Erweichung und Zerfliessen der Knötchen entstanden.

b) Die Farbe der Schleimhaut, welche an sich ein lichtes Grau ist, wird einmal durch ihren Blutgehalt, dann durch die Beschaffenheit des Inhaltes bestimmt. Den letzten Umstand anlangend, so sind es vorzugsweise gallige oder blutige Färbungen, die dabei in Betracht kommen, zuweilen auch die früher erwähnten, von eingenommenen Arzneimitteln herrührenden Färbungen. Der Blutgehalt bringt verschiedene rote Farbentöne hervor, je nachdem die Kapillaren (gleichmässige rote Färbung) oder die Stämmchen (erkennbare rote Streifen) oder beide zusammen (gleichmässige dunkelrote Farbe mit einzelnen erkennbaren roten Streifen) gefüllt sind. Bei vollkommenem Blutmangel tritt die graue Eigenfarbe der Schleimhaut hervor, ein Zustand, der, wenn er nicht als Folge allgemeiner Anämie oder von Druck erscheint, stets den Verdacht auf Amyloidentartung erregt.

Früher vorhandene Hyperämien lassen sich aus einer schiefrigen Färbung erkennen, welche bald auf die Zotten beschränkt ist, die dann als bewegliche schwarze Pünktchen erscheinen (Zottenmelanose, verschwindet, auf Zusatz konzentrierter Schwefelsäure), bald auf die Lymphknötchen, deren jedes dann in der Mitte einen schwarzen Punkt zeigt, bald auf Zotten und Schleimhaut (Dünndarm) oder Schleimhaut (Dickdarm), während die Knötchen als hellgraue Körper besonders deutlich hervortreten; endlich können auch die Knötchenhaufen allein pigmentiert sein, und zwar entweder die Knötchen oder die Zwischensubstanz. Eine nur auf den Dickdarm beschränkte Pigmentierung (Ochronose), die auf einen fermentativen Vorgang, nicht auf Blutungen zurückgeführt wird, lässt bei genauerer Betrachtung eine netzförmige Anordnung des braunen oder schwärzlichen Pigments erkennen; die nicht pigmentierten Maschen sind die Drüsenmündungen, wie man sich leicht an Flachschnitten, die man mit der Schere entnimmt, unter dem Mikroskope überzeugen kann.

Eine weisse Punktierung des Darmes, besonders in den oberen Abschnitten des Jejunum und im Duodenum wird durch Chylusretention in den Darmzotten erzeugt. Dass die weisslichen Fleckchen an die Zotten gebunden sind, kann man makroskopisch daraus erkennen, dass man sie hin und her bewegen kann; mikroskopisch lassen die letzteren eine oft kolbige Verdickung des oberen Endes, sowie eine Anhäufung feiner dunkelbegrenzter Fettkörnchen in ihrem Innern erkennen. Grössere weisse Flecken entstehen durch Chylusanhäufung in umschriebenen Abschnitten des Chylusgefässnetzes.

Die mikroskopische Untersuchung des Darmes wird in derselben Weise vorgenommen, wie diejenige des Magens. Es ist dabei besonders zu beachten, dass vor allem die Befunde an der Schleimhaut (Dicke derselben, Höhe und sonstiges Verhalten der Krypten, Aussehen der Zellen usw.) in hohem Masse abhängig und beeinflusst sind von der Weite der Darmhöhle sowie von der Beschaffenheit des Darminhaltes und der Zeitdauer seiner Einwirkung nach dem Tode.

2. Die einzelnen Erkrankungen.

a) Was von **Missbildungen** des Darmes Bedeutung hat, ist grösstenteils schon erwähnt worden: die angeborenen Lageabweichungen, die Divertikel, die Bildungshemmungen des Mastdarms. Es wäre noch zu erwähnen, dass auch am Kolon nnd Dünndarm angeborene Atresien, welche natürlich das Leben unmöglich machen, oder Stenosen, selbst mehrfach, in seltenen Fällen vorkommen. Man hat gegebenenfalls besonders darauf zu achten, ob Zeichen von chronischer Peritonitis an der verengten Stelle und in der Umgebung, oder im Darme Reste von Invaginationen (unterhalb der Atresie) vorhanden sind.

b) **Kreislaufstörungen.** Blutarmut ist der gewöhnliche Zustand der Darmschleimhaut; hie und da pflegen fleckige venöse Rötungen an denjenigen Schlingen vorhanden zu sein, welche in der kleinen Beckenhöhle lagen (Hypostase). Entzündliche Hyperämie zeigt sich vorzugsweise an den Falten und Zotten, sowie in der Umgebung der Lymphknötchen. Eine Stauungshyperämie mässigen Grades (stark hervortretende Venen) wird durch Leber-, Herz- und Lungenerkrankungen erzeugt, eine solche höchsten Grades, welche bis zu völliger Stase und ausgedehnter hämorrhagischer Infarzierung fortschreiten kann, durch akute Thrombose der Pfortader oder mesenterischer Venen, aber auch durch Verschluss der Mesenterialvenen bei Brucheinklemmung, innerer Einklemmung, Axendrehung oder Einstülpung von Darmschlingen, da hierbei zwar die Venen, nicht aber die festeren Arterien zusammengedrückt werden. Die ganze Darmwand, besonders aber die Submukosa und ihre Falten erscheinen stark verdickt, schwarzrot gefärbt und mikroskopisch sieht man sowohl eine mächtige Füllung und Erweiterung der Venen und Kapillaren als auch eine ausgedehnte hämorrhagische Infiltration, wiederum besonders der Submukosa. Es fehlt dabei auch nicht die Nekrose, welche sich zuerst auf der Höhe der Falten einstellt und makroskopisch an der trüb grauen Färbung, mikroskopisch an der mangelnden Kernfärbbarkeit erkannt wird. Durch Abstossung des Nekrotischen kann ein Geschwür entstehen, was besonders gern an den Schnürringen bei Bruch- oder inneren Einklemmungen vorkommt. Bei länger bestehender Stase stirbt der ganze Darmteil ab und bricht durch (Peritonitis, Anus praeter naturam) oder es wird (bei Einstülpungen) ein grösserer Abschnitt des Darmes abgelöst und sogar mit dem Kot nach aussen entleert. Sowohl die Geschwürsbildung wie die allgemeine Nekrose kann auch nach Lösung des Venenverschlusses noch zustande kommen, wobei dann stets auch entzündliche Erscheinungen auftreten. Sehr schön habe ich grade in solchen Fällen eine Randstellung und Bilder einer Auswanderung von Leukozyten an den hyperämischen Venen des Darmes gesehen.

Kleinere Hämorrhagien können sich zu allen mit starker Füllung der Darmgefässe einhergehenden Erkrankungen hinzugesellen, sowohl zu den einfachen Stauungshyperämien, wie zu den entzündlichen; lokal beschränkt finden sie sich häufiger an den Rändern von Geschwüren, seien es tuberkulöse, typhöse oder dysenterische. Sie finden sich auch als Folge von Gefässverstopfungen in Fällen von Endocarditis ulcerosa. Hier kommen sie neben embolischen Abszessen vor, ja in direkter Verbindung mit denselben, so dass ein kleiner embolischer Abszess von einem hämorrhagischen Hofe umgeben ist. Diese Formen unterscheiden sich von den vorigen dadurch, dass man im Zentrum der Herde (besonders wenn man den Darm stark anspannt und bei durchfallendem Lichte betrachtet) das verstopfte Gefäss sieht, welches auch eine stärkere Hervorragung an dieser Stelle bedingt. Die embolischen Abszesse sind von punktförmiger bis Erbsengrösse und durch ihre deutliche Beziehung zu den Gefässen leicht von anderen Abszessen zu unterscheiden. Durch den Durchbruch der Abszesse in die Darmhöhle entstehen die embolischen Geschwüre, deren Diagnose sich

aus derjenigen der Abszesse ergibt. In solchen Fällen, wo die Embolien
von benigner Natur waren, tritt keine Abszedierung ein, sondern der
Embolus verwandelt sich in einen schwarzroten, zentral oft entfärbten,
harten Körper, der Aehnlichkeit mit frischen Venensteinen hat; man
findet manchmal solche Herde, während der Ursprungsherd schon
wieder verschwunden — oder wenigstens nicht auffindbar ist. Ganz
ähnliches Aussehen können die gelegentlich vorkommenden multiplen
Aneurysmen der kleinsten Darmarteriolen haben; es vermag
dabei nur die mikroskopische Untersuchung Aufschluss zu geben. An
den Aneurysmen kann eine deutliche Mes- und Periarteriitis proliferans
vorhanden sein, es fehlen aber auch Intimawucherungen nicht (Arteriitis
nodosa). Es können endlich auch ganz ähnliche Veränderungen durch
kleine über grosse Strecken des Darmes zerstreute Varizen der
Darmvenen erzeugt werden, welche, besonders wenn sie mit thrombotischen Massen gefüllt sind, leicht mit Embolien verwechselt werden
können; die genauere Betrachtung der Gefässe wird Aufschluss geben
— hier sind es Venen, dort Arterien.

Wie alle anderen so enthalten auch die embolischen Herdchen
im Darme bei Endocarditis maligna, welche oft zu Hunderten durch
den ganzen Darm verstreut sind, Mikrokokkenembolien, die man
leicht sofort nachweisen kann, wenn man mit einer Schere möglichst
dünne Abschnitte von den Herdchen entnimmt, sie etwas auseinander
zieht und mit Eisessig versetzt. Man wird dann die Mikrokokken
oft auf grössere Strecken hin als Ausfüllungsmassen der Arterien
vorfinden.

Hämorrhagische Infarkte durch Embolie der Darmarterien gibt es
nicht, da diese keine Endarterien sind, wohl aber kann eine ausgebreitete hämorrhagische Infarzierung mit Nekrose der Darmwand nach Embolie des Stammes oder mehrerer Aeste der Art.
mesent. superior entstehen. Warum nach solchem embolischen Verschluss manchmal solche hämorrhagische Infarzierung, manchmal aber
nur eine anämische Nekrose entsteht, entzieht sich einer allgemeinen
Feststellung und kann nur im Einzelfall aus den dabei gegebenen Verhältnissen zu erklären versucht werden.

c) **Entzündung** des Darmes wird im allgemeinen als Enteritis
bezeichnet; da aber oft nur einzelne Abschnitte erkranken, so unterscheidet man noch besonders ausser den schon betrachteten Duodenitis
und Proktitis eine Jejunitis, Ileitis, Typhlitis (Zökum) und Kolitis.
Die Erkrankungen des Proc. vermiformis sollen gesondert betrachtet
werden.

1. Die Erscheinungen des Darmkatarrhs (Enteritis catarrhalis), welcher bald auf einzelne Teile beschränkt, bald in allgemeiner Verbreitung vorkommt, weichen nicht wesentlich von denen
des Magenkatarrhs ab. Rötung der Schleimhaut mit Schwellung,
Absonderung, eines zähen glasigen oder gallertartigen Schleimes (besonders bei Kindern), Wucherungsvorgänge mit Abschuppung des
Epithels, wodurch besonders die Zotten verdickt und etwas getrübt
erscheinen, in seltenen Fällen auch eiterige Absonderungen — das

sind die Erscheinungen des akuten einfachen oder des eiterigen Katarrhs. Die Epithelzellen zeigen dabei häufig Trübung, Körnung, Zerfall, schleimige und hyaline Umwandlung, Veränderungen, welche zum Teil wohl sicher kadaverös sind. Durch starke Abschuppung des Epithels können flache Erosionen erzeugt werden, welche man besonders im Dickdarm bei dem Sommerkatarrh kleiner Kinder oft in grosser Anzahl findet. Aus diesen katarrhalischen Erosionen können, indem nun vom Darminhalt aus neue Schädlichkeiten auf die ungeschützte Schleimhaut einwirken, schwerere Entzündungsformen mit Geschwüren entstehen (pseudomembranöse Enteritis, Nodularabszesse).

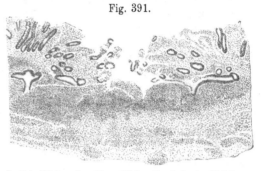

Fig. 391.

In Ueberhäutung begriffenes kleines Geschwür des Dickdarms eines Säuglings. Besonders rechts sieht man am Geschwürsgrund einen z. T. aus zylinderförmigen, z. T. (jüngster Abschnitt) aus platten Zellen bestehenden Epithelüberzug.

Diese einfachen, mit einer gewissen Berechtigung als katarrhalische zu bezeichnenden Geschwüre haben überhängende Ränder, zellig infiltrierte Wandungen und können einen Ueberzug von neugebildetem Epithel, ja von neuen Krypten erhalten (Fig. 391).

Der sog. chronische Katarrh wird auch hier meistens durch die schieferigen Färbungen angezeigt. Nach längerer Dauer desselben ist eine deutlich ausgesprochene produktive Entzündung vorhanden: die Schleimhaut erscheint durch Zunahme des interlobulären Gewebes verdickt. Eine solche proliferierende Entzündung aber, wie sie beim Magen erwähnt wurde, mit körniger und schliesslich gar polypöser Verdickung kommt im Darm seltener vor; sie findet sich hauptsächlich im Kolon (Colitis proliferans s. polyposa); partiell findet sie sich häufiger, auch im Dünndarm, in der Umgebung von chronischen Geschwüren, besonders tuberkulösen und dysenterischen. In der Regel geht die Verdickung bald in eine Verdünnung der Schleimhaut durch Schrumpfung des Bindegewebes über, wobei die Lieberkühnschen Drüsen schliesslich ganz verschwinden können. Im Dünndarm gehen dabei auch die Zotten zugrunde. Nothnagel fand diese Atrophie in 80 pCt. aller Leichen vor allem im Zökum, dann im Colon ascendens, unteren Ileum usw., doch ist mindestens ein Teil dieser Befunde auf stärkere Aufblähung des Darmes und nicht auf eigentlich pathologische Vorgänge zu beziehen. Seltener, am häufigsten noch bei chronischer Ruhr und im Dickdarm, bewirkt die proliferierende Enteritis die Bildung kleiner Schleimcystchen, manchmal in sehr grosser Anzahl, dadurch, dass durch die Anschwellung des Zwischengewebes besonders nahe der Oberfläche die Mündungen der Drüsentubuli verengert oder gar geschlossen werden, wodurch dann wiederum eine Stauung des Sekretes und endlich eine blasenartige Ausbuchtung der

Drüsen entsteht (Enteritis chronica cystica, Fig.392). Die Cystchen sind meistens ganz klein, so dass sie leicht übersehen werden können.

2. Tiefere Entzündungen der Mukosa und Submukosa (Enteritis phlegmonosa) sind wie am Magen selten und fast nur beschränkt auf Fälle infektiöser Natur. Wie am Magen so kommen auch am Darm (und zwar häufiger) Milzbranderkrankungen vor, die in einer starken phlegmonösen Schwellung der Schleimhaut an umschriebenen Stellen (um Pilzvegetationen herum), sowie in nekrotischen Zerstörungen der Oberfläche und Geschwürsbildung (Mycosis intestinalis) bestehen. Die Entwicklung der Milzbrandbazillen (S. 56) ist nicht allein auf die Oberfläche beschränkt, sondern diese dringen auch in die Gewebe, wo man manchmal besonders schön in den Gefässen der Submukosa die Pilzmassen eingelagert sieht.

Die embolischen Abszesse und Geschwüre wurden schon erwähnt.

Fig. 392.

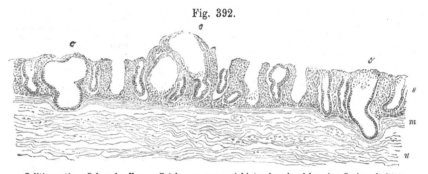

Colitis cystica. Schwache Vergr. Zeichnung aus zwei hintereinander folgenden Serienschnitten zusammengesetzt.
s Schleimhaut mit zelliger Infiltration. Bei c zwei vorspringende Cysten. Bei c' solche, welche nach der Submukosa (u), von welcher nur ein Teil gezeichnet ist, vordringen, die Muscularis mucosae (m) vor sich herstülpend.

Eine sekundäre eiterige Entzündung trifft man in der Submukosa neben Nodularabszessen durch Uebergreifen der Entzündung auf die Umgebung. Es können dadurch grosse submuköse Vereiterungen mit Abhebungen der Mukosa entstehen (s. unter folgender Nummer).

3. Enteritis nodularis (fälschlich auch follicularis). Mit den meisten entzündlichen Veränderungen der Schleimhaut, insbesondere bei Kindern, sind auch solche der Lymphknötchen (fälschlich sog. Follikel) verbunden, bald mehr der vereinzelten, bald der zusammengehäuften, bald beider zusammen. In manchen Fällen sind sogar die Knötchen vorzugsweise verändert. Man muss dabei immer sich bewusst sein, dass Zahl und Grösse der Knötchen grossen individuellen Schwankungen unterliegen und dass sie bei dem Status lymphaticus mitbeteiligt sein können. Grade beim Vorliegen eines solchen wird man immer sich die Frage vorlegen müssen, ob eine Schwellung der Darmlymphknötchen Ausdruck einer Mitbeteiligung des Darmes an der Todeskrankheit ist oder ob nicht vielmehr diese Todeskrankheit auf

dem Boden einer schon vorhandenen Konstitutionsanomalie, zu der auch eine starke Entwicklung der Darmlymphknötchen gehört, entstanden ist. Meines Erachtens gibt es aber eine entzündliche Schwellung der Darmlymphknötchen. Bei einfachen Entzündungen sind sie oft nur ödematös und dann durchscheinend wie kleine Perlen, öfter infolge von Vermehrung der Zellen (hyperplastische Entzündung, Fig. 393) vergrössert, dann sind sie weisslich grau, trüb, springen stark über die Schleimhaut vor und zeigen mikroskopisch Keimzentren. Die Schwellung der Peyerschen Haufen betrifft nur die einzelnen Knötchen oder auch die internodulären Teile; bei der Abschwellung. gehen erstere voran, so dass dann der Haufen ein netz-

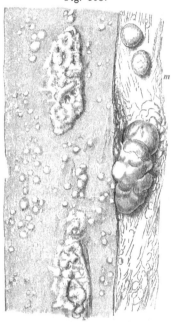

Fig. 393.

förmiges oder an die Gehirnoberfläche erinnerndes Aussehen gewinnt, welches aber auch durch Erweichung und Platzen der Knötchen (auch an der Leiche) entstehen kann. Sehr starke Schwellung findet sich häufig bei Rachendiphtherie (Fig. 393), die stärkste wohl bei Cholera (Fig. 394), wo zugleich eine mächtige Hyperämie vorhanden ist. Etwas besonderes hat diese Choleraveränderung nicht an sich, man muss deshalb zur Sicherung der Diagnose die Bazillen nachzuweisen suchen (s. S. 672). Man findet diese auch an Schnitten durch die Darmwand, welche am besten mit alkalischer Methylenblaulösung gefärbt werden. Auch bei Typhus ist eine noduläre Enteritis vorhanden, da dieselbe aber nicht nur in ätiologischer, sondern auch in anatomischer Beziehung besondere Eigentümlichkeiten darbietet, so wird sie unter den infektiösen Granulomen besprochen. Durch Extravasation der roten Blutkörperchen während des akuten Entzündungsstadiums erhalten später die Knötchen oft eine schieferige Färbung, welche häufig als Fleckung

Ileïtis nodularis bei Rachendiphtherie, Kind. Frisches Präp. Nat. Gr.

m ein Stück Mesenterium mit geschwollenen Lymphknoten (welche in der Zeichnung etwas näher an den Darm gebracht wurden).

im Zentrum, manchmal auch als dunkler peripherischer Hof erscheint (sog. chronische Entzündung).

Ausser der oben beschriebenen hyperplastischen Entzündung gibt es an den Knötchen auch eine eiterige (Enteritis nodularis apostematosa). Sie schwellen dann immer mehr an und wandeln sich endlich durch zentrale Vereiterung in kleine Abszesse um (Nodularabszesse), aus deren Durchbruch in die Darmhöhle dann wiederum die Nodulargeschwüre hervorgehen. Diese sind naturgemäss klein (lentikulär) und besitzen sinuöse, beim Wasseraufgiessen sich blähende Ränder, da die Perforation nur auf der Höhe des vorspringenden

Abszesses entsteht, ohne dass die übrige Decke desselben zerstört wird. Es bleibt die Zerstörung nicht auf die Knötchen beschränkt, sie greift besonders in der Submukosa weiter, wodurch immer grössere Schleimhautstrecken von ihrer Unterlage losgetrennt werden. Benachbarte Hohlgeschwüre können sich vereinigen, so dass endlich brückenartige, Loslösungen von Schleimhaut entstehen und man mit der Sonde

Fig. 394.

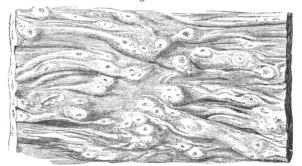

Colitis nodularis bei Cholera. Spir.-Präp. Nat. Gr.
Die meisten Lymphknötchen haben auf der Höhe kleine Grübchen.

Fig. 395.

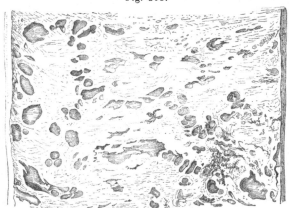

Chronische Ruhr. Spir.-Präp. Nat. Gr.
Aus Nodularabszessen hervorgegangene Geschwüre des Dickdarms. Unterminierung der Schleimhaut.
Rechts unten einige frische pseudomembranöse Veränderungen.

oft weithin unter derselben hergehen kann. Diese höchsten Grade kommen vorzugsweise im Dickdarm vor bei der chronischen sog. follikulären (besser nodulären) Ruhr (Fig. 395). Sie sind hier meistens vereinigt mit der vorher beschriebenen chronischen interstitiellen Entzündung der Schleimhaut und lassen selbst, wenigstens bei älteren Geschwüren, welche man meistens zur anatomischen Untersuchung erhält, von Eiterung nichts mehr erkennen, sondern nur eine Infiltration

des Gewebes mit einfachen rundkernigen Zellen (Lymphozyten, Granulationszellen?). Unter denselben Umständen kommt auch noch eine
weitere merkwürdige Veränderung vor, nämlich eine Ausfüllung der
sinuösen Geschwürshöhle durch glasigen Schleim. Dieser stammt
wesentlich von Zylinderepithelien her, welche man in den meisten
derartigen Fällen als Auskleidung der Höhlen findet und zwar nicht
bloss als einfacher Ueberzug der Wand, sondern auch in Gestalt von
Krypten (Fig. 396). Ob es sich hierbei um eine sekundäre regeneratorisch-

Fig. 396.

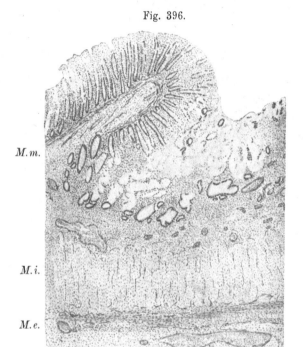

Dysenterisches Geschwür des Colon in Heilung. Elastikafärbung.
M. m. Muscularis mucosae, welche mit der überhängenden Schleimhaut am Rande des Geschwüres sichtbar
ist, während sie am Geschwürsgrunde fehlt, obwohl auch hier, tief in der Submukosa, weite (neugebildete) Krypten vorhanden sind, von denen offenbar der Schleim herrührt, der in dicker Lage den
Geschwürsgrund bedeckt. M. i. Muscularis interna. M. e. M. externa.

hypertrophische Wucherung der Epithelien der anstossenden Darmoberfläche handelt, oder um eine primäre Wucherung in die Lymphknötchen hinein, mag nach den Fällen verschieden sein; es kommen
zweifellos auch solche atypische über die Schleimhautgrenze hinaus-
reichende Drüsenwucherungen bei chronischer Dysenterie vor, und zwar
nicht nur an den Lymphknötchen, sondern auch an anderen Stellen,
wo dann aus diesen bis in die Submukosa reichenden Wucherungen
submuköse Schleimcystchen entstehen können. Hier ist also die Heterotopie nicht Beweis für eine krebsige Neubildung.

War ein ulzeröser Hohlraum von Epithel überzogen worden, so kann
der ihn erfüllende Schleim an der Eingangsöffnung frei hervorsehen und
er kann herausgepresst werden.   Dies kann schon im Leben geschehen,
denn die ausgestossenen Schleimmassen können als durchscheinende,
gekochten Graupenkörnern gleichende Kügelchen im Kot erscheinen.
Bei derjenigen Krankheit, welche hauptsächlich die zuletzt erwähnten Veränderungen bewirkt, bei der Dysenterie nämlich, trifft
man auch häufig
    4. die Enteritis fibrinosa (pseudomembranacea) an, welche
der zweiten anatomischen Ruhrform, der früher sog. Dysenteria

Fig. 397.

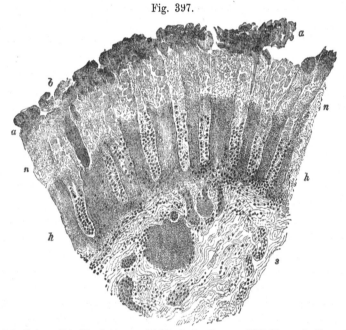

Frische tiefe fibrinöse Enteritis, früher sog. Diphtherie des Darmes. Mittl. Vergr. Gentiana. Karmin.
Dickdarmfalte. s Submukosa mit hyperämischen Gefässen und beginnender Zelleninfiltration. Die Schleimhaut zeigt zwei ganz verschieden aussehende Schichten; die untere (h) ist stark hämorrhagisch infiltriert,
die Zellen der Drüsen und des Zwischengewebes zeigen stark gefärbte Kerne; die obere (n) ist vollständig
nekrotisch, nirgendwo ist ein gefärbter Kern, alles ist in eine krümelig-schollige Masse verwandelt, in der
man nur noch Andeutungen der Drüsen sieht. a ist eine von zahlreichen Bakterienhaufen durchsetzte
fibrinöse Auflagerung, unterhalb b ist ein langer wurstförmiger Bakterienhaufen in der Schleimhaut.

diphtherica, zugrunde liegt und bald für sich allein, bald in Verbindung mit der ersten vorkommt.   Auch sie ist wesentlich auf den
Dickdarm beschränkt, obwohl sie in heftigen Fällen auch noch weit in
das Ileum hineinreichen kann.   Als erster Anfang der Entzündung
erscheint ein grauer, fleckiger, „kleienartiger“ Anflug (fibrinhaltiges
Exsudat) an der Oberfläche der stark geröteten Schleimhaut, welche
meist schon eine starke Schwellung (besonders auch der Submukosa)
infolge eines akuten (entzündlichen) Oedems erfahren hat; später wird
die fibrinöse Masse zusammenhängender, es entsteht eine Verschorfung

der Schleimhaut, welche immer tiefer dringt und auf dem Durchschnitt
an der grauen Farbe schon makroskopisch erkennbar ist. Der übrige
Teil der Schleimhaut ist wie die Submukosa nicht nur stark geschwollen
und hyperämisch, sondern oft auch in grosser Ausdehnung hämorrhagisch
infiltriert. Mikroskopisch (Fig. 397) erkennt man die verschorften
Teile hier wie überall an der Nichtfärbbarkeit der Kerne; das ganze
Gewebe, Drüsen, wie Bindegewebe und Blut sind in eine schwach lichtbrechende, schollige, nekrotische Masse verwandelt. Stets sind zahllose
Mikroorganismen sowohl in der aufliegenden fibrinösen Pseudomembran
wie in dem Gewebe vorhanden, welche zum Teil zweifelsohne Saprophyten
sind, aber doch habe ich selbst wiederholt bis an, ja bis in das lebende

Fig. 398.

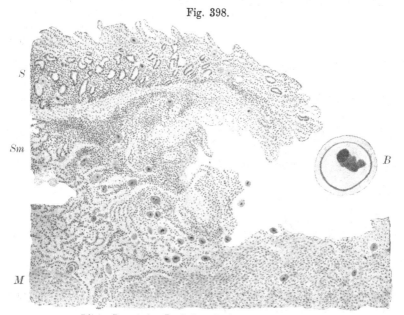

Ziliaten-Dysenterie. Rand eines Geschwüres. Schwache Vergr.
S Schleimhaut, überhängend. Sm Submukosa. M Muskularis; in allen Häuten zahlreiche Balantidien
mit den gebogenen Kernen; bei B ein Balantidium mit Wimperbesatz bei starker Vergrösserung.

Gewebe hineinreichende schlanke Bazillen gefunden, welche nach Gram
färbbar, also nicht Kolibazillen waren. Es gibt verschiedene Ruhrbazillen,
die sich durch ihre Gefährlichkeit unterscheiden, den bösartigen von
Shiga-Kruse, der die schweren Ruhrepidemien erzeugt, die milder
wirkenden, manchmal auch als Pseudoruhrbazillen bezeichneten Bazillen
von Flexner, Typus Y, Strong. Selten kommen Diphtheriebazillen
vor: echte Darmdiphtherie. Dass bei gewissen ruhrartigen Erkrankungen
Amöben, bei anderen Balantidien vorkommen (Amöben-Dysenterie,
Ziliaten-Dysenterie), wurde schon erwähnt (S. 671). Besonders bei der
letzten (Fig. 398) ist noch zu entscheiden, welche Rolle dabei die In-
fusorien spielen, welche nicht etwa nur in den erkrankten Gewebsteilen
vorkommen, sondern den Veränderungen offenbar vorausgehen.

Aus den Nekrosen entstehen Geschwüre, deren Grund immer weiter sich nach der Breite und nach der Tiefe hin vergrössert, bis endlich gar in seltenen Fällen die Darmwandungen gänzlich zerstört, perforiert sind. Die graue Farbe der Pseudomembran macht mit der fortschreitenden Nekrose der Schleimhaut einer mehr gelben und grüngelben, die infolge der Durchtränkung der nekrotischen Teile mit Gallen- bzw. Kotfarbstoff ensteht, Platz.

Wenn die Entzündung sehr heftig ist und rasch um sich greift, so kann eine Gangrän der Schleimhaut entstehen, wodurch ·die sog. brandige Ruhr (Dysenteria gangraenosa) gekennzeichnet ist.

Der Sitz der pseudomembranösen Veränderungen ist beim Kolon und Ileum höchst charakteristisch (Figg. 399 und 400). Wie wenn man mit einem starken Aetzmittel über die Oberfläche des Darmes herübergefahren wäre, so sind es fast ausschliesslich die vorspringenden Teile, also im Dünndarme die Querfalten, ja selbst die einzelnen Zotten, im Dickdarme die 3 Längs-

Fig. 399.

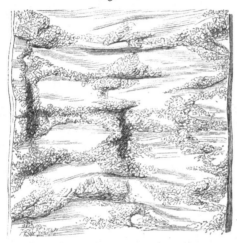

Frische pseudomembranöse Kolitis. Nat. Gr.
An den Längsfalten schon Geschwürsbildung.

Fig. 400.

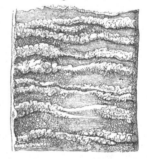

Frische pseudomembranöse Ileitis. Nat. Gr.
Schorfe und Exsudat auf den Querfalten.

bänder (Taenien) sowie die dieselben verbindenden und die Haustra begrenzenden Querfalten, an deren Oberfläche die Schorfe sitzen. Bei längerer Dauer des Prozesses werden freilich auch die dazwischen liegenden Partien ergriffen, aber an jenen Falten ist doch immer der Prozess am stärksten und hier treten auch zuerst die Geschwüre auf, welche dadurch besonders im Dickdarme eine ganz eigentümliche Gestalt erhalten. Sie umgrenzen oft ganz regelmässige Felder oder bilden lange, breite Züge, von denen schmälere Zweige abgehen (gebirgskartenartige Zeichnung).

Seltener als diese gewöhnliche Form der Darmverschorfung ist eine zweite, bei welcher die Vorgänge auf die Oberfläche der vorspringenden Lymphknötchen beschränkt sind. Der Prozess nimmt hier denselben Verlauf und es entstehen also auch Nodulargeschwüre, die sich aber wesentlich von jenen oben erwähnten aus Abszessen hervorgegangenen unterscheiden. Bei jenen ist stets das Knötchen vereitert, bevor der Durchbruch in den Darm, also die Geschwürsbildung erfolgt; hier dagegen schreitet der Prozess allmählich von der Oberfläche nach der Tiefe fort und es kann hier schon eine Verschwärung bestehen, während in der Tiefe noch Lymphgewebe vorhanden ist. Die weitere Folge davon ist auch, dass nicht nur ein sinuöses, sondern ein offenes, mit flachen Rändern versehenes Geschwür entsteht, da die Verschwärung nicht bloss in die Tiefe, sondern auch etwas nach den Seiten hin fortschreitet und also die das Knötchen bedeckende Schleimhaut gänzlich zerstört.

Es ist aber bei der pseudomembranösen Enteritis nicht bloss die Lokalisation im kleinen eine eigentümliche, sondern auch die Verteilung des Prozesses im grossen folgt ganz bestimmten Regeln. Abgesehen natürlich von der Eigentümlichkeit, dass die Veränderungen meistens von unten nach oben an Stärke und Ausdehnung abnehmen, ist der Prozess überall da am stärksten, wo Kotstauungen am leichtesten eintreten können, also am Zökum bzw. Anfangsteil des Kolons und an sämtlichen Flexuren (Flexura hepatica, lienalis und iliaca). Der Einfluss dieses Umstandes ist so bedeutend, dass sehr häufig die mittleren Teile des Querkolons ganz frei oder doch nur in den ersten Stadien und spärlich erkrankt sind, während an den beiden es begrenzenden Biegungen nicht nur eine zusammenhängende Verschorfung, sondern auch Geschwüre vorhanden sind.

Die zwischen den Geschwüren und Verschorfungen übrig gebliebene Schleinhaut ist gewöhnlich sehr stark geschwollen und gerötet, selbst von Blutungen durchsetzt, die Geschwüre dringen immer weiter in die Breite und die Tiefe vor, bis schliesslich der grösste Teil der Schleimhaut und Submukosa entfernt ist und die an ihrer Querstreifung erkennbare Muskularis, welche übrigens mittlerweile sich beträchtlich verdickt hat (Hypertrophie), in ebenso grosser Ausdehnung blossliegt. Eine Folge der schon gleich vom Anfange des Prozesses an sehr ausgesprochenen Hyperämien und der Hämorrhagien ist eine schieferige Färbung der Geschwüre und des gesamten Darmes, an der man oft von aussen das Vorhandensein dieser Prozesse vermuten kann. Durch noch weiteres Fortschreiten der Geschwüre kann, wie schon erwähnt, eine Perforation mit folgender Peritonitis bewirkt werden.

Neben diesem schlimmsten Ausgange gibt es glücklicherweise auch einen günstigeren, die Vernarbung der Geschwüre, freilich wohl nur in jenen Fällen, wo die Erkrankung weniger heftig und auf einen kleineren Raum beschränkt aufgetreten ist. Man findet dann eine sehr schieferig gefärbte Darmoberfläche, an der die Schleimhaut an vielen Stellen durch unebenes, narbiges Gewebe ersetzt oder vielleicht hie und da noch mit einem gereinigten, in der Vernarbung begriffenen Geschwüre versehen ist. Die Muskularis ist besonders an diesen Stellen mehr oder weniger verdickt.

Es wurde schon vorher erwähnt, dass die fibrinöse Entzündung seltener vom Dickdarm auf den Dünndarm übergreift. Wenn sie dies tut, so erreicht sie doch niemals dieselbe Höhe, wie im Dickdarm, meistens fehlen hier noch die Geschwüre, es sind nur die Verschorfungen vorhanden, welche je weiter nach oben desto beschränkter werden, bis schliesslich nur noch die kleienartigen Anflüge vorhanden sind. Die entzündliche Rötung und Schwellung freilich geht noch viel weiter nach oben.

Die seither gegebene Beschreibung bezog sich auf die Veränderungen bei Ruhr, allein nicht jede pseudomembranöse Enteritis ist deshalb primäre Dysenterie, wie auch umgekehrt bei dem klinischen Bilde der Dysenterie im Darme die verschiedensten Veränderungen, fibrinöse Pseudomembranbildung (Dys. diphth.), Nodularverschwärung (Dys. nodul.) oder selbst nur Katarrh (Dys. catarrhal.) gefunden werden. Ausser bei primärer Dysenterie kommen fibrinös-nekrotische Veränderungen auch bei einfacher Koprostase vor, dann aber meistens nur an den Umbeugestellen des Darmes, nicht im Rektum; ferner bei Cholera, hauptsächlich im Dünndarme, bei Puerperalerkrankungen im Dünndarme und im Dickdarme seltener bei Typhus, Variola und anderen Infektionskrankheiten. Durch Einwirkung chemischer Stoffe entstehen solche Veränderungen bei Urämie (durch das im Darm aus dem Harnstoff entstehende kohlensaure Ammoniak), bei Sublimatvergiftung usw. Wahrscheinlich handelt es sich in allen diesen Fällen um eine Mischinfektion, insofern durch die Primärkrankheit, durch die Koprostase, durch die chemischen Stoffe eine Veränderung (Disposition) an der Darmschleimhaut geschaffen wird, welche es den im Darme regelmässig oder zufällig vorhandenen Mikroorganismen ermöglicht, in die Darmwand einzudringen und hier Nekrose und Entzündung zu erzeugen. Man achte besonders bei den Intoxikationen auf Thromben in den kleinen Gefässen.

Die Erkennung dieser Formen wird durch die übrigen Sektionsbefunde erleichtert; auf Dysenterie dürfen im allgemeinen sowohl die fibrinösen, wie die nodulären Veränderungen, die ebenfalls auch bei anderen Krankheiten, z. B. bei Phthise (häufiger im Dünndarme, aber auch im Dickdarme) vorkommen, bezogen werden, wenn die Erkrankung sich auf den Dickdarm beschränkt, eine grosse Ausdehnung erreicht hat und die eben angegebene Lokalisation zeigt. Eine (hämatogene) Sublimatkolitis kommt nicht nur bei Vergiftungen vom Munde aus, also neben entsprechenden Verätzungen der oberen Verdauungswege und des Magens vor, sondern auch nach Aufnahme des Giftes an anderen Stellen (z. B. im weiblichen Genitalrohr), wo dann schwerere Veränderungen ganz fehlen können, wodurch die Diagnose der Darmveränderungen erschwert wird. Da bei uns in Friedenszeiten Ruhrfälle sehr selten geworden sind, muss man bei anscheinend primärer pseudomembranöser Kolitis immer mit der Möglichkeit einer — vielleicht durch Spülungen mit Sublimat bewirkten — Quecksilbervergiftung rechnen.

d) Zahlreich sind die **infektiösen Granulationsgeschwülste** im Darm. Obenan steht

1. die Tuberkulose. Im Gegensatz zu den dysenterischen haben diese Veränderungen ihren vorzüglichsten und gewöhnlichsten Sitz im Dünndarme, ohne jedoch den Dickdarm auszuschliessen. Bei der makroskopischen Betrachtung ist die tuberkulöse Natur der Ver-

änderungen meistens ohne Mühe zu erkennen, sobald sie weiter vorgeschritten sind, während in den Anfangsstadien zwar käsige Veränderungen, aber keine Tuberkel mit blossem Auge erkannt werden.
Die Vorgänge spielen sich wesentlich an den Lymphknötchen ab. Diese,
und zwar sowohl vereinzelte, als auch solche der Haufen, hier aber
durchaus nicht alle, schwellen an (bis zu Hirsekorn-, selbst Halb-
erbsengrösse), erhalten eine trübe, graue Farbe, werden dann in der
Mitte ganz trüb, gelblich, bis endlich das gesamte Knötchen in eine
gelbe, käsige Masse verwandelt ist. Beim Einschneiden tritt nicht, wie
bei Abszedierung, ein Tröpfchen Eiter hervor, sondern es kommt eine
krümelige, käsige Masse zum Vorschein, die auch mikroskopisch die

Fig. 401.

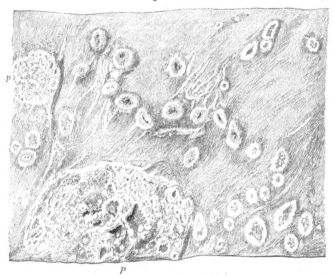

Junge tuberkulöse Darmgeschwüre. Frisches Präp. Nat. Gr.
Stelle dicht über der Ileozökalklappe. P grosser, p kleiner Peyerscher Haufen; sowohl hier wie an den
Einzelknötchen Geschwüre mit aufgeworfenen gelblichen zerfressenen Rändern, alle Uebergänge von noch
unzerfallenen verkästen Knötchen bis zu grösseren Geschwüren. Die Schleimhaut unregelmässig gefaltet.

bekannte Zusammensetzung des pathologischen Käses (geschrumpfte
Zellen und wenig Fettdetritus) zeigt. Bei noch weiterer Entwicklung
wird die das Knötchen bedeckende Schleimhaut zerstört und die käsige
Masse entleert, und es bleibt so ein Geschwür zurück, mit käsigem
Grunde, wulstigen, ebenfalls käsigen Rändern (das primitive
Tuberkelgeschwür Rokitansky's), welches sich mit anderen vereinigen kann zu grösseren, unregelmässig buchtigen Geschwüren
(sekundäres Tuberkelgeschwür Rokitansky's). Nötig ist eine
solche Vereinigung nicht, sondern das kleine Geschwür kann durch
fortschreitenden Zerfall immer grösser werden, wobei es zunächst seine
runde Gestalt noch beibehält. Nun sieht man auch meistens schon
deutlich graue oder gelbe Knötchen im Grund und besonders in den

leicht verdickten Rändern (Fig. 401). Durch immerwährende Neubildung tuberkulösen Granulationsgewebes mit oder ohne Knötchen,
welcher Verkäsung und Zerfall folgt, schreitet das Geschwür immer
weiter nach der Tiefe und besonders nach der Fläche fort, aber nicht
gleichmässig, so dass Grund und Ränder ein unebenes, zackiges, wie
zerfressenes Aussehen haben. Die anfänglich rundliche Gestalt, welche
sich manchmal bei 1 cm grossen Geschwüren noch erhalten hat,
geht dabei in der Regel in eine läng-

Fig. 402.

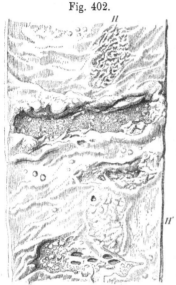

Tuberkulöses Ringgeschwür des Dünndarms
nebst einigen kleineren Geschwüren.
Nat. Gr.

H ein nicht tuberkulöser Knötchenhaufen.
H' ein anderer, auf welchen Geschwüre
übergreifen und der ausserdem ein ver-
einzeltes kleines Nodulargeschwür enthält.
Im untersten Geschwür mehrere besonders
tiefe, glattrandige, gereinigte Defekte.

liche über, deren Längsdurchmesser
senkrecht zu der Längsachse des Darmes
gerichtet ist. Diese Gestaltung der Geschwüre rührt davon her, dass die
Tuberkel dem Verlaufe der Lymphgefässe folgen, welche von der dem
Mesenterium entgegengesetzten Seite,
wo die meisten Geschwüre sitzen, nach
dem Mesenterium hinziehen. Hat ein
Geschwür seine höchste Ausbildung erlangt, so geht es rund um den ganzen
Darm herum (Ringgeschwür, Fig. 402),
sein Grund, sowie seine Ränder sind
uneben, letztere verdickt, überhängend,
unregelmässig, wie angenagt, hie und da
sieht man graue oder gelbe Tuberkel
sitzen, auch dann, wenn der Boden des
Geschwürs schon in der Muskularis gelegen ist, deren verschiedene Schichten
(querverlaufende innere, längsverlaufende
äussere) an der verschiedenen Streifung
erkannt werden können; auf dem Peritonäum sitzen, wie früher (S. 659) erwähnt wurde, häufig Tuberkelknötchen.
Hyperämische Partien, sowie Hämorrhagien, besonders an den Rändern, und
Hypertrophien der Schleimhaut in der
Umgebung sind häufig; selten wird ein grösseres Gefäss durch die Geschwüre eröffnet.

Ausnahmsweise kommen auch grosse tuberkulöse Geschwüre vor,
welche nicht senkrecht zur Darmachse stehen, sondern derselben parallel
laufen, welche also z. B. einen ganzen Peyerschen Haufen einnehmen,
wie es bei den typhösen vorkommt. In der Regel ist aber nicht der
ganze Haufen in ein einziges Geschwür verwandelt, sondern es sind
mehrere vorhanden, welche nur mehr oder weit zusammengeflossen
sind und zwischen denen oft auch noch unzerfallene gelbe Lymphknötchen sich finden. Diese längsgerichteten Geschwüre sind demnach
nicht durch die allmähliche Vergrösserung eines einzigen Geschwüres
entstanden, sondern aus dem Zusammenfluss mehrerer nebeneinander
liegender hervorgegangen (Konfluenzgeschwüre).

Die mikroskopische Untersuchung an Quetschpräparaten sowohl von unzerfallenen käsigen Lymphknötchen wie von den Rändern von Geschwüren der verschiedensten Grösse ergibt nun zunächst unzweifelhaft die ätiologische Zusammengehörigkeit aller dieser Prozesse, da überall die Kochschen Bazillen, wenn auch in sehr wechselnder Menge und nicht immer im ersten Präparat nachzuweisen sind. Aber die

Fig. 403.

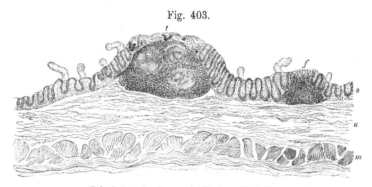

Tuberkulose des Darmes im Beginn. Mittl. Vergr.

s Schleimhaut mit Drüsen und Zotten. Bei f ein kleiner, unveränderter, bei t ein vergrösserter Lymphknoten, welcher drei Tuberkel enthält, in welchen man bei stärkerer Vergrösserung Riesenzellen sah. u Submukosa. m Mnskularis.

Fig. 404.

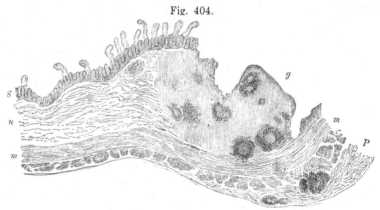

Tuberkulose des Darmes, vorgeschrittenes Stadium. Schwache Vergr.

S Schleimhaut. u Submukosa. m Muskularis. P Peritonäum. g Rand eines grossen tuberkulösen Geschwüres, welches bis zur Muskularis reicht; Geschwürsrand, aus Granulationsgewebe bestehend, enthält mehrere Tuberkel, welche zum Teil zentral verkäst sind; ein vereinzelter Tuberkel unter der Schleimhaut, einer in der Muskelhaut, mehrere in der verdickten Subserosa.

Untersuchung an Schnitten zeigt, dass auch anatomisch eine Uebereinstimmung vorhanden ist, insofern alle Geschwüre aus Zerfall von Granulationsgewebe hervorgehen. Dieses zeigt bei dem Beginn der Erkrankung in den Lymphknötchen das typische Bild der Epithelioid- und Riesenzellentuberkel (Fig. 403), aber diese fehlen auch bei vorgeschrittener Geschwürsbildung nicht (Fig. 404). Sie liegen hier in ein diffuses Granulationsgewebe eingelagert, welches in manchen Fällen ganz allein vorhanden ist: also auch hier tuberkulöses Granulationsgewebe ohne Tuberkel, aber mit Bazillen. Das Granulationsgewebe hat seinen Hauptsitz in der Submukosa und der aufgeworfene Rand der Geschwüre rührt nicht von Veränderung der Schleimhaut her, die häufig über das Geschwür überhängt, sondern von der Veränderung der Submukosa, in der auch das Geschwür grössere Flächenausdehnung zu haben pflegt. Am deutlichsten sieht man knötchenförmige Granulome in der Regel in der Umgebung der Hauptwucherung, sowohl in der Submukosa als auch besonders in den äusseren Schichten der Darmwand, in der Muskularis oder auch schon in der Subserosa und Serosa. Diese Tuberkel sind bald kleiner und zellig, bald grösser und schon verkäst. Auch an Schnitten kann man leicht die Bazillen nachweisen, ausserdem sieht man oft sowohl in der Submukosa wie in der Muskularis grosse Mengen der sog. Mastzellen. An frischen Schnitten, welche mit dem Doppelmesser oder Gefriermikrotom angefertigt wurden, sieht man, besonders nach Behandlung mit Kalilauge, dass die kontraktilen Faserzellen in den unter den Geschwüren liegenden Teilen der Muskularis sich meistens zum grossen Teile im Zustande der fettigen Degeneration befinden. Die sympathischen Nervenplexus und Ganglien, insbesondere diejenigen des Auerbachschen Plexus myentericus zwischen den beiden Muskelschichten pflegen sehr deutlich hervorzutreten.

Die Ausgänge der Geschwüre in Nekrose und Perforation der Darmwandung sind schon früher erwähnt worden, es soll daher jetzt noch hervorgehoben werden, dass tuberkulöse Geschwüre unzweifelhaft heilen können. Manchmal trifft man quergestellte Narben, die kaum anders als von tuberkulösen Geschwüren abgeleitet werden können, noch häufiger aber Geschwüre, welche durch narbenartige Schrumpfung ihres Grundes ganz schmal, schlitzförmig geworden sind, an deren Rändern die normale Schleimhaut sich bis zum Geschwürsgrunde herübergelegt hat und an denen wohl ein neuer Epithelüberzug (anfänglich von platten Zellen), manchmal sogar neugebildete Krypten (ohne Muscularis mucosae), aber nichts von frischer Tuberkelentwicklung zu sehen ist. Die wohl nie fehlende schieferige Färbung zeugt von dem Alter des Geschwüres. War das Geschwür gross und besonders auch ringförmig, so kann eine Stenose des Darmes bewirkt werden. Dabei ist dann oft nur der zentrale Teil des Geschwüres narbig geschrumpft, während in der Peripherie fortschreitende frischere Veränderungen vorhanden sind. Es gibt auch mehrfache tuberkulöse Darmstenosen.

Seltener gesellt sich zu einem schnell fortschreitenden tuberkulösen Geschwür Gangrän; grade dabei habe ich auch Verbindung mit fibrinösnekrotischer Entzündung an den unterhalb gelegenen nicht geschwürigen Schleinhautabschnitten gesehen.

Sowohl die verkästen Lymphknötchen als auch die tuberkulösen Geschwüre haben mit Vorliebe ihren Sitz dicht über der Bauhinschen Klappe; in der Regel werden nach oben zu die Veränderungen spärlicher und weniger ausgedehnt, doch gibt es auch viele Ausnahmen von dieser Regel. Der Dickdarm ist im allgemeinen seltener befallen als der Dünndarm und am häufigsten sind neben grossen und zahlreichen Geschwüren des Dünndarms nur wenige und kleinere Geschwüre des Dickdarms, besonders des Zökums und aufsteigenden Kolons vorhanden, es kann aber auch die wesentlichste Veränderung im Dickdarme sein und hier Geschwür auf Geschwür folgen von einer Grösse (selbst weit über talergross), wie sie der beschränkte Raum im Dünndarme kaum gestattet. Wie an anderen Schleimhäuten, z. B. an dem Kehlkopf (S. 358), ausser der tuberkulösen Geschwürsbildung eine tuberkulöse Infiltration mit entsprechender Verdickung nicht nur der Schleimhaut, sondern auch der ganzen Wand vorkommt, so findet sich eine solche auch gelegentlich am Darme, vor allem in der Ileozökalgegend, wodurch hier förmlich geschwulstartige, mit Stenose verbundene Veränderungen (tuberkulöser Ileozökaltumor) entstehen, die leicht mit krebsigen verwechselt werden könnten. Ich habe Kombination von Krebs und Tuberkulose im Darme gesehen.

In der Regel kommt die Darmtuberkulose sekundär zu Lungenphthise hinzu und es ist die Annahme wohl berechtigt, dass dann häufig verschluckte Sputa die Bazillen in den Darmkanal gebracht haben. Es kann aber auch die Darmtuberkulose primär sein und dann ist sie vermutlich eine Fütterungstuberkulose, indem die Bazillen mit der Nahrung eingeführt wurden. Es dürften dahin manche Darmphthisen von Kindern gehören. Uebrigens muss auch vom Darme aus eine Resorption der Bazillen nach den mesenterialen Lymphknoten erfolgen können, ohne dass am Darm selbst nachweisbare Veränderungen eintreten, da ganz beschränkte Verkäsungen von mesenterialen Knoten mit Bazillen vorkommen (vergl. Tabes mesaraica, S. 656). Selten dürfte es sein, dass wie in einem von mir gesehenen Falle eine Knochentuberkulose Lymphknotentuberkulose und diese wieder durch Perforation in den Darm Darmtuberkulose erzeugt. Hämatogene Tuberkulosen (bes. disseminierte Miliartuberkulose) sind an den inneren Darmhäuten anscheinend sehr selten.

2. Der gewöhnliche Typhus, Abdominaltyphus, setzt seine Hauptveränderung im Ileum, woher auch der Name Ileotyphus, in einzelnen Fällen ist aber auch der Dickdarm sehr stark verändert (Kolotyphus).

Die typhösen Veränderungen laufen zwar vorzugsweise in den lymphatischen Apparaten des Darmes und vor allem in den Knötchenhaufen ab, welche im Gegensatze zu den tuberkulösen Veränderungen fast stets in ihrer ganzen Ausdehnung ergriffen sind, aber sie greifen doch auch auf die umgebende Schleimhaut, die Submukosa und noch weiter nach aussen über.

In frischen Fällen von Typhus (am Ende der ersten und in der zweiten Woche) bestehen die Veränderungen in einer beträchtlichen Schwellung, sowohl einzelner Lymphknötchen als der Knötchenhaufen (Fig. 405), welche an der Ileozökalklappe am stärksten ist und nach oben zu allmählicher oder schneller abnimmt und endlich (meistens 2—3 m oberhalb der Klappe) ganz verschwindet. Bei den Knötchenhaufen insbesondere beschränkt sich die Schwellung nicht auf die

44*

Knötchen allein, sie betrifft in gleicher Weise auch die Zwischensubstanz, so dass der gesamte Haufen wie ein Blumenbeet steil und oft 2—4 mm hoch, manchmal sogar mit pilzförmig überfallenden Rändern aus der Umgebung hervorragt. Die geschwollenen einzelnen Knötchen können, unter Beteiligung des Nachbargewebes, die Grösse von Erbsen erreichen. Die grösseren rundlichen Schwellungen, welche sich an verschiedenen Stellen der Darmwand in grösserer oder geringerer Entfernung von dem Mesenterialansatze finden, rühren nicht von einzelnen Knötchen, sondern von kleinen Haufen her, welche aus 3—5 und mehr Knötchen bestehen. Nur dicht über der Ileozökalklappe greift die typhöse Neubildung öfter weit über die Grenzen der Knötchen nicht nur nach der Tiefe, sondern auch nach der Fläche hinaus, so dass sogar die gesamte Schleimhaut und Submukosa verdickt erscheinen kann. Alle diese geschwollenen Teile haben eine graurote Farbe und weiche Konsistenz (markige Schwellung). Die übrigen Teile des Darmes sind in der Regel von dunkelroter Farbe, im Zustande katarrhalischer Entzündung.

Fig. 405.

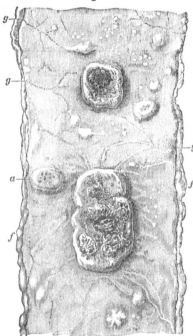

Typhus. Frisches Präp. $2/3$ nat. Gr.
Markige Schwellung der Knötchenhaufen mit partieller Nekrose besonders an dem grösseren; der kleine bei a ohne Verschorfung, aber mit retikulierter Oberfläche durch Knötchenerweichung, etwas davon auch an den grösseren zu sehen; die Einzelknötchen nur zum kleinsten Teil geschwollen. g Gefässe. f Fetträubchen am Mesenterialansatze.

Die mikroskopische Untersuchung an Zupfpräparaten zeigt in diesen markig geschwollenen Darmteilen dieselben grossen, oft vielkernigen, auch teilweise blutkörperchenhaltigen Zellen, wie sie in den Mesenterialknoten vorkommen, daneben kleinere Rundzellen mit grösstenteils einfachen runden, seltener gelappten oder zerfallenen Kernen. Senkrechte Durchschnitte am Rande frisch geschwollener Haufen (Fig. 406) zeigen, dass das beetartige Ansteigen durch eine zellige Neubildung bedingt ist, die zunächst die tieferen Schichten der Submukosa noch frei lässt. Bei älterer Veränderung (Fig. 407) geht aber die zellige Infiltration viel weiter: die gesamte Submukosa, deren Bindegewebszellen deutlich vergrössert sind, ist vollständig gleichmässig infiltriert, ausserdem aber zeigen sich oft streifen- oder haufenweise Zellanhäufungen auch in der Muskularis und Serosa. Wo die Zellanhäufung weniger dicht ist, kann man oft reichliche Mengen von feinen Fibrinfäden sehen, auch Blutungen können vorhanden sein. Hauptsächlich in den frischen markigen Schwellungen findet man am regelmässigsten den Verursacher der Krankheit, den Typhusbazillus.

Seine Länge beträgt etwa $^1/_3$ des Durchmessers eines roten Blutkörperchens, seine Breite $^1/_3$ der Länge; die Enden sind abgerundet,
in der Mitte findet sich an gefärbten Bazillen häufig eine helle, un-

Fig. 406.

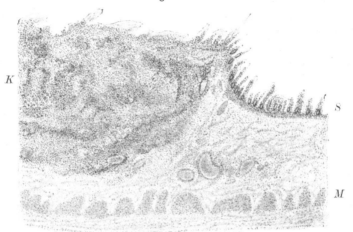

Darmtyphus im Beginn. Rand eines Knötchenhaufens. Schwache Vergr.
Markige Schwellung des Knötchenhaufens mit Verdickung, äussere Wandabschnitte mit Einschluss der
äusseren Abschnitte der Submukosa noch frei von zelliger Infiltration. S Schleimhaut. M Muskelhaut.
K Knötchenhaufen.

Fig. 407.

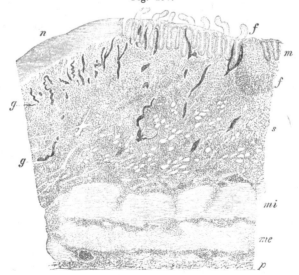

Typhus, markige Schwellung und Nekrose, unterer Teil des Ileum. Schwache Vergr.
m Mukosa mit Drüsen und Zotten, links bei n Nekrose, welche hauptsächlich die Mukosa betrifft. s die
markig infiltrierte Submukosa. Bei f ein Lymphknötchen. g Gefässe, in den tieferen Schichten von s
Fettzellen (die hellen Stellen). mi Muscularis interna. me Muscularis externa. p Peritonäum, alle
gleichfalls mit fleckweiser zelliger Infiltration.

gefärbte Stelle. Die Bazillen liegen meistens in kleinen Haufen zusammen, was für das Aufsuchen derselben an Schnitten sehr günstig
ist, da sie sich im allgemeinen weniger gut färben als andere Bazillen
und leider bei der Gramschen Färbung in Alkohol den Farbstoff
schnell verlieren.

Am besten färbt man Deckglaspräparate mit Löfflers und Sahlis Methylenblau oder mit Ziehls Karbolfuchsin und spült sie nur in Wasser, nicht in Alkohol
ab. An Schnitten habe ich sowohl mit erwärmter alkalischer Methylenblaulösung
wie mit einer Mischung von einfachem Methylenblau und Eosin sehr gute Bilder erhalten. Auch an Hämatoxylinpräparaten sind die Bazillenhaufen zu sehen, besonders
nach Formolhärtung.

Fig. 408.

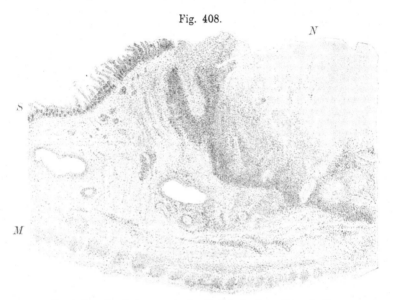

Darmtyphus. Rand eines verschorften Knötchenhaufens. Schwache Vergr.
Zellige Infiltration der gesamten Darmwand, grosser Schorf in dem Knötchenhaufen, dessen Ablösung
begonnen hat, Beginn der Verschorfung um die Gefässe herum in der Tiefe. S Schleimhaut. M Muskelhaut. N nekrotischer Schorf.

In späteren Stadien (am Ende der zweiten und Anfang der dritten
Woche) sieht man hie und da an Einzelknötchen sowie an den Haufen,
hier jedoch nicht notwendig in ihrer ganzen Ausdehnung, sondern meist
nur an einem kleineren Teile, statt der markigen Schwellung hellgraue
oder gelbbraune (durch Gallenfarbstoff gefärbte) nekrotische Massen,
Schorfe. Auf Durchschnitten erkennt man, dass die Verschorfungen
verschieden tief in die markigen Schwellungen hineinreichen — soweit
sie reichen, ebensoweit muss später das durch die Ablösung der Schorfe
(im Verlaufe der dritten Woche) entstehende typhöse Geschwür
reichen. Die ersten Geschwüre bilden sich in den untersten Teilen des
Ileums und man kann hier schon Geschwüre oder doch halb gelöste
Schorfe finden, während nach oben hin noch feste Schorfe und frische
markige Schwellungen folgen. Mikroskopisch (Fig. 408) erkennt man

die nekrotischen Stellen leicht daran, dass sie keine Kernfärbung zeigen. Mit stärkeren Vergrösserungen und besonders nach Pikrokarmin- oder van Gieson-Färbung sieht man oft, besonders von Gefässen ausgehend, ähnliche hyalin-fibrinoide glänzende, gelbe Netze wie in den diphtherischen Membranen des Rachens. In den Schorfen finden sich selbstverständlich zahlreiche und verschiedenartige Mikroorganismen, welche wesentlich als Saprophyten anzusehen sind.

Sind noch Teile der Schorfe bei der Geschwürsbildung zurückgeblieben oder haben sich neue Verschorfungen gebildet, so liegt ein verschorftes Geschwür vor, dagegen spricht man von einem gereinigten Geschwür, wenn alles nekrotische Gewebe entfernt ist. Es kann dabei zunächst noch eine starke Schwellung der Geschwürsränder bestehen bleiben (Fig. 409).

Fig. 409.

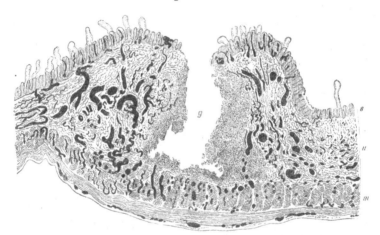

Typhöses gereinigtes Nodulargeschwür. Gefässinjektion. Schwache Verg.
Hyperämie und Schwellung in der Umgebung des sehr tiefen Geschwüres.

Die typhösen Geschwüre haben, wenn sie aus einzelnen Knötchen oder aus den kleinen, nur von wenigen Knötchen gebildeten Haufen hervorgegangen sind, eine rundliche Gestalt und liegen dann meistens nicht direkt dem Mesenterialansatze gegenüber, die grossen dagegen, welche aus Verschorfung der ganzen markig geschwollenen Peyerschen Haufen entstanden sind, besitzen im Gegensatze zu den meisten querstehenden tuberkulösen eine längsgerichtete Gestalt, da die Schwellung und Geschwürsbildung nicht, oder doch nur in den schwersten Fällen über die Grenzen der Peyerschen Haufen seitlich hinausgeht. In den heftigsten Fällen allerdings gibt es, besonders dicht über der Bauhinschen Klappe, Geschwüre, welche fast die ganze Breite des Darmes einnehmen. Für gewöhnlich ist nicht einmal der ganze Haufen in ein Geschwür verwandelt, sondern er erhält eines oder mehrere rundlich gestaltete kleinere, die dann auch zu einem einzigen grösseren, aber

ganz unregelmässig gestalteten zusammenfliessen können. Die typhösen
Geschwüre sind meistenteils durch markige Schwellung an ihrem
Rande, der besonders bei grossen Geschwüren sich bald über den
Geschwürsgrund hinüberlegt, in Verbindung mit ihrer Gestalt von
anderen leicht zu unterscheiden.

Bei der Loslösung der Schorfe treten manchmal üble Zufälle ein,
welche den Tod direkt bedingen und die durch die Sektion ihre Aufklärung finden sollen — Perforationen und arterielle Blutungen. Die
Stellen, wo eine Perforation stattfand, sind nicht schwierig schon
vor der Eröffnung des Darmes aufzufinden, man muss aber bei der
Eröffnung selbst vorsichtig sein, weil man sonst zu leicht künstliche
Durchbohrungen hervorbringen kann. Die Perforationen entstehen
dann, wenn die markigen Schwellungen und die nachherigen Schorf-

Fig. 410.

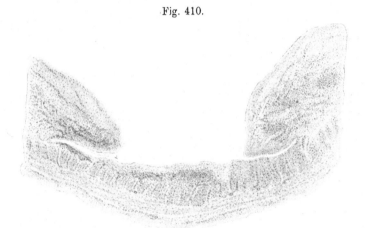

Gereinigtes Typhusgeschwür in Heilung. Schwache Vergr.
Weit überhängende, nur noch wenig infiltrierte Ränder.

bildungen sehr tief in die Darmwandung eingedrungen sind; aber sie
entstehen nicht direkt bei der Schorfablösung, sondern durch eine
nachträglich eintretende umschriebene Nekrose der Serosa, deren
Ruptur schliesslich auf mechanische Weise, z. B. durch Gase, lebhafte
Darmbewegungen usw. bewirkt wird. Auch kann sich sogar zwischen
die Bildung des ersten Geschwürs und die Nekrose des Peritonäums
noch ein zweites Mittelglied einschieben, eine sekundäre Vergrösserung
des primären Geschwüres. Solche sog. lenteszierenden Geschwüre
können übrigens, noch ehe sie eine Perforation bewirkten, zur Heilung
gelangen.

Die grossen arteriellen Blutungen entstehen durch Vordringen der primären oder sekundären Verschorfung bis in die Wandung
der Gefässe, und sie zeigen sich an durch die grossen Blutmengen,
welche man im Darmkanale findet. Am schwierigsten ist das Auffinden des eröffneten Gefässes. Etwas kann dabei schon die Beob-

achtung nützen, wie weit der blutige Inhalt des Darmes reicht, da in der Nähe seiner oberen Grenze das Gefäss zu erwarten ist. An den Geschwüren selbst muss man sorgfältig auf festhaftende Blutgerinnsel achten, da die Stelle der Blutung häufig durch ein solches angezeigt wird. Man wird jedoch in vielen Fällen vergebens nach dem Gefässe suchen. In noch späteren Stadien (4. Woche) ist die Schwellung vermindert und die Farbe der geschwollenen Teile mehr rot, ihre Konsistenz schlaffer, die vorhandenen gereinigten Geschwüre haben einen glatten, oft durch blossliegende Ringmuskeln quergestreiften Grund und ihre nun immer mehr abgeschwollenen Ränder legen sich immer mehr über den Geschwürsgrund herüber (Fig. 410), verwachsen mit ihm und verkleinern ihn. In diesem Stadium erfolgen meistens die Rezidive, welche an den frischen markigen Schwellungen neben den alten Geschwüren zu erkennen sind (Fig. 411). Endlich sind alle Spuren von markiger Schwellung verschwunden, die Geschwüre mit glatter, glänzender Oberfläche versehen, ihre Ränder nicht mehr aufgeworfen — sie sind geheilt. Nur noch etwas schiefrige Färbung in der Umgebung zeugt von der früher hier vorhandenen Hyperämie. Durch das Ueberlegen der Geschwulstränder ist die Typhusnarbe stets von Anfang an kleiner als das Geschwür, aus welchem sie hervorging. An diesen Rändern zeigen sich bald wieder Zotten und Drüsen, aber auch in den zentralen Teilen der Narbe kann eine Regeneration der Schleimhaut eintreten.

Es braucht wohl kaum bemerkt zu werden, dass der Ausgang in Geschwürsbildung nicht der regelmässige Ausgang jeder markigen Schwellung ist — im Gegenteil verschwindet diese in den meisten Fällen wieder, ohne dass auch nur eine Spur von Schorfbildung vorhanden ist. Man kann dies daraus schliessen, dass an solchen Individuen, wenn sie bald nach überstandenem Typhus aus anderer Ursache sterben, keine Ueberbleibsel vorhanden sind, mit Ausnahme vielleicht einer geringen punktförmigen schiefrigen Färbung an den unteren Peyerschen Haufen. Auch in Fällen, wo der Tod durch den Typhus herbeigeführt wurde, sieht man doch oft die markigen Schwellungen im Rückgang begriffen. Wie bei den einfach katarrhalischen Schwellungen tritt auch hier die Ab-

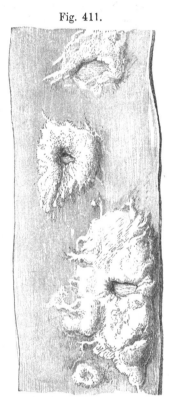

Fig. 411.

Typhusrezidiv. Kombinierte Zeichnung. Spir.-Präp. Nat. Gr.

Die dargestellten 3 Geschwüre lagen weiter auseinander, aber in der gleichen Aufeinanderfolge; alle sind gereinigt und zeigen die Ringmuskulatur im Grunde; die Umgebung des oberen ist bereits abgeschwollen, die der anderen, insbesondere des unteren, zeigt starke frische markige Schwellung.

schwellung zuerst in den Lymphknötchen ein, wodurch die Peyerschen Haufen ein netzförmiges Aussehen erhalten.

Im Dickdarm (Kolotyphus) sieht man selbstverständlich nur kleinere markige Schwellungen, da ja nur vereinzelte Lymphknötchen vorhanden sind, im übrigen nimmt aber der Prozess denselben Verlauf wie im Dünndarm.

Bei Paratyphus können ähnliche Veränderungen wie beim gewöhnlichen vorhanden sein, oft aber fehlen kennzeichnende Veränderungen durchaus, so dass die Diagnose nur bakteriologisch gestellt werden kann.

3. Das Vorkommen von syphilitischer Neubildung resp. von syphilitischen Geschwüren und Narben an anderen Stellen als im Mastdarm und den anstossenden Partien der Flexura iliaca (S. 564) ist selten, aber beobachtet. Verhältnismässig am häufigsten bekommt man sie bei syphilitischen Neugeborenen in Gestalt von flachen weissgrauen,

Fig. 412.

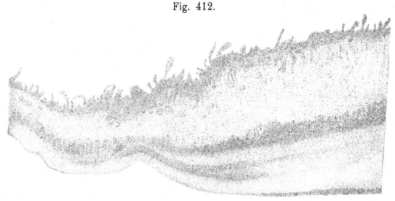

Teil einer Verdickung am Dünndarm eines syphilitischen Neugeborenen. Schwache Vergr.
Ungleichmässige zellige Infiltration der gesamten Darmwandung; besonders starke Veränderung in der Submukosa, aber auch in den äusseren Häuten.

manchmal sogar in grosser Zahl vorhandenen Schwellungen des Dünndarms zu Gesicht, an denen mikroskopisch (Fig. 412) eine zellige Wucherung der gesamten Darmwand, besonders aber der Submukosa, hie und da auch nekrotische Veränderungen zu sehen sind. Bei der sehr seltenen Darmsyphilis der Erwachsenen kommen an verschiedenen Stellen des Dick- und besonders des Dünndarmes harte Anschwellungen oder Geschwüre vor mit derben kallösen Rändern und ebensolchem Grunde, welche aus gummösen besonders an die Gefässe sich anschliessenden Neubildungen entstehen, die sich nach Klebs auch in der Umgebung der Geschwüre ähnlich wie Tuberkel im Verlaufe der Lymphgefässe entwickeln. Die syphilitischen Geschwüre der oberen Darmabschnitte können ebensogut Stenosen bewirken, wie die Mastdarmgeschwüre.

4. Leukämische und aleukämische Schwellungen der Lymphknötchen kommen vor. Bemerkenswerte Erscheinungen machen

die wahrscheinlich meist von den mesenterialen Lymphdrüsen (s. S. 656) ausgehenden sekundären malignen Lymphome (Lymphosarkome) des Darmes, indem bei ihnen die Darmwand auf eine gewisse Strecke weit erheblich verdickt, die Höhle aber zugleich erweitert ist, selbst da, wo jede grössere Geschwürsbildung fehlt. An mikroskopischen Schnitten lässt sich in der Regel ganz deutlich aus der Ausdehnung und Stärke der Veränderung in den einzelnen Darmhäuten der Gang der Geschwulstbildung von aussen nach innen erkennen.

e) **Progressive Ernährungsstörungen.** Reine Hypertrophien kommen an der Darmmuskulatur oberhalb von Verengerungen vor, sie finden sich aber auch besonders im Dickdarm bei chronischen tiefen Entzündungen, besonders bei Dysenterie. Regeneratorische Neubildungen (Fig. 391 und 396), wie die polypösen entzündlichen Hypertrophien der Schleimhaut wurden schon erwähnt. Selten sind Fälle von ausgedehnter Polyposis, die verhältnismässig oft mit lokaler Krebsbildung verbunden ist.

Von den reinen Geschwülsten im Darme (ausschliesslich Mastdarm [S. 566] und Duodenum) ist wenig zu sagen. Es gibt Fibrome, Lipome, Sarkome, Myome, polypöse Adenome, aber abgesehen von den Fällen, wo solche Geschwülste Invagination erzeugen, sind nur die Karzinome von Wichtigkeit. Die primären Karzinome sind meistens weiche Adenokarzinome, oft mit papillären Wucherungen verbunden; es gibt aber auch szirrhöse und muköse Formen. Sie haben ihren Lieblingssitz am Kolon in der Nähe der Bauhinschen Klappe, wo sie auf verschieden lange Strecken hin die ganze Darmwand einnehmen und zu Stenosierungen führen, welche nur zum Teil durch Ulzerationen ausgeglichen werden können. Da im übrigen alles bei Besprechung der Mastdarmkrebse Gesagte auch hierfür gilt, so wird darauf verwiesen.

Die sekundären Krebse, soweit sie nicht vom Peritonäum ausgehen oder durch direkte Fortleitung aus der Nachbarschaft entstehen, sind sehr selten. Sie sitzen in den obersten Partien der Schleimhaut und bilden bald nur kleine Knötchen, bald grössere, selbst den ganzen Umfang des Darmes einnehmende Geschwulstmassen. Die Oberfläche der grösseren ist meistens geschwürig und so bilden sich oft eigentümliche schüssel- oder tellerförmige Gebilde, welche mit ihren Rändern weit über die Umgebung hervorragen.

f) Unter den **rückgängigen Ernährungsstörungen** steht voran die amyloide Entartung der Darmschleimhaut, welche in der Regel erst nach jener der drüsigen Organe auftritt, in selteneren Fällen aber auch vorher und in ganz seltenen, ohne dass sich, wie gewöhnlich, eine allgemeine Ursache (Kachexie) für sie auffinden lässt. Man kann die höheren Grade der Entartung schon ohne Reagentien und ohne Mikroskop durch die äusserste Blässe der Schleimhaut, ihren eigentümlichen wachsartigen Glanz in Verbindung mit der Verdickung der Zotten erkennen, jedoch mit Gewissheit nur durch Reagentien diagnostizieren. Bei Einwirkung von Jod-Jodkaliumlösung erweisen sich die Zotten als die zunächst erkrankten Teile der Schleimhaut, in der Submukosa sind aber die grösseren Arterien häufig stärker und früher entartet, wie man sich leicht an senkrechten Scherenschnitten, welche mit Methylviolett oder Jod-Jodkalium behandelt wurden, überzeugen kann. An den Zotten sind nicht nur die Gefässe, sondern auch das übrige Gewebe verändert. Auch die Muscularis mucosae ist sehr häufig degeneriert und deshalb gerade an solchen Därmen nach geeigneter Färbung besonders leicht und gut zu sehen. Die Tunica muscularis dagegen bleibt in der Regel frei von der Entartung. Selbst bei sehr starker Entartung bleiben doch die Knötchenhaufen meistens davon verschont und heben sich nach Jodeinwirkung durch ihre hellgelbe Farbe sehr deutlich von der Umgebung ab. Gerade beim Darme ist es gut, wenn man auf die mit Jod behandelten Teile etwas Essigsäure schüttet, um zu verhindern, dass durch etwaige alkalische Reaktion die Jodfärbung schnell wieder zum Verschwinden gebracht werde.

Die Amyloidentartung kann sowohl den Dünn- wie den Dickdarm betreffen, doch ist ersterer häufiger und meist stärker verändert.

Infolge der durch die Amyloidentartung bedingten Zirkulationsstörungen können oberflächliche Geschwürsbildungen durch Einwirkung des Darmsaftes entstehen (peptische Geschwüre).

Degenerative Zustände verschiedener Art, besonders Verfettung, finden sich an der Muskularis des Darmes bei Peritonitis, insbesondere chronischer.

Nach Jürgens gibt es aber auch eine idiopathische Atrophia gastro-intestinalis progressiva, bei welcher die Muskularis sowohl wie der Plexus myentericus, schliesslich sogar die Nerven und Gefässe des Mesenteriums eine körnig fettige Degeneration erfahren. Am häufigsten findet sich die Erkrankung am Dickdarm, wo man besonders an den Längsbändern makroskopisch weisslich-graue Flecken und Streifen erkennt, doch kommt sie auch an allen übrigen Darmabschnitten, isoliert oder als Teilerscheinung einer allgemeinen Degeneration, vor. Die Erkrankung kann nach Jürgens unter shockartigen Erscheinungen den Tod herbeiführen.

Die Darmmuskularis gehört auch zu denjenigen Körperteilen, an welchen man relativ häufig eine durch sehr feine braune Pigmentkörnchen (eisenfreies Hämofuszin, v. Recklinghausen) bewirkte Hämochromatose findet. Das Pigment liegt in den glatten Muskelzellen.

Eine eigene Art von brauner bis braunschwarzer Pigmentierung kommt auf den Dickdarm beschränkt vor (S. 674), derart, dass sie scharf mit der Bauhinschen Klappe abschliesst. Es handelt sich um eine Ablagerung von braunen Pigmentkörnchen in dem Zwischengewebe der Schleimhaut mit Freibleiben der Lymphknötchen. Diese, als Ochronose des Dickdarmes bezeichnete Erkrankung wird auf eine Fermentwirkung zurückgeführt.

Die sonst vorkommenden Formen von Atrophie, Nekrose, Gangrän des Darmes sind schon vorher erwähnt worden, nur darauf soll noch einmal hingewiesen werden, dass Nekrosen, vor allem die an Kreislaufstörungen sich anschliessenden, an den vorspringenden Teilen (Falten, Zotten) zu beginnen pflegen und dass man an dem auffällig deutlichen

Hervortreten und einer trüben grauen Färbung der Zotten (in der Regel auf gerötetem Grunde) die Zottennekrose erkennen kann.

g) **Kontinuitätsstörungen.** Ausser den an geeigneten Stellen schon besprochenen Perforationen, welche der Darm infolge verschiedener ulzeröser resp. nekrotischer Prozesse von innen oder von aussen her erfahren kann, kommen Zerreissungen desselben noch aus zweierlei Ursachen vor. Erstens durch traumatische Einwirkungen. Abgesehen von den unmittelbaren Verletzungen können durch Stoss und Schlag, besonders durch Huftritte, welche die Bauchwand treffen, nicht nur vollständige Rupturen mit akutester tödlicher Peritonitis, sondern auch geringere Verletzungen an dem Dünndarm entstehen, welche dann zu einer narbigen Stenose des Darmes Veranlassung geben können. Freilich ist die Diagnose in solchen Fällen wohl nur durch Ausschliessung anderer Möglichkeiten und auf Grund der Anamnese zu stellen. Zweitens kann eine Darmruptur, wenn auch sehr selten, durch Ansammlung von Darminhalt, insbesondere durch akute Gasansammlung über Stenosen entstehen. Dabei reisst die Mukosa zuletzt; der Riss sitzt im Dünndarm gegenüber dem Mesenterialansatz, im Dickdarm neben den Längsbändern, deren scharfer Rand die Wandung gleichsam durchschneidet. Kleinere Einrisse können, besonders wenn sie am leeren Darm zustandekommen, heilen; selbst verhältnismässig grössere Wunden können durch vorgelagerte Schleimhaut, welche durch den Riss nach aussen vorquillt, verschlossen werden. Bei den Perforationen sind die Folgen verschieden, je nachdem der perforierte Teil durch entzündliche Verwachsungen mit anderen Organen verbunden ist oder nicht. Während im letzten Falle eine akute tödliche Peritonitis eintritt, entsteht im ersten ebenso wie in jenen Fällen, wo die Perforation an nicht mit Bauchfell überzogenen Darmteilen, statthat, eine eiterig-jauchige Entzündung in der Umgebung. Ist der dadurch entstehende paraenteritische Abszess so gelagert, dass er an der äusseren Haut durchbrechen kann, so entsteht eine äussere Darmfistel, Anus praeternaturalis. Kommt durch die Perforation eine abnorme Kommunikation zwischen zwei Darmschlingen zustande, so nennt man den Zustand eine Fistula bimucosa. Eine Fistel zwischen einem oberen Dünndarmabschnitt und dem Kolon bewirkt die sog. Leienterie, bei der die Nahrung unausgenutzt bleibt. — Sowohl äussere wie innere Darmfisteln (Gastro- und Entero-Enterostomien) werden neuerdings öfter künstlich angelegt und dem Obduzent erwächst dann die Aufgabe, über das Verhalten der Naht, die Lage und Beschaffenheit der Darmschenkel usw. genaue Feststellungen zu machen.

Die Erkrankungen des Wurmfortsatzes.

Eine besondere Besprechung bedürfen die Erkrankungen des Wurmfortsatzes, welche oft von so grosser Wichtigkeit für das Leben sind und doch manchmal so geringe Veränderungen machen, dass sie leicht übersehen werden können. Es ist deshalb die ausdrückliche Bestimmung der „Vorschriften" für die Gerichtsärzte, dass mindestens bei jedem Falle von Peritonitis der Fortsatz genau untersucht werden soll, auch für alle anderen Obduzenten zu beherzigen. — Für die mikroskopische Untersuchung ist beachtenswert, dass der Fortsatz bei Kindern in der Schleimhaut dicht gedrängt stehende Lymphknötchen enthält, welche mit zunehmendem Alter immer weiter auseinander rücken und kleiner werden.

Der Wurmfortsatz liegt in der Regel in der Fossa iliaca am Rande des Beckeneinganges an einem kleinen Mesenterium befestigt; sehr häufig aber ist er verlagert, besonders infolge der Schrumpfung von Verwachsungen oder chronisch entzündlichen Narben im Mesenterium selbst. Er ist dann bald gerade gestreckt, nach der Wirbelsäule zu gerichtet, bald nach der äusseren Bauchwand hin, bald ist er in verschiedenster Weise geknickt. Die Verwachsungen können unabhängig vom Prozessus am Bauchfell entstehen, aber auch Folgen einer Entzündung des Anhanges selbst sein, während andererseits eine vorhandene Verlagerung die Anhäufung reizenden Inhalts, Kotsteinbildung, und die Entstehung von Entzündung begünstigt. Die Entzündung des Wurmfortsatzes (Appendicitis, besser Epityphlitis), welche gern wiederkehrt, kann eine einfach katarrhalische mit schleimiger Absonderung, oder eine eiterig-katarrhalische sein, ist aber oft auch eine schwerere. Von diesen muss man zwei Arten unterscheiden, welche allerdings miteinander kombiniert sein können. Die eine ist eine eiterige Entzündung der Wand (Epityphlitis phlegmonosa), welche von den vorhandenen Schleimhautkrypten ihren Ursprung nimmt. Sie kann zur Abszessbildung führen (Epit. apostematosa) und zur tödlichen Peritonitis (mit oder ohne Perforation), aber auch heilen unter Bildung einer Wandschwiele, welche besonders die Muskularis in grosser Ausdehnung unterbrechen kann. Als Reste von Blutungen finden sich in verschiedenen Abschnitten der Wand Pigmentablagerungen. Die letzten haben nichts zu tun mit den oft sehr ausgedehnten frischen Blutungen in exstirpierten Wurmfortsätzen, welche im wesentlichen erst bei der und durch die Operation entstanden sind. Nicht selten findet man in solchen entzündeten Wurmfortsätzen abnormen Inhalt, seltener einfache Fremdkörper, parasitische Würmer (besonders Oxyuriden, s. S. 669), öfter Kotsteine (s. S. 667), welche hier in der Regel eine länglichovale Gestalt und eine braune oder eine braunschwarze Farbe besitzen. Man kann solchen abnormen Inhalt auch in Wurmfortsätzen finden, welche keine Entzündungserscheinungen darbieten, aber andererseits trifft man Kotsteine grade in solchen Wurmfortsätzen, welche eine schwere eiterige und ulzeröse, häufig gradezu gangränöse Veränderung, sowie eine oder mehrere Perforationen darbieten (Fig. 413). Es kann deshalb doch wohl der Gedanke nicht zurückgewiesen werden, dass die Anwesenheit der Kotsteine mit der Schwere der Erkrankung in Beziehung steht; wie das geschieht, darüber gehen die Meinungen noch auseinander. Die eigentliche Ursache der Entzündungen sind jedenfalls Bakterien. Dass diese mit dem Blutstrom zugeführt seien (Kretz), ist höchstens für Ausnahmefälle zuzulassen, der Hauptsache nach kommen sie aus der Höhle des Wurmfortsatzes. Alles, was eine Retention des Inhaltes bedingt (Verlagerung, Knickung, Faltenbildung), wird imstande sein, eine gefährliche Vermehrung ev. Virulenzsteigerung der stets vorhandenen Bakterien herbeizuführen, ich halte es aber auch für sehr wohl möglich, dass eine Typhlitis die Ursache einer sekundären bakteriellen Erkrankung des Wurmfortsatzes werden kann. Ueber die Bedeutung grösserer Parasiten, insbesondere der Oxyuriden wird noch gestritten.

Die zweite Form ist eine oberflächliche Entzündung, bei der sich fibrinös-zellige Pseudomembranen, sowohl von der oberflächlichen wie

Fig. 413.

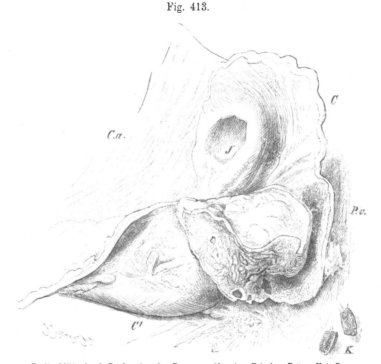

Perityphlitis durch Perforation des Proc. vermiformis. Frisches Präp. Nat. Gr.
C. a. Colon ascendens. C Cöcum, innere Wand mit Mündung des Ileum (J) und Abgangsstelle des Proc. vermiformis (P. v.), dessen äussere Hälfte erweitert, geschwürig und mehrfach perforiert ist. Auf der äusseren Seite des Kolon (C¹), sowie in der Umgebung entzündliche Exsudatauflagerungen. K der durchschnittene, Barthaare enthaltende Kotstein, welcher in dem Prozessus an der Perforationsstelle gefunden wurde.

von der tiefen Form bilden, ganz wie bei der Rachendiphtherie (Epit. fibrinosa oder pseudomembranacea). Auch diese Form ist oft nur eine partielle, so dass neben den mit Membran bedeckten bzw. selbst in Membran übergegangenen Abschnitten auch noch unveränderte, mit Epithel bedeckte Schleimhautabschnitte vorhanden sein können. Grade durch diese Form werden Geschwüre der Oberfläche erzeugt, durch deren Heilung, wenn sie den ganzen Querschnitt betrafen, eine Obliteration des Prozessus mit völligem Schwund der Schleimhaut mitsamt den Lymphknötchen bewirkt werden kann. Solche Obliteration kann

irgendwo im Verlauf des Epityphlons eintreten und ganz beschränkt
sein, am häufigsten trifft man sie aber im distalen Abschnitt, vom
Ende aus in verschieden grosser Ausdehnung. Wenn die beiden Vorgänge vereinigt sind, so findet man sowohl Exsudat in der Höhle, wie
Zerstörung der Schleimhaut, wie eiterige Infiltration der Wand, die sich
stets auch in das Mesenteriolum fortsetzt. In Fig. 414 ist ein solcher
komplizierter Fall dargestellt, der gleichzeitig nahezu alle möglichen

Fig. 414.

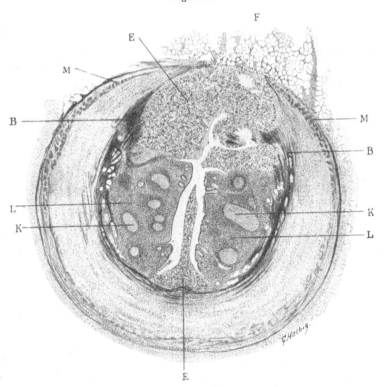

Epityphlitis (Appendicitis). Schwache Vergr.

L Schleimhaut mit lymphatischem Gewebe, in welchem viele Keimzentren (K) liegen, Drüsen und Oberflächenepithel; E Exsudat, teils frei in der Höhle, teils an Stelle der und in der Wand; insbesondere im
oberen Quadranten ist die Schleimhaut mit Einschluss ihrer Bindegewebsschicht (B), welche am Präparat
mit Säurefuchsin rot gefärbt war, durchbrochen und zerstört, ebenso die Muskularis (M), so dass sich
die Eiterung direkt in das Fettgewebe (F) des Mesenteriolum hineinerstreckt.

Veränderungen darbietet.   In allen diesen Fällen muss bei der Untersuchung äusserst behutsam vorgegangen werden, um die mürbe Wand
nicht künstlich zu perforieren.

Ausser den schon erwähnten sieht man hier auch eine Beteiligung
des lymphatischen Apparates in den sonst intakt gebliebenen Abschnitten der Schleimhaut in Gestalt von Schwellung und Zunahme
der Keimzentren.   Diese Epityphlitis nodularis kann auch für sich

allein vorkommen, insbesondere als chronische Erkrankung, durch welche eine Disposition für akute Erkrankungen gegeben werden kann. Wenn eine Perforation des Fortsatzes mit oder ohne Kotstein eingetreten ist, so können deren Folgen je nach dem Zustande der Umgebung verschieden sein. Selten kommt es auch dann noch zu einer Art Ausheilung, wenigstens habe ich in einem bei der Sektion gewonnenen Wurmfortsatz im Mesenteriolum Kotbestandteile gefunden, welche von grossen Fremdkörperriesenzellen umgeben waren, gewöhnlich treten schwere Folgen auf. Liegt der Anhang frei in der Bauchhöhle, so wird eine allgemeine Peritonitis meist von jauchiger Beschaffenheit (durch Austritt von Kotbestandteilen) entstehen, ist dagegen durch ältere entzündliche Verwachsungen ein Abschluss von der Bauchhöhle bewirkt worden, so entsteht ein abgesackter, gegebenenfalls jauchiger Abszess um den Prozessus und das Zökum herum (Peri- und Paratyphlitis), der sich, in dem Bindegewebe an der Bauchwand weiterschreitend, nach oben, nach vorn und nach unten verbreiten kann. Er geht besonders gern nach oben hin, selbst bis zum Zwerchfell, wo dann durch eine von aussen nach innen gehende Perforation des Banchfells ein sog. subphrenischer Abszess (abgesackte Peritonitis), aber auch eine allgemeine Peritonitis entstehen kann, wie denn überhaupt jeder paratyphlitische Abszess jeder Zeit, gelegentlich auch unter Mithilfe eines Traumas in die Bauchhöhle durchbrechen kann. Auch kann ein Einbruch der Eiterhöhle in den Darm (Zerstörung der Wand in den äusseren Schichten ausgedehnter als an der Schleimhaut) zustande kommen. In anderen Fällen kommt es auch vor, dass die Entzündung sich auf ein venöses Gefäss fortsetzt (Thrombophlebitis), woran sich durch weiteres Fortschreiten der Thrombose eine Pylephlebitis oder häufiger durch Embolie abszedierende Hepatitis mit tödlichem Ausgange anzuschliessen pflegt. Es ist aber, wie ich schon vorher angegeben habe, für die Entstehung einer Entzündung des serösen Ueberzuges des Anhanges und des Blinddarms (Perityphlitis) nicht notwendig, dass eine Perforation vorhanden ist, sondern die Entzündungserreger (bzw. die Toxine allein) können auch die zusammenhängende Wand durchdringen, wenngleich dann die Schwere der Erkrankung geringer zu sein und am ehesten eine Ausheilung unter Bildung von Verwachsungen und schwieligen Verdickungen einzutreten pflegt.

Es ist schon vorher darauf hingewiesen worden, dass Verengerungen am Wurmfortsatz durch Lageveränderungen, perityphlitische Schwielenbildungen, klappenartige Schleimhautvorsprünge (besonders am Eingang), sowie durch Wandveränderungen, welche zu Obliterationen führten, bedingt sein können. Die so häufig bei älteren Leuten vorkommende Obliteration, bei welcher der Fortsatz vom Ende aus in verschiedener Ausdehnung nach dem Zökum zu in einen dünnen festen Strang verwandelt ist, der aus den nur wenig veränderten Muskelschichten und einer gefässhaltigen, besonders in den zentralen Abschnitten eine Art radiärer Anordnung zeigenden Bindegewebsmasse besteht, hat Ribbert als eine natürliche Involution des rudimentären Organes ansehen wollen, doch hat diese Anschauung keinen Anklang gefunden; meiner Meinung nach spricht die so häufige Anwesenheit zelligen Granulationsgewebes in den zentralen Abschnitten für entzündliche Entstehung. Dieser Verschluss hat keine weiteren Folgen, wenn aber im Verlaufe oder am Anfang eine umschriebene Atresie oder auch nur Stenose eingetreten ist, dann kann eine Erweiterung und schliesslich cystische Umwandlung des peripherischen Teiles durch Stauung des Inhalts eintreten. Ist die Absonderung einfach katarrhalisch, so entsteht der Hydrops proc. vermif., wobei aber der Inhalt nicht immer flüssig ist, sondern auch steifschleimig sein kann; war eiterige Absonderung vorhanden, so bildet sich ein Empyem des Fortsatzes. Die Ausdehnung ist in diesen Fällen nicht immer eine gleichmässige, sondern es können ausser der allgemeinen auch noch stellenweise besondere divertikelartige Ausbuchtungen vorhanden sein, welche ausserdem auch vielleicht noch angeborene sein, sicher infolge sekundärer Ausbuchtung eines veränderten, besonders mit Unterbrechung der Muskularis versehenen Wandabschnittes entstehen können.

13. Untersuchung der grossen Gefässe und der sie begleitenden Lymphknoten.

Von den Organen der Brust- und Bauchhöhle sind jetzt nur noch die grossen Gefässe nebst den zu ihren Seiten liegenden Lymphknoten zu untersuchen. Um sie gut erreichen zu können, hat man das Mesenterium an seiner Wurzel loszulösen, worauf die Aorta in ihrer ganzen Ausdehnung und die Vena cava, soweit sie nicht bei der Herausnahme der Leber mit entfernt wurde, blossliegen.

Da die Veränderungen der grossen Gefässe sehr häufig in unmittelbaren Beziehungen zu denjenigen ihrer Aeste stehen und man häufig genötigt sein wird, die Gefässe im Zusammenhange noch über die Grenzen des Beckens hinaus zu verfolgen, so sollen im Folgenden die Veränderungen der Gliedmassengefässe zugleich mit denjenigen der Stämme besprochen und auch die Organgefässe der Vollständigkeit halber noch mitberücksichtigt werden.

a) Untersuchung der Venen.

Man untersucht zuerst die Vena cava, soweit es nicht schon vorher geschehen ist (s. S. 391), und ihre Aeste, indem man sie in situ an ihrer vorderen Seite aufschneidet. Bezüglich der mikroskopischen Untersuchung wird auf das beim Blute und bei den Herzklappen Gesagte verwiesen.

Es interessiert hier vorzugsweise der Inhalt, sowohl nach seiner Menge (starke Füllung bei Hindernissen im Rückfluss) als auch ganz besonders nach seiner Beschaffenheit. Er steht aber in unmittelbarem Zusammenhange mit den Zuständen der Wandung, so dass beide gemeinsam besprochen werden müssen.

1. **Thrombose.** Infolge von verschiedenen Ursachen, teils solchen, welche ausserhalb des Gefässes (Marasmus, Kompression usw.), teils

solchen, welche in der Gefässwand selbst liegen (variköse Erweiterung, alte Periphlebitis und Phlebitis usw.), kann eine Blutpfropfbildung (Thrombose, s. S. 231), sowohl in kleineren peripherischen Aesten, als auch in den grösseren (hier oft zuerst in den Klappentaschen, Valvularthrombose, s. Fig. 415) entstehen. Der Thrombus kann herzwärts sich vergrössern, bis er schliesslich in die Vena cava verschieden weit hineinragt oder gar in den rechten Herzvorhof gelangt. Je nach seinem Alter hat der Thrombus eine verschiedene Farbe, indem er einerseits durch Schwund des Hämoglobins immer heller und mehr grau wird (Entfärbung), andererseits durch Umbildung eines Teiles desselben in Hämosiderin und Hämatoidin eine braunrote, rostartige, gelbe, oft vollkommen orangerote Farbe erhält. Zugleich mit dieser Farben-

Fig. 416.

Fig. 415.

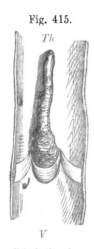

Valvularthrombose
der Vena femoralis.
Nat. Gr.
V Vena femoralis.
Th klappenständiger
Thrombus.

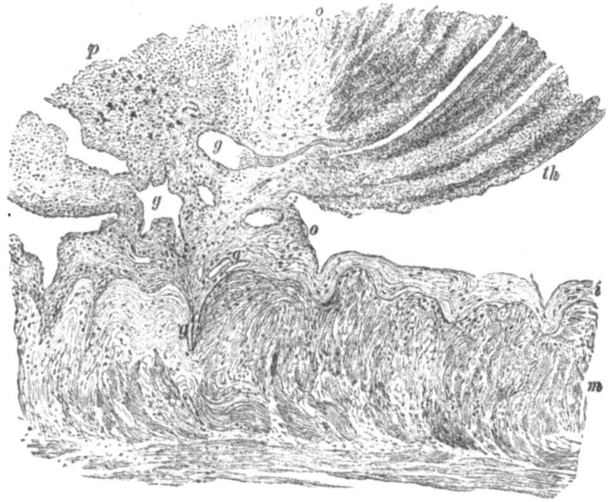

Thrombenorganisation in der Entwickelung. Längsschnitt durch Thrombus und Venenwand. Schwache Vergr.

m Media. i Intima, von der bei o die Organisation des geschichteten Thrombus (th) ausgeht. g grössere und kleinere Gefässe, teils in der Neubildung, teils in der alten Intima; sie enthalten teilweise Blut. Bei p Pigment in dem neuen Bindegewebe.

veränderung ändert sich auch die Konsistenz, indem der Pfropf immer trockener und fester wird, und endlich bilden sich feste Vereinigungen und Verwachsungen zwischen dem Thrombus und der Wandung, er wird adhärent. Dies rührt daher, dass der Thrombus nun in eine derbe bindegewebige, bald schrumpfende Masse von der Wand aus umgewandelt wird: Organisation des Thrombus (Fig. 416), die grade an den Venenthromben besonders häufig und frühzeitig aufzutreten pflegt. An Schnitten erkennt man, besonders wenn der Thrombus eben erst adhärent geworden ist, dass das Bindegewebe mit den Gefässen, welches allmählich mehr und mehr an die Stelle des Pfropfes tritt, aus der Gefässwand hervorsprosst; die Gefässe stammen aus der Media, das Bindegewebe mindestens zum Teil auch aus der Intima (mit Einschluss

45*

der Endothelien). Den Beginn der Organisation bildet das Eindringen von grosskernigen spindeligen Fibroblasten; der Thrombus selbst verhält sich durchaus passiv, nur von dem Farbstoff der roten Blutkörperchen bleiben Reste in Gestalt von Pigment übrig (Fig. 417). Zur Bildung eines Thrombus gehören jedenfalls immer Stunden, seine Organisation geht unter gewöhnlichen Verhältnissen so schnell vor sich, dass man nach Rindfleisch schon nach acht Tagen immer Gefässe in demselben findet.

Wenn der Thrombus nicht ein obturierender, d. h. nicht ein die ganze Lichtung ausfüllender, sondern nur ein sog. wandständiger ist, wie sie so gern in den Klappentaschen sich bilden (klappenständiger Thrombus, Fig. 415, S. 707), so schrumpft er immer mehr zusammen, bis endlich nur eine geringe pigmentierte Bindegewebs-

Fig. 417.

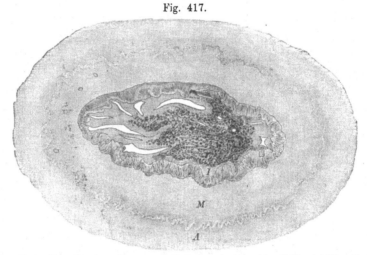

Organisierter Venenthrombus mit grossen Gefässlücken; in der rechten Hälfte viel Hämosiderin.
A Adventitia. M Media. I Intima. Schwache Vergr.

masse übrig ist; im anderen Falle wird er zuweilen durch die sog. sinuöse Umwandlung oder kavernöse Metamorphose unschädlich gemacht, indem die in ihm vorhandenen Gefässe sich mehr und mehr erweitern, mit dem noch offenen Teil des Gefässlumens in Verbindung treten und schliesslich so weit werden, dass das bindegewebige Zwischengewebe auf einzelne, klappenartig vorspringende und oft spiralig gewundene bindegewebige Membranen beschränkt wird, zwischen denen das Blut, wenn auch in vielfachen Windungen, wieder strömen kann. Uebrigens kann auch ein vollständiger Verschluss des Gefässes bestehen bleiben (besonders bei ausgedehnter Pfropfbildung), worauf sich dieses in einen verhältnismässig dünnen Bindegewebsstrang umwandelt. Grade bei solchen ausgedehnten Pfropfbildungen kann die Organisation auch unvollständig sein, so dass nur in die äusseren Abschnitte das Keimgewebe hineinwächst, während in den inneren die Thrombusmasse mehr und mehr erweicht und sich schliesslich zu einem bräunlichen, braunroten dünnen Brei umwandelt, welcher aufgesogen werden kann (einfache Erweichung).

Kleinere Pfröpfe, besonders klappenständige, können verkalken und bilden dann die gewöhnlich hirsekorn- bis erbsengrossen, runden, meist etwas gelblichen Venensteine, Phlebolithen. Bekommt man diese in frühen Stadien zur Untersuchung, so sieht man nichts von Aufbau, sondern nur eine konzentrisch geschichtete fibrinoide Masse.

Wenn der wachsende Thrombus eines Seitenastes an die Einmündungsstelle in das Hauptgefäss gelangt, so erstreckt er sich in der Regel nur noch eine kurze Strecke an der Wand desselben, sich immer mehr verdünnend, weiter; wenn dagegen ein Thrombus im Hauptaste an einen Seitenast gelangt, so wird dieser entweder auch allmählich verstopft, oder es bleibt für dessen Blut oft noch längere Zeit eine schmale Rinne offen. In beiden Fällen kann es leicht zum Abreissen des oberen, stets vollkommen abgerundeten und meist etwas zugespitzten Pfropfstückes kommen, welches sich dann in der Lungenarterie wiederfindet. Die genaue Betrachtung der Spitze des Thrombus kann im gegebenen Falle darüber Aufschluss geben, ob von hier ein Embolus herstammen könnte (treppenförmige Gestaltung).

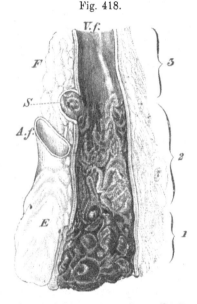

Fig. 418.

Die Wandung ist bei dieser gutartigen Form der Thrombose anfänglich meistens ganz unverändert und wird erst sekundär zu der die Organisation des Thrombus herbeiführenden Wucherung veranlasst. Ist sie eingetreten, so kann man von einer produktiven Phlebitis sprechen und den ganzen Vorgang als Thrombophlebitis productiva bezeichnen.

Thrombophlebitis. Frisches Präp. Nat. Gr. V. f. Vena femoralis mit verdickter Wand, bei 1 mit dunkelroten Gerinnseln, bei 2 mit teilweise entfärbten und schon erweichten, bei 3 mit Erweichungsbrei (im Holzschnitt kaum wiederzugeben) erfüllt. S ein ebenfalls thrombotischer Seitenast. A. f. Arteria femoralis; zwischen ihr und der Vene bei E eine eitrige Infiltration des Bindegewebes (Periphlebitis). F Fettgewebe.

Ganz anders gestalten sich die Verhältnisse bei der zweiten Form von Thrombose, welche durch septische entzündliche Prozesse hervorgerufen und von einer exsudativen Entzündung der Venenwand (Phlebitis septica) begleitet wird. Es kann zuerst die Thrombose oder zuerst die Phlebitis vorhanden sein; in beiden Fällen entsteht schliesslich eine Thrombophlebitis septica (Fig. 418). Ihren häufigsten Ausgang nimmt diese von den Uterinvenen, von denen aus sich die Erkrankung auf die Spermaticae int. oder auf die Hypogastricae und selbst auf die Hohlvene fortsetzt, oder von dem Sinus transversus der

Dura mater, von dem aus die Jugularis interna erkrankt (S. 337).
Hierbei werden die Thrombusmassen nicht fest, sondern zerfallen schnell
zu einer weichen, bald mehr rotbraunen, bald mehr gelben, eiterähnlichen Masse (septische Erweichung), während die Wandung sich
verdickt, ein trübes, besonders in den inneren Schichten gelbliches
oder auch gelbgrünliches Aussehen erhält und oft von kleinen Blutungen
durchsetzt ist; ihre Vasa vasorum sind prall gefüllt.

In den septischen Thromben findet man (s. S. 235) Mikroorganismen,
seien es Eiter-, seien es Fäulniserreger oder beide zusammen, Detritus
roter und farbloser Blutkörperchen, aber auch frische Eiterkörperchen
in wechselnder Menge, welche aus der Venenwand in die Lichtung eingewandert sind.

Mikroskopische Querschnitte der Wand (Fig. 419) zeigen Hyperämie
der Vasa vasorum, Blutungen, Vergrösserung und Hervortreten zahlreicher Bindegewebszellen, Quellung des Gewebes durch entzündliches
Exsudat, insbesondere sieht man überall die Häute, vor allem die

Fig. 419.

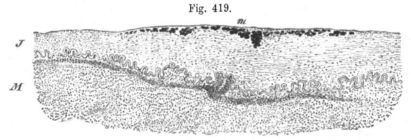

Phlebitis septica. Vene eines Amputationsstumpfes. Schwache Vergr.
J Intima, in welcher bei m Mikrokokkenhaufen liegen; sie ist daselbst verbreitert und zeigt geringe
Zelleninfiltration. M Media mit starker zelliger Infiltration.

Adventitia von Eiterkörperchen durchsetzt. An der Oberfläche der Intima
können Mikrokokkenballen, welche mehr oder weniger in das unter
ihrem Einfluss nekrotisch werdende Gewebe vorgedrungen sind, in ähnlicher Weise zu sehen sein, wie bei der akuten ulzerösen Endokarditis
(S. 263). Häufig aber finden sich die Mikroorganismen auch nur in
dem Inhalt der Venen. Dieser ist auch in den Fällen, wo ein dünner
Brei sich entleert, in der Regel doch nicht ganz erweicht, sondern man
sieht auf der Venenwand eine mehr oder weniger dicke Masse, eine
Art Pseudomembran aufliegen, welche genau dieselbe Zusammensetzung
aus hyalinen, netzartig verbundenen Balken und Fäden zeigt, wie die
diphtherischen Pseudomembranen am Rachen; ich glaube daher, dass
man es hier nicht mehr mit Resten eines Thrombus, sondern mit einer
Exsudation der Venenwand (Phlebitis pseudomembranacea oder
fibrinosa) zu tun hat. Besonders an Stellen, wo diskontinuierlich
z. B. in der Vena cava gelbliche Platten fest der Wand anliegen,
habe ich nichts von Thrombenaufbau, sondern nur solche Pseudomembranen bei der mikroskopischen Untersuchung gefunden (Kombination von Elastika- und van Gieson-Färbung).

Eine dritte Form von Thrombose ist die geschwulstartige, welche durch Hineinwachsen von Karzinom- oder häufiger Sarkommasse in die Venenlumina entsteht und deren schon bei der Niere und der Leber gedacht worden ist. Sie kommt auch an peripherischen Venen vor.

2. **Entzündungen.** Ausser den eben beschriebenen mit Thrombose verbundenen Entzündungsformen gibt es auch eine primäre akute Entzündung der Wandungen, welche dann im wesentlichen eine Paraphlebitis purulenta ist und durch Uebergreifen einer Entzündung aus der Nachbarschaft entsteht. Es kann dabei eine Thrombusbildung fehlen oder auch sekundär hinzukommen. Die Entzündung kann in der Venenwand kleine Eiterherdchen erzeugen, die wie Pusteln an der inneren oder äusseren Fläche vorspringen, daher Phlebitis pseudopustulosa.

Durch Uebergreifen einer chronischen fibrösen Entzündung der Nachbarschaft kann eine Periphlebitis fibrosa mit oft beträchtlicher Verdickung der Wand entstehen.

Chronisch entzündliche Prozesse der Intima von mehr hyperplastischem Charakter, wie sie an der Aorta so häufig vorkommen, sind an den Venen selten, doch findet man auch hier gelegentlich, besonders an Stellen, wo mechanische Verhältnisse mitwirken, z. B. über Geschwülsten, welche das Lumen beeinträchtigen, bei Erhöhung des Seitendrucks (in den Pulmonalvenen bei Stenose der Mitralis, bei Aneurysma arterio-venosum) sklerotische Platten (Phlebosklerose), welche aus Bindegewebe, elastischen und Muskelfasern in gleichmässiger Mischung bestehen; die Lamina elastica interna ist abgespalten oder ganz zerfasert. Auch in der Media und Adventitia zeigen sich hyperplastische Veränderungen an Muskeln und Bindegewebe. Atheromatöse Veränderungen spielen keine grosse Rolle, am häufigsten trifft man noch Verkalkung der Intima. Eine produktive Phlebitis und besonders Endophlebitis, welche einen Verschluss der Gefässe herbeiführen kann (Endophlebitis obliterans) kommt bei Syphilis vor. Da die veränderten Venen, besonders ihre Querschnitte an mikroskopischen Präparaten oft schwer zu erkennen sind, so mache man eine Färbung der elastischen Fasern, welche sich erhalten und in ihrer charakteristischen Anordnung sofort die Venenwand erkennen lassen. Diese Veränderungen sind nicht scharf zu trennen von den

3. **infektiösen Granulombildungen,** welche als syphilitische (gummöse) schon in der Sekundärperiode der Syphilis an den Haut- und subkutanen Venen in gleicher Weise sich finden, wie sie auch in der Tertiärperiode vorkommen. Es pflegen typische Langhanssche Riesenzellen vorhanden zu sein. Auch dabei kann, wenigstens auf kleinere Strecken, eine totale Obliteration des Lumens entstanden sein.

Sehr wichtig kann eine Tuberkulose an Venen werden. Wenn in der Umgebung eine tuberkulöse Erkrankung vorhanden ist (besonders wichtig sind verkäsende Lymphknoten), so kann diese auf die Venenwand übergreifen, es entsteht eine käsige tuberkulöse Phlebitis, insbesondere auch Endophlebitis, und durch Einbrechen der Käsemassen in die Höhlung kann eine plötzliche, aber auch sich wiederholende und

andauernde Ueberschwemmung des Blutes mit Tuberkelbazillen und als
Folge davon akute disseminierte Miliartuberkulose entstehen. Ausser
diesen von aussen her kommenden Prozessen können auch vom Blute
aus miliare Tuberkel auf der Intima kleinerer oder grösserer Venen
erzeugt werden.

4. Da Neubildungen, von hineinwachsenden und Geschwulstthromben erzeugenden Sarkomen, seltener Karzinomen abgesehen, an
den Venen nur selten vorkommen, auch rückgängige Ernährungsstörungen (Verfettung, hyaline, seltener amyloide Degeneration, Verkalkung) nur von geringer Bedeutung sind, so bleiben noch die **varikösen Erweiterungen** der Venen (Phlebektasien, Fig. 420) zu erwähnen. Sie finden sich vorzugsweise an den

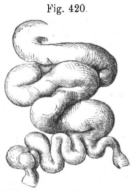

Fig. 420.

unteren Gliedmassen, insbesondere den Unterschenkeln, wo sie grosse, bläuliche Hervorragungen an der Haut bilden können. Wenn
man sie verfolgt, so findet man geschlängelte
und bald nach dieser, bald nach jener Seite
erweiterte Venen mit dünnen Wandungen,
deren Höhlung wegen ihres labyrinthisch geschlängelten Verlaufes und wegen der Durchlöcherungen, welche häufiger in den oft nur
ganz dünnen Scheidewänden zwischen benachbarten varikösen Erweiterungen eintreten, oft
schwer mit der Schere zu verfolgen ist. Oberhalb d. h. proximal von Klappen ist stets die

Variköse Venen vom Unterschenkel.
²/₃ nat. Gr.

grösste Erweiterung vorhanden. Die Wandung
verhält sich verschieden, bald ist sie verdünnt,
bald verdickt, fibrös degeneriert und, indem auch eine fibröse Periphlebitis
sich entwickelt hat, fest mit der Umgebung verwachsen. Die Entstehung
der Varizen ist namentlich von Störungen des Blutabflusses abhängig,
kann aber auch auf primärer Wandveränderung beruhen.

b) Untersuchung der Arterien.

Die Aorta und ihre Teilungsäste, die Iliacae und Hypogastricae
kann man in der Leiche der Länge nach an der vorderen Wand aufschneiden oder auch zur genaueren Untersuchung uneröffnet entfernen.

Man fasst die Aorta an ihrem oberen Ende (wobei man, um bequemer halten
zu können, einen Finger in ihr Lumen stecken mag), zieht sie kräftig nach vorn
und löst sie nebst den lumbalen Lymphdrüsen durch schräge, von innen und oben
nach aussen und unten laufende Schnitte von der Wirbelsäule los. Nur wenn
aneurysmatische Erweiterungen an dem Gefässe vorhanden sind, muss man vor der
Herausnahme ihre Beziehungen zu den umgebenden Teilen, besonders den Knochen
feststellen; gewöhnlich entfernt man in solchen Fällen, die man meistens schon vorher leicht erkennen kann, die Aorta mit den zunächst an sie anstossenden Brust-
oder Bauchorganen im Zusammenhange, um ihre gegenseitigen Beziehungen besser
feststellen zu können. Bei Beteiligung der Wirbelsäule nimmt man am besten auch
das entsprechende Stück im Zusammenhang mit den Weichteilen heraus.

Um über die Elastizitätsverhältnisse des Gefässes Aufschluss zu erlangen,
empfiehlt es sich, die Länge vor und nach der Herausnahme zu bestimmen.

Bevor man zu der Eröffnung des Gefässes schreitet, ist es gut, schon die Weite der Höhlung zu beachten, da man diese jetzt am besten beurteilen kann. Bei Erwachsenen soll die Aorta den Zeigefinger und selbst den Daumen aufnehmen können. Zur genauen Feststellung der Weite der Aorta, oder jeder anderen Arterie, kann man nach Thoma sich eines Angiometers bedienen, d. h. eines Metallkegels, über welchen man einen aus dem zu messenden Gefässe mit der Schere ausgeschnittenen Ring schiebt, so weit, dass der Ring sich eben zu spannen beginnt. Eine an der Oberfläche des Kegels angebrachte Millimeterteilung gestattet eine genaue Ablesung des Durchmessers des Gefässringes.

Nach der äusseren Betrachtung wird die Aorta der Länge nach an ihrer vorderen Wand aufgeschnitten und der Schnitt direkt in die Iliacae und Hypogastricae fortgesetzt. Es sind, ausser dem oft fehlenden Inhalte, zu beachten ihre Weite, die Dicke ihrer Wandung, ihre Elastizität und dann die Veränderungen, welche durch die einzelnen Erkrankungen erzeugt werden. Bei ihrer Besprechung wird gleich auch auf die kleinen Arterien, um Wiederholungen zu vermeiden, Rücksicht genommen.

Bei Föten und Neugeborenen findet sich in der Nähe der Teilungsstelle ein Paraganglion (Teil des chromaffinen Systems, s. S. 393).

1. Allgemeine Verhältnisse.

Die Weite der Aorta, welche mit dem Alter zunimmt, beträgt im Mittel bei erwachsenen Männern im aufsteigenden Teile 7—8 cm, im Brustteile 6,0—4,5, im Bauchteile 4,5—3,5 cm (für Weiber sind die Zahlen etwas geringer) und unterliegt grossen Schwankungen nach beiden Richtungen hin. Abgesehen von den umschriebenen Erweiterungen, die unter Umständen Mannskopfgrösse erreichen können, gibt es Erweiterungen im ganzen Verlaufe oder doch grösserer Teile (Brust- und Bauchteil) um $1/3$ bis $1/2$ der normalen Ausdehnung und andererseits so beträchtliche Verengerungen, dass man z. B. bei erwachsenen Frauen kaum den kleinen Finger in die Aortenröhre einführen kann.

Die Dicke der Wandung ist im grossen und ganzen der Weite proportional, bei engen Aorten beträgt sie oft kaum 1 mm, die gewöhnliche ist 1,5—2 mm. Nur bei Erweiterungen finden sich Ausnahmen, indem manchmal zugleich eine Verdünnung statthat.

Die Elastizität steht meistens im umgekehrten Verhältnisse zur Weite; die weiten Aorten sind fast ganz unelastisch, die engen besitzen vermehrte Elastizität. Von grossem Einfluss ist diese Eigenschaft auf die Länge des Gefässes nach der Herausnahme aus dem Körper. Da die unelastischen Gefässe sich garnicht zusammenziehen, so erscheinen sie auffällig lang, während die elastischen sofort beträchtlich zusammenschnurren und sich dadurch natürlich auch beträchtlich verkleinern. Eine weitere Folge ist, dass man die unelastischen sehr wenig, die elastischen dagegen wie ein Gummiband ausdehnen kann, worauf sie sich dann sofort wieder zusammenziehen.

2. Die einzelnen Erkrankungen.

a) Was die **angeborenen Veränderungen** der Aorta angeht, so sind, abgesehen von den seltenen angeborenen Stenosen oder Atresien, welche in der Regel in der Nähe der Insertion des Duct. art. Botalli gelegen sind (Stenose am Isthmus aortae) und welche meistens baldigen Tod zur Folge haben, diejenigen von der grössten Wichtigkeit, welche in einer Hypoplasie bestehen, die man zunächst an der Engigkeit des Gefässes erkennt. Bei erwachsenen Personen ist in solchen Fällen die uneröffnete Aorta oft kaum imstande, einen kleinen Finger aufzunehmen, die Weite beträgt im Brustteile 4—3, im Bauchteile 3—2 cm und selbst noch weniger. Damit Hand in Hand geht eine Verdünnung der Wandung und eine Vermehrung der Elastizität, welche bewirkt, dass die Aorta nach der Herausnahme ganz beträchtlich zusammenschnurrt und sich wie ein Gummiband ausziehen lässt. Es gehört ferner dahin ein unregelmässiger Ursprung der Interkostal- und Lumbalarterien, die an einer Stelle fehlen, an einer anderen in Ueberzahl vorhanden sind usw., und endlich eine figurierte hellgelbe Zeichnung (Fig. 421) und leicht wellenförmige Verdickung der Intima besonders an der hinteren Wand, längs und zwischen den Interkostal- und Lumbalarterienlöchern. Virchow hat den Zusammenhang dieser, besonders bei Frauen beobachteten Hypoplasie der Aorta mit Allgemeinleiden (Chlorose), sowie mit Leiden des Herzens (Endokarditis) nachgewiesen, ausserdem trifft man sie auffällig häufig bei jugendlichen Phthisikern, besonders bei familiärer Lungenschwindsucht. Sie kann mit einer ähnlichen Hypoplasie (Kleinheit) des Herzens, sowie der weiblichen Geschlechtsteile verbunden sein, kann andererseits aber auch die Ursache von Hypertrophie des linken Ventrikels abgeben.

Fig. 421.

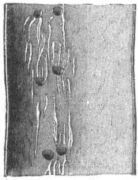

Streifenförmige Verfettungen der Intima zwischen den Abgängen der Interkostalarterien einer chlorotischen Aorta.

b) Zu den **entzündlichen Veränderungen** gehört nicht eine verwaschene Rötung der Intima, denn diese ist durch gelösten Blutfarbstoff bedingt (Zersetzungserscheinung). Die, an der Aorta wenigstens, häufigste und wichtigste Entzündung ist die sog. chronische deformierende Enaortitis. Sie gehört zu den produktiven Vorgängen, deren Zugehörigkeit zu den Entzündungen vielfach geleugnet wird, da es sich einfach um hyperplastische, zum Teil funktionelle Anpassungsvorgänge (bei verhältnismässig zu weiter Höhle) handele. Die chronische Arteriitis bewirkt eine Verdickung der Innenhaut, welche an zahlreichen kleinen Stellen stärker zu sein pflegt, so dass glatte, oft beetartig steil über die Umgebung sich erhebende Anschwellungen entstehen, welche eine graue Farbe besitzen und sich meistens sehr derb anfühlen (Sklerose). Ein Lieblingssitz dieser Verdickungen ist am Arcus aortae, sowie an der Abgangsstelle der Seitenäste, was wohl mit mechanischen Verhältnissen zusammenhängen dürfte. An Querschnitten erkennt man schon makroskopisch leicht, dass es sich um eine Verdickung der Intima (Endaortitis nodosa) handelt, und das Mikroskop zeigt (Fig. 422), dass diese wesentlich eine hyperplastische ist, die aber mit einem Granulationsstadium beginnt, da besonders am Rande der Anschwellungen eine zellige Infiltration nachweisbar ist. Auffällig ist in den Verdickungen der Intima die oft sehr grosse Zahl neugebildeter elastischer Fasern, welche sowohl an der Aorta wie an kleineren Arterien stellenweise zu dickeren Zügen, einer Art neuer Laminae

Fig. 422.

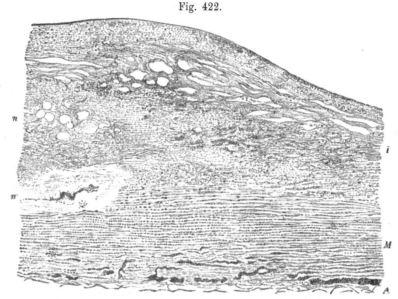

Durchschnitt durch einen atheromatösen Herd der Aorta. Schwache Vergr.
I die hügelförmig verdickte Intima, in welcher bei n der im Balsam heller erscheinende nekrotisch-fettige atheromatöse Herd liegt. M Media, in welcher unter jenem bei n' um ein Gefäss herum, welches starke zellige Infiltration der Wand zeigt, gleichfalls ein nekrotischer (kernloser) Herd gelegen ist. A Teil der Adventitia, in welcher wie in den anstossenden Teilen der Media Gefässe liegen, die ganz in kleine Zellen eingehüllt erscheinen (wahrscheinlich Syphilis).

elasticae, angeordnet erscheinen. Am Rande der verdickten Stelle sieht man oft deutlich einen Zusammenhang mit der normalen Elastica interna, welche bald wie gespalten, bald wie aufgefasert erscheint.

Zu dieser Verdickung gesellt sich nun bald eine Verfettung und Nekrose, wodurch die sklerotischen Stellen zugleich eine fleckige, gelbe Färbung erhalten, welche, wie senkrechte Durchschnitte lehren, wesentlich in den mittleren und unteren Schichten ihren Sitz hat. Im weiteren Verlaufe bringt diese Veränderung an den Zellen, mit welcher eine fibrinoide Degeneration des Zwischengewebes Hand in Hand geht, ein vollständiges Einschmelzen des Gewebes, die Bildung einer Höhle hervor, welche mit einem aus Fettkörnchen, Cholesterinkrystallen,

Detritusmassen bestehenden Brei gefüllt ist, den atheromatösen Abszess, der sich immer weiter nach der Oberfläche zu vergrössert, bis er endlich an der dünnsten Stelle durchbricht. Durch den Blutstrom werden nun die Inhaltsmassen herausgespült und es entsteht so ein sinuöses, den nodulären des Darmes ähnlich beschaffenes Geschwür, das atheromatöse Geschwür (Fig. 423), welches sich durch seine Tiefe und überhängenden Ränder leicht von der später zu erwähnenden fettigen Usur unterscheiden lässt. Die Bildung dieses Geschwürs bleibt natürlich nicht ohne Einfluss auf das vorbeiströmende Blut, welches, wenn auch weniger oft als man von vornherein annehmen sollte, so doch häufig genug hier in immer grösserer Menge thrombotische Massen ablagert (Parietalthromben), die wieder weggeschwemmt werden und so zu Embolien Veranlassung geben können. Andererseits kann das Blut sich auch in die veränderten Wandschichten einwühlen und blutige Imbibitionen erzeugen, die nicht mit Vaskularisationen verwechselt werden dürfen, oder zu Pigmentation führen können.

Da ich noch immer der Meinung bin, dass die später zu beschreibende Verfettung der Intima mit diesem atheromatösen Prozesse nichts zu tun, sondern dass er sich sekundär an eine primäre Sklerose anschliesst, so nenne ich den Vorgang Skleratherose, will aber nicht unterlassen zu erwähnen, dass andere Pathologen auch hier den Ausgangspunkt der Veränderungen in degenerativen Vorgängen sehen und darum die Bezeichnung Atherosklerose gebrauchen. Am empfehlenswertesten dürfte es sein, nur von Aortensklerose, allgemeiner Arteriosklerose, zu deutsch Schlagaderverhärtung (nicht Schlagaderverkalkung) zu sprechen.

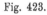
Fig. 423.

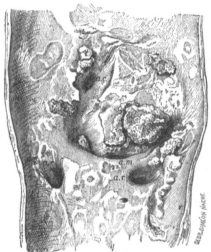

Skleratherom der Aorta, Grenze von Brust- und Bauchteil. Nat. Gr.

Man sieht die Abgangsstellen der Art. coeliaca (a. c.), A. mesent. sup. (a. m.) und der beiden A. renales (a. r.); sklerotische Verdickungen, atheromatöse Geschwüre mit kalkigen Thromben, besonders rechts oberhalb der A. m.

Ein anderer Ausgang des atheromatösen Prozesses ist die Umwandlung der sklerotischen und verfetteten Massen in eine entsprechend grosse Kalkplatte, welche in der Regel nach dem Lumen zu eine glatte, nach aussen eine zackige Oberfläche besitzt, wodurch sie sich von den zuweilen vorkommenden verkalkten Parietalthromben unterscheidet die nach allen Seiten eine zackige Oberfläche besitzen. Durch ausgedehnte Intimaverkalkung kann besonders die Bauchaorta in ein völlig starres Rohr verwandelt werden und das gleiche kommt an Organarterien (Gehirn-, Herz- Nierenarterien) vor. Infolge von Durchtränkung mit Blutfarbstoff und von Pigmentbildung erhalten diese Platten zuweilen eine schiefrige oder grünliche Färbung. Wenn die Verkalkung an Stellen starker Verdickungen eintritt, so können sich dadurch grössere unregelmässige, kalkige Vorsprünge bilden. Es gibt übrigens auch eine echte metaplastische Knochenbildung in den sklerotischen Verdickungen. Alle die seither beschriebenen Veränderungen sind nun bald jede allein, bald — und das ist das häufigste — zu gleicher Zeit vorhanden (Skleratherose), so dass die Aorteninnenfläche ein höchst wechselndes buntes Bild darbietet und die Oberfläche gänzlich uneben und missgestaltet erscheint (Endaortitis chron. deformans, Fig. 423). In diesen höchsten Graden ist stets eine beträchtliche Erweiterung der Gefässe, oft Verdickung und gänzlicher Mangel der Elastizität vorhanden. Schon dieser Umstand weist darauf hin, dass der skleratheromatöse Prozess, wenn er auch hauptsächlich in der Intima sich abspielt, doch auch die übrigen Häute, vor allem die Media nicht unberührt lässt. In der Tat findet sich oft eine weitverbreitete degenerative (besonders fettige) Veränderung der Muskulatur, während die elastischen Fasern im allgemeinen weniger verändert erscheinen. Nur an den, atheromatösen Herden der Intima benachbarten Abschnitten der Media kann man gelegentlich auch schwere degenerativ-nekrotische Veränderungen der Muskulatur sowie Schwund der elastischen Fasern nachweisen und es ist wohl mit der Möglichkeit zu rechnen, dass infolge dieser umschriebenen Widerstandsherabsetzung der Wand an dieser Stelle allmählich eine Ausbuchtung, ein Aneurysma zustande kommt, es sei jedoch gleich hier bemerkt, dass die Aortensklerose sicher nur eine ganz untergeordnete Rolle für die Entstehung der Aneurysmen spielt. Die diesen zu Grunde liegende Mediastörung ist im wesentlichen eine syphilitische Erkrankung und von der Endarteriitis skleratherosa scharf zu trennen, wenn auch natürlich Kombinationsformen bei der Häufigkeit der Arteriosklerose gradezu unvermeidlich sind.

Was die Ursache der Aortensklerose betrifft, so spielen sicherlich mechanisch-funktionelle Verhältnisse vielfach eine Rolle (wobei auch dem Trauma eine genetische oder doch verschlimmernde Bedeutung zugemessen worden ist), daneben aber muss man auch an chemische Einwirkungen denken. Nicht bewiesen ist, dass dem Alkohol dabei eine wesentliche Rolle zukäme, während nach meinem Dafürhalten dem Rauchen eine weit grössere Bedeutung zuzuschreiben ist, als gewöhnlich angenommen wird. Ueber die Bedeutung infektiöser Toxine ist noch wenig bekannt, inwieweit auch hier die Syphilis in Betracht kommt, ist noch nicht zu sagen.

Das gilt ganz besonders für die kleineren Arterien, an denen ebenfalls die Sklerose nicht fehlt, wenn sie auch keineswegs mit derjenigen der Aorta gleichen Schritt hält oder an verschiedenen Gefässgebieten an den einzelnen Aesten und Zweigen (s. arteriosklerotische Schrumpfniere) gleiche Entwicklung und Stärke zeigt.

In diesen kleineren Arterien — und das gilt nicht nur für die Organarterien, sondern schon für diejenigen der unteren Extremitäten — tritt der atheromatöse Prozess immer mehr zurück gegenüber der Neubildung der Intima. Da diese eine ungleichmässige zu sein pflegt, so zeigt das verengte und missstaltete Lumen eine exzentrische Lage (Fig. 424). Es kann schliesslich vollständig verschwinden, sei es dass ein Thrombus den Rest verstopft, sei es, dass die Gewebswucherung ganz an seine Stelle tritt (Endarteriitis obliterans). Diese Gewebsmasse kann schliesslich sehr reich an elastischen Fasern sein, ja in ganz kleinen Organarterien kann sie fast nur aus solchen Fasern, die meist erhebliche Dicke haben, bestehen und grade dann wird immer der Verdacht einer syphilitischen Erkrankung entstehen müssen.

Noch kleinere Arterien zeigen statt der produktiven wieder mehr und schliesslich allein eine degenerative Veränderung, die sich in hyaliner Aufquellung der Wand mit gleichzeitiger Lipoidablagerung (hyalinlipoide Degeneration) kenntlich macht (van Gieson-Elastika-Färbung!), die aber m. E. genetisch nicht von den produktiven Vorgängen der etwas grösseren und den skleratheromatösen der grössten getrennt werden darf.

In den endarteriitischen Wucherungen der kleineren Arterien, insbesondere auch bei der diabetischen Arteriitis der Tibiales gibt es keine Verkalkungen, wohl aber, im Gegensatze zu der Aorta, in der Media, welche auch häufig um die verkalkten nekrotischen Herde herum Knochenspangen, sogar gelegentlich spongiöses Knochengewebe mit Knochenmark enthält. Beide Veränderungen zusammen, Verkalkung der Media, Verdickung der Intima, sind die wesentlichen Grundlagen der diabetischen Gangrän, sind aber keineswegs auf die Diabetiker beschränkt, sondern können auch als rein senile Erscheinungen auftreten und eine senile Gangrän erzeugen. In ganz seltenen Fällen liess sich bei jüngeren Individuen zwar Arterienveränderung, aber nicht Diabetes nachweisen, so dass man auch noch eine nicht diabetische arteriitische präsenile (vielleicht syphilitische) Gangrän annehmen muss. In allen Fällen können leichte Verletzungen, mechanische Einwirkungen aller Art die Gangrän auslösen, man wird aber nur dann einen Unfall als wesentlichen Faktor bei der Entstehung der Gangrän betrachten dürfen, wenn die Arterienveränderung nicht bereits so weit vorgeschritten war, dass die Stase und Nekrose demnächst notwendig eintreten musste.

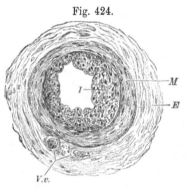

Fig. 424.

Endarteriitis proliferans einer kleinen Hodenarterie bei Orchitis fibrosa. Mittl. Vergr.
I die ungleichmässig verdickte Intima. M Media.
E Externa, mit Vasa vasorum bei V. v.

Eine nicht atheromatöse produktive Entzündung ist es auch, welche an Unterbindungsstellen den Verschluss des Gefässes und die Organisation des dort sich bildenden Thrombus bewirkt. Grade dabei lässt sich, da der Prozess scharf umschrieben ist und man am ehesten Gelegenheit hat, ihn frisch zu untersuchen, auch die experimentelle Untersuchung leicht ist, die Entstehung der Neubildung feststellen. Sie geht zunächst von dem Endothel aus, welches wuchert und mehrere Schichten von Zellen bildet, von welchen die tiefer liegenden zu Fibroblasten sich umwandeln. Ist eine bindegewebige Intimaschicht vorhanden, so

kann auch diese sich an der Wucherung beteiligen. Es gesellt sich
dazu eine granulierende entzündliche Wucherung der Adventitia, deren
mit Gefässen versehene Produkte an der Ligaturstelle, wo Media und
Intima zerrissen sind, in das Gefässlumen eindringen und auch die
Intimawucherung mit Gefässen versehen. Bei der nicht traumatischen
Arteriitis geschieht dasselbe, nur dringen dabei die Gefässchen überall
durch die Media in die Intima vor.

Gegenüber den endarteriitischen Prozessen stehen andere, welche
vorzugsweise die Media (Mesaortitis) betreffen, ohne aber die anderen
Häute frei zu lassen. Je mehr die Aufmerksamkeit auf diese Erkrankung gerichtet worden ist, um so sicherer hat sich die Tatsache ergeben, dass es sich um eine der Syphilis zugehörige Erkrankung handelt, die gelegentlich auch mit der Bildung echter syphilitischer Granulome (Gummata) einhergeht. Sie ist hauptsächlich ein späteres Erzeugnis der erworbenen Syphilis, fehlt aber, wenn auch nur an ihren
Anfängen, der angeborenen Syphilis nicht. Makroskopisch ist sie mit
Vorliebe im aufsteigenden, gebogenen und Brustteil der Aorta lokalisiert, oft derart, dass sie scharf mit dem Brustteil abschliesst, während
die Skleratherose die ganze Aorta, ja nicht selten den Bauchteil ganz
besonders stark betrifft. Die Oberfläche der veränderten Teile pflegt
ganz besonders unregelmässig gestaltet zu sein, vor allem fallen streifige,
netzförmige oder auch punktförmige Vertiefungen auf, die der Aorta
ein gepunztes Aussehen (Heller) verleihen. Die Intima ist mehr oder
weniger verdickt, doch fällt auf, dass in reinen, nicht mit gewöhnlicher
Skleratherose komplizierten Fällen die durch ihre gelbe Farbe kennt-
lichen atheromatösen Veränderungen sehr zurücktreten und selbst an den
stärkst verdickten Stellen nur geringfügig sein können, während an den
Durchschnitten durch die Media schon die Verwischung der Begrenzung
gegen die Intima sowie das ganze ungleichmässige Aussehen auffällig
sein kann. Auch mikroskopisch tritt die verhältnismässig geringere
degenerative Veränderung der Intima deutlich zu Tage, ausserdem aber
noch zwei andere Tatsachen, einmal, dass die Intimawucherung über
Mediaherden besonders stark zu sein pflegt, zweitens, dass von der Media
aus, eine Vaskularisation der tieferen Intimaschichten zustande kommen
kann. Das letzte hängt mit dem Charakter der Veränderungen in
der Media zusammen, welche in einer zelligen Infiltration bestehen, die
sich an die Gefässe anschliesst, mit ihnen sich, wenn auch ungleichmässig, in der Media verbreitet, mit Neubildung von Gefässen verbunden
ist und mit neugebildeten Gefässen bald hie, bald da in die Intima
eindringt. Die Infiltrationszellen bestehen zum grössten Teil aus Plasmazellen (Pappenheim-Unna-Färbung). Wo sie sich anhäufen, gehen
die Muskeln sowohl als auch vor allen Dingen die elastischen Fasern
der Media völlig zu Grunde (rote Elastikafärbung und Hämatoxylin!),
so dass mit zunehmender Veränderung diese Haut geradezu in immer
kleinere Abschnitte zersprengt wird. Diese Zerstörung bleibt auch,
wenn aus dem zelligen Granulationsgewebe faseriges Bindegewebe geworden ist (Kösters Mesaortitis fibrosa), welches in Form zackiger
verzweigter Schwielen die muskulöselastischen Elemente der Media unter-

bricht (Fig. 425). Je grösser diese Schwielen sind, um so mehr ist die Media an diesen Stellen verschmälert, um so mehr können an der inneren Oberfläche der Aorta die narbenartigen Vertiefungen, das wie gepunzte Aussehen hervortreten. Schwielen und zellige Infiltrationen können sich in der verschiedensten Weise und Stärke kombinieren.

Regelmässig finden sich bei diesen Veränderungen der Media auch gleichförmige Veränderungen der Adventitia in Gestalt von rundlichen oder länglichen fleckweisen Zellanhäufungen, die ebenfalls viele Plasmazellen, aber daneben in der Regel, mehr wie diejenigen in der Media, gewöhnliche Lymphozyten enthalten. So sind also bei dieser syphilitischen Aortitis alle drei Häute des Gefässes verändert, aber die Hauptschädigung betrifft doch die Media und wo sie in grösserer Ausdehnung zerstört ist, da kann durch den Blutdruck eine aneurysmatische Ausbuchtung der Wand hervorgerufen werden: die syphilitische

Fig. 425.

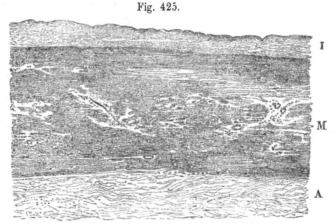

Mesarteriitische Flecken in der Wand der Aorta ascendens, in der Nähe eines Aneurysma. Schw. Vergr. I Intima. M Media, mit den deutlich an Gefässe sich anschliessenden hellen Flecken, in welchen nur in nächster Umgebung der Gefässe zellige Infiltration. A Adventitia.

Mesaortitis ist zweifellos die gewöhnliche Ursache aller spontanen Aneurysmen, der Aorta so gut wie kleinerer Arterien.

Ausser dieser mehr nebensächlichen Erkrankung der Adventitia (sogenannte Periarteriitis) gibt es auch Fälle, bei denen sie der hauptsächlich erkrankte Teil ist, z. B. beim Uebergreifen einer chronischen indurativen Veränderung der Umgebung auf die Arterienwand. Eine seltene, nicht an der Aorta, aber an zahlreichen kleinen Arterien gleichzeitig auftretende Erkrankung ist von Kussmaul und Maier als Periarteriitis nodosa bezeichnet worden, weil die knotigen Verdickungen der Arterien ihrer Meinung nach durch periarteriitische Wucherungen bedingt seien. Jetzt nimmt man an, dass auch bei dieser seltenen Erkrankung eine Mesarteriitis die Hauptsache sei. Jedenfalls ist die Media und vor allem ihre Elastika schwer verändert, unterbrochen, aber auch die Intima zeigt Wucherung bis zum Verschluss der im übrigen oft deutlich erweiterten (aneurysmatischen) Arterie (daher auch die Bezeichnung multiple Aneurysmen). Die meisten neueren Untersucher wollen diese Intimaveränderung für eine sekundäre ansehen und also bloss eine Meso-periarteriitis nodosa diagnostizieren, ich kann dem nicht zustimmen und diagnostiziere deshalb kurzweg eine Arteriitis nodosa multiplex.

Akute exsudative Entzündungen sind an den grösseren Arterien seltener wie an den Venen, doch kommen auch gelegentlich primäre eiterige Thromboarteriitis, wie fortgeleitete Periarteriitis vor. Die inneren Abschnitte der Arterienwandungen leisten dem Vordringen entzündlicher Prozesse aus der Nachbarschaft auffallend lange Widerstand.

Fig. 426.

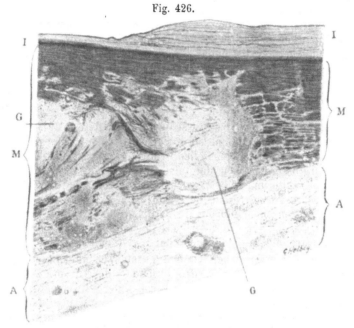

Mesaortitis gummosa. Schwache Vergr.
I Intima. M Media. A Adventitia. G Gummiknoten.

c) **Infektiöse Granulome.** Während an den kleinen Organarterien die Syphilis wesentlich endarteriitische Wucherungen erzeugt, macht sie an der Aorta die vorher geschilderte Arteriitis, selten an grösseren Organarterien, z. B. den basalen Gehirnarterien (s. S. 118), etwas häufiger an der Aorta auch typische mit Nekrose (gelegentlich auch Erweichung) einhergehende gummöse Neubildungen (Fig. 426), welche hauptsächlich der Media angehören, aber oft auch auf die Adventitia übergreifen. Alles, was von der syphilitischen Mesaortitis gesagt wurde, gilt in erhöhtem Masse von den Gummibildungen, die regelmässig von jener begleitet werden und gewissermassen nur eine höhere örtliche Ausbildung jener darstellen. Man findet sie verhältnismässig am häufig-

sten in der Umgebung von Aneurysmen, wo durch die gummösen Neubildungen die Arterienwand erheblich verdickt sein kann. Granulome
tuberkulöser Art sind in den grösseren Arterien noch seltener wie
in den Venen, doch kommen sie selbst in der Aorta nicht nur in Form
akuter Miliartuberkulose (man vergl. das ähnliche Bild eines Tuberkels
des Ductus thoracicus, Fig. 431, S. 729), sondern auch als chronische,
käsige, mit Parietalthrombose verbundene Tuberkulose, wenn auch sehr
selten, vor; dass man sie an den kleinen Organarterien, in der Pia mater,
dem Gehirn, den Nieren, der Milz, besonders aber in der Lunge, wo
teils miliare Tuberkel, teils mehr diffuse, grosszellige, käsige Entzündungen besonders der Intima neben gewöhnlichen endarteriitischen Bindegewebsneubildungen vorkommen, häufig findet, wurde bei den betreffenden
Organen genügend hervorgehoben.

d) Während unter den **progressiven Ernährungsstörungen** der
Arterien eigentliche Geschwülste nur eine untergeordnete Rolle spielen,
da hauptsächlich nur sekundäre Neubildungen, embolisch oder durch
Fortleitung, manchmal in Form einer Endarteriitis carcinomatosa usw.,
wie ich es bei sekundärem Lymphgefässkarzinom der Lunge gesehen
habe, vorkommen, haben die Hypertrophien, besonders der Muskelhaut, eine grössere Bedeutung. Sie sind es, welche gleichzeitig mit
Erweiterung des Lumens bei Verschluss einer Arterie als kollaterale
Hypertrophie auftreten, welche bei hypertrophischen Organen, bei grossen
Geschwulstbildungen sich einstellen. Mehr idiopathisch tritt diese allgemeine Vergrösserung bei der als Aneurysma serpentinum bezeichneten Erweiterung eines ganzen Verästelungsbezirks auf. Eine
reine muskuläre Hypertrophie der sämtlichen kleineren Körperarterien
kommt bei chronischem Morbus Brightii, sowie an den mittelgrossen
Arterien bei Insuffizienz der Aortenklappen mit Herzhypertrophie vor
(Arbeitshypertrophie infolge des erhöhten Seitendrucks).

e) Unter den zahlreichen **rückgängigen Veränderungen** ist
1. die sehr häufige Verfettung besonders der Intima zu erwähnen.
Diese bewirkt makroskopisch eine weiss- oder zitronengelbe Färbung
der Oberfläche, welche in Form von Punkten, Streifen oder unregelmässigen streifigen und netzförmigen Figuren auftritt. Sehr häufig ist
der Sitz dieser Veränderung an der hinteren Wand der Aorta um die
Abgänge der Interkostales und Lumbales herum (Fig. 421, S. 714), wo
dann meistens längsgerichtete Streifen erscheinen.

Auf feinen Flachschnitten, die man sich leicht mit einem scharfen Rasiermesser
von dem straff über den linken Zeigefinger gespannten Gefässe bereiten kann, oder
noch besser an den dünnen Häutchen, welche man ohne grosse Mühe mit einer feinen
Pinzette von der Oberfläche abziehen kann, nachdem man mit dem Messer an der
betreffenden Stelle einen ganz seichten Einschnitt gemacht hat, sieht man im Zentrum
der gelben Herde fast stets kleinere und grössere Fettröpfchen in reichlicher Menge
regellos durch das ganze Intimagewebe zerstreut, an den Rändern aber, oder an
weniger stark veränderten Stellen überhaupt sind die Fettkörnchen, welche hier auch
eine viel gleichmässigere Grösse besitzen, in dreieckigen oder sternförmigen Figuren
angeordnet, welche den nur etwas vergrösserten oder plumper gewordenen sternförmigen Zellen der Intima entsprechen (Fig. 427). Unter dem Polarisationsmikro-
skop erkennt man zahlreiche doppelbrechende Lipoidkörnchen. Nach Formolhärtung
und Fettfärbung von Gefrierschnitten erhält man prächtige Bilder, wenn man Flach-

schnitte von der Intima gemacht hat, an senkrechten Durchschnitten treten nur ganz
schmale fetthaltige spindelige Zellen zwischen den Intimalamellen hervor.

Die einfache Verfettung der Intimazellen, welche an und für sich
nur zu einer geringen Oberflächenerhebung Veranlassung gibt, kann
sekundär sehr wichtige Veränderungen dadurch bedingen, dass unter
der mechanischen Einwirkung des Blutstromes das Endothel und eine
Lage der verfetteten Stellen nach der anderen weggeschwemmt wird. Es
entstehen dann kleine Substanzverluste (fettige Usur), die zwar an
der Aorta gewöhnlich die Haltbarkeit wenig beeinträchtigen, allein an
kleinen Gefässen z. B. des Gehirnes und der Pia, wo der Prozess
besonders bei Säufern ebenfalls vorkommt und wo dann meistens auch
die Media verfettet ist, die Veranlassung zu Rupturen werden können,

Fig. 427.　　　　　　　　　　　　　　　　Fig. 428.
　　　　　　　　　　　　　　　　　　　　　　A

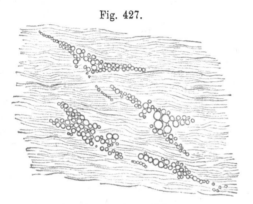

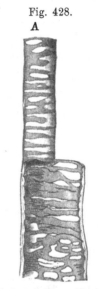

Verfettung der Intimazellen der Aorta. Flächenansicht. Frisches
Präp. Starke Vergr.
In den beiden oberen Zellen ist die helle Kernstelle sichtbar.

indem das Blut sich zwischen den Zellen der
Media hindurch wühlt, erst ein Aneurysma disse-
cans bildet und dann durch Ruptur auch der
Adventitia nach aussen gelangt.

Arterienverkalkung. Nat. Gr.
A Arteria femoralis, teilweise aufgeschnitten. Verkalkung der
Media und unregelmässige Gestaltung der inneren Oberfläche.

Die Verfettung tritt häufig im Alter ein,
findet sich aber auch in jungen Jahren ausser
bei Chlorose und Phthise (S. 714) bei Oligämien
verschiedener Art, bei Phosphorvergiftung usw. Dass diese Veränderung
von manchen Pathologen schon zu der Arteriosklerose gerechnet wird,
ist früher (S. 716) schon erwähnt worden.

2. Bei derselben Gelegenheit ist schon der, besonders bei alten
Leuten und Diabetikern (hier auch schon in früherer Lebenszeit) vorkommenden Verkalkung der Media (Fig. 428) und ihrer Verschiedenheit
von der Intimaverkalkung gedacht worden. Auch sie verwandelt die
Gefässe auf grössere Strecken hin in starre Röhren, welche oft schon
bei geringem Drucke einknicken. Diese Veränderung ist durch eine
Verkalkung der glatten Muskelfasern der Media bewirkt, die Intima
kann dabei relativ gesund bleiben oder skleratheromatös verändert sein.

46*

Meistens ist schon makroskopisch an der zirkulären Streifung der gelb-weissen Kalkmasse ihre Entstehung aus der Media zu erschliessen. Da die Verkalkung in der Regel nicht gleichmässig die Media ergriffen hat, so bilden die verdickten kalkigen Partien Vorsprünge, zwischen welchen die mehr oder weniger veränderten Teile oft förmliche Divertikel, ähnlich den Haustra coli, bilden. An mikroskopisch gefärbten Präparaten erscheinen die erkrankten Abschnitte frei von Kernfärbung, es geht also offenbar der Verkalkung eine Nekrose voran (Mesarteriopathia senilis). An die Verkalkung kann sich echte Knochenbildung anschliessen. Die Beziehungen dieser Veränderung zu dem diabetischen und senilen Brand sind gleichfalls früher schon erwähnt worden (S. 718).

Fig. 429.

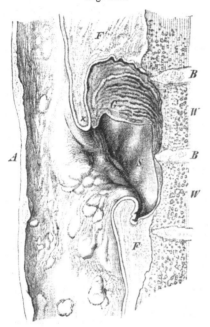

Sackförmiges Aneurysma der Brustaorta, gegen die Wirbelsäule vordringend, in sagittaler Richtung durchschnitten. Spir.-Präp. Nat. Gr.
A Aorta mit sklerotischen Verdickungen der Intima. S Sack des Aneurysma, in seinem oberen Abschnitte von geschichteten Thromben (G) ausgefüllt. ✕ zeigt die Stelle an, welche in Fig. 430 bei schwacher Vergr. gezeichnet ist. W die Wirbelkörper, von denen zwei durch das Aneurysma usuriert sind. B die Bandscheiben, welche weniger zerstört sind. F lockeres Binde- und Fettgewebe zwischen Aorta und Wirbelsäule.

3. Eine amyloide Degeneration, welche, wie bei den einzelnen Organen schon ausgeführt wurde, an der Media der kleinsten Arterien mit so grosser Vorliebe auftritt, ist an den grösseren und besonders an der Aorta recht selten; sie betrifft hier vorzugsweise Intima und Adventitia. Auch eine andere, ihr nahestehende Degeneration, die hyaline und lipoide (S. 718) kommt häufig an kleinen Arterien vor, an den grösseren wohl nur als hyaline oder fibrinoide Degeneration des Intimagewebes bei dem atheromatösen Prozess und bei Aneurysmenbildung.

f) **Abnormer Inhalt** in Gestalt von Blutpfröpfen kann aus verschiedenen Ursachen in den Arterien sich bilden. Solche Thromben können bei Atherom, Ligatur, durch Druckverschluss aller Art, bei entzündlichen Wandveränderungen entstehen. Es sind weisse oder gemischte Thromben, wenn sie in strömendem Blut sich gebildet haben, welche dieselben Veränderungen erleiden können, wie sie bei den Venen geschildert wurden, nur dass hier infolge der vorausgehenden Wandveränderungen die Organisation öfter ausbleibt.

Es müssen aber die in Arterien gefundenen Blutpfröpfe nicht an Ort und Stelle (durch Thrombose) entstanden sein, sie können vielmehr an einem anderen Orte (im Venensystem oder zentralwärts im Arteriensystem bzw. linken Herzen oder in Lungenvenen) sich gebildet haben und als Emboli durch den Blutstrom an den Ort, wo man sie findet (selbst an der Teilungsstelle der Aorta), geschleppt worden sein. Bei dem Auffinden eines Pfropfes in Arterien wird man immer, wenn nicht unzweideutige Ursachen von Thrombose vorliegen, zunächst an Embolie denken müssen. Es können übrigens die embolischen Pfröpfe dieselben Veränderungen wie die thrombotischen erleiden. — Als Folge einer Embolie in den Arterien der unteren Extremitäten kann unter gewissen Verhältnissen eine Gangrän (embolische Gangrän) entstehen, besonders wenn mehrere Emboli an verschiedenen Stellen sich festgesetzt haben (staffelförmige Embolie). Sie unterscheidet sich von der einfachen Gangraena senilis dadurch, dass die ältesten Blutgerinnsel zentralwärts und oft in einiger Entfernung von der gangränösen Stelle und reitend an einer Teilungsstelle (z. B. in der Poplitaea und im Anfang der Tibiales bei Gangrän des Fusses) sitzen.

Fig. 430.

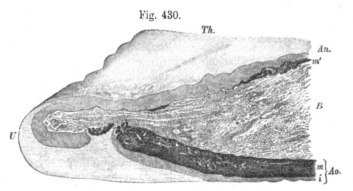

Vom Rande eines Aortenaneurysmas (Fig. 429 bei ✕). Ganz schwache Vergr.
Ao. Aortenwand. U Umbeugestelle derselben in die Aneurysmenwand (An.). B lockeres Bindegewebe zwischen beiden mit Fett. Th. thrombotische Auflagerung auf der Aneurysmawand. m Media der Aorta, welche in der Nähe der Umbeugestelle wie zerrissen aussieht. i Intima, die gleichfalls an dieser Stelle unterbrochen ist, während der Defekt durch eine endarteriitische Neubildung ausgefüllt wird. An der Aneurysmenwand nur hie und da (m′) Andeutung einer Media, sonst besteht dieselbe wesentlich aus einer Intima, welche hauptsächlich aus der alten Intima der Aorta hervorgeht.

g) Die Erweiterung einer Arterie (**Aneurysma**) ist entweder auf eine kleinere Strecke beschränkt oder betrifft grössere Abschnitte und ganze Verzweigungsgebiete (A. serpentinum s. cirsoides). Im letzten Falle ist, wie der Name schon sagt, eine schlängelnde Windung des in allen Richtungen erweiterten (vergrösserten) Gefässes vorhanden, was sowohl an peripherischen Arterien (A. frontalis, occipitalis usw.), als auch besonders häufig an den Iliacae vorkommt. Im ersten Falle betrifft die Erweiterung entweder den ganzen Umfang (zylinderförmiges oder spindelförmiges A.) oder nur eine Seite (sackförmiges A., Fig. 429). Diese Aneurysmen haben ihren Lieblingssitz am Arcus aortae und den nächstanstossenden Teilen und bleiben hier nicht immer auf die Aorta beschränkt, sondern greifen auch auf die vom Arcus abgehenden Aeste, besonders gern die Anonyma über. Im übrigen kommen sie auch an den Aesten der Aorta in wechselnder

Häufigkeit vor. Zuweilen ist mehrfache Aneurysmenbildung vorhanden. Die Richtung, nach welcher der aneurysmatische Sack sich vorschiebt, kann eine sehr verschiedene sein; an der Aorta bilden die Ansatzstellen sackförmiger Aneurysmen eine Linie, welche im aufsteigenden Teile an der vorderen Wand liegt, im Arcus sich nach hinten wendet und im absteigenden Teil an der Hinterwand liegt. Nach Rindfleisch entspricht diese Linie den Stellen, an welchen der Anprall des Blutstromes am stärksten ist (Brandungslinie). Allen Aneurysmen ist das gemeinsam, dass weder Weichteile noch Knochen ihrem Vordringen auf die Dauer Widerstand zu leisten vermögen. Sowohl am Brustbein wie an der Wirbelsäule (Fig. 429 u. 438) können grosse Zerstörungen durch andrängende Aneurysmen bewirkt werden. Das Endresultat ist, dass das Aneurysma schliesslich in eine Körperhöhle, einen Schleimhautkanal oder nach aussen durchbricht und dadurch den Tod durch Verblutung herbeiführt. Selten treten spontane Heilungen ein.

In der grössten Mehrzahl der Fälle ist nicht der ganze aneurysmatische Sack leer, sondern mehr oder weniger mit thrombotischen Abscheidungen aus dem Blute angefüllt (Aneurysmenthromben), welche gewöhnlich sehr derb und trocken sind und ein blassrotes Aussehen haben, auf Durchschnitten aber deutlich geschichtet, blätterig erscheinen. Die mikroskopische Untersuchung ergibt dieselben Befunde wie bei anderen Thromben, oft auch den S. 232 geschilderten Aufbau, aber in der Regel ist fädiges Fibrin in besonders grosser Menge vorhanden.

So wenig leicht die ausgebildeten Aneurysmen übersehen werden können, so leicht geschieht dies mit dem Anfangsstadium derselben, wo nur eben eine geringe partielle Ausweitung der Gefässwand vorhanden ist. Ein häufiger Sitz solcher geringer aneurysmatischer Erweiterungen ist der aufsteigende Teil der Aorta, bei dessen Untersuchung daher stets hieran zu denken ist. An anderen Stellen unterstützen in der Auffindung der Erweiterungen die Veränderungen, welche die Intima an diesen Stellen, ebenso wie an den ausgebildeten Aneurysmen, fast stets zeigt und welche den früher geschilderten syphilitischen bzw. skleratheromatösen entsprechen.

Die mikroskopische Untersuchung der Wandung grösserer Aneurysmen (Fig. 430), wobei wieder die Färbung der elastischen Fasern vorzügliche Dienste leistet, gibt der Regel nach dahin übereinstimmende Befunde, dass von einer Unterscheidung der drei Arterienhäute keine Rede mehr sein kann, dass insbesondere die muskulösen und elastischen Elemente der Media am Aneurysmenhals, d. h. an der Stelle, wo die Arterienwand in die Aneurysmenwand übergeht, mehr oder weniger vollständig und schnell unterbrochen erscheinen und weiterhin durchaus fehlen, so dass die Wand nur aus einer einzigen Schicht, einem meist hyalinen, fibrinoiden Bindegewebe besteht. Bei kleineren ist es öfter noch möglich, wenigstens Reste von Media zu unterscheiden. Sobald dies der Fall ist oder sobald man deutlich noch Intima und Adventitia unterscheiden kann, ist damit festgestellt, dass man es mit einem echten Aneurysma, d. h. mit einer durch Teile der Gefässwand umgrenzten Ausbuchtung des Gefässlumens zu tun hat. Es kommt dabei nicht darauf an, ob anfänglich alle Häute ausgestülpt waren oder nur ein Teil derselben, während ein anderer (die Media oder Adventitia) durchrissen oder bereits vorher zerstört war. Als Ursache der aneurysmatischen Ausbuchtung ist alles anzusehen, was die Widerstandskraft der Gefässwand gegen den Blutdruck, welche wesentlich in der Media gelegen ist, lokal herabsetzt, also Zerreissungen der Media so gut wie eiterige Zerstörungen (septische Aneurysmen, bes. bei Infektionen mit Streptococcus viridans) wie Granulome und Schwielenbildungen oder die Störungen, welche sie bei Endarteriitis erleiden kann. Es können dabei also Traumen ebensogut wie lokale bakterielle Einflüsse und Allgemeinkrankheiten mitwirken, aber es sei auch hier noch einmal betont (s. S. 720), dass die syphilitische Aortitis allen andern Ursachen weit, weit voransteht.

Ein falsches Aneurysma ist stets durch eine Zerreissung der ganzen Arterienwand erzeugt, an der Bildung seiner Wand hat die alte Gefässwand gar keinen direkten Anteil, sondern diese ist vollkommen neu gebildet durch Organisation des den Riss verschliessenden Blutgerinnsels bzw. durch Wucherung des umgebenden Bindegewebes. Der Riss kann durch äussere Einwirkung, z. B. auch durch Stich- oder Schussverletzung (traumatische Aneurysmen), erfolgt sein, er kann durch einen spitzigen kalkigen Embolus (embolische Aneurysmen) bewirkt sein.

Als eine besondere Art von Aneurysmen ist noch das A. dissecans Aortae zu erwähnen, welches dadurch entsteht, dass durch einen Riss, welcher am häufigsten 1 oder wenige Zentimeter oberhalb des Ostium sitzt und in querer Richtung verläuft, das Blut zwischen die Häute (in der Regel zwischen die Schichten der Media) gelangt und sich hier eine Strecke weit, oft bis an den Durchtritt durch das Zwerchfell, ja noch weiter bis in die Iliacae, fortwühlt, wo es sich dann manchmal von neuem wieder durch Ruptur der Intima seinen Rückweg in die Höhle der Aorta sucht. Auch die genaueste Untersuchung ergibt an den Rissenden meist gar keine Veränderung, so dass man an mechanische Ursachen denken muss. Sehr selten kann ein Riss vernarben, zuweilen wird das dissezierende Aneurysma durch eine Art Heilung zu einem länger dauernden Zustand, indem sich eine neue Intima an seiner inneren Oberfläche bildet, in der Regel bewirkt es bald durch Zerreissung der äusseren Wand eine tödliche Blutung, welche hauptsächlich in den Herzbeutel erfolgt.

Durch Kommunikation einer Arterie mit einer Vene entsteht das Aneurysma arterio-venosum, A. per anastomosin. Unter A. arterio-venosum im engeren Sinne versteht man die Kommunikation eines Arterienaneurysmas mit einer Vene, unter A. varicosum intermedium die Verbindung einer Arterie und einer (dann stets erweiterten und mit Intimaverdickung versehenen) Vene durch ein dazwischenliegendes falsches Aneurysma, während bei Varix aneurysmaticus eine selbst etwas erweiterte Arterie direkt mit einer stark ausgedehnten Vene in offener Verbindung steht.

c) Untersuchung der retroperitonäalen Lymphknoten.

Die um die Aorta und die Vena cava herumgelagerten lumbalen Lymphknoten erleiden vielfache Veränderungen, welche jedoch in ihrem Wesen grösstenteils nicht von denjenigen anderer Lymphknoten verschieden sind, weshalb es genügt, sie nur kurz anzuführen. Entzündliche Schwellungen (Lymphadenitis) kommen vor bei allen möglichen Entzündungen im Wurzelgebiete (kleinen Becken usw.), besonders auch bei weichem Schanker, wobei dieselben Vereiterungen hier wie an den Leistenknoten zu beobachten sind. Ferner sekundäre Geschwulstbildungen besonders bei Krebsen des Magens (durch rückläufige Metastase), des Mastdarms, Hodens, seltener bei solchen des Uterus usw.; sie beteiligen sich ferner bei den leukämischen und aleukämischen lymphomatösen Erkrankungen, ebenso bei Milzbrand und ähnlichen allgemeinen Krankheiten; chronische Schwellung und Induration bei Syphilis, desgleichen Amyloiddegeneration bei allgemeiner Amyloidosis, käsige Degeneration neben ähnlichen Veränderungen anderer Organe, besonders der Darmlymphknötchen und der Mesenterialknoten. Endlich gibt es noch eine Anzahl von Primärgeschwülsten (Fibrome, Sarkome, Lipome, Dermoide und Teratome), welche teils von diesen Lymphknoten, teils von dem umgebenden (retroperitonäalen) Bindegewebe ihren Ausgang nehmen.

d) Untersuchung des Ductus thoracicus.

An die Lymphknoten schliesst sich naturgemäss die Untersuchung des Ductus thoracicus mit der Cysterna chyli an. Die letztere liegt rechts und hinter der Aorta auf dem 2. oder 3. Lendenwirbel; der Duktus findet sich an der rechten hinteren Seite der Aorta.

Will man ihn sicher finden, so muss man ihn präparieren, ehe man die Aorta von der Wirbelsäule abtrennt. Es empfiehlt sich, schon nach Herausnahme des Herzens und der linken Lunge die rechte Lunge in die linke Pleurahöhle hinüberzulegen, dann zwischen Vena azygos und Aorta nach Spaltung der Pleura den Duktus aufzusuchen und mit einem Faden zu umschlingen. Man kann ihn dann nach Herausnahme der Halsorgane, der Aorta und des Mesenteriums von dem Faden aus vollständig freilegen.

Von Veränderungen sind zu erwähnen Erweiterungen im ganzen oder einzelner Teile peripherisch von partiellen Verengerungen durch Druck oder auch durch partielle Obliteration; die letztere ist vielleicht als Folge von Entzündung anzusehen, von der man nur höchst selten frischere Zeichen gefunden hat. Als Inhalt ist zuweilen blutige Flüssigkeit oder ein Gerinnsel, seltener Krebszellen, Eiter gefunden worden. Bei Stauungsikterus enthält der Gang galligen Inhalt; wenn bei Lebererkrankungen, welche gewöhnlich mit Ikterus einhergehen, solcher fehlt, so ist der Duktus ganz besonders sorgfältig zu untersuchen, ob nicht etwa in ihm ein Hindernis vorhanden ist.

Ein grosses Interesse hat die Untersuchung des Duktus in Fällen von verbreiteter Miliartuberkulose durch die Beobachtung von Ponfick erhalten, dass sich auch in der Wand des Duktus und besonders in seiner Intima Tuberkel finden (Fig. 431). Diese sind keineswegs immer vorhanden, aber können sehr zahlreich werden und tuberkulöse Geschwüre, ja sogar vollständige Ringgeschwüre erzeugen. Diese Tuberkel können also selbst Teilerscheinung einer disseminierten Tuberkulose sein, eine solche kann aber auch von dem Duktus ausgehen, wenn etwa von anstossenden Lymphdrüsen aus die Tuberkulose auf den Duktus übergreift und eine lokalisierte chronische käsige Veränderung erzeugt, von der aus Tuberkelbazillen in die Lymphe und das Venenblut ge-

Fig. 431.

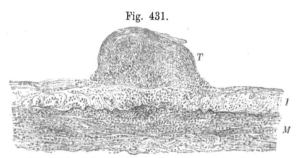

Tuberkel der Intima des Ductus thoracicus. Mittlere Vergr.

T Tuberkel, in der Tiefe aus grösseren epithelioiden Zellen bestehend, auf welchen thrombotische Massen aufgelagert sind. I Intima. M Media, beide unterhalb des Tuberkels zellig infiltriert.

langen können. Auch sekundäre Karzinombildung, besonders bei Karzinom des Magens und der epigastrischen sowie lumbalen Lymphknoten kann an der Intima vorkommen. In einem Falle habe ich die Krebszellnester in kleinen, in das Lumen vorragenden Bindegewebszöttchen gefunden, in anderen war der ganze Gang durch Krebs völlig ausgefüllt, dessen Stroma aus der Wand hervorgegangen war und elastische Fasern enthielt. Der Duktus kann dadurch Bleistiftdicke und völlige Starrheit erlangen.

14. Untersuchung der inneren Muskeln des Rumpfes.

Zur Vervollständigung der Untersuchung der Brust- und Bauchhöhle sind jetzt nur noch die inneren Muskeln des Rumpfes und dann die Knochen desselben nachzusehen. Von den Muskeln ist a) zuerst das Diaphragma zu nennen, dessen Veränderungen aber wesentlich durch diejenigen seiner serösen Ueberzüge bedingt werden, über welche früher schon das Nötige gesagt worden ist. Nur vier Punkte sollen hier noch hervorgehoben werden: 1. dass das Zwerchfell zuerst und am stärksten unter der Einwanderung von Trichinellen zu leiden hat, dasses deshalb unter allen Umständen bei der Frage nach dem Vorhandensein von Trichinose zu berücksichtigen ist; 2. dass die Muskelfasern des Zwerchfells häufig Verfettung (auch braune Atrophie) zeigen, und zwar oft in Uebereinstimmung mit ähnlichen Veränderungen der Herzmuskulatur; 3. dass es vermöge seines grossen Reichtums an Lymphgefässen oft ganz besonders deutlich die Fortleitung von Entzündungsvorgängen und Neubildungen auf dem Lymphwege zeigt. Bei Magenkrebsen und krebsiger Peritonitis kann man manchmal schon an der Verbreiterung der bindegewebigen

Scheidewände zwischen den Muskelbündeln, welche an senkrechten Durchschnitten hervortreten, die Krebsdurchwachsung mit unbewaffneten Augen erkennen, bei vielen septischen Entzündungen der serösen Höhlen sind mikroskopisch die betreffenden Mikroorganismen in den Lymphräumen, welche in jenen Bindegewebsmassen liegen, aufzufinden. Seltener ist eine eigentliche eitrige Entzündung (Diaphragmatitis phlegmonosa), welche mit einer beträchtlichen Verdickung des Zwerchfells verbunden ist. Sog. subphrenische Abszesse müssen schon bei der Untersuchung der Milz, des Magens, der Leber (s. S. 705) berücksichtigt werden. 4. Das Diaphragma kann bei chronischen Inspirationsstörungen eine Arbeitshypertrophie erleiden, welche seine fingerförmigen Ursprünge stärker hervortreten lässt und zu einer Längsfurchenbildung an der Leber Veranlassung geben kann (Zahn).

b) Demnächst sind die zum Becken gehörigen Muskeln zu untersuchen, von denen der Ileopsoas die grösste Wichtigkeit besitzt wegen der gerade hier so häufig vorkommenden eiterigen Entzündungen (Psoasabszesse). Die Veränderungen sind immer sekundär, bald von der Wirbelsäule aus (Karies), bald vom Becken aus (Karies, Koxitis) entstanden und finden sich bald einseitig, bald doppelseitig. Im letzten Falle muss man immer zunächst an Veränderungen der Wirbelsäule denken. Schon von aussen kann man oft die Veränderung an der grünlich schieferigen Färbung der Oberfläche des Muskels und an der mehr oder weniger deutlichen Fluktuation erkennen. Auf dem Durchschnitte gelangt man in einen kleineren oder grösseren Abszess, durch welchen der Muskel selbst fast ganz zerstört sein kann, so dass jener von dem verdickten Perimysium und umgebenden Bindegewebe umschlossen wird. Die Wandungen sind meist uneben, fetzig (Muskelreste), oft schieferig gefärbt; häufig lässt sich eine tuberkulöse Granulationsmembran nachweisen. Der meist dickliche, käsige Eiter enthält, besonders wenn Karies des Beckens vorhanden ist, bald mehr, bald weniger zahlreiche Knochensplitterchen, die ihm eine sandige Beschaffenheit geben und seinen Ursprung aus Knochen beweisen. Man suche nach Tuberkelbazillen. Der Abzsess lässt sich oft nach unten zu bis in das kleine Becken hinein und bis zum Hüftgelenk verfolgen, welches sekundär eröffnet und vereitert sein kann; andererseits reicht er verschieden weit nach oben, besonders bei hohem Sitz der Knochenerkrankung, doch ist es oft schwer, ihn bis zu der kariösen Stelle an der Wirbelsäule zu verfolgen, da er häufig nur durch einen ganz engen, vielfach gewundenen Fistelgang mit dieser zusammenhängt. Es kann von dem Abszess aus eine Perforation des absteigenden Kolons eintreten, welche ihrerseits wieder Austritt von Kot und, wenn zugleich eine Perforation an der Haut besteht, eine indirekte Kotfistel zur Folge hat. — Bei sehr alten Abszessen kann der Eiter bis auf wenige käsige Reste verschwunden sein, welche in ein dickes, schwieliges Bindegewebe, in dem jede Spur von Muskeln fehlen kann, eingeschlossen sind.

Wegen der Nähe zahlreicher Organe sind am Ileopsoas auch die sekundären Geschwulstbildungen relativ häufig, ihre Beschaffenheit richtet sich nach den primären Veränderungen.

15. Untersuchung der Wirbelsäule von innen.

a) Allgemeine Verhältnisse.

An der Wirbelsäule sind besonders Veränderungen ihrer Gestalt zu beachten, welche die grösste Ausdehnung im Rückenteile zu haben pflegen. Man unterscheidet eine Skoliose, Ausbiegung nach der Seite (meistens rechts im Rückenteil), Kyphose, Ausbiegung nach hinten, und Lordose, Ausbiegung nach vorn. Sehr gewöhnlich ist die Skoliose mit einer der anderen verbunden, besonders als Kypho-Skoliose (Fig. 432 und 433). Wenn an einer Stelle eine Verbiegung sich findet, so wird sie an einer anderen durch die entgegengesetzte wieder ausgeglichen; der gewöhn-

Fig. 432.

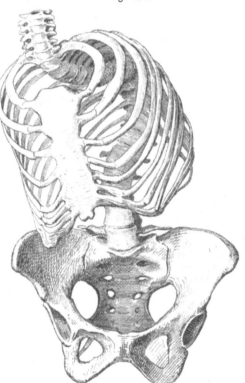

Kyphoskoliose nach links, Vorderansicht. Verschiebung des Brustbeins; Becken unverändert. ¹/₄ nat. Gr.

Fig. 433.

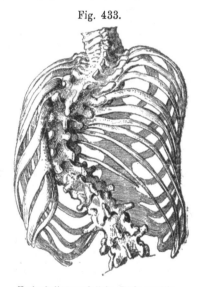

Kyphoskoliose nach links, Rückenansicht. Abflachung der Rippen an der konkaven, starke Biegung an der konvexen Seite, Achsendrehung der Wirbelkörper nach der konvexen Seite, an der geänderten Stellung der Processus spinosi erkennbar. ¹/₄ nat. Gr.

liche Fall ist der, dass eine Kyphoskoliose im Rückenteile durch eine Lordose im Lendenteile ausgeglichen wird. Mit der Skoliose haben die Wirbel selbst immer eine Achsendrehung erlitten, so dass ihr Körper nach der Konvexität der Krümmung gerichtet ist (Fig. 434). Ferner zeigen sie eine Veränderung der Gestalt in der Art, dass ihre Körper an der nach der Konkavität zu gerichteten Seite niedriger sind, ebenso wie die Zwischenwirbelscheiben, die hier sogar ganz fehlen können, so dass die Körper direkt aneinanderstossen, welche dann oft durch Synostose fest verbunden sind (Fig. 434). Die Rippen zeigen regelmässig Veränderungen ihrer Krümmung, indem die von der konkaven Seite abgehenden flacher, die der konvexen Seite stärker gewölbt sind (Fig. 433). Dabei sind jene näher aneinander gerückt, diese von einander entfernt. Das Brustbein ist nach der konkaven Seite verschoben. Die Kyphose kann in einer einfachen Biegung (Alter, Rachitis und Osteomalazie, Fig. 82 und 83, S. 212) oder in einer mehr oder weniger spitzwinkeligen Knickung beruhen (Fig. 435), welche dann ihrerseits wieder von tiefgreifenden lokalen Knochenveränderungen abhängig ist (Gibbus, Pottscher Buckel). Die Rippen sind dabei mehr horizontal gerichtet, das Sternum gehoben und nach vorn gedrängt, so dass der

Fig. 434.   Fig. 435.

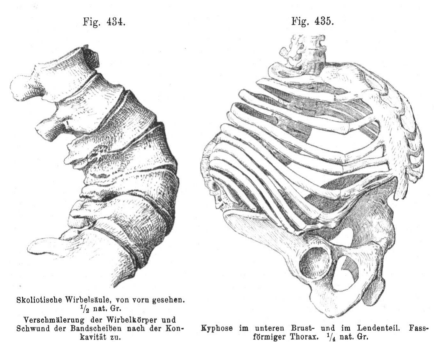

Skoliotische Wirbelsäule, von vorn gesehen.
1/2 nat. Gr.
Verschmälerung der Wirbelkörper und
Schwund der Bandscheiben nach der Kon-   Kyphose im unteren Brust- und im Lendenteil. Fass-
kavität zu.   förmiger Thorax. 1/4 nat. Gr.

Brustdurchmesser von vorn nach hinten (der ventrodorsale) vergrössert ist. Die untere Thoraxapertur ist dem Becken genähert. Da, abgesehen von Wirbelbrüchen mit Dislokation, eine abgelaufene oder noch bestehende Karies die gewöhnlichste Ursache der Knickung ist, so muss man stets in solchen Fällen die Wirbelkörper nachzählen, um zu sehen, ob nicht einer oder gar mehrere fehlen. Um einen ganz sicheren Anhalt über die Anzahl der etwa zerstörten Wirbelkörper zu haben, zählt man die Processus spinosi, welche meist unverändert vorhanden sind. Zur genaueren Untersuchung muss die erkrankte Stelle ganz herausgenommen und der Länge nach aufgesägt werden, weil sonst leicht in den Wirbelkörpern oder in den Bandscheiben sitzende Veränderungen übersehen werden könnten.

Zur Herausnahme legt man unter den Rücken, genau der zu entfernenden Stelle entsprechend, einen recht hohen Holzklotz, durchtrennt dann, wo es nötig ist, die entsprechenden Rippen mit der Knochenschere und durchschneidet nun die das herauszunehmende Stück begrenzenden Bandscheiben mit dem Knorpelmesser, worauf sowohl der obere wie der untere Teil durch die Eigenschwere der betreffenden Körperteile zurücksinken, nur durch die seitlichen Gelenke noch etwas gehalten, welche am besten mit einem Meissel durchschlagen werden. Während man nun den Finger, den Meissel usw. von oben her in den Wirbelkanal einführt und kräftig nach vorn zieht, werden die am Rücken liegenden Muskeln abgetrennt.

b) Die einzelnen Erkrankungen.

Die wichtigste Missbildung der Wirbelsäule, die Spaltbildung, ist S. 85 schon erwähnt worden.

Die entzündlichen Vorgänge an den Wirbeln stellen sich in der Regel unter dem Bilde der Karies dar und wurden früher unter dem Namen der Spondylarthrokace zusammengefasst. Man muss aber zwei Formen unterscheiden, die einfach kariösen (eiterigen) und die käsigen. Erstere können in allen Lebensaltern vorkommen und entstehen bald primär an den Wirbeln (zum Teil auch traumatisch), bald durch Fortleitung von benachbarten Abszessen, bald metastatisch. Es bilden sich in der Regel grössere Eiteranhäufungen (prävertebrale Abszesse), welche durch Fortkriechen im Bindegewebe an entfernten Stellen, besonders gern im Psoas, grosse Abszedierungen bewirken und schliesslich auch nach aussen durchbrechen können (sog. Senkungs-Abszesse). Es kann Heilung mit Synostose der erkrankt gewesenen Wirbel eintreten. Man achte, besonders bei verbreiteter eitriger Karies, auf Aktinomyzeskörner (S. 62).

Fig. 436.

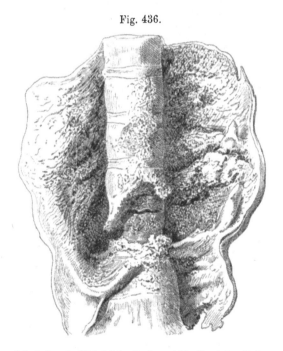

Tuberkulose der Wirbelsäule. Vorderansicht. $1/2$ nat. Gr. Karies mehrerer Wirbelkörper mit grösserem prävertebralem Abszess.

Die zweite Form, welche viel häufiger wie die vorige ist, kommt vorzugsweise bei tuberkulösen Kindern vor und wird durch eine käsig-tuberkulöse Osteomyelitis erzeugt. Es werden hier in ähnlicher Weise wie bei der einfachen Karies die Wirbelkörper zerfressen, die Zwischenbandscheiben zerstört, auch hier bilden sich prävertebrale Abszesse mit ihren Fortleitungen wie oben beschrieben (Fig. 436). Nicht selten findet man grössere oder kleinere nekrotische Knochenstücke lose oder noch hie und da haftend in die Käsemassen oder tuberkulösen Granulationen eingelagert. Auf senkrechten Durchschnitten sieht man am besten wie weit die Verkäsung in den Knochen reicht (Fig. 437) und in wie grosser Ausdehnung die Knochenbälkchen durch die Granulationswucherung zerstört sind. Mikroskopisch sieht man bald deutlich Tuberkel mit Riesenzellen in die Granulationsmasse eingesprengt, von denen dann die Verkäsung auszugehen pflegt, bald fehlen sie und es tritt die Nekrose in diffuser Weise ein. Genauere Angaben über den Prozess als solchen folgen noch bei der Betrachtung der Extremitätenknochen. Selten tritt Heilung ein.

Eine besondere Form der Zerstörung zeigt die

Fig. 437.

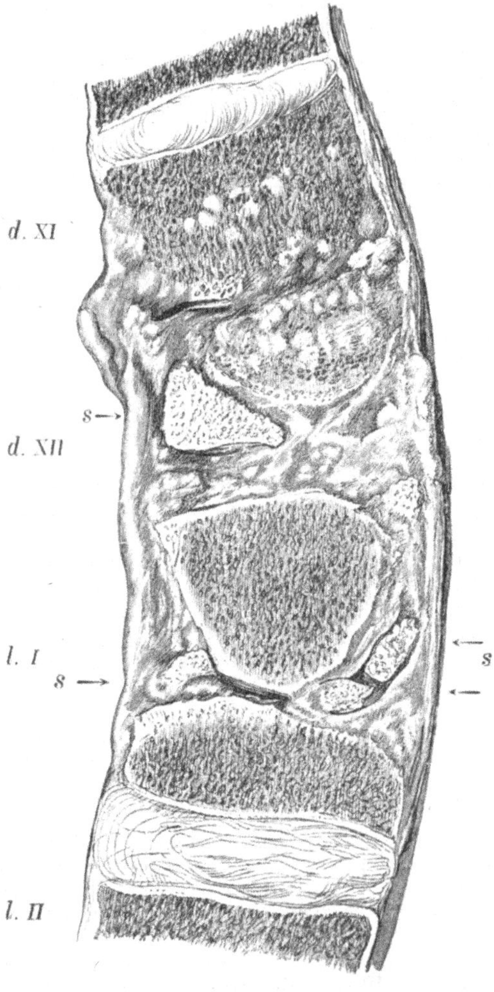

Tuberkulose der Wirbelsäule mit Sequesterbildung. Nat. Gr.
s Sequester. d. XI, XII Brustwirbel. l. I, II Lendenwirbel.

Fig. 438.

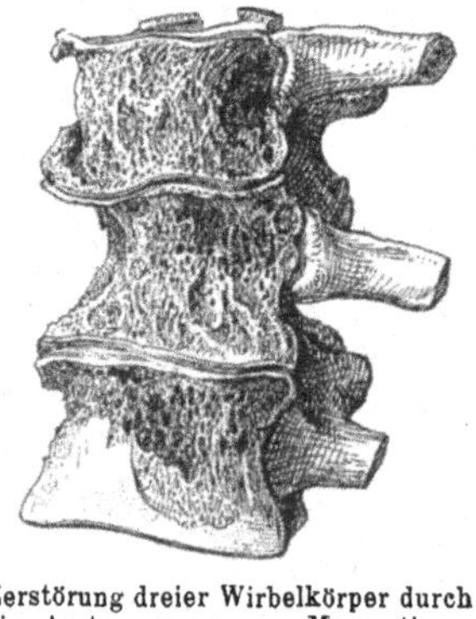

Zerstörung dreier Wirbelkörper durch ein Aortenaneurysma. Mazerationspräparat. $1/2$ nat. Gr.
Geringe Zerstörung der Zwischenbandscheiben.

Wirbelsäule da, wo ein Aneurysma gegen sie vorgedrungen ist, eine Zerstörung des Knochens, die weit stärker ist als diejenige der Zwischenbandscheiben, so dass diese über jene hervorragen (Fig. 438). Bei der Knochenzerstörung spielt auch eine faserige Umwandlung von Knochenbälkchen eine Rolle.

Von Neubildungen sind an den Wirbeln knorpelige und besonders knöcherne sehr häufig, vor allem in der Form der suprakartilaginären Exostosen, welche zuweilen, von den einander zugekehrten Seiten zweier Wirbel ausgehend, mit einander verwachsen und so knöcherne Spangen über die verschmälerten und unelastischen Zwischenbandscheiben bilden (Spondylitis deformans, Fig. 439). Selten ist eine ausgedehntere Synostose von Wirbeln, die besonders im Hals- und Brustteil vorkommt, gelegentlich aber auch die ganze Wirbelsäule betreffen kann und Bewegungslosigkeit im Gefolge hat. Man hat noch eine zweite (Bechterewsche) Form von chronischer Versteifung der Wirbelsäule aufgestellt, die von Ankylose der seitlichen Gelenke ausgehen soll, bei der aber auch Verknöcherung des Bandapparates und der Zwischenwirbelscheiben vorkommt. Bei beiden Formen pflegt eine flach kyphotische Verkrümmung vorhanden zu sein. Heteroplastische Geschwülste, besonders Sarkome und Karzinome kommen zuweilen durch Fortleitung von benachbarten oder metastatisch (besonders bei Mamma- und Prostatakrebsen), erstere auch primär vor. Auch Metastasen von Strumen sind beschrieben. Man mache es sich zur Regel bei jedem Geschwulstfall die Wirbelsäule zu untersuchen, sei es auch nur, indem man mit dem Meissel von einer Reihe von Wirbelkörpern eine schmale Scheibe abschlägt. Man wird erstaunt sein, wie häufig man Krebsmetastasen findet und wie ausgedehnt die Veränderung manchmal ist, derart, dass kaum ein Wirbelkörper frei ist, ja dass die ganze Wirbelsäule weich wie Wachs ist (Spina cerea).

Brüche der Wirbelsäule betreffen seltener die Dornfortsätze allein, in der Regel die Körper bzw. Zwischenbandscheiben mit oder ohne Beteiligung der

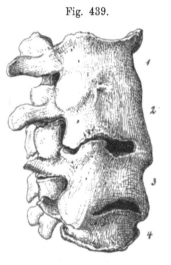

Fig. 439.

Suprakartilaginäre Exostosen an vier Wirbelkörpern. Ansicht etwas seitlich. ¹/₂ nat. Gr.

Zwischen 1 und 2 totale Ueberbrückung der Bandscheibe; zwischen 2 und 3 links partielle Ueberbrückung, rechts nur Näherung der beiderseitigen Exostosen; zwischen 3 und 4 beiderseits eine partielle Ueberbrückung.

übrigen Abschnitte. Sie verlaufen bald quer, bald schräg, selten längs, sind häufig Splitterbrüche oder mit Zermalmung und Kompression eines Teiles der Wirbelkörper verbunden (Fig. 440). Durch die die Brüche meistens begleitende Verschiebung des unteren Bruchendes nach hinten (Fig. 441 u. 442) wird eine mehr oder weniger starke Knickung der Wirbelsäule bewirkt. Dasselbe ist der Fall, wenn nach Zerreissung einer Zwischenbandscheibe die Verschiebung, eine Art Luxation, der beiden Wirbelkörper eintritt (Fig. 443). Durch die damit verbundene Verengerung des Wirbelkanals, die aber auch durch die Einschiebung von Knochensplittern (Fig. 441) usw. bedingt werden kann, erleidet das Rückenmark einen mehr oder weniger hohen Druck bzw. eine

Quetschung. Erfolgt der Tod erst nach einiger Zeit, so findet man Kallus (Fig. 441 u. 442), selten aber völlige Zusammenheilung.

Fig. 440.

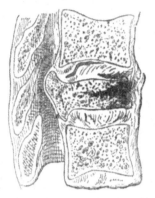

Zerquetschung eines Wirbelkörpers, Verengerung des Wirbelkanals durch hineingedrängte Teile des Wirbels. Sagittalschnitt. $^2/_3$ nat. Gr.

Fig. 442.

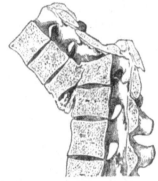

Bruch der Wirbelsäule mit starker Verschiebung der Bruchenden und winkliger Knickung. Völlige Unterbrechung des Wirbelkanals. Etwas Kallus an der vorderen Fläche. Sagittalschnitt. $^1/_3$ nat. Gr.

Fig. 441.

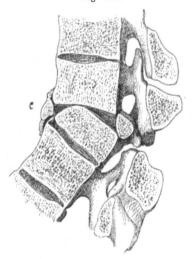

Fraktur der Wirbelsäule. Sagittalschnitt. $^1/_2$ nat. Gr.

Mässige Dislokation in Winkelstellung, Absprengung eines Stückes vom unteren Wirbel und Verschiebung desselben in den Wirbelkanal; an der Vorderfläche Kallus (c).

Fig. 443.

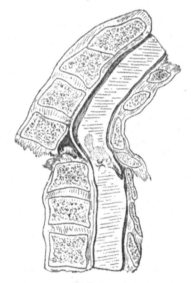

Zerreissung einer Zwischenbandscheibe mit Verschiebung der Wirbelkörper und des Bogens. Rote Erweichung des Rückenmarks an dieser Stelle. Sagittalschnitt.

Subluxationen können durch Muskelzug an den unteren Halswirbeln auftreten, eine Luxation ohne Bruch kommt am Zahn des 2. Halswirbels vor, durch dessen Druck auf das verlängerte Mark plötzlicher Tod erfolgen kann. Man untersucht diese Veränderung am besten zunächst von der Schädelhöhle aus, bei den anderen gibt ein Längsschnitt (mit der Säge nach der Herausnahme) die beste Uebersicht. Will man den Wirbelkanal von vorn her eröffnen, so ist jetzt die Zeit dazu gekommen. Westenhöfer gibt dafür folgende Vorschrift: Unter das Kreuzbein der Leiche wird ein Holzklotz geschoben oder die Leiche wird bis zum Becken an den Tischrand vorgezogen, so dass das Promontorium stark vorspringt. Die vorspringende Bandscheibe wird durchtrennt, worauf der Wirbelkanal sofort klafft. Man geht dann mit einer starken geraden Knochenschere in den Kanal ein, dreht die Schere nach aussen auf den Wirbelbogen und schneidet durch, erst rechts, dann links, Bogen für Bogen. Jeden Wirbelkörper kann man nach Durchschneiden der nächstfolgenden Bandscheibe durch Fassen mit einer Hakenzange einzeln entfernen oder, ohne die Bandscheiben zu durchtrennen, mehrere Wirbel gleichzeitig, bei Kindern am besten die ganze Wirbelsäule auf einmal.

Bei geschickter Entfernung der Wirbelkörper liegen besonders bei mageren Leichen sofort die Spinalganglien vor Augen, andernfalls muss etwas präpariert werden. Die weitere Untersuchung geschieht entsprechend der früher (S. 85) gegebenen Anleitung.

16. Untersuchung des knöchernen Beckens.

a) Allgemeine Verhältnisse.

Bei dem Becken sind vor allem die Gestaltveränderungen und die dadurch bewirkten Veränderungen seines Innenraumes wichtig. Zur genauen Untersuchung ist seine Herausnahme und Befreiung von Muskeln notwendig, in den meisten Fällen wird es aber genügen und, wo die mit der Herausnahme unvermeidliche Verstümmelung der Leiche nicht gestattet ist, genügen müssen, die Gestalt im allgemeinen zu bestimmen und nur die genauen Masse des Beckeneinganges zu nehmen. Indem ich wegen der Einzelheiten auf die Lehrbücher der Geburtshilfe verweise, beschränke ich mich hier darauf, nur einige allgemeine Gesichtspunkte anzuführen. Selten ist das Becken nach allen Richtungen weiter als normal (weites Becken), sehr häufig enger (enges Becken). Dieses ist entweder gleichmässig eng oder nur in einzelnen Durchmessern, während andere normal gross oder sogar grösser sind; entweder ist die Verengerung auf beiden Seiten ungefähr gleich (symmetrische Becken), oder sie ist ungleich (asymmetrische Becken). Die Ursache der Gestaltveränderung liegt entweder im Becken selbst oder in Veränderungen der Wirbelsäule oder in solchen der Hüftgelenke. Die letzten sind in der Regel einseitig (asymmetrische Becken) und sind Folgen von Entzündungen im jugendlichen Alter (koxalgische Becken), von Anchylose oder Luxation (Luxationsbecken, Fig. 444); an der Wirbelsäule sind es die Verkrümmungen, welche durch Verstellung des Kreuzbeins Veränderungen bedingen, indem dieses kompensierend an der Verkrümmung teilnimmt (kyphotische und skoliotische Becken). Von den krankhaften Veränderungen am Becken selbst, welche Missstaltung bedingen, sind, abgesehen von Geschwulstbildungen, als seltenere Ursachen Synostosen der Synchondrosis sacroiliaca (synostotische Becken, meist asymmetrisch) und Osteomalazie, als ungemein häufige die Rachitis zu nennen. Das osteomalazische Becken (Fig. 445) hat eine sehr charakteristische kartenherzförmige Gestalt des Beckeneingangs, welche

dadurch entsteht, dass die weichen Knochen von den Oberschenkeln an
der Pfannengegend einwärts gedrückt werden, so dass die beiden
Pfannen sich nähern und die Schambeine schnabelförmig vorragen,

Fig. 444.

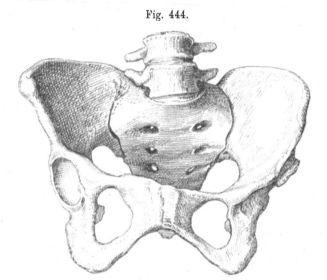

Luxationsbecken. ¹/₃ nat. Gr.
Atrophie der linken Pfanne, neue Gelenkfläche auf dem Darmbein; Atrophie der Beckenknochen links,
Verschiebung der Symphyse nach rechts.

während zugleich das Kreuzbein von der Rumpflast ebenfalls in die
Beckenhöhle vorgedrängt wird. Die Darmbeinschaufeln pflegen unter
Vermehrung ihrer normalen Krümmung zusammengedrückt zu sein.
Die Rachitis (Fig. 446) bewirkt nicht immer dieselben Veränderungen;
die gewöhnlichste ist die,
dass das Kreuzbein im
ganzen, besonders aber sein
Körper tiefer steht, also
stärker in die Beckenhöhle
vorspringt und dadurch die
Konjugata verengert, wäh-
rend der Querdurchmesser
normal oder sogar manch-
mal erweitert ist (platte
Becken); dabei hat das
Kreuzbein zugleich eine
Drehung um seine Quer-
achse erfahren und zeigt
an seinem unteren Ende eine
oft fast winkelige Knickung
nach vorn. Das Vortreten
des Kreuzbeins im ganzen

Fig. 445.

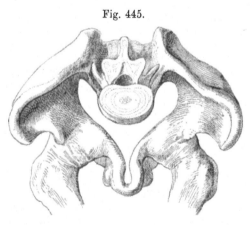

Osteomalazisches Becken. Ansicht von oben. Fast ¹/₃ nat. Gr.
Kartenherzförmiger Beckeneingang, schnabelförmige Gestaltung
der Symphyse, Einbiegung der Darmbeine.

und seines Körpers im besonderen ist durch die später genauer zu beschreibende rachitische Veränderung an der Synchondrosis sacroiliaca
sowie an den knorpeligen Verbindungen zwischen Körper und Flügeln
und durch die damit zusammenhängende grössere Weichheit und Ver-
schiebbarkeit bedingt. Wenn an der Synchondrosis ileopubica ein ähnliches Einwärtsdrängen stattfand, so kann sich die Form des rachi-

Fig. 446.

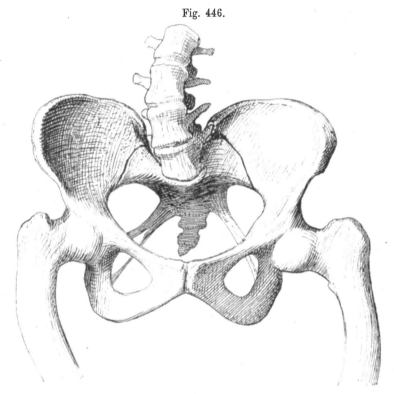

Rachitisches plattes Becken. ¹/₃ nat. Gr.
Stark vorspringendes Promontorium (Conjug. ver. 6,00 cm). Krümmung des Kreuzbeins, geringe schräge
Verschiebung. Verbiegung der Wirbelsäule und der Oberschenkel.

tischen Beckens derjenigen des osteomalazischen nähern. Ausser diesen
Veränderungen am kleinen Becken bedingt die Rachitis auch meist
noch Kleinheit und flache Gestalt der Hüftbeine.

b) Die einzelnen Erkrankungen.

Brüche des Beckens kommen nur durch Einwirkung heftiger Gewalt zustande und sind in der Regel mit so bedeutenden Verletzungen
wichtiger Organe verbunden, dass sie bald den Tod herbeiführen, oft
nachdem ausgedehnte Verjauchungen und Nekrosen von Knochenteilen
stattgefunden hatten. Am häufigsten ist der quere Ast des Os pubis,
oft symmetrisch, sagittal durchbrochen und der absteigende Ast in der

Höhe seiner Verbindung mit dem aufsteigenden Sitzbeinast, während
gleichzeitig an der Rückseite des Beckenringes, da aber meist nur einseitig, ein Längssprung im Kreuzbein nahe der Articulatio sacro-iliaca
oder auch eine Diastase in dieser vorhanden ist. Vereinzelte Brüche
können an verschiedenen Knochen, besonders Kreuz- und Darmbein,
vorkommen, eine Diastase wird auch an der Symphysis pubica gefunden, eine Luxation am Steissbein.

Die entzündlichen kariösen Vorgänge am Becken sind, wenn
sie nicht aus einem Trauma hervorgingen, meistens von dem Hüftgelenk
oder von Psoasabszessen aus entstanden, doch können auch alle anderen

Fig. 447.   Fig. 448.

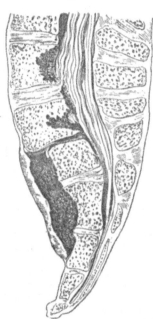

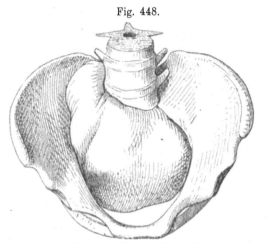

Sarkom des Beckens. $^4/_5$ nat. Gr.

mit Eiterungen verbundenen Erkrankungen
der Nachbarschaft durch Fortleitung Becken-
karies bewirken. Am häufigsten ist wohl,
von den tuberkulösen Veränderungen abgesehen (Fig. 447), die kariöse Zerstörung
an der hinteren Oberfläche des Kreuzbeins
durch Aufliegen (Dekubitus).

Tuberkulöse Karies des Kreuzbeins.
Nat. Gr.

In den oberen Wirbeln ist die der Cauda
equina zugewendete Seite hauptsächlich verändert, unten die vordere, wo
sich ein präsakraler Abszess befindet.

Abgesehen von den von dem Hüftgelenk
ausgehenden knochenbildenden Vorgängen
kommen zuweilen kleine Exostosen an
der Linea ileo-pubica oder an der Symphysis pubica vor, welche
stachelförmig in die Beckenhöhle hineinragen (Stachelbecken) und
dadurch unter Umständen zu Verletzungen bei der Geburt Veranlassung
geben können. Von sonstigen Geschwülsten kommen Enchondrome,
Osteome, Sarkome (Fig. 448) und Karzinome vor. Sehr weiche,
primär hier vorkommende und manchmal in Form einer Infiltration
gleichmässig durch den ganzen Knochen verbreitete Neubildungen sind
als Knochenkrebse beschrieben worden, es handelt sich dabei aber um
sarkomatöse Wucherungen oder myelogene Hämoblastosen. Das so er-

weichte Becken kann dem osteomalazischen in seiner Gestalt gleichen. Mit metastatischer Krebsbildung kann zugleich eine Knochenbildung in Gestalt von Nadeln, Blättern usw. verbunden sein (osteoblastische Krebse).

Mit dem unteren Ende des Kreuzbeins oder dem Steissbein hängen meistens die sog. Steissgeschwülste zusammen, angeborene Neubildungen, welche zum guten Teil verunglückte Föten sind; ein anderer Teil hat fibromatöse, sarkomatöse Beschaffenheit, aber auch adenomatöse, besonders kystadenomatöse sowie mit Sarkom gemischte Geschwülste und endlich einfache Hygrome kommen hier vor. Die adenomatösen können von der nur wenige Millimeter grossen, vor den unteren Steisswirbeln am Ende der A. sacralis media gelegenen Steissdrüse (Glandula coccygea) ausgehen. Da diese von vielen zu dem chromaffinen System als Paraganglion coccygeum gerechnet wird, muss man gegebenenfalls nach phäochromen Zellen (s. S. 395) suchen.

IV. Untersuchung der Gliedmassen.

Mit der Beendigung der Sektion der Bauchhöhle kann man in den meisten Fällen auch die Sektion überhaupt als beendet ansehen, in anderen aber müssen auch noch die Gliedmassen untersucht werden, an welchen die Lymphknoten und -Gefässe, die Blutgefässe, Nerven, Muskeln, Gelenke und Knochen eine besondere Berücksichtigung verdienen. Man wird sich bei dieser Untersuchung natürlich nach dem gegebenen Falle richten und im allgemeinen nur diejenigen Teile untersuchen, an welchen eine pathologische Veränderung mit Sicherheit erschlossen oder doch wenigstens vermutet werden kann.

1. Untersuchung der Lymphknoten.

Bei den Lymphknoten handelt es sich wesentlich um diejenigen Gruppen, welche am Beginne der Gliedmassen liegen, die axillaren und inguinalen, welche aber beide nicht bloss mit Lymphgefässen des entsprechenden Gliedes, sondern auch, jene mit der Mamma, diese mit den Geschlechtsteilen zusammenhängen, wodurch jede von ihnen besonderen Erkrankungen ausgesetzt ist. Es soll bei dieser Gelegenheit ein kurzer Ueberblick über die pathologischen Veränderungen der Lymphknoten überhaupt gegeben werden. — Die mikroskopische Untersuchung wird nach den üblichen Methoden vorgenommen. Injektionen der Lymphräume sind leicht zu machen, da man nur nötig hat, die Kanüle einer Pravazschen Spritze vorsichtig unter die Kapsel zu bringen und dann die flüssige Injektionsmasse einzuspritzen.

Die einzelnen Erkrankungen.

a) **Kreislaufstörungen.** Die normalen Lymphknoten sehen in der Regel grau, blutarm aus, es ist deshalb Anämie schwer zu erkennen; Hyperämie erkennt man an der mehr oder weniger dunkelroten Farbe, doch ist man der Verwechslung mit Blutresorption (s. S. 748) ausgesetzt. Wenn das Blut an der Oberfläche ringförmig die Lymphknötchen umgibt, dann kann man letzteren Zustand vermuten. Sicheren Aufschluss gibt nur das Mikroskop. Man beachte die Konsistenz der Knoten, sehr schlaffe hyperänische Drüsen müssen die Vermutung erwecken, dass vorher eine stärkere Schwellung vorhanden war.

Kleine Blutungen kommen häufig bei akuten Infektionskrankheiten, neben Entzündung, ferner bei Embolien (Endoc. ulc.) vor. Sie sitzen zunächst in den Randknötchen, können aber in die Lymphräume durchbrechen.

Bei bestehender Wassersucht in dem Wurzelgebiet der Knoten tritt auch in ihnen eine ödematöse Schwellung ein, aber wesentlich durch Erweiterung der Lymphräume, welche sich auch noch unter anderen Umständen (bei Anämie infolge vermehrter Durchlässigkeit der Blutgefässe) findet. Bei uns sind zystische Erweiterungen der Knotenlymphräume (Lymphozelen) durch Stauung der Lymphe sehr selten.

b) Die **Entzündungen** der Lymphknoten sind fast stets sekundäre, am häufigsten durch verunreinigte Lymphe erzeugte. So findet man sie, besonders an der Leiche, vorzugsweise in Fällen von ausgedehnteren entzündlichen Prozessen im subkutanen, intermuskulären Gewebe usw. ihres Wurzelgebietes.

Bei der einfachen, hyperplastischen Lymphadenitis (Lymphonoditis) sind die Knoten geschwollen, rötlich-grau, markig, auf dem Durchschnitt weich, feucht, es lässt sich reichlicher trüber Saft ausdrücken, in welchem teils gewöhnliche Lymphozyten mit einfachem Kern und spärlichem Leib, teils grössere, öfter vielkernige, epithelartige Zellen vorhanden sind, welche, wie Schnitte zeigen, wesentlich aus den Lymphräumen stammen, wo eine starke Schwellung, Wucherung und Abschuppung der Endothelzellen statthat (Katarrh der Lymphräume, Fig. 449). Die Keimzentren sind vermehrt und zeigen zahlreiche Karyomitosen. Im Zentrum der Knötchen tritt öfter ein Schwund des hier ja an sich schon

Fig. 449.

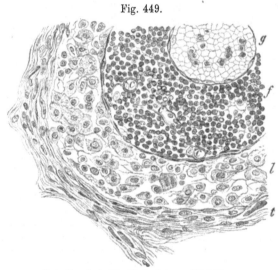

Akute Lymphadenitis, Marksubstanz. Mittl. Vergr.

g stark erweitertes Gefäss mitten in einem Lymphstrang (f); c Kapillaren. l Lymphraum mit grossen, teilweise mehrkernigen Zellen, deren grosse Kerne weniger stark gefärbt sind als die der Lymphdrüsenzellen. t Trabekel mit zahlreichen, deutlich hervortretenden länglichen Kernen.

so zarten Netzwerks mit Bildung kleiner, von zellenreicher Flüssigkeit erfüllter Höhlen ein. Eine durch reichliche Blutungen ausgezeichnete hyperplastische Lymphadenitis wird besonders bei Milzbrand beobachtet.

Diese Erkrankung kann rückgängig werden, indem die überreichlich vorhandenen Zellen, zum Teil durch Verfettung, wieder ver-

schwinden. Sie kann aber auch nur der Anfang einer schweren Entzündung, der eiterigen (Lymphadenitis apostematosa) sein, welche
man besonders bei schweren Wundinfektionen häufig antrifft, ausserdem
an den Inguinalknoten besonders im Anschluss an weiche Schankergeschwüre der Geschlechtsteile (Schankerbubonen). Die Pestbubonen
geben im wesentlichen den gleichen Befund, enthalten aber ungeheure
Mengen von Pestbazillen, welche durch ihre bipolare Färbung an gefärbten Präparaten ausgezeichnet sind.

Im frischen Stadium der Entzündung sieht man in den geschwollenen Knoten einzelne, oft viele kleine gelbliche Eiterherdchen,
welche im Gegensatz zu der einfachen Eiterresorption zunächst in den
Knötchen gelegen sind und unter dem Mikroskope hauptsächlich an
den gelappten oder mehrfachen Kernen der Eiterkörperchen erkannt
werden können. Durch Zusammmenfluss derselben entstehen grössere
unregelmässige Abszesse, zwischen welchen mehr oder weniger grosse
Reste der Knotensubstanz noch übrig sind, die zuweilen nekrotisch
werden und in dem Eiter schwimmen. Sehr bald pflegt das lockere
Bindegewebe um die Knoten herum ebenfalls in Entzündung versetzt
zu werden (Paradenitis), welche zunächst eine entzündliche ödematöse
Schwellung, dann ebenfalls eine Vereiterung bewirkt, wodurch der ganze
Knoten abgelöst und ausserdem ein Durchbruch an der äusseren Haut
(Fistel) erzeugt werden kann. Tritt nun die Heilung ein, so bleibt nur
eine Narbe an Stelle des Knotens übrig, trat die günstige Wendung
vorher ein, so tritt auch nur eine partielle narbige Zerstörung des
Knotens, öfter aber eine allgemeine Induration ein.

Das ist dann die dritte Form der Lymphknotenentzündung, die
Lymphadenitis chronica fibrosa, indurativa. Es verdickt sich
dabei unter faseriger Umwandlung das Retikulum, es verdicken sich
Kapsel und Trabekel, während die lymphoiden Zellen mehr und mehr
schwinden. Die Veränderung kann partiell auftreten oder zu totaler
Zerstörung der Knoten führen.

Bei Schankerbubonen habe ich wiederholt grosse Mengen von eosinophilen Zellen sowohl in den Drüsen selbst, als auch in ihrer Kapsel
und in dem umgebenden Gewebe gefunden.

c) **Infektiöse Granulome.** Die Tuberkulose kommt an den
Lymphknoten der Extremitäten seltener vor als an denen des Halses
und den inneren. Sie führt zur Verkäsung, aber nicht immer in gleicher
Weise. Bei der früher als skrofulöse oder käsige Entzündung bezeichneten Form vergrössern sich die Knoten oft beträchtlich, sehen
anfangs markig, hyperplastisch aus, bekommen später trübe Flecken,
die sich vergrössern und immer deutlicher ein käsiges Aussehen annehmen (Fig. 450). Es kann schliesslich, wie besonders bei den mesenterialen Knoten schon erwähnt wurde (s. S. 656), das gesamte Gewebe
in eine gleichmässig gelbe, trübe, trockene Masse sich umwandeln.
Sekundär tritt dann oft im Zentrum wieder eine Verflüssigung zu einer
grünlichen gelben eiterähnlichen Masse ein, während andererseits auch
eine Verkalkung dem Käse noch grössere Härte verleihen kann. Mikroskopisch sieht man in den frühesten Stadien eine diffuse Anhäufung

von erst kleinen, dann grösseren epithelioiden, auch wohl Riesenzellen, von welchen die Verkäsung ausgeht. In der Peripherie der Käseherde ist jedoch häufig auch die Anwesenheit von Tuberkeln mit epitheloiden und Riesenzellen festzustellen und bei vielen der sog. skrofulösen Drüsen kann überhaupt deren Anwesenheit von vornherein nachgewiesen werden (Fig. 451). Da, wo die Tuberkulose als miliare bzw. submiliare auftritt, kann man die Tuberkel als graue Fleckchen in dem sonst rötlich grauen Gewebe erkennen, doch ist makroskopisch die Unterscheidung von Lymphknötchen nicht immer zu machen. Mikroskopisch heben sich an gefärbten Präparaten die Tuberkel durch ihre geringere Färbung deutlich von dem stets stark gefärbten Knotengewebe ab. Durch immer neue Tuberkelbildung entstehen Tuberkelhaufen (Konglomeratknoten), durch deren Verkäsung ähnliche gelbe Flecken entstehen wie bei der vorigen Form, so dass schliesslich die beiden nicht mehr unterschieden werden können, die auch ätiologisch zusammengehören, da sich bei beiden Kochsche Bazillen finden. Ausser der Verkäsung kommt auch noch eine hyaline Degeneration sowohl von Zellen wie Gefässwandungen vor.

Fig 450.

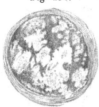

Querschnitt durch einen Lymphknoten mit multipler Verkäsung, an der rechten Seite mehrere kleinste Herdchen. Nat.Gr.

Fig. 451.

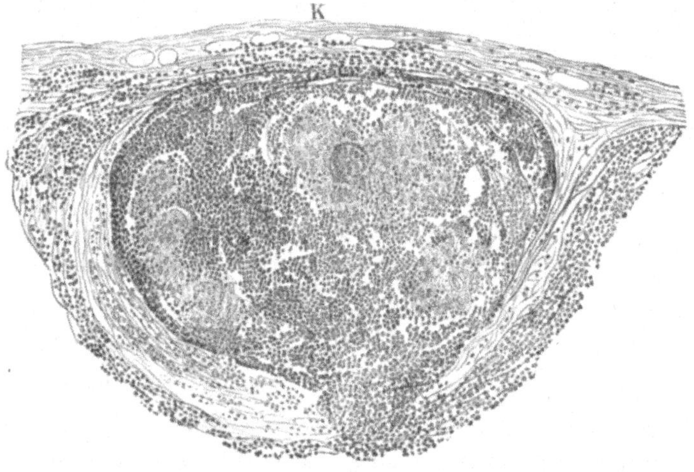

K

Riesenzellentuberkel in skrofulösen Lymphknoten. Mittl. Vergr.
K Kapsel. t Trabekel. In der Mitte ein Knötchen, welches Tuberkel enthält; die Lymphsinus (l) mit Zellen gefüllt.

In dem Käse lassen sich mit Fettfarben (Sudan, Scharlach R) reichliche Mengen von Lipoiden nachweisen, eine Verkalkung findet man an peripherischen Lymphknoten nur sehr selten.

Besonders die inguinalen Knoten, aber auch die Nacken- und kubitalen Drüsen sind häufig der spezifisch syphilitischen Erkrankung ausgesetzt (indolente Bubonen), bei welcher die Drüsen vergrössert, hart, auf dem Durchschnitt von grauer oder grauroter Farbe sind und sich mit Zellen so vollgepfropft erweisen (zellige Hyperplasie, viele Plasmazellen), dass ihre Struktur gar nicht mehr deutlich zu erkennen ist. Es können aber auch die partiellen Verfettungen und Nekrosen, wie sie als Eigentümlichkeit der Gummibildungen früher beschrieben wurden, entstehen, welche dann wie käsige Herde in die im übrigen markig aussehende Drüse eingesprengt liegen. Dazu kann sich eine hyperplastische Verdickung der retikulären Grundsubstanz gesellen. In solchen Drüsen lassen sich sowohl im Saft, wie im Gewebe an Schnitten Spirochäten nachweisen.

Wahrscheinlich gehört in das Gebiet der infektiösen Granulombildungen auch eine Reihe von Erkrankungen der Lymphknoten, bei welchen diese oft mächtig anschwellen, aber in ihrem Bau doch immer noch im wesentlichen den Charakter des Lymphknotengewebes beibehalten (Lymphome). Es gibt gutartige Lymphome (einfaches hyperplastisches Lymphom), bei welchen die Neubildung die Knotengrenze nicht überschreitet, und maligne Lymphome, welche nicht nur von Knoten zu Knoten weiterschreiten, sondern auch die Knotengrenze durchbrechend auf die Nachbarschaft übergreifen und selbst Metastasen machen. Je nachdem bei der Neubildung mehr die lockeren lymphoiden Zellen oder mehr das retikuläre Grundgewebe überwiegt, trennt man sie in weichere und härtere Formen. Obwohl sich Mischformen finden, so unterscheidet man doch vorläufig noch je nach der gleichzeitig vorhandenen Blutbeschaffenheit die leukämischen malignen Lymphome und die aleukämischen, bei welchen nur eine Oligämie vorhanden zu sein pflegt. Die Angabe, dass die Injektion der Lymphräume bei den leukämischen Tumoren gelingt, bei den anderen nicht, gibt keine genügende Erklärung für das verschiedene Verhalten des Blutes. Die malignen Lymphome, welche gelegentlich aus unbekannten Gründen eine grünliche Färbung besitzen (Chlorome), sind Teilerscheinung jener Systemerkrankung des hämatopoëtischen Apparates, für welche ich den Namen Hämoblastosen vorgeschlagen habe. Ich vermag davon die in umschriebener Form auf eine einzige Gruppe von Lymphdrüsen beschränkt vorkommende Erkrankung, welche man als Lymphosarkom bezeichnet hat, nicht zu trennen, rate also diesen schon an sich unrichtig gebildeten Namen, ganz zu vermeiden, denn mit Sarkombildung hat die Veränderung gar nichts zu tun. Zellen, welche wegen der Grösse ihres Leibes und der bläschenförmigen Beschaffenheit und Grösse ihres Kernes Aehnlichkeit mit Sarkomzellen haben, findet man in allen Lymphomen, sie sind aber meines Erachtens nichts anderes, als Lymphogonien, d. h. Zellen, wie sie auch in den Keimzentren normaler Lymphknoten vorkommen. Bei der malignen Lymphombildung ist gewissermassen das ganze Lymphdrüsengewebe zu einem einzigen Keimzentrum umgewandelt.

Dagegen stimme auch ich dafür, dass man jene durch reichlich Zwischengewebe, wechselvolle Beschaffenheit der Zellen, Grösse und Kernreichtum einzelner Zellen ausgezeichneten (Fig. 452), in der Regel

Fig. 452.

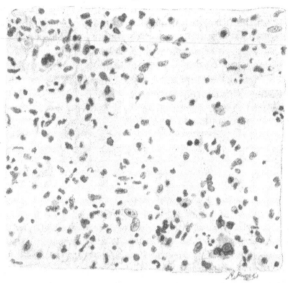

Lymphogranulom einer Lymphdrüse. Schwache Vergr.
Viel faserige Grundsubstanz, einige auffällige grosse Zellen.

harten Schwellungen der Lymphknoten als besondere Gruppe unter dem Namen Lymphogranulom (die Krankheit Lymphogranulomatose) abtrennt und an die Tuberkulose heranrückt.

d) **Progressive Ernährungsstörungen.** Echte Geschwülste kommen primär an den Lymphknoten selten vor, doch gibt es Sarkome, auch endotheliale, noch seltener Enchondrome, Fibrome usw. Dagegen sind sekundäre Geschwülste sehr häufig, in erster Linie Karzinome. Diese stammen, was die Extremitätenknoten betrifft, an den axillaren, wie schon früher erwähnt wurde, besonders von der Mamma, bei den inguinalen von den äusseren Geschlechtsteilen (Kankroid des Penis oder der Klitoris) oder auch von den inneren (Carc. uteri). Hat man Gelegenheit einen frisch krebsigen Knoten zu untersuchen (Fig. 453), so kann man sich überzeugen, dass die Krebsentwickelung immer in den Lymphsinus um die peripherischen Lymphknötchen herum ihren Anfang nimmt, aus-

Fig. 453.

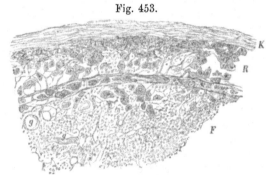

Sekundäre Karzinombildung in einem Lymphknoten. Mittl. Vergr.
Anhäufung von Karzinomzellen im Randsinus (R), Uebergreifen auf
das Lymphknötchen (F). K Kapsel. g Gefässe.

gehend von Krebszellen, welche durch den Lymphstrom fortgeschwemmt und von dem Retikulum der Lymphsinus zurückgehalten wurden.

e) **Rückgängige Ernährungsstörungen** treten besonders in den Knoten alter Leute häufig ein, sowohl eine einfache Atrophie, wobei besonders die lymphoiden Zellen schwinden, als auch eine adipöse A., bei welcher vom Hilus aus das Lymphdrüsengewebe durch Fettgewebe ersetzt wird. — Nekrose ganzer Knoten findet man besonders bei schweren septischen und putriden Infektionen. — Fettige Degeneration ist häufig an den lymphoiden Zellen besonders bei rückgängigen entzündlichen Schwellungen; eine hyaline Degeneration von Gefässen, bei der sich die hyalinen Massen nach van Gieson leuchtend rosarot färben (Käse färbt sich gelbbräunlich), wird besonders häufig neben käsigen Prozessen gefunden, kommt aber auch in karzinomatösen Knoten und mehr selbständig in ätiologisch noch nicht genügend aufgeklärten Fällen vor. Die amyloide Degeneration (Fig. 454) ergreift in den Lymphknoten ausser den kleinen Arterien und Kapillaren auch das Retikulum des Lymphgewebes sowie seltener der Lymphräume; die lymphoiden Zellen bleiben frei. Die Balken des Retikulums schwellen knotenförmig an und können sich schliesslich in einzelne Amyloidklumpen umwandeln, welche amyloide Zellen vortäuschen könnten.

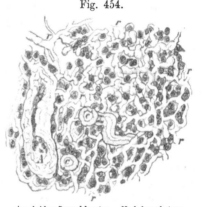

Fig. 454.

Amyloider Lymphknoten. Nodularsubstanz. Mittl. Vergr.

A amyloide Arterie. c amyl. Kapillaren. r das amyloide Retikulum, dazwischen die nicht amyloiden Lymphozyten.

Stärkere Entartung erkennt man an dem speckigen Aussehen und der braunen Färbung nach Aufgiessen der Jodjodkaliumlösung. Zur mikroskopischen Untersuchung verwendet man Schnitte, die mit Jod oder Anilinviolett gefärbt sind.

f) **Fremdkörper, Parasiten.** Eine in ihrem Bau begründete Eigentümlichkeit der Lymphknoten ist die, dass sie mit dem Lymphstrom zugetriebene feste Teile (Kohlen- und sonstigen Staub usw.) zurückhalten, gleichsam abfiltrieren (s. S. 333). Daher rührt es, dass man z. B. bei Tätowierung der Haut des Armes schon nach einiger Zeit die benutzten Farbstoffkörnchen in Lymphknoten der Achselhöhle auffinden kann, wo sie auch noch vorhanden sind, wenn die Tätowierung der Haut bereits wieder verschwunden ist — eine für Gerichtsärzte beachtenswerte Tatsache. Auf demselben Grunde beruht es, dass die roten Blutkörperchen, welche bei einem grösseren Bluterguss in der Peripherie von den Lymphgefässen aufgenommen und zu den Lymphknoten weiter geschafft wurden, hier in den Lymphsinus zurückgehalten werden (Blutresorption, Fig. 455), wo man sie dann in frischen Fällen noch wohlerhalten, bei älteren in Form von gelbbraunem Pigment wiederfindet, das aber bald mehr in den Lymphsträngen und -Knötchen als in den Lymphräumen sich befindet. Blutpigment kann übrigens auch als solches, nachdem es irgendwo im Wurzelgebiet gebildet oder abgelagert wurde, den Lymphknoten zugeführt und in ihnen zurückgehalten werden.

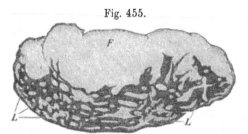

Fig. 455.

Lymphknoten mit Blutresorption. Schwache Vergr.
F Lymphknötchen. L die mit roten Blutkörperchen gefüllten und erweiterten Lymphräume der Marksubstanz.

Wie die roten Blutkörperchen, so können auch farblose, vor allem gelapptkernige Leukozyten (Exsudatzellen) mit der Lymphe den Lymphdrüsen zugeführt und hier zurückgehalten werden. Man muss diese Eiterresorption sehr wohl von der Eiterung in den Lymphknötchen, die wesentlich in den Knötchen beginnt, unterscheiden. Beide Veränderungen können sich natürlich vergesellschaften, da mit den Exsudatzellen auch die Entzündungserreger resorbiert und nach den Lymphknoten verschleppt zu werden pflegen.

Parasiten grösserer Art sind in den Lymphknoten, besonders den peripherischen, sehr selten, dagegen enthalten diese häufig alle möglichen Bakterien und ich möchte wiederholt darauf aufmerksam machen, dass sich der Saft der regionären Lymphknoten ganz besonders zur Untersuchung an Deckglastrockenpräparaten eignet, wenn man schnell nachsehen will, ob bei irgend einer Erkrankung im Wurzelgebiete Parasiten eine Rolle spielen. Ein negativer Befund kann freilich nicht das Gegenteil beweisen.

2. Untersuchung der Lymphgefässe.

Die an den Lymphgefässen vorkommenden Entzündungen sind ebenso wie die Lymphknotenentzündungen wesentlich durch abnorme Beschaffenheit der sie durchströmenden Lymphe bedingt. Bei der einfachen Lymphangitis sitzen die auffälligsten Veränderungen (Rötung, entzündlich-ödematöse Schwellung) in der Adventitia und dem umgebenden Bindegewebe (Peri- und Paralymphangitis), höchstens ist die Wand selbst etwas verdickt, mikroskopisch die Endothelien geschwollen, körnig. Diese Entzündung kann rückgängig werden oder in die eiterige (Lymphangitis purulenta) übergehen, bei welcher zwar auch wieder in der Umgebung starke entzündliche Veränderungen (Eiterung und Abszedierung) vorhanden sind, aber das Gefäss selbst stärker geschwollene Wandungen und einen abnormen Inhalt (Lymphthrombus) besitzt. Der Inhalt ist manchmal fibrinös, häufig wesentlich aus Parasiten, besonders Mikrokokken, zusammengesetzt, zuweilen eiterig (Resorption). Die Veränderung des Inhalts geht den Wandveränderungen voraus (Thrombolymphangitis).

Auch eine produktive Lymphangitis kann an grösseren Stämmen vorkommen, wodurch nicht nur dauernde Verdickungen der Wand, sondern auch, vor allem an den Klappenstellen, Obliterationen zustande kommen können.

Eine tuberkulöse Lymphangitis, welche an den kleinen Aestchen so häufig ist, kommt an den Stämmen, besonders an denjenigen der Extremitäten selten vor. Doch ist immer an die Möglichkeit zu denken, dass, wie beim Ductus thoracicus angegeben wurde, ein Uebergreifen eines tuberkulösen Prozesses aus der Nachbarschaft stattfinden könnte. Durch proximalen Verschluss, vielleicht aber auch noch durch andere Momente kann eine Erweiterung von Lymphgefässen (Lymphangiektasie), manchmal mit Hypertrophie ihrer Muskeln erzeugt werden. Umschriebene Erweiterungen, welche selbst zystenartig werden und sich schliesslich vom Hauptstamme abtrennen können, hat man als Lymphangioma cysticum bezeichnet. Unter L. simplex versteht man eine aus kapillären und grösseren Lymphgefässen, welche meist netzartig verbunden sind, zusammengesetzte Geschwulst, unter L. cavernosum eine solche, welche aus grösseren, mannigfach gestalteten, zusammenhängenden Hohlräumen mit Lymphe als Inhalt besteht.

Von sonstigen Geschwulstbildungen an Lymphgefässen ist besonders das Hineinwachsen von Geschwulstmassen aus der Umgebung, vor allem von Karzinommasse, bemerkenswert. Es können besonders die zwischen krebsigen Lymphknoten liegenden Gefässe ganz mit Krebszellen erfüllt sein, welche nicht aus der Wand entstanden, sondern nur in dem gegebenen Hohlraum weiter gewachsen sind.

In mehr passiver Weise, durch Resorption, können alle möglichen anderen Dinge, ausser Eiter auch insbesondere Blut bei Blutergüssen im Wurzelgebiete in die Lymphgefässe hineingeraten. Von der Lymphthrombose war schon die Rede, es sei nur noch erwähnt, dass die normale Lymphe an der Leiche flüssig gefunden wird.

3. Untersuchung der Blutgefässe.

Ueber die Veränderungen der Blutgefässe ist im Zusammenhange bei der Besprechung der Aorta und Vena cava das Nötige mitgeteilt worden, es wird deshalb hier nur noch angeführt, dass man bei ihrer Untersuchung die Schnitte stets im Verlaufe der Hauptstämme führt, da es gerade hier oft auf genaue Feststellung des Zusammenhanges ankommt.

4. Untersuchung der Nerven.

Ebenso wie in der Pathologie der Nerven überhaupt, so ist auch in der pathologischen Anatomie derselben noch mancher dunkle Punkt aufzuhellen. Die makroskopische Betrachtung ist im allgemeinen von geringerer Bedeutung als die mikroskopische Untersuchung, welche man nach den bei dem Zentralnervenapparat (S. 90) angegebenen Methoden, teils an Längs- und besonders Querschnitten gehärteter Nerven, hauptsächlich aber an Zupfpräparaten, sei es von frischen, sei es von be-

sonders zubereiteten Nerven, vornimmt. Es ist hier besonders die
Mazeration in 1 proz. Osmiumsäurelösung anzuempfehlen.

a) **Kreislaufstörungen.** Hyperämie zeigen die Nerven in entzündeten Teilen z. B. bei Phlegmone; sie reicht oft über das Ent-
zündungsgebiet weit hinaus. Die hyperämischen Nerven erscheinen in
der Längsrichtung rot gestreift; es sind sowohl die perifaszikulären
wie die intrafaszikulären Gefässe hyperämisch. Oedem findet sich
zugleich mit Hyperämie in entzündeten Teilen, ebenso öfter Hämorrhagien in Punkt- oder Streifenform.

b) **Entzündungen** sind selten eiterig (Neuritis purulenta); der
Eiter findet sich dann nur im perifaszikulären Gewebe, da die blätterige
Scheide, welche die Faszikel umgibt, undurchdringlich für Eiter ist.
Erst wenn sie verletzt ist, dringt Eiter in das intrafaszikuläre Gewebe.
Die oft so auffällige Unversehrtheit der Nerven mitten in entzündeten
Teilen ist wohl zum grossen Teil auf ihre selbständige Gefässeinrichtung
zu beziehen. Indes ist doch in solchen Fällen entzündliche Hyper-
ämie mit seröser Exsudation nicht so selten zu sehen.

Eine produktive Neuritis mit folgender fibröser Induration
(Neuritis interstitialis proliferans) kann akut entstehen, indem ein
zellenreiches Granulationsgewebe sich zwischen den Nervenfasern entwickelt, wodurch diese gleichmässig oder knotig verdickt werden
können, oder sie kann von vornherein schleichend, als Induration sich
entwickeln. Durch das entstehende schrumpfende Bindegewebe wird
schliesslich in beiden Fällen eine Atrophie der Nervenfasern herbeigeführt. Die Erkrankung kann eine mehr periphersche oder eine totale
sein; im letzteren Falle können die Nervenfasern vollständig zugrunde
gehen, worauf dann nach der Endausbreitung hin eine sekundäre
Degeneration entsteht. Die chronische produktive Neuritis kann sich
von der zuerst ergriffenen Stelle aus sowohl deszendierend wie besonders aszendierend, manchmal sprungweise, selbst bis zum Rücken-
marke verbreiten.

Während bei den genannten Entzündungen die Nervenfasern selbst
erst sekundär ergriffen werden, gibt es auch primär entzündliche
Störungen, welche man als Neuritis parenchymatosa oder degenerativa bezeichnet. Besonders Leyden hat auf eine multiple degenerative Neuritis aufmerksam gemacht, welche nach ihm die Ursache
mancher, in kritikloser Weise neuerdings als Poliomyelitis aufgefasster
Prozesse ist. Sie befällt die peripherischen, hauptsächlich motorischen
Nerven an verschiedenen Stellen, besonders die Nn. radiales und peronei.
Die Nerven sind geschwollen, gerötet, blutig, aber manchmal auch
von natürlichem Aussehen. Die Nervenfasern zeigen fettige Degeneration
nebst einer teils aus lymphoiden, teils aus grösseren Plasmazellen bestehenden Zellinfiltration in der Umgebung der Gefässe und an der
Innenfläche des Endoneuriums. Später können umschriebene lipomatöse
Verdickungen entstehen. Zentralwärts verschwinden die Veränderungen
ganz, peripherisch fehlen die Zellinfiltrationen von der Stelle an, wo
die Nerven keine Gefässe mehr besitzen. In den entsprechenden
Muskeln entsteht sekundäre einfache Atrophie, oft mit Adipositas.

Eine ähnliche weit verbreitete Veränderung (Panneuritis epidemica) scheint der als Beriberi oder Kakke bezeichneten, in Japan, Holländisch Indien usw. heimischen Krankheit zugrunde zu liegen.

c) **Infektiöse Granulome** sind an den Nerven selten, doch sind gummöse Neubildungen beobachtet worden und vor allen Dingen lokalisiert sich die Lepra häufig an den peripherischen Nerven; es entsteht Perineuritis leprosa mit sekundärer Atrophie der Nervenfasern als Grundlage der Lepra anaesthetica. Auch in dieser leprösen Neubildung kommen Riesenzellen, epithelioide Knötchen sowie Leprabazillen (S. 61) vor.

Fig. 456.

Fig. 457.

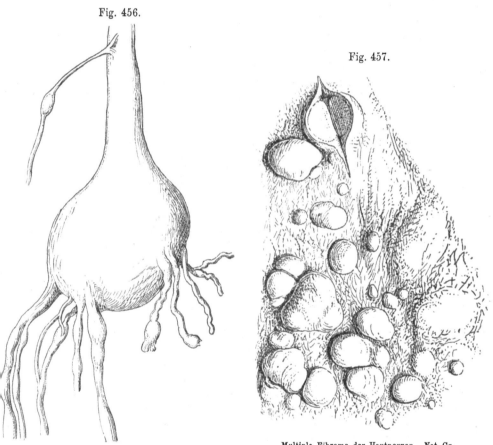

Multiple Fibrome der Nerven. N. cruralis und Aeste. Nat. Gr.

Multiple Fibrome der Hautnerven. Nat. Gr.
Derselbe Fall von dem Fig. 456 stammt.

d) **Progressive Ernährungsstörungen.** Echt nervöse Hypertrophien durch Abspaltung neuer Nervenfasern aus den alten sind selten: häufiger wird eine Hypertrophie durch Bindegewebszunahme vorgetäuscht (z. B. bei Elephantiasis). Geschwülste kommen nicht so ganz selten primär vor. Man nennt auch jetzt vielfach noch alle an Nerven vor-

kommenden Geschwülste Neurome (Neurofibrome usw.), doch mit Unrecht. Nach den allgemein akzeptierten Prinzipien der Geschwulst-
nomenklatur sind Neurome Geschwülste, welche aus Nerven bestehen.
Es kommen solche vor mit markhaltigen Nerven (N. fibrillare myelini-
cum) und solche mit marklosen (N. f. amyelinicum). Die Neurome
können multipel und plexiform sein. Von Klebs und Soyka sind
auch neugebildete Ganglienzellen aus solchen beschrieben worden. Die
übrigen Geschwülste (falsche Neurome) gehören meist der Bindesubstanzreihe an: Fibrome, Myxome, Sarkome. Besonders interessant sind die
multiplen Fibrome, welche sowohl an den Nervenstämmen (Fig. 456)
wie an den Endzweigen in der Haut (Fig. 457) vorkommen. Man
darf sie nicht Neurofibrome nennen, weil sie keine neugebildeten nervösen Elemente enthalten. Das letzte ist der Fall bei den an alten

Fig. 458.

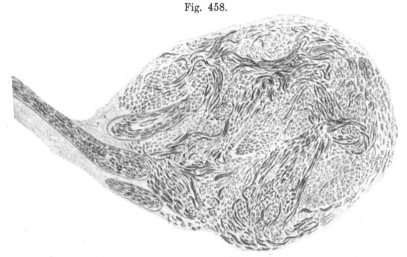

Sog. Amputationsneurom. Schwache Vergr. Markscheidenfärbung.

Von links kommt der von dickem Bindegewebe umscheidete Nerv heran, löst sich im Knoten in knäuel-
förmig verschlungene Nervenbündel auf, die in der verschiedensten Weise durchschnitten sind.

Amputationsstümpfen sich findenden Endverdickungen der Nervenstämme,
bei den sog. Amputationsneuromen (Fig. 458), indessen ist trotzdem auch hier die Bezeichnung Neurom falsch, denn es handelt sich
nicht um eine echte Geschwulst, um ein Blastom, sondern um eine
regeneratorische Hypertrophie, bei der der zentrale Nervenstumpf gewissermassen den Versuch einer Regeneration des durchschnittenen
Nerven machte, der aber nicht zum Ziele führen konnte, weil eben der
peripherische Abschnitt ganz fehlte und der sich nun in der Bildung
des regeneratorisch-hypertrophischen Knotens, der übrigens ausser
verschlungenen Nervenfasern auch noch Bindegewebe enthält, sich
erschöpfte. Eine wirkliche Regeneration kommt besonders nach
Durchtrennungen von Nerven bei Erhaltung des Gliedes vor. Es tritt
eine völlige Degeneration der Axenzylinder nebst Markscheiden in dem

peripherischen Teil, eine nur auf eine kurze Strecke verbreitete im zentralen Stumpfende ein; die Regeneration geht von diesem aus, nach der einen Annahme, indem aus jedem Axenzylinderstumpf neue Zylinder hervorsprossen, die dann hauptsächlich in den alten Neurilemmschläuchen nach der Peripherie weiterwachsen, nach der anderen, indem von dem Stumpf nur eine funktionelle Anregung ausgeht, unter der die erhalten gebliebenen Neurilemmkerne wuchern und aus dem Material der alten Fasern neue bilden. Jedenfalls ist die Zahl der neugebildeten Axenzylinder immer grösser wie die der zugrunde gegangenen und die normale Bündelanordnung ist völlig verwischt.

Für die Erklärung der Schmerzen, z. B. bei Mammakarzinom, ist die Tatsache wichtig, dass Krebszellen die Bündelscheiden von Nerven

Fig. 459.

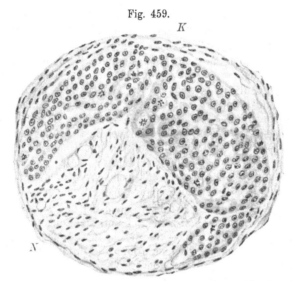

Sekundärer Nervenkrebs aus der Umgebung eines Brustdrüsenkrebses. Mittl. Vergr.
Bei K der innerhalb der Nervenscheide gewachsene Krebs mit mehreren Karyomitosen, bei N der zur Seite gedrängte Nerv.

durchwachsen und sich dann, die Nerven zur Seite drängend, innerhalb der Scheide ausbreiten können (Fig. 459).

e) **Rückgängige Ernährungsstörungen** sind an den Nerven häufig und von grösster Bedeutung. Selten ist eine primäre Atrophie: man nimmt sie da an, wo ein einfacher Schwund (ohne fettige Degeneration des Markes), mässige Bindegewebszunahme mit Corpora amylacea vorhanden sind (senile kachektische Atrophie). Die Nerven sehen durchscheinend grau aus.

Viel häufiger ist die sekundäre Atrophie mit fettigem Zerfall und Resorption des Markes (Färbung nach Weigert-Pal oder mit Osmiumsäure, sehr schöne Bilder gibt Kombination von Sudan- und Markscheidenfärbung), Zerfall und Schwund des Axenzylinders; es bleiben blasse feine Fasern von zusammengefallenen Nervenscheiden übrig, im interstitiellen Gewebe sieht man viele Körnchenzellen, seltener Corpora amylacea. Diese Atrophie entwickelt sich im Gefolge von zentralen Leiden (Tabes, Bulbärparalyse, Spina bifida usw.) oder bei peripherischen Läsionen (Neuritis, Druck, Verletzungen) und darf wohl wesentlich als Inaktivitätsatrophie angesehen werden. Bei traumatischen Atrophien kann, wenn das Trauma bald vorübergeht, eine Regeneration eintreten (s. oben). An amputierten Gliedern kann im Verlaufe vieler Jahre eine sekundäre Atrophie der Nervenfasern bis ins Rückenmark hinein verfolgt werden, doch werden davon die sensiblen Fasern, nicht die motorischen betroffen.

5. Untersuchung der Muskeln.

a) Allgemeine Verhältnisse.

Bei der nun folgenden Untersuchung der Muskeln der Extremitäten ist zuerst auf ihre Grösse zu achten. Es können sowohl sämtliche Muskeln als auch nur einzelne Gruppen Veränderungen in dieser Beziehung darbieten, welche allerdings in der Regel mehr in das Gebiet der Atrophie als in dasjenige der Hypertrophie gehören. Bei allgemeiner Atrophie kann man die Grösse der einzelnen Muskeln natürlich nur ungefähr bestimmen, während bei partieller durch Vergleich mit der entgegengesetzten Seite eine genaue Bestimmung ermöglicht ist. Eine Vergrösserung der Muskelbäuche kann dadurch vorgetäuscht werden, dass sich reichlich intermuskuläres Fett gebildet hat, man muss deshalb stets Querschnitte, an welchen man den besten Ueberblick erhält, in die Muskelbäuche machen.

Die Farbe der Muskeln wechselt nach der Menge des vorhandenen Blutes vom Hellgrauroten bis zum tiefsten Dunkelrot (Spickgansfarbe bei Typhus, Cholera); durch Veränderungen in der Muskelsubstanz wird sie gelblichrot (fettige Degeneration und Infiltration), Fischfleisch ähnlich (wachsige Degeneration) oder braunrot (braune Atrophie); in der Nähe jauchiger Abszesse und überhaupt bei vorhandener Fäulnis geht sie in ein schmutziges Graugrün oder Dunkelgrün über.

Die Konsistenz ist in erster Linie abhängig von dem Grade der etwa vorhandenen Muskelstarre; sie vermindert sich mit den meisten krankhaften Veränderungen, besonders bei den Atrophien und akuten Entzündungen, wobei die Muskelsubstanz oft ganz weich, brüchig, selbst breiig wird. Umgekehrt kann sie sich aber auch erhöhen, z. B. bei der chronischen interstitiellen Entzündung.

Bei der mikroskopischen Untersuchung kranker Muskeln spielt das Zerzupfen — und zwar hier vorzugsweise frischer Präparate — eine Hauptrolle: Man nimmt mit der Schere ein kleines Stückchen in der Richtung des Faserverlaufes ab und zerzupft es sorgfältig in Salzwasser. Um dabei möglichst einzelne Muskelfasern (Primitivfibrillenbündel) in längerer Ausdehnung zu isolieren, setzt man die Nadeln in der Mitte eines Stückchens nebeneinander an und zieht senkrecht zum Faserverlauf die gefassten Teile bis zur vollkommenen Trennung auseinander. Dann wird eine Hälfte von neuem ebenso behandelt und so fort, bis man nicht mehr weiter zerteilen kann. Um die regenerativen und interstitiellen Prozesse zu studieren, sind Längs- und Querschnitte von gut gehärteten Muskeln nötig. Färbung mit Pikrokarmin, worin die Muskelsubstanz gelb, die Kerne rot werden, oder nach van Gieson, oder mit Hämotoxylin-Eosin. Für die Untersuchung auf Trichinose werden besondere Vorschriften gegeben werden.

b) Die einzelnen Erkrankungen.

1. **Kreislaufstörungen** sind nach dem Tode oft nicht mehr oder nur unvollkommen zu erkennen. Die Blässe oligämischer Muskeln wird oft durch einen bräunlichen Farbenton verdeckt; Stauungshyperämie ist meistens gar nicht zu sehen, kongestive in der Umgebung von entzündeten Teilen. Sehr ausgesprochen pflegt das Oedem an den Muskeln zu sein, welches allerdings wesentlich das intermuskuläre Bindegewebe betrifft.

Die Hämorrhagien in den Muskeln sind teils massige, teils kleinere, oft punktförmige. Erstere sind meist traumatischen Ursprungs, wenn auch manchmal durch vorgängige Muskelveränderungen vorbereitet (Haematoma recti abdominis bei Typhus), letztere finden sich ausser bei Krankheiten, welche mit Sepsis des Blutes einhergehen, besonders in der Umgebung von entzündlichen Prozessen, mögen diese nun in den Muskeln selbst oder nur in benachbarten Teilen ihren Sitz haben. Durch das ergossene Blut werden die Muskelfasern auseinandergedrängt, bei massigen Blutungen auch zertrümmert, worauf dann ein Zerfall dieser Muskelfasern eintritt, dessen Produkte sich dem ergossenen Blute beimischen. Bei weiterer Lebensdauer entwickelt sich an dieser Stelle eine pigmentierte Narbe, in welcher aber, besonders am Rand, oft auch regenerative Veränderungen der übriggebliebenen Muskelfasern sich zeigen; völlige Regeneration tritt aber nicht ein.

2. Die **Entzündungen** scheiden sich in solche, welche die Muskelsubstanz selbst, und solche, welche das interstitielle Bindegewebe betreffen, erstere sind die parenchymatös-degenerativen, letztere sowohl eiterige wie produktive.

a) Bei der ersteren (Myositis parenchymatosa degenerativa) zeigt sich die bekannte Aufeinanderfolge von trüber Schwellung und Verfettung (Kalilaugenzusatz zum mikroskopischen Präparat) bei Verschwinden der Querstreifung, welche makroskopisch eine blasse grau- oder gelblichrote Farbe und eine weiche Konsistenz bewirken. Sie findet sich als allgemeine Veränderung bei vielen Infektionskrankheiten, von welchen die Veränderungen bei Typhus am bekanntesten sind. Hierbei ist ihr Lieblingssitz in den Adduktoren der Oberschenkel, wo durch sie förmliche Erweichungsherde entstehen können. Partiell (lokal) erscheint sie als Beteiligung der Muskelsubstanz an entzündlichen Prozessen z. B. bei eiteriger interstitieller Entzündung und besonders bei den embolischen Erkrankungen (Pyämie, Endocarditis ulcerosa usw.). Sehr selten kommen akut verlaufende, mehr selbständige parenchymatös-degenerative Myositisformen vor; fraglich ist, ob die Muskelveränderungen bei progressiver Atrophie und bei peripherischer Nervenzerstörung (Durchschneidung usw.) hierher gehören. Sehr häufig findet man neben der körnigen Trübung der Muskeln die sog. wachsartige, hyaline Degeneration (siehe nachher).

b) Die mit Eiterbildung verbundene interstitielle Muskelentzündung (Myositis interstitialis apostematosa) kann die verschiedenste Ausdehnung haben. Sehr grosse Abszesse finden sich nach Traumen, bei Gelenk- und Knochenerkrankungen usw. Im letzten Falle kann der anfänglich akute Prozess in einen chronischen übergehen, worauf dann der Abszess durch eine fibröse, schwartige Veränderung der umgebenden Muskulatur abgekapselt wird. Als ein sicheres Zeichen für sehr langes Bestehen eines Abszesses kann man eine mehr oder weniger ausgebreitete fleckige schwefelgelbe Färbung der Wandung ansehen, die von fettiger Degeneration (Lipoid) ihrer zelligen Elemente herrührt. Der Inhalt der von Knochen ausgehenden Muskelabszesse ist oft nicht guter Eiter, sondern eine jauchige Masse. Es sind übrigens die sog. Muskelabszesse nicht immer wirkliche Abszesse, d. h. Höhlen mit flüssigem, eiterigem Inhalte, sondern eiterige Infiltrationen (Phlegmone) des intermuskulären Bindegewebes, oft mit Mortifikation von Muskelsubstanz, welche dann in Fetzen in der Flüssigkeit schwimmen kann.

Sehr wichtig besonders in Beziehung auf die allgemeine Krankheitsdiagnose sind oft die kleinen multiplen Muskelabszesse, welche von vornherein eine schleche Beschaffenheit haben, nicht guten Eiter, sondern eine schmutzige, gelbbraune, schmierige, dünne Masse liefern. Sie müssen immer den Verdacht erregen, dass es sich um eine Rotzinfektion handelt, besonders wenn sie in den Wadenmuskeln, einer Lieblingsstelle der Rotzinfektion, sitzen. Nach der Entdeckung des Rotzbazillus wird man durch seinen Nachweis die Entscheidung zu geben haben (s. S. 61). In dieselbe Kategorie gehören die kleinen embolischen und deshalb mehr mit Hämorrhagien gemischten Abszesse, wie sie z. B. die Endocarditis ulcerosa begleiten. Die septichsen Verstopfungsmassen (Mikrokokkenembolien) bewirken eine sehr heftige interstitielle und parenchymatöse Entzündung, letztere führt zuweilen zu einem breiigen Zerfall der Muskelfasern, noch ehe es zu einer bedeutenderen Eiterbildung kam.

c) Die produktive (chronische) interstitielle Entzündung hat wie überall die Bildung von fibrösen Massen im Gefolge (Myositis interstitialis fibrosa), zwischen welchen die Muskelfasern komprimiert werden, so dass sie der Atrophie anheimfallen. Nicht selten ist aber auch die Atrophie der Muskelfasern das erste, die produktive Entzündung das zweite. Die fibröse Myositis tritt stets beschränkt auf, entweder primär, z. B. nach langdauerndem Rheumatismus (rheumatische Schwiele), nach traumatischen Einwirkungen (Muskelnarbe), wozu auch z. B. fortgesetzte Morphiuminjektionen gehören, oder sie kommt sekundär zu chronisch entzündlichen Affektionen benachbarter Organe, besonders der Knochen hinzu. Sie ist leicht an den grauen, oft in Form von Streifen in die atrophische Muskulatur eingesprengten, sehr derben fibrösen Massen zu erkennen. Die mikroskopische Untersuchung kann an Zupfpräparaten oder besser an Querschnitten angestellt werden.

In besonderen Fällen findet man anstatt des fibrösen Gewebes ein knöchernes (Myositis interst. ossificans). Als ein Vorgang von günstiger Wirkung erscheint die M. ossificans in der Nähe von Knochenbrüchen, wo sie den parostalen Kallus bildet, bei dem eine meta-plastische Knochenbildung aus Bindegewebe (also unabhängig von Periost und Knochen) vorkommt. Selten ist sie die Folge fortgesetzter mecha-nischer Reizungen (Reitknochen in den Adduktoren) und endlich er-scheint sie noch seltener ohne nachweisbare Ursache über die meisten Skelettmuskeln allmählich sich verbreitend, indem sie von den Ansatz-stellen an den Knochen aus die Muskelbäuche in grösserer oder ge-ringerer Ausdehnung in knöcherne Massen verwandelt (Myos. ossific. multiplex progressiva). Dieser von Manchen als multiple Osteom-bildung aufgefasste Zustand, bei welchem die Fasern zu Grunde gehen, darf nicht mit der sehr seltenen Verkalkung der kontraktilen Substanz verwechselt werden.

3. Von den **infektiösen Granulomen** kommen die Tuberkulose und die Syphilis in den Muskeln vor, aber selten. Disseminierte sog. Miliartuberkulose kommt kaum vor, häufiger lokale in Form von über-miliaren käsigen Knoten oder submiliaren Knötchen, besonders in der Nähe von tuberkulösen Gelenken. Zuweilen bilden sich grössere tuber-kulöse Muskelabszesse, welche von dicken Polstern tuberkulösen Gra-nulationsgewebes ausgekleidet sind. Nicht häufig sind gummöse Neu-bildungen, die von Haselnuss- bis Walnussgrösse und mehr in schwie-liges Gewebe eingebettet gefunden werden. Sie kom-men ebenso wie die Tu-berkel auch am öftesten in der Nähe ähnlicher Ver-änderungen an den Knochen vor. Die Diagnose ist nach dem früher (S. 59 u. 630) über diese Neubildungen Gesagten zu stellen.

4. **Progressive Ernäh-rungsstörungen.** Dass den quergestreiften Muskelfa-sern eine gewisse Rege-nerationsfähigkeit nach traumatischer Kontinuitäts-trennung zukommt, ist schon vorher (S. 755) erwähnt worden. Eine solche fehlt aber auch nicht, wenn in dem erhaltenen Sarkolemm-schlauch die kontraktile Substanz durch Degenera-tion und Nekrose unbrauch-bar geworden ist. Es bilden

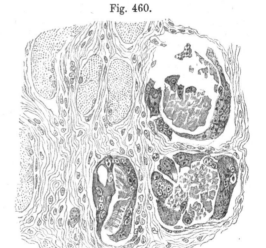

Fig. 460.

Riesenzellenbildung um nekrotische Muskelsubstanz herum. Mittl. Vergr.

Aus der Nähe einer Bauchnarbe bei einem Kaninchen (Karbol-säurenekrose?). Links einige unveränderte Muskelquerschnitte, rechts 3 Muskelfasern in Nekrose und Zerfall, von Riesen-zellen umhüllt.

sich dann, wahrscheinlich von den Sarkolemmkernen bzw. Muskelkörper-chen aus, vielkernige Zellen (Riesenzellen), welche die etwa noch vor-handenen Reste der kontraktilen Substanz einhüllen (Fig. 460), zum

Schwund bringen (Sarkolyten) und sich als Sarkoblasten zu neuen Primitiv-
bündeln umwandeln. Von ihnen, und zwar sowohl von den noch im Sarkolemm vorhandenen als auch von den abgesprengten, geht auch die
spärliche Neubildung nach Trennung der Muskelfasern aus, indem sich
aus ihrer Wucherung Muskelzellschläuche bilden, deren einzelne Zellen,
soweit sie nicht wieder zu Grunde gehen, als Sarkoblasten wirken. Eine
wahre Hypertrophie kommt selten vor und dann immer nur an einzelnen Muskelgruppen, in der Regel infolge von sehr starkem Gebrauche,
als wahre Arbeitshypertrophie; sie kann aber auch angeboren sein (z. B.
bei der sog. Thomsenschen Krankheit, Myotonia congenita). Als
falsche Hypertrophie hat man einen Zustand bezeichnet, bei dem die
Muskelbäuche zwar vergrössert erscheinen, aber ohne dass die eigentliche
Muskelsubstanz vergrössert ist. Die Vergrösserung wird bewirkt durch
eine interstitielle Fettentwicklung (Adipositas), die man auch makroskopisch ganz leicht an den breiteren und schmäleren gelblichweissen
Zügen erkennen kann, welche allerseits die Muskelsubstanz durchsetzen
(Pseudohypertrophia lipomatosa, besser adiposa). Die Muskelprimitivbündel sind dabei unverändert (das Fett ist Mästungsfett) oder
atrophisch, können aber zum Teil auch hypertrophisch sein (Dystrophia
progressiva).

        Die häufigste Geschwulst der Muskeln ist das Sarkom, welches
sowohl primär wie sekundär (z. B. vom Knochen fortgeleitet) erscheint
und über Mannskopfgrösse erreichen kann. Es ist meistens weich,
rundzellig und öfter mit anderen Geschwulstformen, besonders Myxom
gemischt (Myxosarkome des Oberschenkels usw.). Die Muskelfasern
gehen durch Atrophie zu Grunde; doch ist auch Entwicklung des
Sarkomgewebes aus Muskelsubstanz beschrieben, wobei es sich aber
wohl nur um ein Eindringen der Sarkomzellen in die Sarkolemmschläuche
handelte. Der Ausgangspunkt dieser sog. Muskelsarkome ist in den
seltensten Fällen die Muskulatur selbst, d. h. das intermuskuläre Bindegewebe, in der Regel sind es Faszien, Ligamente usw.

        Karzinome kommen nie primär in den Muskeln vor, wohl aber
sind sekundäre Krebse teils als regionäre Tochterknoten (besonders in
den Brustmuskeln bei Mammakarzinom), teils als metastatische nicht
selten; sie erreichen jedoch in der Regel keine beträchtliche Grösse.
Die Muskelfasern sind nicht aktiv bei ihrer Bildung beteiligt, erleiden
aber oft wunderbare Missstaltung, zeigen rundliche Eindrücke an der
Oberfläche usw. Zuweilen findet man Krebszellen in Sarkolemm-
schläuchen; diese sind aber dann nicht dort aus Muskelgewebe, sondern
aus von aussen her eingedrungenen Krebszellen entstanden. Diese Dinge
lassen sich an Zupfpräparaten auch frisch schon sehr gut untersuchen.

        Alle übrigen Geschwülste (Fibrome, Lipome, Myxome usw.)
sind seltener und leicht zu diagnostizieren.

        5. **Rückgängige Ernährungsstörungen** verschiedener Art haben
wir schon als häufige sekundäre Folge von entzündlichen Prozessen
kennen gelernt.

        Am allerhäufigsten ist die einfache Atrophie (Atr. simplex),
wie sie fast regelmässig als Altersveränderung, ferner bei allen Zehr-

krankheiten (Phthisis, Carcinosis usw.) auftritt. Sie beruht auf einer
einfachen Grössenabnahme der kontraktilen Substanz und ist mehr
gleichmässig verbreitet. Andere Atrophien sind mehr örtlich beschränkt.
Hierher gehören die Inaktivitätsatrophien, wie sie sich insbesondere bei
Gelenkleiden an den entsprechenden stillgestellten Muskeln ausbilden.
Häufig tritt dabei an Stelle der atrophischen Muskulatur Fettgewebe,
welches schliesslich allein noch übrig bleiben kann (Atrophia lipomatosa, besser adiposa). Die Muskelsubstanz, so lange sie noch
erkennbar ist, erscheint blass graurot oder gar nicht so selten heller
oder dunkler braun. Im ersten Falle ist einfache Atrophie vorhanden, im
letzten braune Atrophie (A. fusca), bei welcher ähnlich wie am
Herzen kleine unregelmässig zackige, braune Pigmentkörnchen in der
Muskelsubstanz auftreten (Zupfpräparat). Eine andere lokale Atrophie
ist die traumatische, nach Verletzung peripherischer Nerven auftretende.
Sie entwickelt sich sehr
schnell; neben zerfallen-
den und atrophischen
Muskelfasern sieht man
vielfach Vermehrung der
Muskelkerne, ja Um-
wandlung des ganzen
Sarkolemminhaltes in
zahlreiche Zellen, Mus-
kelzellschläuche. Wahr-
scheinlich gehören diese
Veränderungen in das
Gebiet der sog. atro-
phischen Wucherungen,
d. h. Schwund eines Ge-
websbestandteiles, hier
der quergestreiften Sub-
stanz und Vakatwuche-
rung eines anderen, hier
der Sarkolemmkerne.
Ausserdem ist aber auch
kleinzellige Infiltration

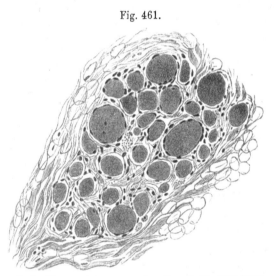

Fig. 461.

Dystrophia musculorum progressiva. Querschnitt. Mittl. Vergr.
Atrophische und einzelne hypertrophische Muskelfasern, in der
Peripherie Fettzellen (Pseudohypertrophia adiposa).

des Bindegewebes vorhanden. Dadurch nähert sich diese Atrophie
der viel besprochenen progressiven Atrophie, bei welcher ebenfalls häufig interstitielle entzündliche Veränderungen vorhanden sind
(Polymyositis chronica progressiva, Friedreich). Die Muskelfasern zeigen auch hier die erwähnten Kernwucherungen und bilden
Muskelzellschläuche, die meisten aber schwinden, freilich in verschiedener Weise: durch einfache Atrophie, wachsartige Degeneration,
Längs- und Querzerklüftung, elementare Zerklüftung (Zerfall in die
einzelnen Fleischteilchen), durch albuminöse Trübung und Verfettung.
Der letzten wegen hat man die Affektion als parenchymatöse Myositis
ansehen wollen. Ein Teil der progressiven Muskelatrophien ist abhängig von primären nervösen Störungen, besonders solchen der Vorder-

hörner des Rückenmarks (spinale Paralyse) oder der Kerne in der Medulla oblongata (Bulbärparalyse). Bei anderen ist der Nervenapparat vollkommen unverändert, also eine primäre Muskelstörung vorhanden. Dies ist besonders für die juvenile Form progressiver Muskelatrophie, welche öfter als Familienkrankheit auftritt und hauptsächlich die Muskeln der unteren Extremitäten, des Beckengürtels, des Rückens betrifft. Da bei dieser Erkrankung neben der Atrophie auch eine Hypertrophie einzelner Muskelprimitivbündel vorkommt (Fig. 461), so ist die Bezeichnung Dystrophia progressiva geeignet. Bei beiden Arten von Atrophien kann sich eine sog. Lipomatose, besser Adipositas, hinzugesellen.

Ausser den aufgezählten Veränderungen kommen bei der progressiven Atrophie auch wachsartig degenerierte Muskelfasern vor. Die wachsartige oder hyaline Degeneration ist zuerst von Zenker bei Typhus beschrieben worden, sie kommt aber bei einer ganzen Reihe von Atrophien, nach heftigen Muskelanstrengungen (Tetanie, akute Manie usw.) und unter noch anderen Umständen vor. Die kontraktile Substanz wandelt sich dabei unter Verlust ihrer Querstreifung zu einer homogenen glasigen Masse um, welche später Querrisse bekommt und endlich sich in klumpige Stücke spaltet, welche nur durch das unversehrte, zwischen ihnen oft zusammengefallene Sarkolemma zusammengehalten werden. Diese Massen geben keine Amyloidreaktion, obwohl sie im Aussehen viel Aehnlichkeit mit Amyloidsubstanz haben. Die Veränderung kann nicht als eine kadaveröse ohne weiteres angesehen werden, da Marchand sie an von Lebenden entnommenen Muskelstücken fand, und da man neben den hyalinen Massen in dem Sarkolemmschlauch die vorher erwähnten regeneratorischen Veränderungen finden kann, doch mag die Veränderung nicht in allen Fällen gleichbedeutend sein. Auch eine fettige Degeneration trifft man ähnlich wie am Herzen unter den verschiedensten Umständen an. Untersuchung an Zupfpräparaten mit Kalilaugenzusatz.

Umschriebene Nekrosen mit Hämorrhagien und Leukozytenanhäufung in der Umgebung hat man nach Einspritzung von Salvarsan, grauem Oel und ähnlichen Stoffen gefunden.

6. Es bleiben noch die **Schmarotzer** der Muskeln zu erwähnen, von denen die Trichinen (Trichinellen) die wichtigsten sind.

Alte Fälle sind sehr leicht zu diagnostizieren, weil man die verkalkten Kapseln als kleine, ovale, weisse Körperchen deutlich sieht. Wenn recht viele Tiere vorhanden sind, so sehen die Muskeln wie mit feinem weissen Sand bestreut aus. In früherer Zeit, vor der vollständigen Verkalkung, sind die Trichinellenkapseln entsprechend undeutlicher zu sehen, wenngleich es bei genauem Zusehen auch dann noch oft gelingt, die nunmehr grau gefärbten ovalen Körnchen zu erkennen. Erleichtert wird das Auffinden der Kapseln, wenn man ein Stückchen Muskelfleisch zwischen zwei Objektträgern auseinanderdrückt und dann bei durchfallendem Lichte betrachtet. Nicht eingekapselte Trichinellen sind makroskopisch gar nicht zu erkennen.

Bei der in der vorher angegebenen Weise vorzunehmenden mikroskopischen Untersuchung sind die Tiere leicht zu erkennen. Zum Aufsuchen der Tiere bedient man sich schwächerer Vergrösserungen, welche zur genaueren Untersuchung mit stärkeren vertauscht werden müssen. Die Muskeltrichinellen sind kleiner als die Darmtrichinellen und besitzen ein spitzes Kopf- und ein dickeres abgerundetes Schwanzende. In den ersten 14 Tagen nach ihrer Einwanderung in die Muskeln erscheinen sie noch langgestreckt innerhalb der Sarkolemmschläuche, deren kontraktile Substanz zerfallen ist und deren Kerne sich in Wucherung begriffen zeigen. Nach dem 14. Tage erscheinen die Tiere innerhalb des oft schon beträchtlich verdickten Sarkolemms spiralig aufgerollt, so dass das Sarkolemm eine spindelförmige Erweiterung zeigt; dann wird unter fortschreitender Kernvermehrung das Lumen des Sarkolemms an den beiden Polen des Tieres durch eine bindegewebige Masse verschlossen, so dass das Tier nun in einer meist zitronenförmigen, durch eine von dem Tiere selbst gelieferte Chitinschicht verstärkten Kapsel eingeschlossen liegt (Fig. 462). Die Wandungen der Kapsel verdicken sich noch etwas und verkalken endlich von den beiden Polen aus. Häufig findet sich an beiden Enden alter Kapseln Fettgewebe, welches sich aber erst sekundär hier gebildet hat. Um in ganz verkalkten Kapseln die Tiere selbst zu sehen, muss man durch Salzsäure die Kalksalze auflösen. In den Kapseln bleiben die Tiere viele Jahre lang, sicherlich über ein Jahrzehnt, am Leben, wovon

Fig. 462.

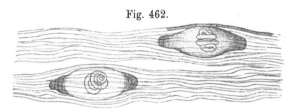

Zwei eingekapselte Muskeltrichinellen. Schwache Vergr.
Die obere Kapsel zeigt schon geringe totale, die untere nur Pol-Verkalkung; die Querstreifung der Muskulatur ist nur an einer Faser angedeutet, beim oberen Tier sieht man die Spirale von der Seite, beim unteren in der Achse.

man sich leicht überzeugen kann, wenn man durch Druck mit dem Deckgläschen oder durch direktes Zerdrücken mit den Nadeln die Kapseln öffnet und die Tiere befreit. Sie zeigen dann deutlich Bewegungen, die intensiver werden, wenn man den Objekttisch oder auch das ganze Mikroskop erwärmt.

Wenn durch die mikroskopische Untersuchung das Vorhandensein von Trichinellen überhaupt erst festgestellt werden soll, so darf man sich nicht mit einem oder wenigen Präparaten begnügen. sondern muss von den verschiedenen Stellen, vor allem aber nächst dem Zwerchfell von den Hals- und Zwischenrippenmuskeln eine grössere Anzahl von Präparaten (20—30) anfertigen und die Präparate nicht zu klein machen, da die Trichinellen in den Muskeln ganz unregelmässig verteilt sind und oft an einer Stelle dicht gedrängt liegen, während daneben eine Strecke weit gar keine vorhanden sind. Da erfahrungsgemäss in der Nähe der Sehnen die Trichinellen am zahlreichsten sitzen, so muss man möglichst solche Stellen auswählen. Wenn es nur darauf ankommt, die An- oder Abwesenheit von Trichinellen zu konstatieren, so kann man sich einer etwas einfacheren Untersuchungsmethode bedienen. Man zerzupft das herausgeschnittene, halb erbsengrosse Stückchen unter Zusatz von Glyzerin oder auch verdünnter Alkalilauge nur ganz grob auf dem Objektträger, legt dann einen anderen Objektträger auf und drückt damit das Fleisch auseinander, welches nun zunächst mit einer schwachen (50—70 fachen) Vergrösserung durchmustert wird.

Von anderen Tieren ist nur noch der Cysticercus cellulosae in den Muskeln häufiger zu finden. Er liegt immer von einer fibrösen Kapsel umschlossen zwischen den auseinandergedrängten Muskelfasern und hat gewöhnlich Erbsen- bis Bohnengrösse und eine länglich ovale oder zitronenförmige Gestalt. Seltener findet sich nur ein einziges Exemplar, häufiger mehrere an verschiedenen Körpergegenden. Man sollte niemals unterlassen, die Muskeln nach Zystizerken zu durchsuchen, wenn im Gehirn solche gefunden worden sind. Echinokokken sind selten.

6. Untersuchung der Sehnen, Sehnenscheiden und Schleimbeutel.

Erkrankungen dieser Teile kommen sowohl im Anschluss an solche der Nachbarorgane wie selbständig vor. Die Untersuchung besteht in der Blosslegung und vorsichtigen Eröffnung.

Durch Bluterguss infolge von Traumen bilden sich Blutbeulen, Hämatome, besonders an Schleimbeuteln.

Akute Entzündungen (Tendosynovitis, Bursitis) sind teils mehr seröser bzw. serös-fibrinöser, teils eiteriger Natur, meistens traumatisch, seltener fortgeleitet. Das Exsudat dehnt die Höhlen entsprechend aus. Bei eiteriger Entzündung sieht die Sehne trüb und gequollen aus, sie kann nekrotisch werden und sich auffasern. Tritt Heilung ein, so ist völlige Wiederherstellung, aber auch Verwachsung zwischen der Sehne und ihrer Scheide möglich.

Fig. 463.

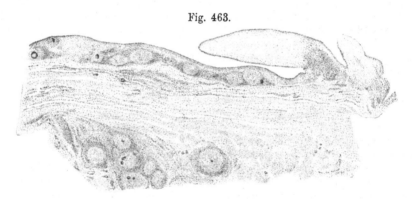

Tuberkulöse Sehnenscheide mit Reiskörperbildnng. Schwache Vergr.
Am Rande der Sehnenscheide eine Reihe von Tuberkeln mit grossen Riesenzellen, rechts zwei mit der Wand noch in Verbindung stehende Reiskörperchen. In der Tiefe vereinzelte und zu Haufen vereinigte Tuberkel.

Es gibt auch eine rein fibrinöse Tendosynovitis ohne flüssiges Exsudat, durch welche infolge der Rauhigkeit der Oberflächen bei Bewegungen eine Art Krepitation entsteht.

Nicht selten sind chronische exsudative Entzündungen, welche die Anhäufung einer wässerigen, in den Schleimbeuteln oft etwas schleimigen Flüssigkeit bewirken (Hydrops, Hygroma). Ein Hydrops tendovaginalis kommt vorzugsweise an den Sehnenscheiden der Hohlhand vor, wo dann die ausgedehnten Scheiden durch das Ligamentum carpi volare eine Sanduhr- oder Zwerchsackform erhalten; ein Schleimbeutelhydrops wird am häufigsten vor der Patella gefunden (Hygroma praepatellare). Durch hydropische Ausdehnung divertikelartiger Ausbuchtungen der Sehnenscheiden (vielleicht auch an Synovialhäuten) entstehen die Ganglien oder Ueberbeine. Mit der Zeit bilden sich Verdickungen der Wandungen aus, die besonders bei den Schleimbeuteln einen hohen Grad erreichen und mit Verkalkung sich verbinden können. Dabei kommt es dann auch zu fibrinöser Ausschwitzung und zur Bildung von reiskorn-, birnenkernähnlichen usw. aus Fibrin und eingeschlossenen Zellen bestehenden Körpern (Corpora oryzoidea, Fig. 463). Auch zottenartige, selbst knorpelige Auswüchse können sich bilden mit dünnen Stielen, durch deren Abreissen ebenfalls freie Körperchen entstehen.

In den Sehnenscheiden treten die fibrinösen Reiskörner besonders gern bei Tuberkulose auf (Fig. 463), welche, wie in den Schleimbeuteln, meistens sekundär, besonders von benachbarten Gelenken aus, aber auch primär entsteht. Es bilden sich in der Wand Tuberkel, bei starker Erkrankung weiche (fungöse) tuberkulöse Granulationsmassen, deren Oberfläche mit Fibrin, manchmal auch mit Eiter bedeckt ist.

Bei Gicht kann es auch in Sehnen und Sehnenscheiden zur Ablagerung der weisslichen Krystallhaufen des sauren harnsauren Natrons (Massa tophacea) kommen. Nach Auflösung der Konkremente sieht man besonders deutlich, dass das Sehnengewebe an dieser Stelle nekrotisch war; nach längerem Bestand ist die Umgebung der nekrotischen Herde etwas zellig infiltriert (Fig. 464).

Den Sehnen kommt eine grosse Regenerationsfähigkeit zu, welche nicht nur die direkte Wiedervereinigung getrennter Teile, sondern auch die Ausfüllung eines ein gewisses Mass nicht überschreitenden Zwischenraumes (funktionelle Regeneration, regenerative Hypertrophie) bewirkt. Das neugebildete Stück wird unter Mithülfe der Stümpfe selbst wie des umgebenden Gewebes gebildet; die feineren dabei sich abspielenden Vorgänge sind noch immer kontrovers, nur das kann man sagen, dass auch hierbei die Gewebszellen, nicht die Leukozyten, die Hauptrolle spielen.

Fig. 464.

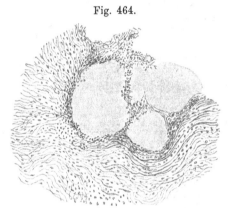

Sehnengicht. Schwache Vergr. Nach einem Präparat von Prof. Ebstein.

Vom Rand eines grösseren Herdes; nekrotische Stellen, um welche eine geringe zellige Infiltration besteht; die Faserung des Sehnengewebes zum Teil etwas konzentrisch um die rundlichen nekrotischen Herde gelagert.

7. Untersuchung der Gelenke.

Die Untersuchung der Gelenke hat mit der äusseren Betrachtung derselben zu beginnen, wobei besonders die Zustände der Kapsel festgestellt werden müssen.

a) Aeussere Untersuchung.

Der erste zu beachtende Punkt ist die Ausdehnung der Kapsel, welche zugleich einen vorläufigen Aufschluss über die Ausdehnung der Gelenkhöhle selbst gibt. Es hängt diese sehr wesentlich von der normalen Einrichtung der Gelenke ab, da natürlich diejenigen mit weiter, dehnbarer Kapsel (z. B. Kniegelenk) auch stärkere Ausdehnung erfahren können als andere mit sehr straffen Kapseln (z. B. Hüftgelenke, Metatarsalgelenke usw.).

Gegenüber der Erweiterung der Gelenkhöhlen gibt es aber auch eine partielle oder totale Verödung derselben, indem die beiden Gelenkflächen durch fibröse oder knöcherne Vereinigung verschmolzen sind (Fig. 465). Im letzten Falle spricht man von knöcherner, im ersten von fibröser Ankylose. Man darf diesen Zustand der Gelenksteifigkeit nicht verwechseln mit der Pseudoankylose, welche durch Schrumpfung der Gelenkkapseln, Bänder, Faszien usw. meist infolge von chronischer Entzündung entsteht und bei welcher die Gelenkflächen selbst nicht miteinander verwachsen sind, oder mit der Gelenksteifigkeit durch Muskelwirkung. Man versäume bei bestehender Ankylose nicht, die Epiphysen in der Längsachse des Knochens zu durchsägen, um die bekanntlich ganz festen Gesetzen folgende Architektur der Spongiosabälkchen zu studieren, welche besonders bei den Ankylosen mit abnormer Stellung der Knochen, den veränderten mechanischen Verhältnissen entsprechend eine von der Norm durchaus abweichende ist.

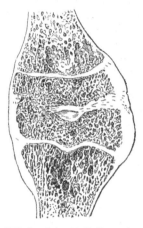

Fig. 465.

Halb knöcherne, halb fibröse Ankylose des Kniees eines jugendlichen Individuums. Frontalschnitt. 1/2 nat. Gr.

Auch die Gestalt der Gelenkkapseln ist Veränderungen unterworfen, insofern als zuweilen Ausstülpungen einzelner Teile (Hernien) vorkommen können.

Die Farbe der Gelenkkapseln von aussen hat im allgemeinen wenig Bedeutung, da sie meist die grauweisse des fibrösen Gewebes ist, dagegen ist die Konsistenz manchen Verschiedenheiten unterworfen, je nachdem Flüssigkeit (fluktuierend) oder festere Massen (derb) in der Gelenkhöhle vorhanden sind.

Von grosser Wichtigkeit ist die Beachtung der Veränderungen im Zusammenhange der Gelenkkapseln. Sehr häufig wird man schon durch die Beobachtung von Fistelöffnungen an der Haut, noch mehr durch sehr sorgfältige Einführung einer Sonde in diese auf in der Gelenkkapsel bestehende Perforationen aufmerksam, sonst sind es paraartikuläre Abszesse, welche immer den Verdacht auf eine vorhandene Durchlöcherung der Kapsel erwecken müssen. Vorsichtiger Gebrauch der Sonde ist hierbei von grösstem Nutzen.

Verschieden von diesen durch geschwürige Vorgänge herbeigeführten Durchlöcherungen sind die traumatischen Zerreissungen der Kapsel, die fast immer durch einen Gelenkkopf bewirkt werden, der dann meistens durch den Schlitz in der Kapsel austritt (Luxation), wodurch schon von aussen die Gestalt des Gelenkes verändert wird, wie das in den Lehrbüchern der Chirurgie des Näheren auseinandergesetzt wird. Wenn die beiden Gelenkflächen nicht vollständig ausser

Berührung getreten sind, so nennt man den Zustand Subluxation, bei welcher die Kapsel häufig nicht zerrissen ist. Es kann übrigens eine Luxation auch nach geschwüriger Zerstörung der Gelenkkapsel in derselben Weise entstehen, wie bei traumatischer Zerreissung, vorausgesetzt, dass die etwa vorhandenen inneren Haltebänder der Gelenke oder (bei den Nussgelenken, besonders dem Hüftgelenke) die Gelenkpfannen zerstört sind (spontane Luxation).

b) Innere Untersuchung.

Nach Beendigung der äusseren Untersuchung kann (bei vorhandener Perforation mit Schonung dieser Stelle) die Kapsel in möglichst grosser Ausdehnung (nach den Vorschriften für die Exartikulationen), aber mit Vermeidung jeglicher Verletzung der Gelenkoberflächen eröffnet und sofort der Inhalt der Gelenkhöhle untersucht werden.

1. Untersuchung des Inhaltes.

Die unveränderten Gelenke enthalten nur wenige Tropfen Synovia, eine klebrige, fadenziehende, ganz klare, gelbe Flüssigkeit, nur das Kniegelenk enthält in der Regel einen Teelöffel voll. Der pathologisch veränderte Inhalt besteht entweder nur aus einer sogenannten serösen, wässerigen, klaren, farblosen Flüssigkeit, oder aus ebensolcher mit Fibrin gemischt oder aus Eiter, der besonders bei Kommunikation der Gelenkhöhle mit der Aussenwelt eine jauchige Beschaffenheit besitzen kann. Für die mikroskopische Untersuchung gelten die allgemeinen Regeln. Man achte besonders auf Bakterien in Fällen von akutem Gelenkrheumatismus, Gonorrhoe, Pyämie, maligner Osteomyelitis usw.

Ausser der Flüssigkeit kommen zuweilen, auch in sonst nicht gröber veränderten Gelenken freie Körper vor (Corpora libera articulorum, mures articulares), welche von Hirsekorn- bis Mandelgrösse und mehr wechseln, eine abgeplattete ovale, oder eine höckerige oder fazettierte Gestalt besitzen, meist von weisslicher Farbe sind und bald weiche, bald knorpelige, bald knöcherne Konsistenz darbieten. Dem entsprechend zeigen sie sich auch bei der mikroskopischen Untersuchung, welche je nach ihrer Beschaffenheit an Zupf- oder Schnittpräparaten vorgenommen werden kann, aus faserigem Bindegewebe, oft mit eingestreuten Fettzellen (abgerissene Zotten) oder aus Knorpel (hyalinem und Faserknorpel) oder aus Knochen, der noch einen Ueberzug von Knorpel auf einer Seite haben kann, zusammengesetzt. Mischformen kommen vor. Da auch durch traumatische Absprengung von Gelenkenden freie Körper entstehen können, so muss man genau die Gelenkoberfläche auf etwa vorhandene Gewebsverluste untersuchen. Am häufigsten ist die Arthritis deformans Ursache für Gelenkmäuse. Nach König gibt es eine besondere Arthritis dissecans.

2. Untersuchung der inneren Gelenkbänder.

Die nächste Beachtung erheischen die in einigen Gelenken vorhandenen inneren Gelenkbänder (Lig. teres, Ligg. cruciata), welche man durchschneiden muss, um die Gelenkflächen von einander entfernen und nach allen Richtungen hin untersuchen zu können. Bei vielen entzündlichen Veränderungen der Gelenke werden sie in Mitleidenschaft gezogen, können vereitern, nekrotisch werden und dadurch zerreissen.

3. Untersuchung der Synovialhaut.

Die Synovialhaut, welche bekanntlich nur die innere Oberfläche der Kapsel, nicht die Gelenkflächen überzieht, kann verdickt sein, teils durch einfach ödematöse Schwellung, teils durch Vermehrung der Substanz; ihre Farbe ist eine blassgraue, kann aber durch entzündliche Füllung der Blutgefässe, bezw. Neubildung von solchen eine heller oder dunkler rote werden.

Die Oberfläche der Synovialhaut kann mit Eiter oder mit Fibrinmassen, die besonders bei Tuberkulose manchmal eine sehr grosse Mächtigkeit erlangen, be-

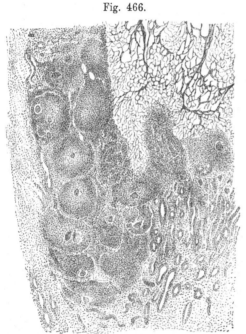

Fig. 466.

deckt sein; sie kann glatt oder in eine granulierende Fläche verwandelt sein. Im Gewebe findet man Hämorrhagien, kleine embolische Herde (bei Endocarditis ulcerosa usw.), kleine Abszesschen (bei akutem Gelenkrheumatismus gesehen), zuweilen auch vereinzelte submiliare graue Tuberkel, welche gerade hier oft recht schwer zu erkennen sind, häufiger fungöse tuberkulöse Granulationswucherungen, wodurch die ganze Synovialis in ein dickes, meistens blass rötlichgraues, oft wie ödematöses Gewebe umgewandelt wird, in welchem man häufig kleinere oder auch grössere graue, graugelbe, reingelbe trübe Fleckchen sieht, die sich mikroskopisch als Tuberkel mit epithelioiden und Riesenzellen (Fig. 466) bezw. als käsige Herde ausweisen.

Tuberkulöse Synovitis. Weigerts Fibrinfärbung und Karmin. Schwache Vergr.
Deutlich unterscheidbare Riesenzellentuberkel in den obersten Schichten der Synovialis, Eindringen der tuberkulösen Neubildung in das Fibrin (rechts oben), welches aus technischen Gründen nur in seinen grösseren Fadennetzen gezeichnet ist.

Manchmal sind solche Knötchen sehr zahlreich eingestreut und deutlich, in anderen Fällen spärlich, wenig deutlich, ja manchmal sucht man, trotz vorhandener Verkäsung, vergeblich danach. Die Oberfläche dieser tuberkulösen Granulationen ist mit Eiter, sehr oft auch mit einer fibrinösen Auflagerung (Fig. 466) bedeckt, welche an ihrer unteren Grenze dasselbe Ineinandergreifen von Gewebe und Fibrin erkennen lässt, wie es von den serösen Häuten (S. 225) geschildert wurde. Die

Untersuchung auf Tuberkelbazillen hat seltener sofort ein positives Resultat, doch ergibt eine genügend eingehende Untersuchung gegebenen Falles mit Hilfe des Experiments ausnahmslos die Anwesenheit von Bazillen.

Von Wichtigkeit besonders für die Erklärung der Entstehung von freien Körpern in den Gelenken sind die Wucherungen der schon normal, besonders in der Nähe der Ansatzstelle an die Knochen, an der Synovialmembran vorhandenen Zöttchen, welche man vor allem bei chronischen entzündlichen Erkrankungen der Gelenke sieht (Fig. 467). Sie bestehen aus einem weichen, zellenreichen und gefässhaltigen Bindegewebe und enthalten oft kleine Herde von Knorpel, welcher durch Verkalkung eine knöcherne Härte erhalten kann. Damit darf nicht verwechselt werden die sogen. baumförmige Fettgeschwulst (Lipoma arborescens), papillenartig in die Gelenkhöhle vorspringende geschwulstartige Wucherungen des subsynovialen Fettgewebes, welche übrigens in gleicher Weise wie die Zotten durch Abschnürung zur Bildung von freien Körpern Veranlassung geben können.

Es kommen auch geschwürige Veränderungen (einfach eiterige oder tuberkulöse) an der Synovialis vor, welche natürlich bei den vorher erwähnten Perforationen der Gelenkkapseln ebenfalls durchbrochen ist. Sehr wichtig kann die Frage werden, ob die Perforation von innen oder von aussen entstanden ist, was beides vorkommen kann. Es wird auch hier die Ausdehnung der Zerstörung in den verschiedenen Schichten der Wandung den Ausschlag geben müssen; ist die Verschwärung in der Synovialis ausgedehnter als in der fibrösen Kapsel, so wird man annehmen dürfen, dass der Durchbruch von innen nach aussen erfolgt ist und umgekehrt.

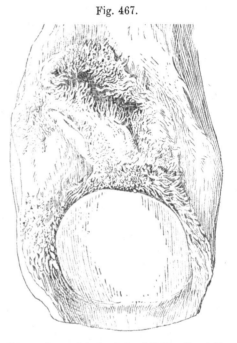

Fig. 467.

Zottenwucherung bei chronischer Arthritis. $5/6$ nat. Gr.
Patella und oberer Rezessus der Kniegelenkhöhle.

4. Untersuchung der Gelenkflächen.

Es bleiben für die Untersuchung noch die Gelenkflächen übrig, bei welchen die Zustände der Gelenkknorpel, der etwa vorhandenen knöchernen Oberflächen und diejenigen der Gelenkpfannen zu beachten sind.

a) Der gewöhnliche knorpelige Ueberzug zeigt in Rücksicht auf die Veränderungen seiner Grösse bezw. Dicke die Eigentümlichkeit, dass in der Mitte, d. h. an den eigentlichen Reibungsflächen der Gelenke, nur Atrophien, am Rande dagegen auch Hypertrophien des Knorpels vorkommen, entweder beide vereinigt oder jede für sich allein.

Die Vergrösserung erscheint in Form von Auswüchsen, die oft als zusammenhängender Wulst um den ganzen Knochen herumgehen. Die Atrophien sind bald mehr bald weniger ausgedehnt und können zu vollständigem Defekt führen. Ist dieser nicht mit einer Ablösung von Knorpelteilen verbunden, dann ist er als aus Chondromalacie und Oberflächenusur entstanden anzusehen, im anderen Falle ist eine Chondronekrose und eine Abhebung der nekrotischen Stücke eingetreten. Diese kann man dann als trübe gelblichweisse Plättchen im Gelenkinhalte (Eiter) schwimmen finden.

Fig. 468.

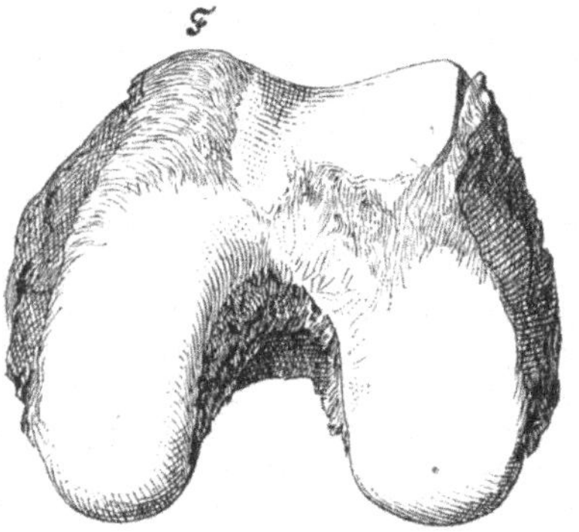

Reseziertes unteres Femurende bei Kniegelenkstuberkulose. ²/₃ nat. Gr.
Vordringen des Fibrins (F) von beiden Seiten über die Gelenkflächen.

Das Mikroskop lässt noch deutlich die Knorpelstruktur erkennen und zugleich die nie fehlende Verfettung der Knorpelzellen. An den Stellen des Knorpeldefektes sieht man die Lücke oft durch aus dem Knochen aufgeschossene Granulationen ersetzt, die sich pilzförmig über die Oberfläche erheben und den benachbarten Knorpel überdecken können.

Besonders bemerkenswert ist die Zerstörung, welche der Knorpel dadurch erleiden kann, dass er, sei es vom Knochen aus, sei es von der Oberfläche her, durch Granulationsgewebe zerstört (aufgefressen) wird. Im letzten Falle kann der stets von der Synovialis ausgehenden Gewebsbildung eine fibrinöse Auflagerung [Exsudat, besonders bei Tuberkulose (Fig. 468), gelegentlich auch geronnenes Blut] vorausgehen, die durch das Granulationsgewebe organisiert wird, welches dann aber gleichzeitig in den Knorpel zerstörend vordringen kann.

Eine scheinbare Vergrösserung zeigen die Knorpelflächen infolge einer Auffaserung der Grundsubstanz, wodurch die Oberfläche ein sammetartiges Aussehen erhält. An den leicht frisch anzufertigenden Querschnitten (Fig. 469) sieht man die Knorpelmasse an der Oberfläche in breitere und schmälere Papillen (Fasern) zerklüftet und zugleich die Knorpelzellen stark gewuchert (Bildung von Mutterkapseln), aber in Verfettung begriffen. Die verfetteten Zellhaufen werden durch den Zerfall der Grundsubstanz frei, denn man kann sie in der Gelenkflüssigkeit auffinden. Bei stärkerer Vergrösserung lassen sich die grösseren Knorpelfasern in feinste Fibrillen (die normalen Fibrillen der Grundsubstanz) auflösen.

Eine andere Veränderung endlich, welche ebenfalls in das Gebiet der Atrophie gehört, ist die bindegewebige Umwandlung, welche der Knorpel bei verschiedenen Erkrankungen, z. B. bei der Arthritis adhaesiva und an den alten Pfannen bei Luxation des Hüftgelenkes usw. erleidet.

Mit allen diesen Veränderungen der Grösse und Gestalt ist natürlich eine Veränderung der Farbe verbunden. Das durchscheinende Bläulichweiss des unveränderten hyalinen Knorpels geht in ein trübes Grauweiss oder Gelbweiss über, sowohl bei dem faserigen Zerfall wie bei der Nekrose. Bei sehr dünner Knorpellage wird die Farbe des Knorpels durch diejenige des durchschimmernden Knochens verändert.

Bei der Gicht (Arthritis uratica) erhält der Knorpel eine ganz weisse, kreidige Farbe, welche meistens in Form von kleineren oder grösseren Flecken erscheint (Fig. 470) und von der Ablagerung von krystallinischem harnsaurem Natron herrührt.

Es ist schon erwähnt worden, dass die Konsistenz des Knorpels sowohl bei der der Usur vorangehenden Malazie als auch bei dem faserigen Zerfalle geringer wird. Im letzten Falle ist nicht nur das Aussehen, sondern auch die Konsistenz mit Sammet zu vergleichen. Die Ablagerung von harnsauren Salzen verleiht dem Knorpel eine grössere Härte, aber auch zugleich eine gewisse Bröcklichkeit.

b) Der Knochen der Gelenkenden kommt je nach der Ausdehnung des Knorpeldefektes bald partiell, bald in der ganzen Ausdehnung der Gelenkfläche zum Vorschein. Man kann aus der Beschaffenheit der Oberfläche im allgemeinen einen Schluss darauf machen, ob der Vorgang ein chronischer oder ein mehr oder weniger akuter ist. Bei den chronischen Erkrankungen wird die Knochenoberfläche durch eine, wenn auch dünne kompakte Schicht gebildet, so dass

Fig. 469.

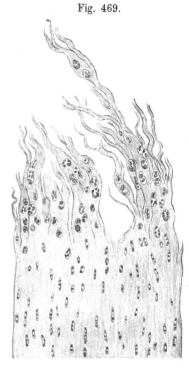

Faseriger Zerfall eines Gelenkknorpels. Senkrechter Durchschnitt. Schwache Vergr. In den zerfallenen Teilen Knorpelzellhaufen. Fall von Arthritis deformans.

Fig. 470.

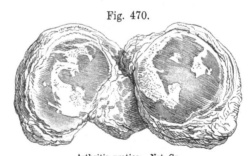

Arthritis uratica. Nat. Gr. Metatarsophalangealgelenk der grossen Zehe; die weissen Flecken entsprechen den Stellen der Gichtablagerungen.

man von dem spongiösen Gewebe nichts zu sehen bekommt, während bei den akuten Prozessen spongiöse Knochenmasse an der Oberfläche anstösst, welche dann meist im Zustande des Zerfalls (Karies) sich befindet. In diesen Fällen kann man meistens aus dem Inhalte der Gelenkhöhle (Eiter) schon auf den genannten Zustand des Knochens schliessen, da kleinste nekrotische Knochenstückchen (Molekularnekrose) in ihm enthalten sind, welche ihm eine sandige Beschaffenheit geben (Knocheneiter) und welche man bei der mikroskopischen Untersuchung leicht als solche erkennt.

Die Gestalt der Knochenenden erscheint bei den akuten Formen sowohl wie, freilich in höherem Masse, bei den chronischen in der ausgiebigsten Weise verändert. Bei der ersten Form ist es leicht verständlich, dass durch fortwährende oberflächliche Abstossung von Knochenbälkchen die Gelenkenden immer mehr ihre ursprüngliche Gestalt verlieren müssen (Fig. 471).; bei der chronischen Form ist die Entstehung der Veränderung nicht so ohne weiteres klar. Die Veränderungen sind hier oft so ungeheuer, dass der frühere Gelenkkopf am Hüftgelenke z. B. gar nicht wieder zu erkennen ist (Fig. 472). Besonders an denjenigen Stellen, wo bei der Bewegung die stärkste Reibung der Gelenkflächen aufeinander statthat (an den sog. Reibungslinien), da finden sich die grössten Veränderungen. Am Oberschenkelkopf z. B. ist es vorzugsweise die obere Fläche, welche oft statt der halbkugeligen eine ganz flache, kaum merkliche Krümmung zeigt, während die untere ihre Krümmung kaum verändert hat. Aber dies ist es nicht allein, genauere Untersuchung ergibt oft, dass der alte Gelenkkopf gänzlich verschwunden ist und mit ihm selbst noch ein Stück vom Gelenkhalse, so dass der vorhandene Kopf (immer vom Hüftgelenke geredet) dicht an der Diaphyse aufsitzt. Dieser neue Kopf ist durch entgegengesetzte Veränderungen entstanden, einmal durch allmählichen

Fig. 471.

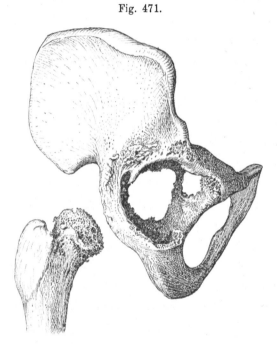

Karies des Hüftgelenks eines Kindes. Mazerationspräparat. ¹/₂ nat. Gr.

Ausweitung der Pfanne und Durchbruch derselben nach der Beckenhöhle, Osteophyten in der Umgebung derselben; Zerstörung am Oberschenkelkopf. (Das Becken etwas mehr von hinten gesehen.)

Schwund des alten Knochens, dann durch Neubildung von Knochen an der Peripherie (Fig. 473). Aber auch an dem alten Knochen ist nicht bloss eine fortschreitende Zerstörung vorhanden, denn sonst müsste wie bei den akuten Formen die spongiöse Substanz zutage liegen, es geht vielmehr mit der Zerstörung eine Knochenneubildung vom Marke aus (Osteosklerose) Hand in Hand, durch welche, wenn auch nicht überall, die Markräume geschlossen werden und eine schmale Schicht kompakter Substanz an der Oberfläche hergestellt wird.

Die Farbe der Knochenoberfläche ist verschieden, je nachdem die spongiöse Substanz vorliegt oder nicht und je nachdem hier Granulationsbildung, Eiterung oder gar Jauchung vorhanden ist. Ganz besonders wichtig sind umschriebene, mehr oder weniger hell- oder weiss-

Fig. 472.

Fig. 473.

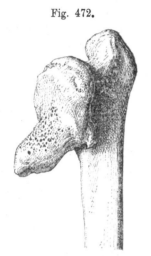

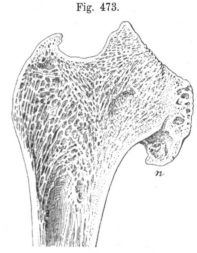

Arthritis deformans am Oberschenkel. ¹/₂ nat. Gr.
Kopf und grösster Teil des Halses zerstört, durch Wucherungen neugebildeter Kopf mit sattelartiger Fläche.

Arthritis deformans des Femurkopfes. Längsschnitt. ¹/₂ nat. Gr.
Der alte Kopf zerstört, der neue (n) besteht aus marginalen Knochenwucherungen.

graue Färbungen, da sie in der Regel die Stellen anzeigen, wo eine ausgedehntere Nekrose stattgefunden hat. Wenn die Stelle ganz scharf von der Umgebung sich absetzt oder wenn sie gar durch eine weiche Granulationsschicht von ihr getrennt ist, dann ist die Diagnose nicht schwer; schwerer, wenn die scharfe Abgrenzung fehlt, der Prozess also offenbar erst in der Entwicklung begriffen ist. Man versäume dann nie, eine solche Stelle in der Längsrichtung des Knochens einzusägen, wie denn überhaupt die Anlegung von Sägeschnitten für alle Erkrankungen der Gelenkenden wichtig ist, da man nur dadurch über die Ausdehnung der Prozesse in die Tiefe, über ihre Beziehungen zu dem Knochen, über ihre primäre oder sekundäre Natur Aufschluss erhalten kann.

Je mehr Granulationen vorhanden sind, eine desto weichere Konsistenz wird auch die Oberfläche darbieten.

c) An denjenigen Gelenken, bei welchen ein Gelenkkopf in einer
Pfanne sich bewegt, sind noch die besonderen Verhältnisse dieser
zu berücksichtigen. Dazu
gehören vor allem die
Grössenverhältnisse,
welche sowohl in der
einen wie in der anderen
Richtung verändert sein
können. Erweiterung der
Pfanne (Fig. 471) kommt
durch akute oder chro-
nische entzündliche Pro-
zesse zustande, Ver-
tiefungen durch periphe-
rische Knochenbildung
oder durch Usur und
Ulzeration der tieferen
Teile, welche selbst bis
zur Perforation gehen
kann, oder durch beide
Vorgänge zusammen; Ver-
kleinerung der Pfanne bis
fast zum vollständigen
Schwunde zugleich mit
einer Umwandlung der
Knorpel in faseriges Bindegewebe tritt ein, wenn der
Gelenkkopf ausgerenkt ist
(Fig. 474). Es findet sich
dann neben der alten
Pfanne an der Stelle, wo
der Gelenkkopf an die be-

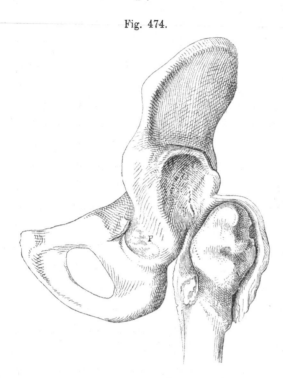

Fig. 474.

Hüftgelenksluxation. ⅓ nat. Gr.
P alte atrophische Pfanne, nach hinten und oben von ihr eine
neue Pfanne, in welcher der stark zerstörte Gelenkkopf unvollkommen artikuliert.

nachbarten Knochen aufstösst, eine mehr oder weniger vollständig aus-
gebildete, selbst mit Knorpel überzogene neue Pfanne. Alle diese Er-
hrankungen kommen hauptsächlich am Hüftgelenk vor (Coxitis, Malum
coxae senile).

5. Die einzelnen Erkrankungen der Gelenke.

Bei den Erkrankungen der Gelenke, welche ihrer Mehrzahl nach
entzündliche sind, nehmen alle Teile mehr oder weniger Anteil, und
wenn der eine (Synovialis, Knorpel und Knochen) erkrankt ist, so
werden es auch bald die anderen sein.

a) **Kreislaufstörungen.** Da die Synovialis in der Regel blutarm
ist, so ist eine Hyperämie leicht zu erkennen. Man sieht besonders
am Rande der Knorpel starke Rötung und Schwellung der Haut,
einzelne Gefässchlingen sind deutlich sichtbar. Es kommt fast nur
die kongestive und entzündliche Hyperämie vor, welche manchmal den
einzigen anatomischen Befund bildet in Fällen, wo während des Lebens

die Zeichen einer heftigen Entzündung vorhanden waren (ganz akuter Gelenkrheumatismus).

Blutungen findet man sowohl in dem Gewebe der Synovialis, besonders bei hämorrhagischer Diathese verschiedener Art als auch in der Gelenkhöhle (Hämarthros), wo grössere Blutungen hauptsächlich durch Verletzungen bedingt werden. Das Blut kann lange flüssig bleiben und resorbiert werden, aber es kann sich auch eine Organisation desselben mit folgender Ankylose entwickeln. Dabei kann von dem auf dem Knorpel liegenden Gerinnsel aus der Knorpel durch eindringendes Granulationsgewebe von oben her zerstört werden. Als Reste von Blutungen findet man Pigment. Bei einem Bluter sah ich die ganze Synovialis braun gefärbt, ihre Zotten stark nach allen Richtungen vergrössert und mikroskopisch von gelbbraunen Pigmentkörnern ganz erfüllt. Stauungsödem kommt an den Gelenken nicht vor; findet sich reichliche, wässerige Flüssigkeit, so handelt es sich stets um einen entzündlichen Hydrops.

b) Unter den **Entzündungen** unterscheidet man zunächst die einfachen serösen, die serösfibrinösen und die eiterigen. Bei allen ist die Synovialis stets der zuerst oder doch der von vornherein miterkrankte Teil. Die erste Gruppe gehört besonders dem Gelenkrheumatismus an; man findet eine Rötung und Schwellung der Synovialhaut besonders an ihren Falten und eine Störung der Absonderung. Ist sehr viel seröse Flüssigkeit abgesondert worden, so spricht man von Hydarthros; dagegen bedingt ein Vorwiegen des Fibrins die Arthritis rheumatica sicca oder die Arthr. fibrinosa, wenn das Fibrin sich als Häutchen über die Synovial- und Knorpeloberfläche gelegt hat. Ausser der Synovialis sind auch der Knochen, das Periost und die umgebenden bindegewebigen Teile miterkrankt, geschwollen, gerötet usw. Der Knorpel wird erst in späteren Stadien beteiligt und zwar in Form der Chondromalazie. Bei den fibrinösen Formen kann sich wie bei den serösen Häuten eine produktive Entzündung hinzugesellen, indem sowohl die Synovialis über den Knorpel herüberwächst (Arthritis pannosa) als auch aus dem Knochen Granulationsgewebe aufschiesst, welches sich mit jenem unter partiellem Schwund und wahrscheinlich ebenfalls bindegewebiger Umwandlung des Knorpels verbindet, gern mit dem an der gegenüberliegenden Seite gebildeten verwächst und so eine Obliteration der Gelenkhöhle herbeiführt (Arthr. rheumat. adhaesiva). Durch eine Verknöcherung dieser bindegewebigen Adhäsionen entsteht knöcherne Ankylose, welche aber oft nur eine partielle, z. B. nur auf seitliche Knochenspangen beschränkte ist.

Dieser Gruppe der chronischen adhäsiven Arthritisformen gehören auch die syphilitischen an, welche sich besonders dadurch auszeichnen, dass, wenn eine Usur im Knochen zustande kommt, diese mit einer geringen Lage von Bindegewebe bedeckt wird, welches sich durch den Knorpel hindurch in den Knochen erstreckt, also eine Art Narbe bildet, die durch ihre unregelmässig zackige Gestalt mit den syphilitischen Narben an anderen Orten übereinstimmt. Ebenso sind hierbei Verwachsungen zwischen beiden Gelenkflächen häufig.

Desgleichen können auch die gichtischen Gelenkerkrankungen, welche vorzugsweise an den Zehen- und Fingergelenken (Podagra, Chiragra) auftreten, zu einer bindegewebigen Verwachsung der Gelenkflächen führen (Fig. 475). Die charakteristischen Veränderungen der Arthritis uratica bestehen in der Bildung kleinerer oder grösserer aus einer weissen bröckigen, kreideähnlichen Masse (Massa tophacea) zusammengesetzter Knoten (Tophi), welche sowohl in den häutigen Teilen des Gelenkes, als auch in ihrer Umgebung sitzen und sogar durch eine Perforation der Haut nach aussen zu Tage treten können. Die Masse besteht neben wenig Fibrin aus krystallisiertem harnsaurem Natron (Mononatriumurat), dessen Krystalle bei schwacher Vergrösserung nadelförmig, bei stärkerer als rhombische Säulchen erscheinen. Dieselben Massen finden

Fig. 475.

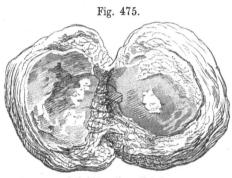

Arthritis uratica. Nat. Gr.

Metatarsophalangealgelenk der grossen Zehe; die weissen Flecken am Knorpel entsprechen Gichtablagerungen; der Knorpel vielfach zerstört bzw. in Bindegewebe umgewandelt; Adhäsionen zwischen den Gelenkflächen z. T. noch erhalten.

sich aber auch, und zwar zuerst, in den Knorpeln und Knochen, wo sie besonders in ersteren auf Schnitten leicht untersucht werden können (Fig. 476). Sie haben ihren Sitz sowohl in den Knorpelhöhlen wie im Zwischengewebe. Bei durchfallendem Lichte erscheinen die Krystalle schwarz, bei auffallendem weiss. Lässt man Salzsäure zufliessen, so verschwinden sie und es

Fig. 476.

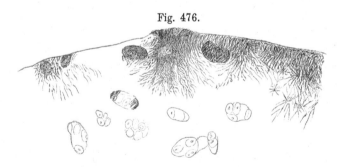

Gichtablagerung im Gelenkknorpel. Starke Vergr.

An der Gelenkoberfläche Haufen von Gichtkrystallen sowohl im interstitiellen Gewebe wie in Knorpelhöhlen. In einer tiefer gelegenen Höhle sieht man erst wenige Krystalle neben den Knorpelzellen.

scheidet sich nach einiger Zeit reine Harnsäure in wetzsteinförmigen Krystallen aus. Nach Ebstein geht der Ablagerung der Krystalle eine umschriebene Nekrose des Knorpels voraus, welche man leicht an der mangelnden Färbbarkeit der Kerne feststellen kann; in den Weichteilen findet man sicher Krystalle auch an Stellen, wo alle Gewebsteile, besonders auch die Kerne noch gut färbbar sind (postmortale Abscheidung?).

Eine ebenfalls teilweise produktive Veränderung tritt bei der chronischen rheumatischen Entzündung ein. Man versteht darunter jene häufig gleichzeitig an vielen Gelenken, aber auch nur an einem oder einzelnen vorkommende Erkrankung, bei welcher man meist ohne jegliche Absonderung einerseits eine rückgängige Veränderung des Knorpels bezw. Zerstörung des Knochens an der Gelenkoberfläche, andererseits eine Wucherung des Periostes am Rande der Gelenkflächen (marginale Knochenbildung, suprakartilaginäre Exostosen besonders an der Wirbelsäule) und des Perichondriums (Ekchondrosen) findet. In früheren Stadien zeigt der Knorpel in der Mitte den früher beschriebenen faserigen Zerfall mit Erweichung der

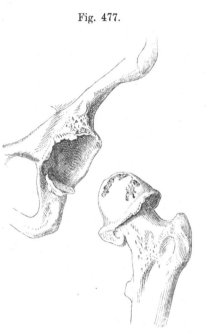

Grundsubstanz und Wucherung der Zellen, wodurch die Oberfläche ein sammetartiges Aussehen erhält (Fig. 469). Später ist der Knorpel mehr oder weniger verschwunden und am Rande der Gelenkfläche sieht man die meist krausenartig umgeschlagenen, oft knolligen Knorpel- bzw. Knochenwucherungen, endlich die Usur des Knochens mit den mannigfachen früher geschilderten Misstaltungen desselben (Arthritis deformans, Fig. 477, auch Figg. 472 u. 473). Da diese marginalen Wucherungserscheinungen nicht in allen Fällen vorhanden sind, sondern manchmal nur die rückgängigen, so kann man eine Arth. def. hypertrophicans von einer Arth. def. atrophicans unterscheiden. Aetiologisch wie genetisch ist der Prozess noch ganz unklar. Nach Axhausen soll eine umschriebene Knorpelnekrose der Ausgangspunkt der Veränderungen sein; die bei beiden Formen, besonders aber bei der letzten im Knochen vor sich gehenden

Fig. 477.

Arthritis deformans des Hüftgelenks. $1/3$ nat. Gr. Wucherungen am Rand der Pfanne und des bereits etwas abgeschliffenen Gelenkkopfs.

feineren Veränderungen bestehen in einer mit einer gewissen Veränderung der Grundsubstanz verbundenen Proliferation der Knochenzellen und einer daraus hervorgehenden Rekartilagineszenz des Knochens in Verbindung mit einer fibrösen Metamorphose teils des Knochens selbst, teils des Knochenmarks. Schliesslich kann sich, besonders an den knorpeligen Partien, Erweichung hinzugesellen, wodurch sich förmliche Cysten bilden, welche ebenso wie die aus den erstgenannten Veränderungen hervorgehenden fibrösen und knorpeligen Geschwülstchen schon mit unbewaffnetem Auge sichtbar sind. — In den späteren Stadien der Erkrankung ist auch die Synovialis an den Veränderungen beteiligt mit Bildung von Zotten (Fig. 467, S. 767), welche Fett, Knorpel oder

Knochen enthalten können und durch welche die Haut ein Aussehen
wie ein Schafsfell (Volkmann) erhält. Auf die Erkrankung der Synovialis ist die manchmal gefundene Vermehrung des Sekretes (sekundärer Hydarthros) zurückzuführen. Die Zotten können sich in der früher
beschriebenen Weise als Corpora libera in der Gelenkhöhle vorfinden,
doch kommen gerade bei der in Rede stehenden Erkrankung auch
Absprengungen der knolligen Randwucherungen und dadurch Bildung
von knöchernen Gelenkmäusen, manchmal in grosser Zahl, vor. — Die
Erkrankung hat ihren Hauptsitz am Hüftgelenke (Malum coxae), wo
dann auch Abschleifungen an der Pfanne, spontane Luxation und Bildung einer neuen Pfanne vorkommen können.

Den vorher geschilderten ganz ähnliche Veränderungen, insbesondere
der Knorpel, kommen auch als Altersveränderungen (Malum coxae
senile), sowie im Anschluss an nervöse Erkrankungen, insbesondere
Tabes dorsualis (Arthropathia tabidorum) vor. Es sind aber mehr die
regressiven, weniger die progressiven (besonders synovialen) Veränderungen ausgesprochen.

Die eiterige Gelenkentzündung ist eine akute oder chronische.
Die Arthritis purulenta acuta ist im Gegensatz zu den vorher
betrachteten nur selten und fast nur bei Vorhandensein einer besonderen Prädisposition eine rheumatische, häufiger eine traumatische
oder eine fortgeleitete oder metastatische, in welchem Falle sie dann
ebenso wie bei dem ersten (rheumatische) oft multipel auftritt (Poly-
arthritis). Sie hat meistens ihren primären Sitz in der Synovialhaut
(Synovitis oder Arthromeningitis purulenta), greift aber sehr schnell auf
den Knorpel und Knochen über, welcher letztere in anderen seltenen
Fällen der primär erkrankte Teil ist (Osteomyelitis). Der in dem Gelenke
vorhandene Eiter kann sowohl bei den metastatischen Formen, als auch
(häufiger) bei den traumatischen sowie bei den fortgeleiteten eine
jauchige Beschaffenheit haben. Bei diesen ist die Erklärung für diese
schlechte Beschaffenheit in der Regel aus der Verbindung mit der
Körperoberfläche oder mit jauchigen Abszessen leicht zu finden. Bei
den metastatischen Eiterungen wird man im allgemeinen dieselben
Organismen wie bei der Grundkrankheit erwarten dürfen, doch sind
grade die Gelenkeiterungen nicht selten die Resultate von Mischinfektionen (z. B. bei Tripper, wenn auch nicht notwendig).

Entsprechend der Heftigkeit der Entzündung ist die Synovialis
beträchtlich geschwollen, stark gerötet, an der Oberfläche mit Eiter
bedeckt; mikroskopisch erscheint sie ganz mit Leukozyten infiltriert,
die selbst kleine Abszesse bilden können.

Perforationen, seien es primäre, seien es sekundäre, sind häufig
und oft in grosser Ausdehnung vorhanden; die sekundären sitzen an
jenen Stellen, wo die Kapsel am dünnsten ist. Um das Gelenk herum
findet man dann paraartikuläre Abszesse, welche sich oft weit in
die Muskeln erstrecken und selbst wieder an der Haut sich öffnen
können.

Der Knorpel leidet stets unter dieser eiterigen Synovitis. In
frischen Fällen findet man ihn, besonders an den Seiten, wo er schon

normal am dünnsten ist, dann an den Hauptberührungspunkten der Gelenkoberfläche verdünnt oder ganz geschwunden, so dass dadurch der dunkel gerötete Knochen entblösst ist. Der Schwund geht gewöhnlich durch Malazie unter Einwanderung von Eiterkörperchen und Verfettung der vorher meistens gewucherten Knorpelzellen (Chondritis und Knorpelgeschwür nach Rindfleisch u. A.) vor sich, seltener durch Nekrose oder durch Abhebung infolge von Osteomyelitis.

Sobald der Knochen in den Prozess mit hineingezogen ist, ist die Arthritis in eine Karies (s. Fig. 471) übergegangen. Die obersten Schichten der spongiösen Substanz haben eine gelbliche Färbung durch Eiterbildung in den Markräumen, die obersten Knochenbälkchen sind nekrotisch (Molekularnekrose, Volkmann) und der darüberstreichende Finger fühlt sie wie kleine Sandkörnchen, ähnlich wie im Gelenkeiter, wo sie oft neben einzelnen nekrotischen Knorpelstückchen ebenfalls zu finden sind. Mikroskopisch zeigen diese kariösen Knochenstückchen ausgezackte Ränder (Howshipsche Lakunen, aber ohne Riesenzellen) und verfettete Zellen. Die Knochenoberfläche wird grösstenteils mechanisch immer weiter zerstört, was man daran erkennt, dass entsprechend den Stellen der stärksten Berührung sog. Abnutzungslinien erscheinen. Wie an den Gelenkenden, so kommt diese Abnutzung auch an den Gelenkpfannen, z. B. des Hüftgelenkes vor und es kann dadurch die Pfanne immer weiter nach hinten rücken und endlich durch ihre Geräumigkeit zur Luxation Veranlassung geben.

Die Umgebung leidet bei diesen Entzündungen immer mit; es findet sich (freilich zuweilen auch primär) Osteomyelitis (selbst mit partieller Nekrose), Periostitis usw.

Der früher als chronische eiterige Gelenkentzündung bezeichnete Prozess ist schon von aussen durch die enormen Anschwellungen der gesamten Gelenkgegend (am häufigsten sind das Kniegelenk, Hüftgelenk, sowie die Fusswurzelgelenke befallen) kenntlich. Auf dem Durchschnitte erscheint fast nur ein derbes fibröses, aus der chronischen Entzündung des periartikulären, intermuskulären und subkutanen Bindegewebes entstandenes weisses Gewebe (daher Tumor albus), welches oft von mehrfachen, mit dicken schlaffen und blassen Granulationsmassen ausgekleideten Fistelgängen durchsetzt ist. Im Gelenk selbst findet man oft nur wenig oder gar kein Exsudat, dagegen die in eine dicke, polsterartige, weiche Granulationsmasse verwandelte Synovialis, die oft den grössten Teil der Gelenkhöhle ausfüllt. In ähnlicher Weise erscheint der Knochen verändert; durch eine Wucherung des Markgewebes ist eine Osteoporose entstanden, die Knochenbälkchen sind verkleinert und zum Teil nekrotisch und es ist dadurch die gesamte Knochenmasse z. B. an den Fusswurzelknochen so erweicht, dass man mit einer Sonde mit Leichtigkeit durch den ganzen Knochen hindurchstechen kann (Caries fungosa). Häufig finden sich kleinere oder grössere Sequester (Fig. 478), entweder vollständig durch eine Granulationsmembran von dem umgebenden Knochen getrennt, oder in verschieden grosser Ausdehnung noch mit demselben zusammenhängend. Der Knorpel leidet vorzugsweise sekundär, durch Malazie

und Nekrose, da er einerseits durch die aus dem Knochen hervor-
wachsenden Granulationen abgehoben und zerstört, andererseits durch
von der Synovialis ausgehende Granulationen bedeckt und von oben her
angefressen wird. Grade bei diesen Zuständen kommt es vor, dass Granulationen vom Knochen aus den Knorpel durchbrechen und sich nun
pilzförmig an der Oberfläche ausbreiten. Vielleicht beteiligt sich aber
der Knorpel auch selbständig an dem Prozesse, indem die Knorpelzellen wuchern, die Höhlen grösser werden und endlich mit einander
kommunizieren, so dass ein Kanalsystem den Knorpel durchsetzt, dessen
Kanäle durch Schwund der Knorpelgrundsubstanz immer breiter werden,

Fig. 478.

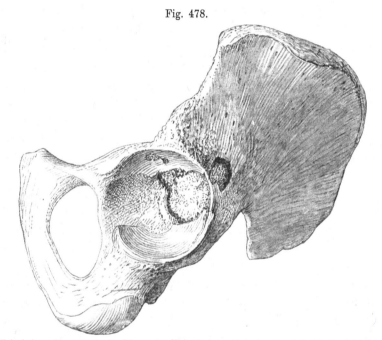

Tuberkulöser Sequester in der Pfanne des Hüftgelenks, weit in das Darmbein hineinreichend.

bis schliesslich nichts mehr von dieser übrig ist. Die Zellen in diesen
Hohlräumen im Knorpel sind allerdings, auch wenn die Räume noch
geschlossen sind, nicht lediglich Abkömmlinge von Knorpelzellen, sondern zum grossen Teil Wanderzellen (und zwar nicht nur polynukleäre
leukozytäre), welche von dem umgebenden Granulationsgewebe aus
durch die (erweichte) Knorpelgrundsubstanz in die Knorpelzellhöhlen
eingewandert sind (Fig. 479). Diese passive Veränderung des Knorpels spielt bei der Knorpelzerstörung offenbar weitaus die Hauptrolle.

    In den Granulationen sowohl des Knochens wie der Synovialis und
der Fistelgänge finden sich, wie vorher bei Besprechung der Synovialis
schon gesagt wurde, Tuberkel und Bazillen, so dass also diese Entzündung als eine Tuberkulose des Gelenkes anzusehen ist, was

auch noch des weiteren dadurch bewiesen wird, dass nicht nur in den nächsten Lymphknoten oder in einer anstossenden serösen Haut (Hüftgelenk — Peritoneum), sondern auch an entfernten Orten sekundäre Tuberkulose entstehen kann. Eine Meningitis tuberculosa oder allgemeine Miliartuberkulose macht zuweilen dem Leben ein Ende. Man darf freilich nicht in allen Fällen, wo z. B. ein Kind mit Hüftgelenktuberkulose an Meningitis oder allgemeiner Tuberkulose stirbt, diese ohne weiteres von der Gelenkerkrankung ableiten, da häufig gleichzeitig auch ältere Veränderungen in den Lungen, in Lymphknoten vorhanden sind, allein es gibt doch auch unkomplizierte Fälle, wo kein Zweifel sein kann, insbesondere habe ich selbst Fälle beobachtet, bei denen die tödliche Miliartuberkulose oder Meningitis an eine Operation an einem tuberkulösen Gelenk sich angeschlossen hatte. Die Gelenktuberkulose kann von der Synovialis ausgehen, oft ist aber der Knochen

Fig. 479.

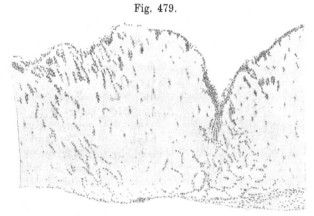

Gelenkknorpel bei Tuberkulose von Zellen durchwandert, die z. T. zu Haufen (in Knorpelhöhlen), z. T. in Reihen angeordnet sind. Die Einwanderung ist offenbar hauptsächlich vom Gelenk aus erfolgt.

der primär erkrankte Teil und grade dann sind häufig die erwähnten grösseren Nekrosen (tuberkulöse Sequester, Fig. 478) vorhanden. Wenn man Bazillen suchen will, so empfehlen sich grade die solche Sequester umhüllenden Granulationen.

Der Charakter der Veränderungen ist übrigens bei der Gelenktuberkulose nicht immer derselbe, manchmal fehlt Eiterbildung fast ganz, ein anderes Mal ist sie sehr reichlich; häufig ist fibrinöse Exsudation vorhanden, welche z. B. am Kniegelenk ganz charakteristische später organisiert werdende Auflagerungen bewirkt (Fig. 468, S. 768); hier tritt die wuchernde Granulationsbildung in den Vordergrund, dort Karies und geschwüriger Zerfall der Granulationen. Als Caries sicca sind Fälle bezeichnet worden, bei denen in schleichendem Verlaufe wesentlich eine Zerstörung der Gelenkflächen der Knochen vorhanden war. Die Verschiedenheit des Prozesses richtet sich teilweise nach dem ergriffenen Gelenk; am Hüftgelenk z. B. pflegen die Zerstörungen, am Kniegelenk die fungösen Wucherungen zu überwiegen, teilweise aber hängt sie auch davon ab, ob eine und was für eine Mischinfektion eingetreten ist.

c) Abgesehen von Vergrösserungen der Gelenkzotten und dem schon erwähnten Lipoma arborescens kommen **Geschwülste**, auch sekundäre, nur selten in den Gelenken vor. Selbst die epiphysären Knochensarkome wachsen häufig zwar um die Gelenke herum, aber nicht hinein. Insbesondere setzt der Gelenkknorpel dem Weiterschreiten dieser Geschwülste einen bemerkenswerten Widerstand entgegen.

d) Zum Schluss soll noch einiges über die **abnormen Stellungen der Gelenke** gesagt werden. Ueber die Luxationen wurde schon einiges angeführt (S. 764, 772), wegen der Einzelheiten muss auf die chirurgischen Lehrbücher verwiesen werden. Es sei nur noch erwähnt, dass auch angeborene Luxationen vorkommen, besonders am Hüftgelenk, für welche nach Grawitz in vorzeitigem Aufhören des Wachstums an dem Y-förmigen Knorpel der Pfanne die Ursache zu suchen ist. Wenn hier das Wachstum stillsteht, aus dem angegebenen oder aus einem anderen Grunde, während der Oberschenkelkopf weiter sich vergrössert, wird dieser bald für die Pfanne zu gross und muss heraustreten, selbst wenn auch er nicht ganz die normale Grösse erreicht haben sollte. Ausser solchen Entwickelungsstörungen mögen auch traumatische intrauterine Luxationen vorkommen, durch welche dann das weitere Wachstum der beteiligten Knochen beeinflusst wird. — Sehr häufig finden sich partielle Verschiebungen (Subluxationen) sowohl durch Muskelzug, schrumpfende Kapselbänder, wie angeboren an den Fuss-, seltener den Handwurzelgelenken und anderen. Man hat für erstere besondere Bezeichnungen: Pes varus, Klumpfuss, Sohle nach innen, äusserer Fussrand nach unten; P. valgus, Plattfuss, Sohle nach aussen, innerer Fussrand nach unten; P. equinus, Spitzfuss, Sohle nach hinten, Zehen nach hinten gekrümmt; P. calcaneus, Hackenfuss, Ferse nach unten, Fussspitze nach oben gerichtet. Häufige Mischformen sind P. varo-equinus und P. valgo-equinus. Auch am Kniegelenk kommen häufig Verbiegungen vor: Genu valgum, X-Beine, Bäckerbeine, G. varum, O-Beine, Säbelbeine. Besonders erstere entstehen gern durch lange fortgesetztes und längere Zeit dauerndes schiefes Stehen während der Entwickelungszeit. Bei gegebener Gelegenheit beachte man besonders die Gestaltung der Epiphysengrenzen, da diese eine abnorme Richtung nach aussen haben; es macht den Eindruck, als wenn durch stärkeren Druck am äusseren Kondylus das endochondrale Wachstum hier gehemmt worden sei, während es am innern Kondylus infolge des

Fig. 480.

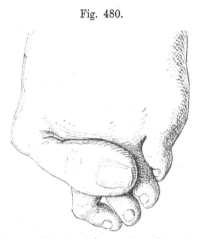

Dorsale Subluxation der grossen Zehe. ⁵⁄₆ nat. Gr.

Nachlassens des Druckes stärker wurde. Der Gelenkknorpel ist umgekehrt an der Druckseite dicker als an der anderen. Eine typische Form von Subluxation kommt auch an den Randzehen der Füsse vor, indem die kleine oder die grosse Zehe sich über den Rücken der nächsten herüberlegt (Fig. 480).

8. Untersuchung der Knochen.

Da gerade mit der Untersuchung der Knochen sehr leicht eine Verstümmelung des Leichnams verbunden ist und da zugleich die Untersuchung besonders des Knochenmarkes etwas mühsam ist, so hat man lange Zeit die Knochen und besonders das Knochenmark verhältnismässig seltener untersucht, vor allem in Fällen, wo eine unmittelbare Veranlassung nicht vorzuliegen schien. Daher kommt es, dass die Häufigkeit verschiedener Erkrankungen des Knochens und besonders seines Markes bei weitem unterschätzt worden ist. Nachdem man jetzt schon seit längerer Zeit dem Knochenmark besondere Aufmerksamkeit geschenkt hat, ist die grosse Häufigkeit und Wichtigkeit seiner Erkrankungen erkannt worden und man sollte seine Untersuchung, wenn möglich, regelmässig vornehmen. Es ist ja freilich nicht möglich, das ganze Skelett zu untersuchen, allein es genügt auch in der Regel ein grösserer Röhrenknochen und man sollte deshalb wenigstens bei allen Allgemeinkrankheiten, auch wenn keinerlei klinische Anhaltspunkte für Veränderungen vorliegen, einen Oberschenkel (dessen Fehlen in der Leiche am leichtesten verdeckt werden kann) herausnehmen und auf einem Längsschnitt untersuchen. Nimmt man immer denselben Knochen, so erhält man vergleichbare Resultate.

Die Herausnahme geschieht am besten, weil die geringste äussere Verletzung der Leiche damit verbunden ist, in der Weise, dass man in der Richtung der grossen Femoralgefässe, die ja auch häufig untersucht werden müssen, vom Poupartschen Bande an bis an das zweite Drittel des Unterschenkels einen grossen Schnitt bis auf den Knochen führt, dann subkutan das Lig. patellae durchschneidet und durch Abpräparieren der Haut am oberen Ende des Unterschenkels und der Muskeln am unteren Ende des Oberschenkels das Kniegelenk freilegt, seine Kapsel und Gelenkbänder durchschneidet und nun von unten her den Oberschenkel gänzlich auslöst, bis man endlich die Hüftgelenkkapsel, wie bei der Exartikulation über dem Kopfe spaltet und diesen aus der Pfanne heraushebt. Mit Schraubstock und Säge wird der Knochen nun der Regel nach in der Richtung des Schenkelhalses zersägt und die durch die Sägespäne verunreinigte Schnittfläche mit Hülfe eines Wasserstrahls und eines Schwammes oder einer Bürste gereinigt, nachdem man bei beabsichtigter mikroskopischer Untersuchung des Knochenmarks vorher einen Teil des Markzylinders herausgenommen hat. Sobald äusserlich wahrnehmbare Veränderungen am Knochen vorhanden sind, kann natürlich die Richtung des Sägeschnittes danach beliebig geändert werden. Bei kleinen Kindern muss man feinere Sägen benutzen, es gelingt jedoch auch oft, wenigstens die Gelenkenden, auf welche es hier häufig (bei Rachitis, Syphilis) allein ankommt, mit einem starken Knorpelmesser zu durchschneiden.

Zur Untersuchung des in gerichtlicher Beziehung wichtigen Knochenkerns in der unteren Epiphyse des Oberschenkels bei neugeborenen Kindern schneidet man unter starkem Beugen des betreffenden Kniegelenkes die Haut und das Lig. patellae quer durch, verlängert den Schnitt beiderseits in der Richtung der Längsachse des Oberschenkels nach oben, präpariert die Patella ab und zerlegt nun die Epiphyse von der Gelenkfläche aus in eine Reihe von schmalen, der Gelenkoberfläche parallelen Scheiben. Der Knochenkern hat bei neugeborenen reifen Kindern 2 bis

5 mm Durchmesser; in der 37. bis 38. Woche des Fötallebens 1—1,5, vor der
37. Woche fehlt er noch ganz.

Finden sich am Knochensystem allgemeinere Störungen, besonders
solche des Wachstums, so darf man nicht versäumen, sämtliche Drüsen
mit Hormonbildung (auch Hypophyse, Epithelkörperchen) makro- und
mikroskopisch zu untersuchen.

Die Untersuchung der Knochen trennt sich in diejenige der Knochen
im Ganzen und diejenige ihrer einzelnen Teile.

1. Allgemeine Untersuchung der Knochen im Ganzen.

Veränderungen in der Zahl der Knochen kommen verhältnismässig häufig vor, besonders als überzählige (doppelte) Glieder der

Fig. 481.

Fig. 482.

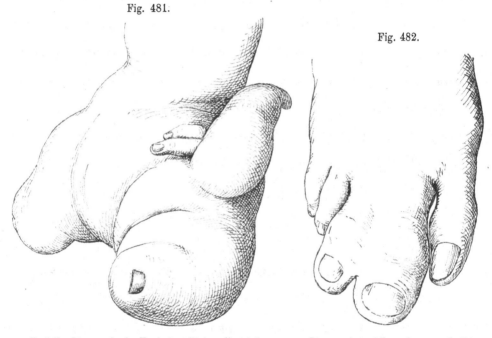

Partieller Riesenwuchs der Hand eines Kindes. ¹/₂ nat. Gr.
Nur der 4. und 5. Finger zeigen normale Verhältnisse; der ganze Arm
war hypertrophisch.

Riesenwuchs und Verwachsung zweier Zehen.
⁵/₆ nat. Gr.

Finger und Zehen oder als überzählige ganze Finger und Zehen (Poly-
daktylie). Es entspricht hierbei jedoch nicht immer die äussere Erscheinung dem Verhalten des Knochengerüstes; es kann z. B. ein
sechster Fingerknochen vorhanden sein, ohne dass von aussen ein
sechster Finger sichtbar ist und umgekehrt. Das Gegenteil dieser Abnormität, der Mangel von Gliedern, wird ebenfalls beobachtet, vorzugsweise aber bei Missgeburten, deren Beschreibung hier nicht beabsichtigt
ist. Bei diesen wie anderen Knochenstörungen an den Gliedmassen
kann die Röntgographie auch für die Diagnostik von Nutzen sein, da

sie gestattet, die Verhältnisse der Knochen festzustellen, ohne dass es nötig ist, die äussere Form der Teile zu zerstören.

Die Grösse der Gliederknochen kann angeboren auf einer Seite oder wenigstens an einem ganzen Gliede oder auch nur an einzelnen Fingern oder Zehen vermehrt sein (Riesenwuchs, Fig. 481 u. 482); sie kann aber auch infolge von pathologischen Vorgängen an vielen oder an einzelnen (durch Reizung der Epiphysenknorpel, bei Akromegalie, S. 48, und Osteoarthropathie, S. 794 usw.) vermehrt sein. Häufiger jedoch als die abnorme Grösse wird eine abnorme Kleinheit beobachtet, welche das ganze Skelett (Rachitis) oder einzelne Gliedmassen (nach Luxation, Lähmung usw.) oder einzelne Knochen (nach Fraktur, Nekrose, Epiphysenlösungen usw.) betreffen kann. Veränderungen der Gestalt sind sehr häufig und werden teils durch Verkrümmung infolge von Frakturen, Rachitis, teils durch partielle Verdickungen oder Verdünnungen oder durch beide zusammen herbeigeführt. Eine besondere Erwähnung verdienen die sog. Säbelbeine, eine konvexe Krümmung der Knochen der unteren Extremitäten mit seitlicher Abflachung infolge von Rachitis (Fig. 483).

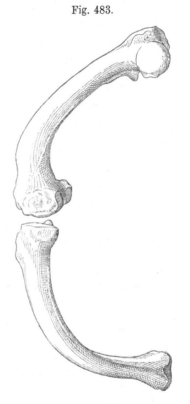

Fig. 483.

Rachitisch verkrümmte Beinknochen, Femur und Tibia des rechten Beins. $^{1}/_{4}$ nat. Gr.

Die Farbe der äusseren Oberfläche ist für gewöhnlich eine gelblich-graue, wird durch einfache Entzündung eine rote, die meist eine fleckige ist, durch eiterige Entzündung eine gelbliche, durch jauchige Entzündung eine grünlich schiefrige. Die verschiedenen Knochengeschwülste zeigen je nach ihrer Zusammensetzung eine knorpelig weisse, graue, graurote usw. Färbung ihrer Oberfläche.

Die Konsistenz der Knochen ist bei der Osteomalazie, oft auch bei der Rachitis verringert, selbst bis zum Wachsweichen; die verschiedenen Geschwülste bieten eine bald weiche (medulläre), bald härtere (fibröse), bald knorpelige oder knöcherne Konsistenz dar. Wenn sie infiltrierend gewachsen sind, so können sie, z. B. an der Wirbelsäule, ebenfalls eine wachsweiche Konsistenz des Knochens bedingen.

Unter die allgemeinen Betrachtungen fallen auch noch die Störungen der Kontinuität, welche bald als Fissur (Sprung durch einen Teil des Knochengewebes), bald als Infraktion (Einknickung, einseitige Trennung und Winkelstellung, vorzugsweise bei Kindern), bald

als Fraktur (vollständige Trennung des Zusammenhanges) erscheinen.
Genaueres darüber s. bei den einzelnen Erkrankungen.
    Von diesen traumatischen Frakturen, welche stets mit Zerreissung
auch des Periostes verbunden sind, müssen die spontanen Brüche getrennt werden, welche freilich auch meist durch geringfügige äussere
Einwirkungen veranlasst, aber doch hauptsächlich durch eine lokale
Zerstörung des Knochengewebes durch Geschwülste usw. hervorgebracht
werden. Hierbei sind sehr häufig grosse Stücke des Knochens gänzlich
zerstört.

2. Allgemeine Untersuchung der einzelnen Bestandteile des Knochens.

    Nachdem die allgemeinen Verhältnisse im Ganzen beachtet sind,
folgt die Untersuchung der einzelnen Bestandteile des Knochens, nämlich
der Beinhaut, des Knochengewebes und des Markes.

a) Allgemeine Untersuchung der Beinhaut.

    Bei der Beinhaut (Periost) sind die Lageverhältnisse fest-
zustellen, d. h. es muss auf etwaige Abhebungen derselben, wie sie
durch traumatische Einwirkungen, Abszessbildung, Geschwulstbildung
usw. herbeigeführt werden können, ferner auf Trennung des Zusammenhanges und Defekte, welche ebenfalls durch Verletzungen,
Entzündungen usw. bewirkt sein können, geachtet werden.
    Ihre Dicke ist sowohl bei akuten wie chronischen entzündlichen
Prozessen vermehrt, bei ersteren durch Zunahme der zelligen Elemente
und der Gewebsflüssigkeit, bei letzteren durch Entwickelung eines
derben fibrösen Bindegewebes. Seine Farbe ist im unveränderten Zustande weissgrau, bei akuter Entzündung je nach der Stärke derselben
dunkler rot, bei eiterigen Entzündungen oft gelblich, bei jauchigen missfarbig grünlich, bei chronischen weisslich.
    Die Konsistenz wird bei akut entzündlichen Schwellungen durch
die ödematöse Durchtränkung und den grösseren Zellenreichtum des
Gewebes eine weiche, bei den chronischen eine sehr derbe.

b) Allgemeine Untersuchung des Knochengewebes.

    Gehen wir nun zur Untersuchung des Knochengewebes über, so sind
    a) von der Oberfläche zunächst die Verdickungen zu er-
wähnen, welche der Knochen durch Anpassungs-, entzündliche und ge-
schwulstbildende Vorgänge an der Beinhaut erfährt. Es ist schon gesagt worden, dass, nachdem die akuten Vorgänge abgelaufen sind, die
neugebildete Masse immer mit dem Knochen verbunden ist. Ist die
Knochenneubildung über die gesamte Oberfläche oder den grössten Teil
derselben mehr gleichmässig verbreitet, so heisst sie Hyperostose,
während man von Exostose spricht, wenn es sich um eine mehr umschriebene Neubildung handelt.
    Das Gegenteil der äusseren Hypertrophie ist die äussere Atrophie,
konzentrische Atrophie, welche nicht bloss am normalen Knochen,
sondern auch, als Anpassungsvorgang, an neugebildetem, z. B. Knochen-
kallus, gefunden wird. Auch die pathologische Atrophie wird durch

Riesenzellen (Myeloplaxen, Osteoklasten) bewirkt; an der Oberfläche dieser atrophischen Stellen kann man durch Abkratzen die Riesenzellen in mikroskopischen Präparaten erhalten. Die Farbe der Knochenoberfläche kann oft von grosser diagnostischer Wichtigkeit sein. Einmal ist eine weissliche, fast kreideartige, aber ungleichmässige Färbung für die kleinsten spongiösen Osteophytbildungen charakteristisch, dann aber ist eine Nekrose des Knochengewebes oft nur an der gleichmässig grauweissen Farbe, gegenüber der graugelben des normalen Knochens zu erkennen. Rötung der Knochenoberfläche deutet fast immer auf eine abnorme Markraum- und Gefäss-/ bildung hin.

b) Auf dem Durchschnitt bezw. im Inneren der Knochenmasse findet sich ebenfalls eine Hypertrophie, die vorzugsweise in den schwammigen Teilen erscheint und in einer Verkleinerung der Markräume durch Verdickung der Knochenbälkchen (Osteosklerose) besteht, die so weit gehen kann, dass ein vollständig kompaktes Knochengewebe vorhanden ist. Diese Veränderung kann entzündlichen Ursprunges sein, ist aber oft nichts weiter als ein funktioneller Anpassungsvorgang an veränderte statische Verhältnisse; sie geht, wie die äussere Hypertrophie von der Beinhaut, so vom Marke aus (Osteomyelitis ossificans, auch Ostitis ossificans genannt). Eine zweite Form ist die Verdickung des Knochens nach der Markhöhle zu, welche bis zu einer vollständigen Verschliessung derselben (z. B. bei Knochenbrüchen) gehen kann, welche aber wie die vorige ebenfalls aus einer Verknöcherung des Markes hervorgegangen ist. Selten sind geschwulstartige Knochenbildungen, welche in die Markhöhle vorspringen (Enostosen).

Als Atrophie haben wir die sogen. Osteoporose anzusehen, ein Zustand, bei dem der normal kompakte Knochen von markhaltigen Hohlräumen durchsetzt und also dem spongiösen ähnlich geworden ist, oder bei dem die Bälkchen an sich schon spongiösen Knochengewebes noch dünner und spärlicher geworden sind, als sie früher schon waren. Auch dieser Zustand kann die Folge einer Entzündung (rarefizierende Ostitis) oder einer funktionellen Anpassungsatrophie sein und entsteht durch Resorption des Knochengewebes seitens des Markes.

Da mit der Aenderung der funktionellen Ansprüche an den Knochen auch die so charakteristische innere Architektur sich ändert, indem an der einen Stelle Knochen neugebildet, an einer anderen entfernt wird, so kann man unter solchen Verhältnissen nebeneinander eine Hypertrophie und eine Atrophie finden, ja an demselben Knochenbälkchen kann sich hier Neubildung, da Schwund von Knochensubstanz zeigen. Es ist, um ein Verständnis für diese Neubildungsvorgänge zu gewinnen, notwendig, genau die etwa vorhandenen Veränderungen in der Stellung der Knochen, in ihren Beziehungen zu Muskeldruck und -Zug, kurz in allem, was die funktionelle Inanspruchnahme der Knochen betrifft, zu betrachten bezw. festzustellen.

Dies gilt besonders auch für diejenigen Fälle von Architekturänderung der Knochen, bei welchen das vorhandene Knochengewebe

wegen fehlender Verkalkung weich und biegsam ist, wie es bei Osteo-
malazie, Ostitis deformans, teilweise auch bei Rachitis vorkommt. Auch bei diesen Erkrankungen der Knochen kommen nebeneinander Neubildung und Schwund, Verdickung und Porose des Knochengewebes vor und es kann sehr schwerhalten festzustellen, inwieweit es sich dabei um Anpassungs-, inwieweit um eigentlich pathologische Veränderungen handelt.

In Betreff der Farbe der Knochensubstanz ist das Grauweiss oder fast Weiss der nekrotischen Teile von Wichtigkeit. Die Konsistenz ist sowohl bei Osteomalazie und Ostitis deformans, wie in schweren Fällen von Rachitis vermindert; es ist dabei schwer zu entscheiden, ob es sich um weichgewordenen (entkalkten) alten Knochen oder um unfertig gebildeten neuen Knochen (Osteoid) handelt, und dies um so mehr, als bei allen drei Erkrankungen beides vorkommt. Eine Entscheidung kann nur die mikroskopische Untersuchung liefern, welche in diesem Falle an nicht entkalktem Gewebe vorgenommen werden muss, welches man von dem spongiösen Gewebe in Gestalt feinster mit der Pinzette ausgebrochener oder mit der Schere ausgeschnittener Bälkchen oder Plättchen gewinnen kann, während man sonst in der Regel die Untersuchung an künstlich entkalktem Gewebe (S. 17) vornimmt.

Anhaltspunkte für die Unterscheidung osteoid gebildeten und entkalkten Gewebes, welche beide in Karmin sich rot färben, während kalkhaltiger Knochen farb-
los bleibt, sind folgende. Eine Reihe von Osteoblasten, die Anwesenheit Skarpeyscher Fasern, wo normal keine vorkommen, sprechen für Anbildung, auch Abweichungen in der Anordnung und dem Verlauf der Lamellen sowie Grösse und plumpe Be-
schaffenheit der Knochenkörperchen können in demselben Sinne verwertet werden, wogegen Resorptionslakunen und Osteoklasten-Riesenzellen für Abbau, wenigstens zur Zeit der Gewinnung des Präparates sprechen, und Armut des Knochengewebes an Knochenkörperchen und -Kanälchen, Blässe und Verwaschenheit der Begrenzungs-
linien sowie schlechte Färbbarkeit der Kerne im allgemeinen für entkalktes Gewebe kennzeichnend sind. v. Recklinghausen glaubte in schwarzen gitterförmigen Figuren, welche man durch Anfüllung vorhandener normaler oder pathologischer Kanälchen und Lücken mit Kohlensäure erhält, wenn man Knochenstückchen in stark alaunhaltigem Alaunkarmin (oder in Karmin mit Pikrinsäure) 15 bis höchstens 20 Min. färbt und dann in Glyzerin oder Alaunglyzerin untersucht, sichere Anhaltspunkte für die Erkennung einer Entkalkung von Knochengewebe gefunden zu haben, es hat sich aber diese Bedeutung der v. Recklinghausenschen Gitter leider nicht bestätigt lassen. Im allgemeinen wird man bei dem Befund von osteoidem Gewebe an Anbildung denken dürfen, wenn nicht triftige Gründe für die Annahme einer Entkalkung vorliegen.

Sharpeysche Fasern kann man an unentkalkten Knochenstückchen durch 15 proz. Kochsalzlösung oder konzentrierte Salzsäure sichtbar machen oder indem man Schnitte zuerst in konzentrierter Essigsäure durchsichtig macht, sofort $1/4$—1 Min. lang in unverdünnter Lösung von Indigkarmin färbt, in Wasser auswäscht und in Glyzerin untersucht. Geeignet ist auch die von Beneke angegebene Modifikation der Weigertschen Fibrinfärbung: Alkoholhärtung, Entkalkung in Phlorogluzin-Salpetersäure, Färbung in 5—10 proz. Anilinölwassergentianaviolettlösung 10—20 Min., dann 1 Min. in bis zur Portweinfarbe verdünnter Lugolscher Lösung, sorgfältiges Abtrocknen, Entfärben in Anilin-Xylol (2+3). Es färben sich auch die Knochenfibrillen, aber sie entfärben sich schneller wie die perforierenden Fasern, so dass man diese allein gefärbt erhalten kann, wenn man nur den richtigen Zeitpunkt der Uebertragung der Schnitte in reines Xylol getroffen hat. Um diesen zu finden, muss man öfter in Xylol kontrollieren.

Zur Untersuchung der feineren Veränderungen des Knochengewebes gibt es eine grosse Anzahl besonderer Methoden, die hier nicht alle angegeben werden können. Für die oft so wichtige Frage der Kalkverteilung sind Schnitte von Knochen, der in Müllerscher Flüssigkeit unvollkommen (bis eben zur Schneidbarkeit) entkalkt ist, besonders empfehlenswert. Von allgemeinen Färbemethoden sind van Giesons Methode, Methylenblau-Eosin, Hämatoxylin-Pikrinsäure, Ammoniak- und Lithion-, sowie Pikrolithionkarmin zu nennen. Eine von Schmorl angegebene Methode, welche fast alle einzelnen Strukturelemente des Knochens gut hervortreten lässt, ist folgende: 1. Fixieren dünner Knochenscheiben in Formol; Nachhärten in Müllerscher Flüssigkeit (3—4 Wochen im Brutschrank, 6—8 Wochen bei Zimmertemperatur). 2. Auswaschen in Wasser 24 Stunden. 3. Entkalkung auf irgend eine Art, besonders geeignet für Kinderknochen alkoholisches Salzsäuregemisch (Acid. hydrochlor. 2,5 ccm, Alkohol 96 proz. 500,0, Aq. dest. 100,0 ccm, Chlornatrium 2,5 g; man löst das Kochsalz in dem Wasser und giesst die Salzlösung zum Säurealkohol). 4. Einbetten in Zelloidin oder Paraffin oder Gefrierschnitte. 5. Uebertragen der möglichst dünnen Schnitte in Wasser für 10 Minuten. 6. Färben in konzentrierter wässeriger Thioninlösung zur Hälfte mit Wasser verdünnt, 5 Minuten. 7. Abspülen in Wasser. 8. Uebertragen in Alkohol 1—2 Minuten. 9. Abspülen in Wasser. 10. Uebertragen der Schnitte mit Glasnadeln in eine konzentrierte wässerige Lösung von Phosphorwolframsäure auf beliebige Zeit (wenige Sekunden genügen, längeres Liegen schadet nichts). 11. Auswaschen der Schnitte in Wasser, bis sie einen himmelblauen Farbenton angenommen haben (etwa 5—10 Minuten, längeres Auswaschen schadet nichts). 12. Fixierung der Färbung in einer verdünnten Lösung von Liq. ammon. caust. 1 : 10, 3—5 Minuten. 13. Direktes Uebertragen in 90 proz. Alkohol, den man einmal wechselt. 14. Entwässern, Karbolxylol, Balsam.

Die Wände der Knochenhöhlen und ihrer Ausläufer (auch Zahnkanälchen) sind intensiv blauschwarz, die zelligen Elemente diffus blau gefärbt: will man die Kerne stärker hervortreten lassen, so kann man mit Hämatoxylin nachfärben. Die Grundsubstanz ist rötlich bis purpurrot. Sollte diese Färbung zu stark sein, so bringt man die Schnitte nach der Behandlung mit Ammoniak und Alkohol (Nr. 12 und 13) in Salzsäurealkohol auf 3—5 Minuten und wäscht dann gründlich in Wasser aus. Gerade dann ist Nachfärbung mit Hämatoxylin angezeigt. In der Grundsubstanz sind die Lamellengrenzen sowie die Kittlinien sehr gut zu erkennen, auch tritt meist schon (besser nach Salzsäurebehandlung und Nachfärbung mit Hämatoxylin) die fibrilläre Struktur des Knochengewebes deutlich hervor.

c) Allgemeine Untersuchung des Markes.

Das Mark der Röhrenknochen zeigt vielfache Verschiedenheiten in seiner Menge, da die Markräume besonders der spongiösen Teile bald erweitert (durch Osteoporose), bald verengert (durch Osteosklerose usw.) sind.

Wichtiger ist die Farbe sowohl des Markes im ganzen oder auch grösserer Strecken (rot, gelb, durchscheinend bräunlich) als auch an kleineren Stellen (rot, trübgelb, zitronengelb, grünlich usw.); desgleichen die Konsistenz, welche für gewöhnlich schon eine sehr weiche ist, manchmal aber gallertig zitternd (auch auf grössere Strecken) oder in verschiedenem Masse derb (meist auf kleinere Herde beschränkt) sein kann.

Man muss hierbei berücksichtigen, dass das Knochenmark schon normaler Weise in verschiedenen Lebensaltern und an verschiedenen Stellen ein sehr verschiedenes Verhalten zeigt. Bei jugendlichen Personen ist das Mark sämtlicher Knochen von roter Farbe (rotes Mark), sehr reich an grosskernigen farblosen Rundzellen mit neutrophiler Granulation (Markzellen, Myelozyten), wozu noch in wechselnder Menge kommen: lymphoide Zellen verschiedener Art (zuweilen in Form von

Lymphknötchen [besonders bei Rachitis] mit Keimzentren), neutrophile gelapptkernige Leukozyten, eosinophile Zellen (teils rund-, teils gelapptkernige), wenig Mastzellen, gelappte Riesenkerne enthaltende grosse Zellen (Megakaryozyten, auch mehrkernig), die Erzeuger der Blutplättchen, die man nicht Riesenzellen nennen sollte, damit sie nicht mit den seit lange bekannten Myeloplaxen, den osteoklastischen vielkernigen Riesenzellen verwechselt werden. Das sind alles farblose Zellen, die rote Farbe rührt von kernhaltigen roten Blutkörperchen (Erythroblasten) und den kernlosen fertigen Formen (Erythrozyten) her. Ein Retikulum aus sternförmigen Zellen bildet die Grundlage. Diese enthalten schon frühzeitig, besonders in den grossen Markhöhlen, Fetttropfen und wandeln sich allmählich immer zahlreicher in Fettzellen um, so dass die Farbe immer mehr gelblich wird, bis sie endlich gegen die Pubertätszeit hin in den Röhrenknochen der Hauptsache nach rein gelb geworden ist, da nur Fettmark vorhanden ist. In den platten Knochen, den Wirbeln und kleineren Knochen erhält sich etwas rotes hämatopoëtisches Mark mit Fett gemischt auch noch in späterer Lebenszeit. Bei Altersatrophie, bei Abmagerung pathologischer Art wird aus dem Fettmark sehr weiches, häufig hellbräunlich gefärbtes Gallertmark, das durch Hyperämie ein rotes Aussehen bekommen kann, aber nicht selten auch funktionierendes rotes Mark enthält.

Unter pathologischen Verhältnissen kommen ausser den gewöhnlichen roten Körperchen, den Normoblasten und Normozyten, auch embryonale Formen, Megaloblasten und Megalozyten, sowie bei roten und farblosen allerhand Uebergangs-, aber auch direkt pathologische Formen vor.

Die mikroskopische Untersuchung des Marks wird besonders an Quetsch- und Zupfpräparaten vorgenommen. Das Material dazu kann man bei Röhrenknochen durch Aufsägen der Markhöhle, bei anderen durch Quetschen eines Stückes im Schraubstock leicht erhalten. Alle feineren Granula- und Protoplasmafärbungen müssen für genaueres Studium der Zellen herangezogen werden. Dieses hat in der letzten Zeit sehr erhebliche Fortschritte gemacht, trotzdem gehen die Ansichten, besonders über den Zusammenhang der einzelnen Zellformen, noch weit auseinander. Für die Pathologie ist wichtig, dass zweifellos die Myeloblasten und Myelozyten mit ihrem runden Kern die Vorfahren der neutrophilen, eosinophilen und basophilen Leukozyten mit ihren gelappten Kernen sind, zu denen rundkernige Uebergangsformen hinüberführen. Die Lymphozyten, die durch die Oxydasereaktion (s. S. 240) so scharf von dieser Gruppe zu trennen sind, haben jedenfalls im späteren Leben keine Uebergänge mehr zu jenen, ihnen gehören nur noch die Plasmazellen zu. Bei gesunden Kindern sollen sie im Knochenmark fehlen, bei Erwachsenen und auch bei kranken Kindern fehlen sie sicher nicht.

3. Die einzelnen Erkrankungen der Knochen.

a) Kreislaufstörungen selbständiger Art kommen hauptsächlich im Knochenmark vor. Hyperämie, besonders am Mark der Röhrenknochen in mehr oder weniger grosser Ausdehnung, auch fleckweise, vor allem bei Infektionskrankheiten, aber auch bei Stauung vorkommend, kann mit hämatopoëtischem rotem Mark verwechselt werden; die durchscheinende Beschaffenheit des hyperämischen Fett- oder Gallertmarks und das Hervortreten von Gefässstreifen kann schon zur richtigen

Diagnose ·führen, Sicherheit gibt nur die mikroskopische Untersuchung. Blutungen können im Mark wie am Periost durch Traumen entstehen, aber auch bei allgemeiner hämorrhagischer Diathese, bei Entzündungen. Besonders charakteristisch sind die grossen Blutungen bei der Möller-Barlowschen Krankheit der Säuglinge (S. 800), welche besonders gern unter dem Periost in der Nähe der Epiphysen sitzen, aber auch im Mark nicht fehlen. Hier findet man bei längerer Dauer der Erkrankung pigmenthaltige Zellen, welche auch bei Erwachsenen unter ähnlichen Verhältnissen wie in der Milz gefunden werden.

b) **Entzündungen.** Wenn auch häufig alle Teile der Knochen gleichzeitig an den entzündlichen Vorgängen beteiligt sind, so gibt es doch be-

Fig. 484.

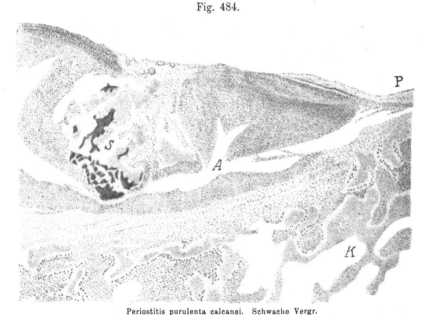

Periostitis purulenta calcanei. Schwache Vergr.
K Knochen, vielfach mit Osteoblastenreihen besetzt. P Periost, vom Knochen durch Eiter (A Abszess) abgehoben, in dem Abszesseiter liegen nekrotische kleine Knochensequester (S), die sich z. T. mit Karmin tiefdunkelrot gefärbt haben.

sondere Entzündungen des Periostes (Periostitis) und des Knochenmarks (Osteomyelitis). Das Knochengewebe verhält sich passiv, so dass es eine eigentliche Ostitis nicht gibt. Man spricht aber wohl von Ostitis, wenn es sich um eine Erkrankung spongiöser Knochen mit nur kleinen Markräumen handelt oder um Veränderungen in den Gefässkanälen kompakten Knochens.

Die eiterige Entzündung der Beinhaut (Periostitis purulenta) zeigt sich in einer Abhebung der verdickten und geröteten Haut vom Knochen durch den immer zwischen Knochen und Periost aus der innersten Schicht der Beinhaut gebildeten Eiter (Fig. 484). Wenn das akute Stadium vorüber ist, bilden sich an der Innenfläche der Beinhaut

Granulationen aus, welche dann nur an der Oberfläche Eiter absondern. Durch die Periostitis kann oberflächliche Nekrose und Karies des Knochens erzeugt werden (s. Fig. 486).

Fig. 485.

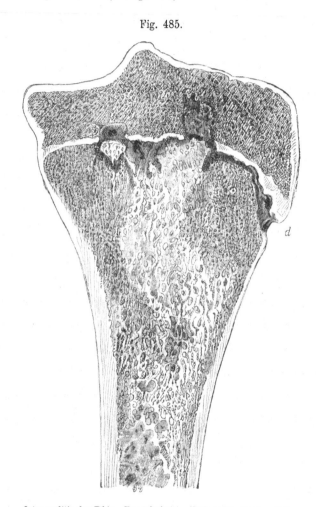

Osteomyelitis der Tibia. Frontalschnitt. Nach einem frischen Präp.

Die helleren Partien in der Diaphyse sind die eitrig infiltrierten; fast in der ganzen Ausdehnung des Epiphysenknorpels an der diaphysären Seite ein Eitergang, der bei d an der Oberfläche perforiert ist, wo sich Periostitis anschloss. An zwei Stellen Perforation des Knorpels, links davor ein Sequester der Diaphyse, rechts weiter vorgeschrittene Eiterung in der Epiphyse mit anscheinend beginnender Sequesterbildung.

Der Eiter kann die Beinhaut durchbrechen und sich in die Nachbarschaft ergiessen, ein Ereignis, welches besonders bei sehr rascher Entwickelung der Eiterung, wie bei der Periostitis purulenta maligna oder acutissima leicht eintritt. Bei dieser Erkrankung, welche zu einer ausgedehnten Entblössung des Knochens von Beinhaut führen kann, finden sich regelmässig grosse Mengen von Eiterkokken. Diese fehlen auch nicht bei einer seltenen Abart der septischen Periostitis, der P. albuminosa oder serosa, bei welcher nicht Eiter, sondern eine zähe, dem Hühnereiweiss ähnliche, oder eine mehr seröse Masse abgesondert wird. Auch Typhusbazillen sind allein oder mit Eiterkokken zusammen bei posttyphösen Periosteiterungen gefunden worden.

Die eiterige Osteomyelitis (Fig. 485) erkennt man an der stellenweise hervortretenden trübgelben Farbe; es lässt sich eine dünne trübgelbe Flüssigkeit an diesen Stellen ausdrücken. Ihr Lieblingssitz ist in den schwammigen Abschnitten der Röhrenknochen, wo sie besonders bei jugendlichen Individuen auftritt. Die gelben, eiterigen Stellen sind stets von einer roten Markmasse umgeben, aber oft wenig scharf abgegrenzt und nicht immer leicht zu erkennen, da der Farbenunterschied oft nur sehr gering ist. Grössere Abszesshöhlen bilden sich in der Regel nicht. Der Eiter der Osteomyelitis zeigt meistens einen Zerfall der Eiterkörperchen und besitzt stark ätzende Eigenschaften, weshalb man sich auch leicht damit infiziert. Durch eiterige Osteomyelitis kann sowohl eine Nekrose von Markgewebe wie von Knochenteilen erzeugt werden, besonders in denjenigen Fällen, in welchen die Entzündung einen sehr akuten Charakter hat (O. maligna, acutissima). Bei den mehr chronisch verlaufenden Fällen tritt die Eiterbildung oft sehr zurück gegenüber der Bildung eines roten Granulationsgewebes. Wie bei der gleichen und oft gleichzeitig vorhandenen Erkrankung der Beinhaut, so lassen sich auch in dem Eiter und selbst in den Granulationen der Markhöhle Eiterkokken und zwar vorzugsweise Staphylokokken nachweisen.

Wenn die Entzündung, wie es sehr häufig der Fall ist, in dem Schaft eines Röhrenknochens nahe dem Epiphysenknorpel, das ist an der Stelle des stärksten normalen Wachstums beginnt, so wird dieser in mehr oder weniger grosser Ausdehnung zerstört, bis er endlich an einer oder mehreren Stellen durchbrochen wird, worauf dann die Eiterung von hier aus in der Epiphyse sich ausbreitet (Fig. 485). Man sieht an dem Zerstörungsrand erweiterte Knorpelhöhlen, mit Zellen gefüllt, welche teils deutlich die Eigenschaften der Knorpelzellen zeigen, teils, besonders durch die starke Färbbarkeit und äussere Beschaffenheit der Kerne, von diesen sich unterscheiden. Da man auch neben den Knorpelhöhlen in der Grundsubstanz eigentümlich lang gestreckte, offenbar von dem Marke aus eingewanderte Zellen sieht, so muss angenommen werden, dass bei der Zerstörung des Knorpels Wanderzellen, welche hauptsächlich in den Knorpelhöhlen sich ansammeln, eine wesentliche Rolle spielen (s. S. 779).

Sowie die eiterige Entzündung die spongiösen Knochen ergriffen hat, tritt die Beteiligung des Knochengewebes in den Vordergrund (Ostitis purulenta), denn es entwickelt sich nun, wie schon bei den Gelenkerkrankungen erwähnt wurde (S. 770, 777), ein Knochenschwund, auch wohl eine Nekrose kleinster Knochenteilchen (Molekularnekrose), wodurch ein Knochengeschwür (Karies) sich bildet. Der Knochen verhält sich durchaus passiv, die Knochenzellen verfetten, der Eiter entsteht nur im Mark und in der kompakten Substanz nur in Gefäss-kanälchen. Die Ostitis purulenta kann als demarkierende Ent-zündung in der Umgebung von abgestorbenen Knochenstücken auf-treten und diese ablösen, sequestrieren, doch ist meistens die eiterige Entzündung selbst die Ursache für die Nekrose.

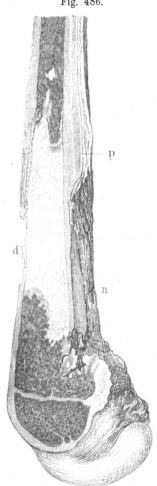

Fig. 486.

Es wurde schon darauf hingewiesen, dass gleichzeitig verschiedene Bestandteile eines Knochens entzündliche Veränderungen darbieten können. Das gilt besonders auch für die eiterigen. Nichts ist häufiger, als dass mit einer eiterigen Osteomyelitis sich eine eiterige Periostitis verbindet oder um-gekehrt. Es können dadurch ganz besonders schwere Veränderungen erzeugt werden (Fig. 486), die noch dadurch kompliziert zu sein pflegen, dass in der Umgebung der eiterigen sich auch noch eine produktive Entzündung, wenigstens des Periosts, mit Knochenneubildung hinzugesellt, so dass Knochenschwund, Knochennekrose und Knochenneubildung nebeneinander gefunden werden.

Diese produktiven Entzündungen spielen an den Knochen wegen ihrer Häufig-keit eine besonders grosse Rolle. Das gilt in erster Linie für das Periost, welches ja gemäss seiner physiologischen Aufgabe, für das appositionelle Dickenwachstum der Knochen zu sorgen, für Neubildung, und zwar Knochenneubildung, prädestiniert er-scheint. In der Tat findet man eine Peri-ostitis ossificans oder doch ihre Re-sultate in Gestalt von Knochenauswüchsen sowohl als einen mehr selbständigen Pro-zess als auch, wie vorher erwähnt, im An-schluss an eiterige Entzündungen. So findet sich sehr häufig neben einer eiterigen Osteo-myelitis eine ossifizierende Periostitis, die zwar ihren Hauptsitz an der der Osteo-myelitis entsprechenden Stelle hat, aber meist sich viel weiter erstreckt als diese. In gleicher Weise ist in der Umgebung von periostitischen Abszessen fast stets eine ossifizierende Periostitis zu finden. Eine

Eiterige Ostitis am unteren Ende der Femurdiaphyse eines jugendlichen In-dividuums. Sagittalschnitt. ²/₃ nat. Gr. Osteomyelitis mit eiteriger Infiltration (die weissen Stellen) des sonst roten Markes, Periostitis mit Ablösung des Periosts und Nekrose des Knochens bei n, bei d kariöse Defekte an der Knochenoberfläche, bei p periostale Knochenneubildung.

solche findet sich auch bei Karies der Gelenkenden infolge eiteriger Arthritis. In ganz frischen Fällen erscheint das Periost verdickt, seine innersten Lagen derber, aber immer noch schneidbar. Fertigt man feine senkrechte Schnitte an, so sieht man innerhalb eines an Rund- und Spindelzellen sehr reichen Gewebes geflechtartig angeordnete Osteoidmassen, aus denen später Bälkchen hervorgehen, die zum Teil senkrecht zur Knochenoberfläche stehen, zum Teil die ersteren unter einander verbinden (Spongioid). In einem späteren Stadium haben sich dann die Osteoidsäulchen, welche vom echten Knochengewebe durch den Mangel an Kalksalzen und die noch etwas plumpen, mehr rundlichen und mit dicken Ausläufern versehenen Körperchen unterschieden sind, durch Aufnahme von Kalksalzen in wirklichen Knochen umgewandelt und bilden dann das spongiöse oder blätterige usw. Osteophyt.

In einem noch späteren Stadium ist der spongioide Charakter der Neubildung verschwunden; sie ist durch Ausfüllung der zwischen den Bälkchen des spongiösen Osteophyts gelegenen Räume mit konzentrischen Knochenlamellen (bis auf einen kleinen Raum, den Gefässkanal) in eine kompakte Knochenmasse verwandelt worden, die nun dem alten Knochen fest aufsitzt, während das spongiöse Osteophyt sich um so leichter loslösen lässt, je jünger es ist.

Endlich gibt es noch ein späteres Stadium, in welchem wiederum sekundär eine partielle Einschmelzung des kompakten Knochengewebes (Osteoporose) durch Bildung von echten Markräumen entstanden ist.

Die äussere Erscheinung der periostitischen Knochenbildungen ist äusserst vielgestaltig, blättrig, zackig, warzig, lavaartig usw. Vielfach sieht man eine spiralige Anordnung der Knochenzacken.

Eine besondere Unterabteilung dieser ossifizierenden Periostitis stellt diejenige Form dar, welche bei Knochenbrüchen den periostalen Kallus liefert. Sie unterscheidet sich zunächst von anderen durch die Massenhaftigkeit der Neubildung, zweitens dadurch, dass die neugebildeten Massen relativ lange in dem Zustande des Osteoids verharren, sowie dass auch eine herdweise Knorpelneubildung mit metablastischer Knochenbildung vorkommt.

Eine weitere besondere Form findet man bei der Rachitis. Hier zeigt das Periost eine beträchtliche Verdickung seiner inneren weicheren Schicht, welche zugleich durch sehr reichliche Gefässbildung ein dunkelrotes Aussehen erhält. In diesem weichen Gewebe finden sich sehr dünne und zarte Osteoidsäulchen, welche oft erst nach dem Ablaufe der Rachitis in richtigen Knochen sich umwandeln.

Auch im Mark gibt es eine Entzündung mit Knochenbildung, die Osteomyelitis ossificans, die häufig eine günstige Wirkung hat, indem sie vielfach Schäden reparieren oder das Vordringen schlimmerer Prozesse hindern kann. Am bekanntesten ist die ossifizierende Osteomyelitis bei den Amputationen, Osteotomien und Frakturen der Knochen (myelogener Kallus), wo die Markhöhle ganz verschlossen werden kann (Figg. 525 u. 527). Nicht selten findet man auch um Geschwülste herum eine knöcherne Kapsel durch ossifizierende Osteomyelitis gebildet, aber auch vollständige Ausfüllung der Markhöhle mit Knochen.

An spongiösem Knochengewebe werden durch die ossifizierende Entzündung die Markhöhlen verkleinert, die Knochensubstanz vermehrt

(Osteosklerose, sklerosierende Ostitis). Sie tritt oft als resti-
tuierende nach Osteoporose auf, aber auch in der Umgebung schwerer
erkrankter Teile. Eine sekundäre hyperplastische Ostitis (Osteoarthropathie
hypertrophiante pneumique, Marie) kommt besonders an den distalen
Enden der Röhrenknochen, vor allem der ersten Fingerglieder (Trommel-
schlägelfinger) bei Herz- und Lungenkranken vor und bewirkt Verdickung der Knochen, neben der aber oft auch Resorptionsvorgänge
hergehen. Es spielen dabei venöse Hyperämie, wahrscheinlich aber
auch chemische, aus dem primär erkrankten Organ stammende Stoffe
eine Rolle. Sie ist zu trennen von der Akromegalie (Pachyakrie),
bei welcher Knochen- und Weichteilvergrösserungen auftreten (S. 48).

Ausser der entzündlichen Knochenbildung kommt am Mark noch
eine besondere entzündliche Veränderung vor, welche ich schon bei der
eiterigen Osteomyelitis nebenbei erwähnt habe, nämlich eine granulierende Entzündung. Sie findet sich hauptsächlich am spongiösen
Knochen, wo sie die entzündliche Osteoporose erzeugt und auch
als rarefizierende Ostitis bezeichnet wird, kommt aber auch an
der Kompakta vor und ist vielleicht auch bei Rachitis und Osteomalazie die Ursache der verstärkten Resorption von Knochen. Unter
Entwickelung eines weichen gefässreichen Granulationsgewebes in den
Markräumen und Gefässkanälen wird das Knochengewebe mehr und
mehr eingeschmolzen, so dass im spongiösen Gewebe die Bälkchen
spärlicher und dünner werden, das kompakte aber sich in spongiöses
umwandelt. Dabei geht die Einschmelzung nicht immer bloss von
den Gefässkanälen aus, sondern sie kann auch von den Knochen-
höhlchen und -Kanälchen aus zustande kommen, wodurch diese sich
erweitern (Kanalisation). Wir haben diese Rarefikation schon bei den
Osteophyten kennen gelernt, primär kommt sie besonders bei unkomplizierten Knochenverwundungen vor, wo zunächst Granulationsgewebe
aus allen Gefässlöchern hervorsprosst, den Defekt ausfüllt und durch
sekundäre Verknöcherung Heilung bewirkt.

Endlich gibt es auch noch eine fibröse Entzündung am Knochen.
Die Periostitis fibrosa, bei der mehr die äussere Schicht, nicht die
Osteoblastenschicht beteiligt ist, trifft man als Folge geringfügiger
chronischer Reizung. Viel wichtiger und bedeutungsvoller ist die
Osteomyelitis fibrosa, welche bei einer nicht geringen Zahl von
Knochenerkrankungen eine Rolle spielt. Ihr Vorkommen bei Arthritis
deformans wurde schon erwähnt (S. 775) und ich werde alsbald ihrer
noch weiter Erwähnung tun müssen. Eine ganz besondere Rolle ist
ihr zugewiesen worden bei der Ostitis deformans, einer vorzugsweise im höheren Alter vorkommenden, öfter mit Arthritis deformans
verbunden, der Osteomalazie nahe verwandten, aber oft nur auf
wenige Knochen, besonders der Gliedmassen beschränkten Erkrankung, bei welcher durch starken Abbau einerseits, mächtige Anbildung osteoiden Gewebes andererseits die Architektur völlig um-
gestaltet wird, und zugleich die Knochen verbogen werden, so dass
sie schliesslich kleiner und unförmig erscheinen. Bei der Heilung

kann durch Verkalkung des osteoiden Gewebes eine gewaltige Knochen-
sklerose entstehen.

Als Osteomalazie bezeichnet man eine Erkrankung Erwachsener,
die durch Knochenerweichung gekennzeichnet ist und hauptsächlich bei
Frauen, insbesondere bei Schwangeren am Becken, der Wirbelsäule,
aber auch an allen anderen Knochen (am wenigsten am Schädel) gefunden wird. Infolge der Weichheit verbiegen sich die Knochen oft
in der stärksten und abenteuerlichsten Weise, wie das von den
wichtigsten Teilen des Skeletts, dem Brustkorb (S. 212, Fig. 83), der
Wirbelsäule und dem Becken (S. 738, Fig. 445) bereits angegeben worden
ist. Infolge der Weichheit kann man von spongiösem Knochengewebe

Fig. 487.

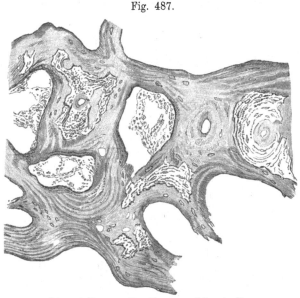

Osteomalazie; spongiöser Knochen. Schwache Vergr.
Nur noch geringe Reste von fertigem Knochen im Innern der Balken, an den kalkfreien Teilen teilweise deutliche Schichtung.

ohne weiteres mikroskopische Schnitte anfertigen, an denen man nach
Färbung mit Pikrokarmin oder nach van Gieson sieht (Fig. 487), dass
die Bälkchen im Zentrum zwar noch mehr oder weniger viel wohl-
gebildetes Knochengewebe enthalten, an der Peripherie aber ein weiches,
osteoides, in Karmin sich lebhaft färbendes Gewebe, während die Markhöhlen auf der Höhe der Erkrankung von dunkelrotem Mark erfüllt
sind. Das osteoide Gewebe hat freilich Aehnlichkeit mit entkalktem
Knochengewebe, weshalb man früher annahm, das Wesen der osteomalazischen Knochenveränderung beruhe in einer allmählich von den
Markhöhlen aus fortschreitenden Entkalkung, aber es gleicht auch dem
unverkalkten neugebildeten Knochengewebe. Da ein Beweis für die
Anwesenheit einer entkalkenden Säure bisher nicht erbracht worden

ist, dagegen bei der gleich zu erörternden Rachitis, bei der sicher von
Entkalkung keine Rede sein kann, die gleichen Veränderungen vorkommen, so nehme auch ich an, dass man es hier mit einer Störung
der Anbildung bei vermehrter Resorption zu tun hat. Eine reiche Anbildung findet sicherlich infolge funktioneller Anpassung überall da
statt, wo bereits Verbiegungen eingetreten sind und für die Anfangsstadien der Erkrankung sind wahrscheinlich die verstärkten Resorptionsvorgänge dafür verantwortlich zu machen. Einen sicheren Beweis für
die Anbildung kalkfreien Knochengewebes bei
Osteomalazie und somit für die Unzulänglich-
keit der Entkalkungstheorie liefert die wiederholt festgestellte Tatsache, dass bei Brüchen
osteomalazischer Knochen sämtlicher Kallus
kalkfrei bleibt (Fig. 527) und dass das puerperale Schädelosteophyt bei Osteomalazischen
rein osteoid ist. Dass auch bei der Osteomalazie wie bei der Rachitis eine verstärkte
Resorption vorkommt, beweist die starke Osteoporose, welche sowohl an dem spongiösen
wie an dem kompakten Gewebe eintreten und
in Verbindung mit einer schleimigen Erweichung des Markes zu einer cystoiden Umwandlung des Knochens führen kann (Fig. 488).
Wie bei Ostitis deformans kommt auch bei
Osteomalazie, besonders da, wo Osteoid gebildet wird, fibröses Knochenmark vor. Von
manchen Pathologen wird angenommen, dass
es auch eine kindliche Osteomalazie gibt. Ich
bin davon nicht überzeugt, sondern meine,
dass es sich dabei nur um schwere Formen
von Rachitis handelt. Die Rachitis ist die
Osteomalazie der Kinder oder die Osteomalazie
ist die Rachitis der Erwachsenen.

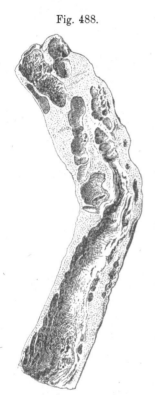

Fig. 488.

Stück einer osteomalazisch ver-
krümmten Tibia. ¹/₂ nat. Gr.
Ausgedehnte cystoide Umwandlung,
reichliche Osteoidbildung an der
konkaven Seite.

Die Rachitis (auch Rhachitis geschrieben)
ist eine Krankheit des ersten Kindesalters (von
$\frac{1}{2}$ bis 5 Jahren), deren Ueberbleibsel aber
oft noch im spätesten Alter zu erkennen sind.
Das Wesentlichste der Knochenveränderung
ist eine verstärkte Resorption von Knochengewebe von seiten des besonders in den
schwereren Fällen tief dunkelroten (entzündlichen?) Markes und eine
meist sehr reichliche Anbildung kalkfreien Knochens sowohl seitens des
Periostes als auch seitens des Epiphysenknorpels und des Knochenmarks; dadurch werden die Festigkeit der Knochen im Ganzen wie
insbesondere an den Epiphysengrenzen herabgesetzt und Verbiegungen
mannigfachster Art, auch Infraktionen an Röhrenknochen herbeigeführt,
an denen sich dann ebenfalls kalkfreier Kallus bildet. Kommt die
Krankheit zur Heilung, so werden die Knochen in ihren falschen

Stellungen fest, und da sehr reichlich osteoides Gewebe gebildet
worden ist, so können sie noch
besonders fest, sklerotisch werden.
Am Schädel pflegt die Resorption
zu überwiegen (Kraniotabes, S. 103,
Fig. 21), an den Rippen entsteht der
rachitische Rosenkranz neben Verbiegungen des Brustkorbes (S. 212,
Fig. 81), an der Wirbelsäule entstehen kyphoskoliotische Verkrümmungen (S. 731, Figg. 432, 433),
am Becken die geburtshülflich so
wichtigen Verengerungen (S. 739,
Fig. 446), an den unteren Extremitäten die O-Beine (S. 783, Fig. 483).

Ueber die rachitische Periostitis wurde schon berichtet (S. 793),
es bleiben daher nur noch die inter-
essanten Veränderungen an der
Knochenknorpelgrenze der Rippen
und der Epi-Diaphysengrenze der
Röhrenknochen zu schildern, durch

Fig. 490.

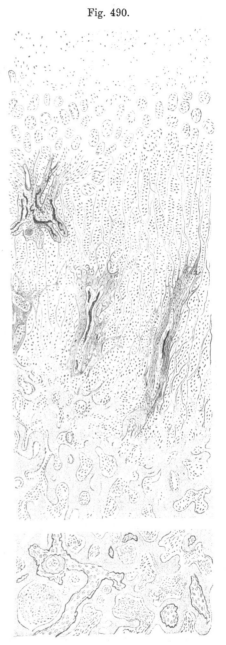

Fig. 489.

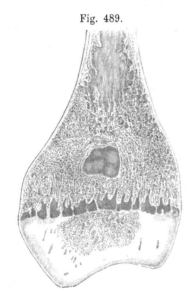

Rachitis. Frontalschnitt des unteren Endes des
Oberschenkels eines Kindes. Enchondrom.
Nat. Gr.

Rachitis. Senkr. Durchschnitt durch die Knochen-
knorpelgrenze. Schwache Vergr.

Zwischen dem unteren und oberen Teil ist ein Stück
ausgelassen. Oben hyaliner Knorpel, dann Wuche-
rungsschicht mit Zellenhaufen, dann Richtungsschicht mit Markräumen, dann osteoide Knochenbälkchen,
die im unteren Teil der Zeichnung knöcherne zentrale Abschnitte besitzen (osteomalazische Form).

welche sich vor allem die rachitischen von den osteomalazischen Veränderungen unterscheiden. Das ist aber kein Wunder, weil bei Erwachsenen Epiphysenknorpel überhaupt nicht mehr existieren und die
Rippen an den Knochenknorpelgrenzen nicht mehr wachsen. Es sind
aber grade Wachstumsstörungen, um welche es sich hier handelt.

Makroskopisch (Fig. 489) sieht man zunächst eine oft beträchtliche
Verbreiterung der durchscheinenden blaugrauen Richtungszone des
Knorpels, der die Verkalkung, in schweren Fällen wenigstens, vollkommen fehlt und in die weisslich graue weiche Streifchen von osteoidem Gewebe vom Knochen aus hineinragen. Markräume, welche dabei auch noch weiter sind als
normal únd ebenfalls weite und
sehr zahlreiche Gefässe enthalten, dringen weit in die Wucherungsschicht vor oder selbst noch
über dieselbe hinaus. Mikroskopisch (Fig. 490) erscheint die
normale Wucherung der Knorpelzellen beträchtlich vermehrt, die
Zellen sowie die Zwischensubstanz gequollen, wie wasser-
süchtig, die Verkalkungszone ist,
wenn überhaupt vorhanden, sehr
unregelmässig, die Menge des
abgelagerten Kalkes stets vermindert, die jungen Knochenbälkchen sind sehr dick und
plump, frei von Kalksalzen, also
osteoid, und reichen besonders
mit den Markräumen oft weit
in den gewucherten Knorpel
hinein. Man kann im allgemeinen
sagen, dass bei der Rachitis diejenigen Vorgänge, welche beim
normalen Uebergang von Knorpel
in Knochen sich nacheinander
zeigen, nebeneinander ablaufen,

Fig. 491.

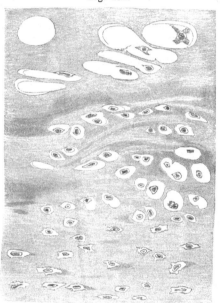

Metaplastische Knochenbildung bei Rachitis. St. Vergr.
Oben grosse Knorpelhöhlen, deren Zellen teilweise ausgefallen sind, in der Mitte kleinere, zum Teil schon
zackig gewordene Knorpelhöhlen und -Zellen, unten
Knochenkörperchen.

während gleichzeitig alle Neubildungsvorgänge das gewöhnliche Mass
überschreiten. Inwieweit dabei wirkliche Verstärkung der Knorpelwuche-
rung, inwieweit Verminderung der Umbildung in Knochen zur Verdickung
der Knorpelschichten beiträgt, ist schwer zu sagen. Auf jeden Fall ist
eine direkte (metaplastische) Verknöcherung des Knorpels, welche bei
der normalen endochondralen Verknöcherung nur eine untergeordnete
Rolle spielt, bei der Rachitis in erhöhtem Masse vorhanden (Fig. 491).
Manche Knorpelstücke verknöchern gar nicht, und diese sind es dann,
aus welchen später Enchondrome werden können (Fig. 489).

Ueber die Aetiologie der Rachitis ist noch nichts Abschliessendes
bekannt. Neuerdings will man in ihr eine Bakterienwirkung sehen,

andererseits ist auf ihre Beziehung zu Veränderungen der Epithel-körperchen hingewiesen worden. Vieles spricht dafür, dass Dispositionen eine wesentliche Rolle spielen. Ueber das Vorkommen von Lymph-knötchen im Knochenmark ist schon berichtet worden (S. 788).

Die mikroskopische Untersuchung kann man schon am frischen Knochen leicht vornehmen, da man mit einem scharfen Skalpell genügend feine Schnitte anfertigen kann. Man färbe u. a. mit Jodjodkaliumlösung, um sich von dem reichen Glykogen-gehalt der Zellen des Knorpels zu überzeugen. Entkalkte Präparate sowohl von rachitischen wie besonders von syphilitischen Knochen geben prachtvolle Bilder, wenn man zuerst mit Pikrokarmin, dann mit Methylenblau färbt. Fertiger Knochen wird gelb, osteoider Knochen rot, verkalkt gewesene Knorpelgrundsubstanz dunkel-blau. Sehr zu empfehlen ist auch van Gieson-Färbung.

Fig. 492.

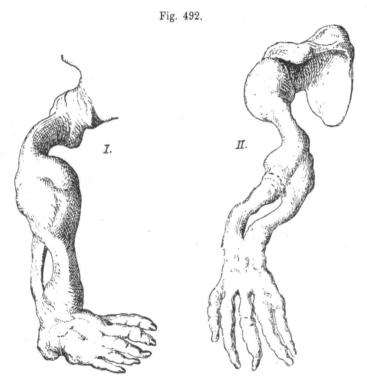

Chondrodystrophia foetalis. Nat. Gr. I. untere, II. obere Extremität.

Es scheint, dass die Rachitis auch angeboren vorkommt (Rach. congenita), doch hat das, was man als fötale Rachitis bezeichnet hat, mit der Rachitis gar nichts zu tun, sondern ist in der Mehrzahl der Fälle eine Wachstumsstörung, welche sich in ungenügender Pro-liferation der Knorpelzellen und in frühzeitigem Aufhören der Knorpel-verknöcherung äussert (Chondrodystrophia foetalis, Achondro-plasia). Da das Periostwachstum weiter geht, so entstehen kurze, plumpe, dicke Knochen (Fig. 492), der Schädel ist hoch, zylinderförmig, die Schädelbasis oft stark verkürzt, so dass die Nasenwurzel tief eingezogen erscheint, die Haut ödematös; eine nahe Beziehung zu Kretinismus einerseits, zu Myxödem andererseits ist vorhanden, man sollte deshalb nie unterlassen, in solchen Fällen auch die Schilddrüse genau zu untersuchen, an der in der Tat Veränderungen, wenn auch nicht regelmässig, vorkommen.

Kaufmann hat ausser der häufigsten Form (Ch. hypoplastica), bei welcher der Knorpel wenig Wucherungserscheinungen, aber sonst keine Veränderungen darbietet, noch eine Ch. malacica mit Erweichung des Knorpels und eine Ch. hyperplastica mit übertriebener, aber undisziplinierter Wucherung unterschieden. Bei der gewöhnlichen Form findet sich häufig zwischen Epiphyse und Diaphyse eine bindegewebige Periostlamelle eingeschoben, die natürlich, soweit sie reicht, die Knochenbildung verhindert. Ebenso ist häufig eine Verschiebung des Knorpels gegen den Knochen vorhanden, welche eine Verkrümmung bewirkt.

Bei einem kleineren Teil der Fälle von sog. fötaler Rachitis ist die Knorpelwucherungsschicht normal, aber die neoblastische Knochenbildung (durch Osteoblasten) ungenügend, so dass die Knochen besonders in der Diaphyse zu dünn bleiben, der Schädel eine weiche Blase darstellt, an allen Knochen eine starke Brüchigkeit hervortritt (Osteogenesis imperfecta, Fragilitas ossium, Osteopsathyrosis).

Fig. 493.

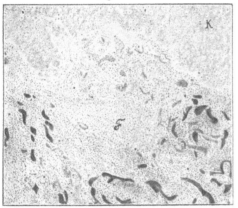

Möller-Barlowsche Krankheit. Schwache Vergr.
Knochen-Knorpelgrenze. K Knorpel. F zellarmes Fasermark, in dem nur Knochentrümmer (Trümmerfeld) vorhanden sind, die grösstenteils krümelige, in Hämatoxylin dunkelviolett gefärbte Kalkmassen enthalten.

Eine schwere Störung des Knochenwachstums, die wie die seither behandelten Erkrankungen hauptsächlich an der Epiphysengrenze Veränderungen erzeugt, findet sich bei der sog. Möller-Barlowschen Krankheit der Säuglinge, von der das Vorkommen von Blutungen schon erwähnt wurde (S. 789). Sie ist häufig mit Rachitis kombiniert, wodurch die Erkennung der ihr zugehörigen Veränderungen erschwert wird. In reinen Fällen (Fig. 493) tritt vor allem eine Störung der endochondralen Knochenbildung hervor, ein Schwund der Knochenbälkchen durch fortgesetzte Resorption bei mangelnder Ausbildung, Erhaltung der verkalkten Knorpelgrundsubstanz, darum Bildung unfertigen, krümelige Kalkmasse enthaltenden Knochens, ein Zusammenbruch von Knochen- und Kalkbälkchen, wodurch das sog. Trümmerfeld entsteht. Die Ursache dieser Knochenstörung liegt allerdings nicht im Knochen selbst, sondern im Mark, welches in eine gefässarme fibröse Masse (sog. Gerüstmark) umgewandelt ist, welches als Reste von Blutungen

Pigment enthält. Die Ansicht, dass es sich um eine skorbutische Erkrankung handelt, gewinnt neuerdings Verbreitung, sicher ist, dass die Krankheit durch ungeeignete Ernährung hervorgerufen wird.

An derselben Stelle kommt endlich noch eine wichtige Erkrankung vor, die häufigste Veränderung bei der kongenitalen*) Syphilis, die sog. Osteochondritis syphilitica. Makroskopisch (Fig. 494) ist sie

Fig. 494.

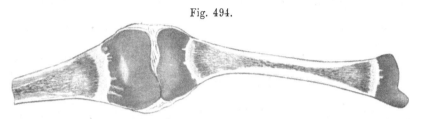

Osteochondritis syphilitica, unteres Ende des Femur und Tibia eines mazerierten Fötus. Frontalschnitt. Nat. Gr.
Knorpel durch Imbibition dunkel gefärbt, breite unregelmässige Verkalkungszone, breite hell gefärbte osteogene Schicht, dann sehr hyperämische Knochenschicht.

hauptsächlich durch eine breite gelbliche, oft mörtelartige Schicht gekennzeichnet, welche zwischen dem Knorpel und dem Knochen eingeschaltet ist und besonders nach jenem hin zackige Vorsprünge zeigt. Diese Schicht entspricht der provisorischen Verkalkungsschicht des Knorpels (Fig. 495), dessen Wucherungs- und besonders Richtungsschicht verbreitert ist (Fig. 496). Jenseits der verbreiterten Verkalkungszone sieht man in der Zone der primären Markräume, welche meist weit und mit zellenreichem Mark gefüllt sind, statt der Knochenbälkchen nur schmale Reste verkalkter Knorpelgrundsubstanz, die sich auch noch weiterhin, wo allmählich Knochenbildung zu sehen ist, im Innern der Knochenbälkchen erhalten hat. Im Bereiche der reinen Knorpelbälkchen bricht das Gewebe schon durch geringfügige Einwirkungen

Fig. 495.

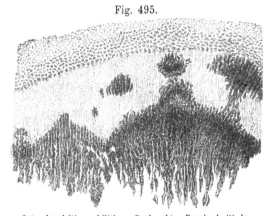

Osteochondritis syphilitica. Senkrechter Durchschnitt der Knochenknorpelgrenze. Frisches Präp. Schwache Vergr.
Sehr unregelmässige Begrenzung der verbreiterten Verkalkungszone gegen den Knorpel zu, verbreiterte Wucherungsschicht.

(Geburtsakt, vielleicht auch schon intrauterin) zusammen, so dass eine Epiphysenablösung entsteht.

---

*) Leider ist in der ärztlichen Sprache die falsche Bezeichnung hereditäre Syphilis scheinbar gar nicht auszurotten, obwohl die kongenitale Syphilis mit Veränderungen der Eier oder Spermien doch garnichts zu tun hat.

Fig. 496.

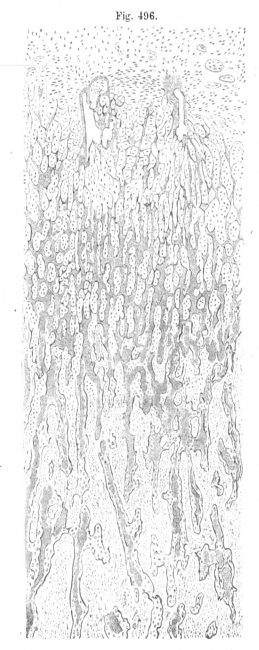

Osteochondritis syphilitica. Senkrechter Durchschnitt vom einfachen hyalinen Knorpel bis zu normalen Knochenbälkchen. Schwache Vergr.
Man sieht die breite Verkalkungszone und die zentralen verkalkten Knorpelschichten in den spärlichen Knochenbälkchen bis dicht an den Schnittrand.

Neben den Veränderungen an der Epiphysengrenze kommt auch eine ossifizierende Periostitis vor und Markveränderungen in Gestalt gelber Flecke mit Verfettung und Nekrose, welche wohl besonders dazu beigetragen haben, dass man die Affektion als eine gummöse hat ansehen wollen. Diese Wegnerschen Verfettungsherde haben aber mit Gummibildung nichts zu tun, wohl aber gibt es solche sowohl unmittelbar an der Epiphysengrenze und mehr der Epi- als der Diaphyse angehörige, als auch entfernt von der Wachstumszone in der Diaphyse selbst. Auch diese gummösen Neubildungen enthalten schon Bindegewebe, das sich bei van Gieson-Färbung deutlich rötlich färbt. Diese Veränderungen können auch noch einige Zeit nach der Geburt gefunden werden, während die osteochondritischen Veränderungen, besonders bei antisyphilitischer Behandlung sehr rasch nach der Geburt verschwinden.

c) **Infektiöse Granulome** syphilitischer Natur, gummöse Neubildungen gibt es also an den Knochen bei kongenitaler Syphilis, aber auch bei der erworbenen der Erwachsenen. Zunächst eine Periostitis gummosa, welche man heutzutage am Leichentische nur noch selten, am ehesten noch am Schädel zu Gesicht erhält. Im frühen Stadium erscheinen die inneren Teile der verdickten Beinhaut in eine weiche gallertige Masse verwandelt, in der man mikroskopisch zahlreiche Rundzellen nachweisen kann, während in den oberen, derberen Partien mehr spindel- und sternförmige Zellen und Fasern zu finden sind. Die inneren Schichten erleiden bald die bekannte rückgängige Umwandlung (Nekrose und Verfettung) und stellen sich dann als homogene, ziemlich derbe, schwefelgelbe Masse dar, welche sich sehr lebhaft von der roten Umgebung abhebt, in welcher eine ossifizierende Periostitis nie fehlt.

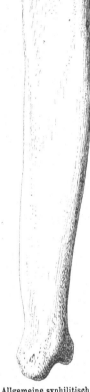

Fig. 497.

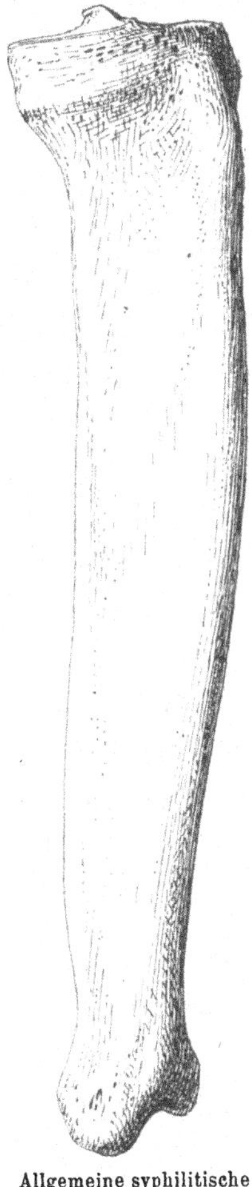

Die Periostitis gummosa pflegt auch auf den Knochen überzugreifen, besonders am Schädel (S. 105), so dass nun eine Ostitis gummosa entsteht, welche eine kariöse Zerstörung des Knochens (syphilitische Karies) bewirkt, aber auch ausgedehntere Nekrosen, besonders am Stirnbein erzeugen kann. Durch die Karies und die Ablösung der Sequester können tiefe Löcher, am Schädel breite Durchlöcherungen entstehen. Wenn auch der Prozess zum Stillstand und zur Heilung kommen kann, so bleiben doch die Zerstörungen und die sie umgebenden Knochenneubildungen bestehen (Fig. 22, S. 105). Sind keine Granulombildungen mehr vorhanden, so ist die Diagnose Syphilis nicht mehr sicher zu stellen, wenn auch ein typischer Sitz und etwa vorhandene Multiplizität der Veränderungen die Diagnose sehr wahrscheinlich machen. Ob auch die einfachen Hyperostosen (Figg. 497 u. 498), welche man an Knochen Syphilitischer findet, insbesondere die häufige Hyperostose der Tibia (Trauma als Hilfsursache!) aus spezifisch syphilitischen Neubildungen hervorgegangen sind, ist meist nicht festzustellen.

Selten ist heutzutage eine primäre gummöse Osteomyelitis in dem Mark der Röhrenknochen. Man findet die bekannten derben, schwefelgelben, nekrotisch-fettigen gummösen Massen, oft multipel, von verschiedener Grösse und Gestalt und von grauen fibrösen,

Fig. 498.

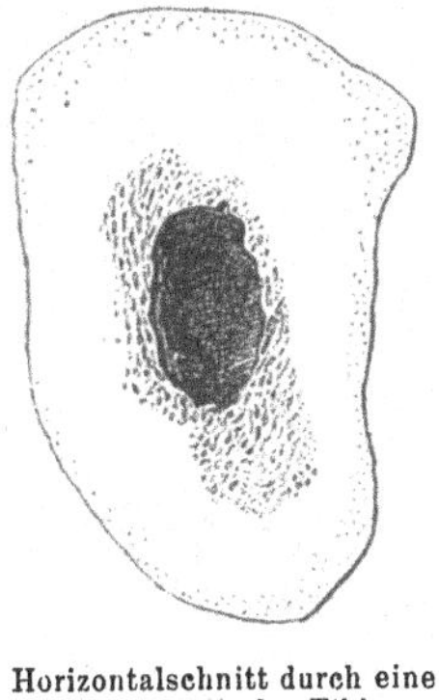

Horizontalschnitt durch eine hyperostotische Tibia.
$^3/_4$ nat. Gr.

Um den Markkanal herum spongiöser Knochen, sonst kompakter.

Allgemeine syphilitische Hyperostose der Tibia.
$^1/_2$ nat. Gr.

dann roten Höfen lymphoiden Gewebes umgeben, in das Mark eingesprengt. Da diese Erkrankung nicht immer klinische Erscheinungen macht, so sollte man bei keinem Falle von konstitutioneller Syphilis die Untersuchung der Röhrenknochen unterlassen.

Was die Tuberkulose der Knochen betrifft, so ist eine selbständige Periostitis tuberculosa sehr selten; häufiger schon eine Tuberkulose des Knochenmarks in den Röhrenknochen. Es gibt hier disseminierte Tuberkel bei der allgemeinen akuten tuberkulösen Metastasenbildung und zwar häufiger als man ohne mikroskopische Untersuchung, die riesenzellige Epithelioidtuberkel mit Bazillen fast stets ergibt, annehmen möchte, da die Knötchen, welche grosse Aehnlichkeit mit Querschnitten von Knochenbälkchen haben können, manchmal sehr schwer zu erkennen sind. An der Möglichkeit, sie als kugelige Gebilde leicht aus dem sie umgebenden, immer roten Knochenmark herauszuheben, lässt sich ihre Natur sicher erkennen. Seltener sind lokalisierte chronische tuberkulöse Veränderungen in dem Diaphysenmark, um so

Fig. 499.

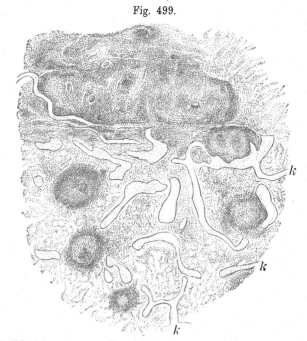

Fortschreitende Tuberkulose eines spongiösen Knochens. Oben konfluierte Granulome, in den anderen Abschnitten einzelne Tuberkel im Fettmark. k Knochenbälkchen.

häufiger im spongiösen Knochen der Epiphysen, der Wirbelkörper, der Fuss- und Handwurzelknochen, des Felsenbeins und der Zitzenfortsätze. An allen diesen Orten bewirkt die tuberkulöse Ostitis, bei welcher man meistens deutliche Tuberkel (Fig. 499), manchmal nur eine diffuse Granulombildung (Fig. 500) mit Verkäsung sieht, die tuberkulöse Karies, wie schon vom Mittelohr (S. 191), von der Wirbelsäule (S. 733), von den Gelenkenden (S. 778) und anderen Knochen erwähnt worden ist. An den Gliedmassen hat sie ihren Hauptsitz an den Gelenkenden. Hier haben die tuberkulösen Herde, insbesondere auch die in ihnen vorkommenden nekrotischen Knochenstücke (tuberkulöse Sequester), oft eine ausgesprochen keilförmige Gestalt mit nach

dem Gelenke hin gelegener Basis, so dass man an einen Zusammenhang mit primären Gefässveränderungen denken muss. Es müssen,
um genaueren Aufschluss in dieser Beziehung zu erhalten, die zuführenden Arterien an entkalkten Präparaten genau untersucht werden,
besonders in Rücksicht auf die Frage, ob sich in ihrer Wand etwa

Fig. 500.   Fig. 501.

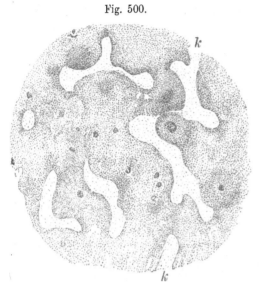

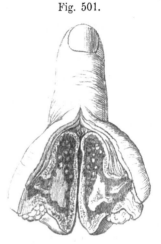

Tuberkulöse Infiltration mit Riesenzellenknötchen in einem
Wirbelkörper. k Knochenbälkchen.

Tuberkulose des Marks eines Finger-
gliedes, Längsschnitt. Beide Schnittflächen sichtbar. Nat. Gr.
Grösserer käsiger Herd, daneben miliare Tuberkel. Verdickung des ganzen
Knochens.

Fig. 502.

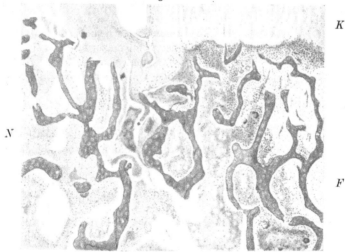

Tuberkulöser Knochensequester.
K ein Teil des Gelenkknorpels. F Fettmark. N nekrotisch tuberkulöses Mark, zwischen beiden schmale
Zone nicht nekrotisch tuberkulösen Marks mit verkäsenden Tuberkeln und Riesenzellen.

Fig. 503.

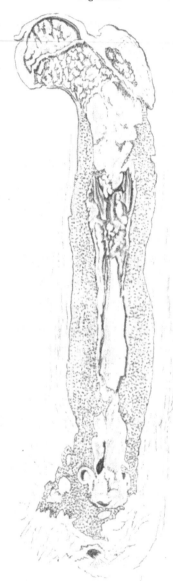

Osteomyelitis tuberculosa chronica im
Femur eines Kindes. Längsdurchschnitt.
²/₃ nat. Gr.

Früher Amputation im unteren Drittel,
wo zahlreiche Fistelgänge; tuberkulöse
verkäste Granulationswucherung in der
ganzen Diaphyse; an verschiedenen
Stellen kleinere und grössere Sequester,
starke Verdickung der Diaphyse durch
ein fein spongiöses Knochengewebe.

tuberkulöse Veränderungen mit Verschluss
des Lumens befinden. In der Umgebung
der tuberkulösen Sequester und grösseren
käsigen Herde sieht man meistens miliare
Tuberkel (Fig. 501), aber diese können auch
mikroskopisch im Innern der Keile dichtgedrängt noch erkennbar sein (Fig. 502),
ein Beweis, dass eine primäre embolische
Verstopfung einer Arterie in solchen
Fällen nicht die Ursache des Absterbens
des Gewebes sein kann. Am komplizier-
testen sind die Veränderungen der grossen
Knochen bei Kindern, bei denen auch verhältnismässig häufiger noch Veränderungen
der Diaphysen gefunden werden. Einen
solchen komplizierten Fall zeigt Fig. 503.

Man sieht an dem Oberschenkel eines Kindes,
an welchem wegen Tuberkulose des Knies eine
Amputation vorgenommen worden war, nicht nur
ausgedehnte käsig-tuberkulöse Granulationsbildung in der Markhöhle, sondern auch zentrale
Nekrose, starke periostale Knochenneubildung,
Fistelbildung am unteren Ende u. s. f.

Besonders an den kleinen Röhrenknochen der Hand und des Fusses, aber
auch an den Epiphysen grösserer kann
es durch eine Tuberkulose des Markes in
ähnlicher Weise zu einer inneren Resorption von Knochengewebe und äusseren
Apposition kommen, wie bei den myelogenen Tumoren, so dass also eine Schein-
auftreibung des Knochens entsteht, die am
schönsten an mazerierten Präparaten hervortritt (Spina ventosa). Der Knochen ist
meistens von zahlreichen Lücken, Fistelgängen durchbrochen.

Zu der infektiösen Granulationsbildung rechne ich auch die Veränderungen,
welche das Knochenmark bei allen Systemerkrankungen der blutbereitenden Organe
(Hämoblastosen) erleidet, mögen sie mit
Leukämie verbunden sein oder aleukämisch
verlaufen, was übrigens kein völliger Gegensatz ist, da es Fälle gibt, bei denen die Leukämie erst im Verlaufe der Erkrankung sich
ausbildet. Bald ist mehr die eine Gruppe
(Lymphdrüsen, Milz, Knochenmark), bald
mehr die andere beteiligt, am meisten und
regelmässigsten wohl das Knochenmark.

Bei der leukämischen Hämoblastose kann das Mark schon makroskopisch verschieden aussehen, mehr rot, himbeergeleeartig, mehr graurot, grau, grauviolett, sogar graugelblich, eiterähnlich (pyoid). Die Farbe kann mehr gleichmässig sein oder fleckig, ja es können sich hellere Partien geradezu knotig abheben. Dies ist vor allem bei der lymphatischen Leukämie der Fall, bei der lymphadenoides Gewebe, und zwar eben öfter in Form von Knoten (bis etwa erbsengrossen) sich entwickelt, das eigentliche Markgewebe zum Schwund bringend. Bei myeloischer Leukämie spielt im Gegenteil eine Vermehrung der Myelozytengruppe (besonders auch der eosinophilen Zellen), sowie der Megakaryozyten und ihrer Abkömmlinge, der Blutplättchen die Hauptrolle. Charcot-Neumannsche Krystalle bilden sich in grosser Menge. Die Zahl der Erythroblasten ist Schwankungen unterworfen; sie richtet sich hauptsächlich nach dem Grade der gleichzeitig vorhandenen Anämie. Von dem relativen Mengenverhältnis der roten und der farblosen Elemente hängt die makroskopische Farbe in Bezug auf ihren roten Ton ab, der graue zeigt wie bei den Blutgerinnseln beim Ueberwiegen von Lymphozyten einen mehr weissgrauen, bei dem der Myelozyten und besonders bei reichlicher Anwesenheit von gelapptkernigen Leukozyten einen graugelben Ton. Auch bei aleukämischer Hämoblastose (Lymphomatosis) kommen lymphoide Umwandlungen am Mark, insbesondere dem Mark der Röhrenknochen vor, die noch häufiger wie bei der lymphatischen Leukämie in Knotenform in die Erscheinung treten. Hierbei kann auch das Periost in höherem Grade beteiligt sein, insbesondere bei den grüngefärbten Neubildungen, den Chloromen, welche meines Erachtens von den anderen Lymphomen nicht getrennt werden dürfen. Auch lymphogranulomatöse knotige Bildungen kommen im Mark vor. Die Myelome sind Neubildungen von roter, oft dunkelroter Farbe, welche in multiplen Knoten von sehr verschiedener Grösse an den Rumpf- und Schädelknochen, aber doch auch in den Extremitätenknochen einschliesslich der Diaphysen der grossen Röhrenknochen vorkommen und zu ausgiebigen Zerstörungen von Knochengewebe führen können. Die Myelozyten, fertige oder Vorstufen, setzen hauptsächlich die Geschwulst zusammen (Myelozytome), doch soll es auch Fälle geben, bei welchen hauptsächlich Erythroblasten und -zyten die Neubildung herstellen (Erythroblastome). Die Myelome treten in multiplen Knoten im Knochenmark und am Periost auf, machen zwar keine Metastasen, wohl aber sind dabei Myelozytenanhäufungen im Blut von Milz und Leber gefunden worden. Die Myelome sind es hauptsächlich, wenn auch nicht ausschliesslich, welche einen besonderen, im Harn nachweisbaren Eiweisskörper (oder Albumose), den Bence-Jonesschen Körper erzeugen.

Bei akuten Infektionskrankheiten kann man häufig funktionierendes Mark auch in den grossen Röhrenknochen finden, eine Veränderung, welche man wohl mit der infektiösen Milzhyperplasie vergleichen darf. Die Erreger solcher Krankheiten sind auch noch an der Leiche gerade im Knochenmark oft reichlich zu finden.

Eine eosinophile Leukozytose des Knochenmarks liegt der

Fig. 504.

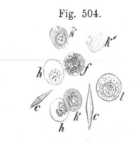

Charakteristische Bestandteile
des Knochenmarks bei Anämie.
Zupfpräp. Starke Vergr.
l gewöhnliche, f verfettete farblose Zelle. h ganz hyaline kernhaltige Zellen. k kernhaltige
rote Blutkörperchen. k' sehr
blass gefärbt. c Krystalle.

Fig. 505.

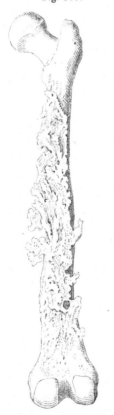

Ausgedehnte zackige Exostosen
im Verlauf der Linea aspera des
Femur. ¹/₄ nat. Gr.

gleichen Erkrankung des Blutes (bei Trichinose und sonstiger Helminthose, Asthma bronchiale, exsudativer Diathese) zugrunde.

d) **Progressive Ernährungsstörungen.** Es wird gerade in jüngster Zeit darüber diskutiert, inwieweit die im vorstehenden erwähnten Knochenmarkveränderungen zu den Geschwülsten gerechnet werden müssten; die Meinungen gehen weit auseinander. Es besteht aber auch noch eine andere Beziehung zu progressiven Ernährungsstörungen, nämlich zu der regeneratorischen Neubildung von hämatopoetischem Knochenmark. Solche kann bei allen Anämien vorkommen, findet sich aber im höchsten Masse bei der sog. perniziösen Anämie. Es tritt dabei an den Röhrenknochen eine Umbildung des Fettmarks in blutbildendes Mark ein; darum ist hier die Veränderung am auffallendsten. Dieses, wie auch das an sich rote Mark der übrigen Knochen ist stark gerötet und enthält neben kleineren und grösseren farblosen Markzellen (Myelozyten) und normalen roten Blutkörperchen auch zahlreiche kernhaltige rote Körperchen (Fig. 504), insbesondere die embryonalen Megaloblasten, doch ist der Befund nicht konstant, sondern bald überwiegen die farblosen Zellen (leukoplastische Form), bald treten die roten Zellen in den Vordergrund (erythroplastische Form). Auch Charcot-Neumannsche Krystalle fehlen nicht. Dagegen sind die Megakaryozyten und mit ihnen die Blutplättchen vermindert. Dass diese farblosen und farbigen Zellen an Stellen auftreten, wo sie sonst zu der betreffenden Lebenszeit nicht vorkommen, beweist am besten, dass es sich bei dieser Veränderung nicht um eine Verlangsamung der Blutbildung, sondern um eine gewaltige Vermehrung der Vorstufen aller Blutelemente handelt. An den Oberschenkeln sind es in der Regel die oberen Abschnitte, an welchen die Umbildung zuerst auftritt; sie schreitet offenbar von oben nach unten fort und die roten Teile grenzen sich nicht selten auffällig scharf gegen die noch gelben ab. Ueber die Genese der Umwandlung ist noch nichts Genaueres bekannt. Gelegentlich fehlt diese Umwandlung des Knochenmarks und man spricht dann von aplastischen Anämien. Bei ihnen kann gewöhnliches Fettmark oder nur Lymphozyten enthaltendes Mark (lymphoide Reizungsmyelozytose Pappen-heim) vorhanden sein.

Auch lokale Zerstörungen von funktionierendem Knochenmark, z. B. durch Geschwulstbildung, können eine vikariierende Neubildung hämatopoëtischen Marks an anderen Knochenstellen auslösen.

Wie die Grenzen der Geschwulstbildungen an den Knochen noch schwankend sind gegenüber den infektiösen Wucherungen des Marks (vergl. S. 808), so sind sie auch gegenüber einfachen produktiv entzündlichen Vorgängen schwer zu ziehen, nämlich gegenüber den Produkten ossifizierender Entzündungen. Es gibt Exostosen (Fig. 505), bei denen eine Beziehung zu Entzündungen oder wenigstens chronischen Reizungen des Periostes (Fig. 506) zutage liegt, und andere, bei denen

Fig. 506.   Fig. 507.

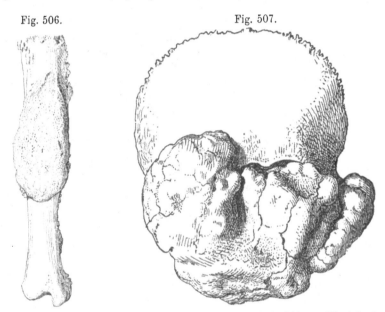

Exostose der Tibia unter einem chroni-   Grosses Osteom des Schädels, beide Orbitae erfüllend (ragte
schen Unterschenkelgeschwür, verklein.   auch in die Schädelhöhle hinein). ¹/₂ nat. Gr.

etwas derartiges nicht nachzuweisen ist. Die periostalen Exostosen stellen umschriebene Knochenbildungen in Geschwulstform dar, welche dem Knochen fest aufsitzen und in der Regel mehr diesem als der Beinhaut anzugehören scheinen, obwohl sie doch ganz in derselben Weise, wie früher die Bildung der periostitischen Knochenbildungen be-schrieben worden ist, sich aus der Beinhaut entwickelt haben. Nicht in allen ist die früher erwähnte sekundäre Markraumbildung (Exost. spongiosa) zustande gekommen, sondern einzelne zeigen eine äusserst feste weisse Knochenmasse (Exost. eburnea). Eine bedeutende Grösse erreichen diese Exostosen in der Regel nicht, sie können aber trotzdem an geeigneter Stelle, z. B. unter einem Zehennagel (subunguelae Ex-ostose) sehr unbequem werden. Grössere reine Knochengeschwülste,

Osteome, sind besonders an den Extremitäten sehr selten, etwas
häufiger am Schädel (s. Fig. 507). Gelegentlich findet sich in der spongiösen Substanz ein kleiner Knochentumor (Enostose), häufiger ist
Knochenbildung beteiligt bei Mischgeschwülsten, deren anderer Bestandteil eine weiche Bindesubstanz, insbesondere Sarkomgewebe ist (Osteosarkome s. unten). Eine besondere Art von Knochengeschwulst nimmt
von dem Epiphysenknorpel ihren Ausgang, die sog. Exostosis cartilaginea, welche auch multipel an demselben und an mehreren Knochen
vorkommt (multiple Exostosen, Fig. 508). Ein langer Knochenfortsatz
oder ein mehr kugeliger Tumor
steht, vom Gelenk abgewendet, hervor, der an seiner Spitze oder einem
grösseren Teil der Oberfläche einen
Knorpelbelag trägt (Fig. 509). Dieser
zeigt, wenn auch wohl in etwas
unregelmässiger Weise, durchaus das
Verhalten des Epiphysenknorpels, von
ihm geht die Neubildung aus, es
handelt sich also eigentlich um ein

Fig. 508.

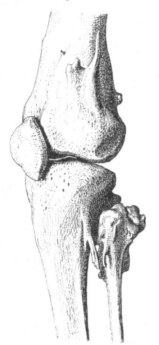

Fig. 509.

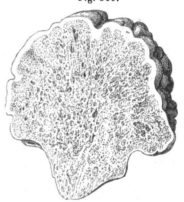

Multiple Exostosen an den Knochen des linken
Kniegelenks. ¹/₃ nat. Gr.
Teile eines Skeletts mit multiplen Exostosen.

Exostosis cartilaginea, operativ vom oberen Femur-
ende entfernt. ³/₄ nat. Gr.
Das spongiöse Knochengewebe ist von einer einige
Millimeter dicken Schicht hyalinen Knorpels überzogen.

Enchondroma ossificans, wobei nur die Regelmässigkeit der Knochenbildung, welche zu den normalen Funktionen des Ausgangsknorpels
gehört, bemerkenswert ist. Ich habe einmal in einer grossen Exostosis
cartilaginea eine typische Tuberkulose beobachtet. Ob reine Chondrome vom Periost ausgehen, ist zweifelhaft, die meisten sitzen in der
Regel im Innern der Knochen (Fig. 510). Auch bei ihnen können Beziehungen zu dem Epiphysenknorpel bestehen, insbesondere hat Virchow
gezeigt, dass unverknöchert gebliebene Teile rachitischen Knorpels
Ausgang von Enchondromen werden können, die noch während des

Bestehens der Rachitis zur Entwickelung kommen können (s. Fig. 489, S. 797). Durch schleimige Erweichung besonders derartiger Enchondrome kann eine Art von (falschen) Knochencysten entstehen. Die gewöhnlichen Enchondrome der Knochen kommen am häufigsten an den peripherischen Abschnitten des Skeletts, an Fingern und Zehen vor, und hier bemerkenswerter Weise nicht selten in mehrfacher Anzahl, sowohl an verschiedenen Knochen desselben Gliedes (Fig. 510), als auch an mehreren Fingern oder Zehen. Diese Enchondrome haben einen deutlich feinlappigen Bau und anfänglich eine Knochenschale, die aber auch schwinden kann. In dem Bindegewebe zwischen den Knorpelknötchen liegen die Gefässe. Nicht selten finden sich in Enchondromen der Knochen verkalkte oder verknöcherte Partien (Osteochondrom) oder es ist neben dem knorpeligen sarkomatöses Gewebe vorhanden (Chondrosarkom, Fig. 511).

Zwischen Osteom und Chondrom steht eine Geschwulst, welche meistens von der Beinhaut ausgeht und aus jenem knorpeligen, dem Knochen ähnlichen Uebergangsgewebe besteht, welches man Osteoidgewebe genannt hat, daher Osteoidgeschwülste. Setzt dieses Gewebe allein die Geschwülste zusammen, so nennt man sie Osteoidchondrome, sind aber die knorpeligen Herde mit sarkomatösen oder fibrosarkomatösen gemischt, so spricht man von Osteoidsarkomen. Diese zeigen oft verknöcherte Stellen und können Metastasen von ähnlicher Zusammensetzung in inneren Organen bewirken (bösartiges Osteoid von Joh. Müller).

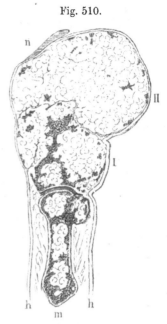

Fig. 510.

Enchondrom des Daumens. Längsschnitt. ²/₃ nat. Gr.

m Metatarsus mit mehreren kleinen Enchondromknoten (hell). I 1. Phalanx mit mehr enchondromatösen als knöchernen (dunklen) Teilen. II Nagelglied, in einen grossen Enchondromknoten verwandelt, Knochen fast verschwunden. n Nagel. h Haut.

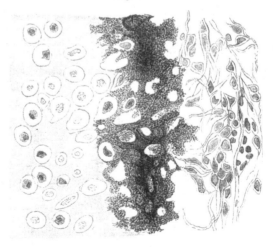

Fig. 511.

Chondrosarkom mit verkalkten Stellen.

Die wichtigsten Knochengeschwülste sind die Sarkome, von denen hauptsächlich Rund-, Spindel- und Riesenzellensarkome (s. Fig. 54, S. 154) vorkommen. Trotz gegenteiliger, neuerdings aufgetauchter Ansichten kann man sie in periostale und myelogene sondern. Im allgemeinen sind die von der Beinhaut ausgehenden Sarkome härter, mehr spindelzellig als die vom Mark ausgehenden und enthalten entsprechend den Eigentümlichkeiten ihres Mutterbodens ganz besonders häufig knöcherne Partien und werden dann Osteosarkome genannt*). Der Knochen (Fig. 512 u. 513) bildet meistens ein zartes Gerüst, dessen

Fig. 512.   Fig. 513.

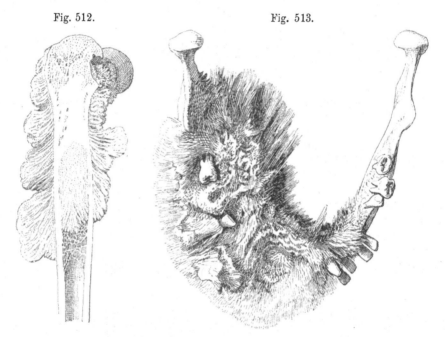

Periostales Osteosarkom des Femur. Mazeriert. Längsschnitt. ¹/₃ nat. Gr.

Knochengerüst eines Osteosarkoms des Unterkiefers mit besonders spitzigen Zacken, um ¹/₈ verkleinert.

Man sieht das feine knöcherne Gerüst an der äusseren Seite, aber auch eine teils spongiöse, teils elfenbeinerne Knochenbildung in dem Innern des Knochens.

Hauptbälkchen im allgemeinen senkrecht zu der Knochenoberfläche stehen, oft aber auch deutlich eine spiralige Drehung erkennen lassen. Wie das abgebildete Präparat zeigt, kann auch die Markhöhle mit Knochenmassen erfüllt werden. Ob es sich dabei um das Resultat einer sekundären ossifizierenden Osteomyelitis oder einer Geschwulstbildung handelt, ist an mazerierten Präparaten nicht mehr zu ent-

---

*) Missbräuchlich wird leider immer noch der Ausdruck Osteosarkom statt Sarcoma ossium für jedes von einem Knochen ausgegangene Sarkom gebraucht. Eine Geschwulst hat nur dann ein Recht auf die Bezeichnung Osteosarkom, wenn sie neugebildetes Knochengewebe als integrierenden Geschwulstbestandteil enthält.

scheiden. An frischen habe ich auch im Mark Geschwulstmassen nachweisen können. Die periostalen reinen Sarkome können von aussen zerstörend in den Knochen eindringen.

Die in der Regel weichen myelogenen Sarkome zeigen dadurch ein eigentümliches Verhalten, dass selbst mannskopfgrosse Geschwülste oft noch von einer knöchernen Schale umgeben sind (Fig. 514). Es ist nicht denkbar, dass diese Schale die aufgeblähte alte Knochenrinde sei, da diese, abgesehen von allem anderen, gar nicht dick genug ist, um so aufgebläht werden zu können, es muss vielmehr von der Beinhaut neugebildeter Knochen sein. Mit zunehmender Grösse der Geschwülste wird die Beinhaut mehr und mehr unfähig, genügend Knochen zu liefern, die Schale wird hie und da durchbrochen, endlich schwindet sie ganz. Je dünner und unvollkommener die knöcherne

Fig. 515.

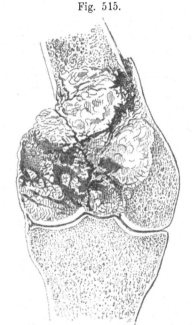

Fig. 514.

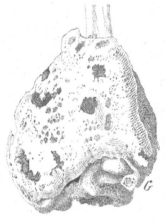

Myelogenes Sarkom des unteren Endes des Radius, mazeriert. $^1/_3$ nat. Gr.
Man sieht die vielfach durchlöcherte Knochenschale. G die freigebliebene Gelenkfläche.

Myelogenes hämorrhagisches Sarkom des distalen Endes des Femur, Spontanfraktur; Gelenkknorpel unverändert. $^1/_2$ nat. Gr.

Hülle, um so grösser die Gefahr, dass der Knochen an dieser Stelle einbricht (spontane Fraktur, Fig. 515). Auch diese Geschwülste können Rund-, Spindel- oder (besonders häufig) Riesenzellensarkome sein. Sie sitzen mit Vorliebe in den schwammigen Schaftenden und den früheren Epiphysen von Röhrenknochen, vor allem im unteren Oberschenkelende und können den ganzen Knochen zerstören, finden aber an dem Gelenkknorpel einen schwer zu überwindenden Widerstand. Sehr häufig ist ein grosser Gefässreichtum vorhanden, wodurch leicht viele und grosse Blutungen entstehen (Sarcoma teleangiectodes, Fungus haematodes, Fig. 515). Durch die an die Blutungen, ebenso wie an

Fig. 516.

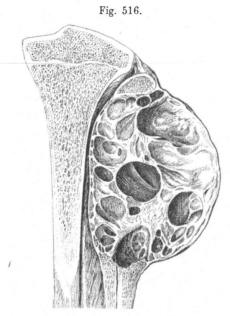

Cystisches myelogenes Riesenzellensarkom des oberen
Endes der Fibuladiaphyse. Frontalschnitt. $\frac{1}{2}$ nat. Gr.
Die obere Epiphyse der Fibula mit dem Epiphysen-
knorpel oberhalb des Tumors unverändert.

Fig. 517.

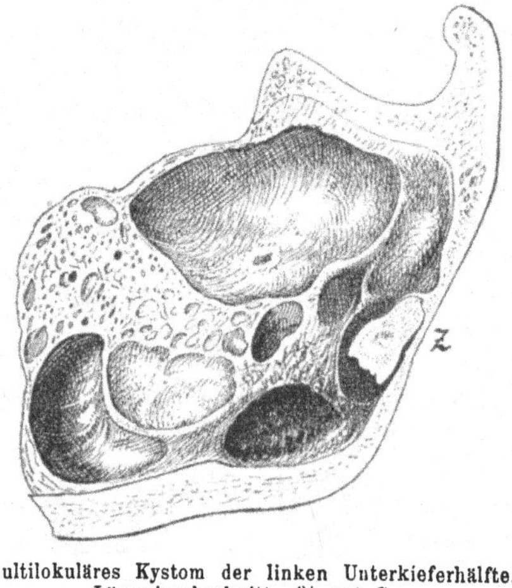

Multilokuläres Kystom der linken Unterkieferhälfte.
Längsdurchschnitt. $\frac{2}{3}$ nat. Gr.
Bei z ein Backzahn, ebenfalls längs durchschnitten.

umschriebene Nekrosen und Degenerationen sich anschliessenden
Erweichungen können (oft multiple) cystenartige Hohl-
räume entstehen (Fig. 516).
Grade diese gefäss- und hohl-
raumreichen Sarkome können
während des Lebens ein Knochen-
aneurysma vortäuschen.

Nur an einer Stelle gibt es
echte, von Epithel ausgekleidete
Cysten, nämlich am Kiefer, hauptsächlich am Unterkiefer, wo es
sich (s. S. 346) um cystische
Adenome handelt, die von Zahnsäckchen ausgegangen sind, wie
der gelegentliche Befund von
Zähnen in den Cysten beweist
(Fig. 517).

Es gibt im Knochen auch
alveoläre Geschwülste, welche
früher als Karzinome bezeichnet
wurden, jetzt den Sarkomen unter
dem Namen der Alveolarsarkome, Endotheliome, Angiosarkome zugerechnet werden
(Fig. 518). Durch Vergrösserung
und hyaline Aufquellung der
Endothelien der in grosser Zahl
neugebildeten Gefässe entstehen
manchmal, besonders wenn die
Räume blutleer sind, durchaus
drüsenartig aussehende Kanäle,
welche in den Schnitten meistens
in verschiedenster Richtung durchschnitten erscheinen, so dass vollkommen das Bild eines Drüsen-
durchschnittes vorgetäuscht werden kann. Trotzdem dürfen
solche Geschwülste nicht als
Adenome oder adenomatöse bezeichnet werden, weil diese Bezeichnungen nur für drüsige Epitheliome Geltung haben, man
sollte nur von adenoïden Sar-

komen, Endotheliomen usw. sprechen. Selten kommen reine Angiome im
Knochen vor. Nicht selten sind sekundäre, oft multiple Krebsknoten,
die freilich meistens Erbsen- bis Bohnengrösse nicht überschreiten.

Durch örtliches Fortschreiten können benachbarte Krebse (besonders Hautkrebse an der vorderen Tibiafläche) nach Perforation der Kompakta in das Mark eindringen. Es ist dann meistens an Längsschnitten (Fig. 519) schon zu sehen, wie die Krebswucherung, sobald sie über den Bereich des festen Knochens hinausgekommen ist, sofort eine grössere Ausdehnung erreicht (geringerer Gewebsdruck). Auch in Fistelgängen und Sequesterhöhlen können von der Haut aus Kankroide zur Entwicklung kommen, die in von mir gesehenen Fällen auffällig starke Verhornung und stellenweise Zersprengung von Hornkugeln durch hineingewachsenes Granulationsgewebe mit Fremdkörperriesenzellen zeigten (eine Art örtlicher Heilung). Metastatisch sind Geschwülste, an erster Stelle Melanome und Karzinome, verhältnismässig gar nicht so selten und zwar in

Fig. 518.

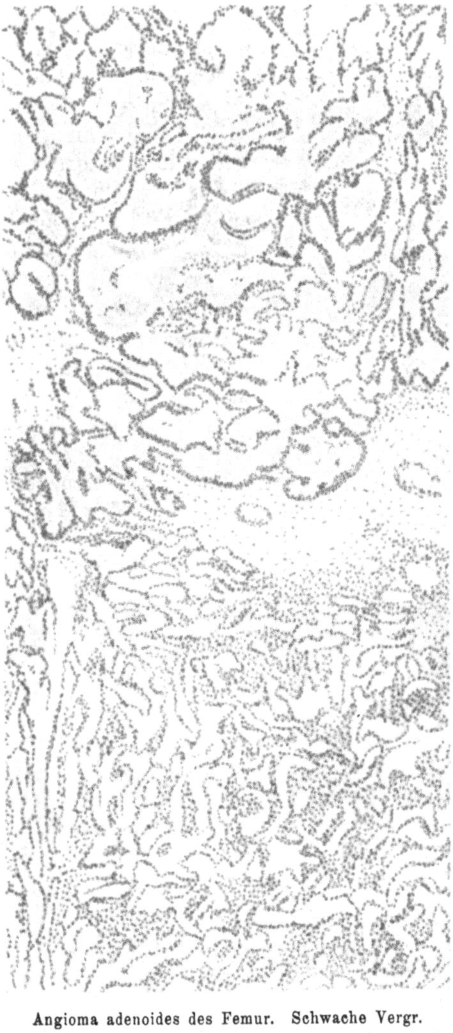

Angioma adenoides des Femur. Schwache Vergr.
In der unteren Hälfte sind die Gefässe leer, drüsenartig, in der oberen enthalten sie Blut, man erkennt das Angiom.

Fig. 519.

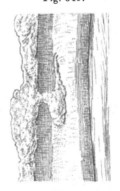

Aus einem chronischen Unterschenkelgeschwür hervorgegangener Hornkrebs durch die Kompakta der Tibia in das Mark eingedrungen. Sagittalschnitt. $2/3$ nat. Gr. Stärkere Wucherung der Krebsmasse in dem weichen Mark.

allen Teilen des Skeletts, hauptsächlich in der Wirbelsäule und den Röhrenknochen. Die bemerkenswerte besondere Häufigkeit von Knochenmetastasen bei Mamma- und Prostatakrebsen ist bei diesen Organen erwähnt worden. Das Knochengewebe erleidet bei dieser Ge-

schwulstbildung zweierlei Veränderungen, sowohl Atrophie, wie nicht
selten Hypertrophie. Die letzte tritt auf in Form von Neubildung von
Knochenbälkchen und Knochenblättchen, welche die Krebsgeschwulst
durchziehen. Es handelt sich bei diesen sogen. osteoplastischen
metastatischen Knochenkrebsen zweifellos um eine sekundäre
Knochenbildung, denn die Primärgeschwülste, deren verschleppte
Zellen den Knochen zur
Bildung osteoider oder wirklich knöcherner Bälkchen
anregen, sind ja knochen-
frei. Die Neubildung geht
von dem, auch dabei in der
Regel fibrösen Mark aus,
während der alte Knochen
wie auch bei nicht osteo-
plastischen Metastasen zerstört wird. Es kann dabei
zunächst eine Entkalkung
des alten Knochens (Haliste-
resis mit Bildung osteoider
Säume) eintreten, schliesslich aber schwindet er, und
zwar nicht durch eine di-
rekte Einwirkung der Krebszellen, sondern wie bei der
normalen Resorption durch
riesenzellige Ostoklasten,
welche zwischen Krebs-
und Knochenbälkchen sitzen
(Fig. 520).

Fig. 520.

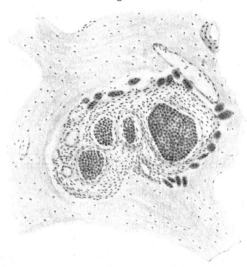

Krebsmetastase in der Diploe des Schädels.
Die Krebskörper sitzen mitten im Mark, der Knochen wird
durch zahlreiche Osteoklasten umsäumt.

Mit dieser krebsigen Karies sind wir in das Gebiet der
  e) **Rückgängigen Ernährungsstörungen** gelangt, welches wir schon
wiederholt, besonders bei den entzündlichen Vorgängen und den infektiösen
Granulombildungen haben berühren müssen.

Es ist von den verschiedenen Formen der Karies (entzündliche,
tuberkulöse, syphilitische, durch Geschwülste erzeugte) berichtet, auch
erwähnt worden, dass grössere Knochenstücke zum Absterben gebracht
werden können (entzündliche, tuberkulöse, syphilitische Nekrose). Die
Nekrose grosser Knochenabschnitte ist am häufigsten Folge von Entzündung, sie kann aber auch traumatisch, durch Absprengung, Periost-
abhebung bewirkt werden. Der letzte Umstand spielt auch bei der
entzündlichen Nekrose eine grosse Rolle, denn auf eine Abhebung der
Beinhaut durch Eiter folgt fast immer eine Nekrose der obersten
Knochenlamellen (Necrosis superficialis); aber auch das Mark kommt
in Betracht, denn eine eiterige Osteomyelitis kann ein Absterben der
inneren Teile, z. B. der zentralen Teile der kompakten Substanz eines
Röhrenknochens, bewirken (Necrosis centralis). Das nekrotische Knochenstück zeichnet sich durch seine weisse Farbe und durch gänzlichen

Blutmangel vor der Umgebung aus und ist je nach dem Alter bald mehr, bald weniger von dem übrigen Knochen durch granulierende oder eiterige Entzündung abgetrennt, sequestriert. Ein abgetrenntes nekrotisches Stück heisst Sequester. Seine Ränder sind rauh, zerfressen, nicht nur infolge der Sequestration, sondern möglicherweise auch durch später fortschreitende Zerstörung, wie man sie auch an eingeschlagenen Elfenbeinstiften gesehen hat; nur an der periostalen Oberfläche bleibt häufig die normale Glätte erhalten. Besonders bei Anwesenheit eines zentralen Sequesters oder bei totaler Nekrose eines Knochens, wie sie z. B. an dem Schaft eines Röhrenknochens bei Kindern infolge von Osteomyelitis und Periostitis septica (Fig. 521) oder am Unterkiefer bei Phosphornekrose entstehen kann, stellen sich, wenn der Prozess in ein chronischeres Stadium eintritt, Knochenneubildungen um den Sequester herum ein, welche zweifellos zum Teil einen regeneratorischen Charakter haben, als funktionelle Anpassungserscheinung betrachtet werden können (s. Fig. 55, S. 155). Besonders an der Oberfläche der Knochen bilden sich weitverbreitete Knochenwucherungen, welche über dem Sequester am stärksten zu sein pflegen. Da gleichzeitig auch das Mark, wenn nicht mehr eine eiterige Entzündung vorhanden ist, eine entzündliche Knochenneubildung liefert, die sogar zu völligem Verschluss der Markhöhle führen kann, so wird schliesslich der Sequester von einer knöchernen Kapsel (Capsula sequestri, Totenlade) umhüllt, in welcher einzelne kleinere oder grössere Oeffnungen (Fistelgänge) zu dem Sequester hinführen (Fig. 522). Die umgebenden Weichteile befinden sich im Zustande chronischer indurativer Entzündung und sind ebenfalls von Fistelgängen durchzogen, welche an der äusseren Haut münden, so dass man von hier aus den Sequester fühlen, und, wenn er ganz frei liegt, wohl auch bewegen kann.

Auch über Knochenatrophie ist wiederholt berichtet worden, so über Druckatrophie am Schädel bei Erhöhung des intrakraniellen Druckes (S. 107) und an der Wirbelsäule durch Vordringen eines Aneurysmas (Fig. 438, S. 734), so über Altersatrophie am Schädeldach (S. 104), über Inaktivitätsatrophie am Unterkiefer (Fig. 56, S. 155),

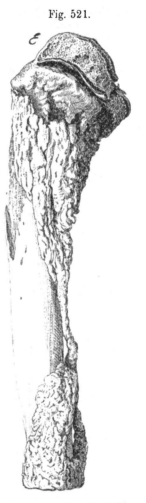

Fig. 521.

Totalnekrose des Schaftes der Tibia eines jugendlichen Individuums, verkleinert.

E die durch Eiterung abgelöste obere Epiphyse, um den Sequester periostale Knochenwucherungen, die in der Mitte nur eine schmale Brücke bilden.

am Becken bei Luxation (Fig. 444, S. 738), über rachitische, osteomalazische Atrophie, über entzündliche Atrophie der Gelenkenden (S. 770),
über Atrophie bei Erkrankungen des Rückenmarks (Arthropathia tabidorum, S. 776), usw. Noch zu erwähnen ist, dass an Amputationsstümpfen (Fig. 523) eine allmählich immer stärker werdende, wenn
auch hauptsächlich im Innern des Knochens sich abspielende Atrophie
des Knochengewebes sich ausbildet, dass auch bei allen möglichen
chronischen Ernährungsstörungen (Kachexie) eine Knochenatrophie vor
allen an den spongiösen Enden der Röhrenknochen hervorzutreten
pflegt, dass nicht selten bei chronischen Geisteskrankheiten ein Knochen-

Fig. 522.   Fig. 523.

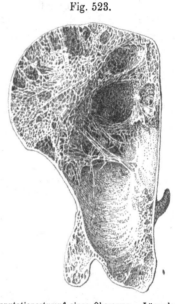

S

Nekrose mit Osteophytbildung am unteren Femurende. ¹/₂ nat. Gr. Mazer.-Präp.
S Sequester.

Amputationsstumpf eines Oberarms. Längsdurchschnitt. ³/₄ nat. Gr.
Allgemeine Osteoporose, zwei Exostosen in der
Nähe des Stumpfendes, die linke ebenfalls durchschnitten.

schwund, am deutlichsten an den Rippen, zu beobachten ist. Mit der
Atrophie, insbesondere der allgemeinen Altersatrophie und der Rippen-
atrophie bei Geisteskranken ist eine erhöhte Brüchigkeit der Knochen
verbunden.

Mit dem Schwund des Knochens ist in einem Teil der Fälle,
z. B. bei der senilen, bei neurotischer Atrophie das Auftreten osteoider
Säume, wie sie bei Rachitis und Osteomalazie geschildert wurden, verbunden, die auch hier nicht als Entkalkungserscheinung betrachtet
werden müssen. Wegen dieser Säume von seniler usw. Osteomalazie
zu sprechen, ist verwirrend. In der Regel erfolgt der Schwund des
Knochengewebes in der physiologischen Weise durch lakunäre Resorption unter Mithilfe von riesenzelligen Ostoklasten, es gibt aber auch

eine **fibröse Atrophie**, bei der an Stelle des Knochengewebes eine faserige Masse sich zeigt. Rindfleisch hat sie an den durch Aneurysmen zum Schwund gebrachten Wirbeln gesehen, ich habe sie wiederholt an den spongiösen Knochenbälkchen der Röhrenknochen bei Kachexie, insbesondere in Verbindung mit Gallertmarkbildung gefunden.

Man zupfe mit der Pinzette feinste Knochenbälkchen heraus und bringe sie direkt mit Kochsalzlösung unter das Mikroskop. An diesem oder jenem Bälkchen wird man sehen, wie dasselbe an seinem Ende in ein Büschel feinster, gewundener, oft erst noch fest zusammenliegender, weiterhin auseinandertretender Fäserchen übergeht. Selten ist in der Kontinuität eines Bälkchens ein Stückchen faserig, welches dann weniger umfangreich ist, als die knöchernen Teile.

Man könnte hier von **Metaplasie** von Knochengewebe in Bindegewebe reden, es sei deshalb im Anschluss hieran noch darauf hingewiesen, dass metaplastische Umwandlungen von Knochen in Bindegewebe oder in Knorpel bei der Arthritis (S. 775), bei Luxationsatrophie (S. 772) schon erwähnt wurde. Bei dieser kommt auch eine Metaplasie von Knorpel in Bindegewebe vor. Eine metaplastische Knochenbildung aus Knorpel werden wir bei den Knochenbrüchen noch kennen lernen.

Schliesslich ist noch einer Anzahl regressiver Veränderungen des Knochenmarkes zu gedenken. So gibt es bei Rekurrens partielle Nekrobiosen, ähnlich den dabei vorkommenden Milzinfarkten, gelbliche Erweichungsherde mit zerfallenden Zellen und verfetteten Gefässen; so findet man bei Rekurrens, Typhus und anderen Infektionskrankheiten zahlreiche blutkörperchenhaltige, in späterer Zeit pigmenthaltige Zellen. Ebensolche kommen bei Melanämie im Marke vor, es handelt sich dabei aber nicht um Bildung, sondern um Ablagerung von

f) **Fremdkörpern** im Mark, wie denn überhaupt auch im Mark in ähnlicher Weise wie in der Milz körperliche Partikelchen, z. B. Kohlenstäubchen, zur Ablagerung gelangen können. Diese sozusagen Filtereigenschaft hat insbesondere das hämatopoetische Mark und es hängt damit wohl auch die so häufige, anscheinend primäre Entstehung von septischen Erkrankungen im Mark zusammen: im Blute kreisende Bakterien werden im Mark zurückgehalten. Für die metastatischen Geschwulstknoten wird man ähnliche Vorstellungen haben dürfen. Grössere **Parasiten** sind sehr selten. Es kommen Cystizerken und Echinokokken vor, welche bald mehr oberflächlich, unter der Beinhaut, bald tiefer in der Markhöhle sitzen. Es kann wie durch weiche Geschwülste der ganze Knochen an der Stelle der Echinokokkenentwicklung zerstört werden, so dass sog. spontane Fraktur entsteht.

g) Die **Kontinuitätstrennungen**, Knochenbrüche, welche nicht durch einen pathologischen Vorgang (Spontanfraktur), sondern durch eine Verletzung bewirkt werden, sind entweder einfache Sprünge (Fissuren), welche sich an den Extremitätenknochen meist im Anschluss an Brüche finden, oder Infraktionen, winklige Knickungen, welche an weichen Knochen (besonders rachitischen) entstehen, oder völlige Durchtrennungen, Brüche, Frakturen. Je nach der Richtung der Bruchfläche

zu der Längsachse des Knochens unterscheidet man Quer-, Schräg-
und Längsbrüche. Die beiden ersten sind die häufigsten. Mehrfache
zusammenhängende Brüche und Sprünge mit Absplitterung von Knochenstückchen kennzeichnen den Splitterbruch (Fig. 528, S. 823). Loch-
brüche und Depressionen der kompakten Substanz, besonders an den

Fig. 524.   Fig. 525.

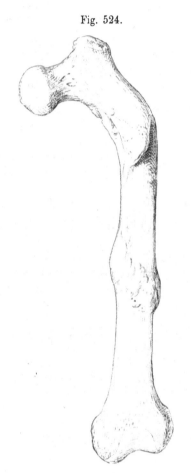

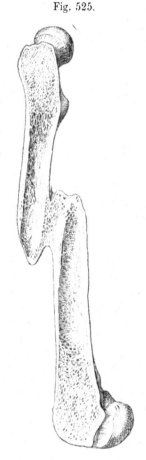

Femur mit doppeltem geheiltem Bruch der Diaphyse.   Bruch in der Mitte der Femurdiaphyse, sagit-
$^1/_4$ nat. Gr.   taler Durchschnitt. $^1/_4$ nat. Gr.
Der untere ohne wesentliche Verschiebung, der   Mit Längen- und Seitenverschiebung geheilt.
   obere mit Achsenverschiebung geheilt.

Epiphysen, werden ähnlich wie am Schädel (S. 105) durch direkte Einwirkung einer Kugel usw. hervorgerufen. Die Enden der getrennten
Knochen (Bruchenden) liegen nur selten in normaler Stellung nebeneinander (Fig. 524, unterer Bruch), in der Regel haben sie mehr oder
weniger starke Verschiebungen (Dislokationen) erfahren. Man unterscheidet eine Dislocatio ad axem, wenn die Längsachse der Bruchstücke

einen Winkel bildet (Fig. 524, oberer Bruch); Dislocatio ad longitudinem, wenn sich ein Bruchstück an dem anderen in der Achsenrichtung vorbeigeschoben hat (Fig. 525), was besonders bei Schrägbrüchen vorkommt; Dislocatio ad latus (Fig. 525), wenn die Bruchenden in der Richtung der Querachse auseinander getreten sind; Disloc. ad peripheriam, wenn eine derartige Drehung eines oder beider Fragmente um die Längsachse stattgefunden hat, dass die entsprechenden Punkte der Peripherie beider Bruchenden nicht mehr an derselben Seite liegen. Häufig sind zusammengesetzte Verschiebungen vorhanden. Eine nur unter ganz besonderen Verhältnissen vorkommende Verschiebung (Dislocatio per implantationem, Gomphosis) ist die Einkeilung des einen Bruchendes in das andere, wodurch dieses noch weiter auseinander gesprengt werden kann. Am häufigsten kommt die Einkeilung bei extrakapsulären Schenkelhalsbrüchen vor (Fig. 526).

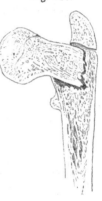

Fig. 526.

Bruch des Schenkelhalses eines jugendlichen Individuums. Längsschnitt. ⅓ nat. Gr. Einkeilung des Halses in den Schaft.

Die Knochenbrüche sind mit Veränderungen sämtlicher Knochenteile und ihrer Nachbarschaft verbunden, welche sich in verschiedenem Alter des Bruches verschieden verhalten und deren Aufeinanderfolge man kennen muss, um das ungefähre Alter eines Knochenbruches beurteilen zu können. Es lässt sich in dieser Beziehung natürlich kein allgemein gültiges Schema aufstellen, da die Dauer des Heilungsvorganges in jedem einzelnen Falle durch die Grösse des Knochens, die Grösse und Art der Verschiebung, die Reaktion des Knochens und der Weichteile usw. bedingt wird. Bei einem einfachen, mit nicht übermässiger Verschiebung der Bruchenden verbundenen Bruch der Röhrenknochen findet man bald nach der Verletzung eine grössere oder geringere Menge ergossenen Blutes zwischen den Bruchflächen und in den umgebenden Weichteilen. Bereits vom zweiten Tage ab findet man Leukozyten, welche mit Blutkörperchen und Gewebstrümmern beladen sind (Phagozyten) und bereits gegen den 4. und 5. Tag hin sind zahlreiche Karyomitosen im Knochenmark wie im Periost vorhanden, welches am Ende der ersten Woche in ein dickes gefässreiches Granulationsgewebe umgewandelt ist, in dem man schon die ersten Anlagen von osteoiden Knochenbälkchen sieht, welche hauptsächlich senkrecht zur Knochenoberfläche gestellt sind und durch Zwischenäste in Verbindung stehen. Ausser dem osteoiden kommt auch Knorpelgewebe vor, besonders in der Nähe der Bruchenden, das aber ebenso wie jenes und das seltener entstehende fibröse Gewebe allmählich in Knochen übergeht. Aehnliche Vorgänge greifen im Knochenmark Platz, welches, wenn es Fettmark ist, sich an der Bruchstelle in zelliges rotes Mark umwandelt. Am Knochen selbst sprosst aus den Gefässkanälchen Granulationsgewebe hervor, welches die vorspringenden Zacken und alles in seiner Ernährung gestörte Knochengewebe aufsaugt, später aber ebenfalls in Knochen übergeht. Die Neubildung wird **Kallus** genannt und man kann sonach einen **periostalen, myelogenen** und **osteogenen** oder **interstitiellen Kallus** unterscheiden (Fig. 527), wozu noch in manchen Fällen, besonders bei starker Verschiebung, eine Knochenbildung in den umgebenden Weichteilen (**parostaler Kallus**) hinzukommt. Der myelogene Kallus kann ohne direkte Anteilnahme von Osteoblasten des Periosts aus diesen gleichwertigen Markzellen entstehen; der sog. osteogene Kallus stammt wohl ausschliesslich vom Periost, ebenso wie sicherlich ein grosser Teil des parostalen Kallus, der nicht nur aus mechanisch verschleppten, sondern möglicherweise auch aus fortgewanderten Osteoblasten hervorgebracht sein kann. Kann, aber nicht muss. Es gibt m. E. zweifellos parostalen Kallus, der aus dem örtlichen Bindegewebe metaplastisch entstanden ist. Auch bei

Fig. 527.

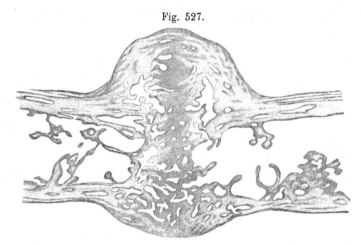

Geheilter Bruch einer osteomalazischen Rippe. Schwache Vergr. Karminfärbung.
Die dunklen Abschnitte sind kalkfrei. Periostaler, interstitieller und myelogener Kallus, fast
ganz osteoid.

ihm gibt es ebenso wie bei den anderen Kallusarten direkte Knochenbildung und indirekte, vermittelt durch zunächst entstehenden, dann sich metaplastisch in Knochen umwandelnden hyalinen Knorpel.

Schon in der 3. Woche bildet sich, während die entzündliche Schwellung der Weichteile verschwindet, bei geringer Verschiebung eine Verbindung der Bruchflächen durch Kallus, welcher von der 4. Woche an von innen nach aussen verknöchert. Bis zur 7. bis 9. Woche ist der sämtliche Kallus verknöchert und es beginnt nun an der äusseren Oberfläche durch konzentrische Atrophie eine Verkleinerung und eine Abglättung aller Ecken und aller Unebenheiten, während in der Markhöhle, die durch den myelogenen Kallus mehr oder weniger verschlossen war, eine exzentrische Atrophie platzgreift, welche nicht nur zu einer Wiederherstellung der Markhöhle in jedem Bruchende führt,

sondern auch zu einer Vereinigung beider Markhöhlen selbst in dem
Falle, dass die Knochen ad longitudinem disloziert waren, wobei also
die frühere kompakte Rinde von beiden Seiten durchbrochen wird.
Ueberhaupt wird alles für die mechanischen Ansprüche, die an den in
seiner Kontinuität, wenn auch nicht in seiner ursprünglichen Form
wiederhergestellten Knochen gestellt werden, Ueberflüssige entfernt,
während in der Hauptdruckrichtung immer mehr Knochen gebildet
wird. Diese funktionellen Anpassungsvorgänge dauern selbst bei den
einfachsten Brüchen bis zur 10. bis 12. Woche, bei starker Verschiebung
aber erstrecken sie sich selbst
über Jahre. Aus dem An-
geführten ergibt sich und ein
Blick auf die Abbildungen be-

Fig. 529.

Fig. 528.

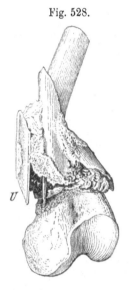

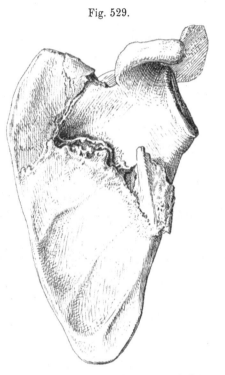

Heilender Splitterbruch am unteren Ende
der Femurdiaphyse. ¹/₂ nat. Gr.
Selbst ein ganz umgedrehter Splitter (U),
bei welchem die Periostseite nach innen
gedreht ist, ist durch Kallus befestigt.

Geheilte Splitterfraktur der Skapula, ventrale Seite.
¹/₂ nat. Gr.

weist, dass es sich hier nicht um einen einfachen Wiederersatz
zugrunde gegangenen Knochengewebes handelt, sondern dass gewissermassen das Ziel all der Neubildungs- und Resorptionsvorgänge
die Wiederherstellung der Funktionsfähigkeit des Knochens ist; es
liegt nicht eine morphologische, wohl aber eine funktionelle Regeneration vor.
    Wie gross diese Regenerationsfähigkeit der Knochen ist, geht
daraus hervor, dass selbst eine ausgedehnte Zersplitterung durch Kallus
wieder zur Heilung gebracht werden kann (Fig. 528 u. 529). Freilich

tritt dabei leicht eine Störung der Heilung ein, indem Knochenstücke absterben (Fig. 530), weil sie abgesprengt sind und nicht genügend

Fig. 530.   Fig. 531.

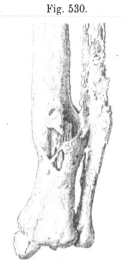

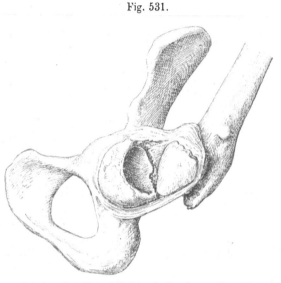

Unvollständig geheilter Knochenbruch am unteren Ende des Unterschenkels. ¹/₃ nat. Gr.
Sequester in der Tibia, Verwachsung
der beiden Knochen, ausgedehnte
periostale Knochenbildung.

Intrakapsulärer Schenkelhalsbruch, Nearthrose. ¹/₃ nat. Gr.
Bruchfläche am Kopf konkav, am Hals konvex gestaltet; Gelenkkapsel von vorn eröffnet, Femur nach oben und aussen
gedreht.

Fig. 532.

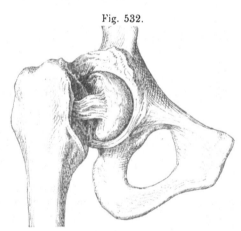

Intra- und extrakapsulärer Schenkelhalsbruch. Pseudarthrose.
¹/₃ nat. Gr.
Langes fibröses Band zwischen dem abgesprengten Kopf
und dem Rest des Halses.

ernährt werden, oder weil eine eiterige Entzündung an der Bruchstelle entstanden ist. Das ereignet sich am leichtesten bei den sog. komplizierten 'Brüchen, bei welchen Zerreissungen und Quetschungen der Weichteile mit Einschluss der Haut vorhanden sind. Es können dabei leicht septische Infektionen entstehen, welche, auch wenn keine grössere Nekrose sich bilden sollte, doch die Heilung stören, denn dass die Ausbildung des Kallus nicht regelrecht vor sich gehen kann, wenn eiterige Periostitis oder Osteomyelitis sich entwickelt, bedarf keiner weiteren Ausführung. Aber auch die Anwesenheit eines nekrotischen Knochenstückes, eines Sequesters, hindert an und für sich die Heilung, denn diese kann erst vollständig erfolgen, wenn jenes entfernt ist, und dazu reicht die auch an den abgestorbenen Knochen stattfindende Resorption doch in der Regel nicht aus. Alle diese Verhältnisse müssen demnach bei der zeitlichen Beurteilung eines Bruches sorgfältig berücksichtigt werden. Wenn aus diesem oder jenem Grunde die vollständige Heilung, d. h. die knöcherne Vereinigung der Bruchenden ausbleibt, so spricht man von Pseudarthrose. Es ereignet sich dies an den Extremitäten am häufigsten bei den Schenkelhalsbrüchen, und zwar bei jenen, welche innerhalb der Hüftgelenkkapsel (intrakapsuläre Frakturen) sitzen oder durch diese hindurchgehen (intra- und extrakapsuläre Fr.). Wenn jegliche Verbindung zwischen den Bruchenden ausbleibt, so kann sich allmählich durch Abschleifung und Sklerosierung der Bruchenden sowie metaplastische Entstehung von Knorpel an der Oberfläche ein wirkliches, wenn auch unvollkommenes neues Gelenk bilden (Nearthrose, Fig. 531), häufiger entsteht eine lockere oder straffere Verbindung der Bruchenden durch fibröses Gewebe, eine Pseudarthrose im engeren Sinne (Fig. 532).

Register.

Xanthoma 67.
Xeroderma pigmentosum 72.
Xerophthalmus 180.
Xerosebazillen 174.
Xylol 23.

Z.

Siehe auch C.

Zähne 346.
Zeichnen mikroskop. Präparate 34.
Zenkersche Flüssigkeit 16.
Zerfallskörperchen des Blutes 240.
Ziehlsche Färbung 28.
Zirbeldrüse 129.

Zottenherz 223.
Zottenkrebs der Gallenblase 607; — der
  Harnblase 458.
Zottenmelanose des Darms 674.
Zuckergussleber 613.
Zunge, Abglättung als Folge von Syphilis
  344; — Makroglossia (Lymphangiom) —
  346; — Verwundung der Ränder 338.
Zusatzflüssigkeiten zu mikroskopischen
  Präparaten 23.
Zwerchfell, Stand 210; — Krankheiten
  729; — Hernien 205.
Zwitterbildung 501.
Zwölffingerdarm 569, 573, 575.
Zyankaliumvergiftung 598.

Neuere medizinische Hand- und Lehrbücher

aus dem Verlage von **August Hirschwald** in Berlin.

v. Bergmann und **Rochs'** Anleitende Vorlesungen für den Operations-Kursus an der Leiche, bearbeitet von Geh. Med.-Rat Prof. Dr. **A. Bier** und Generalarzt Dr. **H. Rochs.** Fünfte Auflage. 8. Mit 144 Textfiguren. 1908. Gebd. 8 M.

Bickel, Prof. Dr. **Ad.** und Dr. **G. Katsch,** Chirurgische Technik zur normalen und pathologischen Physiologie des Verdauungsapparates. gr. 8. Mit 6 Tafeln und zahlreichen Textfiguren. 1912. 12 M.

Binz, Geh. Med.-Rat Prof. Dr. **C.,** Grundzüge der Arzneimittellehre. Ein klinisches Lehrbuch. Vierzehnte gemäss dem „Arzneibuche für das Deutsche Reich" von 1910 völlig umgearbeitete Auflage. 8. 1912. 6 M., geb. 7 M.

Bischoff, Oberstabsarzt Prof. Dr. **H.,** Oberstabsarzt Prof. Dr. **W. Hoffmann** und Oberstabsarzt Prof. Dr. **H. Schwiening,** Lehrbuch der Militärhygiene. Unter Mitwirkung von Oberstabsarzt Dr. Hetsch und den Stabsärzten Dr. H. Findel, Dr. Kutscher, Dr. Martineck und Dr. Möllers herausgegeben. In 5 Bänden. gr. 8. Mit Textfiguren. 1910—1913. (Bibliothek v. Coler-v. Schjerning, Bd. XXXI bis XXXV.) 38 M., gebd. 43 M.

du Bois-Reymond, Prof. Dr. **R.,** Physiologie des Menschen und der Säugetiere. gr. 8. Dritte Aufl. Mit 139 Textfiguren. 1913. 14 M.

Ellenberger, Geh. Rat Prof. Dr. **W.** und **Baum,** Ober-Med.-Rat Prof. Dr. **H.,** Handbuch der vergleichenden Anatomie der Haustiere. Vierzehnte Auflage. gr. 8. Mit 1163 in den Text gedruckten Abbildungen, 1915. Gebd. 33 M.

Engel, Dr. **C. S.,** Leitfaden zur klinischen Untersuchung des Blutes. gr. 8. Dritte Auflage. Mit 49 Textfiguren und 2 Buntdrucktafeln. 1908. 5 M.

Ewald, Geh. Med.-Rat Prof. Dr. **C. A.** und Geh. Med.-Rat Prof. Dr. **A. Heffter,** Handbuch der allgemeinen und speziellen Arzneiverordnungslehre. Auf Grundlage des Deutschen Arzneibuches 5. Ausgabe und der neuesten ausländischen Pharmakopöen. Mit einem Beitrag von Prof. Dr. E. Friedberger. Vierzehnte gänzlich umgearbeitete Aufl. gr. 8. 1911. Gebd. 18 M.

Greeff, Prof. Dr. **R.,** Anleitung zur mikroskopischen Untersuchung des Auges. Dritte vermehrte Aufl. Unter Mitwirkung von Prof. Stock (Freiburg) und Prof. Wintersteiner (Wien). 8. Mit 7 Textfiguren. 1910. Gebd. 4 M.

— — Die pathologische Anatomie des Auges. gr. 8. Mit 9 lithographierten Tafeln und 220 Textfiguren. 1902 bis 1906. 21 M.

Grotjahn, Prof. Dr. **Alfred,** Soziale Pathologie. Versuch einer Lehre von den sozialen Beziehungen der menschlichen Krankheiten als Grundlage der sozialen Medizin und der sozialen Hygiene. Zweite neubearbeitete Auflage. gr. 8. 1915. 15 M.

v. Hansemann, Geh. Med.-Rat Prof. Dr. **D.,** Deszendenz und Pathologie. Vergleichend-biologische Studien und Gedanken. gr. 8. 1909. 11 M.

— — Atlas der bösartigen Geschwülste. gr. 8. Mit 27 lithographierten Tafeln. 1910. Gebd. 9 M.

— — Ueber das konditionale Denken in der Medizin und seine Bedeutung für die Praxis. 8. 1912. 5 M.

Heller, Prof. Dr. **J.,** Die vergleichende Pathologie der Haut. gr. 8. Mit 170 Abbildungen im Text und 17 Tafeln. 1910. 24 M.

Hermann, Geh. Med.-Rat Prof. Dr. **L.,** Lehrbuch der Physiologie. Vierzehnte umgearbeitete und vermehrte Auflage. gr. 8. Mit 274 Textfiguren. 1910. 18 M.

Hoche, Prof. Dr. **A.,** Handbuch der gerichtlichen Psychiatrie. Unter Mitwirkung von Prof. Dr. Aschaffenburg, Prof. Dr. E. Schultze und Prof. Dr. Wollenberg herausgegeben. Zweite Auflage. gr. 8. 1909. 20 M.

Jacobsohn, Dr. **Leo,** Klinik der Nervenkrankheiten. Ein Lehrbuch für Aerzte und Studierende. Mit einem Vorwort von Prof. Dr. G. Klemperer. gr. 8. Mit 367 Abbildungen im Text und 4 Tafeln in Farbendruck. 1913. 19 M.

Jeger, Dr. **Ernst,** Die Chirurgie der Blutgefässe und des Herzens. gr. 8. Mit 231 Abbildungen im Text. 1913. 9 M.

Jürgens, Prof. Dr. **G.,** Das Fleckfieber. gr. 8. Mit 6 Tafeln und 33 Abbildungen im Text. 1916. (Bibliothek v. Coler-v. Schjerning, XXXVIII. Bd.) 8 M.

v. Kern, Obergeneralarzt Prof. Dr. **Berth.,** Das Problem des Lebens in kritischer Bearbeitung. gr. 8. 1909. 14 M.

— — Weltanschauungen und Welterkenntnis. gr. 8. 1911. 10 M.

— — und Generaloberarzt Dr. **R. Scholz,** Sehproben-Tafeln. Vierte Auflage. 7 Taf. und Text in einer Mappe. 1915. 3 M.

Klemperer, Geh. Med.-Rat Prof. Dr. **G.,** Grundriss der klinischen Diagnostik. Neunzehnte Auflage. 8. Mit 2 Tafeln und 56 Textfiguren. 1915. 4 M.

König's Lehrbuch der Chirurgie für Aerzte und Studierende. **IV. Band. Allgemeine Chirurgie.** Bearbeitet von Geh. Med.-Rat Prof. Dr. **Otto Hildebrand.** Dritte neubearbeitete Auflage. gr. 8. Mit 438 Textfiguren. 1909. 20 M.

Krankenpflege-Lehrbuch. Herausgegeben von der Medizinal-Abteilung des Ministeriums des Innern. Sechste unveränderte Aufl. 8. Mit 5 Tafeln und zahlreichen Abbildungen im Text. 1916. Gebd. 2 M. 50 Pf.

Lewin, Prof. Dr. **L.** und Dr. **H. Guillery,** Die Wirkungen von Arzneimitteln und Giften auf das Auge. Handbuch für die gesamte ärztliche Praxis. Zweite Auflage. gr. 8. Mit Textfiguren. Zwei Bände. 1913. 38 M.

Liepmann, Privatdozent Dr. **W.,** Der gynäkologische Operationskursus. Mit besonderer Berücksichtigung der Operations-Anatomie, der Operations-Pathologie, der Operations-Bakteriologie und der Fehlerquellen in 16 Vorlesungen. Zweite neubearbeitete und vermehrte Auflage. gr. 8. Mit 409 grösstenteils mehrfarbigen Abbildungen. 1912. Gebd. 24 M.

— — Atlas der Operations-Anatomie und Operations-Pathologie der weiblichen Sexualorgane mit besonderer Berücksichtigung des Ureterverlaufes und des Suspensions- und Stützapparates des Uterus. 1912. Text und Atlas (35 Tafeln). 24 M.

Marx, Prof. Dr. **E.,** Die experimentelle Diagnostik, Serumtherapie und Prophylaxe der Infektionskrankheiten. Dritte Auflage. gr. 8. Mit 2 Tafeln. (Bibliothek v. Coler-v. Schjerning, XI. Bd.) 1914. 12 M.

Marx, Gerichtsarzt Dr. **H.,** Praktikum der gerichtlichen Medizin. Ein kurzgefasster Leitfaden der besonderen gerichtsärztlichen Untersuchungsmethoden nebst Gesetzesbestimmungen und Vorschriften für Medizinalbeamte, Studierende und Kandidaten der Kreisarztprüfung. 8. Mit 18 Textfig. 1907. 3 M. 60 Pf.

Munk, Geh. Rat Prof. Dr. **Herm.,** Ueber die Funktionen von Hirn- und Rückenmark. Gesammelte Mitteilungen. Neue Folge. gr. 8. Mit 4 Textfiguren. 1909. 6 M.

von Noorden, Prof. Dr. **C.,** Handbuch der Pathologie des Stoffwechsels. Unter Mitwirkung von A. Czerny (Breslau), Carl Dapper (Kissingen), Fr. Kraus (Berlin), O. Loewi (Wien), A. Magnus-Levy (Berlin), M. Matthes (Cöln), L. Mohr (Halle), C. Neuberg (Berlin), H. Salomon (Frankfurt), Ad. Schmidt (Halle), Fr. Steinitz (Breslau), H. Strauss (Berlin), W. Weintraud (Wiesbaden). gr. 8. Zweite Auflage. (I. Bd. 1906. 26 M. II. Bd. 1907. 24 M.) Zwei Bände. 50 M.

Oestreich, Prof. Dr. **R.,** Grundriss der allgemeinen Symptomatologie. Für Aerzte und Studierende. gr. 8. 1908. 6 M.

Orth, Geh. Med.-Rat Prof. Dr. **Joh.,** Erläuterungen zu den Vorschriften für das Verfahren der Gerichtsärzte bei den gerichtlichen Untersuchungen menschlicher Leichen. gr. 8. 1905. 2 M.

— — Drei Vorträge über Tuberkulose. gr. 8. Mit 2 Kurven im Text. 1913. 2 M.

Pagel, Prof. Dr. **J. L.,** Zeittafeln zur Geschichte der Medizin. gr. 8. In 26 Tabellen. 1908. Gebd. 3 M.

Pincus, Dr. **Walter,** Diagnostische und therapeutische Ergebnisse der Hirnpunktion. Eine kritische Studie. gr. 8. 1916. 6 M.

Posner, Geh. Med.-Rat Prof. Dr. C., Vorlesungen über Harnkrankheiten für Aerzte und Studierende. gr. 8. 1911. 9 M.

Raecke, Prof. Dr. **Julius,** Grundriss der psychiatrischen Diagnostik nebst einem Anhang enthaltend die für den Psychiater wichtigsten Gesetzesbestimmungen und eine Uebersicht der gebräuchlichsten Schlafmittel. Fünfte vermehrte und verbesserte Auflage. 8. Mit 14 Textfiguren. 1914. Gebd. 3 M.

Richter, Prof. Dr. **Paul Friedr.,** Stoffwechsel und Stoffwechselkrankheiten. Einführung in das Studium der Physiologie und Pathologie des Stoffwechsels für Aerzte und Studierende. gr. 8. Zweite Auflage. 1911. 8 M.

Roeder, Dr. **H.,** Geländebehandlung herzkranker Kinder im Mittelgebirge. Klinische und experimentelle Untersuchungen bei einem Kuraufenthalte im Thüringer Wald. Unter Mitarbeit von Dr. C. Bieling, Dr. W. Spinak und Rektor E. Wienecke. Mit einer Einführung von Prof. Dr. A. Bickel. gr. 8. Mit 1 Tafel, 3 Figuren und Tabellen im Text. 1914. 3 M. 60 Pf.

Salkowski, Geh. Med.-Rat Prof. Dr. **E.,** Praktikum der physiologischen und pathologischen Chemie, nebst einer Anleitung zur anorganischen Analyse für Mediziner. Vierte verm. Aufl. 8. Mit 10 Textfiguren und 1 Spektraltafel in Buntdruck. 1912. Gebd. 8 M.

Schmidt, Dr. **H. E.,** Röntgentherapie. (Oberflächen- und Tiefenbestrahlung.) 8. Vierte neubearbeitete und erweiterte Auflage. Mit 83 Textfiguren. 1915. Gebd. 6 M.

Schmidt, Geh. Med.-Rat Prof. Dr. **Ad.** und Prof. Dr. **J. Strasburger,** Die Fäzes des Menschen im normalen und krankhaften Zustande mit besonderer Berücksichtigung der klinischen Untersuchungsmethoden. Vierte neubearbeitete und erweiterte Auflage. gr. 8. Mit 15 lithographierten Tafeln u. 16 Textfiguren. 1915. 22 M.

Schmidtmann, Wirkl. Geh. Ober-Med.-Rat Prof. Dr. **A.,** Handbuch der gerichtlichen Medizin. Herausgegeben unter Mitwirkung von Prof. Dr. A. Haberda in Wien, Prof. Dr. Kockel in Leipzig, Prof. Dr. Wachholz in Krakau, Med.-Rat Prof. Dr. Puppe in Königsberg, Prof. Dr. Ziemke in Kiel, Geh. Med.-Rat Prof. Dr. Ungar in Bonn, Geh. Med.-Rat Prof. Dr. Siemerling in Kiel. **Neunte** Auflage des Casper-Liman'schen Handbuches. gr. 8. Mit Textfiguren. 1905 bis 1907. Drei Bände. 55 M.

Schroeder, Dr. **Rob.,** Der normale menstruelle Zyklus der Uterusschleimhaut, seine Anatomie, dargestellt in Text und 25 Bildern auf 20 Taf. Qu.-Folio. 1913. Gebd. 16 M.

Silberstein, Dr. **Adolf,** Lehrbuch der Unfallheilkunde für Aerzte und Studierende. gr. 8. 1911. 13 M., gebd. 14 M.

Stoeckel, Prof. Dr. **W.,** Atlas der gynäkologischen Cystoskopie. 4. Mit 14 Tafeln. 1908. Gebd. 12 M.

— — Lehrbuch der gynäkologischen Cystoskopie und Urethroskopie. Zweite völlig umgearbeitete Auflage. gr. 8. Mit 25 Tafeln und 107 Textfig. 1910. Gebd. 16 M.

Strassmann, Prof. Dr. **P.,** Arznei- und diätetische Verordnungen für die gynäkologisch-geburtshilfliche Praxis aus der Frauenklinik von Prof. Dr. Paul Strassmann in Berlin. Zweite erweiterte Aufl. 8. 1913. Gebd. 1 M. 60 Pf.

Thel, Obergeneralarzt Dr., Grundsätze für den Bau von Krankenhäusern. (Bibliothek v. Coler-v. Schjerning, XX. Bd.) gr. 8. Zweite vermehrte Auflage. Mit 4 Tafeln und 84 Textfiguren. 1914. 6 M.

Unna, Prof. Dr. **G.,** Kriegsaphorismen eines Dermatologen. (Sonderabdruck aus der Berliner klinischen Wochenschrift. Jahrg. 1915 u. 1916.) gr. 8. 1916. 2 M.

Westenhöfer, Prof. Dr. **M.,** Atlas der pathologisch-anatomischen Sektionstechnik. 8. Mit 34 Textfiguren. 1908. 2 M.

Printed in the United States
By Bookmasters